Depressionen und bipolare Erkrankungen
in der psychiatrischen und allgemeinärztlichen Praxis.
Ein Leitfaden

# Depressionen und bipolare Erkrankungen in der psychiatrischen und allgemeinärztlichen Praxis. Ein Leitfaden

**Dwight L. Evans, MD**
Ruth Meltzer Professor and Chairman
Department of Psychiatry
Professor of Psychiatry, Medicine and Neuroscience
University of Pennsylvania Health System
Philadelphia, Pennsylvania

**Dennis S. Charney, MD**
Dean of Research
Anne and Joel Ehrenkranz Professor
Departments of Psychiatry, Neuroscience, and
Pharmacology and Biological Chemistry
Mount Sinai School of Medicine
New York, New York

**Lydia Lewis**
President
Depression and Bipolar Support Alliance
Chicago, Illinois

**Für die deutsche Ausgabe:**
**Andreas Marneros**
Prof. Dr. med. Dr. h. c., Direktor der Klinik für Psychiatrie, Psychotherapie
und Psychosomatik der Martin-Luther-Universität Halle-Wittenberg

**Michael Bauer**
Prof. Dr. med. Dr. rer. nat., Direktor der Klinik für Psychiatrie
und Psychotherapie, Universitätsklinikum Carl Gustav Carus, Dresden

**Anke Rohde**
Prof. Dr. med., Leiterin der gynäkologischen Psychosomatik am Zentrum für
Geburtshilfe und Frauenheilkunde, Universitätsklinikum Bonn

**Depressionen und bipolare Erkrankungen in der psychiatrischen und allgemeinärztlichen Praxis. Ein Leitfaden**

Titel der Originalausgabe:
**The Physician's Guide to Depression & Bipolar Disorders**

First Edition
Copyright © 2006
by The McGraw-Hill Companies, Inc.

Copyright © 2007 für die deutsche Ausgabe
ABW Wissenschaftsverlag GmbH
Kurfürstendamm 57, 10707 Berlin, Deutschland
Tel.: +49 30 308 316 0, Fax: +49 30 308 316 79
www.abw-verlag.de

Bearbeitung für den deutschen Sprachraum:
Prof. Dr. med. Andreas Marneros
Martin-Luther-Universität Halle-Wittenberg
Kl. u. Poliklinik f. Psychiatrie u. Psychotherapie
Julius-Kühn-Straße 7, 06097 Halle

Prof. Dr. med. Dr. rer. nat. Michael Bauer
Universitätsklinikum Carl Gustav Carus
Dresden
Fetscherstr. 74, 58585 Dresden

Prof. Dr. med. Anke Rohde
Gynäkologische Psychosomatik
Universitätsfrauenklinik Bonn
Sigmund-Freud-Str. 25
53105 Bonn

Übersetzung: Dr. med. Sibylle Tönjes
Titelabbildung: Norbert Speicher
Einbandgestaltung: Frauke Schön, Berlin
Satz und Layout: Satzpunkt Ursula Ewert GmbH, Bayreuth
Druck und Bindung: Offsetdruck Holga Wende
Printed in Germany

ISBN 978-3-936072-56-3
Printed in Germany

Dieses Buch ist mit 60 CME-Punkten zertifiziert. Zu jedem der insgesamt 20 Kapitel liegt ein Fragebogen unter bipolar.abwverlag.de für Sie als Download bereit. Nach Ausfüllen des Fragebogens faxen Sie ihn bitte an die angegebene Nummer. Sie erhalten kurz darauf eine Bescheinigung, in der Ihnen Ihr Ergebnis mitgeteilt wird.

# Inhalt

Inhalt

# Herausgeber der deutschen Ausgabe

Prof. Dr. med. Andreas Marneros
Martin-Luther-Universität Halle-Wittenberg
Kl. u. Poliklinik f. Psychiatrie u. Psychotherapie

Prof. Dr. med. Dr. rer. nat. Michael Bauer
Universitätsklinikum Carl Gustav Carus
Dresden
Klinik für Psychiatrie und Psychotherapie

Prof. Dr. Anke Rohde
Gynäkologische Psychosomatik
Universitätsfrauenklinik Bonn

## Kapitelherausgeber der deutschen Ausgabe

Prof. Dr. med. Vjera Holthoff
Universitätsklinikum Carl Gustav Carus
Klinik und Poliklinik für Psychiatrie
und Psychotherapie

PD Dr. med. Kai G. Kahl
Universitätsklinikum Carl Gustav Carus
Klinik und Poliklinik für Psychiatrie
und Psychotherapie

Dipl.-Psych. Eliza Kozuch
Universitätsklinikum Carl Gustav Carus
Klinik und Poliklinik für Psychiatrie
und Psychotherapie

Dr. med. Andrea Pfennig
Universitätsklinikum Carl Gustav Carus
Klinik und Poliklinik für Psychiatrie
und Psychotherapie

Max Pilhatsch, Arzt
Universitätsklinikum Carl Gustav Carus
Klinik und Poliklinik für Psychiatrie
und Psychotherapie

Dr. med. Johanna Sasse
Universitätsklinikum Carl Gustav Carus
Klinik und Poliklinik für Psychiatrie
und Psychotherapie

Dr. med. Sia Seidler
Universitätsklinikum Carl Gustav Carus
Klinik und Poliklinik für Psychiatrie
und Psychotherapie

## Mitarbeiter der englischen Originalausgabe

BRAD A. ALFORD, PHD
Professor of Psychology
Department of Psychology
University of Scranton
Scranton, Pennsylvania
Kapitel 3

KELLY C. ALLISON, PHD
Research Assistant Professor
Weight and Eating Disorders Program
Department of Psychiatry
University of Pennsylvania School
of Medicine
Philadelphia, Pennsylvania
Kapitel 7

AARON T. BECK, MD
University Professor
Department of Psychiatry
University of Pennsylvania School
of Medicine
Philadelphia, Pennsylvania
Kapitel 3

SUSAN R. BERGESON
Vice President
Depression and Bipolar Support Alliance
Chicago, Illinois
Kapitel 20

MARC R. BLACKMAN, MD
Chief
Endocrine Section
Laboratory of Clinical Investigation
Intramural Research Program
National Center for Complementary and
Alternative Medicine
National Institutes of Health
Bethesda, Maryland
Kapitel 18

GIOVANNI CIZZA, MD, PHD, MHSC
Principal Investigator
Clinical Endocrinology Branch
National Institute of Diabetes and Digestive
and Kidney Disease
Bethesda, Maryland
Kapitel 8

DEAN G. CRUESS, PHD
Associate Professor
Department of Psychology
University of Connecticut
Storrs, Connecticut
Kapitel 16

FRANK DEGRUY, III, MD, MSFM
Chair
Department of Family Medicine
University of Colorado School of Medicine
Aurora, Colorado
Kapitel 1

MAHLON R. DELONG, MD
W.P. Timmie Professor
Department of Neurology
Emory University School of Medicine
Atlanta, Georgia
Kapitel 13

DANIEL P. DICKSTEIN, MD
Clinical Research Fellow
Pediatrics and Developmental
Neuropsychiatry Branch
Mood and Anxiety Disorders Program
National Institute of Mental Health
Bethesda, Maryland
Kapitel 4

DWIGHT L. EVANS, MD
Ruth Meltzer Professor and Chairman
Department of Psychiatry
Professor of Psychiatry, Medicine
and Neuroscience
University of Pennsylvania Health System
Philadelphia, Pennsylvania
Kapitel 6

MYLES S. FAITH, PHD
Assistant Professor
Weight and Eating Disorders Program
Department of Psychiatry
University of Pennsylvania School
of Medicine
Philadelphia, Pennsylvania
Kapitel 7

JANINE GIESE-DAVIS, PHD
Senior Research Scholar
Department of Psychiatry and
Behavioral Sciences
Stanford University School of Medicine
Stanford, California
Kapitel 15

ROBERT N. GOLDEN, MD
Stuart Bondurant Professor and Vice Dean
School of Medicine
Chair, Department of Psychiatry
University of North Carolina at Chapel Hill
Chapel Hill, North Carolina
Kapitel 17

PAUL E. HOLTZHEIMER, III, MD
Assistant Professor
Department of Psychiatry and Behavioral
Sciences
Emory University School of Medicine
Atlanta, Georgia
Kapitel 13

LAURA HOOFNAGLE
Publications Manager
Depression and Bipolar Support Alliance
Chicago, Illinois
Kapitel 5

KAREN E. JOYNT, MD
Resident in Internal Medicine
Department of Medicine
Duke University Medical Center
Durham, North Carolina
Kapitel 10

ANDRES M. KANNER, MD
Professor of Neurological Sciences
Rush Medical College
Director, Laboratory of Electroencephalography
and Video-EEG-Telemetry
Associate Director, Section of Epilepsy
and Clinical Neurophysiology and Rush
Epilepsy Center
Rush University Medical Center
Chicago, Illinois
Kapitel 14

SUZAN KHOROMI, MD, MHS
Laboratory of Clinical Investigation
Intramural Research Program
National Center for Complementary and
Alternative Medicine
National Institutes of Health
Bethesda, Maryland
Kapitel 18

K. R. R. KRISHNAN, MD, CHB
Professor
Department of Psychiatry and Behavioral
Sciences
Chair, Department of Psychiatry and
Behavioral Sciences
Duke University Medical Center
Durham, North Carolina
Kapitel 10

OLADIPO A. KUKOYI, MD
Assistant Professor
Departments of Family Medicine and Psychiatry
University of Iowa School of Medicine
Iowa City, Iowa
Kapitel 11

ELLEN LEIBENLUFT, MD
Chief
Unit on Affective Disorders
Pediatrics and Developmental
Neuropsychiatry Branch
Mood and Anxiety Disorders Program
National Institute of Mental Health
Bethesda, Maryland
Kapitel 4

JANE LESERMAN, PHD
Professor
Department of Psychiatry
University of North Carolina at Chapel Hill
Chapel Hill, North Carolina
Kapitel 16

LYDIA LEWIS
President
Depression and Bipolar Support Alliance
Chicago, Illinois
Kapitel 5

CONSTANTINE G. LYKETSOS, MD, MHS
Professor of Psychiatry and Behavioral Sciences
Codirector, Division of Geriatric Psychiatry
and Neuropsychiatry
Department of Psychiatry and
Behavioral Sciences
School of Medicine
Johns Hopkins University
Baltimore, Maryland
Kapitel 12

WILLIAM M. MCDONALD, MD
JB Fuqua Chair for Late-Life Depression
Associate Professor, Department of Psychiatry
and Behavioral Sciences
Emory University School of Medicine
Atlanta, Georgia
Kapitel 13

JENNIFER M. MEEGAN, BA
Post-Baccalaureate Intramural Research Student
Intramural Research Program
National Institute of Dental and Craniofacial
Research
National Institutes of Health
Bethesda, Maryland
Kapitel 18

SAMANTHA MELTZER-BRODY, MD, MPH
Assistant Professor
Department of Psychiatry
University of North Carolina at Chapel Hill
Chapel Hill, North Carolina
Kapitel 17

ANDREW H. MILLER, MD
Professor
Department of Psychiatry and Behavioral
Sciences
Director, Psychiatric Oncology
Winship Cancer Center
Emory University School of Medicine
Atlanta, Georgia
Kapitel 15

BARBARA E. MOQUIN, MSN, APRN, BC-P
Senior Research Nurse Specialist
Laboratory of Clinical Investigation
Intramural Research Program
National Center for Complementary and Alternative Medicine
National Institutes of Health
Bethesda, Maryland
Kapitel 18

DOMINIQUE L. MUSSELMAN, MD, MS
Associate Professor
Department of Psychiatry and Behavioral
Sciences
Emory Univesity School of Medicine
Atlanta, Georgia
Kapitel 6

CHARLES P. O'BRIEN, MD, PHD
Vice Chair
Department of Psychiatry
University of Pennsylvania Health System
Research Director, VA Mental Illness Research
Education and Clinical Center
Philadelphia Veterans Affairs Medical Center
Philadelphia, Pennsylvania
Kapitel 19

CHRISTOPHER M. O'CONNOR, MD, FACC
Professor, Department of Medicine
Associate Professor, Department of Psychiatry
and Behavioral Sciences
Chief, Division of Clinical Pharamcology
Department of Medicine
Duke University Medical Center
Durham, North Carolina
Kapitel 10

JOHN M. PETITTO, MD
Professor
Department of Psychiatry, Neuroscience and
Pharmacology & Therapeutics
McKnight Brain Institute
University of Florida
Gainesville, Florida
Kapitel 16

DANIEL S. PINE, MD
Chief
Section on Developmental Affective
Neuroscience
Mood and Anxiety Disorders Program
National Institute of Mental Health
Bethesda, Maryland
Kapitel 4

CHARLES L. RAISON, MD
Assistant Professor
Departent of Psychiatry and Behavioral Sciences
Emory University School of Medicine
Atlanta, Georgia
Kapitel 15

ROBERT G. ROBINSON, MD
Paul W. Penningroth Professor and Head
Department of Psychiatry
University of Iowa
Roy J. and Lucille A. Carver College of Medicine
Iowa City, Iowa
Kapitel 11

PAUL B. ROSENBERG, MD
Assistant Professor
Division of Geriatric Psychiatry
and Neuropsychiatry
Department of Psychiatry and Behavioral
Sciences
School of Medicine
Johns Hopkins University
Baltimore, Maryland
Kapitel 12

DAVID R. RUBINOW, MD
Chief
Behavioral Endocrinology Branch
National Institute of Mental Health
Bethesda, Maryland
Kapitel 9

A. JOHN RUSH, MD
Professor & Vice Chair for Research
Betty Jo Hay Distinguished Chair in
Mental Health
Rosewood Corporation Chair in Biomedical
Science
Department of Psychiatry
University of Texas Southwestern
Medical School
Dallas, Texas
Kapitel 2

PETER J. SCHMIDT, MD
Chief
Unit on Reproductive Endocrine Studies
Behavioral Endocrinology Branch
National Institute of Mental Health
Bethesda, Maryland
Kapitel 9

THOMAS L. SCHWENK, MD
Professor and Chair
Department of Family Medicine
University of Michigan Health System
Ann Arbor, Michigan
Kapitel 1

DAVID SPIEGEL, MD
Jack, Lulu and Sam Willson Professor in the
School of Medicine
Associate Chair, Department of Psychiatry and
Behavioral Sciences
Stanford University School of Medicine
Stanford, California
Kapitel 15

JEFFREY P. STAAB, MD, MS
Assistant Professor of Psychiatry
Departments of Psychiatry and Otorhinolaryn-
gology—Head and Neck Surgery
University of Pennsylvania School of Medicine
Philadelphia, Pennsylvania
Kapitel 6

ALBERT STUNKARD, MD
Professor of Psychiatry
Department of Psychiatry
University of Pennsylvania School of Medicine
Philadelphia, Pennsylvania
Kapitel 7

MADHUKAR H. TRIVEDI, MD
Professor and Director
Mood Disorders Research Program and Clinic
Department of Psychiatry
University of Texas Southwestern Medical
School
Dallas, Texas
Kapitel 2

# Vorwort der Herausgeber der deutschen Ausgabe

Depressive und bipolare Störungen sind häufig von Polymorbidität begleitet – einer Polymorbidität, die ein Janusgesicht hat. Einmal äußert sie sich als psychische oder körperliche Komorbidität zu den genannten Störungen. Andererseits aber treten Depressionen und bipolare Störungen auch als direkte Folge einer körperlichen Erkrankung auf, wobei jedoch nicht vergessen werden darf, dass auch körperliche Erkrankungen Folge der genannten psychischen Störungen sein können, etwa durch Abschwächung des Immunsystems oder durch Beeinträchtigung anderer biologischer Korrelate. Das ist der wichtigste Grund, warum affektive Störungen nicht die ausschließliche Domäne des Psychiaters sind. Der Hausarzt, der Internist, der Neurologe, der Gynäkologe oder der Endokrinologe haben ebenfalls viel mit depressiven und bipolaren Patienten zu tun. Einerseits. Andererseits aber muss der Psychiater genau über internistische, neurologische, endokrinologische und sonstige Erkrankungen informiert sein, die im Zusammenhang mit affektiven Erkrankungen auftreten können.

Das Buch von Dwight L. Evans, Dennis S. Charney und Lydia Lewis bringt dieses Wissen sowohl dem Psychiater als auch den Hausärzten und Ärzten anderer Disziplinen nahe. Das war der Grund, warum wir uns entschieden haben, dieses Buch ins Deutsche zu übertragen. Übertragen, nicht übersetzen, denn viele Besonderheiten der deutschen Psychiatrie und vor allem des deutschen Gesundheitssystems sind nicht immer mit den amerikanischen Gegebenheiten kompatibel. Insofern haben wir uns bemüht, einige wichtige Diskrepanzen zwischen den beiden Systemen zu eliminieren oder diese in Einklang zu bringen. Einiges, was irritierend für deutsche Ärzte wirken könnte, haben wir ausgeklammert und andere, notwendige Informationen hinzugefügt. Was uns an diesem Buch beeindruckt und uns bewogen hat, es ins Deutsche zu übertragen, ist die Tatsache, dass es sich zwar intensiv mit psychiatrischen Erkrankungen beschäftigt, aber für ein sehr breites Fachpublikum gedacht ist. Darüber hinaus hat uns gefallen, dass es sowohl sehr praktische Aspekte behandelt als auch Forschungswissen beinhaltet. Insofern handelt es sich nicht nur um einen „praktischen Führer" durch die zahlreichen Facetten und Aspekte von depressiven und bipolaren Störungen bei körperlichen, vor allem chronischen, Erkrankungen, sondern auch um einen gnoseologischen Schatz. Gerade das hat uns davon abgehalten, ein ähnlich orientiertes Buch in deutscher Sprache neu zu verfassen. Der Schatz ist ja da. Wozu sollten wir uns erneut auf die Suche begeben? Wenn wir es versucht hätten, hätte die Gefahr der Imitation bestanden. So haben wir uns entschlossen, dieses Buch ins Deutsche zu übertragen. Wir hoffen, dass wir damit allen, die sich mit der Behandlung von Depressionen und bipolaren Störungen beschäftigen, und vor allem den Patienten und ihren Angehörigen einen großen Dienst erwiesen haben.

Andreas Marneros, Halle
Michael Bauer, Dresden
Anke Rohde, Bonn

Herbst 2007

# Vorwort der Originalausgabe

„The Physician's Guide to Depression & Bipolar Disorders" ist die erste Auflage eines Bandes, der sich mit dem Zusammenhang zwischen Depression und chronischen somatischen Krankheiten befasst. Erst vor kurzem haben die Ärzteschaft und die Behörden anerkannt, dass die Depression ein zunehmendes internationales Gesundheitsproblem ist. Trotzdem wird die Depression in der klinischen Praxis weiterhin zu selten erkannt und behandelt. Noch weniger Aufmerksamkeit gilt dem Zusammenhang zwischen einer begleitenden Depression und der zugrunde liegenden Erkrankung, obwohl die Hinweise darauf zunehmen, dass dieser Zusammenhang deutliche medizinische und soziale Konsequenzen hat. Das vorliegende Buch befasst sich mit dieser Wissenslücke, indem es die neuesten Informationen zu diesem komplexen Thema zusammenträgt.

Das allgemeine Wissen über das Verhältnis von Depression und chronischen somatischen Erkrankungen ist schnell zusammengefasst. Die Depression ist bei chronischen somatischen Krankheitsbildern sehr häufig, verzögert die Heilung, verstärkt die funktionellen Einschränkungen, erhöht die Behandlungskosten und verschlechtert die Prognose. Bestimmte somatische Krankheitsbilder können durch eine Depression ausgelöst oder im Verlauf beeinflusst werden, und umgekehrt können bestimmte chronische somatische Krankheiten durch psychosoziale Belastung, funktionelle Einschränkungen und andere biologische Mechanismen Risikofaktor für eine Depression sein. Depressionen und somatische Krankheitsbilder koexistieren demzufolge eindeutig bidirektional.

Die Entstehung des vorliegenden Buches wurde durch zwei noch nicht lange zurückliegende Ereignisse angeregt. Im November 2002 veranstaltete die Depression and Bipolar Support Alliance, die weltgrößte patientenorientierte Organisation, eine zweitägige multidisziplinäre Konsensuskonferenz in Washington, DC, an der fast 50 Fachleute aus den Bereichen Medizin und Politik teilnahmen, um das zunehmende Wissen über die begleitende Depression im Rahmen somatischer Krankheitsbilder vorzustellen und zu diskutieren. Im darauf folgenden Jahr widmete *Biological Psychiatry* die Ausgabe vom 1. August 2003 diesem expandierenden Gebiet der Psychiatrie und Medizin.

Das vorliegende Buch setzt die Arbeit dieser beiden wichtigen Meilensteine fort. Es trägt an einer Stelle das verfügbare Wissen über die Verflechtungen von Depression und bipolarer Störung mit endokrinen und metabolischen, kardiovaskulären und zerebrovaskulären sowie neurologischen und immunologischen Erkrankungen zusammen. Im Vordergrund steht die Beschreibung der Epidemiologie, Ätiologie, Diagnostik und Behandlung der begleitenden Depression bei bestimmten Erkrankungen. In den einzelnen Kapiteln wird deutlich, dass der Zusammenhang zwischen begleitender Depression und somatischen Krankheitsbildern bei manchen Krankheiten besser bekannt ist als bei anderen. Vordergründige Ziele dieses Buches sind die umfassende Darstellung des für das jeweilige Krankheitsbild vorhandenen Wissens sowie die Anregung zur weiteren Erforschung von bislang noch unklaren Bereichen.

„The Physician's Guide to Depression & Bipolar Disorders" richtet sich an eine breite Leserschaft. Zu den Lesern, die von der Lektüre profitieren, gehören Psychiater, Psychologen und andere im medizinischen Bereich Tätige, die Patienten mit psychischen und Verhaltensstörungen behandeln, sowie Ärzte fast aller medizinischen und chirurgischen Disziplinen, deren Patienten von einer Depression, bipolaren Störung sowie zahlreichen anderen affektiven Störungen betroffen sein können. Da sich die Symptome der Depression oft nicht von denen der Begleiterkrankung unterscheiden lassen, muss der Arzt besser verstehen lernen, wie sich Depression und andere chronische Krankheitsbilder wechselseitig beeinflussen können und wie sich die Behandlung des einen auch auf das andere auswirken kann. Das übergeordnete Thema ist, dass es nie wieder valide Gründe dafür geben darf, bei somatisch kranken Patienten nicht nachhaltig und gründlich nach einer Depression zu suchen und diese zu behandeln.

Daneben wurde dieses Buch auch für Forscher aller biomedizinischen Bereiche geschrieben, wie jene der patientenorientierten, epidemiologischen und Grundlagenforschung, des Gesundheitswesens und der Politik. Angesichts des noch recht jungfräulichen Charakters dieses Gebietes können Forscher dieses Buch als Anregung für zukünftige Forschungsansätze in den Bereichen heranziehen, über die wir noch recht wenig wissen und wo weitere Anstrengungen sinnvoll sein könnten. Zum Verständnis der wechselseitigen Beeinflussung von Depression und chronischen somatischen Erkrankungen sowie zur Aufdeckung möglicher gemeinsamer pathogener, mechanistischer Wege, welche diese beiden Krankheitsbilder miteinander verbinden, ist noch weitaus mehr Forschung erforderlich. Es gibt viel zu tun und zahlreiche Ansatzmöglichkeiten, um in die Materie einzusteigen.

Das vorliegende Buch ist einfach aufgebaut.

- Abschnitt I liefert grundlegende Informationen zu Prävalenz, Diagnostik sowie zur psychopharmakologischen und psychotherapeutischen Behandlung von Depression und bipolarer Störung bei Erwachsenen, Jugendlichen und Kindern. Dazu gehört auch ein Kapitel, das die Bedeutung einer Stärkung der Patientenrolle beim Heilungsprozess unterstreicht. Dieser Abschnitt richtet sich vor allem an Ärzte und andere im Gesundheitswesen Tätige, die nicht speziell zur Betreuung von psychisch kranken Patienten ausgebildet sind, fasst aber auch für Spezialisten für Depressionen und bipolare Störungen das aktuelle Wissen auf diesem Gebiet zusammen.
- Abschnitt II–V bespricht die Epidemiologie, zugrunde liegende biologische und physiologische Mechanismen sowie Diagnostik und Behandlung der begleitenden Depression und der jeweiligen Krankheitsbilder.
- Abschnitt II – endokrinologische und Stoffwechselerkrankungen, insbesondere Diabetes mellitus, Adipositas, Osteoporose und reproduktive Endokrinologie.
- Abschnitt III – kardiovaskuläre und zerebrovaskuläre Erkrankungen, insbesondere ischämische Herzkrankheit und Schlaganfall.
- Abschnitt IV – neurologische Erkrankungen, insbesondere Alzheimer-Krankheit, idiopathisches Parkinson-Syndrom und Epilepsie.
- Abschnitt V – immunologische und infektiöse Erkrankungen, insbesondere Krebserkrankungen und HIV-Infektion/AIDS.
- Abschnitt VI widmet sich mehreren Themen, wie der begleitenden Depression bei chronischem Schmerz und Substanzabusus, dem Einsatz komplementärer und alternativer medizinischer Therapien bei der Behandlung affektiver Störungen und Leitsätzen, an denen sich Ärzte orientieren können, um die Heilung einer psychischen Erkrankung zu beschleunigen.

Wir hoffen, dass Ärzte und Forscher dieses Buch zeitgemäß und informativ finden und als wertvolle Hilfe zum besseren Verständnis des Zusammenhangs zwischen Depression, bipolarer Störung und chronischen somatischen Krankheitsbildern nutzen werden.

Dwight L. Evans, MD
Dennis S. Charney, MD
Lydia Lewis

# Abschnitt I:

# Allgemeine Grundlagen:
# Prävalenz, Diagnostik und Behandlung

# 1 Diagnose und Therapie von depressiven und bipolaren Störungen in der Allgemeinarztpraxis

FRANK DEGRUY, III UND THOMAS L. SCHWENK
FÜR DIE DEUTSCHE AUSGABE: ANDREAS MARNEROS

Der niedergelassene Allgemeinarzt trägt eine erhebliche Verantwortung für eine umfassende Diagnostik und wirksame Behandlung von Patienten mit unipolaren und bipolaren depressiven Erkrankungen. Warum das so ist und ob das so gewünscht wird, wird ausgesprochen kontrovers diskutiert. Es gibt Gesundheitsexperten, die diesen Zustand als nicht optimal und als das Ergebnis eines inadäquaten Gesundheitssystems ansehen. Die meisten Beobachter gehen jedoch davon aus, dass die Versorgung psychisch kranker Patienten durch Allgemeinärzte nicht nur unumgänglich, sondern sogar wünschenswert ist, da die Patienten dadurch eine umfassende Versorgung ihrer psychischen und körperlichen Probleme und die Vorteile einer fächerübergreifenden Versorgung durch einen einzigen Arzt, der sie gut kennt, erwarten können [1]. Allerdings scheinen sich Patienten, die wegen psychischer Probleme bei einem niedergelassenen Arzt in Behandlung sind, in mehreren wichtigen Aspekten von Patienten in psychiatrischen Einrichtungen zu unterscheiden [2, 3].

Wie groß angelegte Studien wiederholt gezeigt haben [2, 4], gibt es Unterschiede zwischen der Prävalenz von klinisch relevanten Depressionen bei der Gesamtbevölkerung und bei Patienten in Allgemeinarztpraxen. Der prozentuale Anteil von depressiven Patienten in Allgemeinarztpraxen ist etwa zwei- bis dreimal so hoch wie der in der Gesamtbevölkerung. Ähnliches gilt auch für psychiatrische Kliniken.

Neben diesen quantitativen Abweichungen gibt es auch qualitative Unterschiede zwischen den Patienten der Allgemeinärzte und den Patienten in psychiatrischen Kliniken: Allgemeinärztliche Patienten mit einer Depression weisen andere klinische und sozioökonomische Merkmale auf als diejenigen in psychiatrischen Einrichtungen [5]. Insofern ergeben sich einige Besonderheiten für depressive und bipolare Patienten in der allgemeinärztlichen Versorgung, auf die in diesem Kapitel eingegangen wird.

Folgende Fragen zur Diagnostik sowie zur spezifischen und fächerübergreifenden Behandlung von depressiven und bipolaren Störungen bei allgemeinärztlichen Patienten werden erörtert:

1. Wie ist die Epidemiologie der unipolaren und bipolaren Depression in der allgemeinärztlichen Versorgung?

2. Welche klinischen Konsequenzen ergeben sich insbesondere aus einer verzögerten Diagnosestellung und einer unzureichenden Behandlung von Depressionen in der allgemeinärztlichen Versorgung?

3. Welches sind häufige Erscheinungsbilder der Depression in der allgemeinärztlichen Versorgung und welche Schwierigkeiten treten bei ihrer Diagnostik auf?
4. Welche Zusammenhänge gibt es zwischen komorbiden körperlichen Erkrankungen und Depressionen bei der Versorgung depressiver Patienten durch den Allgemeinmediziner?
5. Wie können Depressionen in der Allgemeinarztpraxis akkurat und effizient diagnostiziert werden?
6. Welche generellen Aspekte der ambulanten Behandlung depressiver Patienten können die Patientenversorgung in allgemeinärztlichen Praxen verbessern?

## 1. Wie ist die Epidemiologie der unipolaren und bipolaren Depression in der allgemeinärztlichen Versorgung?

In der National Comorbidity Study [4] wird berichtet, dass etwa 30–40 % der Allgemeinbevölkerung (meist Frauen) mindestens einmal im Leben eine depressive Erkrankung – meist eine sogenannte Major Depression – haben. Im Laufe eines Jahres suchen etwa 10–20 % der Allgemeinbevölkerung ihren Hausarzt wegen psychischer Probleme auf [6]. Bei etwa 10–40 % aller allgemeinärztlichen Patienten finden sich die Kriterien einer psychischen Erkrankung, 90 % davon sind affektive und Angsterkrankungen sowie Substanzabusus [7]. Bei bestimmten Patientengruppen – wie bei allgemeinärztlichen Patienten, die oft medizinische Dienste in Anspruch nehmen – liegt der Anteil psychischer Erkrankungen bei 40–50 %, diese werden jedoch oft nicht diagnostiziert. Im Rahmen praxisbasierter Studien fand man, dass bei etwa einem Drittel der Patienten (anhand symptombasierter Fragebögen) bzw. bei 12–14 % (anhand kriterienbasierter Fragebögen) eine depressive Erkrankung sicher diagnostiziert werden kann, wobei es sich überwiegend um eine Major oder Minor Depression handelt. Mehr als 40 % dieser Patienten sind jedoch nur leicht und/oder vorübergehend depressiv [8].

Bis vor kurzem ging man davon aus, dass bipolare Erkrankungen bei der Allgemeinbevölkerung eher selten vorkommen, mit einer Prävalenz der bipolaren Erkrankung mit manifester Manie von etwa 0,5–1 % in der Allgemeinbevölkerung und von 2–3 % bei allgemeinärztlichen Patienten. Eine epidemiologische Studie aus den Niederlanden ermittelte unter Verwendung eines kriterienbasierten diagnostischen Interviews (des Composite International Diagnostic Interview, CIDI) eine Lebenszeitprävalenz der bipolaren Erkrankung (überwiegend bipolar I, d. h. sowohl mit depressiven als auch mit manischen Episoden) in der Allgemeinbevölkerung von 1,9 %, wovon ein Viertel keinerlei Hilfe wegen der psychischen Erkrankung in Anspruch genommen hatte [9]. Daten aus den USA belegen jedoch, dass bipolare Erkrankungen bei 3–4 % der Allgemeinbevölkerung auftreten [10]. Die Züricher Studie von Angst und Mitarbeitern [11] berichtet, dass bei Anwendung von strengen Kriterien 6,8 % der Bevölkerung an einer bipolaren Erkrankung leiden, wobei die Mehrzahl davon (5,3 %) eine sogenannte Bipolar-II-Erkrankung hat, also eine bipolare Erkrankung, bei der neben den depressiven Episoden keine Manie, sondern eine Hypomanie auftritt. Werden weiche Kriterien angewandt, steigt der Anteil der Bipolar-II-Patienten sogar bis auf 11 %. Von den allgemeinärztlichen Patienten, bei denen eine unipolare Major Depression angenommen wird, haben vermutlich 10–20 % eine bipolare Erkrankung [2] – auch hier überwiegend in Form einer Bipolar-II-Erkrankung [13–15]. In einer französischen Multicenterstudie wurde ermittelt, dass 45 % der depressiven ambulanten Patienten im Langzeitverlauf eine bipolare Erkrankung entwickeln [16]. Andere Studien lassen vermuten, dass im Langzeitverlauf bis zu 30 % der ambulanten Patienten Depressionen und schließlich eine bipolare Erkrankung entwickeln [13, 15, 17].

## 2.   Welche klinischen Konsequenzen ergeben sich insbesondere aus einer verzögerten Diagnosestellung und einer unzureichenden Behandlung von Depressionen in der allgemeinärztlichen Versorgung?

Dass eine Depression zunächst unerkannt bleibt und die Diagnose erst mit Verspätung gestellt wird, ist ein bekanntes Phänomen [18, 19]. Nur bei 50 % der Patienten, welche die DSM-Kriterien für eine Depression erfüllen, wird die Diagnose in begründbarer Weise gestellt, wobei jedoch viele dieser Patienten nur leichte und vorübergehende Beschwerden und Symptome aufweisen [2, 3, 5]. Allgemein gilt für Patienten mit einer nicht diagnostizierten Major Depression, dass sie unnötigerweise häufig teure medizinische Dienste in Anspruch nehmen und eine schlechtere Prognose bei zahlreichen chronischen Erkrankungen wie Diabetes mellitus, koronare Herzkrankheit, Arthritis, Schlaganfall und Krebs haben. (Das gilt auch für die Depression und wird später ausführlicher dargestellt.) Darüber hinaus wird ihre Arbeitsleistung signifikant negativ beeinflusst, und auch im häuslichen Bereich gibt es Beeinträchtigungen. Es besteht ein erhöhtes Risiko für Rezidive und Chronifizierung [20]. Studien belegen, dass ein Viertel der Patienten mit chronischer und rezidivierender Depression, die nur allgemeinmedizinisch behandelt wurden, nicht effizient genug therapiert worden sind, wobei jedoch die meisten mit ihrer Behandlung zufrieden waren und die meisten Ärzte vollständiges Wohlbefinden als Therapieziel angaben [21]. Offensichtlich geben sich sowohl Patienten als auch Allgemeinmediziner bei der Behandlung von Depressionen mit weniger zufrieden als einer vollständigen Wiederherstellung der Funktion und des Wohlbefindens wie bei anderen chronischen Erkrankungen, und offensichtlich gibt es bei der Behandlung der Depression andere systemische Hürden als bei anderen chronischen Krankheiten. Ein patientenbasierter Selbsteinschätzungsbericht ermittelte, dass mehr als zwei Drittel der bipolaren Erkrankungen initial fehldiagnostiziert werden. Die Patienten suchten durchschnittlich vier Ärzte auf, bevor die richtige Diagnose gestellt wurde [10]. Bei der Hälfte dieser Patienten wurde die Diagnose zumindest mehrere Monate später gestellt, bei vielen sogar erst zwei bis drei Jahre später.

Die Gesamtkosten, die durch Depressionen verursacht werden, liegen bei 40–50 Mrd. US-Dollar jährlich und entstehen überwiegend durch Fehlzeiten bei der Arbeit, häufigere Inanspruchnahme ärztlicher Leistungen und funktionelle Beeinträchtigungen [22]. Die medizinischen Kosten für einen einzigen Patienten mit refraktärer oder chronischer bipolarer Erkrankung wurden auf mehr als 600.000 US-Dollar geschätzt. Solche Patienten sind oft arbeitslos, weil sie Schwierigkeiten haben, dauerhafte Arbeitsverhältnisse einzugehen, gestörte interpersonelle und soziale Beziehungen aufweisen sowie signifikante rechtliche Probleme haben, die oft mit einem komorbiden Alkoholabusus zusammenhängen. Nach Einschätzung einiger Studien leiden bis zu 50 % der bipolaren Patienten unter Drogenabusus [23]. Die Weltgesundheitsorganisation nennt sowohl die depressive als auch die bipolare Erkrankung unter den zehn wichtigsten Krankheiten, welche zu Behinderungen und zu einer niedrigeren Lebensqualität führen können [24]. In einer Studie mit Selbsteinschätzung (Wohlfühlprobe), die von einer Patientenrechtsorganisation durchgeführt wurde [25], wurde festgestellt, dass 57 % der bipolaren Patienten arbeitslos waren und ein mittleres Haushaltseinkommen von weniger als 15.000 US-Dollar (2000 US-Dollar) aufwiesen. Ein Drittel war geschieden oder lebte getrennt. Eine ähnliche Erhebung unter denjenigen, die den Mood Disorders Questionnaire (MDQ) positiv ausfüllten, ergab, dass mehr als die Hälfte unfreiwillig arbeitslos geworden war (im Vergleich zu einem Viertel unter denjenigen, die den MDQ negativ ausgefüllt hatten) und dass 26 % rechtliche Schwierigkeiten hatten (im Vergleich zu 5 % von denjenigen, die den MDQ negativ ausgefüllt hatten) [26].

Klinisch kann die verzögerte Diagnosestellung bei unipolarer sowie bipolarer Depression zu stärkeren Stimmungsschwankungen und zu einem erhöhten Risiko für Rezidive und Chronifizierung führen. Es kommt zu immer schwereren depressiven Episoden, die chronischer verlaufen und schlechter auf Antidepressiva ansprechen, zu einem erhöhten Suizidrisiko und zu einem reduzierten Funktionsniveau, einschließlich einer negativen Interaktion mit Begleiterkrankungen, wie z. B. kardialen, endokrinologischen und rheumatischen Krankheiten. Es gibt Hinweise darauf, dass eine lange Verzögerung der Diagnose selbst dann noch zu einer funktionellen Beeinträchtigung führt, wenn die Symptome durch die Behandlung sistieren [27]. Bipolar-II-Patienten weisen nach mehreren Studien stärker ausgeprägte Funktionsstörungen und Einschränkungen auf als Bipolar-I-Patienten. Dies vermutlich deshalb, weil die Diagnose noch später gestellt wird und die Wahrscheinlichkeit geringer ist, dass es unter der Therapie zur vollständigen Remission kommt [28].

### 3.   Welches sind häufige Erscheinungsbilder der Depression in der allgemeinärztlichen Versorgung und welche Schwierigkeiten treten bei ihrer Diagnostik auf?

Trotz zahlreicher Verbesserungen in den letzten Jahren bei allgemeinärztlicher Diagnostik und Therapie von Depressionen haben depressive Patienten noch mit vielen Schwierigkeiten zu kämpfen, etwa mit Stigmatisierung, mit langer

Dauer bis zur Stellung der richtigen Diagnose oder mit einer Verschiebung von Prioritäten zugunsten von körperlichen Untersuchungen und körperlichen Erkrankungen [19].

Bei allgemeinärztlichen Patienten manifestiert sich die Depression typischerweise mit breit gefächerten somatischen und psychosozialen Beschwerden [29], z. B.

1. Erschöpfung,
2. Schmerzen wie Kopfschmerzen, Rückenschmerzen oder Bauchschmerzen,
3. Schwindel, Schwäche oder anderen allgemeinen Symptomen,
4. Schlafstörungen,
5. Übelkeit oder Obstipation,
6. Reizdarmsyndrom, chronisches Müdigkeitssyndrom (Fatigue Syndrome) oder Fibromyalgie,
7. unvollständiger Erholung von schweren medizinischen Begleiterkrankungen (z.B. dauerhafte Arbeitsunfähigkeit nach Myokardinfarkt),
8. Gedächtnisstörungen sowie anderen kognitiven Störungen,
9. Lern- und Konzentrationsstörungen,
10. Beziehungsstörungen.

Depressive Patienten klagen bei der Erstvorstellung bei einem Allgemeinarzt selten über eine getrübte Stimmungslage oder über andere Symptome, die die Diagnose einer depressiven Erkrankung ermöglichen. Studien zur Depression in der allgemeinärztlichen Versorgung ergaben, dass von mehreren hundert Patienten nur einer als Hauptgrund für den Arztbesuch eine Depression angibt, obwohl 30–40 % der Patienten positiv auf depressive Symptome getestet werden. Patienten von Allgemeinärzten sind sich der Möglichkeit einer psychischen Erkrankung oft nicht bewusst oder verdrängen sie und fühlen sich durch eine solche Diagnose häufig stigmatisiert. Oft wird Traurigkeit abgestritten (meistens zu Recht), da sich Depressionen im ambulanten Bereich eher als funktionelle Störungen denn als Veränderungen der Stimmungslage manifestieren. Die Patienten klagen vorwiegend über körperliche Symptome, insbesondere über chronische Schmerzen, Schwäche, Müdigkeit und kognitive Funktionsstörungen.
Bipolare Patienten werden nur selten während einer manischen oder hypomanen Phase bei einem Arzt vorstellig, da sie ihren Zustand sehr positiv erleben und nicht als medizinisches Problem betrachten. Stattdessen suchen sie den Arzt in einer depressiven Phase mit den bereits erwähnten Symptomen auf. Als Diagnose wird dann oft eine unipolare Depression gestellt. Die bipolare Erkrankung fällt meist erst später auf, nachdem der Patient längere Zeit beobachtet wurde oder nicht auf die bei der unipolaren Depression übliche Monotherapie anspricht [15]. Die Möglichkeit einer nicht erkannten bipolaren Krankheit sollte in der allgemeinärztlichen Praxis immer erwogen werden, wenn ein depressiver Patient jung ist, seine Familienanamnese für bipolare Erkrankungen positiv ist und sich in seiner Vorgeschichte Zustände von Hyperaktivität, „Unruhe" oder vermindertem Schlafbedürfnis finden lassen. Hypomanische Symptome müssen

sorgfältig abgefragt werden, außerdem müssen die Angaben des Patienten möglichst mit denjenigen von Angehörigen und Freunden abgeglichen werden.

### 4. Welche Zusammenhänge gibt es zwischen komorbiden körperlichen Erkrankungen und Depressionen bei der Versorgung depressiver Patienten durch den Allgemeinmediziner?

Es besteht eine hohe Komorbidität von Depression und chronischen körperlichen Erkrankungen, wie etwa kardiovaskulärer Krankheit, HIV-Infektion, Diabetes, Adipositas, Demenz, zerebrovaskulärer Krankheit, Krebs und chronischen Schmerzen [20]. Die Relevanz dieser Tatsache leitet sich aus folgenden vier Möglichkeiten ab:

1. Oft liegen gleichzeitig eine Depression und eine chronische körperliche Erkrankung vor.
2. Eine Depression beeinträchtigt die Rekonvaleszenz, Rehabilitation und Prognose zahlreicher chronischer körperlicher Erkrankungen.
3. Chronische körperliche Erkrankungen selbst sind ein starker Risikofaktor für eine Depression und können deren Prognose negativ beeinflussen.
4. Eine Depression ist ein starker Risikofaktor für zahlreiche chronische körperliche Erkrankungen.

Am besten ist wahrscheinlich das Verhältnis zwischen Depression und Herzkrankheiten – insbesondere der *koronaren Herzkrankheit* – untersucht. Zwischen Depression und koronarer Herzkrankheit gibt es zahlreiche Zusammenhänge sowie wechselseitige Beeinflussungen vor allem in Bezug auf Behandlung und Rehabilitation, aber auch in Bezug auf die Pathophysiologie. Daher sollte bei Patienten mit neu aufgetretener Angina pectoris, instabilen Koronarsyndromen und in der Rehabilitiationsphase nach Myokardinfarkt immer an eine begleitende Depression gedacht werden. Die Depression geht mit einem erhöhten Risiko für eine koronare Herzkrankheit, mit einer erhöhten Kurz- und Langzeitmortalität nach Myokardinfarkt sowie mit einer weniger erfolgreichen Rehabilitation nach Myokardinfarkt einher [30]. Patienten mit Depression und koronarer Herzkrankheit haben ein zwei- bis dreimal so großes Risiko für erneute kardiale Ereignisse wie Patienten ohne Depression. Bei depressiven Patienten ist das Risiko, erneut an einer koronaren Herzkrankheit zu erkranken, etwa doppelt so hoch wie bei nicht depressiven Patienten. Auch bei unterschiedlichsten Studienansätzen und Studienpopulationen ist die Depression – insbesondere die klinisch manifeste Depression – ein stärkerer Prädiktor der Kurz- und Langzeitprognose nach Myokardinfarkt als andere klassische kardiale Risikofaktoren. Zur Erklärung wurden mindestens sieben mögliche Mechanismen vorgeschlagen [31]:

1. Mangelnde Compliance von depressiven Patienten bei der Behandlung ihrer koronaren Herzkrankheit.

2. Zusammentreffen von Risikofaktoren, die sowohl bei depressiven als auch bei koronarkranken Patienten anzutreffen sind, wie Rauchen und Bewegungsmangel.
3. Störungen der Hypothalamus-Hypophyse-Nebennierenrinde-Achse mit Folgen für die Synthese und Freisetzung von Cortisol.
4. Verminderte Herzfrequenzvariabilität.
5. Veränderte immunologische und Entzündungsregulation mit Vermehrung von proinflammatorischen Zytokinen.
6. Thrombozytenaktivierung mit Hyperkoagulabilität.
7. Psychischer Stress, vermutlich über die Zwischenstufe eines der bereits genannten Mechanismen.

Unbekannt ist, inwieweit strukturierte antidepressive Behandlungsprogramme dieses Risiko reduzieren, Genesung und Rehabilitation verbessern und die Prognose insgesamt günstig beeinflussen können. SSRI und SNRI sowie psychotherapeutische Behandlungsmethoden sind bei depressiven Patienten mit koronarer Herzkrankheit sicher, allerdings existieren bislang keine Studien, die eine dadurch erzielte Prognoseverbesserung der Herzkrankheit zweifelsfrei belegen.

Es besteht ein starker Zusammenhang zwischen Depression und der Entwicklung eines *Diabetes mellitus Typ 2* mit vermutlich schlechter Prognose und hohem Risiko für diabetische Komplikationen. Die Prävalenz der kriteriologisch diagnostizierten Depression liegt bei Diabetikern zwischen 8 und 20 %, wobei die Mehrzahl der Studien eine Prävalenz von 9 bis 14 % und damit einen deutlich höheren Wert als bei nicht-diabetischen Patienten (4 bis 6 %) angibt, der in Studien der allgemeinmedizinischen Versorgung eruiert wurde. Bei Patienten mit vorausgegangener Depression wurde nach umfangreichen Untersuchungen auf Risikofaktoren für Depression und Diabetes ein etwa 2- bis 2,5-fach erhöhtes Risiko festgestellt, in den nächsten zehn bis zwölf Jahren einen Diabetes zu entwickeln [32, 33]. Die Blutzuckereinstellung bei depressiven Patienten ist aufgrund der oben genannten sieben Faktoren schwieriger als bei nicht depressiven Patienten.

Die Depression ist eine  häufige Komplikation nach *Schlaganfällen* (die sogenannte „post-stroke depression"). Ihre Behandlung wurde mit einem verbesserten funktionellen Status und Rehabilitationserfolg assoziiert [34]. Die Prävalenz der Depression beträgt bei Patienten nach Schlaganfall etwa 20 % und liegt damit deutlich über derjenigen der Gesamtbevölkerung. Die Diagnose einer Depression nach einem Schlaganfall ist schwierig, da viele Symptome (z.B. Müdigkeit, Gewichtsveränderungen, Appetitstörungen, Anhedonie und Schlafstörungen) bei beiden Erkrankungen auftreten können. Bislang liegen unterschiedliche Ergebnisse zur Frage vor, ob bei Patienten mit linkshemisphärischem Infarkt tatsächlich ein erhöhtes Risiko für eine Depression besteht. Außerdem legen neuere Studien nahe, dass eine klinisch relevante Depression das Risiko für einen erneuten Schlaganfall erhöht (relatives Risiko 2,5–3,5).

Eine Depression führt bei Schlaganfallpatienten zu einer signifikanten Beeinträchtigung der Alltagstätigkeiten und der kognitiven Funktionen und erhöht das Mortalitätsrisiko um den Faktor drei bis vier. Mehrere kontrollierte Studien zur antidepressiven Behandlung haben den erwarteten positiven Einfluss auf die Depression bei Patienten mit Zustand nach Schlaganfall belegt. Ebenso verbesserten sich die kognitiven Funktionen. Andere Studien haben die Wirksamkeit typischer Antidepressiva bei der Depressions-Prävention bei Patienten mit Zustand nach Schlaganfall gezeigt, die unmittelbar nach dem Schlaganfallereignis behandelt wurden. Ähnlich wie bei koronarer Herzkrankheit existieren jedoch keine zuverlässigen Studien, die eine Reduktion des Risikos für nachfolgende Schlaganfälle durch eine erfolgreiche Behandlung der Depression belegen [34].

Bei *HIV*-positiven Patienten – insbesondere bei Frauen – besteht ein erhöhtes Risiko für eine klinisch relevante Depression. Die Prävalenz einer klinisch relevanten Depression bei HIV-positiven Frauen ist in den meisten Studien mit 20–30% angegeben. Einige Studien berichten allerdings auch von 40–60%. Bei HIV-positiven Männern ist die Rate mit 6–10 % in den meisten Studien signifikant niedriger [35]. Die meisten Studien weisen jedoch definitorische und methodische Schwächen auf. Aufgrund der vorhandenen Befunde ist zu vermuten, dass Depression und Stress die HIV-Infektionen ungünstig beeinflussen. Obwohl es möglich scheint, dass die Depression durch ihre psychosozialen Auswirkungen die Prognose der HIV-Infektion verschlechtert, scheint jedoch auch ein biologischer Zusammenhang zu bestehen, etwa in der Reduktion der CD4-Zellen. Eine begleitende Depression scheint das Mortalitätsrisiko zu erhöhen, ähnlich wie es für die koronare Herzkrankheit beschrieben wurde. Der Einfluss der Depression bei HIV-Patienten konzentriert sich auf immunologische Parameter und die Fehlregulation der HPA-Achse, von Cortisol und von Katecholaminen. Auch der „Substanz P", einem potenten Neurokinin, dessen Antagonisten eine nachgewiesene antidepressive Wirkung haben, wurde eine Beteiligung bei der HIV-Progression zugeschrieben, weil der Serumspiegel bei HIV-positiven Patienten erhöht ist. Einige oder alle dieser Mechanismen beeinflussen die Virusreplikation, die Apoptose und/oder die Zytokinfreisetzung. Wie bei anderen chronischen Krankheiten sind alle antidepressiven psychopharmakologischen und psychotherapeutischen Methoden genauso sicher und wirksam wie in anderen Bevölkerungsgruppen.

## 5.   Wie können Depressionen in der Allgemeinarztpraxis akkurat und effizient diagnostiziert werden?

Patienten in der Allgemeinarztpraxis haben meist andere Symptome und andere medizinische, sozioökonomische und demographische Merkmale als Patienten in psychiatrischen Einrichtungen [2, 3, 5]. Allgemeinärztliche Patienten liefern seltener Anhalt für eine psychische Erkrankung, wenn sie ihren Hausarzt aufsuchen, da sie sich mit höherer Wahrscheinlichkeit auf somatische Symptome konzentrieren. Einige Patienten reagieren sogar feindselig, wenn sie auf die

Möglichkeit einer psychischen Störung als Erklärung ihrer Symptome angesprochen werden.

Die Diagnose der unipolaren und bipolaren Depression ist für den Allgemeinarzt leichter, wenn er folgende Patientengruppen auf Symptome der Depression überprüft: Patienten mit neuer körperlicher Erkrankung, mit chronischen und rezidivierenden Schmerzen unbekannter Genese, mit Müdigkeit und Beschwerden wie Schwindel, Schwäche und Schlafstörungen, Patienten mit einer Major Depression in der Vorgeschichte oder in der Familienanamnese, Patienten, die wegen rezidivierender, aber diffuser und schwer zu definierender Beschwerden als „Problemfälle" abgestempelt werden, sowie Patienten, die oft von sich aus wegen vager Indikationen den Arzt aufsuchen [19].

Ein Zwei-Fragen-Fallfindungstest, basierend auf den DSM-IV-Kriterien von Stimmung und Anhedonie, erwies sich als sehr hilfreich [36]. Die zwei Fragen lauten:

1.  Haben Sie sich im letzten Monat öfter unglücklich, niedergeschlagen, bedrückt oder hoffnungslos gefühlt?
2.  Haben Ihre Interessen und Ihre Lebensfreude im letzten Monat abgenommen?

Eine neuseeländische Studie an allgemeinmedizinischen Patienten ergab eine Wahrscheinlichkeits-Ratio für einen positiven Test von 2,9 und für einen negativen Test von 0,05 mit einer Sensitivität von 97 % und einer Spezifität von 67 % [37].

Die United States Preventive Services Task Force (USPSTF) ermittelte, dass der oben beschriebene Test mit zwei Fragen vermutlich ebenso sinnvoll ist wie die langen Fragebögen mit mindestens 20 Unterpunkten [39]. Jeder der zahlreichen verfügbaren Tests kann bei allgemeinärztlichen Patienten mit depressiven Symptomen oder Markern von klinischem Wert sein.

Einfacher ist die Diagnose einer bipolaren Erkrankung bei Patienten mit manischen oder hypomanischen Episoden in der Vergangenheit (insbesondere bei Patienten, deren Angehörige und Freunde zusätzliche Angaben über das Verhalten des Patienten und seine Anamnese machen können), bei Patienten mit positiver Familienanamnese für eine bipolare Erkrankung, bei Substanzabusus oder Suizid, bei Patienten, die nicht auf eine Monotherapie gegen unipolare Depression ansprechen, sowie bei Patienten mit ausgeprägter Agitiertheit, Ruhelosigkeit und Schlaflosigkeit.

Die offensichtliche deutliche Zunahme der Prävalenz der Bipolar-II-Erkrankung bei allgemeinärztlichen Patienten, die vorwiegend mit einer Hypomanie und einer therapierefraktären agitierten Depression einhergeht und nicht manisch zyklisch verläuft, lässt vermuten, dass die eher für klinische psychiatrische Populationen entwickelten Fragebögen besser für die Bipolar-I-Erkrankung (also die typische manisch-depressive Erkrankung) geeignet, jedoch wenig hilfreich für die atypischen Formen in der allgemeinärztlichen Praxis sind. Insofern ist die Entwicklung eines kurzen Screening-Instrumentes für bipolare Erkrankungen für die Verbesserung der Diagnostik und Therapie von bipolaren Patienten durch Allgemeinärzte unabdingbar.

Zusammenfassend kann gesagt werden, dass für die Allgemeinärzte ein breit gefächertes Screening-Programm für fast alle Patienten logistisch schwierig und abschreckend ist. Darüber hinaus führen viele dieser Tools trotz der einfachen Durchführung weiterhin häufig zu falsch positiven Ergebnissen. Selbst unter günstigsten Umständen liegt der positive prädiktive Wert vieler Fragebögen und Kurz-Screenings kaum über 50 %, wobei die hohe Rate falsch positiver Ergebnisse zu ausgedehnten und teuren Labor- und Nachuntersuchungen führt. Ein gezieltes Fall-finding stellt jedoch eine große Schwierigkeit für die Allgemeinärzte bei der Erfassung einer möglichen depressiven Erkrankung dar. Da kann die Anwendung eines strukturierten Fragebogens behilflich sein. Die hohe Prävalenz von depressiven Symptomen in den meisten allgemeinärztlichen Praxen, die nicht unbedingt mit einer klinisch signifikanten Diagnose einhergehen muss, lässt vermuten, dass der Arzt die Tests bei etwa einem Viertel bis einem Drittel seiner erwachsenen Patienten durchführen müsste. Auch eine gezielte Abklärung bei Patienten mit Merkmalen einer bipolaren Erkrankung, besonders bei Patienten ohne therapierefraktäre Depression, aber mit deutlicher Agitiertheit oder Angst, sowie bei Patienten mit zusätzlichen Hinweisen in der Eigen- und Familienanamnese, wird trotz der erwähnten Einschränkungen durch entsprechende Fragebögen unterstützt.

### 6.   Welche generellen Aspekte der ambulanten Behandlung depressiver Patienten können die Patientenversorgung in allgemeinärztlichen Praxen verbessern?

In der normalen täglichen Praxis im Umgang mit depressiven Patienten gehen Allgemeinärzte nur selten nach Leitlinien vor. So werden Patienten mit einer ersten depressiven Episode häufig zu lange behandelt, und auch Patienten, die die Kriterien für eine Langzeittherapie erfüllen, erfahren oft eine inadäquate Behandlung [42]. Dies kommt allerdings nicht nur in der allgemeinärztlichen Praxis vor. Die Struktur der ambulanten Versorgung und die Alltagsrealität machen eine an den Leitlinien ausgerichtete Versorgung bestimmter chronischer Erkrankungen nahezu unmöglich.

Die Behandlung der Depression, die eine komplexe chronische Erkrankung ist, weist einige Besonderheiten auf. Mehr als zwanzig Jahre lang wurden die Ärzte aufgefordert, recht einfache Empfehlungen zu befolgen, die aus kontrollierten klinischen Studien in psychiatrischen Einrichtungen abgeleitet wurden. Die Ergebnisse waren enttäuschend [44]. Auch die Überweisung aller depressiven Patienten zu einem Psychiater ist nicht ohne weiteres möglich. Viele Patienten wollen lieber bei ihrem Allgemeinarzt bleiben.

Zur effektiven und effizienten Behandlung chronischer Erkrankungen wie der Depression durch Allgemeinärzte müssen fünf Voraussetzungen erfüllt sein:

1. Es müssen Patienten identifiziert werden, deren Erkrankungsprozess so beeinflusst werden kann, dass das Langzeitergebnis günstig wird.
2. Der Patient muss aktiviert, aufgeklärt und entsprechend unterwiesen werden.
3. Auch der Arzt muss informiert und motiviert sein, insbesondere bezüglich chronischer Erkrankungen mit schlechterer Therapieresonanz und ungünstigerer Prognose.
4. Als geschulter „Krankheitsmanager" muss er den Verlauf verfolgen, Nebenwirkungen angeben und die Nachbehandlung sicherstellen. Dazu benötigt er eine Datenbank mit Patientendaten, Behandlungsprogrammen, erforderlichen Untersuchungen etc.
5. Es muss eine gute Kommunikation mit psychiatrischen Spezialisten geben. Eine kontinuierliche Fortbildung soll ermöglichen, dass der Allgemeinarzt sein Wissen auf diesem Gebiet vertiefen und seine Fertigkeiten weiter ausbauen kann.

Der Nutzen und die Konsequenzen dieser fünf Prinzipien sind eigentlich offensichtlich, eine kurze Erklärung kann sie aber unterstreichen:
Die gezielte Identifikation von Patienten ist wichtig, weil diese sich nicht – wie bereits erwähnt – mit den Symptomen der Depression vorstellen. Allerdings ist solch eine Identifikation zeitaufwändig und arbeitsintensiv. Strukturierte Erfassungsinstrumente sowie eine bessere Honorierung dieser Arbeit könnten die Situation deutlich verbessern.

Der Aktivierung der Patienten sowie psychoedukativen Programmen wird bei der Behandlung chronischer Erkrankungen ein hoher Stellenwert eingeräumt, und sie sollen auch wirksam sein, allerdings auch hier nicht kostenneutral. Bei der Behandlung chronisch Kranker sind die Patienten die Experten ihrer Erkrankung, und ihre aktive Beteiligung an allen Behandlungs- und Überwachungsentscheidungen ist unabdingbar.

Ein entsprechender Krankheitsmanager ist daher unverzichtbar, der sich insbesondere mit der Dokumentation der Behandlung und mit ihren Grundlagen befasst, die Probleme herausfiltert, die es zu behandeln gilt, und eine Auswahl unter den Behandlungsstrategien für seltener auftretende Probleme trifft.
Der Krankheitsmanager nimmt bei der Behandlung aller chronischen Erkrankungen eine Schlüsselposition ein und taucht immer häufiger in der modernen allgemeinärztlichen Praxis auf. Krankheitsmanager kann eine Krankenschwester oder eine entsprechend geschulte Arzthelferin sein oder auch ein Mitarbeiter des Gesundheitswesens mit entsprechender Ausbildung (z.B. Sozialarbeiter). Der Krankheitsmanager ist wegen des breit gefächerten allgemeinärztlichen Patienteguts meistens für mehrere chronische Krankheiten zuständig. Seine wichtigste Aufgabe ist es, dafür zu sorgen, dass sich der Patient an den Therapieplan hält, Kontakt mit dem Patienten zu halten und immer wieder den Fortschritt und Symptomstatus zu erfragen, Fragen zu beantworten und sich neu auftauchenden Problemen zu widmen. Wichtigstes Instrument des Krankheitsmanagers ist eine detaillierte elektronische Krankenakte mit assoziierter Gesundheits-

datenbank, wobei auch ein einfacher Karteikasten erstellt werden kann und weitaus zuverlässiger ist als das Gedächtnis des Arztes. Die Hauptfunktion jeder Datenbank besteht darin, den Krankheitsmanager an Kontrollanrufe oder -besuche zu erinnern, um den Krankheitsverlauf zu ermitteln und Fragen zu beantworten.

Zudem muss Kontakt zu einem Spezialisten aufgenommen werden, wenn die auftretenden Probleme die allgemeinärztliche Praxis überfordern. Als effektiv haben sich gemeinschaftliche Versorgungskonzepte erwiesen, die auf einer intensiven Interaktion von Allgemeinarzt und psychiatrischem Spezialisten basieren [45].

Wie könnte also die allgemeinärztliche Versorgung eines Patienten mit unipolarer oder bipolarer Depression aussehen? Zunächst würde man ein Protokoll zur Fallidentifikation erwarten, das in die routinemäßige Aufnahme von Patienten mit erhöhtem Risiko für eine Depression integriert ist. Jede Praxis müsste für sich die wirkungsvollste und effektivste Methode finden, um diesen entscheidenden ersten Schritt mit möglichst wenig Aufwand und geringen Kosten zu tun. Eine positive Identifikation würde ein ausführlicheres strukturiertes Interview durch den Arzt oder eine mittelfristige Beurteilung durch den Krankheitsmanager nach sich ziehen. Sobald die Diagnose gestellt wurde, erklärt der Arzt das Krankheitsbild und die möglichen Komplikationen unter Mithilfe des Krankheitsmanagers und mit Hilfe elektronischer und audiovisueller Ressourcen. Danach werden Reaktionen, Einstellung und Therapiewünsche des Patienten besprochen. Auf dieses Gespräch folgt eine Diskussion von Behandlungsoptionen, und es wird ein Therapieplan erstellt. Für einen derartigen Ansatz ist ein längerer Arztbesuch erforderlich, der mit einem höheren Faktor bewertet und somit besser vergütet wird, was dem Umstand Rechnung trägt, dass die Kosten einer effektiven Versorgung der Depression im ambulanten Bereich weit geringer sind als die Kosten, die bei einer stationären psychiatrischen Behandlung entstehen würden.

Zum Behandlungsplan würden vermutlich eines oder mehrere Arzneimittel, eine Psychotherapie, eine Kombination aus beiden sowie zusätzliche Aktivitäten gehören. Der Krankheitsmanager und der psychiatrische Spezialist können auf unterschiedliche Weise eingebunden werden. Der Krankheitsmanager kann bereits beim ersten Besuch mit anwesend sein – oder ihn eigenständig durchführen – oder er wird dem Patienten nach der Erstellung des Behandlungsplanes vorgestellt. Binnen weniger Tage nach Therapiebeginn ist der Krankheitsmanager, der über den Behandlungsplan und das Symptomprofil des Patienten informiert wird, für die Patientenkontakte zuständig, für die Unterstützung des Patienten, für die Sicherstellung der Compliance sowie für die Erfassung etwaiger Schwierigkeiten im Rahmen der Medikation oder für andere Behandlungsaspekte. Meistens beenden depressive Patienten ihre Behandlung bereits wenige Tage nach deren Beginn, weil sie zwar die Nebenwirkungen bemerken, aber noch keinen Nutzen erkennen können. Der Krankheitsmanager kann anhand des Protokolls Rat bezüglich der klinischen Situation sowie psychosoziale und fachliche Unterstützung geben. Außerdem beenden die Patienten die Therapie oft nach einigen Wochen vorzeitig, weil sie keine Besserung verspüren. Zu diesem Zeitpunkt erinnert die Datenbank vielleicht gerade den Krankheitsmanager daran, wieder Kontakt mit dem Patienten aufzunehmen und ihm erneut bewusst zu machen, dass die Besserung sich nur langsam einstellt.

Die Aufgabe des Krankheitsmanagers mag für die deutsche Realität etwas befremdlich erscheinen. Allerdings geht es hier unseres Erachtens um eine sinnvolle Ergänzung der reinen ärztlichen Therapie. Damit könnte auch das Problem des Zeitaufwandes gelöst werden. Der Arzt, der viele Patienten zu versorgen hat, kann sich nicht in dieser ausführlichen Form mit seinen Patienten beschäftigen. Dann würde er Bankrott gehen. Die Finanzierung eines Krankheitsmanagers ist jedoch nicht nur im Sinne des Patienten und des Allgemeinarztes, sondern auch im Sinne des gesamten Gesundheitssystems. Damit können, wie schon oben erwähnt, immense Kosten vermieden werden. Insofern ist dies eine sinnvolle und diskussionswürdige Empfehlung.

# Literatur

1.  Knesper D, Riba M, Schwenk TL. Primary Care Psychiatry. Philadelphia, PA: W.B. Saunders, 1997.

2.  Coyne JC, Fechner-Bates S, Schwenk TL. Prevalence, nature and comorbidity of depressive disorders in primary care. Gen Hosp Psych 1994; 16:267–276.

3.  Schwenk TL, Klinkman MS, Coyne JC. Depression in the family physician's office: What the psychiatrist needs to know. The Michigan depression project. J Clin Psych 1998; 59S:1–7.

4.  Kessler RC, McGonagle KA, Zhao S, et al. Lifetime and 12-month prevalence of DSM-III-R psychiatric disorders in the United States: Results from the National Comorbidity Survey. Arch Gen Psychiatry 1994;51:8–18.

5.  Schwenk TL, Coyne JC, Fechner-Bates S. Differences between detected and undetected patients in primary care and depressed psychiatric patients. Gen Hosp Psych 1996;18: 407–415.

6.  deGruy F. Mental health care in the primary setting. In: Donaldson MS, Yordy KD, Lohr K N, et al. (eds.), Primary Care: America's Health in a New Era. Washington, DC: National Academy Press, 1996.

7.  Spitzer RL, Williams JB, Kroenke K, et al. Utility of a new procedure for diagnosing mental disorders in primary care. The PRIME-MD 1000 study. JAMA 1994;272:1749–1756.

8.  Klinkman MS, Coyne JC, Gallo SM, et al. False positives, false negatives, and the validity of the diagnosis of major depression in primary care. Arch Fam Med 1998;7:451–461.

9.  ten Have M, Vollebergh W, Bijl R, et al. Bipolar disorder in the general population in The Netherlands: Results from The Netherlands Mental Health Survey and Incidence Study (NEMESIS). J Affect Disord 2002; 68:203–213.

10.  Hirschfeld RM, Calabrese JR, Weissman MM, et al. Screening for bipolar disorder in the community. J Clin Psych 2003;64:53–59.

11.  Angst J, Gamma A, et al. Recurrent brief depression as an indicator of severe mood disorders. Bipolar Disorders. Mixed States, Rapid Cycling and Atypical Forms. A. Marneros and F. K. Goodwin. Cambridge, Cambridge University Press:109–130, 2005.

12.  Akiskal HS, Bourgeois ML, Angst J, et al. Reevaluating the prevalence of and diagnostic composition within the broad clinical spectrum of bipolar disorders. J Affect Disord 2000;59 (Suppl 1): S5–S30.

13.  Manning JS, Haykal RF, Connor PD, et al. On the nature of depressive and anxious states in a family practice setting. Compr Psychiatry 1997; 38:102–108.

14.  Ghaemi SN, Sachs GS, Chiou AM, et al. Is bipolar disorder still underdiagnosed? Are antidepressants overutilized? J Affect Disord 1999;52:135–144.

15.  Manning JS, Connoro PD, Anjali S. The bipolar spectrum: A review of current concepts and implications for the management of depression in primary care. Arch Fam Med 1998; 7:63–71.

16.  Allilaire JF, Hantouche EG, Sechter D, et al. Frequency and clinical aspects of bipolar II disorder in a French multicenter study: EPIDEP. Enccphale 2001;27:149–158.

17.  Manning JS, Haykal RF, Akiskal HS. The role of bipolarity in depression in the family practice setting. Psychiatr Clin North Am 1999;22:689–703.

18.  Hirschfeld RM, Keller MB, Panico S, et al. The National Depressive and Manic-Depressive Association con-

sensus statement on the undertreatment of depression. JAMA 1997; 277:333–340.

19. Schwenk TL. Diagnosis of late life depression: The view from primary care. Biol Psychiatry 2002;52:157–163.

20. Evans DL, Charney DS. Mood disorders and medical illness: A major public health problem. Biol Psychiatry 2003;54:77–180.

21. Schwenk TL, Evans DL, Laden SK, et al. Treatment outcome and physician-patient communication in primary care patients with chronic, recurrent depression. Am J Psych. 2004 Oct;161(10):1892–901.

22. Simon GE. Social and economic burden of mood disorders. Biol Psychiatry 2003;54:208–2154.

23. Regier DA, Farmer ME, Rae DS, et al. Comorbidity of mental disorders with alcohol and other drug abuse: Results from the Epidemiologic Catchment Area (ECA) Study. JAMA 1990;264:2511–2518.

24. Murray CJ, Lopez AD. Global mortality, disability, and the contribution of risk factors: Global Burden of Disease Study. Lancet 1997;349: 1436–1442.

25. Hirschfeld FM, Lewis L, Vornik LA. Perceptions and impact of bipolar disorder: How far have we really come? J Clin Psychiatry 2003;64: 161–174.

26. Calabrese JR, Hirschfeld RM, Reed M, et al. Impact of bipolar disorder on a U.S. community sample. J Clin Psychiatry 2003;64:425–432.

27. MacQueen GM, Young LT, Robb JC, et al. Effect of number of episodes on wellbeing and functioning of patients with bipolar disorder. Acta Psychiatr Scand 2000;101:374–381.

28. Robb JC, Cooke RG, Devins GM, et al. Quality of life and lifestyle disruption in euthymic bipolar disorder. J Psychiatr Res 1997;31:509–517.

29. Kroenke K, Spitzer RL, Williams JB, et al. Physical symptoms in primary care: Predictors of psychiatric disorders and functional impairment. Arch Fam Med 1994;3:774–779.

30. Kaufman PG. Depression in cardiovascular disease: Can the risk be reduced? Biol Psych 2003;54:187–190.

31. Joynt KE, Whellan DJ, O'Connor CM. Depression and cardiovascular disease: Mechanisms of interaction. Biol Psych 2003;54:248–261.

32. Eaton WW, Armenian H, Gallo J, et al. Depression and risk for onset of type 2 diabetes: A prospective population-based study. Diabetes Care 2002;25:464–470.

33. Kawakami N, Tkatsuka N, Shimuza H, et al. Depressive symptoms and occurrence of type 2 diabetes among Japanese men. Diabetes Care. 1999; 22:1071–1076.

34. Robinson RG. Postroke depression: Prevalence, diagnosis, treatment, and disease progression. Biol Psych 2003; 54:376–387.

35. Cruess DG, Evans DL, Repetto MJ, et al. Prevalence, diagnosis and pharmacological treatment of mood disorders in HIV disease. Biol Psych 2003;54:307–316.

36. Whooley MA, Avins AL, Miranda J, et al. Casefinding instruments for depression: Two questions are as good as many. J Gen Intern Med 1997;12:439–445.

37. Arroll B, Khin N, Kerse N. Screening for depression in primary care with two verbally asked questions: Cross sectional study. Br Med J 2003;327: 1144–1146.

38. U.S. Preventive Services Task Force. Guide to Clinical Preventive Services, 2nd ed. Baltimore, MD: Williams & Wilkins, 1996.

39. U.S. Preventive Services Task Force Now Finds Sufficient Evidence to Recommend Screening Adults for Depression. Press Release, May 20,

2002. Rockville, MD: Agency for Healthcare Research and Quality. http://www.ahrq.gov/news/press/pr2002/deprespr.htm (accessed July 6, 2004).

40. Gilbody SM, House AO, Sheldon TA. Routinely administered questionnaires for depression and anxiety: A systematic review. Br Med J 2001; 322:406–409.

41. Garnick DW, Horgan CM, Merrick EL, et al. Managed care plans' requirements for screening for alcohol, drug, and mental health problems in primary care. Am J Managed Care 2002;8:879–888.

42. Katz SJ, Kessler RC, Lin E, et al. Medication management of depression in the United States and Ontario. J Gen Intern Med 1998;13:77–85.

43. Cabana MD, Rand CS, Powe NR, et al. Why don't physicians follow clinical practice guidelines? A framework for improvement. JAMA 1999;282:1458–1465.

44. Kessler RC, Berglund P, Demler O, et al. National Comorbidity Survey Replication. The epidemiology of major depressive disorder: Results from the National Comorbidity Survey Replication (NCS-R). JAMA 2003;289:3095–3105.

45. Katon W, Russo J, Von Korff M, et al. Longterm effects of a collaborative care intervention in persistently depressed primary care patients. J Gen Intern Med 2002;17:741–748.

# 2 Behandlungsstrategien und -taktiken bei Depression

A. John Rush und Madhukar H. Trivedi
Für die deutsche Ausgabe: Max Pilhatsch und Michael Bauer

## Einleitung

Randomisierte kontrollierte Studien haben die Wirksamkeit zahlreicher Arzneimittel und zeitlich begrenzter antidepressiver Psychotherapien hinreichend belegt [1, 153]. Um vor dem Hintergrund dieses gruppenbasierten Wissens dem konkreten, individuellen Behandlungsfall gerecht werden zu können, sind eine Reihe von strategischen und taktischen Erwägungen zu treffen, die in diesem Kapitel besprochen werden. Dabei betreffen strategische Entscheidungen vor allem die initial gewählte Therapieform sowie die bei Nichtansprechen gewählte Alternativtherapie. Die Taktik bezieht sich dabei auf die konkrete Umsetzung der Behandlungsentscheidungen. Mögliche Taktiken sind: (1) Complianceförderung, (2) die Erfassung von Therapieergebnissen, (3) rechtzeitige Dosisanpassungen und (4) das rechtzeitige Erfassen eines etwaigen Therapieversagens. Dieses Kapitel gibt anhand der verfügbaren klinischen Forschung strategische und taktische Empfehlungen zur Behandlung der klinischen Depression.

Zur optimalen Behandlung depressiver Erkrankungen ist oft mehr als ein Therapieversuch erforderlich, da kein therapeutisches Patentrezept existiert und es klare Belege für ein sehr heterogenes Ansprechen auf die einzelnen Therapieformen gibt. Acht bis zehnwöchige Wirksamkeitsstudien haben gezeigt, dass nur etwa 50 % der ambulanten Patienten mit nicht therapierefraktärer, nicht psychotischer Major Depression (engl.: major depressive disorder, MDD) auf eine initiale pharmakologische Monotherapie oder eine antidepressive Kurzzeitpsychotherapie [2, 152] im Sinne einer 50%igen Reduktion der Symptomschwere gegenüber dem Ausgangsbefund [3, 4] oder zumindest klinisch signifikant ansprechen. Zur Remission oder zum vollständigen Verschwinden depressiver Restsymptome (Behandlungsziel) kommt es durch den initialen Therapieversuch bei nur 30–35 % der Patienten. Diese Ergebnisse einkalkulierend hat sich inzwischen das therapeutische Vorgehen nach einem mehrstufigen Behandlungsplan bewährt.

Es konnte gezeigt werden, dass sich ein solches Vorgehen unter anderem deswegen positiv auf Effizienz und Effektivität der Behandlung sowie dauerhafte Symptomremission auswirkt, da für jeden Behandlungsschritt zu erfüllende Kriterien objektivierbar werden [6]. Außerdem unterstützt ein derartiger Plan Ärzte und Patienten dabei, sich auf die für eine dauerhafte Symptomremission unabdingbaren Schritte zu konzentrieren, was gerade angesichts der zum Teil überwältigend anmutenden Symptomschwere und dem psychosozialen Handlungsbedarf bei depressiven Patienten häufig schwierig ist [152]. Vor der Therapie-entscheidung müssen mehrere Entscheidungen getroffen werden, die in Abbildung 2.1 zusammengefasst sind.

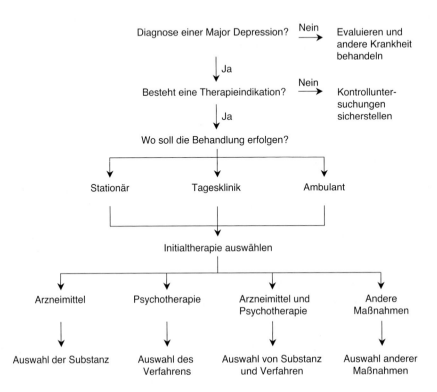

**Abbildung 2.1** Strategische Therapieentscheidungen

## Behandlungsindikation

Vor Behandlungsbeginn muss die Diagnose gestellt und die Symptomschwere erfasst sein. Leichtere, nicht chronische Formen der MDD sprechen oft schon auf einfache supportive Maßnahmen an oder klingen darunter kurzfristig wieder ab, ohne dass ein Antidepressivum gegeben oder eine Psychotherapie durchgeführt werden muss. So besserten sich die depressiven Symptome von mäßig stark depressiven ambulanten Patienten mit MDD in einem ähnlichen Ausmaß unter Behandlung mit einem Placebo in Tablettenform plus klinischer Betreuung wie unter Imipramin, wobei die Remissionsraten in der Verumgruppe höher waren [7].

In einer naturalistischen Follow-up-Untersuchung nach 18 Monaten wurden die Unterschiede zwischen Verum und Placeborespondern zum Ende allerdings deutlicher zugunsten der mit dem trizyklischen Antidepressivum (TZA) Imipramin behandelten Patientengruppe [8]. Prädiktoren für ein gutes Ansprechen auf unspezifische Ansätze sind kurze Erkrankungsdauer (1–2 Monate), wenige depressive Vorepisoden, wenige Komorbiditäten (unkomplizierte Depression) und geringe Beeinträchtigung der Alltagstauglichkeit [3]. Bei diesen Fällen von leichter, unkomplizierter, kurzer, nicht behindernder Depression ist oft eine ausführliche Evaluation klinisch sinnvoll. Bei einigen dieser Patienten verschlechtert sich die Depression, so dass dann eine deutliche Behandlungsindikation besteht. Bei einem kleinen Teil jedoch bessern sich die Symptome, oder es kommt sogar zur Remission. Allerdings müssen diese Patienten engmaschig kontrolliert werden, da sich bei einigen später eine behandlungsbedürftige schwerere Depression entwickelt.

## Behandlungsinstitutionen

Die erste Entscheidung vor Behandlungsbeginn betrifft den Behandlungsrahmen (ambulant, tagesklinisch oder stationär). Der bevorzugte Rahmen hängt ab von (1) der Suizidgefahr, (2) der Fähigkeit des Patienten, Anweisungen und Empfehlungen ambulant zu befolgen (z.B. erfordern psychotische Symptome wie Halluzinationen und Wahn eine tagesklinische oder stationäre Behandlung), (3) der Verfügbarkeit psychosozialer Ressourcen, (4) der psychosozialen Belastung, (5) der funktionellen Beeinträchtigung und (6) von Begleiterkrankungen (wie Drogenabusus, koronare Herzkrankheit), die in manchen Fällen besser stationär behandelt werden sollten.

Wie die Behandlung erfolgt, hängt von den Kapazitäten der Klinik oder des Arztes ab, von der Kostenübernahme durch die Krankenkasse sowie von den Wünschen des Patienten. Die meisten depressiven Patienten können erfolgreich in der allgemeinärztlichen Versorgung behandelt werden. Bei depressiven Patienten mit diagnostischen Schwierigkeiten, schwerem Krankheitsgrad, Therapieresistenz sowie jenen, die zwar zunächst in Remission gingen, dann jedoch unter der Behandlung ein Rezidiv entwickelt haben, ist meist eine fachärztliche Betreuung erforderlich, ebenso wie bei speziellen Therapieformen wie Elektrokrampftherapie, Lichttherapie, Monoaminooxidasehemmern (MAO-Hemmern) oder komplexen Arzneimitteltherapien [3].

## Behandlungsphasen und -ziele

Die Behandlung wird in eine akute Phase, eine Erhaltungsphase und eine Langzeitphase eingeteilt (Abb. 2.2).

Ziel der antidepressiven Behandlung ist eine dauerhafte Remission der Symptome, welche aus zwei Gründen durch die Langzeittherapie gesichert werden soll [1, 9–11, 152, 153]. Patienten, deren Depression vollständig abklingt, kommen mit den Alltagsanforderungen besser zurecht [13] und besitzen im Vergleich zu Patienten mit depressiver Residualsymptomatik eine bessere Langzeit-prognose [1, 14, 153]. Die vollständige Erholung des psychosozialen Funktions-niveaus erfolgt oft erst ein bis zwei Monate nach Symptomremission [15].

Ziel der Erhaltungstherapie ist das Verhindern von Rückfällen (erneutes Auf-treten der Indexepisode). Sie wird für die Arzneimitteltherapie grundsätzlich und für die Psychotherapie im Einzelfall empfohlen (siehe unten).

Die Langzeittherapie verhindert neue Episoden (Rezidive). Bei anamnestisch bekannter Rezidivneigung (mindestens drei Episoden) der Major Depression oder der bipolaren Krankheit besteht für den Patienten künftig ein erhöhtes Rezidivrisiko. Patienten mit chronischer oder rezidivierender Depression wer-den üblicherweise langzeitbehandelt.

## Entscheidung für Arzneimitteltherapie, Psychotherapie oder Kombination

Strategische Entscheidungen betreffen die Behandlungswahl, während taktische Entscheidungen dazu dienen, die Therapiedurchführung möglichst optimal zu gestalten. Meistens werden drei Strategien bei der Akuttherapie eingesetzt: Arz-neimitteltherapie, Psychotherapie oder eine Kombination von beiden. Bei man-chen Patienten kommt auch eine Lichttherapie in Frage [17]. Bei schwerkranken Patienten, psychotischen Symptomen (Halluzinationen und Wahn) oder unzu-

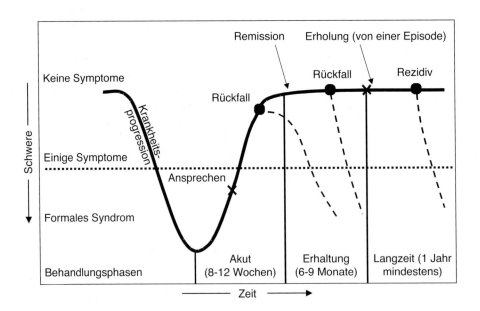

**Abbildung 2.2** Behandlungsphasen (Quelle: nach Depression Guideline Panel, 1993.)

reichender Wirkung mehrerer Therapieansätze ist eventuell eine Elektrokrampf-therapie angezeigt [3].

Sobald eine Behandlungsstrategie gewählt wurde, wird eine spezifische Thera-pie festgelegt (eine Substanz oder ein psychotherapeutisches Verfahren) und eingeleitet. Der Behandlungsplan wird abhängig vom Ansprechen revidiert, z.B. durch Dosisanpassung, Augmentation oder Umstellung. Im Regelfall sollte die Erhaltungstherapie mit demselben Medikament unter derselben Dosierung erfolgen, auf das der Patient in der Akutbehandlung angesprochen hat. Sofern sich eine alleinige Psychotherapie als wirksam erweist, kann unter bestimmten Bedingungen eine Erhaltungspsychotherapie unnötig sein (siehe unten). Unab-hängig von der gewählten Therapieform ist die Ausformulierung von Therapie-zielen gegenüber dem Patienten ausgesprochen hilfreich (Zielsymptome und psychosoziale Funktion), da sich auf diese Weise am besten und zeitnah klären lässt, ob Ziele erfüllt werden oder nicht. Die gewählte Therapie sollte ausrei-chend lange (siehe unten) und ausreichend hoch dosiert durchgeführt werden.

## Auswahlkriterien für akute Verfahren

Verschiedene Faktoren haben Einfluss auf die Wahrscheinlichkeit für das Errei-chen einer Remission, auf die notwendige Behandlungsdauer und die Dauer der Remission. Für alle Therapieformen ist der Behandlungserfolg vom Vorliegen psychiatrischer und somatischer Komorbiditäten, vom bisherigen Krankheits-verlauf (d.h. chronische Erkrankung oder Akuterkrankung), der vorhandenen psychosozialen Unterstützung, der Therapieresistenz, der Schwere der Sym-ptome vor Therapiebeginn sowie den Wünschen des Patienten abhängig.

Eine hohe Zahl an psychiatrischen Komorbiditäten, insbesondere Persönlich-keitsstörungen [18, 19] oder somatischen Begleiterkrankungen [20], sind nega-tive Prädiktoren für das Erreichen einer Remission sowie eines schnellen Behandlungserfolgs. Für Persönlichkeitsstörungen gilt, dass sie im Allgemeinen für das Auftreten depressiver Syndrome prädisponieren und nicht während einer akuten Krankheitsphase, sondern im Intervall diagnostiziert werden soll-ten. Selbstverständlich ist das Vorliegen einer Persönlichkeitsstörung keine Kon-traindikation für eine antidepressive Behandlung.

## Krankheitsverlauf

Die initiale Entscheidung für Psychotherapie, Arzneimitteltherapie oder die Kombination hängt zum Teil vom bisherigen Verlauf der depressiven Erkran-kung ab, da eine Anamnese mit chronischen oder häufig rezidivierenden de-pressiven Episoden eine wirksame Langzeittherapie erfordert. Placebokontrol-lierte, randomisierte Studien legen bei diesen Indikationen den Einsatz von pharmakologischen Therapieverfahren nahe [3]. Auch bei dysthymen Störungen, die oft durch rezidivierende Episoden einer Major Depression verkompliziert werden, gibt es Belege für die Wirksamkeit einer Langzeitarzneimitteltherapie zur Rezidivprophylaxe [22]. Außerdem ist eine Langzeitarzneimitteltherapie häufiger bei Patienten indiziert, bei denen inkomplette Remissionen bekannt sind (Residualsymptome zwischen Major-depressiven Episoden) [23, 24]. Im Falle der Indikationsstellung für eine medikamentöse Langzeittherapie wird auf Substanzen mit einem günstigen Langzeitnebenwirkungsprofil zurückgegriffen, um vor allem dauerhafte Sedierung, Gewichtszunahme oder organische Folgeschäden zu vermeiden.

Das therapeutische Ansprechen ist bei bereits lange bestehenden depressiven Erkrankungen sowohl später als auch weniger wahrscheinlich zu erwarten, und zwar unabhängig von der Behandlungsform [18, 22]. Auch psychotherapeutische Verfahren (insbesondere interpersonelle und kognitive Therapie) haben bereits ihre Wirksamkeit in der Langzeittherapie erwiesen und wirken sich selbst bei einem Therapieabbruch im Verlauf noch positiv auf die Langzeitprognose aus [26, 27].

## Lebensereignisse

Aktuell belastende Lebensumstände sollten in der Akuttherapie kein entscheidendes Kriterium für die Entscheidung zwischen pharmakologischer oder psychotherapeutischer Behandlung sein. Eine Fokussierung auf die Bewältigung dieser akuten Belastungen ist in der Regel erst nach Linderung der depressiven Symptome produktiv. Anders verhält es sich beim Vorliegen chronischer, störender Lebensumstände (wie eine chronisch zerrüttete Ehe oder Missbrauch durch den Ehegatten). Diese prädisponieren initial eher für den Einsatz einer Kombinationstherapie, um später vollständige Symptomfreiheit und vollständige psychosoziale Wiederherstellung zu erreichen [29]. Besseres Ansprechen auf eine alleinige Psychotherapie gegenüber einer alleinigen Pharmakotherapie wurde in einer Studie an chronisch depressiven Patienten nachgewiesen, die früh im Leben Elternteile verloren haben oder als Kinder missbraucht wurden [30].

## Persönlichkeitsstörungen

Bei begleitender Persönlichkeitsstörung wird initial eine Kombination aus Psychotherapie und Antidepressiva empfohlen oder alternativ eine zusätzliche Psychotherapie, sofern sich die Symptome allein durch die Antidepressiva nicht vollständig reduzieren lassen oder sofern die psychosoziale Beeinträchtigung weiterhin besteht. Sobald die depressiven Symptome beispielsweise unter alleiniger Arzneimitteltherapie überwiegend abgeklungen sind, kann mit einer Psychotherapie begonnen werden, die direkt auf die Persönlichkeitsstörung abzielt.

Diese Empfehlung basiert auf Studienergebnissen [24, 29], die den Schluss nahe legen, dass eine kognitiv-behaviorale Therapie (CBT) zur Behandlung *residualer depressiver Symptome* nach dem Anschlagen der Therapie zu einer erheblich besseren Langzeitprognose führt (Übersicht der Indikationen zur Psychotherapie bei Rush and Thase [26]).

## Psychosoziales Umfeld

Ein besseres psychosoziales Umfeld erhöht die Wahrscheinlichkeit einer Remission, vermutlich weil die depressive Erkrankung noch nicht so schwer oder chronisch geworden ist, dass sie zum Verlust von Freunden, des Ehegatten oder des Beschäftigungsverhältnisses geführt hat.

## Symptomschwere

Bei schwerkranken, depressiven Patienten ist die Wirksamkeit einer Arzneimitteltherapie gesichert, während die alleinige Psychotherapie schlechter untersucht ist [3].

Für ambulante depressive Patienten in der allgemeinärztlichen Versorgung legen neuere Studien nahe, dass die Symptomschwere nicht mit der Wahrscheinlichkeit für ein Ansprechen auf die kognitive Therapie korreliert [31].

Es gibt kaum Belege dafür, dass die Kombination aus Arzneimitteltherapie und formaler Psychotherapie bei einer weniger schweren, weniger komplexen Depression zu einer ausgeprägteren Symptomlinderung führt als die jeweilige Therapie für sich allein [3]. Allgemein gilt, dass die Wünsche des Patienten eine umso größere Rolle spielen, je weniger schwer, weniger chronisch und weniger komplex eine Depression ist, da es kaum Anhaltspunkte dafür gibt, anhand deren eine Auswahl zwischen Psychotherapie (gezielte Kurzzeittherapie) und Arzneimittelgabe getroffen werden könnte.

## Behandlungsresistenz

Unabhängig von der initialen Symptomschwere scheint das Ausmaß der Behandlungsresistenz (meist gemessen anhand der Anzahl kunstgerecht durchgeführter, aber ineffektiver Therapieversuche) sowohl die Wahrscheinlichkeit einer Remission als auch die Schnelligkeit, mit der sie erzielt wird, zu beeinflussen [32]. Außerdem beeinflusst es auch die Stabilität der Remission. Somit sollte der behandelnde Arzt bei der Festlegung von Behandlungsschritten im Therapieplan immer eine bekannte Therapieresistenz als Indikator dafür heranziehen, dass vielleicht längere Behandlungsversuche oder höhere Dosierungen erforderlich sind, damit die von der jeweiligen Therapie profitierenden Patienten diese auch ausreichend erhalten. Außerdem wird bei Therapieresistenz eine Kombination aus Arzneimittelgabe und Psychotherapie empfohlen.

## Patientenwünsche

Das Wissen über adäquate antidepressive Behandlungen ist unter den Patienten inzwischen recht verbreitet und es gibt immer wieder einige Patienten, die bestimmte Therapieformen für sich generell ablehnen oder präferieren.

Sofern keine empirischen Belege existieren, aufgrund derer auf jeden Fall eine alleinige Psychotherapie oder Arzneimitteltherapie erfolgen sollte, spricht nichts dagegen, die Wünsche des Patienten zu respektieren. Während die Patienten dann initial die von ihnen bevorzugte Therapieform erhalten, sollte allerdings frühzeitig ein Behandlungsplan mit Alternativen bei Versagen dieser Therapie erstellt werden.

# Auswahl des Antidepressivums – Übersicht

Wenn die Entscheidung für einen initialen pharmakologischen Behandlungsversuch getroffen wurde (allein oder in Kombination mit einer Psychotherapie), müssen bei der Substanzauswahl mehrere Faktoren berücksichtigt werden. Hilfreich sind hierbei Wirksamkeit im Vergleich, Ansprechen auf etwaige Vorbehandlungen beim Patienten oder Angehörigen, vorliegende Symptome, Sicherheit und Nebenwirkungen, Potenzial für Wechselwirkungen, angenehme Darreichungsform (für eine bessere Mitarbeit), begleitende psychiatrische Erkrankungen, Persönlichkeitsstörungen, begleitende medizinische Krankheitsbilder und Wünsche des Patienten.

## Wirksamkeit

Bezüglich der unterschiedlichen Wirksamkeit verschiedener Wirkstoffklassen (SSRIs vs SNRIs) kann nach der derzeitigen Evidenzlage keine klare Empfehlung für eine Substanzgruppe ausgesprochen werden. Einige, aber nicht alle Untersucher [3, 22] kommen in Akutphasestudien zu dem Schluss, dass selektive, dual wirkende Noradrenalin-Serotonin-Wiederaufnahmehemmer (SNRI) bei manchen Patienten mit etwas höherer Wahrscheinlichkeit zur Remission führen als Substanzen, die nur selektiv an einem Neurotransmittersystem wirken (z.B. SSRI). Einige Studien [33] an stationären Patienten ermittelten für dual wirkende Substanzen eine höhere Wirksamkeit als für die Gruppe der SSRI-Antidepressiva. Bei Patienten in der allgemeinärztlichen Versorgung konnte allerdings bislang in prospektiven Studien keine Überlegenheit dualer Substanzen nachgewiesen werden [34].

## Bisheriges Therapieansprechen

Gutes bisheriges Therapieansprechen eines Patienten oder auch eines Verwandten ersten Grades auf eine bestimmte Substanz in einer bestimmten Dosierung ist ein sehr guter Prädiktor für ein zukünftiges Ansprechen und sollte unbedingt in der Therapieplanung berücksichtigt werden [36]. Der Zusammenhang zwischen Familienanamnese und Ansprechen ist jedoch bisher nur für die älteren Substanzen gesichert.

## Vorhandene Symptome

Es gibt bestimmte Symptomkonstellationen, für die die Überlegenheit bestimmter pharmakologischer Therapiestrategien inzwischen belegt ist. Geht die Depression beispielsweise mit psychotischen Symptomen einher, wird eine Zweizügeltherapie mittels Antidepressivum und Neuroleptikum empfohlen [3]. Auch für die gute Wirksamkeit einer Elektrokrampftherapie in dieser Indikation gibt es deutliche Hinweise [3], empfohlen wird sie allerdings erst bei höhergradiger Behandlungsresistenz.

Bei Depressionen mit atypischen Symptomen (Hypersomnie, Hyperphagie und einer situationsadäquaten Stimmungslage) scheinen die SSRI und Bupropion [37] wirksam zu sein. Am besten gesichert ist jedoch die Wirksamkeit der MAO-Hemmer, für die zudem in randomisierten kontrollierten Studien auch eine bessere Wirkung im Vergleich zu den TZA nachgewiesen wurde [3]. Allerdings ist eine Behandlung mit MAO-Hemmern aufwändig, da bestimmte Ernährungsrichtlinien eingehalten werden müssen und kardiovaskuläre Nebenwirkungen möglich sind.

## Sicherheit und Nebenwirkungen

Sicherheit und Überdosierung sind wichtige Aspekte, insbesondere früh im Behandlungsverlauf. Daher werden bevorzugt selektive Substanzen mit einem günstigen Nebenwirkungsprofil und einer großen therapeutischen Breite eingesetzt. Dennoch ist das Auftreten von Nebenwirkungen kurz- und langfristig für 50–65 % der Therapieabbrüche durch die Patienten verantwortlich [38]. Bei der Erhaltungstherapie kommt erfahrungsgemäß Langzeitnebenwirkungen wie Gewichtszunahme oder sexuellen Störungen eine besondere Bedeutung zu. Zur langfristigen Complianceförderung sollten die Patienten daher auf mögliche Nebenwirkungen hingewiesen und ermuntert werden, diese möglichst frühzeitig nach ihrem Auftreten anzugeben. Zum Management der Nebenwirkungen gehören Dosisreduktion, Medikamentenumstellung oder die medikamentöse Behandlung der Nebenwirkungen.

Gelegentlich werden Antidepressiva anhand ihrer Kurzzeitnebenwirkungen ausgewählt. So werden ängstlich depressive Patienten vorzugsweise mit einem stärker sedierenden Antidepressivum behandelt, während bei psychomotorisch verlangsamten Patienten eher eine aktivierende Substanz geeignet ist. Allerdings gibt es für dieses Vorgehen keine stützenden Belege [16]. Der Versuch, die Nebenwirkungen auf Begleitsymptome abzustimmen, verbessert die Wirksamkeit nicht.

Alternativ versuchen manche Ärzte, das initiale Nebenwirkungsprofil auf die Symptomatik abzustimmen, um die Compliance (Behandlungstreue) in dieser frühen Behandlungsphase zu erhöhen. Dadurch soll eine deutliche Schlaflosigkeit oder Angst sofort gelindert werden, bevor sich die volle antidepressive Wirkung entfaltet hat, sodass die Patienten die sedierende Behandlung besser tolerieren. Auch diese Denkweise wird von empirischen Daten nicht bestätigt. Auch wenn die kurzfristig auftretenden Nebenwirkungen von Nutzen zu sein scheinen, müssen außerdem die Langzeitnebenwirkungen berücksichtigt werden. So wirken initial sedierende Antidepressiva oft auch auf lange Sicht sedierend, wodurch es während der Erhaltungs- oder Langzeittherapie häufiger zu Therapieabbrüchen kommen kann.

## Arzneimittelwechselwirkungen

Bei der Auswahl einer antidepressiven Substanz muss auch das Wechselwirkungspotenzial berücksichtigt werden. So treten Depressionen oft im Rahmen medizinischer Krankheitsbilder auf, die mit bestimmten nicht psychotropen Substanzen behandelt werden. Einige Antidepressiva hemmen das Cytochrom-P450-Isoenzymsystem und beeinflussen (reduzieren gewöhnlich) somit den Metabolismus anderer Arzneimittel.

Beispielsweise hemmen Fluoxetin, Paroxetin und Bupropion das Cytochrom-P450-2D6-Isoenzym. Dadurch erhöhen sie die Blutspiegel von Medikamenten (z.B. bestimmten TZA, Neuroleptika usw.), die überwiegend über das 2D6-System abgebaut werden. Andere Antidepressiva hemmen andere P450-Systeme (hier das 3A/4-System). Informationen über die Auswirkungen unterschiedlicher Antidepressiva auf die P450-Systeme finden sich zum Beispiel in der Physicians' Desk Reference (PDR) [39].

## Anwendung von Antidepressiva

Die meisten Antidepressiva werden einmal täglich gegeben, was von den Patienten besser durchgehalten wird als eine häufigere Einnahme. Die Therapietreue lässt sich weiter verbessern, wenn der Patient die Medikamenteneinnahme mit bestimmten täglichen Routinen verknüpft (wie Frühstück oder Abendbrot).

## Psychiatrische Begleiterkrankungen

Für einen Einsatz von Antidepressiva zur Therapie einer sekundären affektiven Begleiterkrankung gibt es nach der derzeitigen Studienlage keine Evidenz [3].

Die initiale Behandlung beim Vorliegen zweier verschiedener psychiatrischer Achse-I Krankheitsbilder richtet sich daher in der Regel an die primäre, ursächliche Erkrankung. Geht eine Depression beispielsweise mit einer Zwangserkrankung einher, kann ein Abklingen der Zwangssymptomatik unter einer entsprechenden Therapie auch die Depression zum Verschwinden bringen.

Sofern eine Depression gleichzeitig mit Drogenabusus vorliegt, muss die Möglichkeit einer drogeninduzierten affektiven Störung in Betracht gezogen werden. In diesen Fällen ergibt eine sorgfältige Anamnese bei manchen Patienten, dass in Zeiten ohne Drogenabusus nie depressive Episoden aufgetreten sind. Hier führt eine mehrwöchige Drogenabstinenz mit hoher Wahrscheinlichkeit zur Remission der depressiven Symptome (sofern sie drogeninduziert sind), ohne dass eine antidepressive Arzneimitteltherapie erforderlich ist. Bei einigen dieser Patienten bestehen jedoch auch nach mehrwöchiger Abstinenz weiterhin depressive Symptome. In diesem Fall sollte eine eigenständige depressive Episode diagnostiziert und mit Antidepressiva, Psychotherapie oder einer gegen die Depression gerichteten Kombination aus beiden behandelt werden.

## Medizinische Begleiterkrankungen

Medizinische Erkrankungen sind ein Risikofaktor für eine Depression. Sobald diese auftritt, verschlechtert sich oft das Heilungsergebnis der medizinischen Begleiterkrankungen [40] mit Zunahme von Morbidität und Mortalität der assoziierten medizinischen Krankheit [4]. Daher besteht eine Behandlungsindikation der Depression, wobei die Behandlung oft komplexer und zeitaufwendiger ist als bei unkomplizierten Depressionen (ohne medizinische Begleiterkrankungen). Allgemein erfolgt die Behandlung der Depression bei medizinischer Begleiterkrankung nach denselben Grundlagen wie bei der unkomplizierten Depression.

# Taktische Maßnahmen in der Arzneimitteltherapie

Als Behandlungstaktik bezeichnet man Maßnahmen, die eine adäquate Behandlung in ausreichender Dosierung über einen angemessenen Zeitraum mit optimaler Compliance sichern sollen. Dabei ist es von enormer Bedeutung, typischen Problemen vorzugreifen und sie mit Hilfe gezielter Gegenmaßnahmen zu überwinden. Zu diesen Problemen gehören Nebenwirkungen, Einnahme von Begleitmedikamenten, unzureichende Dosierung, unzureichende Therapiedauer sowie unzulängliche Erfassung des Behandlungsergebnisses.

## Verbesserte Compliance

Vermutlich ist eine schlechte Compliance für mehr erfolglose Therapieversuche verantwortlich als die Auswahl eines bestimmten Medikamentes [41]. Die Compliance wird beeinträchtigt durch (1) Art und Schwere von Nebenwirkungen, (2) die bewusste oder unbewusste Einstellung des Patienten gegenüber der Arzneimitteleinnahme und (3) den Wunsch, die Therapie zu beenden (Arzneimitteleinnahme oder Psychotherapie), sobald eine Besserung erzielt wurde [38]. Der beste Hinweis auf eine zu erwartende Compliance ist eine anamnestisch bekannte Compliance.

Die Compliance ist unabhängig von Geschlecht, Ausbildungsstand und sozioökonomischem Status [41]. Inwieweit psychiatrische oder medizinische Begleiterkrankungen die Compliance beeinträchtigen, ist unbekannt, wobei sich Persönlichkeitsstörungen vermutlich negativ auswirken (Schwierigkeiten beim Aufbauen und Unterhalten tragfähiger zwischenmenschlicher Beziehungen).

Mögliche die Compliance beeinträchtigende Faktoren sollten schon vor Behandlungsbeginn berücksichtigt und eingeplant werden. Die Compliance bei antidepressiver Therapie ist höher, wenn die Patienten vorab über die Therapieziele und den Behandlungsplan aufgeklärt werden (z.B. die Zielvariablen der Therapie und die voraussichtliche Behandlungsdauer). Bei jeder Visite sollte die Compliance routinemäßig überprüft werden. Häufigere Visiten oder kurze Telefonate (z.B. wöchentlich oder alle zwei Wochen) verbessern insbesondere in den ersten Behandlungswochen die Compliance durch Unterstützung und Ermunterung des Patienten sowie gegebenenfalls durch die zeitnahe Intervention bei Nebenwirkungen (z.B. Zusatzmedikation oder Dosisreduktion). Diese Kontakte bekämpfen auch die Demoralisierung und den Pessimismus, welche die Compliance beeinträchtigen können, und wirken auch den häufig mit einer Depression einhergehenden Konzentrations- und Gedächtnisstörungen entgegen. Etwaige Hindernisse der Compliance sollten routinemäßig vor der Erhaltungs- und der Langzeittherapie überprüft werden, ebenso bei einer Änderung der Therapie.

## Nebenwirkungen

Nebenwirkungen treten meistens innerhalb der ersten Behandlungswochen oder bei Erhöhung der Dosis auf. Idiosynkratische und schwere Nebenwirkungen (wie Krampfanfälle und allergische Reaktionen) sind zwar selten, treten aber auch in den ersten Behandlungswochen auf. Manche Nebenwirkungen (wie Sedierung) sind dosisabhängig und können normalerweise durch Senken der Dosis oder langsamere Dosissteigerung reduziert werden. Mäßig starke Nebenwirkungen sprechen für die Beibehaltung der Dosis, bis sich der Körper daran gewöhnt und die Nebenwirkungen schwächer werden oder verschwinden. Manche Nebenwirkungen (wie orthostatische Hypotonie) sind weniger dosisabhängig, und eine Toleranz ist unwahrscheinlich. In diesen Fällen ist eine allmähliche Dosissteigerung weniger sinnvoll und oft eine Umstellung der Therapie indiziert. Schließlich können zusätzliche Medikamente erforderlich sein, sodass die antidepressive Dosis erhöht werden kann, nachdem zumindest eine gewisse Symptomlinderung erzielt wurde.

## Zusatzmedikation

Oft werden Zusatzmedikamente mit den Antidepressiva kombiniert, um (a) eine schnellere Besserung von Begleitsymptomen zu erzielen (z.B. Anxiolytika gegen die Angst; Sedativa zur Schlafverbesserung) oder um (b) Nebenwirkungen der Antidepressiva zu behandeln. Obwohl manche Ärzte mit Beginn der antidepressiven Therapie Zusatzmedikamente verordnen, damit es zur sofortigen Symptomlinderung kommt, ist meistens keine Zusatzmedikation erforderlich. Daher sollte prospektiv festgelegt werden, ob ein Bedarf dafür besteht. So verstärken viele SSRI, Bupropion und andere Substanzen die Schlaflosigkeit oder wirken sedierend. Welcher dieser Effekte beim jeweiligen Patienten auftritt, lässt sich nicht vorhersagen. Ein weiterer Nachteil der routinemäßigen Verordnung von Zusatzmedikamenten bei Beginn der antidepressiven Therapie besteht darin, dass bei Nebenwirkungen, die bei gleichzeitiger Gabe beider Substanzen auftreten (z.B. allergisches Exanthem), unklar bleibt, ob die allergische Reaktion durch das Antidepressivum oder durch die Zusatzmedikation hervorgerufen wurde. Daher müssen beide Medikamente abgesetzt werden, und die Ärzte zögern natürlich, das Antidepressivum allein wieder zu geben, weil es die Nebenwirkung tatsächlich verursacht haben könnte. Zudem beeinflussen manche Zusatzmedikamente einige der depressiven Symptome, die zu den diagnostischen Kriterien gehören, anhand derer die Wirksamkeit der Akuttherapie erfasst wird. Dadurch bleibt unklar, ob eine volle antidepressive Wirkung erzielt wurde (zumindest bis das Zusatzmedikament abgesetzt wird). Nach Absetzen der Zusatzmedikation können einige Symptome oder Nebenwirkungen erneut auftreten. Außerdem kann die Zusatzmedikation Nebenwirkungen verschleiern, die entweder zur Dosisanpassung oder zur Umstellung der Therapie geführt hätten, wenn sie bemerkt worden wären. So kann die initiale Gabe eines sedativen Hypnotikums und von Fluoxetin wegen Schlaflosigkeit die Entscheidung zur Dosissenkung oder Umstellung auf eine alternative Substanz beeinträchtigen. Kurz gesagt kann die Zusatzmedikation Informationen verschleiern, die für strategische Entscheidungen bedeutsam sind. Es ist logischer, zunächst abzuwarten, ob überhaupt eine Zusatzmedikation erforderlich ist, statt sie automatisch von Anfang an zu verordnen.

## Dosierung

Die Medikamente müssen in ausreichend hoher Dosierung und ausreichender Länge verabreicht werden, um eine maximale Wirkung zu erzielen. Häufig wird eine zu niedrige Dosis gewählt. Die meisten Medikamente werden mit niedriger Dosis begonnen und allmählich aufdosiert, um die maximal verträgliche Dosis zu finden. Eine allmähliche Dosiseskalation erhöht die Compliance durch das Vermeiden unangenehmer Nebenwirkungen. Ein Vorteil der neueren Substanzen (z.B. SSRI, Bupropion, Duloxetin, Mirtazapin) gegenüber trizyklischen Antidepressiva liegt darin, dass weniger Dosierungsschritte und damit auch weniger Arztbesuche zum Erreichen der Zieldosis nötig sind und häufig bereits die Anfangsdosis im therapeutischen Bereich liegt.

Die Chancen für eine Remission sind am größten bei zeitgerechter und adäquater Dosisanpassung. Wann und ob Dosisanpassungen erforderlich sind, hängt vom Arzneimittelmetabolismus, von der Pharmakokinetik, den Wechselwirkungen und Nebenwirkungen ab. Manche Patienten verstoffwechseln bestimmte Substanzen schneller oder langsamer als andere. Sogenannte Langsammetabolisierer (engl. slow metabolizer) entwickeln bereits bei niedrigen Dosierungen mehr Nebenwirkungen, während Schnellmetabolisierer (fast metabolizer) selbst bei sehr hohen Dosen oft keine Nebenwirkungen aufweisen. Bei zu aggressiver Dosierung mit entsprechend erhöhten Blutspiegeln sind Arrhythmien, Krampfanfälle, ein Delir oder andere Symptome möglich. Die Bestimmung von Blutspiegeln ist jedoch nur in Ausnahmefällen, z.B. bei deutlicher Intoleranz gegenüber verschiedenen Substanzen oder schweren Formen der Therapieresistenz, sinnvoll [3].

Eine Dosis-Wirkungsbeziehung konnte insbesondere für die Substanz Venlafaxin nachgewiesen werden. Dosierungen von 150–95 mg/d führten in Studien zu deutlich besseren Behandlungsergebnissen als Dosierungen von 75 mg/d [43]. Auch auf höhere Dosierungen von Fluoxetin und Escitalopram sprach ein Teil der Patienten besser an als auf Standarddosierungen [44]. Für die meisten anderen Antidepressiva konnte jedoch kein Vorteil einer höheren Dosierung nachgewiesen werden [42]. Für eine bessere Verträglichkeit sollten die Dosierungen nicht über die maximal empfohlene hinaus erhöht werden, sofern niedrigere Dosierungen nicht zur Remission führen.

## Behandlungsdauer

Jeder Therapieversuch sollte mindestens vier bis sechs Wochen dauern, um die Wirksamkeit eines Medikamentes festzustellen. Um die maximal erzielbare Symptomlinderung zu erfassen, kann eine Behandlung über zwölf Wochen erforderlich sein. Etwa zwei Drittel der Patienten, die schließlich ansprechen, zeigen nach vier bis sechs Wochen bei ausreichend hoher Dosis zumindest eine teilweise Besserung (> 25%ige Symptomreduktion). Sofern die Symptomschwere nach vier Wochen nicht um wenigstens 20 % abgenommen hat, liegt die Wahrscheinlichkeit für ein Ansprechen nach acht Wochen bei etwa 20 % (bei ausreichender Dosierung) [46]. Bei unzureichender Wirkung der therapeutischen Dosis nach vier bis sechs Wochen und mäßigen Nebenwirkungen ist eine Dosiserhöhung indiziert, ebenso bei bekanntem raschen Arzneimittelmetabolismus und minimalen Nebenwirkungen bei minimalem Nutzen nach vier Wochen.

Sofern nach sechswöchiger Behandlung nur ein minimaler Nutzen zu erkennen ist, sollte der Therapieversuch bei denjenigen Patienten verlängert werden, bei denen sich die Symptomschwere bereits um mehr als 30 % verringert hat, oder mehrere erfolglose Therapieversuche mit einer Behandlungsdauer unter sechs Wochen vorbeschrieben sind.

## Behandlungsergebnis

Da das Behandlungsziel eine vollständige Remission der Symptome und nicht nur eine Verbesserung oder ein Ansprechen ist, sind eine sorgfältige Befragung und die Verwendung einer Symptomskala ausgesprochen hilfreich. Eine Symptomremission ist prognostisch weitaus günstiger zu bewerten als lediglich das Erzielen eines Symptomrückganges [23]. Da weniger als die Hälfte der ambulanten depressiven Patienten unter der initialen Behandlung remittiert, ist häufig ein zweiter Therapieversuch (entweder Dosiserhöhung oder Therapieumstellung) angezeigt [3].

Spezifische Erfassungen von depressiven Hauptsymptomen machen Residualsymptome für Arzt und Patient deutlicher als eine allgemeine klinische Einstufung. Eine solche Erfassung trägt in Kombination mit einer Ermittlung der Nebenwirkungen zur klinischen Entscheidungsfindung darüber bei, ob die Dosis beibehalten oder erhöht werden soll oder zu einem anderen Therapieansatz gewechselt wird [3].

In diesem Zusammenhang sind wiederholte Selbstberichte oder klinische Einstufungen nützlich. Einfach einzusetzende, selbst ausgefüllte Depressionsbögen sind das Beck Depressionsinventar II, das Quick-Inventory of Depressive Symptomatology-Self-Report (QIDS-SR-16) und der Patient Health Questionnaire (PHQ) (Anhang 2–1).

Diese Skalen werden statt der älteren Selbsteinstufungen (wie der Zung Depression Scale) empfohlen, da Letztere nicht alle neun Symptomkriterienklassen erfasste (gedrückte Stimmung, Konzentration, Energie usw.), um die Diagnose einer depressiven Episode im Sinne einer Major Depression zu stellen. Der QIDS-SR-16 und der PHQ besitzen jeweils einen Bereich von 0–27 mit leicht nachvollziehbaren Schweregradeinstufungen (0–5 keine, 6–10 leicht, 11–15 mäßig, 16–20 schwer, 21 sehr schwer). Für den QIDS-SR-16 wurde eine hohe Übereinstimmung mit einer vom Arzt auszufüllenden Version nachgewiesen – dem QIDS-C16 [48]. Beide – der QIDS-SR-16 und der QIDS-C-16 – sind nicht mehr patentrechtlich geschützt und in zahlreichen Sprachen erhältlich (www.ids-qids.org). Ein Selbstbericht kann zwar oft die Einstufung durch den Arzt ergänzen, wird aber nicht bei psychotischen Patienten oder solchen mit neurokognitiven Einschränkungen durch degenerative neurologische Erkrankungen, Delir oder Intoxikationen empfohlen.

# Behandlung der zweiten Wahl

## Erfassung eines unzureichenden Ansprechens auf die initiale Akutphase-Medikation

Ursachen für ein Versagen der initialen Akutphase-Medikation sind eine falsche Diagnose, schlechte Patienten-Compliance, unzureichende Dosierung, unzureichende Therapiedauer, nicht tolerierbare Nebenwirkungen, idiosynkratische Nebenwirkungen oder einfach Wirkungslosigkeit trotz ausreichender Dosis, Therapiedauer und Verträglichkeit.

Spätestens wenn die Initialbehandlung nach entsprechender Dosisanpassung und mindestens sechswöchiger Gabe wirkungslos geblieben ist, sollte die Diagnose überprüft werden. Gelegentlich erbringt die erneute Befragung vor Beginn einer alternativen antidepressiven Behandlung Hinweise auf eine okkulte medizinische Erkrankung oder psychiatrische Komorbidität. Nach Sicherung der Diagnose wird die Compliance überprüft (und insbesondere sichergestellt, dass eine evtl. missbräuchlich eingenommene Substanz die Wirksamkeit der antidepressiven Therapie nicht beeinträchtigt hat). Sofern die Compliance bestätigt wurde, werden Dosierung und Dauer des ersten Behandlungsversuches überprüft. War die Behandlung trotz korrekter Diagnose, angemessener Dosis und Therapiedauer sowie adäquater Compliance nicht wirksam, kann die Depression bereits als „therapierefraktär" eingestuft werden.

Therapieresistenz kann verschiedene Schweregrade annehmen: Zur leichten Resistenz gehört ein nicht zufrieden stellendes Ansprechen unter antidepressiver Monotherapie. Unter einer stärker ausgeprägten Resistenz versteht man das unzureichende Ansprechen auf mindestens zwei adäquat durchgeführte Monotherapien. Um sicherzustellen, dass die durchgeführte Behandlung tatsächlich in ausreichender Dosis über einen angemessenen Zeitraum erfolgt ist, bevor ein zweiter Behandlungsversuch begonnen wurde, kann man sich auf die vorgeschlagenen Kriterien für eine adäquate Dosis und Therapiedauer stützen. Eine adäquate Therapiedauer sollte vier bis zwölf Wochen betragen [49]. Es besteht weitestgehend Übereinkunft darüber, dass die adäquate Dosis zumindest der in randomisierten, kontrollierten Studien der gesicherten minimalen effektiven Dosis entsprechen muss, damit eine von Placebo abgrenzbare Wirkung bei Major Depression erzielt werden kann [52]. Die meisten Untersucher [54] empfehlen eine oder zwei Dosissteigerungen, bevor von einer Therapieresistenz ausgegangen wird, wobei das Ausbleiben einer mindestens 25%igen Symptomreduktion nach sechswöchiger Behandlung als Resistenz gewertet werden kann (nur wenige dieser Patienten werden eine vollständige Remission erreichen).

Der dritte in die Diagnose einer Therapieresistenz (und Indikation für eine Therapie der zweiten Wahl) einfließende Faktor umfasst die Definition eines annehmbaren Behandlungserfolges. Zwar spricht eine klinisch signifikante Besserung (Response) für eine Fortsetzung der initialen Behandlung, Ziel bleibt jedoch die Remission [52]. Ein Ansprechen ohne Remission geht mit signifikanten Residualsymptomen einher, die sich auf Beruf, Familie und soziale Aktivitäten auswirken [13] und mit früheren und häufigeren Rezidiven behaftet sind [14]. Das Ausbleiben einer signifikanten Symptomreduktion (um wenigstens 20 % nach sechs Wochen oder 30 % nach acht Wochen) ist ein prognostisch ungünstiger Faktor für eine Remission. Sofern die Depression nicht adäquat auf die korrekt durchgeführte Therapie der ersten Wahl anspricht, stehen als strategische Behandlungsoptionen eine Umstellung auf eine alternative Therapie (andere Substanz oder Psychotherapie) oder eine Fortsetzung der initialen Medikation mit zusätzlicher Therapie (Psychotherapie oder weitere Substanz) zur Verfügung. Eine Dosiseskalation kommt nur in Frage, wenn die initiale Behandlung gut vertragen wurde (Abb. 2.3).

## Behandlungsumstellung oder -augmentation

Ob beim Ausbleiben einer Remission von der initialen Behandlung auf eine andere umgestellt oder Erstere durch Augmentation einer zweiten Substanz ergänzt wird, hängt von vielen Faktoren ab. Ein etwaiges Ansprechen auf eine Augmentationstherapie ist in der Regel bereits nach 2–4 Wochen absehbar, d.h., es kommt im Gegensatz zu einer kompletten medikamentösen Umstellung zu einer mitunter deutlichen Zeitersparnis ohne großen Behandlungsaufwand. Andererseits ist die antidepressive Augmentationsstrategie mit häufigeren Nebenwirkungen behaftet, und es gibt kaum Belege für ihre Wirksamkeit sowie über eine sinnvolle Länge der Augmentationsbehandlung im Falle initialen Nichtansprechens.

Unklar ist, inwieweit der Nutzen der initialen Behandlung die Wirksamkeit unterschiedlicher Augmentationstherapien beeinflusst. Aus praktischer Sicht

| Stadium I | Unzureichende Reaktion auf eine Monotherapie |
|---|---|
| Stadium II | Unzureichende Reaktion auf zwei geeignete Monotherapien unterschiedlicher Substanzklassen |
| Stadium III | Resistenzstadium II plus unzureichende Reaktion auf einen Augmentationsversuch |
| Stadium IV | Resistenzstadium III plus unzureichende Reaktion auf zwei Augmentationsversuche |
| Stadium V | Resistenzstadium IV plus unzureichende Reaktion auf beidseitige Elektrokrampftherapie |

**Abbildung 2.3** Staging der Behandlungsresistenz (Quelle: nach Thase ME, Rush AJ. J Clin Psychiatry 1997;58(Suppl 13):24; Souery D, et al. Eur Neuropsychopharmacol 1999;9:83)

sollten nicht remittierte Patienten, die bei guter Verträglichkeit deutlich von der initialen Therapie profitiert haben, zunächst mit einer weiteren Substanz augmentiert werden. Eine Therapieumstellung ist bei nur geringfügigem Nutzen der initialen Behandlung und deutlichen Nebenwirkungen indiziert. Keine der beiden Behandlungsstrategien konnte sich bisher als eindeutig wirksamer erweisen [3]. So erreicht man durch eine Umstellung innerhalb der SSRI-Klasse [56] sowie bei Umstellung auf eine andere Klasse jeweils Ansprechraten von ca. 50 %, wie überwiegend nicht kontrollierte, offene Studien zeigen (siehe unten).

# Behandlungsumstellung

Beim Auftreten nicht tolerierbarer Nebenwirkungen sollte auf ein Präparat einer anderen Substanzklasse umgestellt werden. Bei Therapieumstellung wegen Nichtansprechens (aber annehmbaren Nebenwirkungen) auf die erste Therapie, kann auf ein Antidepressivum derselben oder einer anderen Substanzklasse umgestellt werden. In der Praxis bemüht man sich bei einer Umstellung wegen Nichtansprechens häufig um den Wechsel in ein anderes Neurotransmittersystem (z.B. von einem Serotonin-Wiederaufnahmehemmer auf einen selektiven Noradrenalin-Wiederaufnahmehemmer), ohne dass es für dieses Vorgehen Evidenz aus doppelblinden, kontrollierten klinischen Studien gibt. Wie bereits erwähnt fehlt entsprechende Evidenz auch bezüglich der verbesserten Wirksamkeit einer dual wirkenden Substanz (z.B. eines Hemmers der Serotonin- und Noradrenalin-Wiederaufnahme) gegenüber einem selektiven Serotonin- oder Noradrenalin-Wiederaufnahmehemmer. Für den Wechsel des therapeutischen Wirkmechanismus ist die Datenlage ebenfalls sehr eingeschränkt, insbesondere, was die neueren Substanzen betrifft. Klar bewiesen werden konnte in einigen Studien, dass sich bei Therapieresistenz unter einem TZA die Umstellung auf einen MAO-Hemmer gegenüber einem Wechsel innerhalb der Wirkklasse lohnt [60].

In Studien zu TZA und MAO-Hemmern wurde ermittelt, dass die Umstellung von einer Substanzklasse auf eine andere bei Patienten, die nicht auf die initiale Therapie angesprochen haben, mit einer Ansprechrate von 50 % einhergeht (sowie mit Remissionsraten von vermutlich 20–30 %) [50]. Sofern eine weitere Umstellung erforderlich wird (eine dritte Monotherapie), liegt die Ansprechrate (überwiegend gemessen anhand des klinischen Eindrucks) nur noch bei 25–35 % [61].

## Umstellung innerhalb der SSRI-Klasse

Es gibt nur wenige kontrollierte Studien zu Umstellungen innerhalb der Substanzklasse der SSRI. In mehreren nicht kontrollierten Studien [59] hatten die

Probanden, die nicht auf den zunächst gegebenen SSRI ansprachen, unter dem zweiten SSRI Ansprechraten von 42–61 %.

Eine doppelblinde Studie [61] an MDD-Patienten mit bekannter Resistenz gegen zwei antidepressive Behandlungen (überwiegend SSRI) ermittelte für Venlafaxin eine Last-observation-carried-forward(LOCF)-Ansprechrate von 45 % sowie für Paroxetin von 36 %. Die Remissionsraten betrugen für die mit Venlafaxin behandelten Patienten 37 % sowie für die mit Paroxetin behandelten Patienten 18 %.

Im Rahmen der einzigen gut kontrollierten Multicenter-Studie [64] an chronisch depressiven ambulanten Patienten wurde für zwölf Wochen Imipramin oder Sertralin verabreicht. Bei Nichtansprechen auf die initial verabreichte Substanz, die jedoch trotzdem in den zwölf Wochen gut vertragen wurde, wurden die Patienten für die nächsten zwölf Wochen auf die andere Substanz umgestellt (doppelblind). Dabei wurde in beiden Gruppen unter der zweiten Therapie eine deutliche Besserung festgestellt, indem 44 % bei Umstellung von Sertralin auf Imipramin ansprachen und 60 % auf die Umstellung von Imipramin auf Sertralin. Die Remissionsraten betrugen 23 % für Imipramin nach Sertralin und 32 % für Sertralin nach Imipramin. Im Rahmen der Zweittherapie brachen mehr Patienten unter Imipramin die Studienteilnahme wegen Nebenwirkungen ab (9 %) als unter Sertralin (0 %).

## Umstellung von SSRI auf andere, neuere Substanzen

Eine Umfrage unter 400 US-amerikanischen Psychiatern kam zu dem Ergebnis, dass bei Nonrespondern auf einen SSRI als nächster Schritt meistens auf ein nicht zur SSRI-Klasse gehörendes Antidepressivum umgestellt wird [65]. Die bei Psychiatern beliebte Umstellung von einem SSRI auf Bupropion [65] findet keine Entsprechung in der Literatur.

In einer keinen, naturalistischen, offenen Studie zum Vergleich einer Umstellung von einem SSRI (Citalopram) auf Bupropion Retard, von Bupropion Retard auf Citalopram sowie auf die Kombination beider Präparate ging die Kombinationstherapie mit einer Remissionsrate von 28 % im Vergleich zu 7 % unter einer Monotherapie mit Bupropion Retard oder Citalopram einher [66]. Eine weitere offene Studie (29 Probanden) zur Umstellung auf Bupropion Retard nach inkompletter Remission bei acht- bis zwölfwöchiger Behandlung mit Fluoxetin ermittelte eine Remissionsrate von 23 % [67].

Venlafaxin wurde in einer offenen Studie an 84 nacheinander als therapierefraktär aufgefallenen depressiven Patienten mit Zustand nach mindestens drei erfolglosen Arzneimitteltherapien untersucht [68]. Es wurde eine Ansprechrate von 30–33 % festgestellt. In einer weiteren offenen Studie an depressiven Patienten mit bekannter nicht zufrieden stellender Besserung nach mindestens achtwöchiger adäquat dosierter antidepressiver Behandlung führte Venlafaxin zu einer Ansprechrate von 58 % [69]. Eine offene Multicenter-Studie [70] unter-suchte die Umstellung von einem SSRI auf Mirtazapin und ermittelte bei 103 Patienten, die die SSRI-Therapie entweder nicht vertragen oder nicht darauf angesprochen hatten, eine Ansprechrate von 48 % bei Umstellung auf Mirtaza-pin (15–45 mg/d). Die Wirksamkeit von Mirtazapin war bei den SSRI-Nonre-spondern ($n = 76$) und denjenigen mit SSRI-Unverträglichkeit ($n = 18$) vergleich-bar.

## Umstellung von SSRI auf ältere Substanzen

Wie bereits erwähnt, war die Umstellung von Sertralin auf Imipramin in einer verblindeten, kontrollierten Studie bei Sertralin-Nonrespondern effektiv (An-sprechrate 44 %) – es wurde allerdings keine Placebokontrolle durchgeführt [64].

## Umstellung zwischen älteren Substanzen

Mehrere Studien haben die Wirksamkeit von MAO-Hemmern bei der Behand-lung von Patienten untersucht, die nicht auf TZA angesprochen haben. In einer Crossover-Studie an Patienten mit nicht melancholischer Depression sprachen von den 46 zuvor nicht auf Imipramin ansprechenden Patienten 31 (67 %) auf einen adäquaten Behandlungsversuch mit Phenelzin (ein in Deutschland nicht auf dem Markt befindlicher MAO-Hemmer) an, während von den 22 der zuvor nicht auf Phenelzin ansprechenden Patienten, welche die Imipraminbehand-lung abschlossen, neun (41 %) auf Imipramin ansprachen.

Zusammenfassend lässt sich festhalten, dass die Grundidee der medikamentö-sen Umstellung bei Versagen der initialen Therapie überwiegend durch die Daten aus offenen Studien gestützt wird. Verfügbare randomisierte, kontrol-lierte Studien legen dabei den Wechsel innerhalb einer Substanzklasse (z.B. ein SSRI auf ein anderes) oder zwischen Substanzklassen gleichermaßen nahe. Es gibt keine Evidenz darüber, welcher Therapieschritt nach unzureichendem Ansprechen auf die Initialtherapie grundsätzlich am besten geeignet ist.

# Augmentationsmöglichkeiten

Als Augmentation bezeichnet man allgemein die Ergänzung einer zweiten The-rapie (Arzneimittel, Psychotherapie oder somatische Therapie) zur initial verab-reichten Substanz, um deren antidepressive Wirkung zu verstärken. Derart wir-kungsverstärkende Substanzen sind unter anderem Lithium, Schilddrüsen-hormone, Stimulanzien, Bupropion, Buspiron, Pindolol, Folsäure, Alpha-2-Ant-agonisten, Östrogene und atypische Neuroleptika.

Dabei muss die verstärkende Substanz bei alleiniger Gabe nicht zwingend eine antidepressive Wirkung haben. Gelegentlich wird der Begriff der „Kombinationstherapie" für die gezielte Gabe von zwei Substanzen verwendet, von denen jede bei alleiniger Gabe antidepressiv wirkt.

## Lithium

Lithium ist eine wirkungsvolle verstärkende Substanz, was in prospektiven, randomisierten, placebokontrollierten, doppelblinden Studien belegt wurde. Erstmalig wurde es als Augmentativum von TZA im Jahre 1981 von De Montigny und Kollegen verwendet [71]. Lithium wirkt vermutlich durch die Verbesserung des Serotonin-Turnover und Induktion einer Kurzzeitwirkung.

Metaanalysen von placebokontrollierten Studien und systematische Reviews [72, 154] zeigen, dass etwa 50 % der Patienten binnen zwei bis sechs Wochen auf eine zusätzliche Lithiumaugmentation ansprechen, wenn 800 mg/d Lithiumcarbonat oder eine ausreichend hohe Dosis zur Erzeugung eines Blutspiegels > 0,5 mmol/l gegeben werden. Die Odds Ratio des Ansprechens auf eine Lithiumaugmentation beträgt 3,3 im Vergleich zu Placebo [73]. Lithium, das allgemein in einer Dosis von 600–900 mg/d gegeben wird, um einen Blutspiegel von 0,4 zu erzielen, scheint in dieser Dosis für ein Ansprechen auszureichen. Unklar ist, wie lange die Lithiumaugmentation erfolgen soll. Anhand von Ergebnissen aus einer doppelblinden, placebokontrollierten Studie wurde jedoch eine Behandlung von mindestens zwölf Monaten Dauer empfohlen [75].

Die Lithiumaugmentation wurde in kontrollierten Studien mit TZA und MAO-Hemmern untersucht, wobei sie auch mit SSRI wirksam zu sein scheint [76, 77, 153]. Der Einsatz der Lithiumaugmentation wird durch einige praktische Aspekte eingeschränkt, wie das schmale therapeutische Fenster und die erforderliche Überwachung der Blutspiegel sowie der Schilddrüsen- und Nierenfunktion. Häufige Nebenwirkungen von Lithium sind exzessiver Durst, Polyurie, Gedächtnisstörungen, Benommenheit, Müdigkeit, Tremor, Gewichtszunahme und gastrointestinale Störungen, insbesondere bei höherer Dosierung (> 0,8 mmol/l).

Gelegentlich wird empfohlen, dass die Lithiumaugmentation als Option der ersten Wahl erwogen werden sollte, sofern die Depression nicht auf eine oder mehrere antidepressive Standardtherapien anspricht [10, 72, 153]. Eine kleine (*n* = 35), randomisierte, placebokontrollierte Studie [134] konnte für die Lithiumaugmentation bei Patienten, die auf multiple Antidepressiva ebenso wenig angesprochen hatten wie auf die sechswöchige prospektive Gabe von Nortriptylin, keine Wirkung nachweisen. Diese Ergebnisse lassen vermuten, dass die Lithiumaugmentation bei mäßig therapierefraktären Depressionen am wirksamsten ist.

## Schilddrüsenhormone

Studien, die die Wirkungen von Schilddrüsenhormonen bei behandlungsresistenten Depressionen untersuchen, wurden überwiegend mit Triiodthyronin ($T_3$) durchgeführt. Zahlreiche Fallberichte und mindestens 13 prospektive Studien (9 offene und 4 kontrollierte, doppelblinde Studien) beurteilen die Wirksamkeit der $T_3$-Augmentation, wobei in den meisten Studien 25–37,5 µg $T_3$/d verwendet wurden, um die Responseraten auf trizyklische Antidepressiva zu erhöhen [79–82]. Die offenen Studien zeigten durchgängig, dass ca. 50 % der nicht auf TZA ansprechenden Patienten innerhalb von 2–3 Wochen nach der Zugabe von $T_3$ respondierten. Eine 3-armige, kontrollierte, doppelblinde Studie zeigte eine gleiche Wirksamkeit der Augmentation mit $T_3$ und Lithium im Vergleich zu Placebo [83]. Jedoch zeigten nicht alle kontrollierten, doppelblinden Studien signifikante Ergebnisse zugunsten von $T_3$ [81]. Eine später veröffentlichte Metaanalyse fand keine einheitlichen Ergebnisse hinsichtlich einer $T_3$-Augmentation [79]. Weiterhin wurde die Wirksamkeit einer $T_3$-Augmentation bei den heute häufig verwendeten nicht-trizyklischen Antidepressiva, z.B. SSRI, nur in einer Fallserie untersucht. Eine kleine Anzahl offener Studien berichtet Ansprechraten von ca. 50 % bei behandlungsresistenten depressiven Patienten, bei denen höhere, supraphysiologische Dosen von L-Thyroxin ($T_4$) angewandt wurden [151].

## Pindolol

Pindolol, ein Betablocker, der zudem antagonistisch am Serotonin-1A(5-HT1A)-Rezeptor wirkt, wurde mit SSRI kombiniert, um den initialen auto-inhibitorischen Vorgang des 5-HT1A-Rezeptors zu unterdrücken und so zu einer früheren oder stärkeren antidepressiven Wirkung zu führen. Erste offene Studien ließen vermuten, dass Pindolol in der Augmentation wirksam ist, die meisten kontrollierten Studien [84, 85] waren jedoch nicht positiv. Artigas und Mitarbeiter kamen zu dem Schluss, dass Pindolol den verzögerten Wirkbeginn der SSRI bei der Behandlung der Depression positiv beeinflusst [86].

Pindolol wurde für gewöhnlich mit einer Dosis von 7,5 mg/d (3 × 2,5 mg/d) verabreicht, wobei PET-Untersuchungen zeigen, dass diese Dosis vermutlich suboptimal ist [88]. 7,5 mg/d wurden bis auf sehr seltenes Auftreten von Nebenwirkungen wie Insomnie, Reizbarkeit und Angst gut vertragen. Höhere Dosierungen jedoch (15–25 mg/d) gehen mit einem erhöhten Risiko für kardiale Nebenwirkungen einher. Die Pindololaugmentation sollte beendet werden, wenn nach zwei Wochen keine Wirkung zu beobachten ist, da ein späteres Ansprechen unwahrscheinlich ist [89]. Pindolol sollte über zwei bis vier Wochen langsam ausgeschlichen werden.

## Buspiron

Buspiron, ein Azaspiron, ist als Anxiolytikum bei generalisierter Angststörung zugelassen. Die anxiolytische Wirkung beruht vermutlich auf seiner Aktivität als partieller Agonist am postsynaptischen 5-HT1A-Rezeptor. Außerdem wirkt es leicht antidepressiv durch eine Verstärkung der Serotonintransmission. Alleine verabreicht besitzt Buspiron eine mittlere antidepressive Wirksamkeit. Fallberichte und offene Fallserien lassen einen positiven antidepressiven Effekt vermuten, wenn Buspiron zur Augmentation bei SSRI-Gabe eingesetzt wird [90]. Die Dosis beträgt für gewöhnlich 30 mg/d und kann sicher bis auf 60 mg/d erhöht werden. Allerdings konnte in keiner der beiden sechswöchigen randomisierten, placebokontrollierten Studien eine Wirksamkeit in der Augmentationsbehandlung belegt werden [91, 92].

## Stimulanzien

Obwohl für die Standardstimulanzien keine kontrollierten Daten vorliegen, wurden Substanzen wie Dextroamphetamin, Methylphenidat und Pemolin zur Augmentation antidepressiver Therapien bei Patienten mit nur partiellem Ansprechen auf Antidepressiva eingesetzt. Offene Studien und Fallberichte lassen vermuten, dass Methylphenidat und Amphetamin zur Augmentation bei Therapie mit SSRI, TZA und sogar MAO-Hemmern wirksam sind [94, 95]. Die Anwendung von Stimulanzien wird durch das Missbrauchspotenzial eingeschränkt. Vor kurzem wurde Modafinil, ein neuartiges Psychostimulanz mit niedrigerem Missbrauchspotenzial und bei exzessiver Tagesschläfrigkeit für die Indikation der Narkolepsie zugelassen. Der Wirkmechanismus von Modafinil ist unbekannt. Im Gegensatz zu anderen Stimulanzien wirkt Modafinil hochselektiv auf die Zielstrukturen im ZNS mit nur geringer Wirkung auf die dopaminerge Aktivität im Striatum. Eine kleine retrospektive Fallserie und eine offene Studie [96] lassen vermuten, dass 100–200 mg/d Modafinil eine bei der Depression wirksame Augmentation sind. Eine doppelblinde, placebokontrollierte Studie kam zu dem Schluss, dass Modafinil bei Patienten, die teilweise auf eine antidepressive Behandlung angesprochen haben, ein nützliches Adjuvans zur Kurzzeitbehandlung der residualen Müdigkeit und Schlaflosigkeit ist [97].

## Atypische Neuroleptika

Sowohl Risperidon als auch Olanzapin besitzen 5-HT2A-antagonistische Eigenschaften, welche die Serotoninwirkung und somit die antidepressiven Effekte der SSRI verstärken [98]. Die Kombination von SSRI und atypischen Neuroleptika scheint synergistisch auf die Freisetzung von Dopamin und Noradrenalin zu wirken [99]. Kleine offene Studien legen nahe, dass Risperidon die SSRI-Wirkung bei depressiven Nonrespondern verstärken kann [100, 101]. Eine kleine, achtwöchige, doppelblinde, prospektive Studie an depressiven Patienten, die auf drei vorausgegangene Behandlungen nicht angesprochen hatten, ermittelte für die Augmentation von Fluoxetin mit Olanzapin eine signifikant stärkere Reduktion der Depression bei diesen therapierefraktären Patienten als unter Olanzapin oder Fluoxetin alleine [98]. Eine Metaanalyse von zwei kontrollierten Studien erbrachte, dass die Olanzapinaugmentation von Fluoxetin über acht Wochen wirksam war [102]. Offene Studien lassen eine Wirksamkeit von Ziprasidon bei Patienten mit therapierefraktärer Depression (TRD) vermuten [103]. Eine offene Pilotstudie erbrachte zudem Hinweise auf die Wirksamkeit einer Quetiapinaugmentation bei Patienten mit schwerer Depression, die nicht auf eine vierwöchige Citaloprambehandlung angesprochen hatten.

Atypische Neuroleptika verursachen nicht selten ein hohes Maß an Nebenwirkungen. Dieser Umstand in Kombination mit der nur mäßigen Evidenz für eine Wirksamkeit dieser Substanzen bei der Augmentation von Antidepressiva mahnt zur Vorsicht bei der Anwendung.

## Bupropion

Bupropion, ein Dopamin- und Noradrenalinmodulator, wird in den USA häufig zur Augmentation der Wirkung von SSRI und Venlafaxin eingesetzt. Fallberichte, retrospektive Analysen und offene Studien lassen die Wirksamkeit dieses Vorgehens vermuten [66, 67, 104].

In einer kleinen, nicht randomisierten offenen Studie war die Kombination von Bupropion-Retard mit Citalopram effektiver als die Umstellung auf andere Medikamente [66]. In einer prospektiven offenen Studie sprachen etwa 60 % der ambulanten Patienten, die gegenüber einer Behandlung mit Fluoxetin nicht respondierten, voll oder partiell auf die Bupropion-Retard-Augmentation an [67]. Obwohl keine definitive, prospektive Evidenz vorliegt, ist Bupropion bei partiellen SSRI-Respondern die von vielen Psychiatern bevorzugte Augmentationsstrategie [105]. Daneben reduziert Bupropion serotonerg-vermittelte sexuelle Nebenwirkungen der SSRI [106].

## Östrogen

Trotz seiner im Tiermodell und bei postmenopausalen Frauen belegten Wirkungen auf das Serotoninsystem [107] gibt es zur Augmentationsbehandlung bei depressiven Frauen nur wenig Evidenz [108]. Zwei frühe Studien [108, 109] konnten keinen Vorteil einer Östrogenaugmentation der TZA nachweisen. Vier nicht randomisierte Studien zur Hormonersatztherapie von SSRI-Nonrespondern [110–113] lassen vermuten, dass Östrogen den antidepressiven Effekt der SSRI verstärken kann.

## Folsäure

Oft geht die Major Depression mit einem niedrigen Folatspiegel im Plasma und den Erythrozyten einher, und Patienten mit niedrigem Folsäurespiegel sprechen schlechter auf eine antidepressive Behandlung an [114]. Ein neueres Review aller randomisierten Studien zum Vergleich einer Behandlung mit Folsäure oder 5′-Methyltetrahydrofolsäure als Alternative bei Patienten mit MDD [115] fand zwei Studien ($n = 151$), die für die zusätzliche Gabe von Folsäure eine Wirkung belegten. Folsäure, die allein nicht antidepressiv wirkt, könnte daher zur Augmentation nützlich sein.

## Mirtazapin

Das Antidepressivum Mirtazapin verstärkt die zentrale noradrenerge und 5-HT1-serotonerge Neurotransmission durch Blockade der $\alpha_2$-adrenergen Auto- und Heterorezeptoren, ohne dass die Serotonin-Wiederaufnahme direkt beeinflusst wird. bei Langzeitanwendung von Mirtazapin kann die serotonerge Neurotransmission durch Desensibilisierung inhibitorischer $\alpha_2$-Heterorezeptoren an serotonergen Nervenendigungen verstärkt werden. Eine doppelblinde, placebokontrollierte Studie zur Mirtazapinaugmentation bei 26 ambulanten Patienten mit therapierefraktärer Depression [116] ermittelte Remissionsraten von 45,4 % für das Verum und 13,3 % für Placebo (statistisch signifikant). Methodische Einschränkungen ergeben sich hier allerdings durch eine kleine Probengröße, diagnostische Heterogenität sowie die Vielzahl und unterschiedlichen Dosierungen der primären Antidepressiva.

## Trizyklische Antidepressiva

Aufgrund einer kleinen offenen Studie [117] schlugen Nelson et al. die Behandlung mit Fluoxetin und Desipramin als rasche und effektive Strategie bei Major Depression vor. Eine weitere kleine ($n = 41$), doppelblinde, kontrollierte Studie verglich bei Patienten mit partiellem oder fehlendem Ansprechen auf eine achtwöchige Behandlung mit Fluoxetin (20 mg/d) eine Dosiseskalation von Fluoxetin mit einer Lithium- oder Desipraminaugmentation [45]. Die Höherdosierung war signifikant wirksamer als beide Augmentationsstrategien. In einer größeren Follow-up-Studie mit drei ähnlichen Behandlungsgruppen fanden sich keine Unterscheide der Ansprechraten zwischen den drei Behandlungen [118].

## Dopaminagonisten

Präklinische und klinische Evidenz lassen vermuten, dass Dopamin an der Entwicklung und Behandlung der Depression beteiligt ist. Pramipexol, ein Dopamin-D2/D3-Rezeptoragonist, wird seit langem gemeinsam mit L-Dopa zur Behandlung des idiopathischen Parkinson-Syndroms eingesetzt. Es gibt Hinweise darauf, dass Pramipexol alleine verabreicht eine antidepressive Wirkung besitzt. In einer doppelblinden, placebokontrollierten Studie [119] erwies sich Pramipexol als wirksame und sichere Behandlungsoption bei Depression. Am Ende der achtwöchigen Studie hatten sich die depressiven Symptome bei den Probanden unter Pramipexol signifikant stärker gebessert als bei denjenigen, die Placebo erhalten hatten. Zudem zeigte Pramipexol auch bei Patienten mit idiopathischem Parkinson-Syndrom und Depression eine antidepressive Wirkung [120]. Bezüglich einer Augmentation sind nur einige wenige Studien vorhanden, die eine Wirksamkeit von Pramipexol belegen.

Eine retrospektive Aktenstudie zu Pramipexol als Adjuvans bei bipolarer und unipolarer Depression ermittelte für fast 44 % der Patienten über eine sechsmonatige Periode einen therapeutischen Nutzen [121]. Auch eine weitere 16-wöchige, naturalistische, prospektive Studie zur adjuvanten Gabe von Pramipexol ermittelte eine Ansprechrate von 68 % [122]. Vor kurzem erbrachte eine kleine, doppelblinde, placebokontrollierte Studie zur adjuvanten Gabe von Pramipexol zur Therapie mit Stimmungsstabilisierern bei therapierefraktärer bipolarer Depression [123] eine Ansprechrate von 67 % für Pramipexol im Vergleich zu 20 % unter Placebo. Die mittlere prozentuale Reduktion der depressiven Symptome war unter Pramipexol mehr als doppelt so groß (48 %) wie unter Placebo (21 %). Somit dürfte Pramipexol eine effektiv wirkungsverstärkende Substanz der SSRI sein. Zudem hilft Pramipexol vermutlich gegen die SSRI-assoziierten Störungen der sexuellen Funktion.

## Pergolid

Pergolid ist ein gemischter Dopamin-1/Dopamin-2(D1/D2)-Rezeptoragonist, der zur Behandlung des idiopathischen Parkinson-Syndroms eingesetzt wird. In einer offenen Studie sprachen elf von 20 Patienten auf die zusätzliche Gabe von Pergolid bei antidepressiver Monotherapie an [124].

## Lamotrigin

Lamotrigin, ein neuartiges Antiepileptikum, hat sich in einer doppelblinden, placebokontrollierten Studie bei Patienten in der depressiven Phase einer Bipolar-I-Erkrankung als wirksames Antidepressivum erwiesen [125]. Auch zwei kleine, placebokontrollierte Studien von Lamotrigin versus Placebo als Adjuvans bei Behandlung mit Paroxetin [126] oder Fluoxetin [127] lassen eine Wirksamkeit bei therapierefraktärer Depression vermuten.

# Nicht pharmakologische Behandlung

## Psychotherapie zur Augmentation

Die Frage nach der überlegenen Wirksamkeit einer Kombinationsbehandlung aus Psychotherapie und Pharmakotherapie gegenüber einer pharmakologischen Monotherapie ist Gegenstand aktueller Forschungsdiskussionen [155].

Die kognitiv-behaviorale Therapie richtet sich gezielt gegen die Depression und konzentriert sich auf aktuelle Probleme und Aspekte statt auf die Vergangenheit. Studien haben gezeigt, dass die kognitiv-behaviorale Therapie die Residualsymptome der Depression sowie letztlich auch das Rückfallrisiko reduzieren kann [29]. In einer Studie von Ward et al. stellten die Autoren fest, dass eine kurz angelegte Psychotherapie (wie die nicht direktive Beratung oder die kognitive Verhaltenstherapie) bei Depression auf kurze Sicht wirkungsvoller war als die normale Betreuung, nach einem Jahr gab es jedoch keine Unterschiede im Ergebnis (siehe unten) [128].

## Sport

Die positiven Effekte von Sport als Monotherapie oder zur Augmentation bei Depression wurden ebenfalls untersucht. Bevölkerungsstudien haben gezeigt, dass bei jungen und älteren Erwachsenen ein Zusammenhang zwischen dem physikalischen Aktivitätsniveau und der geistigen Gesundheit besteht [129]. Außerdem haben Menschen, die mäßig oft und intensiv Sport treiben eine höhere Lebenserwartung und ein niedrigeres Risiko für eine koronare Herzkrankheit, Schlaganfall, Diabetes und mehrere Krebsformen.

Drei unabhängig voneinander durchgeführte Metaanalysen konnten jeweils den positiven Effekt von Sport bei Depression nachweisen [131]. Diese Metaanalysen umfassten Daten aus randomisierten und nicht randomisierten Studien, welche Sport mit keiner Behandlung sowie mit anderen verfügbaren Therapien verglichen. Ein kritisches, kürzlich publiziertes systematisches Review [133] von randomisierten, kontrollierten Studien, in deren Rahmen Sport als Intervention beim Management der Depression eingesetzt wurde, kam zu dem Ergebnis, dass die Datenlage nicht ausreicht, um zu beurteilen, ob Sport die Symptome der Depression effektiv reduzieren kann, weil für dieses Gebiet keine hochqualitativen Studien vorliegen [133]. Andererseits stellte eine randomisierte, kontrollierte Studie fest, dass ein alleiniges 16-wöchiges aerobes Trainingsprogramm bei älteren Patienten mit MDD ebenso wirksam war wie eine Therapie mit Antidepressiva [134]. Das sechsmonatige Follow-up zeigte für die Patienten in der Sportgruppe eine signifikant niedrigere Rückfallrate nach dem Ende der Akutbehandlung ($P = 0,01$) als bei denen in der Medikamentengruppe [135]. Für die nötige Länge der sportlichen Intervention sind die klinischen Daten allerdings unterschiedlich. Eine kürzlich veröffentlichte kontrollierte, prospektive Studie konnte schon nach zehntägigem Ausdauertraining einen signifikant antidepressiven Effekt nachweisen [158].

Die ebenfalls kürzlich durchgeführte randomisierte, kontrollierte Depression Outcomes Study of Exercise ermittelte, dass die allgemein empfohlene, eigenständig drei- bis fünfmal wöchentlich über zwölf Wochen durchgeführte aerobe körperliche Tätigkeit alleine in der Behandlung der MDD bei Erwachsenen zwischen 20 und 45 Jahren wirksam ist. Eine weitere zehnwöchige randomisierte, kontrollierte Studie zeigte, dass Sport eine effektive Augmentation bei antidepressiver Behandlung ist, indem die depressiven Symptome bei älteren Menschen, die teilweise auf die Initialbehandlung ansprachen, weiter signifikant reduziert wurden [136]. Die Symptome nahmen bei deutlich mehr Patienten in der Sportgruppe (55 %) um mindestens 30 % ab, als in der Kontrollgruppe (33 %).

Insgesamt gibt es zahlreiche potenziell zur Augmentation geeignete Substanzen, wobei für keine eine Überlegenheit gegenüber den anderen nachgewiesen werden konnte. Die am besten untersuchten augmentierenden Substanzen (Lithium, Schilddrüsenhormone) wurden überwiegend gemeinsam mit älteren Substanzen eingesetzt (TZA, MAO-Hemmer). Häufig werden zur Augmentation bei den neueren Substanzen Bupropion und Buspiron eingesetzt. Auch eine Psychotherapie sollte zur Augmentation erwogen werden, da kontrollierte Studien Hinweise für eine Wirksamkeit sowie einen möglichen Langzeitnutzen erbracht haben [27]. Bei effektiver Augmentation ist das kurzzeitige Absetzen der Substanz ein empirischer Test, um herauszufinden, ob sie weiter gegeben werden sollte.

## Psychotherapie

Die formale Psychotherapie richtet sich auf bestimmte zu behandelnde Sachverhalte und muss von der allgemeinen medizinischen Betreuung abgegrenzt werden, die Teil jeder Arzneimitteltherapie ist. Zum allgemeinen klinischen Management gehören das Erklären der Diagnose, des Behandlungsziels, des Behandlungsplans und der zu erwartenden Behandlungszeit, eine allgemeine Beratung und das Management zur besseren Compliance und zum Umgang mit Nebenwirkungen sowie regelmäßige Bewertungen (vorzugsweise eine Symptomerfassung), um zu ermitteln, ob die Behandlungsziele erreicht wurden.
    Zum klinischen Management gehören außerdem die Befragung des Patienten und das Einholen einer Fremdanamnese, um das klinische Ergebnis einzustufen und den Patienten zu unterstützen.

## Indikationen

Wird die formale Psychotherapie zur Behandlung der Depression allein ange-
wandt, so werden mehrere Ziele verfolgt wie Symptomremission, psychosoziale
Wiedereingliederung und Prävention von Rückfällen/Rezidiven während der
Erhaltungs-/Langzeittherapie (ähnlich wie bei Arzneimitteln). In Studien zur
Psychotherapie depressiver Symptome mit dem Ziel der Remission werden für
gewöhnlich Patienten mit weniger schwerer Erkrankung aufgenommen als in
Arzneimittelstudien. Somit würden die Wirksamkeitsdaten (siehe unten) bei
leichter bis mäßiger Depression eine Psychotherapie empfehlen, obwohl eine
Studie an ambulanten Patienten [31] keinen von der Schwere der depressiven
Symptome abhängigen Nutzen der kognitiven Therapie nachweisen konnte.

In Kombination mit Arzneimitteln zielt die Psychotherapie auf die oben
genannten oder andere Aspekte wie Compliance, psychosoziale Begleit- oder
Folgeerscheinungen der Erkrankung (wie eheliche Zerrüttung, Arbeitsplatz-
schwierigkeiten) oder depressive Residualsymptome. Die formale Psychotherapie zur besseren Compliance ist indiziert bei Patienten mit deutlichen bekannten oder aktuellen Problemen bei der Therapietreue sowie bei relativ fixierter
negativer Einstellung der Arzneimitteleinnahme gegenüber. Formale Psychotherapien zur Behebung der oft bei Depressionen auftretenden psychosozialen
Schwierigkeiten sind Einzel-, Familien- oder Beschäftigungstherapien. Es gibt
Belege dafür, dass diese Behandlungsverfahren in Kombination mit Arzneimitteln zur Symptomkontrolle zu einer Besserung des Zielbereiches führen (z.B. verbessert eine Partnerberatung die Ehe) [26].

## Wirksamkeit

Die Akutbehandlung mit kognitiver, interpersoneller oder behavioraler Psychotherapie alleine reduziert depressive Symptome wirkungsvoll. Normalerweise
führen diese Therapien in randomisierten, kontrollierten Akutstudien zu
Ansprechraten vergleichbar denjenigen einer antidepressiven Arzneimitteltherapie [3, 4]. Diese auf die Depression ausgerichteten, zeitlich begrenzten Psychotherapien führen zu einem besseren Ansprechen der Symptome als Wartelistenkontrollen [3, 26].

## Auswahl der Psychotherapie

Es gibt keine klinisch sinnvollen Vorhersagemöglichkeiten, anhand deren die
geeignete Therapieform unter den zeitlich begrenzten Psychotherapien ausgewählt werden kann [26]. Jedoch sollte zeitlich begrenzten Therapien wegen
ihrer gesicherten Wirksamkeit gegenüber den zeitlich unbegrenzten der Vorzug
gegeben werden, da die Arzneimitteltherapie eine bei Versagen der zeitlich

begrenzten Psychotherapie geeignete Alternative ist. Eine Metaanalyse von randomisierten, kontrollierten Studien zur psychodynamischen Kurzzeittherapie gibt für dieses Verfahren eine niedrigere Ansprechrate an als für psychoedukative Therapien. Allerdings lässt sich aus diesen Studien aufgrund ihrer methodischen Schwächen keine verbindliche Schlussfolgerung ableiten [3]. Es gibt weiterhin keine verbindliche Evidenz dafür, dass eine Depression bei gleichzeitiger Achse-II-Erkrankung vorzugsweise mittels alleiniger Psychotherapie und nicht mittels Arzneimitteltherapie zu behandeln ist.

## Unzureichendes Ansprechen auf eine Akutphase-Psychotherapie

Eine alleinige Psychotherapie sollte über einen vorab festgelegten Zeitraum erfolgen und die Veränderung der Symptome erfasst werden (wie bei der Arzneimitteltherapie), damit der Behandlungsplan zeitnah geändert werden kann, sofern keine Symptomremission erzielt wird. Ebenso wie die Arzneimitteltherapie sollte eine alleinige Psychotherapie zur Symptomremission führen. Ein symptomatisches Ansprechen (ohne komplette Remission) sollte nicht als zufrieden stellendes Ergebnis betrachtet werden, da die Wirkung der Therapie durch eine Arzneimittelgabe verstärkt werden kann [3].

Es besteht Unklarheit darüber, wann man davon ausgehen kann, dass eine alleinige Psychotherapie nicht zur Remission führen wird. Manche Patienten sprechen frühzeitig auf die Therapie an, bei anderen dauert es acht bis zehn Wochen. Allgemein sollte die Therapie wöchentlich für mindestens acht Wochen erfolgen. Sofern die Symptome um weniger als 25 % zurückgegangen sind, ist bei den meisten Patienten eine Remission ohne zusätzliche Behandlungsmaßnahmen unwahrscheinlich [31]. Ein teilweises Ansprechen (Abnahme der Symptome gegenüber dem Ausgangswert um 25–49 %) bis zur achten Behandlungswoche spricht jedoch für eine Verlängerung des Behandlungsversuches (eventuell bis zu 16 Wochen). Ebenso wie bei der Arzneimitteltherapie sollte ein Patient, der die Psychotherapie trotz bestehender Symptomatik nur unzuverlässig durchhält, immer wieder zur Weiterbehandlung aufgefordert werden, da die Depression nicht in Remission und die Prognose somit schlecht ist.

## Zweiter Behandlungsversuch nach alleiniger Psychotherapie

Welche Behandlungsmaßnahmen gibt es, wenn die Psychotherapie allein unwirksam ist? Der nächste logische Schritt ist aufgrund ihrer gesicherten Wirkung die Arzneimitteltherapie. In einem vor kurzem veröffentlichten Bericht [137] sprachen etwa 50 % der chronisch depressiven Patienten, die Nefazodon vertrugen, aber nicht darauf respondierten, auf eine zwölfwöchige kognitive Therapie als zweite Therapieoption an. Die Psychotherapie kann fortgeführt (wenn sie zumindest zum Teil effektiv ist) oder abgebrochen werden, sobald die

Arzneimitteltherapie begonnen wird. Nicht evaluiert wurde bislang, ob ein anderes psychotherapeutisches Verfahren effektiv sein könnte, sofern das initial gewählte sich als unwirksam erwiesen hat.

# Kombinierte Arzneimittel- und Psychotherapie

## Indikationen

Es gibt drei Formen der Kombinationsbehandlung: (1) die Anwendung der Kombination mit Beginn der Therapie, (2) die Ergänzung der Psychotherapie, wenn das Arzneimittel allein nur teilweise wirkt (Psychotherapie zur Augmentation der Medikation) und (3) die Ergänzung einer Arzneimitteltherapie bei inkomplettem Ansprechen auf die alleinige Psychotherapie (Arzneimitteltherapie zur Augmentation der Psychotherapie).

Arzneimittel- und formale Psychotherapie können von Anfang an kombiniert angewandt werden, wobei die Wirksamkeit dieses Vorgehens nicht von randomisierten, kontrollierten Studien bei Patienten mit nicht chronischer, unkomplizierter MDD gestützt wird. Das bedeutet, dass diese Kombinationsbehandlung die akuten Symptome nicht günstiger beeinflusst als die beiden Therapieansätze für sich genommen (Ergebnisse der Metaanalyse in Depression Guideline Panel [3], Thase et al. [138]). Andererseits kann eine Kombination selbst bei diesen weniger komplexen Formen der Depression in Erwägung gezogen werden, sofern ein breiteres Wirkungsspektrum angestrebt werden soll (z.B. sowohl Symptomreduktion als auch psychosoziale Wiederherstellung). Somit wäre der gleichzeitige Beginn einer Arzneimittel- und Psychotherapie erforderlich, wenn separate Angriffspunkte für die Behandlung festgelegt wurden, die gleichzeitig angegangen werden sollen (z.B. Arzneimittel zur Symptomkontrolle und Psychotherapie sowie Paartherapie zur Bekämpfung von Eheproblemen oder eine Förderung der Compliance durch eine spezielle Therapie).

Auch der klinische Eindruck und neuere „Megaanalysen" [138] weisen auf bestimmte Indikationen des kombinierten Therapieansatzes hin. Insbesondere schwerer oder chronisch depressive Patienten profitieren vermutlich von einer Kombination. Zudem könnte der Kombinationsbehandlung der Vorzug vor der jeweiligen alleinigen Therapie gegeben werden, wenn (1) gleichzeitig eine Achse-II-Erkrankung vorliegt, (2) ein chronischer oder rezidivierender Krankheitsverlauf mit unvollständiger Erholung zwischen den Episoden besteht oder (3) der Patient nicht nur klinisch depressiv, sondern auch entmutigt und demoralisiert ist [3, 26, 138]. Auch bei Patienten mit ausgeprägter Therapieresistenz kann eine Kombinationsbehandlung indiziert sein.

Indikationen für eine zusätzliche Psychotherapie bei partiellem Ansprechen auf eine Arzneimitteltherapie sind persistierende kognitive Einschränkungen, Störungen des Selbstbewusstseins und interpersonelle Schwierigkeiten, sofern das

Präparat bei anderen depressiven Hauptsymptomen wirksam war. Allgemein sind insbesondere bei Patienten, die kaum vorbehandelt sind, sowohl Diagnostik als auch Management zeitaufwendiger, da der Patient erst lernen muss, dass für eine optimale Medikamenteneinnahme seine Mitarbeit erforderlich ist. Somit ist es oft einfacher, mit einer Arzneimitteltherapie und klinischem Management zu beginnen und anschließend eine formale Psychotherapie zu ergänzen, sofern es nur zur inkompletten Symptomremission kommt oder nach angemessener Behandlungszeit weiterhin psychosoziale Probleme bestehen.

Eine Psychotherapie kann auch noch Monate nach dem Ansprechen der Symptome zusätzlich zur Arzneimitteltherapie eingesetzt werden, um Residualsymptome weiter zu reduzieren. Der Zeitpunkt obliegt dem Ermessen des Arztes und basiert zum Teil auf Dauer und Schwere der psychosozialen und funktionalen Schwierigkeiten, dem Vorliegen von Achse-II-Erkrankungen sowie auf Patientenwünschen. Eine psychosoziale und funktionelle Verbesserung tritt sowohl unter alleiniger Arzneimitteltherapie als auch unter alleiniger Psychotherapie Wochen bis Monate nach dem Ansprechen der Symptome auf, wobei unter alleiniger Arzneimitteltherapie innerhalb von vier bis acht Behandlungswochen damit zu rechnen ist. Daher ist es in den meisten Fällen ratsam, eine vier- bis achtwöchige Behandlungsperiode abzuwarten, um den vollen Effekt der alleinigen Arzneimitteltherapie auf die psychosoziale Funktion zu erfassen, bevor eine begleitende Psychotherapie begonnen wird. Offensichtlich wird der Bedarf für eine Psychotherapie wegen psychosozialer Schwierigkeiten deutlicher, wenn für eine bestimmte Zeit eine Symptomkontrolle erzielt wurde und weiterhin psychosoziale Probleme bestehen.

## Wirksamkeit

Die kombinierte Behandlung mit Antidepressiva und Psychotherapie ist bei klinisch depressiven Patienten effektiver als jede Arzneimitteltherapie oder zeitlich begrenzte, gezielte Psychotherapie allein. In einer großen ambulanten Multisite-Studie an randomisierten Patienten in Behandlungsgruppen mit Nefazodon, Cognitive Behavioral Analysis System of Psychotherapy (CBASP) [139] oder der Kombination betrugen die Ansprechraten 48 % für Nefazodon, 48 % für CBASP und 73 % für die Kombination (Intented-to-treat-Auswertung), während die Remissionsraten entsprechend 30 %, 33 % und 48 % betrugen. CBASP ist ein zeitlich begrenzter Ansatz, der für die Behandlung der chronischen Depression entwickelt wurde. Eine weitere sechsmonatige, randomisierte klinische Studie [140] verglich bei ambulanten MDD-Patienten eine antidepressive Medikation ($n = 84$) mit der Kombination aus antidepressiver Medikation und Psychotherapie ($n = 83$) [140]. Nach 24 Wochen betrug die Erfolgsrate in der pharmakologisch behandelten Gruppe 40,7 % und in der Kombinationsgruppe 59,2 %. In einer weiteren großen, 20-wöchigen, randomisierten, kontrollierten Studie verglichen Paykel et al. bei einer Gruppe depressiver Patienten ($n = 158$), die partiell auf die Gabe eines Antidepressivums angesprochen hatten, die antidepressive

Behandlung allein mit der Kombination aus antidepressiver Behandlung und kognitiver Psychotherapie [24]. Durch Augmentation mit der (kognitiven) Psychotherapie reduzierte sich die Rückfallrate signifikant im Laufe von 17 Monaten von 47 auf 29 %.

## Zweiter Behandlungsversuch nach Arzneimittel- und Psychotherapie

Sofern es unter der Kombination von Arzneimittel- und Psychotherapie nicht zur Remission kommt und es Hinweise darauf gibt, dass eine Umstellung oder Augmentation der Medikation durch ein Arzneimittel effektiv sein könnte, wird entweder die Medikation umgestellt oder ein zweites Medikament ergänzt, während die Psychotherapie fortgeführt wird.

# Erhaltungstherapie

## Indikationen

Eine medikamentöse Erhaltungstherapie wird immer empfohlen, unabhängig davon, ob akut eine alleinige Arzneimitteltherapie oder eine Kombination mit einer Psychotherapie durchgeführt wurde, da ein frühzeitiges Beenden der Medikamenteneinnahme mit einer höheren Rückfallrate einhergeht als ein späteres Absetzen [3]. Zur Erhaltungstherapie wird dieselbe Medikamentendosis empfohlen, die in der Akutphase wirksam war [154].

Normalerweise erfolgt die Erhaltungstherapie für vier bis neun Monate. Die Länge hängt theoretisch davon ab, wie lang die vorausgegangene Episode dauerte. Ziel der Erhaltungstherapie ist die Prävention eines erneuten Aufflackerns der Indexepisode, bis sie aufgrund ihres durch die Physiologie und Biologie bestimmten natürlichen Verlaufs spontan geendet hätte. Somit müssen Patienten mit langen vorausgegangenen Episoden (z.B. 15 Monate), deren derzeitige depressive Episode durch die Behandlung nach deutlich kürzerer Zeit abklingt, eine deutlich längere Erhaltungstherapie erhalten als Patienten mit kurzen Krankheitsepisoden. Zum Beispiel ist bei bekannter vorbeschriebener Episodendauer von 15 Monaten und einem Abklingen der Indexepisode nach zwei Monaten eine Erhaltungstherapie über mindestens elf Monate indiziert. Bei psychotischer Depression muss die Erhaltungstherapie oft verlängert oder eine Langzeittherapie erwogen werden (insbesondere wenn bereits vorher schon einmal eine Episode einer Depression mit psychotischen Symptomen stattgefunden hat).

## Wirksamkeit

Nur wenige Studien widmen sich der Frage, ob die Psychotherapie nach dem Ansprechen auf eine Akutphase-Kombinationstherapie erforderlich ist. Empfohlen wird eine Psychotherapie in der Erhaltungsphase nach erfolgreicher Akutbehandlung länger bestehender Depressionen durch alleinige Psychotherapie. Zudem kann die Psychotherapie wie bereits erwähnt auch im Rahmen einer medikamentösen Erhaltungstherapie erfolgen, sofern psychosoziale oder depressive Residualsymptome vorhanden sind, die nicht durch die Medikation allein gelindert werden [24, 29].

## Behandlungsabbruch

Sofern die medikamentöse Erhaltungstherapie beendet werden soll, wird für die SSRI und SNRI mit kurzer Halbwertszeit ein allmähliches Ausschleichen über zwei bis vier Wochen empfohlen (wie Paroxetin, Venlafaxin), damit keine Absetzsymptome auftreten.

# Langzeitbehandlung

## Indikationen

Ziel der Langzeittherapie ist die Prävention neuer Episoden (Rezidive). Somit ist sie bei rezidivierender oder chronischer MDD indiziert, nicht jedoch bei einer einzelnen Episode. Die Entscheidung für eine Langzeittherapie hängt vom bisherigen Krankheitsverlauf und anderen Risikofaktoren für Rezidive ab.

Bei rezidivierender MDD tritt durchschnittlich alle fünf Jahre eine major-depressive Episode (MDE) auf [4]. Bei nicht wenigen MDD-Patienten (20–35 %) liegt ein chronischer, nicht remittierender Verlauf vor [4]. Chronische Depressionen beginnen oft frühzeitig mit einer dysthymen Krankheit (vor dem Alter von 18 Jahren). Bei den Patienten mit früh beginnender dysthymer Störung treten anschließend rezidivierend depressive Episoden auf, bei denen eine vollständige Remission (behandelt) unwahrscheinlich ist. Bei Patienten mit vorausgegangener Dysthymie sowie jenen mit unvollständiger Erholung zwischen den depressiven Episoden (mit Residualsymptomen zwischen den Episoden) treten mit hoher Wahrscheinlichkeit künftig immer wieder Episoden auf. Chronische Depressionen sind initial oft schwieriger zu behandeln, und es kommt während der Erhaltungstherapie häufiger zu Symptomdurchbrüchen [23].

Weniger klar ist, ob auch bei Patienten mit nur zwei schweren depressiven Episoden eine Langzeittherapie erforderlich ist. Zu den Faktoren, die in dieser Situation dafür sprechen, gehört eine vorausgegangene inkomplette Erholung zwischen den beiden depressiven Episoden, da dieser Verlauf mit einer höheren Rückfallquote einhergeht [3, 23]. Sofern die beiden Episoden innerhalb der letzten drei Jahre aufgetreten sind oder sofern eine positive Familienanamnese für eine rezidivierende Depression oder bipolare Störung vorliegt, ist die Wahrscheinlichkeit für eine frühere neue Episode (Rezidiv) höher als bei Patienten ohne eine derartige Vorgeschichte. Daher wird in solchen Fällen eher eine Langzeittherapie erwogen werden. Natürlich müssen diese Faktoren von Arzt und Patient gemeinsam abgewogen werden, um zu entscheiden, ob eine Langzeittherapie ratsam ist. Sofern keine Langzeitbehandlung erfolgen soll, wird eine engmaschige Symptomkontrolle empfohlen, um eine neue depressive Episode frühzeitig zu erkennen und durch eine rechtzeitige Behandlung zu verkürzen.

## Wirksamkeit

Fast alle bislang dazu durchgeführten Studien haben eine Überlegenheit der medikamentösen Langzeitbehandlung gegenüber Placebo belegt. Es gibt starke Hinweise darauf, dass für eine Langzeitbehandlung Patienten mit mindestens drei major-depressiven Episoden infrage kommen. Selbst nach fünf Jahren hat die Langzeitbehandlung bei häufig rezidivierender MDD noch eine prophylaktische Wirkung.

Auch die Psychotherapie allein ist als Langzeitbehandlung prophylaktisch wirksam. Frank und Mitarbeiter (bei Erwachsenen) und Reynolds und Kollegen (bei Älteren) kamen zu dem Ergebnis, dass eine Langzeitintervention mittels interpersoneller Psychotherapie (IPT) [142] auch bei Patienten mit sehr schweren rezidivierenden depressiven Störungen Rezidive hinauszögern kann, sodass die Psychotherapie allein oft ausreicht, um bei ausgewählten Patienten (z.B. bei geplanter Schwangerschaft, Operationen usw.) im Rahmen eines medikamentösen Langzeitregimes ein medikamentenfreies Intervall zu schaffen. Am wirkungsvollsten wird das symptomfreie Intervall jedoch durch Medikamente verlängert. Sofern aufgrund einer bekannten Chronizität oder Rezidivneigung eine Langzeitbehandlung indiziert ist, sollte im Rahmen der Akutphase-Behandlung auf jeden Fall eine Arzneimitteltherapie erwogen werden (allein oder in Kombination mit der Psychotherapie).

## Management der Langzeitbehandlung

Im Rahmen der Langzeitbehandlung treten häufig folgende Probleme auf: (1) die Exazerbation von Symptomen, (2) eine hinzukommende allgemeine medizinische Erkrankung, die medikamentös behandelt werden muss und (3) eine Schwangerschaft.

Sofern die Durchbruchsymptomatik nur leicht und zeitlich begrenzt auftritt, ist lediglich Unterstützung, Beruhigung sowie eventuell eine Dosisanpassung erforderlich. Bei deutlichen, anhaltenden, einschränkenden oder nicht auf die

Dosisanpassung ansprechenden Symptomen muss ohne Evidenz aus randomisierten, kontrollierten Studien über das weitere Vorgehen entschieden werden. Am einfachsten ist vermutlich die Augmentation der aktuellen Medikation durch ein weiteres Arzneimittel, wobei die erforderliche Medikation (oder Therapie) unbekannt ist. So wird angenommen, dass ein SSRI beim Auftreten eines Rezidivs mit Bupropion oder Buspiron augmentiert werden kann (siehe oben). Prinzipiell kommen jedoch alle oben genannten Substanzen zur Augmentation infrage. Sofern sich die medikamentöse Augmentation als erfolgreich erweist, kann sie nach einiger Zeit abgesetzt werden, um empirisch zu erfassen, ob sie längerfristig benötigt wird. Bei Versagen der medikamentösen Augmentation kann bei ausgeprägter Durchbruchsymptomatik die Umstellung auf einen anderen Therapieansatz erforderlich sein. Außerdem kann der Durchbruchsymptomatik mit einer Psychotherapie begegnet werden, wobei dieses Vorgehen nicht formal untersucht wurde. Vermutlich ist eine Psychotherapie indiziert, wenn die Symptome durch Beziehungsprobleme oder Lebensereignisse hervorgerufen wurden (z.B. Scheidung oder Arbeitslosigkeit).

Eine Schwangerschaft stellt keine generelle Kontraindikation für ein Fortsetzen einer antidepressiven Erhaltungstherapie oder Langzeittherapie dar. Wenn die Entscheidung jedoch für eine Medikamentenpause fällt, ist aufgrund entsprechender Evidenz zur Wirksamkeit bei der Langzeittherapie eine IPT zu empfehlen. Häufig treten während der Erhaltungs- und Langzeitbehandlung medizinische Erkrankungen mit Bedarf einer nicht psychotropen Medikation auf. In diesen Fällen müssen die Pharmakokinetik der Substanzen und Wechselwirkungen mit der Erhaltungs- oder Langzeitmedikation berücksichtigt werden.

### Absetzen der Medikamente

Unklar ist, wann eine Langzeitbehandlung beendet werden sollte. Bei manchen Patienten ist sie jahrelang erforderlich. Wie bereits erwähnt, lässt sich durch allmähliches Ausschleichen von Substanzen mit kurzer Halbwertszeit, welche die Serotonin-Wiederaufnahme hemmen, über zwei bis vier Wochen eine Absetzsymptomatik vermeiden. In den ersten sechs Monaten nach Absetzen der Medikation (entweder nach der Erhaltungs- oder nach der Langzeittherapie) sollten monatliche Symptomkontrollen erfolgen, da in diesem Zeitraum ein besonders hohes Rezidivrisiko besteht.

## Leitlinien und Algorithmen

Wie in allen anderen Feldern der Medizin wurden auch bei der Behandlung depressiver Patienten zahlreiche unterschiedliche Vorgehensweisen diskutiert. Sowohl für Allgemeinmediziner [3, 4] als auch für Psychiater [3, 4, 9, 10, 11] wurden klinische Praxisleitlinien zur Behandlung der Depression aufgestellt. Durch die Verhinderung ungünstiger und die Förderung empfohlener Vorgehensweisen werden Behandlungsqualität und -ergebnisse verbessert.

## Festlegen von Leitlinien

Das Institute of Medicine definiert *Praxisleitlinien* als "systematisch entwickelte Feststellungen, die Ärzten und Patienten bei der Entscheidungsfindung bezüglich einer für bestimmte klinische Umstände geeigneten Behandlung helfen sollen". Beispiele für Praxisleitlinien bei Depression sind die von der American Psychiatric Association [1], von der Agency for Health Care Policy and Research (AHCPR) für die Depression in der allgemeinärztlichen Versorgung [3, 4] und von der World Federation of Societies of Biological Psychiatry [10, 11] aufgestellten Leitlinien.

*Algorithmen, klinische Entscheidungshilfen* und *Behandlungsprotokolle* sind spezifischer als Leitlinien. Sie empfehlen oft eine bestimmte Abfolge der Therapieansätze. Algorithmen sollen bei der klinischen Entscheidungsfindung helfen, ohne diese einzuschränken. Algorithmen legen nicht nur *Strategien* fest (welche Therapieansätze in welcher Abfolge eingesetzt werden sollen), sondern empfehlen auch *Taktiken* (wie die gewählte Behandlung am besten erfolgen sollte). Oft sind Behandlungsalgorithmen Flussdiagramme, welche die empfohlenen Behandlungsschritte (und Therapieoptionen für jeden Schritt) herleiten. Die ergriffenen Maßnahmen hängen vom klinischen Status des Patienten und dem bisherigen Therapieansprechen ab.

Grundlage der Empfehlungen in Algorithmen sind sowohl wissenschaftliche Evidenz als auch klinische Erfahrung, weil wissenschaftliche Belege allein keine ausreichende Quelle für Therapieempfehlungen sind. Ebenso wie Leitlinien liefern jedoch auch Algorithmen nur gruppenbasierte Empfehlungen. Die Ärzte müssen genügend Erfahrung besitzen, um die Empfehlungen der Leitlinien für den einzelnen Patienten zu adaptieren, modifizieren oder ignorieren, damit ein möglichst gutes klinisches Ergebnis erzielt wird und die Behandlung für den Patienten sicher ist. Da Algorithmen noch spezifischere Empfehlungen geben als Leitlinien (z.B. geben sie oft die Anfangsdosis und die Geschwindigkeit der Dosissteigerung an), sind hier ein detailliertes klinisches Fachwissen und ausreichende Erfahrung beim Anwender des Algorithmus sogar noch wichtiger, damit eine sichere und angemessene Anpassung der Empfehlungen an die Bedürfnisse des Patienten sichergestellt ist.

Obwohl Patienten, die nicht beim ersten Behandlungsversuch in Remission kommen, eine Herausforderung für das Gesundheitssystem darstellen, vergleichen nur sehr wenige randomisierte, kontrollierte Studien die unterschiedlichen Therapieansätze bei Depressionen, die nach wenigstens einer initialen antidepressiven Behandlung nicht in Remission gehen. Dadurch beruhen klinische Praxisleitlinien und Algorithmen, die verschiedene zweite und dritte Behandlungsschritte empfehlen, überwiegend auf klinischem Konsensus oder offenen, nicht kontrollierten Studien [147]. Zudem empfehlen die meisten Praxisleitlinien nicht nur einen bestimmten „nächsten Behandlungsschritt" oder eine bestimmte Behandlungsabfolge [1, 3, 4]. Es besteht ein hoher Bedarf für weitere wissenschaftliche Evidenz bezüglich der besten und effektivsten nächsten Behandlungsschritte bei therapierefraktärer MDD. Derartige Evidenz muss das klinische Ergebnis verbessern und die Behandlungskosten senken.

## Anwendung von Leitlinien

Die effiziente und gewissenhafte Anwendung von Algorithmen und Leitlinien kann ein grundsätzliches Überdenken der Vorgehensweisen bedeuten. Bei vielen Depressionen ist eher ein chronischer (als akuter) Therapieansatz erforderlich. Derartige Behandlungspläne werden oft bei Patienten mit chronischen medizinischen Begleiterkrankungen wie Diabetes oder Asthma angewandt. Behandlungspläne für chronische Erkrankungen umfassen vier grundlegende Elemente: (1) Praxisdesign, (2) Patientenedukation, (3) fachärztliche Versorgung (Leitlinien-basierte Behandlung) und (4) Informationssysteme.

Zum *Praxisdesign* gehören die Wahl der geeigneten Behandlungsinstitution, die Erinnerung des Patienten an seine Termine, Follow-up bei versäumten Terminen sowie die Festlegung bestimmter Rollen für die Mitglieder des multidisziplinären Behandlungs-Teams. Die *Patientenedukation* umfasst die Aufklärung über die Erkrankung und die Behandlungsoptionen. Durch diese Information weiß der Patient, welche Behandlungsergebnisse realistisch sind, wird im Selbst-Management und bezüglich sinnvoller Verhaltensänderungen unterwiesen und kann sein soziales Umfeld maximal einbinden. Am wichtigsten ist vermutlich die bei der Langzeitbehandlung entstehende Arzt-Patient-Beziehung. *Fachärztliche Versorgung* erfordert eine Weiterbildung der Ärzte und Hilfe bei der Entscheidungsfindung mittels leichten Zugangs zu Experten, sofern Probleme oder Hindernisse auftreten. *Informationssysteme* sind erforderlich, damit Erinnerungs- und Rückmeldemöglichkeiten für Arzt und Patient geschaffen werden. So erleichtert die Verwendung eines einfachen Ergebnisparameters Ärzten und Patienten die Erfassung des Behandlungseffektes und die zeitnahe Anpassung des Behandlungsplanes. Leichter und rascher Zugang zu neuen Forschungsergebnissen, welche die Behandlungsentscheidungen beeinflussen, sowie bessere Systeme zur Reduktion der Verwaltungstätigkeiten verbessern Effizienz und Wirksamkeit der Behandlung weiter. Mängel in einem oder mehreren dieser kritischen Parameter wirken sich negativ auf das klinische Ergebnis aus.

## Wirksamkeit von Leitlinien

Im letzten Jahrzehnt wurden zunehmend die klinischen Effekte und die mit einer Umsetzung der Behandlungsleitlinien bei Depression in der allgemeinärztlichen [148] und psychiatrischen [6, 54, 149, 157] Versorgung einhergehenden Kosten prospektiv untersucht. Zudem wurden einige kontrollierte Studien durchgeführt, um zu evaluieren, welche Therapieentscheidungen bevorzugt bei Patienten gefällt werden, die nicht auf eine oder mehrere Behandlungen angesprochen haben oder in Remission gegangen sind (z.B. Shelton et al. [98]). Eine große Multisite-Studie, Sequenced Treatment Alternatives to Relieve Depression (STAR*D) [146] in den USA (www.star-d.org), vergleicht zahlreiche Behandlungsansätze bei depressiven Patienten, die nicht adäquat auf eine oder mehrere Behandlungen angesprochen haben.

### *Ambulante Studien*

Katon und Mitarbeiter verglichen erstmals die Leitlinien-basierte Versorgung der Depression mit der allgemein üblichen Therapie (TAU) in der allgemeinärztlichen Versorgung. Die Studien verwandten die Behandlungsleitlinien für nicht psychotische MDD, die von der Agency for Health Care Policy and Research [3] entwickelt wurden. Zur Studiendurchführung wurden außerdem Ressourcen mobilisiert, die normalerweise im allgemeinärztlichen Bereich nicht verfügbar sind, um die Leitlinien berücksichtigen zu können. Dieses Modell der so genannten „kollaborativen Versorgung" umfasste die Bereitstellung zusätzlichen Personals zur Erfassung des symptomatischen Ergebnisses, den einfachen Zugang zu einer psychiatrischen Beratung sowie die Bereitstellung von ausreichendem Personal, um den Allgemeinärzten bei der Umsetzung der Leitlinien zu helfen. Diese erste Studie erbrachte einen Nutzen der Leitlinien-basierten kollaborativen Versorgung.

Eine neuere Studie verbesserte die Patientenversorgung durch eine bessere Aufklärung und häufigere Arztbesuche beim Psychiater. In der Gruppe der Patienten, die eine kollaborative, Leitlinien-basierte Therapie erhielten, gab es weniger Studienabbrüche als unter den wie allgemein üblich Behandelten. Außerdem zeigte sich, dass die depressiven Symptome der Patienten, die kollaborativ versorgt wurden, stärker abnahmen und dass sie nach drei bis sechs Monaten mit höherer Wahrscheinlichkeit wieder beschwerdefrei waren als diejenigen unter der allgemein üblichen Therapie. Bei den mäßig schwer erkrankten Patienten wurde eine für bis zu 28 Monate andauernde Besserung erzielt. In der Gruppe sehr schwer erkrankter Patienten war nach sechs und zwölf Monaten ein Nutzen nachweisbar. Eine Kostenzunahme ging mit der kollaborativen Behandlung nicht einher [150].

Diese positiven Ergebnisse wurden durch eine kürzlich durchgeführte Multisite-Studie bekräftigt (Improving Mood-Promoting Access to Collaborative Treatment, IMPACT [148]), welche bei älteren ambulanten allgemeinärztlichen MDD-Patienten ein kollaboratives Behandlungsprogramm (*n* = 906) mit mehrstufigem Behandlungsalgorithmus und die allgemein übliche Therapie (*n* = 895) verglich. Diese Studie stellte einen Spezialisten zur Behandlung bei Depression zur Verfügung, der die Patienten screente, bei der klinischen Diagnosefindung sowie bei der regelmäßigen Symptomerfassung mit dem PHQ274 bei jedem

Arztbesuch half, die Patienten nachverfolgte, um die Compliance sicherzustellen, die Patientenedukation übernahm sowie bei ausgewählten Patienten eine Problem Solving Therapy (PST) durchführte [151]. Die Medikamente wurden anhand eines vorab festgelegten Dreistufen-Medikations-Algorithmus verabreicht, der mit den Leitlinien zur Behandlung der Depression [1] und Algorithmen übereinstimmte.

Während der zwölf Monate nach Behandlungsbeginn sprachen 45 % der Patienten in der Interventionsgruppe auf die Therapie an im Vergleich zu 19 % in der Gruppe, welche die allgemein übliche Therapie erhielt. In der Interventionsgruppe fanden sich eine bessere Einstufung der antidepressiven Behandlung, eine höhere Zufriedenheit mit der Versorgung, eine geringere Schwere der Depression, eine schwächere funktionelle Beeinträchtigung und eine höhere Lebensqualität. Die Nettokostenzunahme belief sich auf 550 US-$/Patient/Jahr. Die Studien zur kollaborativen Versorgung und die IMPACT-Studie haben die Wirksamkeit einer Leitlinien-basierten Behandlung der Depression ebenso belegt wie den Nutzen einer Umstellung der Vorgehensweise, um die Umsetzung einer Leitlinien-basierten Therapie in der allgemeinärztlichen Versorgung sicherzustellen.

### Psychiatrische Studien

Weitere Evidenz zum klinischen Nutzen von Algorithmen im Vergleich zur allgemein üblichen Therapie stammt vom Texas Medication Algorithm Project (TMAP) [6, 54]. Das TMAP untersuchte erstmals ein Behandlungsprogramm bei chronischer Erkrankung, das Leitlinien-basierte Behandlungsalgorithmen bei ambulanten psychiatrischen Patienten mit Schizophrenie sowie bipolarer oder unipolarer schwerer Depression umfasste.

Zur Intervention gehörten bestimmte Behandlungsalgorithmen [6, 54], regelmäßige systematische Erfassung der Symptome und Nebenwirkungen bei jedem Arztbesuch, die Bereitstellung eines Schulungsprogramms für Patienten und Angehörige sowie eines Klinischen Koordinators, der für häufigere Besuche, engmaschigere Kontrollen der Patienten sowie die Schulung von Patienten und Angehörigen sorgte. Außerdem half er den Ärzten bei der Umsetzung der Behandlungsalgorithmen. Bei depressiven Patienten setzten die Ärzte eine vom Arzt ausgefüllte sowie eine Selbstbeobachtungsskala ein, um das Ausmaß der Depression bei jedem Arztbesuch zu erfassen und den Nutzen des jeweiligen Behandlungsschritts einzustufen. Die Ergebnisse [6] zeigten für die Algorithmusgruppe ($n$ = 175) einen deutlichen klinischen und statistisch signifikant größeren Nutzen bezüglich der depressiven Symptome, der Funktion und der Nebenwirkungshäufigkeit im Vergleich zu der wie üblich behandelten Gruppe ($n$ = 175).

Zusammengenommen empfehlen die Ergebnisse der Studien zur allgemeinärztlichen und fachärztlichen Versorgung zur Leitlinien-basierten Versorgung depressiver Patienten derzeit (1) die Anwendung eines Behandlungsprogramms für chronische Erkrankungen, (2) die sorgfältige Erfassung des klinischen Ergebnisses (der depressiven Symptome) und (3) die Aufstellung eines spezifischen Behandlungsplanes, sofern sich initial keine Remission erreichen lässt. Andererseits existieren bislang nur spärliche Belege dafür, welcher Schritt beim jeweiligen Patienten am besten folgen sollte. Die Festlegung der geeigneten Therapie erfolgt weiterhin nach dem Try-and-error-Prinzip, bei dem versucht wird, die für den jeweiligen Patienten am besten verträgliche, sicherste und effektivste Behandlung zu ermitteln. Wann eine medikamentöse Kombinationstherapie erforderlich ist, welche Medikamente kombiniert werden sollten und wann auf andere Substanzen umgestellt werden muss – statt mit einer anderen Substanz zu augmentieren –, ist derzeit Gegenstand von Studien [159, 160] (www.star-d.org).

### *Somatische Behandlung (EKT)*

Obwohl bei der überwiegenden Zahl der depressiven Patienten keine somatischen Therapien, wie die Elektrokrampftherapie (EKT), erforderlich sind, spielt die EKT weiterhin eine Schlüsselrolle bei der Behandlung depressiver Patienten mit ausgeprägter Therapieresistenz. Sicherheit und Wirksamkeit der EKT sind hinreichend belegt [3]. Allerdings geht sie mit kognitiven Nebenwirkungen einher, die durch die unilaterale Stimulation mit Ultrakurzimpulsen reduziert werden können. Die EKT wird vor allem in der Akutphasetherapie eingesetzt. Nachdem mittels EKT eine Remission erzielt wurde, müssen Medikamente – vorzugsweise vermutlich Nortriptylin und Lithium in Kombination – verabreicht werden. Weitere somatische Behandlungsverfahren werden derzeit entwickelt. Dazu gehören die repetitive transkranielle Magnetstimulation (rTMS) – eine nicht konvulsive Möglichkeit zur Stimulation ausgewählter Bereiche des Zentralnervensystems ohne die Erfordernis einer Anästhesie, die magnetische Krampftherapie – ein Verfahren zur Reduktion fazialer Krampfanfälle vermutlich ohne signifikante kognitive Nebenwirkungen, und die Vagusnervstimulation (VNS).

# Schlussfolgerungen

Bei der major-depressiven Erkrankung handelt es sich um ein bezüglich Ätiologie, Therapieansprechen und zugrunde liegender Neurobiologie und Pathophysiologie heterogenes Syndrom. Es gibt zahlreiche potenziell wirksame Behandlungsansätze, von denen jedoch keiner ein Allheilmittel ist. Die Evidenz lässt vermuten, dass nur 30–40 % der depressiven ambulanten Patienten, die mit einer Arzneimittel- oder Psychotherapie beginnen, in Remission kommen werden. Selbst bei Kombination beider Ansätze erreichen nur 50 % der Patienten nach dem ersten Behandlungsversuch eine Remission.

Bei Patienten mit eher chronischen (prolongierten) major-depressiven Episoden oder bei medizinischer oder psychiatrischer Begleiterkrankung oder begleitender Persönlichkeitsstörung können die Remissionsraten sogar noch niedriger sein.

Da keine Behandlung grundsätzlich immer wirksam ist, sollte man von Anfang an mindestens zwei Akutphase-Therapieversuche einplanen, damit die Patienten nicht übermäßig entmutigt sind, wenn der erste Behandlungsversuch nicht zum vollen Erfolg führt, da es dadurch oft zum Therapieabbruch kommt. Zusätzlich zum Behandlungsplan gibt es deutliche Belege dafür, dass bestimmte Behandlungstaktiken angewandt werden können, um ein optimales Ergebnis bei guter Patienten-Compliance zu erzielen. Dazu gehören die Edukation des Patienten (und oft der Familie), eine sorgfältige Dosistitration, um den maximalen Nutzen bei möglichst geringen Nebenwirkungen zu erzielen, die regelmäßige Erfassung der depressiven Symptome, um die Chancen für eine Remission zu erhöhen, sowie der adäquate Einsatz adjuvanter Medikamente. Oft tragen die Festlegung verbindlicher Ziele und das Befolgen eines mehrstufigen Behandlungsplanes oder -algorithmus dazu bei, dass Arzt und Patient das bestmögliche Ergebnis erzielen, insbesondere da Behandlungsalgorithmen (oder spezifischere Leitlinien) bei MDD-Patienten wirksam zu sein scheinen [6, 150].

Die Behandlung depressiver Patienten kann für Patient und Arzt sehr zufriedenstellend verlaufen. Das Vorgehen erfolgt analog demjenigen bei chronischen medizinischen Erkrankungen. Für die meisten Patienten lässt sich durch mehrere Behandlungsversuche eine Remission erzielen. Bei schwierigeren, therapierefraktären Patienten können das Einholen einer zweiten Meinung, die Kombination von Arzneimittel- und Psychotherapie sowie komplexere pharmakologische Ansätze erforderlich sein.

# Anhang

Der 16-item quick inventory of depressive symptomatology-self-report (QIDS-SR-16).

KURZINVENTAR DEPRESSIVER SYMPTOME (SELBSTBEURTEILUNG)
(Deutsche Version des QIDS-SR-16; Quelle: www.ids-qids.org)

Kreuzen Sie bitte jeweils die Antwort an, die für die letzten sieben Tage am besten auf Sie zutrifft.

| | | |
|---|---|---|
| 1. | | Einschlafen: |
| ☐ | 0 | Ich habe nie länger als 30 Minuten gebraucht, um einzuschlafen. |
| ☐ | 1 | Ich habe an höchstens 3 Tagen 30 Minuten oder länger gebraucht, um einzuschlafen. |
| ☐ | 2 | Ich habe an 4 oder mehr Tagen 30 Minuten oder länger gebrauch, um einzuschlafen. |
| ☐ | 3 | Ich habe an 4 oder mehr Tagen länger als 60 Minuten gebraucht, um einzuschlafen. |
| 2. | | Nachtschlaf: |
| ☐ | 0 | Ich bin nachts nicht aufgewacht. |
| ☐ | 1 | Ich hatte einen unruhigen, leichten Schlaf und bin jede Nacht ein paar Mal kurz aufgewacht. |
| ☐ | 2 | Ich bin nachts mindestens einmal aufgewacht, aber schnell wieder eingeschlafen. |
| ☐ | 3 | Ich bin an 4 oder mehr Tagen mehr als einmal nachts aufgewacht und 20 Minuten oder länger wach geblieben. |
| 3. | | Zu frühes Aufwachen: |
| ☐ | 0 | Ich bin meistens nicht mehr als 30 Minuten früher aufgewacht, als ich aufstehen musste. |
| ☐ | 1 | Ich bin an 4 oder mehr Tagen mehr als 30 Minuten früher aufgewacht, als ich aufstehen musste. |
| ☐ | 2 | Ich bin fast immer mindestens eine Stunde früher aufgewacht, als ich aufstehen musste, aber nach einiger Zeit wieder eingeschlafen. |
| ☐ | 3 | Ich bin immer mindestens eine Stunde früher aufgewacht, als ich aufstehen musste, und konnte nicht wieder einschlafen. |
| 4 | | Zu viel Schlaf: |
| ☐ | 0 | Ich habe nicht mehr als 7–8 Stunden jede Nacht geschlafen und tagsüber kein Nickerchen gemacht. |
| ☐ | 1 | Ich habe in einem Zeitraum von 24 Stunden nicht mehr als 10 Stunden geschlafen, Nickerchen eingeschlossen. |
| ☐ | 2 | Ich habe in einem Zeitraum von 24 Stunden nicht mehr als 12 Stunden geschlafen, Nickerchen eingeschlossen. |
| ☐ | 3 | Ich habe in einem Zeitraum von 24 Stunden mehr als 12 Stunden geschlafen, Nickerchen eingeschlossen. |
| 5 | | Traurigkeit: |
| ☐ | 0 | Ich war nicht traurig. |
| ☐ | 1 | Ich war weniger als die Hälfte der Zeit traurig. |
| ☐ | 2 | Ich war mehr als die Hälfte der Zeit traurig. |

KURZINVENTAR DEPRESSIVER SYMPTOME (SELBSTBEURTEILUNG) (Fortsetzung)
(Deutsche Version des QIDS-SR-16; Quelle: www.ids-qids.org)

Kreuzen Sie bitte jeweils die Antwort an, die für die letzten sieben Tage am besten auf Sie zutrifft.

| | | |
|---|---|---|
| ☐ | 3 | Ich war fast immer traurig. |
| 6 | Verminderter Appetit: | |
| ☐ | 0 | Mein Appetit war unverändert. |
| ☐ | 1 | Ich habe weniger oft oder geringere Mengen gegessen als sonst. |
| ☐ | 2 | Ich habe viel weniger gegessen als sonst und nur, wenn ich mich dazu gezwungen habe. |
| ☐ | 3 | Ich habe in einem Zeitraum von 24 Stunden kaum gegessen und nur, wenn ich mich sehr dazu gezwungen habe oder andere mich dazu überredet haben. |
| 7 | Gesteigerter Appetit: | |
| ☐ | 0 | Mein Appetit war unverändert. |
| ☐ | 1 | Ich hatte das Bedürfnis, öfter zu essen als sonst. |
| ☐ | 2 | Ich habe öfter und/oder größere Mengen als sonst gegessen. |
| ☐ | 3 | Ich habe den Drang verspürt, sowohl zu den Mahlzeiten als auch zwischen den Mahlzeiten mehr als sonst zu essen. |
| 8 | Gewichtsabnahme (in den letzten zwei Wochen): | |
| ☐ | 0 | Mein Gewicht hat sich nicht verändert. |
| ☐ | 1 | Ich habe das Gefühl, dass ich ein wenig abgenommen habe. |
| ☐ | 2 | Ich habe 1 kg oder mehr abgenommen. |
| ☐ | 3 | Ich habe mehr als 2 kg abgenommen. |
| 9 | Gewichtszunahme (in den letzten zwei Wochen): | |
| ☐ | 0 | Mein Gewicht hat sich nicht verändert. |
| ☐ | 1 | Ich habe das Gefühl, dass ich ein wenig zugenommen habe. |
| ☐ | 2 | Ich habe 1 kg oder mehr zugenommen. |
| ☐ | 3 | Ich habe mehr als 2 kg zugenommen. |
| 10 | Konzentration/Entscheidungsfähigkeit: | |
| ☐ | 0 | Meine Fähigkeit, mich zu konzentrieren oder Entscheidungen zu treffen, war unverändert. |
| ☐ | 1 | Ich war manchmal unentschlossen oder habe festgestellt, dass meine Aufmerksamkeit abschweift. |
| ☐ | 2 | Ich musste mich meistens sehr anstrengen, um mich zu konzentrieren oder Entscheidungen zu treffen. |
| ☐ | 3 | Ich konnte mich nicht genug konzentrieren, um zu lesen, oder konnte nicht einmal unbedeutende Entscheidungen treffen. |
| 11 | Selbstbild: | |
| ☐ | 0 | Ich habe mich selbst als genauso wertvoll betrachtet wie andere Menschen. |
| ☐ | 1 | Ich habe mir öfter als sonst Vorwürfe gemacht. |
| ☐ | 2 | Ich bin mir ziemlich sicher, dass ich anderen Menschen Probleme bereitet habe. |
| ☐ | 3 | Ich habe fast ständig über große und kleine Fehler nachgedacht, die ich habe. |

KURZINVENTAR DEPRESSIVER SYMPTOME (SELBSTBEURTEILUNG) (Fortsetzung)
(Deutsche Version des QIDS-SR-16; Quelle: www.ids-qids.org)

Kreuzen Sie bitte jeweils die Antwort an, die für die letzten sieben Tage am besten auf Sie zutrifft.

| 12 | Gedanken an Tod oder Selbstmord: |
|---|---|
| ☐ 0 | Ich habe nicht an Selbstmord oder Tod gedacht. |
| ☐ 1 | Ich hatte das Gefühl, das Leben ist leer und habe mich gefragt, ob es lebenswert ist. |
| ☐ 2 | Ich habe mehrmals die Woche für einige Minuten an Selbstmord und Tod gedacht. |
| ☐ 3 | Ich habe mehrmals am Tag bis in Einzelheiten an Selbstmord oder Tod gedacht, oder genaue Selbstmordpläne gemacht, oder tatsächlich versucht, mir das Leben zu nehmen. |
| 13 | Allgemeines Interesse: |
| ☐ 0 | Mein Interesse an anderen Menschen oder an Tätigkeiten war unverändert. |
| ☐ 1 | Ich habe bemerkt, dass ich mich weniger für Menschen oder Tätigkeiten interessiere. |
| ☐ 2 | Ich habe festgestellt, dass ich nur noch an ein oder zwei von den Tätigkeiten Interesse habe, denen ich früher nachgegangen bin. |
| ☐ 3 | Ich hatte nahezu kein Interesse mehr an Tätigkeiten, denen ich früher nachgegangen bin. |
| 14 | Energie: |
| ☐ 0 | Meine Energie war unverändert. |
| ☐ 1 | Ich wurde schneller müde als sonst. |
| ☐ 2 | Ich musste mich sehr dazu zwingen, mit meinen Alltagstätigkeiten zu beginnen oder sie zu erledigen (z.B. Einkaufen, Kochen, Ausbildung oder zur Arbeit gehen). |
| ☐ 3 | Ich konnte die meisten meiner Alltagstätigkeiten wirklich nicht ausführen, weil mir einfach die Energie dazu fehlt. |
| 15 | Gefühl der Verlangsamung: |
| ☐ 0 | Ich denke, spreche und bewege mich so schnell wie immer. |
| ☐ 1 | Ich hatte das Gefühl, dass mein Denken verlangsamt ist oder dass meine Stimme monoton oder ausdruckslos klingt. |
| ☐ 2 | Auf die meisten Fragen konnte ich erst nach mehreren Sekunden antworten, und ich bin mir sicher, dass mein Denken verlangsamt war. |
| ☐ 3 | Ich konnte auf Fragen oft nur mit größter Mühe antworten. |
| 16 | Unruhe: |
| ☐ 0 | Ich war nicht unruhig. |
| ☐ 1 | Ich war oft zappelig, habe meine Hände geknetet oder musste beim Sitzen hin und her rutschen. |
| ☐ 2 | Ich hatte das plötzliche Bedürfnis, mich zu bewegen, und war ziemlich unruhig. |
| ☐ 3 | Manchmal konnte ich nicht sitzen bleiben und musste herumlaufen. |

## MAQ

Sofern Ihnen Ihr Arzt Arzneimittel wegen der Depression verordnet hat: wie oft haben Sie diese in der letzten Woche nicht eingenommen? (Jedes Mal, unabhängig davon, ob Sie es vergessen haben, die Tabletten nicht gefunden haben oder sich gegen die Einnahme entschieden haben). Bitte kreuzen Sie eine Möglichkeit an.

|____|  Niemals

|____|  Selten

|____|  Manchmal

|____|  Weniger als die Hälfte der Zeit

|____|  Etwa die Hälfte der Zeit

|____|  Etwas mehr als die Hälfte der Zeit

|____|  Fast die gesamte Zeit

|____|  Die ganze Zeit


## QIDS-SR-16 Auswertungsbogen

**Zur Auswertung des QIDS-SR-16:**

|____|  1. Geben Sie den höchsten Wert von einem der vier Schlafpunkte ein (1–4 oben)

|____|  2. Punkt 5

|____|  3. Geben Sie den höchsten Wert von einem der Punkte zu Appetit/Gewichtszunahme ein (6–9)

|____|  4. Punkt 10

|____|  5. Punkt 11

|____|  6. Punkt 12

|____|  7. Punkt 13

|____|  8. Punkt 14

|____|  9. Geben Sie den höchsten Wert von einem der beiden psychomotorischen Punkte ein (15 und 16)

|_____|  **Gesamtwert (Bereich: 0–27)**

# Literatur

1. American Psychiatric Association. Practice guideline for the treatment of patients with major depressive disorder (revision). Am J Psychiatry 2000;157(Suppl 4):1–45.
2. Rush AJ, Thase ME. Psychotherapies for Depressive Disorders: A Review. WPA Series in Evidence and Practice in Psychiatry, 2nd ed., Vol. 1: Depressive Disorders. Chichester, UK: Wiley 2002.
3. Depression Guideline Panel: Clinical Practice Guideline, No. 5: Depression in Primary Care, Vol. 2: Treatment of Major Depression. Rockville, MD: U.S. Department of Health and Human Services, Public Health Service, Agency for Health Care Policy and Research, AHCPR Publication No. 93-0551, 1993.
4. Depression Guideline Panel: Clinical Practice Guideline, No 5: Depression in Primary Care, Vol. 1: Detection and Diagnosis U.S. Department of Health and Human Services, Public Health Service, Agency for Health Care Policy and Research, AHCPR Publication No. 93-0550, 1993.
5. Fava M, Davidson KG. Definition and epidemiology of treatment-resistant depression. Psychiatr Clin North Am 1996;19:179–200.
6. Trivedi MH, Rush AJ, Crismon ML, et al. Clinical results for patients with major depressive disorder in the Texas Medication Algorithm Project. Arch Gen Psychiatry 2004;61(7):669–680.
7. Elkin I, Shea MT, Watkins JT, et al. National Institute of Mental Health Treatment of Depression Collaborative Research Program. General effectiveness of treatments. Arch Gen Psychiatry 1989;46:971–982.
8. Shea MT, Elkin I, Imber SD, et al. Course of depressive symptoms over follow-up. Findings from the National Institute of Mental Health Treatment of Depression Collaborative Research Program. Arch Gen Psychiatry 1992;49:782–787.
9. Ballenger JC. Clinical guidelines for establishing remission in patients with depression and anxiety J Clin Psychiatry 1999;60(Suppl22):29–34.
10. Bauer M, Whybrow PC, Angst F, et al. World Federation of Societies of Biological Psychiatry (WFSBP) guidelines for biological treatment of unipolar depressive disorders, Part 1: Acute and continuation treatment of major depressive disorder. World J Biol Psychiatry 2002;3:5–43.
11. Bauer M, Whybrow PC, Angst F, et al. World Federation of Societies of Biological Psychiatry (WFSBP) guidelines for biological treatment of unipolar depressive disorders, Part 2: Maintenance treatment of major depressive disorder and treatment of chronic depressive disorders and subthreshold depressions. World J Biol Psychiatry 2002;3:69–86.
12. Trivedi MH, DeBattista C, Fawcett J, et al. Developing treatment algorithms for unipolar depression in cyberspace: International Psychopharmacology Algorithm Project (IPAP). Psychopharmacol Bull 1998; 34:355–359.
13. Judd LL, Paulus MP, Wells KB, et al. Socioeconomic burden of subsyndromal depressive symptoms and major depression in a sample of the general population. Am J Psychiatry 1996;153:1411–1417.
14. Rush AJ, Trivedi MH. Treating depression to remission. Psychiatr Ann 1995;25:704–705, 709.
15. Mintz J, Mintz LI, Arruda MJ, et al. Treatments of depression and the functional capacity to work [published erratum appears in Arch Gen Psychiatry 1993 Mar;50(3):241]. Arch Gen Psychiatry 1992;49:761–768.

16. Rush AJ, Batey SR, Donahue RM, et al. Does pretreatment anxiety predict response to either bupropion SR or sertraline? J Affect Disord 2001;64 (1):81–87.

17. Lam RW, Kennedy SH. Evidence-based strategies for achieving and sustaining full remission in depression: Focus on meta-analyses. Can J Psychiatry 2004;49(3 Suppl 1):17S–26S.

18. Fava M, Uebelacker LA, Alpert JE, et al. Major depressive subtypes and treatment response. Biol Psychiatry 1997;42(7):568–576.

19. Ezquiaga E, Garcia A, Pallares T, et al. Psychosocial predictors of outcome in major depression: A prospective 12-month study. J Affect Disord 1999;52(1–3):209–216.

20. Iosifescu DV, Nierenberg AA, Alpert JE, et al. The impact of medical comorbidity on acute treatment in major depressive disorder Am J Psychiatry 2003;160(12):2122–2127.

21. Keitner GI, Ryan CE, Miller IW, et al. 12-month outcome of patients with major depression and comorbid psychiatric or medical illness (compound depression). Am J Psychiatry 1991;148:345–350.

22. Keller MB, Gelenberg AJ, Hirschfeld RM, et al. The treatment of chronic depression, part 2: A double-blind, randomized trial of sertraline and imipramine. J Clin Psychiatry 1998; 59(11):598–607.

23. Judd LL, Akiskal HS, Maser JD, et al. Major depressive disorder: A prospective study of residual subthreshold depressive symptoms as predictor of rapid relapse. J Affect Disord 1998; 50:97–108.

24. Paykel ES, Scott J, Teasdale JD, et al. Prevention of relapse in residual depression by cognitive therapy: A controlled trial. Arch Gen Psychiatry 1999;56(9):829–835.

25. Keller MB, McCullough JP, Klein DN, et al. A comparison of nefazodone, the cognitive behavioral-analysis system of psychotherapy, and their combination for the treatment of chronic depression. N Engl J Med 2000;342(20):1462–1470.

26. Rush AJ, Thase ME. Psychotherapies for depressive disorders: A review. In: Maj M, Sartorius N (eds.), WPA Series. Evidence and Experience in Psychiatry, Vol. 1. Depressive Disorders. Chichester, UK: Wiley, 1999, pp. 161–206.

27. Hollon SD, Jarrett RB, Nierenberg AA, et al. Psychotherapy and medication in the treatment of adult and geriatric depression: Which monotherapy or combined treatment? J Clin Psychiatry 2005;66(4):455–468.

28. Fava GA, Rafanelli C, Grandi S, et al. Prevention of recurrent depression with cognitive behavioral therapy: Preliminary findings. Arch Gen Psychiatry 1998;55:816–820.

29. Fava GA, Rafanelli C, Grandi S, et al. Six-year outcome for cognitive behavioral treatment of residual symptoms in major depression. Am J Psychiatry 1998;155(10):1443–1445.

30. Nemeroff CB, Heim CM, Thase ME, et al. Differential responses to psychotherapy versus pharmacotherapy in patients with chronic forms of major depression and childhood trauma. Proc Natl Acad Sci U S A 2003;100(24):14293–14296

31. Schulberg HC, Raue PJ, Rollman BL. The effectiveness of psychotherapy in treating depressive disorders in primary care practice: Clinical and cost perspectives. Gen Hosp Psychiatry 2002;24(4):203–212,

32. Sackeim HA, Keilp JG, Rush AJ, et al. The effects of vagus nerve stimulation on cognitive performance in patients with treatment-resistant depression Neuropsychiatry Neuro-

psychol Behav Neurol 2001;14 (1): 53–62.

33. Danish University Antidepressant Group. Citalopram: Clinical effect profile in comparison with clomipramine. A controlled multicenter study. Psychopharmacology (Berl) 1986;90(1):131–138.

34. Montgomery SA, Huusom AK, Bothmer J. A randomised study comparing escitalopram with venlafaxine XR in primary care patients with major depressive disorder. Neuropsychobiology 2004;50(1):57–64.

35. Bielski RJ, Ventura D, Chang CC. A double-blind comparison of escitalopram and venlafaxine extended release in the treatment of major depressive disorder. J Clin Psychiatry 2004;65(9):1190–1196.

36. Rush AJ, Kupfer DJ. Strategies and tactics in the treatment of depression. In: Gabbard GO, Atkinson SD (eds.), Treatments of Psychiatric Disorders, 2nd ed. Washington, DC: American Psychiatric Press, Vol. 1, 1995, pp. 1349–1368.

37. Nierenberg AA, Alpert JE, Pava J, et al. Course and treatment of atypical depression. J Clin Psychiatry 1998;59 (Suppl 18):5–9.

38. Lin EHB, Von Korff M, Katon W, et al. The role of the primary care physician in patients' adherence to antidepressant therapy. Med Care 1995; 33:67–74.

39. Medical Economics Company. Physicians' Desk Reference. Montvale, NJ: Medical Economics Company, 2004.

40. Evans DL, Charney DS. Mood disorders and medical illness: A major public health problem. Biol Psychiatry 2003;54(3):177–180.

41. Basco MR, Rush AJ. Compliance with pharmacotherapy in mood disorders. Psychiatr Ann 1995;25:269–270, 276, 278.

42. Preskorn SH, Lane RM. Sertraline 50 mg daily: The optimal dose in the treatment of depression. Int Clin Psychopharmacol 1995;10:129–141.

43. Kelsey JE. Dose-response relationship with venlafaxine. J Clin Psychopharmacol 1996;16(3 Suppl 2):21S–26S.

44. Fava M, Rosenbaum JF, Cohen L, et al. Highdose fluoxetine in the treatment of depressed patients not responsive to a standard dose of fluoxetine. J Affect Disord 1992;25:229–234.

45. Fava M, Rosenbaum JF, McGrath PJ, et al. Lithium and tricyclic augmentation of fluoxetine treatment for resistant major depression: A doubleblind, controlled study. Am J Psychiatry 1994;151(9):1372–1374.

46. Nierenberg AA, McLean NE, Alpert JE, et al. Early nonresponse to fluoxetine as a predictor of poor 8-week outcome. Am J Psychiatry 1995; 152:1500–1503.

47. Quitkin FM, Petkova E, McGrath PJ, et al. When should a trial of fluoxetine for major depression be declared failed? Am J Psychiatry 2003;160 (4):734–740.

48. Rush AJ, Bernstein IH, Trivedi MH et al. An evaluation of the Quick Inventory of Depressive Symptomatology and the Hamilton Rating Scale for Depression: a STAR*D report. Biol Psychiatry 2005; in press.

49. Sackeim HA. The definition and meaning of treatment-resistant depression. J Clin Psychiatry 2001;62(Suppl 16):10–17.

50. Thase ME, Rush AJ. When at first you don't succeed: Sequential strategies for antidepressant nonresponders. J Clin Psychiatry 1997;58(Suppl 13): 23–29.

51. Souery D, Amsterdam J, de Montigny C, et al. Treatment resistant depression: Methodological overview and operational criteria. Eur Neuropsychopharmacol 1999;9(1–2):83–91.

52. Fava M. Diagnosis and definition of treatment-resistant depression. Biol Psychiatry 2003;53(8):649–659.

53. Fava M, Rush AJ, Trivedi MH, et al. Background and rationale for the sequenced treatment alternatives to relieve depression (STAR*D) study. Psychiatr Clin North Am 2003;26(2):457–494.

54. Rush AJ, Crismon ML, Kashner TM, et al. Texas Medication Algorithm Project, phase 3 (TMAP-3): Rationale and study design. J Clin Psychiatry 2003;64(4):357–369.

55. Bakish D. New standard of depression treatment: Remission and full recovery. J Clin Psychiatry 2001;62 (Suppl 26):5–9.

56. Brown WA, Harrison W. Are patients who are intolerant to one serotonin selective reuptake inhibitor intolerant to another? J Clin Psychiatry 1995;56(1):30–34.

57. Zarate CA, Kando JC, Tohen M, et al. Does intolerance or lack of response with fluoxetine predict the same will happen with sertraline? J Clin Psychiatry 1996;57(2):67–71.

58. Thase ME, Blomgren SL, Birkett MA, et al. Fluoxetine treatment of patients with major depressive disorder who failed initial treatment with sertraline. J Clin Psychiatry 1997;58 (1):16–21.

59. Joffe RT, Levitt AJ, Sokolov ST, et al. Response to an open trial of a second SSRI in major depression. J Clin Psychiatry 1996;57(3):114–115.

60. McGrath PJ, Stewart JW, Nunes EN, et al. Treatment response of depressed outpatients unresponsive to both a tricyclic and a monoamine oxidase inhibitor antidepressant. J Clin Psychiatry 1994;55(8):336–339.

61. Poirier MF, Boyer P. Venlafaxine and paroxetine in treatment-resistant depression. Double-blind, randomised comparison. Br J Psychiatry 1999; 175:12–16.

62. Thase ME, Feighner JP, Lydiard RB. Citalopram treatment of fluoxetine nonresponders. J Clin Psychiatry 2001;62:683–687.

63. Thase ME, Ferguson JM, Lydiard RB, et al. Citalopram treatment of paroxetine-intolerant depressed patients. Depress Anxiety 2002;16:128–133.

64. Thase ME, Rush AJ, Howland RH, et al. Doubleblind switch study of imipramine or sertraline treatment of antidepressant-resistant chronic depression. Arch Gen Psychiatry 2002;59(3):233–239.

65. Fredman SJ, Fava M, Kienke AS, et al. Partial response, nonresponse, and relapse with selective serotonin reuptake inhibitors in major depression: A survey of current "next-step" practices. J Clin Psychiatry 2000;61 (6):403–408.

66. Lam RW, Hossie H, Solomons K, et al. Citalopram and bupropion-SR: Combining versus switching in patients with treatment-resistant depression. J Clin Psychiatry 2004;65(3):337–340.

67. Fava M, Papakostas GI, Petersen T, et al. Switching to bupropion in fluoxetine-resistant major depressive disorder. Ann Clin Psychiatry 2003;15 (1):17–22.

68 Nierenberg AA, Feighner JP, Rudolph R, et al. Venlafaxine for treatment-resistant unipolar depression. J Clin Psychopharmacol 1994;14:419–423.

69. de Montigny C, Silverstone PH, Debonnel G, et al. Venlafaxine in treatment-resistant major depression: A Canadian multicenter, open-label trial. J Clin Psychopharmacol 1999;19(5):401–406.

70. Fava M, Dunner DL, Greist JH, et al. Efficacy and safety of mirtazapine in major depressive disorder patients after SSRI treatment failure: An open-label trial. J Clin Psychiatry 2001; 62(6):413–420.

71. de Montigny C, Grunberg F, Mayer A, et al. Lithium induces rapid relief of depression in tricyclic antidepressant drug non-responders. Br J Psychiatry 1981;138:252–256.

72. Bauer M, Adli M, Baethge C, et al. Lithium augmentation therapy in refractory depression: Clinical evidence and neurobiological mechanisms. Can J Psychiatry 2003;48 (7):440–448.

73. Bauer M, Dopfmer S. Lithium augmentation in treatment-resistant depression: Meta-analysis of placebo-controlled studies. J Clin Psychopharmacol 1999;19(5):427–434.

74. Price LH, Charney DS, Heninger GR. Variability of response to lithium augmentation in refractory depression. Am J Psychiatry 1986;143 (11):1387–1392.

75. Bauer M, Bschor T, Kunz D, et al. Double-blind, placebo-controlled trial of the use of lithium to augment antidepressant medication in continuation treatment of unipolar major depression. Am J Psychiatry 2000; 157(9):1429–1435.

76. Katona CL, Abou-Saleh MT, Harrison DA, et al. Placebo-controlled trial of lithium augmentation of fluoxetine and Lofepramine. Br J Psychiatry 1995;166:80–86.

77. Zullino D, Baumann P. Lithium augmentation in depressive patients not responding to selective serotonin reuptake inhibitors. Pharmacopsychiatry 2001;34(4):119–127.

78. Nierenberg AA, Papakostas GI, Petersen T, et al. Lithium augmentation of nortriptyline for subjects resistant to multiple antidepressants. J Clin Psychopharmacol 2003;23(1):92–95.

79. Aronson R, Offman HJ, Joffe RT, et al. Triiodothyronine augmentation in the treatment of refractory depression. A meta-analysis. Arch Gen Psychiatry 1996;53(9):842–848.

80. Joffe RT. The use of thyroid supplements to augment antidepressant medication. J Clin Psychiatry 1998; 59(Suppl 5):26–29.

81. Gitlin MJ, Weiner H, Fairbanks L, et al. Failure of T3 to potentiate tricyclic antidepressant response. J Affect Disord 1987;13:267–272.

82. Joffe RT, Marriott M. Thyroid hormone levels and recurrence of major depression. Am J Psychiatry 2000; 157(10):1689–1691.

83. Joffe RT, Singer W, Levitt AJ, et al. A placebocontrolled comparison of lithium and triiodothyronine augmentation of tricyclic antidepressants in unipolar refractory depression. Arch Gen Psychiatry 1993;50 (5):387–393.

84. Berman RM, Darnell AM, Miller HL, et al. Effect of pindolol in hastening response to fluoxetine in the treatment of major depression: A double-blind, placebo-controlled trial. Am J Psychiatry 1997;154(1):37–43.

85. Perry EB, Berman RM, Sanacora G, et al. Pindolol augmentation in de pressed patients resistant to selective serotonin reuptake inhibitors: A double-blind, randomized, controlled trial J Clin Psychiatry 2004; 65(2):238–243.

86. Artigas F, Perez V, Alvarez E. Pindolol induces a rapid improvement of depressed patients treated with serotonin reuptake inhibitors. Arch Gen Psychiatry 1994;51(3):248–251.

87. Martinez D, Broft A, Laruelle M. Pindolol augmentation of antidepressant treatment: Recent contributions from brain imaging studies. Biol Psychiatry 2000;48(8):844–853.

88. Rabiner EA, Bhagwagar Z, Gunn RN, et al. Pindolol augmentation of selective serotonin reuptake inhibitors: PET evidence that the dose used in clinical trials is too low. Am J Psychiatry 2001;158(12):2080–2082.

89. Blier P, Bergeron R. Effectiveness of pindolol with selected antidepressant drugs in the treatment of major depression. J Clin Psychopharmacol 1995;15(3):217–222.

90. Harvey KV, Balon R. Augmentation with buspirone: A review. Ann Clin Psychiatry 1995;7:143–147.

91. Appelberg BG, Syvalahti EK, Koskinen TE, et al. Patients with severe depression may benefit from buspirone augmentation of selective serotonin reuptake inhibitors: Results from a placebocontrolled, randomized, double-blind, placebo wash-in study. J Clin Psychiatry 2001;62(6):448–452.

92. Landen M, Bjorling G, Agren H, et al. A randomized, double-blind, placebo-controlled trial of buspirone in combination with an SSRI in patients with treatment-refractory depression. J Clin Psychiatry 1998;59(12):664–668.

93. Nelson JC. Managing treatment-resistant major depression J Clin Psychiatry 2003;64(Suppl 1):5–12.

94. Feighner JP, Herbstein J, Damlouji N. Combined MAOI, TCA, and direct stimulant therapy of treatment-resistant depression. J Clin Psychiatry 1985;46(6):206–209.

95. Masand PS, Anand VS, Tanquary JF. Psychostimulant augmentation of second generation antidepressants: A case series. Depress Anxiety 1998; 7(2):89–91.

96. Markovitz PJ, Wagner S: An open-label trial of modafinil augmentation in patients with partial response to antidepressant therapy J Clin Psychopharmacol 2003;23(2):207–209.

97. DeBattista C, Doghramji K, Menza MA, et al. Adjunct modafinil for the short-term treatment of fatigue and sleepiness in patients with major depressive disorder: A preliminary double-blind, placebo-controlled study. J Clin Psychiatry 2003;64(9):1057–1064.

98. Shelton RC, Tollefson GD, Tohen M, et al. A novel augmentation strategy for treating resistant major depression. Am J Psychiatry 2001;158:131–134.

99. Zhang W, Perry KW, Wong DT, et al. Synergistic effects of olanzapine and other antipsychotic agents in combination with fluoxetine on norepinephrine and dopamine release in rat prefrontal cortex. Neuropsychopharmacology 2000;23:250–262.

100. O'Connor M, Silver H. Adding risperidone to selective serotonin reuptake inhibitor improves chronic depression. J Clin Psychopharmacol 1998;18(1):89–91.

101. Viner MW, Chen Y, Bakshi I, et al. Low-dose risperidone augmentation of antidepressants in nonpsychotic depressive disorders with suicidal ideation. J Clin Psychopharmacol 2003;23(1):104–106.

102. Dube S, Andersen S, Paul S. Meta-analysis of olanzapine-fluoxetine use in treatment-resistant depression (Abstract p. 1.021). J Eur Coll Neuropsychopharmacol 2002;12(Suppl 3): S182,

103. Papakostas GI, Petersen TJ, Nierenberg AA, et al. Ziprasidone augmentation of selective serotonin reuptake inhibitors (SSRIs) for SSRI-resistant major depressive disorder. J Clin Psychiatry 2004;65(2):217–221.

104. Bodkin JA, Lasser RA, Wines JD Jr., et al. Combining serotonin reuptake inhibitors and bupropion in partial responders to antidepressant monotherapy. J Clin Psychiatry 1997; 58:137–145.

105. Mischoulon D, Nierenberg AA, Kizilbash L, et al. Strategies for managing depression refractory to selective serotonin reuptake inhibitor treatment: A survey of clinicians. Can J Psychiatry 2000;45(5):476–481.

106. Ashton AK, Rosen RC: Bupropion as an antidote for serotonin reuptake inhibitor-induced sexual dysfunction. J Clin Psychiatry 1998;59 (3):112–115.
107. Grigoriadis S, Kennedy SH. Role of estrogen in the treatment of depression. Am J Ther 2002;9(6):503–509.
108. Shapira B, Oppenheim G, Zohar J, et al. Lack of efficacy of estrogen supplementation to imipramine in resistant female depressives. Biol Psychiatry 1985;20(5):576–579.
109. Zohar J, Shapira B, Oppenheim G, et al. Addition of estrogen to imipramine in female-resistant depressives. Psychopharmacol Bull 1985;21(3):705–706.
110. Amsterdam J, Garcia-Espana F, Fawcett J, et al. Fluoxetine efficacy in menopausal women with and without estrogen replacement. J Affect Disord 1999;55(1):11–17.
111. Rasgon NL, Altshuler LL, Fairbanks LA, et al. Estrogen replacement therapy in the treatment of major depressive disorder in perimenopausal women. J Clin Psychiatry 2002; 63(Suppl 7):45–48.
112. Schneider LS, Small GW, Hamilton SH, et al. Estrogen replacement and response to fluoxetine in a multicenter geriatric depression trial. Am J Geriatr Psychiatry 1997;5:97–106.
113. Schneider LS, Small GW, Clary CM. Estrogen replacement therapy and antidepressant response to sertraline in older depressed women. Am J Geriatr Psychiatry 2001;9(4):393–399.
114. Fava M, Borus JS, Alpert JE, et al. Folate, vitamin B12, and homocysteine in major depressive disorder. Am J Psychiatry 1997;154(3):426–428.
115. Taylor MJ, Carney S, Geddes J, et al. Folate for depressive disorders. Coch Database Syst Rev 2003;(2): CD003390.
116. Carpenter LL, Yasmin S, Price LH. A doubleblind, placebo-controlled study of antidepressant augmentation with mirtazapine. Biol Psychiatry 2002;51(2):183–188.
117. Nelson JC, Mazure CM, Bowers MB, et al. A preliminary open study of the combination of fluoxetine and desipramine for rapid treatment of major depression. Arch Gen Psychiatry 1991;48:303–307.
118. Fava M, Alpert J, Nierenberg A, et al. Doubleblind study of high-dose fluoxetine versus lithium or desipramine augmentation of fluoxetine in partial responders and nonresponders to fluoxetine. J Clin Psychopharmacol 2002;22(4):379–387.
119. Corrigan MH, Denahan AQ, Wright CE, et al. Comparison of pramipexole, fluoxetine, and placebo in patients with major depression. Depress Anxiety 2000;11(2):58–65.
120. Rektorova I, Rektor I, Bares M, et al. Pramipexole and pergolide in the treatment of depression in Parkinson's disease: A national multicentre prospective randomized study. Eur J Neurol 2003;10(4):399–406.
121. Sporn J, Ghaemi SN, Sambur MR, et al. Pramipexole augmentation in the treatment of unipolar and bipolar depression: A retrospective chart review. Ann Clin Psychiatry 2000; 12(3):137–140.
122. Lattanzi L, Dell'Osso L, Cassano P, et al. Pramipexole in treatment-resistant depression: A 16-week naturalistic study. Bipolar Disord 2002;4 (5):307–314.
123. Goldberg JF, Burdick KE, Endick CJ. Preliminary randomized, double-blind, placebo-controlled trial of pramipexole added to mood stabilizers for treatment-resistant bipolar depression. Am J Psychiatry 2004; 161(3):564–566.
124. Izumi T, Inoue T, Kitagawa N, et al. Open pergolide treatment of tricyclic

and heterocyclic antidepressant-resistant depression. J Affect Disord 2000;61(1–2):127–132.

125. Calabrese JR, Bowden CL, Sachs GS, et al. A double-blind placebo-controlled study of lamotrigine monotherapy in outpatients with bipolar I depression. Lamictal 602 Study Group. J Clin Psychiatry 1999;60:79–88.

126. Normann C, Hummel B, Scharer LO, et al. Lamotrigine as adjunct to paroxetine in acute depression: A placebo-controlled, double-blind study. J Clin Psychiatry 2002;63(4):337–344.

127. Barbosa L, Berk M, Vorster M. A double-blind, randomized, placebo-controlled trial of augmentation with lamotrigine or placebo in patients concomitantly treated with fluoxetine for resistant major depressive episodes. J Clin Psychiatry 2003;64 (4):403–407.

128. Ward E, King M, Lloyd M, et al. Randomised controlled trial of non-directive counselling, cognitive-behaviour therapy, and usual general practitioner care for patients with depression. I: Clinical effectiveness. Br Med J 2000;321(7273):1383–1388.

129. Paffenbarger RS Jr, Lee IM, Leung R. Physical activity and personal characteristics associated with depression and suicide in American college men. Acta Psychiatr Scand 1994; (Suppl 377):16–22.

130. Ruuskanen JM, Ruoppila I. Physical activity and psychological well-being among people aged 65 to 84 years. Age Ageing 1995;24(4):292–296.

131. Craft LL, Landers DM. The effects of exercise on clinical depression and depression resulting from mental illness: A meta-regression analysis. J Sport Exerc Psychol 2005;20:339–357.

132. North TC, McCullagh P, Tran ZV. Effect of exercise on depression. Exerc Sport Sci Rev 1990;18:379–415.

133. Lawlor DA, Hopker SW. The effectiveness of exercise as an intervention in the management of depression: Systematic review and metaregression analysis of randomised controlled trials. Br Med J 2001;322(7289):763–767.

134. Blumenthal JA, Babyak MA, Moore KA, et al. Effects of exercise training on older patients with major depression. Arch Intern Med 1999;159 (19):2349–2356.

135. Babyak M, Blumenthal JA, Herman S, et al. Exercise treatment for major depression: Maintenance of therapeutic benefit at 10 months. Psychosom Med 2000;62(5):633–638.

136. Mather AS, Rodriguez C, Guthrie MF, et al. Effects of exercise on depressive symptoms in older adults with poorly responsive depressive disorder: Randomised controlled trial. Br J Psychiatry 2002;180:411–415.

137. Schatzberg AF, Rush AJ, Arnow BA, et al. Chronic depression: medication (nefazodone) or psychotherapy (CBASP) is effective when the other is not. Arch Gen Psychiatry 2005; 62:513–520.

138. Thase ME, Greenhouse JB, Frank E, et al. Treatment of major depression with psychotherapy or psychotherapy-pharmacotherapy combinations. Arch Gen Psychiatry 1997;54 (11):1009–1015.

139. McCullough JP Jr. Treatment for Chronic depression: Cognitive-behavioral Analysis System of Psychotherapy. New York: Guilford, 2000.

140. de Jonghe F, Kool S, van Aalst G, et al. Combining psychotherapy and antidepressants in the treatment of depression. J Affect Disord 2001; 64:217–229.

141. Kupfer DJ, Frank E, Perel JM, et al. Five-year outcome for maintenance

therapies in recurrent depression. Arch Gen Psychiatry 1992;49:769–773.

142. Klerman GL, Weissman MM, Rounsaville BJ, et al. Interpersonal Psychotherapy of Depression. New York: Basic Books, 1984.

143. Kramer TL, Daniels AS, Zieman GL, et al. Psychiatric practice variations in the diagnosis and treatment of major depression. Psychiatr Serv 2000;51 (3):336–340.

144. Ornstein S, Stuart G, Jenkins R. Depression diagnoses and antidepressant use in primary care practices: A study from the Practice Partner Research Network (PPRNet). J Fam Pract 2000;49(1):68–72.

145. American Psychiatric Association. Practice guideline for major depressive disorder in adults. Am J Psychiatry 1993;150(Suppl 4):1–26.

146. Rush AJ, Fava M, Wisniewski SR, et al. Sequenced treatment alternatives to relieve depression (STAR*D): Rationale and design. Control Clin Trials 2004;25(1):119–142.

147. Rush AJ, Ryan ND. Current and emerging therapeutics for depression. In: Davis KL, Charney D, Coyle JT, (eds.), Neuropsychopharmacology. The Fifth Generation of Progress. Philadelphia, PA: Lippincott Williams & Wilkins, 2002, pp. 1081–1095.

148. Unützer J, Katon W, Callahan CM, et al. Collaborative care management of late-life depression in the primary care setting: A randomized controlled trial. JAMA 2002;288(22):2836–2845.

149. Adli M, Berghofer A, Linden M, et al. Effectiveness and feasibility of a standardized stepwise drug treatment regimen algorithm for inpatients with depressive disorders: Results of a 2-year observational algorithm study. J Clin Psychiatry 2002;63(9):782–790.

150. Katon W, Russo J, Von Korff M, et al. Long-term effects of a collaborative care intervention in persistently depressed primary care patients. J Gen Intern Med 2002;17(10):741–748.

151. Nezu AM, Nezu CM, Perri MG. Problem-Solving Therapy for Depression: Theory, Research, and Clinical Guidelines. New York: Wiley, 1989. 276. Miller AL, Chiles JA, Chiles JK, et al. The Texas Medication Algorithm Project (TMAP) schizophrenia algorithms. J Clin Psychiatry 1999; 60(10):649–657.

152. Bauer M, Hellweg R, Gräf KJ, Baumgartner A. Treatment of refractory depression with high-dose thyroxine. Neuropsychopharmacology 1998; 18:444–455.

153. Bauer M, Berghöfer A, Adli M (Hrsg.) Akute und therapieresistente Depressionen. Springer, Heidelberg, 2005.

154. Bauer M, Bschor T, Pfennig A, Whybrow PC, Angst J, Versiani M, Möller HJ. World Federation of Societies of Biological Psychiatry (WFSBP) guidelines for biological treatment of unipolar depressive disorders in primary care. World J Biol Psychiatr 2007; 8:67–104.

155. Crossley NA, Bauer M. Acceleration and augmentation of antidepressants with lithium for depressive disorders: Two meta-analyses of randomized controlled trials. J Clin Psychiatry 2007;68:935–940.

156. Sutej I, Wiethoff K, Neuhaus K, Bauer M. Pharmakotherapie und Psychotherapie bei unipolarer Depression – Ist die kombinierte Behandlung einer Monotherapie überlegen? Zeitschrift für Psychiatrie, Psychologie und Psychotherapie 2006;54:163–172.

157. Bauer M, Pfennig A, Linden M, Smolka MN, Neu P, Adli M. Efficacy of an algorithm-guided treatment compared to treatment as usual: a randomized controlled study of inpa-

tients with depression. 2007, in Review.

158. Knubben K, Reischies FM, Adli M, Schlattmann P, Bauer M, Dimeo Fernando. A randomized, controlled study on the effects of a short-term endurance training programme in patients with major depression. Br J Sports Med 2007;41:29–33.

159. Rush AJ, Trivedi MH, Wisniewski SR, Stewart JW, Nierenberg AA, Thase ME, Ritz L, Biggs MM, Warden D, Luther JF, Shores-Wilson K, Niederehe G, Fava M: Bupropion-SR, sertraline, or venlafaxine-XR after failure of SSRIs for depression. N Engl J Med 2006;354(12):1231–1242.

160. Trivedi MH, Fava M, Wisniewski SR, Thase ME, Quitkin F, Warden D, Ritz L, Nierenberg AA, Lebowitz BD, Biggs MM, Luther JF, Shores-Wilson K, Rush AJ: Medication augmentation after the failure of SSRIs for depression. N Engl J Med 2006;354 (12):1243–1252.

# 3 Psychotherapeutische Behandlung von Depression und bipolaren Störungen

BRAD A. ALFORD UND AARON T. BECK
FÜR DIE DEUTSCHE AUSGABE: ANKE ROHDE

Neben der Pharmakotherapie wurden bei der Behandlung der klinischen Depression auch psychologische Ansätze validiert. Zu den empirisch untersuchten Psychotherapien der Depression gehören die Verhaltenstherapie, die Interpersonelle Psychotherapie (IPT) und die kognitive Therapie (KT) [1]. In den folgenden Abschnitten beschreiben wir kurz jeden dieser Therapieansätze und widmen uns allgemeinen psychotherapeutischen Strategien. Der Abschnitt zu den Schlussfolgerungen gibt die kontrollierten Studien wieder, in denen psychologische und pharmakologische Therapien verglichen wurden.

## Verhaltenstheorien und -methoden

Es wurden mehrere behaviorale Theorien zur Depression aufgestellt. Zu den frühesten Theorien gehören diejenigen von Ferster [2], Seligman [3, 4] und Lewinsohn [5]. Vor kurzem entwickelte McCullough [6] ein „Cognitive Behavioral Analysis System of Psychotherapy (CBASP)."

Seligman stellte die These auf, dass das Phänomen der „erlernten Hilflosigkeit" in Tiermodellen der klinischen Depression des Menschen entspricht. Er stellte fest, dass ein gesunder Hund im Fluchtvermeidungtraining schnell lernt, einen Schock zu vermeiden, indem er sich auf die sichere Seite einer Transportbox bewegt. Allerdings verhielten sich Hunde, die vor dem Vermeidungstraining unvermeidbare Elektroschocks erhielten, anders. Sie versuchten erst gar nicht zu fliehen, sondern gaben auf und ertrugen die Schocks passiv.

Seligman analysierte ähnliche Studien an zahlreichen Tieren und beobachtete eine „erlernte Hilflosigkeit" bei „... Ratten, Katzen, Hunden, Fischen, Mäusen und Menschen" [4]. Auf dieser Grundlage stellte er die Hypothese auf, dass bestimmte verstärkende Ereignisse, wie unvermeidbare Bestrafung, ursächlich an der klinischen Depression beteiligt sind.

Auch die Konzepte von Ferster [2] und Lewinsohn [5] beziehen sich auf die grundlegenden behavioralen Prinzipien, die zur klinischen Depression beitragen. Ferster [2] stellte die Theorie auf, dass die Depression das Ergebnis einer geringeren Häufigkeit von „Anpassungsverhalten" ist oder durch ein Verhalten entsteht, das vermehrt zu verstärkenden Ergebnissen führt. Einfach gesagt weicht der Betroffene durch Vermeidungs- und Fluchtverhalten Situationen aus, in denen eine positive Verstärkung erzielt werden könnte. Umgekehrt entwickelt der Depressive in Situationen, die verstärkend wirken könnten, ein passi-

75

ves Verhaltensrepertoire, sodass er (wie beim Modell der erlernten Hilflosigkeit) der Bestrafung nicht entgeht.

Ähnlich wie in Fersters Theorie schlug auch Lewinsohn [5] vor, das theoretische operante behaviorale Konzept der „Verstärkung" bei der Betrachtung der Ursache der klinischen Depression anzuwenden. Er stellte für die Depression das Konzept auf, dass sie Folge einer „niedrigen Rate an Response-contingent[1]-positiver Verstärkung" sei oder begünstigt werde dadurch. Er verwandte dieses Basiskonstrukt zur Klärung weiterer Aspekte der klinischen Depression wie etwa der niedrigen Raten eines Verhaltens.

Zu den Einschränkungen der behavioralen Theorien gehört die Beobachtung, dass Verhaltensaspekte allein bislang nachweislich keine klinische Depression auslösen konnten. Außerdem kamen einige Untersucher zu dem Schluss, dass reine Verhaltensinterventionen bei der klinisch manifesten Depression nicht effektiv sind [7]. Daher berücksichtigen einige der umfassenden Veröffentlichungen zur Depression unter den entscheidenden ätiologischen und therapeutischen Ansätzen keine reinen behavioralen Theorien mehr [8].

Bei der Evaluation eher behavioral ausgerichteter Interventionen (die nicht intensiv untersucht wurden) bewährten sich diese üblicherweise in kontrollierten Studien [9]. Bei der Komponentenanalyse hat das theoretische Interesse an einem Element der kognitiven Therapie der Depression, der „behavioralen Aktivierung", wieder zugenommen. Allerdings ist es weiterhin schwierig, die kognitiven von den nicht kognitiven Prozessen zu trennen (Analyse in Hollon [9]). Das wichtige Thema der behavioralen Aktivierung greifen wir in dem Abschnitt zu den „Allgemeinen psychotherapeutischen Strategien" wieder auf.

## Interpersonelle Psychotherapie (IPT)

Beck [10] stellte bei seiner Analyse der Entwicklung der Depression die Theorie eines „zirkulären Feedback-Modells" zwischen Gedanken und Emotionen auf. Bei dieser Theorie führt eine unangenehme Lebenssituation zu Denkschemata, die zu Verlusten und negativen Erwartungen passen. Letztere werden aktiviert und stimulieren affektive Strukturen, die für das subjektive Gefühl der Depression verantwortlich sind. Die affektiven Strukturen unterhalten die Schemata, mit denen sie verbunden sind, und verstärken deren Aktivität. Somit führt die Interaktion zwischen den Schemata und den affektiven Strukturen zu einem reziproken Determinismus bei der Erzeugung des depressiven Syndroms [10].

Ähnlich wie diese Formulierung basiert die Interpersonelle Psychotherapie auf der Idee, dass negative Lebensereignisse zu affektiven Störungen führen können und umgekehrt [11]. Es wird eine interpersonelle Anamnese erhoben, und der Therapeut hat zwei Möglichkeiten, die depressiven Episoden zu erklären: (1) Indem er ein kürzliches Lebensereignis mit der akuten depressiven Episode in Verbindung bringt oder (2) eine affektive Episode mit einem negativen Einfluss

---

[1]  Response-contingent feedback = antwortabhängiges Feedback

auf die interpersonelle Kompetenz des Betroffenen, woraus Probleme und belastende Lebensereignisse resultieren [11–13].

Die manualisierte Behandlung besteht aus 12–16 wöchentlichen Sitzungen, die auf die Lösung einer interpersonellen Krise abzielen, wie etwa komplizierte Trauer, Rollenkonflikte, Rollenwechsel oder Defizite der Beziehungsfähigkeit. In den Sitzungen werden Zusammenhänge zwischen dem depressiven Affekt und wichtigen Lebensereignissen diskutiert. Der Therapeut bestärkt den Patienten, wenn er interpersonelle Schwierigkeiten meistert. Sofern derartige Auseinandersetzungen negativ verlaufen, erarbeitet der Therapeut mit dem Patienten Alternativen, wie dieser sich künftig in ähnlichen zwischenmenschlichen Situationen verhalten kann [11].

## Interpersonelle Psychotherapie (IPT) bei chronischer Depression

Markowitz [12] schlägt vor, die Interpersonelle Psychotherapie für die chronischen Formen der unipolaren Depression zu adaptieren. Dazu wird die Aufdeckung kürzlicher interpersoneller Lebensereignisse durch das Erkennen und die Lösung chronischer Defizite in den sozialen Fähigkeiten ersetzt. Die Betonung liegt auf dem Aufbau einer zwischenmenschlichen Funktionsfähigkeit. Nach den wenigen bislang dazu durchgeführten Studien, führt eine derartige Anpassung der Interpersonellen Psychotherapie zu nur mäßigen Vorteilen [12]. Diese Meinung wird auch von anderen Experten geteilt. So berichtet Eugene S. Paykel, einer der wichtigsten Teilnehmer der ursprünglichen Yale-Boston Collaborative Trial, dass der Vorläufer der Interpersonellen Psychotherapie Rezidive nicht verhindern konnte, die fortgesetzte Gabe von Antidepressiva hingegen schon [14].

Frank et al. führten eine Studie zur Prophylaxe depressiver Episoden mittels IPT durch [15]. In einer dreijährigen randomisierten Studie untersuchten sie 128 Patienten mit rezidivierender Depression, die mit IPT als Erhaltungstherapie behandelt wurden. Studienort war eine Spezialklinik mit mehr als zehnjähriger Erfahrung bei der Behandlung rezidivierender affektiver Störungen.

Alle Studienteilnehmer hatten zuvor auf eine Kombinationsbehandlung aus Imipramin und Interpersoneller Psychotherapie angesprochen. Imipramin reduzierte die Rezidivraten im Laufe der drei Jahre in einer Durchschnittsdosis von 200 mg um nur 22 %. Eine Langzeitform der Interpersonellen Psychotherapie allein führte zu einer Rezidivrate von etwa 61 % in den nachfolgenden drei Jahren. Die Kombination von Imipramin und Interpersoneller Psychotherapie als Langzeitbehandlung führte zu einer Rezidivrate von 24 % über drei Jahre. Bei Patienten, die keine Medikation erhielten, verlängerten monatliche IPT-Sitzungen die rezidivfreie Zeit um mehr als ein Jahr. Die Autoren kamen zu dem Ergebnis, dass die Imipramin-Behandlung hochsignifikant prophylaktisch wirkt, die monatliche Interpersonelle Psychotherapie mäßig präventiv [15].

## Interpersonelle Psychotherapie (IPT) bei Älteren

Hinrichsen [16] beschäftigt sich mit den Auswirkungen psychiatrischer Erkrankungen auf die familiären Beziehungen und stellt fest, dass interpersonelle Faktoren die Remission und die Rezidivraten beeinflussen können. Seiner Ansicht nach ist die Interpersonelle Psychotherapie eine vielversprechende Behandlungsoption der Depression im fortgeschrittenen Alter.

Bei der Erarbeitung von Therapievorgaben für die Anwendung der Interpersonellen Psychotherapie bei älteren Menschen verweist Hinrichsen auf Ergebnisse, die einen starken Zusammenhang zwischen geäußerten Emotionen („Expressed Emotions", wie z.B. kritische Äußerungen) und dem Verlauf der psychiatrischen Erkrankung belegen. Er betont insbesondere, dass sich Soziologen auf die im hohen Alter oft vorhandene „Rollenlosigkeit" und „Normenlosigkeit" konzentrieren. Dies wird analog zum Rollenwechsel in der IPT bewertet. In seiner geronto-psychiatrischen Klinik wird die Interpersonelle Psychotherapie genutzt, um Probleme bei Rollenwechsel und zwischenmenschlichen Beziehungen zu erfassen. Hinrichsen [16] berichtet bei mehreren Patienten über eine Abnahme der depressiven Symptome unter IPT, die auf diese Weise an das ältere Patientengut angepasst wurde.

## Expressed Emotions (EE) als Rezidivprädiktor

In Übereinstimmung mit der Interpersonellen Psychotherapie wurde eine interpersonelle Stresshypothese der Depressionsrezidive aufgestellt [17]. An einer klinischen Population wurden die Auswirkungen von zwischenmenschlichem Stress über den Lauf der Zeit empirisch überprüft.

Hayhurst et al. [17] stellten fest, dass zwei der vier Studien zu den Auswirkungen von Expressed Emotions (Kritik durch wichtige Familienmitglieder) bei akuter Depression einen positiven Zusammenhang zwischen EE und Rezidiv belegten. In ihrer Langzeitstudie [39] wurden depressive Patienten und ihre Partner alle drei Monate für etwa ein Jahr einzeln befragt.

Patienten, die sich vollständig erholten, hatten durchweg unproblematische Partner. Jene mit Residualsymptomen hatten mit einer gewissen Konsistenz eher kritische Partner. Allerdings wurde die kausale Ereignisabfolge infrage gestellt.

Hayhurst et al. [17] gingen nicht davon aus, dass Kritik zur Depression führt, sondern dass „... dauerhafte Kritik das Ergebnis einer dauerhaften Depression ist" (S. 442). Wie bei der Diskussion zur Entwicklung der Depression passt hier vermutlich die Idee eines „zirkulären Feedback-Modells" [10].

Die Wechselwirkung zwischen den negativen Auswirkungen der depressiven Stimmung auf wichtige Bezugspersonen sowie umgekehrt die Kritik von diesen Personen am Patienten stellt vermutlich das am besten definierte Modell der zwischenmenschlichen Interaktionen in dieser Studie dar. Somit wäre die Interaktion depressive Symptome ↔ Expressed Emotions (Kritik von Angehörigen).

# Kognitive Therapie

Beck beschrieb die theoretisch integrative Natur der kognitiven Therapie folgendermaßen: „Der Therapeut formuliert seinen therapeutischen Ansatz durch die Arbeit im Rahmen des kognitiven Modells abgestimmt auf die spezifischen Bedürfnisse des jeweiligen Patienten zum jeweiligen Zeitpunkt. Somit kann der Therapeut kognitive Vorgänge und/oder Strukturen modifizieren, obwohl er überwiegend behaviorale oder Emotionen induzierende Techniken anwendet." [18]

Die eklektischen Verfahren, die normalerweise bei der kognitiven Therapie Verwendung finden, werden nur gewählt, sofern die folgenden Kriterien erfüllt sind: (1) die Verfahren sind mit der kognitiven Theorie vereinbar; (2) es erfolgt eine umfassende kognitive Konzeptualisierung, um die Behandlung auf die introspektiven Grenzen des Patienten, seine Problemlösefähigkeiten usw. abzustimmen; (3) es werden die Grundsätze der geleiteten Aufdeckung und der kollaborativen Empirie angewandt; und (4) die Sitzungen erfolgen gemäß Standardstruktur, sofern es nicht Gründe dafür gibt, davon abzuweichen [19].

## Hauptbestandteile der kognitiven Therapie

Die kognitive Therapie ist die Anwendung der kognitiven Theorie für den jeweiligen Fall. Typischerweise verändert der Therapeut die aktuellen Gedankenabläufe mit dem Ziel der Symptomreduktion und korrigiert Überzeugungen, um Rezidive zu verhindern.

Beim Patienten angewandt werden folgende Hauptelemente: (1) kognitive Beurteilung, (2) Fallformulierung, (3) Behandlungsziele, (4) Psychoedukation, (5) Sammeln automatischer Gedanken und Überzeugungen, (6) logische Analyse, (7) Austesten von Kognitionen und dysfunktionellen Schemata, (8) Entwicklung von Hausaufgaben und (9) Behandlungsevaluation. Nach einer kurzen Analyse jeder dieser Komponenten werden wir darauf eingehen, wie die Theorie der kognitiven Therapie zur Modifikation bestimmter Aspekte der klinischen Depression eingesetzt wird.

Die kognitive Therapie besitzt zahlreiche zusammenhängende Bestandteile, wie das Herunterbrechen von Problemen zur Analyse in lösbare Einheiten. Die sokratische Methode erleichtert das Erreichen der therapeutischen Ziele, einschließlich (1) Aufdeckung negativer Einstellungen, (2) Herausstellen der dringendsten und zugänglichsten Probleme, (3) Entwicklung von Hausaufgaben, (4) Monitoring (Aufzeichnung) von Hausarbeiten zwischen den Therapiesitzungen und (5) Analyse von Problemen und Leistungen seit der letzten Sitzung [18].

Die latenten kognitiven Strukturen/Vorgänge, die an der klinischen Depression beteiligt sind, werden durch das Einwirken belastender Lebenssituationen aktiviert. Diese Elemente werden auf verschiedenartige Weise gezielt korrigiert:

Zunächst erfolgt eine kognitive Beurteilung, um Ausgangsinformationen zur Art der gestörten kognitiven Funktionen zu gewinnen, die korrigiert werden sollen. Es wird eine individuelle Fallanalyse erarbeitet, welche die anamnestischen Vorboten enthält, die mit der aktuellen Dysfunktion zusammenhängen. Durch die Fallanalyse klärt der Therapeut mit dem Patienten die dysfunktionalen Kognitionen, die in der Interaktion mit negativen Lebensereignissen depressive Symptome auslösen können.

Anschließend werden in Zusammenarbeit mit dem Patienten die Behandlungsziele formuliert. Die Psychoedukation ist ein essenzieller Teil der Behandlung. Tatsächlich kann die edukative Komponente mehrerer Psychotherapieverfahren die Bedenken des Patienten hinsichtlich der Bedeutung der depressiven Symptome reduzieren und somit die „Depression wegen der Depression".

Weitere essenzielle Bestandteile sind das Aufdecken negativer automatischer Gedanken und Überzeugungen. Der Depressive hat typischerweise absolute und beherrschende selbstbezogene Gedanken über sich selbst, die Welt und die Zukunft.

Oft werden positive selbstbezogene Informationen ausgeschlossen. Diese grundlegenden kognitiven Vorgänge werden durch die Zusammenarbeit von Therapeut und Patient aufgedeckt und individualisiert, indem negative Gedanken und Überzeugungen identifiziert werden, normalerweise mittels täglicher Aufzeichnungen zu dysfunktionalen Gedanken. Die Auswertung der Ergebnisse der „persönlichen Experimente" muss mittels logischer Analyse erfolgen. Derartige Experimente werden so angelegt, dass sie bestimmte negative automatische Gedanken testen/untersuchen, die im Rahmen der Gedankenaufzeichnung entdeckt wurden.

Hausaufgaben werden für jedes therapierelevante Problem entwickelt, sodass der Patient die Pozeduren der kognitiven Therapie unabhängig vom Therapeuten erlernt. Hausaufgaben erleichtern das Erlernen neuer Fähigkeiten sowohl auf intellektueller (rationaler) als auch auf Erfahrungsebene (automatische Verarbeitung). Die Patienten lernen, negativ belastete automatische Gedankengänge zu unterbrechen und eine „kontrollierte Verarbeitung" zu initiieren.

Schließlich erfolgt während und nach der kognitiven Therapie eine Behandlungsevaluation mittels standardisierter Tests, wie dem Beck Depressions-Inventar oder der Hopelessness-Scale und anderer psychometrischer Verfahren.

## Theorien über die Vorgänge bei Veränderungen

In der kognitiven Therapie werden die Patienten angeleitet, alternative Perspektiven und neue Konzepte zu für sie relevanten Lebensereignissen aufzustellen. Die Hartnäckigkeit, mit der an derartigen vorbelasteten Überzeugungen festgehalten wird, lässt sich am besten durch kollaborative Empirie überwinden. Der Patient nimmt unter Anleitung aktiv an der Testung der Hypothese teil. Hausaufgaben sind zur Testung negativer Gedanken und Überzeugungen unabdingbar.

Die kontrollierte Verarbeitung kann durch bestimmte Überzeugungen aktiviert werden (wie: *Ich weiß nicht, ich bin mir darüber nicht im Klaren*). Wie ein Personenforscher wird der depressive Patient dazu angeleitet (durch das Verhältnis mit seinem Therapeuten) Aspekte der Realität infrage zu stellen und zu klären, die zuvor Gegenstand der beeinträchtigten Verarbeitung waren. In der Psychotherapie wird die „Distanzierung" von dysfunktionellen Konzepten erleichtert. Dazu gehört die Fähigkeit, zwischen „ich glaube" (Meinung, die validiert wird) und „ich weiß" (unwiderrufbare Tatsache) zu unterscheiden [20]. Im Rahmen der kognitiven Therapie lernen die Patienten, dass sich der Gefühlszustand durch Änderung der Gedankeninhalte beeinflussen lässt.

Alle kognitiven Verfahren sind so angelegt, dass sie dysfunktionale Gedanken und Überzeugungen direkt oder indirekt aufdecken, testen und korrigieren. Dieses grundlegende Prinzip der kognitiven Therapie wurde wie folgt zusammengefasst: „... (die kognitive Therapie betont) die *empirische Untersuchung* der automatischen Gedanken, Annahmen, Schlussfolgerungen und Vermutungen des Patienten. Wir formulieren aus den gestörten Eindrücken und Überzeugungen des Patienten über sich selber, seinen Erfahrungen und seiner Zukunft Hypothesen, deren Validität anschließend systematisch validiert wird." [18]

## Behaviorale Aspekte der kognitiven Therapie

Von Anbeginn an umfasste die kognitive Therapie die etablierten behavioralen Prinzipien der operanten und klassischen Konditionierung [21]. Am deutlichsten wird dies vermutlich anhand der klinischen Verfahren zum besseren Einlassen auf die Umgebung, wie Handlungspläne und gestufte Aufgabenübernahme. Einer der zentralen Vorgänge der klinischen Depression ist das negative Selbstbild. Der depressive Patient übernimmt oft schnell die Schuld und Verantwortung bei negativen Ereignissen, die auf seinen angeblichen Mangel an Einsatz, Talent oder Fähigkeiten zurückgeführt werden. Das Verfahren der Reattribuierung lenkt die Aufmerksamkeit des depressiven Patienten auf alternative Erklärungen für Versagenssituationen und testet negative Formulierungen sowohl durch Hausaufgaben *(behaviorale* Tests*)* sowie durch eine vorausgehende und anschließend erfolgende logische Analyse.

## Handlungsplanung

Es gibt zahlreiche Verfahren zur Verbesserung der behavioralen Aktivierung und zur Modifikation des negativen Selbstbildes. Früh im Therapieverlauf können negative Denkinhalte dadurch beeinflusst werden, dass der Patient zur Teilnahme an konstruktiven Tätigkeiten ermuntert wird. *Handlungspläne* bekämpfen den Motivationsverlust, die Fixierung auf depressive Gedanken und negative Überzeugungen zu den persönlichen Fähigkeiten.

Die jeweilige Technik, die zur Zeitplanung des Patienten eingesetzt wird, erleichtert die Gegenwart und verhindert den Rückfall in die Inaktivität. Der Handlungsplan konzentriert sich auf spezifische zielgerichtete Aufgaben und stattet den Patienten und den Therapeuten mit bestimmten Daten darüber aus, wie sich die funktionellen Fähigkeiten des Patienten realistisch beurteilen lassen [18].

Vor dem Einsatz der Handlungsplanung sollte der Patient einige Grundlagen verstanden haben. Dazu gehören (1) der Gedanke, dass niemand alle seine Pläne verwirklichen kann; (2) die Zielsetzung, dass gehandelt wird, und nicht, dass möglichst viel erreicht wird; (3) die Akzeptanz der Tatsache, dass äußere, nicht kontrollierbare Faktoren (Unterbrechungen, Computer-/mechanisches Versagen) und subjektive Faktoren (Müdigkeit, Motivation) den Fortschritt bremsen können; und (4) die Notwendigkeit, Zeit für die Planung des nächsten Tages bereitzustellen. Diese Grundgedanken sollen negative Gedanken über das Erreichen des Planzieles verhindern. Durch die Planung von Aktivitäten „... stellt der Therapeut klar, dass der wichtigste Nutzen des Programms darin besteht, zu *beobachten* und nicht zu *evaluieren*, wie gut oder wie viel der Patient täglich aktiv ist" [18].

## Abgestufte Aufgabenzuweisung

Die Aktivitäten werden entweder als „Verpflichtung" (Leistung) oder „Vergnügen" (angenehme Gefühle) eingestuft. Diese Dimensionen werden auf einer Fünfpunkteskala eingestuft, wobei 0 keine Verpflichtung bedeutet (bzw. Vergnügen) und 5 maximale Verpflichtung (bzw. Vergnügen). Die abgestufte Aufgabenzuweisung verändert die Planung, indem der Patient *Teilerfolge* und ein *geringes Ausmaß* an Vergnügen erkennt und seine dichotomen (Alles-oder-nichts-)Gedanken aufgibt [18].

Wie bei der Handlungsplanung gibt es mehrere Möglichkeiten der abgestuften Aufgabenzuweisung wie: (1) Problemdefinition; (2) Aufgabenformulierung; (3) abgestufte Zuweisung von zunächst einfacheren und dann immer komplexeren Aktivitäten; (4) unmittelbare und direkte Beobachtung von Erfolgserlebnissen; (5) Verbalisierung der Zweifel und negativen Reaktionen des Patienten und Minimierung von Erreichtem; (6) Förderung einer realistischen Leistungseinstufung; (7) Betonung des Erreichens von Zielen als Leistung des Patienten; und (8) gemeinsame Aufstellung neuer, komplexerer Ziele [18]. Alle diese Verfahren reduzieren die Überzeugungen des Patienten hinsichtlich persönlicher Unzulänglichkeiten, indem korrigierende Erfahrungen gesammelt werden, die mithilfe des Therapeuten die Grundlage für eine realistischere Einschätzung von Seiten des Patienten bilden.

# Allgemeine psychotherapeutische Strategien

Thase et al. [22] schlugen anhand ihrer Analyse der gezielten antidepressiven Therapien (kognitiv, interpersonell und behavioral) mehrere allgemeine Leitlinien oder Grundlagen der psychotherapeutischen Intervention vor. Zu diesen von ihnen vorgeschlagenen Leitlinien gehören: (1) der Einsatz einer kollaborativen Therapiebeziehung mit dem Ziel der Entwicklung neuer Coping-Strategien; (2) Inkorporation anderer medizinsicher Modellbeispiele zur Behandlung chronischer Erkrankungen; (3) Rückmeldung darüber, was in der Vergangenheit nicht funktioniert hat bei gleichzeitigem Optimismus hinsichtlich der Möglichkeit einer Verbesserung; (4) Aufstellen abgestufter Kurzzeitziele mit abgestufter Aufgabenzuweisung; (5) falls erforderlich häufige Treffen mit kurzen Sitzungen; (6) Einsatz von Hausaufgaben und Übungen zur Verbesserung von Fähigkeiten; (7) Einbeziehung von Bezugspersonen zur Verbesserung der Zusammenarbeit und Angebot von Psychoedukation; (8) bei Erreichen der Kurzzeitziele Aufstellen mittelfristiger und längerfristiger Ziele; und (9) nach dem Ansprechen auf die Therapie Behandlung des Patienten für weitere vier bis sechs Monate.

Die Modifikation kognitiver Strukturen ist für den menschlichen Änderungsprozess unabdingbar. Allerdings können zahlreiche Interventionsstrategien (wie kognitive, behaviorale, Erfahrungs-, interpersonelle oder Pharmakotherapie) angewandt werden, um das fehlerhafte Informationsverarbeitungssystem zu beeinflussen, dass für die Ausprägung der Depression mitverantwortlich ist. Sobald nicht nur die negativen Gedanken, sondern auch die zugrunde liegenden Überzeugungen korrigiert sind, kommt es zur dauerhaften Heilung.

In diesem Abschnitt werden die allgemeinen kognitiven, interpersonellen und behavioralen Wege zur Korrektur einer gestörten Informationsverarbeitung dargestellt. In diesem Zusammenhang meint „Informationsverarbeitung" allgemein die Interpretation (und Selbstkonzepte) des eigenen Ich und der eigenen Erfahrungen. Die interpersonellen, kognitiven und behavioralen Aspekte der Änderung werden berücksichtigt.

Ein entscheidendes Merkmal bei der Bewertung von Überzeugungen ist die aktive Überwachung der bewussten Erfahrungen. Dabei wird die gezielte, überlegte Kontrollfunktion der bewussten Erfahrung betont [20, 23, 24]. Dieses Vorgehen ist durch die vermehrte Wahrnehmung der eigenen Erfahrungen und der Art, wie die Erfahrung organisiert oder strukturiert ist, gekennzeichnet und steht damit im Gegensatz zu den automatischen Prozessen, mit denen bei weniger bewusster Vermittlung vorgegangen wird.

Die Korrektur von Distress und dysfunktionalen emotionalen Zuständen und Syndromen kann mittels „Reattribuierung" erfolgen. Diese Form der Informationsverarbeitung ist durch die bewusste Wahrnehmung der eigenen Erfahrungen und der Art, wie die Erfahrung organisiert (konzeptionell strukturiert) ist, gekennzeichnet und steht damit im Gegensatz zum automatischen Ablauf, bei dem mit ungerichtetem Verhalten vorgegangen wird.

Beck et al. [18] deckten mehrere Wege auf, wie dies erleichtert wird, einschließlich der Beobachtung von negativen automatischen Gedanken; dem Aufdecken von Zusammenhängen zwischen Kognition, Affekt und Verhalten; der Untersuchung von Belegen für oder gegen spezifische Gedanken; den Austausch widersprüchlicher Wahrnehmung gegen realistische Interpretationen; das Erkennen und die Veränderung gestörter Überzeugungen. Allerdings kann die Korrektur störender dysfunktioneller emotionaler Zustände und Syndrome auf unterschiedlichem Wege aktiviert werden (z.B. kognitiv, behavioral, interpersonell). Wir betrachten nun die kognitive Modifikation interpersoneller Störungen bei der Behandlung der klinischen Depression.

## Modifikation interpersoneller Störungen

Thase et al. [22] liefern eine Analyse der psychosozialen Faktoren, welche die Behandlung der Depression beeinträchtigen können. Sie stellen fest, dass viele der wichtigen psychosozialen Faktoren, die ein schlechtes Ansprechen auf die Pharmakotherapie vorhersagen, psychotherapeutisch modifiziert werden können. Dazu gehören kognitive oder Persönlichkeitsfaktoren wie Neurotizismus oder Pessimismus. Auch andere Aspekte lassen sich – allerdings in geringerem Ausmaß – oft durch psychologische Therapien beeinflussen, wie etwa soziale Unterstützung, Stress im Allgemeinen und chronisches Pech [22].

Immer wieder auftretende dysthyme Verstimmung kann zu zwischenmenschlichen Problemen und zur Entwicklung eines „Teufelskreises" eskalieren. Beck [25] zitiert Banduras Arbeit und das Konzept des reziproken Determinismus zur Erklärung dieses Phänomens.

Das Verhalten einer Person beeinflusst das Verhalten anderer ihr gegenüber. Die zu Beginn einer Depression auftretenden Verhaltensänderungen können zwischenmenschliche Beziehungen beeinflussen und in der Folge die depressive Stimmung verstärken.

Das erste Glied der zur Depression führenden Kette können negative Reaktionen anderer sein, wie Ablehnung, oder negatives Verhalten der depressiven Person gegenüber anderen, wie etwa sozialer Rückzug.

Fast zwangsläufig führt der soziale Rückzug der depressiven Person zur Kritik oder Ablehnung durch Freunde und Angehörige. Dadurch können die Selbstkritik der depressiven Person und die negativen Einstellungen anderer zunehmen, sodass die interpersonellen Beziehungen weiter eingeschränkt werden und die negative kognitive Verarbeitung sich verstärkt. Dieser interpersonell-kognitive Teufelskreis kann eine Depression so deutlich verschlechtern, dass die Bezugspersonen nicht länger zum Betroffenen durchkommen und eine professionelle Behandlung erforderlich wird.

Natürlich trägt ein derartiger negativer Kreislauf vermutlich nur zu einigen Fällen der klinischen Depression bei, da individuelle Unterschiede hinsichtlich des Einflusses interpersoneller Faktoren auf das Funktionieren bestehen. Außerdem scheinen psychosoziale Ereignisse bei vielen Menschen nur eine geringe

Rolle bei der Entwicklung und Aufrechterhaltung einer Depression zu spielen [25].

Sofern die individuelle Falldarstellung eine entscheidende Rolle behavioraler/ interpersoneller Dysfunktionen vermuten lässt, arbeitet der kognitive Therapeut mit dem Patienten darauf hin, (1) dessen Wahrnehmung des Phänomens zu erhöhen, (2) entsprechende Übungen in die Hausaufgabenstellungen einzuarbeiten, und (3) ihn in der Entwicklung besserer Konzeptualisierungen anzuleiten im Vergleich zu den interpersonellen Schwierigkeiten, die der depressive Patient erlebt. Die Hausaufgaben umfassen beispielsweise relativ einfache Verhaltensübungen, wie das Herantreten an andere und die Teilnahme an kurzen Gesprächen.

Im Standardvorgehen bei kognitiver Therapie werden derartige Aufgaben abgestuft, sodass eine möglichst große Erfolgswahrscheinlichkeit besteht. Sofern der Therapeut das Konzept ausführlich erklärt und vermittelt, versteht der depressive Patient das Behandlungskonzept und hat somit einen Grund, bis zur Korrektur des „interpersonellen Teufelskreises" durchzuhalten, der die Depression verstärken kann. In Fällen mit Hinweisen auf eine Beteiligung psychosozialer Faktoren am Krankheitsgeschehen ist der Einsatz behavioraler und interpersoneller Techniken sinnvoll.

## Verhaltensaktivierung

Jacobson et al. [26] stellten fest, dass der Einsatz von nur einer Komponente der kognitiven Therapie, der „Verhaltensaktivierung", die negativen Gedankengänge und die dysfunktionellen Attribuierungen effektiver beeinflusste als die Anwendung der anderen kognitiven Therapieverfahren. Dies ist eine wichtige Feststellung, die an dieser Stelle theoretisch erörtert werden soll.

Eng mit der Verbesserung von Coping-Strategien und dem Erreichen von Therapiezielen ist die Reaktivierung des Interesses an früheren intrinsischen Lebenszielen des Patienten verbunden (oder die Entwicklung derartiger Ziele, sofern sie fehlen). Ein zentraler Aspekt der klinischen Depression ist der negative Einfluss auf zielorientiertes Handeln. Es wirkt motivationsfördernd, früher wichtige Ziele und Ambitionen zu verwirklichen.

Um das Interesse eines depressiven Patienten an früheren Zielen zu reaktivieren, eruieren Therapeut und Patient Verhaltensweisen, die früher "verstärkend" gewirkt haben (oder geschätzt wurden), die nun aber aufgrund des depressiven Zustandes vernachlässigt wurden, und diskutieren diese. Anschließend werden die vielen, typischerweise in den Hintergrund getretenen Ziele gemäß ihrer Priorität aufgelistet. Diese Interaktionen zwischen Therapeut und Patient tragen zur Refokussierung auf positive zielgerichtete Handlungen bei, von denen der depressive Patient (fälschlicherweise) oft annimmt, dass sie nicht länger möglich sind. Die Überprüfung der Umsetzbarkeit sowie praktische Übungen zwischen den Sitzungen tragen zur Entwicklung von Hoffnung und Findigkeit bei, welche bei der Überwindung der Depression helfen.

Gelegentlich ist es bei bestimmten Patienten möglich, im Rahmen der therapeutischen Beziehung bestimmte Vorschläge für Verhaltensänderungen zu unterbreiten, die von den Patienten ausgeführt werden, obwohl sie noch nicht davon überzeugt sind, dass dadurch die Depression gelindert werden kann. In diesen Fällen wird der Vorgang der therapeutischen Veränderung korrekter als Prozess der interindividuellen Einflussnahme bezeichnet, wobei der Patient der versuchsweisen Durchführung eines kognitiven Modells zustimmt, das vom Therapeuten empfohlen wurde.

Anders gesagt muss der Therapeut in einigen Fällen zur Erleichterung (oder *Aktivierung*) des zielgerichteten Verhaltens eines depressiven Patienten im Dialog mit diesem interpersonell Einfluss nehmen. Sofern der Patient einsichtsfähig ist und die Handlungen, die in der Vergangenheit befriedigend waren und stolz machten, durchführt, helfen die Ergebnisse bei der Widerlegung (oder Deaktivierung) der dysfunktionalen Kognitionen und erleichtern somit die Remission der depressiven Verstimmung.

In Analogie zur wissenschaftlichen Methode als solcher dient eine effektive Verhaltensaktivierung als Verfahren zur empirischen Überprüfung von Gedanken und Überzeugungen. Während der ersten Sitzungen im Rahmen der kognitiven Therapie wird ein Konzept der beim Patienten vorhandenen Probleme erarbeitet. Dabei müssen die wichtigsten Punkte und Therapieziele identifiziert werden. Zu diesem Zeitpunkt werden in der Therapie – wie bei den einleitenden Abschnitten wissenschaftlicher Arbeiten – klare, *operationale* Fragen aufgestellt.

Die Operationalisierung relevanter Hypothesen kann kurz sein und nur wenige Minuten in Anspruch nehmen oder weitaus länger dauern. In jedem Fall muss der Prozess so angelegt sein, dass geeignete Methoden zur Testung spezifischer Hypothesen erfolgen können. Der aktuelle Test erfordert etwas Ähnliches wie bei dem von Jacobson et al. [26] als Verhaltensaktivierung bezeichneten Vorgehen. Sowohl für den wissenschaftlich Tätigen als auch für das Team aus kognitivem Therapeuten und Patient besteht der entscheidende Test für einen in diesem Stadium erfolgreichen Prozess darin, ob vernünftige Hypothesen aufgestellt werden und im nächsten logischen Schritt überprüft werden können, also die Entwicklung geeigneter Verfahren zur Evaluation der Fragen.

Insgesamt sind demnach zur Überprüfung von Überzeugungen und Hypothesen Verhaltensüberprüfungen erforderlich *(Experimente)* [21]. Dem Patienten wird verdeutlicht, dass eine Hypothese niemals einfach „falsch" oder „richtig" ist und dass es bei fehlendem Beweis von Vorteil ist, die eigenen vorgefassten Ideen infrage zu stellen. Auf diese Weise wird dem Patienten vermittelt, was es heißt, offen für Beobachtungen zu sein. Der Lerneffekt, der aus der Bereitschaft zur Anpassung an neue Informationen resultieren kann (statt dem Einpassen von Beobachtungen in existierende Modelle), wird besprochen. Der Patient lernt, dass Verhaltensexperimente zur Überprüfung von Ideen erforderlich sind.

## Modifikation kognitiver Funktionen

Hartlage et al. [27] identifizierten mehrere theoretische Vorgänge, über welche negative automatische Gedanken korrigiert werden können. Dazu gehören die Änderung automatisch erzeugter selbstbezogener Inhalte von negativ zu positiv, die Deaktivierung negativer selbstbezogener Inhalte durch Stressminderung und das Erlernen kompensatorischer Fähigkeiten. Sie betonen, dass die Veränderung der Bewertung automatisch verarbeiteter selbstbezogener Inhalte von negativ zu positiv oft nicht einfach zu erreichen ist, und schlagen bestimmte Verfahren vor, die dabei helfen sollen.

Zur Deaktivierung negativer selbstbezogener Inhalte durch Stressabbau schlagen sie die Verwendung von organisatorischen Fähigkeiten, Problemlösestrategien und die Unterscheidung vergangener von aktuellen Situationen vor (um eine Übergeneralisierung zu reduzieren) sowie die Konzentration auf anderes, um die negative selbstgerichtete Aufmerksamkeit abzuschwächen. Bei der Analyse, wie kompensatorische Fähigkeiten trainiert werden können, schließen sie die Evaluation automatischer Gedanken ein, die Korrektur von Vorurteilen bei der Informationsverarbeitung, die Anwendung von Reattribuierungen sowie ein Training zum Erkennen der automatischen (und somit rezidivierenden) Natur von Vorurteilen [27].

Alle dargestellten Verfahren sind oft bei der Modifikation einer beeinträchtigten kognitiven Verarbeitung von Nutzen. In den folgenden Abschnitten konzentrieren wir uns auf die folgenden: (1) die Deaktivierung hypervalenter Abläufe, (2) die Modifikation schematischer Inhalte und (3) die Reaktivierung kompensatorischer Schemata.

## Deaktivierung hypervalenter Schemata

Aus vorausgegangenen Erfahrungen entwickelte Schemata dienen der Organisation einkommender Informationen in Bezug auf das eigene Selbst und den Kontext. Diese Inhalte, die sich im Bewusstseinsstrom als verbale oder bildhafte "Ereignisse" darstellen, beeinflussen Affekt und Verhalten.

Bei der klinischen Depression besteht eine voreingenommene kognitive Verarbeitung, welche die dysfunktionelle Stimmung unterhält. Eine grundlegende Strategie bei der Korrektur dieser Voreingenommenheit ist die Deaktivierung der spezifischen Schemata, die mit dem manifesten Syndrom assoziiert sind.

Zu den bei Depression aktivierten personalisierten Konzepten gehören die folgenden thematischen Inhalte: niedriges Selbstwertgefühl, Gefühl der Mutlosigkeit, Selbstkritik und Schuldgefühle, überwältigende Probleme und Pflichten, Selbstbeherrschung und Verlust der Selbstkontrolle sowie Flucht- und Suizidwünsche. Die voreingenommene kognitive Verarbeitung umfasst (unter anderem) willkürliche Schlussfolgerungen, selektive Abstraktion, Übergeneralisierung, Aufwertung, Abwertung sowie falsche Zuordnung [10].

Die Schemata besitzen mehrere Eigenschaften wie (1) Atmung, (2) Flexibilität oder Rigidität, und (3) Dichte [28]. Außerdem unterscheiden sie sich dahingehend, dass sie aktiv oder latent sind – ein Merkmal, das für die Deaktivierung dysfunktioneller Schemata von Bedeutung ist.

Zur kognitiven Therapie gehört die Anwendung kontrollierter strategischer Prozesse, um die ursprünglich negative automatische Verarbeitung zu bekämpfen. Unter den Deaktivierungsschemata setzt ein Verfahren die Neuausrichtung der Aufmerksamkeit ein (Refokussierung). Durch die Deaktivierung eines Schemas wird die Aufmerksamkeit des Patienten von einer bestimmten Betrachtungsweise abgelenkt. Durch „Umleitung" der Aufmerksamkeit auf eine andere Aufgabe oder einen anderen Fokus wird das überaktive Schema beendet.

Außerdem können voreingenommene Verarbeitungsschemata durch „behaviorale" Verfahren wie die Änderung der Umgebung (Kontext) deaktiviert werden, sodass andere, adaptivere kognitive Prozesse aktiviert werden. Für eine dauerhafte Besserung ist es jedoch erforderlich, den schematischen Inhalt direkt zu modifizieren oder „umzustrukturieren", womit wir uns im nächsten Punkt befassen.

## Modifikation schematischer Abläufe

Eine der Möglichkeiten, wie die psychologische Behandlung vermutlich zur Änderung führt, ist durch die Modifikation der Inhalte der Schemata. Der Therapeut konzentriert sich auf die Gedanken und Vorstellungen des Patienten. Dazu gehören typischerweise ein niedriges Selbstwertgefühl, Gefühl der Machtlosigkeit, Selbstkritik und Schuldzuweisung, das Gefühl überwältigender Probleme und Verpflichtungen, Selbstbeherrschung und -beschränkung, Fluchtgedanken sowie gelegentlich Suizidgedanken.

Die mit der Depression assoziierten Gedanken spiegeln allgemein die Überzeugungen der eigenen Unzulänglichkeit, Unattraktivität, Versagen bei der Pflichterfüllung und soziale Ausgrenzung des Patienten wider. Diese stereotypen Reaktionen müssen ausgeschaltet werden, um den ausgesprochen starken negativen Affekt zu reduzieren, damit der Patient sich auf seine aktuellen, realen Probleme konzentrieren kann.

Derartige Denkinhalte können nur von erfahrenen Therapeuten beeinflusst werden. Zunächst müssen die entscheidenden Gedanken und Überzeugungen aufgedeckt werden. Da die Wahrnehmung des depressiven Patienten jedoch automatisiert, gewohnheitsmäßig und subjektiv plausibel abläuft, stellt er deren Validität nur selten selbst infrage [18].

## Negative kognitive Verarbeitung

Bei der klinischen Depression verläuft die kognitive Verarbeitung relativ undifferenziert. Beck et al. [18] beobachteten, dass die Realität bei Depression „primitiv" kognitiv organisiert ist. Lebensereignisse werden nur grob und global bewertet. Die Beurteilung ist extrem, negativ, kategorisch, absolut und vorgefasst, sodass es zu einer extrem negativen emotionalen Reaktion kommt.

Im Gegensatz dazu fügt eine reifere Denkweise Lebensereignisse in mehrere Dimensionen oder Qualitäten ein und nicht in eine einzige Kategorie. Eine reife Verarbeitung erfolgt allgemein quantitativ und nicht nur qualitativ und mit relativen statt absoluten Standards. Anpassungsfähiges Denken ist durch eine größere Komplexität und Variabilität gekennzeichnet, während das ursprüngliche Denken die Vielfältigkeit menschlicher Erfahrungen auf ein paar grobe Kategorien reduziert [18].

Gedanken werden bei klinischer Depression eher als Tatsachen betrachtet als bei nicht depressiven Menschen. Die negative Voreingenommenheit exazerbiert, wenn der Patient sich gemäß seiner voreingenommenen Denkweise verhält. Durch Abwandlung der negativen kognitiven Verarbeitung bessert der Patient Aufmerksamkeit und Fertigkeiten, um die Verbindungen zwischen bestimmten Wahrnehmungen und schmerzhaften Affekten besser zu erkennen.

Zwei kognitive Standardverfahren wurden so angelegt, dass sie die Fähigkeit des Patienten zur objektiveren Wahrnehmung erhöhen. Dazu gehören die *Reattribuierung* und die *alternative Konzeptualisierung*. Diese Verfahren vermitteln die Fähigkeiten der empirischen Überprüfung von Hypothesen, sodass der Patient lernt, sich von Gedanken zu "distanzieren" oder Gedanken als psychische Ereignisse zu betrachten [18, 29]. Initiales Ziel ist die Korrektur der aktuellen Denkvorgänge, um eine sofortige Linderung der Symptome zu erzielen. Anschließend untersucht der Therapeut gemeinsam mit dem Patienten erneut dysfunktionelle Überzeugungen, um einen Rückfall zu verhindern.

## Reaktivierung kompensatorischer Schemata

In diesem Abschnitt betrachten wir, wie die kognitive Therapie zur Reaktivierung kompensatorischer (positiver) Schemata angewandt werden kann.

Eine Hypothese, die Gegenstand empirischer Untersuchungen war, ist, ob die Depression eine positive Selbsteinstellung ausschließt. Eine weitere besteht darin, dass die Depression durch eine selektive Voreingenommenheit hinsichtlich affektkongruenter, negativer, selbstbezogener Informationen gekennzeichnet ist, die mit den aktuellen Lebensinhalten zusammenhängen. An dieser Stelle betrachten wir die Möglichkeiten, mittels deren der kognitive Therapeut diesen Aspekt des depressiven Phänomens typischerweise behandelt.

Die im Folgenden aufgezählten Erfahrungen aus Hausaufgaben dienen zur Aktivierung oder Entwicklung kompensatorischer Schemata: (1) Widerlegung der negativen Vorannahmen des Patienten; (2) spezifisches Coping und Erfolgserlebnisse; (3) Befreiung aus negativen Umständen; (4) positive Selbstaufmerksamkeit, (5) Modifikation von behavioralen/interpersonellen Dysfunktionen. Wir führen nun aus, wie die Therapie in jedem dieser spezifischen defizitären Bereiche kompensatorische Schemata aktivieren kann.

## Negative Vorannahmen entaktualisieren

In Übereinstimmung mit der kognitiven Negativitätshypothese wurde festgestellt, dass depressive Menschen negative Aussagen über ihre Zukunft machen [30]. Daher besteht eine kognitive Standardtherapie auch in der Stärkung kompensatorischer Fähigkeiten in diesem wichtigen Bereich.

Das fragliche kognitive Defizit ist die Unfähigkeit, ein positives Ergebnis anzuerkennen oder sich vorzustellen. Der Depressive trifft typischerweise negative Voraussagen, welche eine Beteiligung an den erforderlichen Handlungen ausschließen oder als sinnlos erscheinen lassen.

Beispielsweise geht der Betroffene bei Beginn romantischer Beziehungen von einer Zurückweisung aus. Dadurch wird die Wahrscheinlichkeit reduziert, dass er (a) Gespräche beginnt, (b) in Fällen, wo eventuell ein entsprechender Kontakt möglich ist, zu intimeren Gesprächsthemen übergeht, und (c) persönliches romantisches Interesse an möglichen Partnern zeigt.

Zur Aktivierung kompensatorischer Schemata, die bereits (allerdings latent) vorhanden sein können, stehen dem kognitiven Therapeuten mehrere mögliche Strategien zur Verfügung. So kann in einem sokratischen Dialog versucht werden, vorherige Beziehungen zu ergründen (sofern vorhanden). Der Therapeut löst Erinnerungen an Reaktionen auf frühere Bemühungen zur Gesprächsaufnahme aus. Bei den so provozierten Erinnerungen geht es natürlich selektiv um vorausgegangene Situationen, in denen erfolgreich eine romantische Beziehung aufgenommen wurde. In dieser Hinsicht greift der Therapeut direktiv ein, indem er den Patienten rasch von unangenehmen hin zu nützlichen Erinnerungen führt.

Sofern das Vorgehen bei der Befragung erfolgreich ist (zu Ergebnissen führt, welche die "Übergeneralisierung" negativer Annahmen widerlegen), wird die Aufmerksamkeit auf dieses spezifische Beispiel aus der Anamnese des Patienten gelenkt. Ähnlich würde auf andere Aspekte, wie vermehrte Intimität in Gesprächen und das Zeigen von persönlichem romantischem Interesse, fokussiert.

In Fällen ohne positive Erfahrungen, auf die zurückgegriffen werden kann, versucht der Therapeut, kompensatorische Strategien zu entwickeln. Beim bereits erwähnten depressiven Patienten, der von einer Zurückweisung ausgeht und keine spezifischen positiven Erinnerungen besitzt, kann während der Sitzung eine positive Vorstellung vermittelt werden, dies kann dann auch Thema der Hausaufgabe sein. Dafür können beispielsweise Szenen Grundlage sein, die der Patient im realen Leben, im Theater oder in Filmen beobachtet hat. Somit können durch das Nachempfinden kompensatorische Schemata entwickelt werden. Auch persönliche spezifische Vorstellungen der erwünschten Erfahrungen können einfließen.

## Bewältigung und Erfolgserlebnisse

Therapeut und Patient arbeiten zusammen darauf hin, dass Anzahl und Qualität der Erfolgserlebnisse und Bewältigungserfahrungen im Alltag des Patienten zunehmen. Die miteinander zusammenhängenden Prozesse (1) Deaktivierung von Dysfunktionen, (2) Modifikation schematischer Inhalte sowie (3) Aktivierung kompensatorischer Schemata können mit dieser Strategie gleichzeitig erreicht werden.

Natürlich gibt es genauso viele Möglichkeiten zur kreativen Verstärkung von Erfahrungen, wie es Therapeuten sowie Situationen und Eigenschaften von Patienten gibt. Die angewandte Psychotherapie ist für jeden Patient und Therapeuten einzigartig.

Trotz der vorgenannten Punkte besteht ein Weg, den kognitive Therapeuten (insbesondere) zur Verstärkung von Bewältigungsstrategien und Erfolgserlebnissen entwickelt haben, in der *Vorgabe von Aktivitäten mit abgestufter Aufgabenstellung*. Nach diesem klassischen Ansatz stellen Therapeut und Patient gemeinsam fest, welche Handlungen in der Vergangenheit ein Gefühl von Erfolg und Stolz beim Patienten hervorgerufen haben. Anschließend werden diese Aktivitäten eindeutig spezifischen Tagen und Zeitpunkten im Laufe der Woche zugeteilt, wobei die Anweisungen zunächst einfach und später immer schwieriger gewählt werden. Auch die für die jeweilige Handlung erforderliche Zeit muss berücksichtigt werden, indem zunächst mehr Zeit eingeplant wird, während die eingeplante Zeit am Ende der Therapie immer kürzer sein kann. Die Aufgaben sind so organisiert, dass der Patient sie nicht als Belastung empfindet, da dies entmutigend wirken würde.

## Modifikation negativer Umstände

Menschen, die unter einer klinischen Depression leiden, geben typischerweise an, dass sie Opfer zahlreicher negativer Umstände sind, denen oft die Schuld an den depressiven Symptomen zugewiesen wird. In vielen Fällen können die Bewertungen dieser Patienten korrigiert werden. Man geht davon aus, dass die depressive Verstimmung ein atavistischer Überlebensmechanismus ist, der in der aktuellen Umgebung aktiviert wird, wo sein ursprünglicher Nutzen (Schonung von Ressourcen) nunmehr eher kontraproduktiv denn sinnvoll ist.

Daraus folgt, dass der kognitive Therapeut gemeinsam mit dem Patienten das Ausmaß abklären muss, in dem Situationen unvermeidbar negativ sind, bzw. ob sie übertrieben wahrgenommen oder durch Voreingenommenheit die negative Bewertung erst herbeigeführt wird. So führt das Ende einer Beziehung allgemein nicht nur zu einem Verlust, sondern eröffnet auch die Möglichkeit für alternative (möglicherweise angenehmere) Beziehungen. Manchmal lässt sich der depressive Patient durch die Erkundung neuer Wege zum Verstehen aus für ihn subjektiv verheerenden negativen Umständen herauslösen, die eine depressive Reaktion oder Interpretation ausgelöst haben.

Natürlich gibt es Fälle, in denen sich der depressive Patient tatsächlich in einer negativen Situation befindet. In diesen Fällen müssen der kognitive Therapeut und der Patient gemeinsam auf eine Bewältigung hinarbeiten. Dabei betont die therapeutische Arbeit den Lernvorgang, bei dem die Unzulänglichkeiten der eigenen Lebensumstände akzeptiert werden, die Aufmerksamkeit auf vergangene oder aktuelle positive Aspekte des Lebens gelenkt wird und Verhaltensstrategien angewandt werden, die bei der Bewältigung der spezifischen Belastungssituation helfen.

## Positive Selbstwahrnehmung

Ein zentraler ätiologischer Prozess bei der Depression ist die negative eigene Wahrnehmung bzw. das negative Selbstbild. Die Korrektur des negativen Selbstbildes ist ein wichtiger therapeutischer Inhalt. Ein Ansatz besteht in der Herbeiführung einer häufigeren und längeren positiven selbstfokussierten Aufmerksamkeit.

Therapeut und Patient können mehrere Strategien anwenden, um die Wahrnehmung positiver Aspekte des Selbst zu verstärken. Dadurch wird die Tendenz der depressiven Patienten bekämpft, nach Informationen zu suchen, die zu einem ungünstigen Selbstbild führen.

Die Verhaltensübungen, die in den vorausgegangenen Abschnitten dargestellt wurden, eröffnen den Patienten Möglichkeiten, sich selbst in einem positiveren Licht zu sehen und somit ihr negatives Selbstbild zu modifizieren. Daher sind derartige handlungsorientierte Strategien ein integraler Bestandteil der Therapie von depressiven Patienten.

# Interpersonelle Aspekte der Änderung

Für mehrere Aspekte der Beziehung zwischen Therapeut und Patient wurde gezeigt, dass sie wichtig für eine Vorhersage des Therapieergebnisses sind, wie therapeutisches Bündnis, Empathie, Übereinstimmung hinsichtlich der Ziele und Zusammenarbeit [31].

Die therapeutische Interaktion (kognitiver, behavioraler, emotionaler Austausch) zwischen Therapeut und Patient bildet die „therapeutische Beziehung" [32]. Die idiosynkrate, relativ autonome Natur der voreingenommen Wahrnehmung des depressiven Patienten kann die Entwicklung einer therapeutischen Beziehung erschweren. Beck et al. [18] erklärten diese Divergenz, indem sie die depressive Person als rein „zerebrales" Wesen bezeichneten, das zwar die Pointe erkennt, aber nicht belustigt ist; das positive Aspekte von Bezugspersonen ohne jegliche Zufriedenheit beschreibt; das zwar seine Lieblingsspeise oder Lieblingsmusik erkennt, sich daran aber nicht freut [18].

Zur Überwindung dieser Voreingenommenheit schlugen Beck et al. [18] vor, dass der Therapeut während der Therapie bestimmte Grundlagen berücksichtigt. Eine davon ist, dass die Weltanschauung des depressiven Patienten (negative Gedanken und Überzeugungen) für den Patienten als sinnvoll erscheint, während sie für den Therapeuten oft nahezu unbegreiflich ist.

Der Umstand, dass die subjektiven Wahrnehmungen für den Patienten plausibel erscheinen, wirkt sich auf das therapeutische Vorgehen aus, da die prädisponierenden Überzeugungen geändert werden sollen. Insbesondere müssen Schritte eingeleitet werden, um die dem Patienten eigenen Evaluationsprozesse zu verändern (kritische Denkabläufe).

Radikal unterschiedliche Persönlichkeitsstrukturen von Therapeut und Patient können die zwischenmenschlichen Interaktionen erheblich belasten und die Aufnahme einer vertrauensvollen und empathischen therapeutischen Zusammenarbeit erschweren. Somit muss der Therapeut vor Beginn einer effektiven psychologischen Intervention eine gesunde therapeutische Beziehung etablieren, auch wenn seine Ansicht derjenigen des Patienten konträr entgegensteht.

## Therapeutisches Bündnis

Patient und Therapeut sind für die Entwicklung einer therapeutischen Beziehung verantwortlich [32]. Um diese Beziehung zu erleichtern, müssen die jeweiligen Verantwortungsbereiche festgelegt werden. Die Erwartungen des Patienten müssen ausformuliert und gegebenenfalls korrigiert werden.

Zu den essenziellen Bereichen dieser Absprache gehören offene Reaktionen des Patienten (positiv oder negativ) auf die Behandlung. Auf Seiten des Therapeuten umfassen sie: (1) die Anwendung der bestmöglichen Therapie und Unterstützung des Patienten bei der Anwendung der Therapiegrundlagen; (2) den ernst gemeinten Versuch, sich in den Patienten hineinzuversetzen; (3) Hilfe bei der Stellung von Hausaufgaben, die für den Patienten angenehm sind (deren Ausführung der Patient zustimmt) und (4) Übernahme der Initiative, die Entwicklung der Interventionen zu steuern und zu führen.

Parallel zu den Aufgaben des Therapeuten muss der Patient Folgendes akzeptieren: (1) sich aufrichtig Mühe zu geben, die Strategie der klinischen Behandlung umzusetzen; (2) aufrichtig Symptome, Gedanken und die Gründe für den Wunsch einer kognitiven Therapie offen zu legen; (3) Hausaufgaben auszuführen, die für das Verständnis bestimmter Probleme wichtig und für eine erfolgreiche Therapie unabdingbar sind und (4) die Anleitung des Therapeuten hinsichtlich der Problemlösung anzunehmen und bei der Erarbeitung von Hausaufgaben mitzuarbeiten. Außerdem muss der Patient verstehen, dass oft viele Anstrengungen und persönliche Risiken erforderlich sind, um lange bestehende Probleme zu lösen.

## Der Therapeut als Ausbilder

Alle drei empirisch untersuchten Therapien der Depression sind direktive, fokussierte, strukturierte Ansätze [22]. Ein Großteil der therapeutischen Führung besteht in der Aufklärung des Patienten über die Art und Behandlung der Depression. Somit gehört es zur interpersonellen Beziehung zwischen Therapeut und Patient, dass der Therapeut die Rolle eines „Ausbilders" über die Durchführung der Therapie einnimmt.

Die therapeutische Beziehung ist bei der Behandlung der Depression hochstrukturiert, wobei Therapeut und Patient bestimmte Verantwortungsbereiche haben [32]. Primärer Verantwortungsbereich des Therapeuten ist es, den Patienten sowie die einzigartigen Aspekte der jeweiligen therapeutischen Beziehung zu verstehen. Der Therapeut muss die Sichtweise des Patienten hinsichtlich Therapeut und Therapie erfassen, und wie sich diese im Laufe der Zeit verändert. Außerdem muss der Therapeut Irrtümer des Patienten hinsichtlich des gemeinsamen therapeutischen Vorgehens wahrnehmen. Ein Beispiel für eine häufige Fehlannahme ist, dass die Hausaufgaben vom Patienten nicht als "Anweisungen eines Experten" gesehen werden dürfen, sondern als strukturierte Möglichkeit zur Überprüfung von eigenen Gedanken und Überzeugungen.

Hausaufgaben stärken die Position des Patienten, da nur er feststellen (und berichten) kann, wie sich die unterschiedlichen therapeutischen Techniken auswirken, die während der Therapiesitzungen angewandt wurden. Durch das gemeinsame Entwickeln von Hausaufgaben und Diskussion der Ergebnisse dieser Aktivitäten erlernt der Patient Fähigkeiten, die sich auf zukünftige neue Problemsituationen übertragen lassen. Dies ermöglicht dem Patienten, unabhängig vom Therapeuten Probleme zu lösen, indem er die Prinzipien anwendet, die er durch die wiederholten Übungen in den Hausaufgaben erlernt hat.

Abhängigkeit im Rahmen der Psychotherapie kann als therapeutisch oder nicht therapeutisch eingestuft werden. *Therapeutische Abhängigkeit* wurde als interpersonelle Position des Patienten zum Therapeuten hin beschrieben, wobei der Patient bemüht ist, die kognitive Theorie (und Techniken) anhand der Anleitung durch den Therapeuten zu erlernen. *Nicht therapeutische Abhängigkeit* bezeichnet eine interpersonelle Haltung, bei welcher der Patient den gemeinsamen empirischen Ansatz verweigert und sich vollständig auf den Therapeuten (statt auf seine eigenen Erfahrungen) als Bewerter und Informationsquelle verlässt [32].

# Aufrechterhaltung einer therapeutischen Beziehung

Safran und Segal [33] sprechen von „Rissen" in der therapeutischen Beziehung bei Problemen in der gemeinsamen Arbeit mit dem Patienten während der Therapie. Es gibt mehrere Wege, wie das Arbeitsbündnis in Schieflage geraten kann. In diesem Abschnitt betrachten wir die Ursachen dieser Schwierigkeiten.

Risse in der therapeutischen Beziehung entstehen zu Zeitpunkten, zu denen Therapeut und Patient nicht gemeinsam auf wichtige therapeutische Ziele hinarbeiten. Dieses Versagen kann mehrere Ursachen haben, wie (1) Einschlafen einer effektiven Kommunikation, (2) Unterschiede bei der Interpretation oder

Wertung zwischen Therapeut und Patient hinsichtlich der Art der vorhandenen Probleme und der Handlungen, welche diese korrigieren können, und/oder (3) dysfunktionale Persönlichkeitsmerkmale (oder -störungen), die bei depressiver Verstimmung nicht selten vorkommen.

Eine mögliche Ursache ist, dass der Patient die Therapierationale nicht versteht und/oder davon ausgeht, dass der Therapeut seine Sichtweise nicht nachvollziehen kann. In derartigen Fällen muss der Therapeut sein Verständnis der Patientensichtweise deutlich machen. Dabei hilft oft die Verwendung der eigenen Worte des Patienten. Der Therapeut muss falsch verstandene Aspekte erneut aufgreifen und analysieren, um die therapeutische Beziehung zu reparieren.

Ein weiteres mögliches Problem kann vom emotionalen Aufruhr des Patienten ausgehen, der mit der depressiven Verstimmung einhergeht. Sofern der Patient von seinem Affekt überwältigt ist und sich nur darauf konzentrieren kann, wie schlecht er sich fühlt, ist es für den Therapeuten schwierig, den Patienten über seine Stimmung und dazu führende Aspekte aufzuklären und die anderen Komponenten einer effektiven kognitiven Therapie verfügbar zu machen. Wenn der Therapeut derart überwältigende Emotionen vermutet, dass die therapeutische Beziehung gelitten hat oder dass die Einrichtung einer derartigen Beziehung schwierig ist, muss dieses Thema direkt mit dem Patienten besprochen werden, um die Ursache(n) der Schwierigkeiten richtig einordnen zu können.

Manche Patienten führen die zur Ermittlung von Informationen über ihre negativen Interpretationen erforderlichen Hausaufgaben nicht durch, andere reagieren sehr empfindlich auf Kritik und neigen dazu, die den Therapeuten interessierenden Bereiche zu interpretieren und ihnen die Schuld an den Problemen zuzuschreiben. Wieder anderen gelingt es nicht, sich zu öffnen; sie erleben die Therapie aus der Distanz und betrachten sie als intellektuelle Übung. Und manche Patienten legen ihre Motivation zur Therapie nicht offen, z.B. wenn sie einem anderen Menschen wie der Ehefrau oder dem Arbeitgeber zuliebe in der Therapie sind, während sie selbst die Therapie nicht wirklich für erforderlich halten. In all diesen Fällen muss der Therapeut sorgfältig zuhören und empathisch reagieren, um die resultierenden Schwierigkeiten auszugleichen.

## Psychotherapie versus Pharmakotherapie

Dieser Abschnitt befasst sich mit Studien zum Vergleich von psychologischen und pharmakologischen Therapieansätzen. Dabei werden sowohl weiter zurückliegende als auch neuere Studien berücksichtigt, wobei festzustellen ist, dass die neueren Studien ein strikteres Studiendesign und klarere Kontrollbedingungen aufweisen.

Es wurden mehrere umfassende Übersichten veröffentlicht [34–39]. Wir haben diese Übersichten auf jene Studien reduziert, die (1) klare Kriterien für die Diagnose der Major Depression angewandt haben, (2) einen Vergleich zur klinischen Pharmakotherapie durchgeführt haben, (3) ausreichende Information über die behandelten Patienten, (4) die Therapiedauer, (5) die Abschlussrate und (6) den Anteil von Patienten mit Vollremission unter Therapie angegeben haben.

## Ökologische Validität und randomisierte klinische Studien

Die Durchführung randomisierter kontrollierter Studien zur Erfassung empirisch validierter (gestützter) Therapien hat viel Aufmerksamkeit geweckt (Kendall, 1998). Chambless und Hollon [40] stellten fest, dass der Begriff "empirisch validiert" auch Ergebnisse von Studien bezeichnen kann, wo dies nicht zutrifft, und dass man daher vermutlich besser von "empirisch gestützt" sprechen sollte. Außerdem können sich randomisierte klinische Studien in vielerlei Hinsicht von der klinischen Praxis unterscheiden [41]. Jonas [42] indentifizierte mehrere Aspekte bei der Anwendung klinischer Studien und ging auf sie ein: (1) begrenzte Patientenzahlen und homogene Gruppen, (2) kurze Dauer, (3) keine individualisierte Therapie, (4) Anwendung von Surrogatendpunkten, (5) Signifikanz und Nutzen, (6) Relevanz, (7) Dateninterpretation und (8) unerwünschte Wirkungen.

Chambless und Hollon [40] setzten den Begriff der *Effizienz* ein, um das Abschneiden einer psychologischen Behandlung in einer randomisierten Studie zu beschreiben, und den Begriff der *Effektivität,* um den Nutzen der Behandlung im klinischen Einsatz zu beschreiben. So lieferte eine Studien von Persons et al. [43] eine empirische Unterstützung für die klinische *Effektivität* der kognitiven Therapie der Depression, indem sie das Ergebnis von 45 depressiven Patienten, die in einer Privatpraxis behandelt wurden, mit demjenigen von Patienten in zwei randomisierten kontrollierten Studien verglichen. Sie stellten fest, dass zwar bei den Patienten der Privatpraxis mehr psychische und somatische Begleiterkrankungen sowie eine weitere Streuung der initialen Depressionsschwere vorlagen, dass sich jedoch die Werte des Beck-Depressions-Inventars (BDI) nach der Behandlung zwischen den Patienten der Privatpraxis und den Studienpatienten nicht unterschieden [43].

Randomisierte klinische Studien

Tabelle 3.1 fasst die randomisierten kontrollierten Studien zusammen. Hollon et al. [44] berichteten über einen Vergleich von kognitiver Therapie und einer Behandlung mit dem trizyklischen Antidepressivum Imipramin jeweils allein und in Kombination. Bei den Studienteilnehmern handelte es sich um 107 nicht psychotische, nicht bipolare, depressive ambulante Patienten, die randomisiert der Behandlung zugewiesen wurden. Insgesamt 64 Patienten erfüllten die Kriterien einer rezidivierenden Depression. Davon wiesen 27 % keine vorausgegangenen depressiven Episoden auf, 37 % hingegen schon. Von den 107 der Therapie zugewiesenen Patienten brachen 43 (40 %) die zwölfwöchige Studie vorzeitig ab, 38 (35 %) begannen zwar mit der Therapie, beendeten sie jedoch nicht, und fünf (5 %) begannen die Therapie erst gar nicht. Diese Abbruchraten unterscheiden sich für die Therapiearme nicht signifikant. Allerdings führte die Medikation häufiger zu Nebenwirkungen, welche eine längere Einnahme verhinderten. Zwei Studienteilnehmer der Medikamentengruppe starben durch Suizid [37, 44].

In der Studie von Hollon et al. [44] wurde kein Unterschied hinsichtlich der Symptome zwischen den Behandlungsgruppen ermittelt (kognitive Therapie versus Arzneimittel). Außerdem wurde die gesamte Stichprobe als mindestens genauso stark depressiv eingestuft wie im National Institute of Mental Health-Treatment of Depression Collaborative Research Project (NIMH-TDCRP) [45] und anderen vergleichbaren Studien. Im Ergebnis besserten sich alle drei Gruppen (Pharmako, kognitive Therapie und Kombination aus beidem) deutlich von den Ausgangswerten bis zur Studienmitte (nach sechs Wochen). Mehr als 90 % der klinischen Besserung traten in den ersten sechs Behandlungswochen auf. Lediglich die mit kognitiver in Kombination mit Arzneimitteltherapie behandelte Gruppe besserte sich auch in den letzten sechs Behandlungswochen weiter (Woche 6–12).

Bowers [46] untersuchte die Behandlung von 33 stationären Patienten, die in drei Gruppen eingeteilt wurden: (1) kognitive Therapie plus Medikation, (2) nur Medikation (Nortriptylin) und (3) Entspannungstherapie plus Medikation. Alle Patienten befanden sich in einer „geschützten Sektion". Bei den Sitzungen 1, 6, 12 sowie bei Entlassung wurden die Symptome der Depression und damit assoziierte kognitive Variablen erfasst (automatische Gedanken und dysfunktionale Einstellungen). Es wurde festgestellt, dass sich die depressiven Symptome und kognitiven Variablen in allen drei Gruppen durch die Behandlung besserten. Am ausgeprägtesten war die Besserung bei Entlassung jedoch in der Gruppe, die eine kognitive Therapie erhalten hatte.

Die NIMH-Collaborative-Studie [45] gehört zu den vielen Studien, die sich mit der Frage der Effektivität befasst haben. Elkin et al. [45] verglichen die Effektivität der kognitiven Therapie mit derjenigen der Interpersonellen Psychotherapie, von Imipramin plus „klinischem Management" und Placebo plus klinischem Management (siehe Tab. 3.1). Die Untersucher teilten 250 Patienten zufällig den jeweiligen Behandlungsarmen zu. Davon begannen schließlich 239 Patienten ($M = 30$ %; $F = 70$ %) mit der Therapie. Die Diagnose der Major Depression wurde mittels Research Diagnostic Criteria (RDC) gestellt. Die Schlussfolgerungen von Elkin et al. [45] lauten wie folgt: „Bei der Auswertung der Gesamtzahl unabhängig von der initialen Erkrankungsschwere (Primäranalyse), gab es keine Hinweise auf eine bessere Effektivität der Psychotherapien im Vergleich zu den anderen Therapien und keine Belege dafür, dass eine der Psychotherapien signifikant weniger effektiv war als die Standard-Referenztherapie, Imipramin plus klinischem Management." [45] Die Werte der Depression nahmen bei den Patienten unter allen Therapien signifikant ab. Tabelle 3.1 zeigt die Abschlussraten und den Anteil der Patienten, bei denen es unter den jeweiligen Therapien zur Genesung kam.

**Tabelle 3.1** Studien zur kognitiven Therapie der Depression

| Studie | generelle Schlussfolgerungen | Patienten, die mit der Behandlung begannen | Quelle(n) der Patienten | Kriterien für die Diagnose der Depression | Therapiedauer | Behandlungsvergleiche | Abschlussraten der Behandlung | % Genesung | % Dauerhaft gut nach Genesung |
|---|---|---|---|---|---|---|---|---|---|
| Hollon et al. (1992) | Kognitive Therapie ist genauso effektiv wie Medikation oder Kombination von beidem | 107: M = 20 % F = 80 % | (1) Psychiatrisches Behandlungszentrum, (2) Psychiatrische Klinik | Research Diagnostic Criteria, BDI, GAS, HRSD, MMPI-D, RDS | 12 Wochen | (1) KT (n = 16), (2) PhT (n = 32), (3) KT + PhT (n = 16) | (1) KT = 64 %, (2) PhT = 56 %, (3) KT + PhT = 64 % | (1) KT = 50 %, (2) PhT = 53 %, (3) KT + PhT = 75 % | Nicht angegeben |
| Bowers (1990) | Kognitive Therapie + Medikation ist effektiver als Medikation allein oder Arzneimittel und Entspannung | 33: M = 20 % F = 80 % | Psychiatrische Klinik | ATQ, BDI, DAS, HRSD, HS | (1) KT + PhT = 29 Tage, (2) PhT = 32 Tage, (3) PhT + Entspannung = 27 Tage | (1) KT + PhT (n = 10), (2) PhT (n = 10), (3) PhT + Entspannung (n = 10) | (1) KT + PT = 91 %, (2) PhT = 91 %, (3) PhT + Entspannung 91 % | (1) KT + PhT = 80 %, (2) PhT = 20 %, (3) PhT + Entspannung = 10 % | Nicht angegeben |
| Elkin et al. (1989) | Kognitive Therapie ist genauso effektiv wie Pharmakotherapie | 239: M = 30 %, F = 70 % | (1) Psychiatrische Ambulanz, (2) Selbsteinweisungen, (3) Psychiatrische Einweisungen | Research Diagnostic Criteria, BDI, GAS, HRSD, HSCL | 16 Wochen | (1) KT (n = 37), (2) IPT (n = 47), (3) IMI-CM (n = 37), (4) PLA-CM (n = 34) | (1) KT = 68 %, (2) IPT = 77 %, (3) IMI-CM = 67 %, (4) PLA-CM = 60 % | (1) KT = 51 %, (2) IPT = 55 %, (3) IMI-CM = 57 %, (4) PLA-CM = 29 % | Nicht angegeben |
| Miller et al. (1989) | Kognitive Therapie erhöht die Effektivität der Pharmakotherapie bei stark depressiven Patienten | 46: M = 26 %, F = 74 % | Psychiatrische stationäre Patienten | Diagnostic Interview Schedule, BDI, HRSD | Während des stationären Aufenthaltes + 20 Wochen | + (1) KT (n = 5), (2) PhT (n = 17), (3) Training sozialer Fähigkeiten (n = 14) | (1) KT = 67 %, (2) PhT = 59 %, (3) Training sozialer Fähigkeiten = 86 % | (1) KT = 80 %, (2) PhT = 41 %, (3) Training sozialer Fähigkeiten = 50 % | Nicht angegeben |
| Covi and Lipman (1987) | Kognitive Therapie und Kognitive Therapie + Medikation sind effektiver als traditionelle Therapie | 70: M = 40 %, F = 60 % | Zeitungsanzeigen | Research Diagnostic Criteria, BDI, HRSD | 14 Wochen individuelle und Gruppentherapie | (1) KT (n = 27), (2) KT + IMI (n = 23), (3) traditionelle Gruppen-Psychotherapie (n = 20) | (1) KT = 84 %, (2) KT + IMI = 68 %, (3) TRAD = 83 % | (1) KT = 52%, (2) KT + IMI = 61 %, (3) traditionelle Therapie = 5 % | Nicht angegeben |
| Beck et al. (1985) | Kognitive Therapie ist genauso effektiv wie Kombination aus Pharmako- und kognitiver Therapie | 33: M = 27 %, F = 73 % | (1) Selbsteinweisungen, (2) Überweisungen | Feighner's Diagnostic Criteria, BDI, HRSD | 12 Wochen, 20 Sitzungen | (1) KT (n = 18), (2) KT + PhT (n = 15) | (1) KT = 78 %, (2) KT + PhT = 73 % | (1) KT = 71 %, (2) KT + PhT = 36 % | (1) KT = 58 %, (2) KT + PhT = 82 % |

**Tabelle 3.1** Studien zur kognitiven Therapie der Depression (Fortsetzung)

| Studie | Beschreibung | n / Geschlecht | Setting | Diagnostik | Dauer | Bedingungen | Ergebnis | Ergebnis | Ergebnis |
|---|---|---|---|---|---|---|---|---|---|
| Murphy et al. (1984) | Kognitive Therapie ist genauso effektiv wie Kombination aus Pharmako- und kognitiver Therapie | 87: M = 26 %, F = 74 % | Psychiatrische Ambulanz | Research Diagnostic Criteria, BDI, HRSD | 12 Wochen | (1) KT (n = 24), (2) PhT (n = 24), (3) KT + PhT (n = 22), (4) KT + aktiver Placebo (n = 17) | (1) KT = 79 %, (2) PhT = 67 %, (3) KT + PhT = 82 %, (4) KT + aktiver Placebo = 100 % | (1) KT = 53 %, (2) PhT = 56 %, (3) KT + PT = 78 %, (4) KT + aktiver Placebo = 65 % | Nicht angegeben |
| Blackburn et al. (1981) | Während Pharmako- + kognitive Therapie am effektivsten war, war die kognitive Therapie allein effektiver als die alleinige Pharmakotherapie | 88: M = 28 %, F = 72 % | (1) Psychiatrische Klinikambulanz, (2) Allgemeinklinik | Research Diagnostic Criteria, BDI | 12–15 Wochen | (1) KT (n = 22), (2) PhT (n = 20), (3) KT + PhT (n = 22) | (1) KT = 73 %, (2) PhT = 71 %, (3) KT + PhT = 73 % | (1) KT = 77 %, (2) PhT = 60 %, (3) KT + PhT = 86 % | Nicht angegeben |
| Rush et al. (1977) | Kognitive Therapie war effektiver als Pharmakotherapie | 41: M = 37 %, F = 63 % | Mäßige und schwere ambulante Klinikpatienten | Feighner's Diagnostic Criteria, BDI, HRSD | 12 Wochen, 20 Sitzungen | (1) KT (n = 19), (2) PhT (n = 22) | (1) KT = 95 %, (2) PhT = 64 % | (1) KT = 79 %, (2) PhT = 22 % | (1) KT = 67 %, (2) PhT = 38 % |

Abkürzungen:
Verwandte Messwerte: ATQ = Automatic Thoughts Questionnaire; BDI = Beck Depressionsinventar; CRT = Cognitive Response Test; DAS = Dysfunctional Attitudes Scale; GAS = Global Assessment Scale; GIS = Global Improvement Scale; HRSD = Hamilton Rating Scale for Depression; IDA = Irritability, Depression & Anxiety (mood rating scale); LIFE-II-II = Longitudinal Interval Follow-up Evaluation II; MADS = Montgomery & Asberg Depression Scale; PSR = Psychiatric Status Ratings; RDS = Raskin Depression Scale; SCL-90 = Hopkins Symptom Checklist; VAS = Visual Analogue Scale.

In der Gruppe der Patienten von Elkin et al. [45], die stärker depressiv waren, fand sich nur bei wenigen relevanten Vergleichen ein Unterschied zugunsten der Pharmakotherapie [45]. Allerdings wurden bei den stärker depressiven Patienten Unterschiede hinsichtlich des Studienortes ermittelt [47]. Genauer gesagt wurden zwischen den einzelnen Orten Unterschiedle hinsichtlich der Wirkung der spezifischen Therapien beobachtet. Die Autoren schlussfolgerten: „Bevor wir dieses Ergebnis nicht aufklären, kann noch keine abschließende Beurteilung über die jeweilige Effektivität der beiden Psychotherapien bei stärker depressiven und beeinträchtigten Patienten gemacht werden." [45] Mehrere andere wichtige Punkte dieser Studie wurden von Jacobson und Hollon [47, 48] analysiert, und der an den kritischen Punkten interessierte Leser wird direkt auf deren Publikation verwiesen.

Miller et al. [49] interessierten sich für die Frage, ob die kognitive Therapie bei Patienten von zusätzlichem Nutzen ist, bei denen ein Standardregime aus „Krankenhausbehandlung", Pharmakotherapie und kurzer supportiver Psychotherapie erfolgte (Tab. 3.1). Die Probanden wurden unter stationären Patienten des Butler Hospital rekrutiert, einer psychiatrischen Privatklinik auf Rhode Island. Zur Untersuchung der möglichen zusätzlichen Effizienz der kognitiven Therapie teilten sie 47 depressive stationäre Patienten randomisiert einer von drei Studienarmen zu. (Von diesen 47 Patienten begannen 46 mit der Behandlung.) Die Patienten in dieser Studie hatten allgemein einen früheren Krankheitsbeginn, einen chronischen Verlauf (Mittelwert von 6,7 vorausgegangenen depressiven Episoden), und bei 44 % wurde gleichzeitig die Diagnose einer Dysthymie gestellt. Zur Behandlung gehörten (1) eine „Standardtherapie" aus stationärer Behandlung, Pharmakotherapie und Managementsitzungen; (2) eine Kombination aus kognitiver Therapie und Standardbehandlung sowie (3) die Kombination aus dem Training sozialer Fähigkeiten und der Standardbehandlung. Die stationäre Behandlungskomponente bestand aus mehreren Aktivitäten im Krankenhaus, die als Standard bei allen stationären Patienten erfolgten, wie Treffen mit Krankenschwestern, Beschäftigungstherapie und Evaluation durch Sozialarbeiter. Zur Bereitstellung der bestmöglichen Arzneimitteltherapie wurden statt der üblichen Aufdosierung einer Monotherapie mindestens 150 mg/d von zwei verschiedenen Arzneimitteln gegeben, wodurch die Modifikation unterschiedlicher Neurotransmitter bewirkt weden sollte. Das Therapieprotokoll erlaubte viel Flexibilität auf der Seite der behandelnden Ärzte, einschließlich der Anwendung anderer Substanzen, wie Neuroleptika und Anxiolytika.

Sowohl die kognitive Therapie als auch das Training sozialer Fähigkeiten begannen nach der zweiten Woche des stationären Aufenthaltes und wurden fur 20 Wochen ambulant fortgeführt. Bei beiden Therapien konnte die Häufigkeit der Sitzungen flexibel gewählt werden. Die drei Behandlungsarme begannen während des stationären Aufenthaltes und wurden nach der Entlassung für 20 Wochen fortgeführt. Die kategorische Ergebnisanalyse definierte „Responder" auf drei Arten: (1) durch einen BDI-Wert von maximal 9, (2) einen Wert auf der modifizierten Hamilton Rating Scale for Depression (HRSD) von weniger als 7 und (3) einen SCL-90 General Symptom Index mit mindestens 50%iger Besserung im Vergleich zu vor der Behandlung. Die Ergebnisse waren für alle drei Behandlungsstrategien in etwa gleich. Tabelle 3.1 gibt den Anteil der Responder definiert anhand der HRSD-Werte am Ende der ambulanten Behandlung mit einer Ansprechrate von 80 % für die kognitive Therapie, von 41 % für die Standardbehandlung und von 50 % für das Training sozialer Fähigkeiten an. Die Werte der Gruppen mit kognitiver Therapie und Training sozialer Fähigkeiten waren am Ende der ambulanten Behandlung deutlich niedriger als die nach Standard behandelte Gruppe, nicht jedoch zum Zeitpunkt der Entlassung aus dem Krankenhaus. Im Vergleich zu dem Symptomniveau vor der Behandlung zeigten alle Behandlungsgruppen sowohl zum Zeitpunkt der Krankenhausentlassung als auch am Ende der ambulanten Behandlung eine deutliche Besserung.

Covi und Lipman [50] evaluierten, ob die zusätzliche Pharmakotherapie bei kognitiver Therapie zu einer stärkeren klinischen Besserung führt als die alleinige kognitive Therapie (Tab. 3.1). Die insgesamt 70 Studienteilnehmer (M = 40 %; F = 60 %) wurden über eine Anzeige in Tageszeitungen rekrutiert. Die Teilnehmer erfüllten die Kriterien der Research Diagnostic Criteria für eine primäre depressive Episode. Bei den ausgewählten Teilnehmern bestand seit mindestens einem Monat eine Depression, außerdem lagen Werte über dem Cutoff von 20 im BDI und von 14 auf der HRSD vor. Diese Kriterien wurden von einem unabhängigen Untersucher überprüft, einem ausgesprochen erfahrenen Psychiater, der keinen Zugang zu den initialen Einstufungen hatte. Der unabhängige Untersucher war im Studienverlauf gegenüber den Untersuchungsbedingungen verblindet und lieferte die Nachuntersuchungs-Ergebnisse. Die Behandlung erfolgte sowohl in Einzel- als auch in Gruppensitzungen mit 15 Patienten je Gruppe. Therapeuten waren Psychiater und ein Psychologe mit zweijähriger Ausbildung in kognitiver Therapie. Als Behandlunsgvergleiche wurden durchgeführt kognitive Therapie (n = 27), kognitive Therapie + Imipramingabe (n = 23) und traditionelle Psychotherapie (n = 20), die auf „interpersonell-psychoanalytischen" Theorien beruhte und eine glaubwürdige (Placebo-) Kontrollbehandlung lieferte. Die Ergebnisse zeigten, dass die Remissionsraten am Endpunkt für die kognitive Therapie allein bei 52 % lagen, für die kognitive Therapie plus Imipramingabe bei 61 % und für die interpersonell-psychoanalytische (traditionelle) Psychotherapie bei 5 %. Diese Unterschiede waren bei Therapieende sowie nach drei- und neunmonatigem Follow-up statistisch signifikant, sowohl für die unabhängige vom Arzt ausgefüllte Global Improvement Scale (GIS) als auch für den BDI. Nicht angegeben wurden Daten zum prozentualen Anteil der Patienten aus jeder Gruppe, denen es nach der Genesung weiterhin gut ging.

Beck et al. [51] untersuchten, ob die Kombination aus Pharmakon und kognitiver Therapie die Wirksamkeit im Vergleich zu jedem dieser Verfahren allein bei ambulanten Patienten mit nicht bipolarer Depression erhöhte (siehe Tab. 3.1). Die vorherigen Kenntnisse über die kognitive Therapie und mögliche vorgefasste Erwartungen waren in beiden Gruppen gleich. Das Untersuchungsprotokoll umfasste 20 Sitzungen in zwölf Wochen. Therapeuten waren drei Psychiater und ein Psychologe mit mindestens sechsmonatiger Erfahrung vor Treffen mit dem ersten Studienpatienten. Die Ergebnisse zeigten vergleichbare Studienab-schlussraten in beiden Gruppen, beide Gruppen besserten sich deutlich unter der Behandlung, und die depressiven Symptome besserten sich in beiden Grup-pen im selben Ausmaß. Während der Kurzzeitbehandlungsphase besserte die begleitende Einnahme trizyklischer Antidepressiva zur kognitiven Therapie das Ansprechen unter einer alleinigen kognitiven Therapie nicht. Von den mit kog-nitiver Therapie behandelten Patienten besserten sich 71 % deutlich oder voll-ständig im Vergleich zu 36 % derjenigen unter kognitiver und Pharmakothera-pie.

Zwölf Monate nach der Behandlung zeigte sich, dass es 58 % der Patienten, die nur eine kognitive Therapie erhalten hatten, weiterhin gut ging, und 82 % derjenigen unter kombinierter Therapie. Dies lässt einen nicht signifikanten Trend für eine höhere Stabilität der Therapieerfolge unter der Kombinationsthe-rapie vermuten. Allerdings könnte dieser Unterschied nach zwölf Monaten auch darauf beruhen, dass die Patienten in der Kombinationsgruppe in der Follow-up-Phase stärker behandelt wurden als diejenigen, die nur eine kognitive Therapie erhielten. Von den Patienten der kombinierten Behandlungsgruppe erhielten 91 % während der zwölfmonatigen Follow-up-Phase eine zusätzliche Behand-lung, während nur 71 % derjenigen, die nur eine kognitive Therapie erhalten hatten, eine zusätzliche Behandlung einforderten. Die Patienten der Kombina-tionsgruppe hatten während der Follow-up-Phase mehr Sitzungen der kogniti-ven Therapie (14,81 zusätzliche Sitzungen) als diejenigen mit alleiniger kogniti-ver Therapie (5,93 Sitzungen) [51].

Murphy et al. [52] führten bei 87 mäßig bis stark depressiven ambulanten psy-chiatrischen Patienten eine zwölfwöchige kognitive Therapie ($n = 24$), Pharma-kotherapie ($n = 24$), kognitive Therapie plus Pharmakotherapie ($n = 22$) oder kognitive Therapie plus aktivem Placebo ($n = 17$, s. unten) durch (Tab. 3.1). Zu den diagnostischen Instrumenten der Depression zählten das Diagnostic Inter-view Schedule, der BDI und die HRSD. Insgesamt beendeten 70 Patienten (18 Männer, 52 Frauen) das zwölfwöchige Behandlungsprotokoll. Die kognitive Therapie umfasste 50-minütige Sitzungen, die für acht Wochen zweimal wöchentlich erfolgen und in den restlichen vier Wochen einmal wöchentlich. Die Patienten, die eine Kombination aus kognitiver und Pharmakotherapie erhielten, wurden nach demselben Prinzip behandelt, allerdings dauerten die Sitzungen 60 Minuten. Die Gruppe mit alleiniger Pharmakotherapie hatte wöchentliche Sitzungen von 20 Minuten Länge. Die Gruppe, die neben der kog-nitiven Therapie ein „aktives Placebo" erhielt, bekam Placebokapseln ausgehän-digt, die ähnlich dem Verum leicht sedierende und anticholinerge Effekte hat-ten. Die Abschlussraten betrugen 79 % unter kognitiver Therapie, 67 % unter Pharmakotherapie, 82 % unter kombinierter Behandlung und 100 % unter kog-nitiver Therapie und aktivem Placebo. Somit setzten 70 der ursprünglich 87 Pati-enten die Therapie bis zum Behandlungsende fort, und die Abbruchraten unter-schieden sich statistisch nicht signifikant zwischen den vier Behandlungs-gruppen.

Die Teilnehmer, welche die Behandlung abschlossen, zeigten am Studienende auf dem BDI und der HRSD eine signifikante Besserung gegenüber der initialen Evaluation. Die einzelnen Behandlungen führten nicht zu signifikant unterschiedlichen Besserungsraten. Der Anteil der Patienten, die sich in jedem Behandlungsarm besserten, wurde anhand diverser Cutoff-Werte für den BDI und die HRSD berechnet. Bei Verwendung von BDI-Werten ≤ 9 lag der Anteil, der sich in jeder Gruppe erholte, bei 53 % für die kognitive Therapie, bei 56 % für die Pharmakotherapie, bei 78 % für die kognitive plus Pharmakotherapie und bei 65 % für die kognitive Therapie plus aktivem Placebo. Schlussfolgerung war, dass die kognitive Therapie allein genauso wirksam ist wie die kombinierte kognitive und Pharmakotherapie. Sowohl die kognitive als auch die antidepressive Pharmakotherapie waren bei nicht bipolarer mäßiger bis schwerer Depression effektiv. Die Therapieergebnisse wurden bei allen Gruppen auch einen Monat nach Behandlungsende gehalten.

Blackburn et al. [53] stellten fest, dass die kognitive Therapie allein effektiver ist als Pharmakotherapie allein, während die Kombination aus kognitiver und Pharmakotherapie am effektivsten war (Tab. 3.1). Es gab zwei Selektionskriterien für die Studienteilnehmer: (1) Research Diagnostic Criteria und (2) wenigstens leichte depressive Symptome gemessen an den BDI-Werten (≥ 14 gemäß den britischen Normen). Insgesamt wurden 140 ambulante Patienten eines Lehrkrankenhauses und einer Allgemeinen Arztpraxis gescreent und 88 ausgewählt. Sie wurden randomisiert einer kognitiven Therapie, antidepressiven Medikation oder einer Kombination dieser beiden Therapieansätze zugeführt, und 64 beendeten die Studie. Die Abbruchraten waren in den drei Behandlungsgruppen gleich, wobei die Abschlussraten bei 73 % für die kognitive Therapie, 71 % für die antidepressive Medikation und 73 % für die Kombination aus beiden lagen.

Die Gesamtrate der Remissionen betrug für Patienten unter kognitiver Therapie 73 %, für die mit Antidepressiva behandelten Patienten 55 % und für die mit beiden Verfahren behandelten Patienten 82 %. Die mit Antidepressiva behandelte Gruppe (150 mg/d Amitriptylin oder Clomipramin) sprach sowohl in der Klinik als auch in der Allgemeinarztpraxis am schlechtesten an. In beiden Settings war die Kombinationstherapie für sieben Affektmesswerte der alleinigen Pharmakotherapie überlegen. In der Allgemeinarztpraxis war die kognitive Therapie der alleinigen Pharmakotherapie überlegen. Die endogenen und nicht endogenen Untergruppen sprachen auf die Behandlungen jeweils gleich gut an.

Rush et al. [54] teilten eine Gruppe von 15 Männern und 26 Frauen entweder einer kognitiven Therapie oder eine antidepressiven Medikation (Imipramin) zu (siehe Tab. 3.1). Die Patienten waren mäßig bis stark depressive ambulante Patienten einer Psychiatrischen Klinik, von denen die meisten zuvor eine Psychotherapie und/oder Antidepressiva erhalten hatten, 22 % waren stationär behandelt worden, 12 % hatten Suizidversuche hinter sich und 75 % gaben suizidale Gedanken an. Die Patienten hatten im Median zwei Therapien hinter sich, 2,9 depressive Episoden, und 39 % waren zum Studienzeitpunkt seit mehr als einem Jahr depressiv.

Sowohl die kognitive Therapie als auch die Pharmakotherapie erfolgten über zwölf Wochen mit maximal 20 Sitzungen kognitiver Therapie oder 12 Behandlungsterminen in der Arzneimittelgruppe. Die Abschlussraten waren bei alleiniger Arzneimitteltherapie signifikant niedriger (64 % Abschlussrate) als unter kognitiver Therapie (95 % Abschlussrate). Sowohl gemessen an den klinischen Einstufungen als auch an den selbst angegebenen Messwerten war die kognitive Therapie effektiver als die Pharmakotherapie. Dieses Ergebnis traf sowohl für Patienten zu, welche die Behandlung beendeten, als auch für alle der Behandlung zugeführten Patienten. Die Remissionsraten (BDI < 10) betrugen 79 % für die kognitive Therapie und 22 % für die Pharmakotherapie.

## Allgemeine Schlussfolgerungen

Gemäß den Schlussfolgerungen der Task Force on Promotion and Dissemination of Psychologic Procedures [55] hat sich die kognitive Therapie als effektive Behandlung der klinischen Depression erwiesen. Chambless und Hollon [40] schlugen die Verwendung des Begriffs „empirische Unterstützung" vor, um zu verdeutlichen, dass die Forschung weitergeführt werden muss und nicht abgeschlossen ist. Eine wichtige ungeklärte Frage, die der weiteren Erforschung bedarf, ist, ob die Kombination aus kognitiver und Pharmakotherapie besser wirkt als jedes der Verfahren allein.

Drei der hier analysierten randomisierten kontrollierten Studien [53, 46, 56] gehen von einem Vorteil der Kombinationstherapie aus (siehe Tab. 3.1). Auch eine Metaanalyse von Thase et al. [57] legt den Schluss nahe, dass die kombinierte Behandlung der alleinigen kognitiven oder Interpersonellen Psychotherapie bei der Behandlung der schwereren rezidivierenden Depression überlegen ist. Ihre Datenanalyse umfasste 595 Patienten mit depressiver Erkrankung (Major Depression), die nach sechs standardisierten Protokollen behandelt wurden [57].

Allgemein hat sich die kognitive Therapie bei Depression als überlegen gegenüber minimalen Behandlungskontrollen und alternativen Interventionen erwiesen [58]. Ihre Wirksamkeit im Vergleich zu keiner Therapie oder zu Wartelistenkontrollen wurde in Studien an College-Studenten, erwachsenen ambulanten Patienten, Freiwilligen aus der Allgemeinbevölkerung und in geriatrischen Studiengruppen nachgewiesen [58]. Außerdem war sie effektiver als Verhaltensinterventionen sowie dynamische, interpersonelle und nicht direktive Therapien [34, 58].

Eine Metaanalyse von 56 Studien (die jeweils vor Januar 1991 veröffentlicht wurden), ermittelte unter Verwendung des BDI zur Berechnung der Effektgrößen, dass die kognitive Therapie mindestens so effektiv ist wie eine Pharmakotherapie, kombinierte Therapien und andere zur Behandlung der Depression geeignete Psychotherapien [34, 59]. Anhand des BDI ergibt sich eine höhere Effizienz der kognitiven Therapie als anhand des HSRD (vermutlich, weil der BDI das Depressionsniveau sensitiver erfasst oder weil der BDI vor allem kognitive

Veränderungen erfasst). Gleichzeitig zeigten die Follow-up-Werte des BDI von Dobson et al. [58], dass die kognitive Therapie nicht besser als die Pharmakotherapie, die Kombinationstherapie und „andere" Therapien war. Dies wurde jedoch als zweifelhaft betrachtet, da (1) Patienten mit Rezidiven von den Follow-up-Daten ausgeschlossen wurden, wodurch die Ergebnisse geschönt sind, (2) Variablen zwischen Behandlungsende und Follow-up zu Gruppenunterschieden führen können und (3) die Nachuntersuchung bei den Studien unterschiedlich erfolgte [58].

Einige Aspekte der NIMH-TDCRP-Studie bleiben rätselhaft. Klinisches Management plus Placebo führte zu einer ebenso ausgeprägten Besserung wie aktive Behandlungen in vorausgegangenen Studien. Das klinische Management umfasste Unterstützung, Ermutigungen und direkte Beratung, wodurch sich die Patienten vermutlich stärker eingebracht haben und ein Gefühl von Bewältigung und Wohlbefinden hatten [60]. Bezüglich der Behandlung der schwereren Depression wurden Unterschiede hinsichtlich der Studienorte ermittelt [47]. McLean und Taylor [61] untersuchten die Interaktionen von Behandlung und Schweregrad bei ambulanten depressiven Patienten und konnten die Ergebnisse der NIMH-Studie nicht replizieren. Sie führten dies nicht auf Unterschiede in der Behandlung, den Populationen oder der statistischen Power zurück [61]. Ahmed et al. [62] kritisieren den Status der randomisierten kontrollierten Studien in der psychiatrischen Literatur und schlagen vor, dass eine einzelne derartige Studie nicht ausreicht, um das klinische Vorgehen nach ihr auszurichten.

Auch die TDCRP stimmt nicht mit den Ergebnissen von Jarrett et al. [63] überein. Jarrett et al. führten eine zehnwöchige, doppelblinde, randomisierte kontrollierte Studie zum Vergleich von kognitiver Therapie oder klinischem Management plus entweder Phenelzin oder Placebo durch. Die Ansprechraten lagen auf der 21-Punkte-HRSD bei 58 % für die kognitive Therapie, 58 % für Phenelzin und 28 % für Placebo. Diese Studie lässt vermuten, dass die kognitive Therapie ebenso wirksam ist wie Monoaminooxidase-Hemmer (MAO-Hemmer) [64, 65]. Aufgrund dieser Fragen und Anomalien stimmen wir mit der folgenden Schlussfolgerung über die TDCRP überein: „Solange wir diese Ergebnisse noch entwirren müssen, ist keine abschließende Aussage über die spezifische Effektivität der beiden Psychotherapieverfahren bei schwerer depressiven und den Patienten möglich, die Krankheitssymptome in iher sozialen Funktion behindern." [45]

## Rezidivprävention

Man geht heute davon aus, dass die Major Depression eine chronische und keine akute Erkrankung ist [66]. Es gibt Hinweise darauf, dass die kognitive Therapie Rezidive verhindern kann [36]. Tabelle 3.2 fasst die randomisierten klinischen Studien zusammen, die Daten zur Rezidivprophylaxe liefern.

Tabelle 3.2 Prozentualer Anteil der Patienten mit Remission

| Studie | Quelle(n) der Patienten | Behandlungsvergleiche | % Remission | % Dauerhaft rezidivfrei | Definition von „dauerhaft rezidivfrei" | Follow-up-Phase | Follow-up-Schlussfolgerungen |
|---|---|---|---|---|---|---|---|
| Evans et al. (1992) [Follow-up von Hollon et al. (1992)] | (1) Psychiatrische Behandlungseinrichtung (2) Psychiatrische Klinik | (1) KT (n = 10), (2) PhT (n = 10), (3) KT + PhT (n = 13), (4) PhT-Fortsetzung (n = 11) | (1) KT = 70 %, (2) PhT = 20 %, (3) KT + PhT = 55 %, (4) PhT-Fortsetzung = 77 % | (1) KT = 79 %, (2) PhT = 50 %, (3) KT + PhT = 85 %, (4) PhT-Fortsetzung = 68 % | Keine zwei aufeinander folgenden BDI-Werte 16 | 4, 8, 12, 16, 20 und 24 Monate | Kognitive Therapie allein oder mit Pharmakon reduzierte die Rezidivrate um > 50 % |
| Shea et al. (1992) [Follow-up von Elkin et al. (1989)] | (1) Ambulante psychiatrische Patienten, (2) Selbsteinweisungen, (3) Psychiatrische Klinik | (1) KT (n = 59), (2) IPT (n = 61), (3) IMI-CM (n = 57), (4) PLA-CM (n = 62) | (1) KT = 49 %, (2) IPT = 40 %, (3) IMI-CM = 38 %, (4) PLA-CM = 31 % | (1) KT = 28 %, (2) IPT = 17 %, (3) IMI-CM = 15 %, (4) PLA-CM = 18 % | MDD-Kriterien nicht erfüllt, keine Behandlung | 6, 12 und 18 Monate | Obwohl statistisch nicht signifikant sprachen die Ergebnisse für eine kognitive Therapie |
| Blackburn et al. (1986) [Follow-up von Blackburn et al. (1981)] | (1) Klinikambulanzen, (2) Eine allgemeine Klinik | (1) KT (n = 22), (2) PhT (n = 20), (3) KT + PT (n = 22) | (1) KT = 77 %, (2) PhT = 60 %, (3) KT + PhT = 86 % | (1) KT = 77 %, (2) PhT = 22 %, (3) KT + PhT = 79 % | BDI 8 und HRSD 7 | 2 Jahre | Kognitive Therapie allein oder mit Pharmakotherapie ist effektiver als Pharmakotherapie allein |
| Simons et al. (1986) [Follow-up von Murphy et al. (1984)] | Psychiatrische Klinikambulanz | (1) KT (n = 24), (2) PhT (n = 24), (3) KT + PhT (n = 22), (4) KT + aktiver Placebo (n = 17) | (1) KT = 53 %, (2) PhT = 56 %, (3) KT + PhT = 78 %, (4) KT + aktiver Placebo = 65 % | (1) KT = 100 %, (2) PhT = 33 %, (3) KT + PhT = 83 %, (4) KT + aktiver Placebo | BDI 15 und keine erneute Behandlung | 1 Jahr | Kognitive Therapie verhindert Rezidive wirkungsvoller als Pharmakotherapie |
| Kovacs et al (1981) [Follow-up von Rush et al. (1977)] | Mäßige und schwere ambulante Krankenhauspatienten | (1) KT (n = 19), (2) PhT (n = 25) | (1) KT = 83 %, (2) PhT = 29 % | (1) KT = 67 %, (2) PhT = 35 % | BDI 9 | 1 Jahr | Kognitive Therapie ist wirkungsvoller als Pharmakotherapie |

KT = Kognitive Therapie; PhT = Pharmakotherapie; IPT = Interpersonelle Psychotherapie

Zur Analyse der initialen Studien überwachten Evans et al. [67] in einem Follow-up der Studie von Hollon et al. [36] die erfolgreich mit Imipramin, kognitiver Therapie oder einer Kombination von beiden behandelten Patienten über drei Monate. Zur initialen Stichprobe gehörten 107 nicht bipolare, nicht psychotische ambulante Patienten einer psychiatrischen Behandlungseinrichtung und einer psychiatrischen Klinik. Als Einschlusskriterien für das Follow-up mussten die Patienten die Behandlung beendet und darauf angesprochen haben. Von den 64 Patienten, welche die Behandlung abgeschlossen hatten, sprachen 50 zumindest teilweise auf die Therapie an und wiesen eine so ausgeprägte Remission auf, dass sie in das posttherapeutische Follow-up aufgenommen wurden. Von diesen nahmen 44 an der Follow-up-Phase teil. Die Teilnehmer wurden für zwei Jahre nach der Behandlung beobachtet. Während dieser Zeit erhielt die Hälfte der Patienten, die ursprünglich nur Antidepressiva erhalten hatten, für das erste Jahr weiterhin die Studienmedikation. Davon betroffen waren elf Patienten, zehn Patienten waren in der Gruppe, deren Medikation nicht fortgesetzt wurde, zehn in der Gruppe mit kognitiver Therapie und 13 in der Gruppe mit kombinierter kognitiver und Pharmakotherapie. Abgesehen von den Patienten, die für ein Jahr weiterhin die Studienmedikation erhielten, beendeten alle anderen die Therapie nach der akuten Behandlungsphase. Die Ergebnisse zeigten, dass die mit kognitiver Therapie (allein oder in Kombination mit Pharmakon) behandelten Patienten mit einer nur halb so großen Wahrscheinlichkeit ein Rezidiv entwickelten wie die Patienten in der Gruppe, deren Medikation nicht fortgeführt wurde. Außerdem war die Rückfallrate bei den mit kognitiver Therapie behandelten Patienten nicht höher als bei den Patienten, die weiterhin Medikamente erhielten. Daraus wurde gefolgert, dass sich Rezidive durch eine kognitive Therapie während der akuten Behandlung verhindern lassen.

Ähnliche Ergebnisse stammen von Shea et al. [68], der eine naturalistische 18-monatige Follow-up-Studie bei ambulanten depressiven Patienten (Major Depression) durchführte, die in der NIMH-TDCRP behandelt wurden (siehe Tab. 3.2). Zu den in der NIMH-TDCRP untersuchten Therapieverfahren gehörten eine 16-wöchige kognitive oder Interpersonelle Psychotherapie, die Gabe von Imipramin plus klinischem Management sowie Placebo plus klinischem Management. Die Follow-up-Unersuchungen erfolgten nach 6, 12 und 18 Monaten. Bei Definition eines „Rückfalls" entweder als major-depressive Erkrankung oder als zusätzliche Behandlung ergaben sich für die vier Therapieansätze folgende Raten für „dauerhaft rezidivfrei": 28 % (13 von 46 Patienten) der Gruppe mit kognitiver Therapie, 17 % (9 von 53) für die Interpersonelle Psychotherapie, 15 % (7 von 48) für Imipramin plus klinischem Management und 18 % (9 von 51) für Placebo plus klinischem Management. Obwohl sie wie in Evans et al. [67] keine statistische Signifikanz erreichen, waren die Ergebnisse für die kognitive Therapie besser.

Blackburn et al. [69] befassten sich mit der Frage der prophylaktischen Wirkung der kognitiven Therapie mittels eines naturalistischen Follow-up über zwei Jahre (siehe Tab. 3.2). Teilnehmer waren die Patienten, die auf die kognitive Therapie, Pharmakotherapie oder die Kombination aus kognitiver und Pharmakotherapie angesprochen hatten (siehe Blackburn et al. [70]). Die Untersucher übernahmen Klermans Definition für Rezidive, nämlich das Wiederauftreten von Symptomen innerhalb von sechs bis neun Monaten nach der Therapie. Es wurde eine naturalistische Methodik angewandt, indem die Ärzte in der Follow-up-Phase (ebenso wie in der Behandlungsphase, Blackburn et al. [70]) bezüglich der verordneten Medikamente wie sonst üblich vorgingen. Die Erhaltungsmedikation war für die Dauer von mindestens sechs Monaten vereinbart. In die Studie wurden 64 Patienten aufgenommen, welche die Behandlung abgeschlossen und darauf angesprochen hatten. Die positiven Ansprechraten betrugen 77 % für die kognitive Therapie (im Durchschnitt bezogen auf alle Rekrutierungsquellen), 60 % für die Pharmakotherapie und 86 % für die kombinierte kognitive und Pharmakotherapie. Bei den Patienten in der Artzneimittelgruppe traten nach sechs Monaten sowie in der zweijährigen Follow-up-Phase häufiger Rezidive auf als bei den Patienten unter kombinierter oder alleiniger kognitiver Therapie. Die Rezidivraten betrugen: 17 % für die kognitive Therapie; 75 % für die Pharmakotherapie und 33 % für die kombinierte kognitive und Pharmakotherapie. Somit unterschied sich der Anteil der Patienten mit dauerhafter Genesung während der Follow-up-Phase deutlich zwischen der Gruppe mit kognitiver Therapie und den nur mit Antidepressiva behandelten Patienten (siehe Tab. 3.1).

Simons et al. [71] verglichen die Rückfallraten von 70 Patienten mit nicht bipolarer affektiver Störung, die zuvor eine zwölfwöchige Behandlung mit kognitiver Therapie, Pharmakotherapie, kognitiver Therapie plus aktivem Placebo oder kognitiver Therapie plus Pharmakotherapie abgeschlossen hatten [72]. Die Beurteilungen erfolgten einen Monat, sechs Monate und ein Jahr nach Beendigung der aktiven Behandlung. In der Originalstudie [72] beendeten 70 Patienten die Behandlung und 44 sprachen gemessen an BDI-Werten von 10 bei Therapieende an. Von diesen 44 Respondern ging es 28 weiterhin gut, und 16 entwickelten ein Rezidiv. Bei der Definition von „Respondern" als denjenigen Patienten, deren BDI-Werte bei Studienende unter 4 lagen, traf dies auf 26 zu [71]. Unter Einbeziehung dieser 26 Patienten zeigte der statistische Vergleich der Remissionsraten zwischen den Gruppen, dass es Patienten nach kognitiver Therapie oder kognitiver Therapie plus aktivem Placebo während der einjährigen Follow-up-Phase signifikant häufiger gut ging (kognitive versus Pharmakotherapie: generalisierter Wilcoxon-Test = 4,12, $P$ = 0,04; kognitive Therapie plus aktiver Placebo versus Pharmakotherapie: generalisierter Wilcoxon-Test = 5,42, $P$ = 0,02) [71]. Der prozentuale Anteil der Patienten, denen es weiterhin gut ging, betrug für die kognitive Therapie 100 %, für die kognitive Therapie plus aktivem Placebo 100 %, für die Pharmakotherapie 33 % und für die kognitive plus Pharmakotherapie 83 %. Die Patienten mit nach der Therapie weiterhin relativ ausgeprägten depressiven Symptomen entwickelten häufiger ein Rezidiv als jene ohne persistierende Depression (BDI-Werte < 10 nach der Behandlung). Außerdem waren die Rezidive mit höheren Werten für dysfunktionale Einstellungen verbunden.

Kovacs et al. [73] lieferten ein Follow-up von Rush et al. [54] (siehe Tab. 3.2). Diese Studie verwandte Feighner's Diagnostic Criteria, die Hamilton Rating

Scale und den BDI zur Auswahl von 44 ambulanten Patienten einer Klinik, bei denen zumindest eine mäßig schwere klinische Depression bestand. Insgesamt wurden 17 Männer und 27 Frauen randomisiert einer kognitiven Therapie oder der Einnahme von Imipramin zugeteilt. Die Behandlung dauerte durchschnittlich elf Wochen und umfasste 20 Sitzungen. Die Abschlussrate betrug für die kognitive Therapie 95 % und für die Pharmakotherapie 64 %. Ein Jahr nach der Behandlung wurde der klinische Status der beiden Gruppen verglichen. Die Ergebnisse zeigten keine signifikanten Unterschiede zwischen den Gruppen, wobei die kognitive Therapie tendenziell bevorzugt wurde. Die Selbsteinstufung auf dem BDI zeigte, dass 67 % der mit kognitiver Therapie im Vergleich zu nur 35 % der mit Imipramin behandelten Patienten auch ein Jahr nach der Behandlung noch beschwerdefrei waren.

Im Durchschnitt der Studien lag die Rückfallrate der mit kognitiver Therapie behandelten Patienten bei nur 30 % im Vergleich zu 69 % bei den nur mit Antidepressiva behandelten Patienten. Allerdings wurden „Rezidive" in den fünf Studien unterschiedlich definiert (siehe Tab. 3.2). Außerdem muss bedacht werden, dass die hier angegebenen Prozentanteile sich leicht von denjenigen unterscheiden, die Hollon et al. [36] zitiert. Grund ist, dass wir Shea et al. [68] mit aufgenommen haben, der vormals nicht verfügbar war. Hollon et al. [36] geben eine Rückfallrate von 26 % für Patienten mit kognitiver Therapie bis zur Remission an versus 64 % für die Pharmakotherapie. Somit weisen die Daten bislang darauf hin, dass die kognitive Therapie bei klinischer Depression im Vergleich zur Arzneimitteltherapie Rezidive verhindern kann. Außerdem zeigte eine Studie, dass eine kontinuierlich durchgeführte kognitive Therapie eine Neuerkrankung verhindern kann [65].

Es gibt Belege dafür, dass sich durch Verhinderung der Symptome Kognitionen möglicherweise auch vehindern lassen. Rush et al. [73] analysierten die von Rush et al. [74] erhobenen Daten, um die zeitliche Abfolge der Veränderungen von Selbstbild, Hoffnungslosigkeit, Affekt, Motivation und vegetativen Symptomen zu evaluieren. Die Studie kam zu dem Ergebnis, dass sich bei den Patienten zunächst die Messwerte der Hoffnungslosigkeit besserten, anschließend dann Selbstbild, Motivation, Affekt und vegetative Symptome. Für die Pharmakotherapie ließ sich das nicht bestätigen.

Mehrere andere methodische Fragen bleiben offen. Die Therapien führen zu besseren Ergebnissen, wenn sie von Therapeuten durchgeführt werden, die von einem bestimmten Behandlungsansatz überzeugt sind, wobei unklar ist, warum dies so ist [47, 48]. Auch die Behandlungsintegrität ist ein Gebiet für künftige Forschungen. Die effektive Therapiedurchführung hängt davon ab, dass der Patient in seiner einzigartigen Situation, der Kontext der depressiven Episode und die Besonderheiten des jeweiligen Falls berücksichtigt werden.

Die Ergebnisvariablen müssen so festgelegt werden, dass sie Behandlungseffekte erfassen können, wie eine Modifikation kognitiver, behavioraler und interpersoneller Faktoren, die vermutlich mit der Rezidivprophylaxe zusammenhängen. Es sind Einzelanalysen erforderlich, um individuelle Unterschiede bei der Geschwindigkeit des Ansprechens, dem Verlauf des Ansprechens, der Art des

Ansprechens (Besserung oder Verschlechterung) und dem Ausmaß der Besserung effektiver zu erfassen. Abbruchraten müssen sowohl im Zusammenhang interpersoneller Vorgänge verstanden werden, die mit derartigen Ergebnissen einhergehen, als auch im Zusammenhang mit Patientenmerkmalen, die einen Abbruch vorhersagen können.

# Bipolare Störung: Rezidivprävention durch Psychotherapie

Seit der Zeit von Campbells *Manic-Depressive Disease* (1953) hat die Behandlung der bipolaren Störung große Veränderungen durchlaufen. Dies trifft insbesondere für das letzte Jahrzehnt zu [71].

Für die Manie zeigen mindestens fünf placebokontrollierte Studien, dass Lithium kurzfristig zu Genesungsraten führt, die doppelt so hoch sind wie die 25–35 % unter Placebo und unspezifischem Management. Für die bipolare Störung ermittelte eine Analyse von 28 Studien an insgesamt 2985 Teilnehmern ein unter Lithiumbehandlung 3,2-fach niedrigeres Rezidivrisiko. Keiner der klinischen Faktoren, welche einem Nutzen von Lithium entgegensprechen, wurde bestätigt, einschließlich (1) gemischte manisch-depressive Episode, (2) multiple Episoden, (3) lange Anamnese einer unbehandelten Erkrankung und (4) rapid cycling [71].

Von besonderer Bedeutung ist die Frage des möglichen Nutzens von Psychotherapien in der Rezidivprophylaxe, bedenkt man den natürlichen Verlauf der bipolaren affektiven Störung. Trotz des Wertes einer Langzeitrezidivprophylaxe mit Lithium besteht nur bei etwa einem Drittel der Patienten für ein Jahr ein voller Schutz (keine Rezidive) [71]. Eine randomisierte Studie an bipolaren Patienten von Colom et al. [75] untersuchte, ob eine psychologisch-edukative Intervention die Rezidive reduzieren kann, wenn sie zusätzlich zu einer Standardarzneimitteltherapie erfolgt.

Zu den Studienteilnehmern gehörten 120 ambulante bipolare Patienten mit in etwa gleichem Alter und Geschlecht (Wert auf der Young Mania Rating Scale < 6, HDRC-Skala-17-Wert < 8). Bei allen bestand seit mindestens sechs Monaten vor Studienbeginn eine Remission und alle erhielten die Standardpharmakotherapie. Die Probanden wurden standardmäßig psychiatrisch versorgt und nahmen entweder an 21 Gruppensitzungen zur Psychoedukation oder an 21 nicht strukturierten Gruppensitzungen teil. Während der Behandlungsphase und der zweijährigen Nachbeobachtung erfolgte eine wöchentliche Beurteilung.

Beim Einsatz psychoedukativer Verfahren traten während der 21-wöchigen Behandlungsphase nur bei 38 % der Patienten der edukativen Gruppe Rezidive auf im Vergleich zu 60 % in der Kontrollgruppe. Am Ende der zweijährigen Follow-up-Phase trat bei 92 % der Patienten mit nur psychiatrischer Standardversorgung (Pharmakotherapie) ein Rezidiv auf im Vergleich zu 67 % von denen mit zusätzlicher psychoedukativer Therapiekomponente. Bei Ausschluss hypomanischer Episoden aus der Datenanalyse lagen die Rezidivraten bei 87 % für die Standardpharmakotherapie versus 63 % in der psychoedukativen Gruppe [75].

Auf dem Hintergrund von zwei vielversprechenden Pilotstudien verwandten Lam et al. [76] einen randomisierten kontrollierten Ansatz zur Untersuchung der Effekte der kognitiven Therapie zur Rezidivprophylaxe bei bipolaren affektiven Störungen. Sie stellten die Hypothese auf, dass die kognitive Therapie gmeinsam mit Stimmungsstabilisatoren (mood stabilizer) gut geeignet ist, den Patienten die Bewältigung ihrer bipolaren Krankheit zu ermöglichen.

Es wurde eine kognitive Therapie mit Behandlungsmanual empfohlen, um den Standardansatz zur Behandlung der Depression zu ergänzen. Folgende neue Elemente wurden aufgenommen: (1) Vermitteln des Diathese-Stress-Modells und der Erfordernis einer Kombination aus psychischen und medikamentösen Behandlungsansätzen; (2) Überwachen affektiver Verhinderungen, insbesondere von Prodromi, und Erlernen von Strategien, um die Entwicklung des vollen Krankheitsbildes zu verhindern; (3) Herausarbeiten der Bedeutung von Schlaf und Schlafroutine, um zu verhindern, dass durch Schlafentzug eine bipolare Episode entsteht; und (4) Therapie von kompensatorischem Verhalten und extremen Anstrengungen, welche von den Patienten gelegentlich aufgebracht werden, um Zeit aufzuholen, die bei früheren Krankheitsepisoden verloren gegangen ist.

Das Studiendesign umfasste 103 Patienten mit Bipolar-I-Störung. Bei allen traten häufig Rezidive auf, obwohl sie mit Stimmungsstabilisatoren behandelt wurden. Die Patienten wurden randomisiert der Behandlung mit kognitiver Therapie oder einer Kontrollgruppe zugewiesen, wobei beide Gruppen Stimmungsstabilisatoren erhielten und regelmäßig psychiatrisch untersucht wurden. Die Patienten unter kognitiver Therapie nahmen in den ersten sechs Monaten durchschnittlich an 14 Sitzungen teil sowie an 2 Booster-Stizungen in den nächsten sechs Monaten.

Als Ergebnis fand sich während der zwölfmonatigen Behandlungsphase eine Gesamtrezidivrate von 53 %. In der mit kognitiver Therapie behandelten Gruppe lag sie nach sechs Monaten bei 28 % und nach zwölf Monaten bei 44 %. In der Kontrollgruppe lag die Rezidivrate nach sechs Monaten bei 50 % und nach zwölf Monaten bei 75 %. Außerdem hatten die Patienten der mit kognitiver Therapie behandelten Gruppe signifikant weniger Tage mit bipolaren Episoden und wurden seltener deswegen stationär eingewiesen. Zudem waren sie sozial leistungsfähiger, wiesen im monatlichen Stimmungsfragebogen weniger affektive Symptome auf und signifikant weniger Schwankungen der manischen Symptome.

Im Vergleich zu den oben beschiebenen psychoedukativen Verfahren [75] führte die kognitive Therapie zum gleichen Therapiezeitpunkt (Monat 6) zu einer niedrigeren Rezidivrate (28 %) als die edukative Therapie (38 %). Außerdem ist die Rezidivrate der mit kognitiver Therapie behandelten Gruppe mit nur 44 % nach zwölf Monaten (versus 75 % in der Kontrollgruppe) deutlich niedriger als die Rate von 67 % bei alleiniger Einnahme von Lithium zur Langzeitrezidivprophylaxe [77]. Zu den Einschränkungen dieser Studie gehörten fehlende Kontrollen zur Schlafroutine und eine bessere Compliance hinsichtlich der Medikation bei den Patienten unter kognitiver Therapie [76].

## Überprüfung der kognitiven Theorie: Ablauf der Veränderung

Mehrere Untersucher haben sich mit den bei der kognitiven Therapie ablaufenden Prozessen in randomisierten klinischen Studien befasst. Simons et al. [78] untersuchten den nachhaltigen Nutzen der kognitiven Therapie im Vergleich zu einer dreimonatigen Behandlung mit Antidepressiva (ohne anschließende Fortsetzung der Medikation). Anhand ihrer Ergebnisse schlussfolgerten die Autoren, dass sich die kognitive und Pharmakotherapie vermutlich dahingehend unterscheiden, welche Sichtweise der depressiven Symptome sie bei den Patienten auslösen.

Bei der kognitiven Therapie betrachten die Patienten ihre Symptome irgendwann als „Hoffnungszeichen" oder als Erinnerung daran, sich bei der Anwendung der unterschiedlichen kognitiven und behavioralen Strategien anzustrengen, die sie von ihrem Therapeuten gelernt haben. Derartige erlernte Bewältigungsstrategien können zu den in dieser Studie beobachteten unterschiedlichen Effekten der kognitiven und Pharmakotherapie beitragen [78].

Robins und Hayes [38] kamen zu dem Schluss, dass die Studien dafür sprechen, dass bestimmte Anteile der kognitiven Therapie mit der Veränderung assoziiert sind: „... Interventionen, die so angelegt sind, dass sie die gestörten Wahrnehmungen und dysfunktionellen Schemata, die ihnen zugrunde liegen, identifizieren, auf ihre Realität überprüfen und korrigieren." [38] Die Vermittlung der Hypothesenüberprüfung mit konkreten Verfahren und Übungen mit diesen Fähigkeiten zwischen den Sitzungen scheinen die aktiven Komponenten der kognitiven Therapie zu sein, wobei „... sicherlich weitere Untersuchungen erforderlich sind" [38].

Rush et al. [73] analysierten die von Rush et al. [74] erhobenen Daten, die 35 Patienten verglichen, welche mit kognitiver Therapie ($n$ = 18) oder Methoden (Imipramin) behandelt wurden ($n$ = 17 unipolar depressive ambulante Patienten). Rush et al. [73] verwandten eine Cross-legged-panel-Analyse zur Evaluation der zeitlichen Abfolge der Veränderungen von Selbstbild, Hoffnungslosigkeit, Affekt, Motivation und vegetativen Symptomen. Die Studie kam zu dem Ergebnis, dass sich bei den Patienten in den Behandlungswochen 1–2 zunächst die Messwerte für Hoffnungslosigkeit änderten, anschließend kam es zur Besserung von Selbstbild, Motivation, Affekt und vegetativen Symptomen. In den Wochen 2–3 ging die Hoffnungslosigkeit der Besserung des Affekts voraus. In den Wochen 3–4 schließlich besserten sich Selbstbild und Affekt vor der Motivation und Stimmungsänderung vor den vegetativen Symptomen. Die abschließenden Schlussfolgerungen waren, dass die kognitive Therapie zu therapeutischen Veränderungen kognitiver Faktoren führen kann (Bild von sich selbst und der Zukunft) und anschließend zu Besserung der anderen Symptome. Für die Pharmakotherapie ließ sich das nicht bestätigen. Die Ergebnisse stimmen mit der Hypothese überein, dass Änderungen der negativen Kognitionen und Stimmung zur Besserung der anderen Symptome führen.

Zur Rezidivprophylaxe kann eine Änderung des „strukturellen" oder schematischen Niveaus erforderlich sein. Sofern ein Schema ausreichend durchlässig ist, sollte es möglich sein, seine Inhalte oder „Überzeugungen" zu modifizieren. So kann ein Schema – also sein Inhalt – von dysfunktional zu funktional modifiziert werden. Eine Person kann ein Low-level-Schema aufweisen, wie „Ich bin ein Versager" oder noch dysfunktionaler „Da ich ein Versager bin, bin ich wertlos." Diese Überzeugungen können wie folgt positiv verändert werden: „Ich habe bei einigen Dingen versagt und bei anderen Erfolg gehabt, also hält es sich die Waage." Oder: „Auch wenn ich ein Versager bin, bedeutet das nicht, dass ich wertlos bin."

Bei Aktivierung durch einen entsprechenden externen Reiz sowie vermutlich auch durch einige interne, endokrine oder andere biologische Störungen gewinnen die dysfunktionellen Schemata die Oberhand. Segal und Ingram [79] analysierten die vorhandenen Studien zur Aktivierung kognitiver Konstrukte und schlussfolgerten, dass Studien, die diese Prozesse gezielt untersucht haben, mit ihren Ergebnissen die kognitive Theorie stützen. Sie wiesen darauf hin, dass künftige Studien noch gezielter Diathese-Stress-Prozesse triggern müssen, um die kausale Rolle der postulierten Konstrukte zu untersuchen.

Schließlich analysierten Oei und Free [80] insgesamt 44 Ergebnis- oder Prozessstudien zur Therapie der Depression. Zu den Behandlungsformen gehörten kognitive Therapie, Pharmakotherapie, andere psychologische Therapien und Wartelistenkontrollen. Sie schlussfolgerten, dass bei allen Therapien kognitive Veränderungen auftreten und dass die Beziehung zwischen kognitiven Veränderungen und Depression nicht für die kognitive Therapie einzigartig ist. Kognitive Änderungen sind vermutlich die gemeinsame Endstrecke der Änderungen bei den unterschiedlichen Therapieformen.

## Künftige Studienthemen

Eine der wichtigsten Fragen der derzeitigen Forschung ist der präventive Effekt der psychotherapeutischen Behandlung. So wird vermutet, dass die kognitive Therapie durch die Modifikation der für die Depression typischen Denkschemata prophylaktisch wirkt [81]. Als gemeinschaftliche Aufgabe verstärkt die kognitive Therapie die Selbsterkenntnis und die Eigenverantwortlichkeit. Der Depressive betrachtet sich selbst, die Welt und die Zukunft als trostlos, hoffnungslos und ohne persönliche Bedeutung oder Kontrolle. Mittels der kognitiven Therapie wird die Eigenkontrolle zurückgewonnen und die negative Einstellung verändert. Der Patient erlernt einen „realistischen Optimismus", indem er unabhängig von den wahrgenommenen und/oder objektiven Schwierigkeiten davon ausgeht, dass er seine Symptome bis zu einem gewissen Grad kontrollieren kann. Es sind weitere Studien erforderlich, um zu bestimmen, ob einige oder alle dieser Komponenten zur Rezidivprophylaxe beitragen.

Die Modifikation von Denkschemata bzw. die Korrektur negativer Gedanken und Überzeugungen sind zentrale therapeutische Vorgänge bei der kognitiven Therapie der Depression. Es wird darüber spekuliert, ob die Depression eher als Mangel positiver Schemata oder als ein Überwiegen negativer Schemata betrachtet werden sollte. Ebenso bleibt die Frage, ob das relative Vorhandensein dieser Denkvorgänge/-strukturen die depressive Erkrankung charakterisiert oder stattdessen die depressive Stimmung durch das absolute Ausmaß eines Defizits oder Überschusses verursacht wird. In jedem Fall ist die Entwicklung, Aktivierung oder Reaktivierung positiver oder kompensatorischer Denkschemata ein weiteres (möglicherweise gleichwertiges) Verfahren zur Behandlung negativer kognitiver Vorgänge und muss weiter untersucht werden.

DeRubeis et al. [82] untersuchten die Frage, ob bei der schweren Depression eine kognitive oder eine Pharmakotherapie geeigneter ist. Sie verglichen die Ergebnisse der antidepressiven Medikation und der kognitiven Verhaltenstherapie bei schwer depressiven ambulanten Patienten in vier großen randomisierten Studien. Außerdem evaluierten sie die Ergebnisse der NIMH-TDCRP gemeinsam mit denen der anderen drei Studien. Ihre Analyse der Effektgröße erbrachte bei schwer depressiven ambulanten Patienten keine Vorteile der antidepressiven Medikation gegenüber der kognitiven Therapie [82]. Diese Ergebnisse müssen noch weiter empirisch validiert werden.

Jacobson and Hollon [47] haben darüber geschrieben, wie schwierig die angemessene Erfassung der Kompetenz bei Durchführung einer kognitiven Therapie ist. Die Zeitpunkte, an denen ein kompetenter Therapeut zu jedem Zeitpunkt der Behandlung reagiert, sind charakterisiert durch (1) idiosynkrate Patientenmerkmale, (2) die für die Behandlung zentralen Punkte, (3) die spezifischen Punkte, die bereits Gegenstand der Therapie waren, und (4) die Konstellation des Falls. Somit erfordert die Einstufung der Kompetenz einer therapeutischen Reaktion die Kenntnis des Gesamtkontextes der Therapie und nicht nur die Bitte, eine Sitzung ohne Berücksichtigung des Nutzens vorheriger Sitzungen und der Fallanalyse einzustufen, anhand derer die kognitive Therapie konzipiert wurde. Daher muss die Erfassung der therapeutischen Kompetenz weiter verfeinert werden.

Thase et al. [22] schlugen vor, dass die mangelnde Compliance für bis zu ein Drittel der Nonresponder auf Antidepressiva verantwortlich ist. Bei Patienten unter kognitiver Therapie wurde eine bessere Compliance für die Pharmakotherapie beobachtet [76]. Dabei handelt es sich um eine wichtige Entdeckung. Die Forschung sollte versuchen, die Robustheit dieser Feststellung sowie den zugrunde liegenden Mechanismus zu ermitteln (sofern sie repliziert werden kann).

Eine weitere noch zu klärende Frage ist, wie mit der Tatsache umgegangen werden soll, dass es technische und konzeptuelle Überschneidungen zwischen der kognitiven Therapie und anderen Therapien gibt (wie der Interpersonellen Psychotherapie), die gelegentlich in klinischen Studien im Interesse der Therapieabgrenzung ausgeschaltet werden. Beispielsweise beschrieb ein Vergleich zwischen kognitiver, interpersoneller und supportiver Psychotherapie (mit und ohne Imipramin) die interpersonelle Psychotherapie folgendermaßen: „Die interpersonelle Psychotherapie verbindet Lebensereignisse und affektive Episoden, damit (1) der Patient besser über die Lebenseinschnitte trauern kann, während er gleichzeitig (2) pragmatisch und optimistisch ermuntert wird, neue Lebensziele und Anpassungen zu erarbeiten." [83] Auch die kognitive Therapie lässt sich auf diese Weise beschreiben und würde so, wie sie normalerweise klinisch praktiziert wird (wie oben dargelegt) die pragmatischen „interpersonellen" Ziele umfassen.

Schließlich schlug Teasdale [84] vor, dass die edukative Komponente mehrerer verschiedener Psychotherapien die Bedenken des Patienten hinsichtlich der depressiven Symptome reduzieren kann. Durch Aufklärung, Anleitung und Hilfe dabei, die depressiven Symptome als normale Aspekte eines gut beschriebenen psychischen Krankheitsbildes zu erkennen, lässt sich die „Depression über die Depression" oft reduzieren. Dieser edukative Aspekt der kognitiven Therapie wurde als wichtige Ursache der klinischen Besserung eingestuft und andernorts ausführlich besprochen [29]. Diese kognitive These muss durch prozessorientierte klinische Forschung weiter untersucht werden.

# Literatur

1. Chambless DL, Ollendick TH. Empirically supported psychological interventions: Controversies and evidence. Ann Rev Psychol 2001; 52:685–716.
2. Ferster CB. Behavioral approaches to depression. In: Friedman RJ, Katz MM (eds.), The Psychology of Depression: Contemporary Theory and Research. New York: Wiley, 1974, pp. 29–45.
3. Seligman MEP, Groves D. Non-transient learned helplessness. Psychon Sci 1970;19:191–192.
4. Seligman MEP. Depression and learned helplessness. In: Friedman RJ, Katz MM (eds.), The Psychology of Depression: Contemporary Theory and Research. Washington, DC: Hemisphere, 1974, pp. 29–45.
5. Lewinson PM. A behavioural approach to depression. In: Friedman RJ, Katz MM (eds.), The Psychology of Depression. Washington, DC: Winston & Sons, 1974.
6. Cullough JP. Treatment for Chronic Depression. New York: Guilford, 2000.
7. Dubovsky SL, Buzan R. Mood disorders. In: Hales RE, Yudofsky SC, Talbott JA (eds.), Textbook of Psychiatry. Washington, DC: American Psychiatric Press, 1999, pp. 479–565.
8. Gotlib IH, Hammen CL (eds.), Handbook of Depression. New York: Guilford, 2002.
9. Hollon SD, Haman KL, Brown LL. Cognitive behavioral treatment of depression. In: Gotlib IH, Hammen CL (eds.), Handbook of Depression. New York: Guilford, 2002, pp. 383–403.
10. Beck AT. Depression: Causes and Treatment. Philadelphia, PA: University of Pennsylvania Press, 1967.
11. Markowitz JC. Learning the new psychotherapies. In: Weissman MM (ed.), Treatment of Depression: Bridging the 21st Century. Washington, DC: American Psychiatric Press, 2001, pp. 135–149.
12. Markowitz JC. Interpersonal psychotherapy for chronic depression. J Clin Psychol 2003;59(8):847–858.
13. Weissman MM, Markowitz JC, Klerman GL. Comprehensive Guide to Interpersonal Psychotherapy. New York: Basic Books, 2000.
14. Paykel ES. Treatment of depression in the United Kingdom. In: Weissman MM (ed.), Treatment of Depression: Bridging the 21st Century. Washington, DC: American Psychiatric Press, 2001, pp. 135–149.
15. Frank E, Kupfer DJ, Perel JM, et al. Three-year outcomes for maintenance therapies in recurrent depression. Arch Gen Psychiatry 1990;47:1093–1099.
16. Hinrichsen GA. Interpersonal psychotherapy for depressed older adults. J Geriatr Psychiatry 1997;30:239–257.
17. Hayhurst H, Cooper Z, Paykel ES, et al. Expressed emotion and depression: A longitudinal study. Br J Psychiatr 1997;171:439–443.
18. Beck AT, Rush JA, Shaw BF, et al. Cognitive Therapy of Depression. New York: Guilford, 1979.
19. Beck AT. Cognitive therapy: A 30-year retrospective. Am Psychol 1991; 46:368–375.
20. Beck AT. Cognitive Therapy and the Emotional Disorders. New York: International Universities Press, 1976.
21. Beck AT. Role of fantasies in psychotherapy and psychopathology. J Nervous Mental Dis 1970;150(1):3–17.
22. Thase ME, Friedman ES, Howland RH. Management of treatment-resistant depression: Psychotherapeutic

perspectives. J Clin Psychiatr 2001;62 (18):18–24.

23. Moore RG. It's the thought that counts: The role of intentions and meta-awareness in cognitive therapy. J Cogn Psychother Int Quart, 1996;10:255–269.

24. Reisberg D. Cognition: Exploring the Science of Mind. New York: Norton, 1997.

25. Beck AT. Cognitive therapy of depression: New perspectives. In: Clayton PJ, Barrett JE (eds.), Treatment of Depression: Old Controversies and New Approaches. New York: Raven Press, 1982, pp. 265–290.

26. Jacobson NS, Dobson KS, Truax PA, et al. A component analysis of cognitive-behavioral treatment for depression. J Consult Clin Psychol 1996; 64:295–304.

27. Hartlage S, Alloy LB, Vazquez C, et al. Automatic and effortful processing in depression. Psychol Bull 1993;113: 247–278.

28. Beck AT, Freeman A, Davis D, et al. Cognitive Therapy of Personality Disorders. New York: Guilford, 1990.

29. Beck JS. Cognitive Therapy: Basics and Beyond. New York: Guilford, 1995.

30. Haaga DAF, Dyck MJ, Ernst D. Empirical status of cognitive theory of depression. Psychol Bull 1991;110: 215–236.

31. Norcross JC (ed.). Psychotherapy Relationships that Work: Therapist Contributions and Responsiveness to Patients. Oxford: Oxford University Press, 2002.

32. Alford BA, Beck AT. Therapeutic interpersonal support in cognitive therapy. J Psychother Integr 1997; 7:275–289.

33. Safran JD, Segal ZV. Interpersonal Process in Cognitive Therapy. New York: Basic Books, 1990.

34. Dobson KS. A meta-analysis of the efficacy of cognitive therapy for depression. J Consult Clin Psychol 1989;57(3):414–419.

35. Hollon SD, Beck AT. Cognitive and cognitivebehavioral therapies. In: Garfield SL, Bergin AE (eds.), Handbook of Psychotherapy and Behavior Change, 4th ed. New York: Wiley, 1994, pp. 428–466.

36. Hollon SD, DeRubeis RJ, Seligman MEP. Cognitive therapy and the prevention of depression. Appl Prevent Psychol 1992;1:89–95.

37. Hollon SD, DeRubeis RJ, Evans MD. Cognitive therapy in the treatment and prevention of depression. In: Salkovskis PM (ed.), Frontiers of Cognitive Therapy. New York: Guilford, 1996, pp. 293–317.

38. Robins CJ, Hayes AM. An appraisal of cognitive therapy. J Consult Clin Psychol 1993;61:205–214.

39. Sacco WP, Beck AT. Cognitive theory and therapy. In: Beckham EE, Leber WR (eds.), Handbook of Depression. New York: Guilford, 1995, pp. 329–351.

40. Chambless DL, Hollon SD. Defining empirically supported therapies. J Consult Clin Psychol 1998;66:7–18.

41. Goldfried MR, Wolfe BE. Psychotherapy practice and research: Repairing a strained alliance. Am Psychol 1996;51:1007–1016.

42. Jonas WB. Clinical trials for chronic disease: Randomized, controlled clinical trials are essential. J NIH Res 1997;9:33–39.

43. Persons JB, Bostrom A, Bertagnolli A. Results of Randomized Controlled Trials of Cognitive Therapy for Depression Generalize to Private Practice. Paper Presented at the 30th Annual Convention of the Association for the Advancement of Behavior Therapy, New York, 1996.

44. Hollon SD, DeRubeis RJ, Evans MD, et al. Cognitive therapy and pharmacotherapy for depression: Singly and

in combination. Arch Gen Psychiatry 1992;49:774–781.

45. Elkin I, Shea MT, Watkins JT, et al. National Institute of Mental Health Treatment of Depression Collaborative Research Program: General effectiveness of treatments. Arch Gen Psychiatry 1989;46:971–982.

46. Bowers WA. Treatment of depressed in-patients: Cognitive therapy plus medication, relaxation plus medication, and medication alone. Br J Psychiatr 1990;156:73–78.

47. Jacobson NS, Hollon SD. Cognitive behavior therapy vs pharmacotherapy: Now that the jury's returned its verdict, it's time to present the rest of the evidence. J Consult Clin Psychol 1996;64:74–80.

48. Jacobson NS, Hollon SD. Prospects for future comparisons between drugs and psychotherapy: Lessons from the CBT versus pharmacotherapy exchange. J Consult Clin Psychol 1996;64:104–108.

49. Miller IW, Norman WH, Keitner GI, et al. Cognitivebehavioral treatment of depressed inpatients. Behav Therap 1989;20:25–47.

50. Covi L, Lipman RS. Cognitive behavioral group psychotherapy combined with imipramine in major depression. Psychopharmacol Bull 1987;23:173–176.

51. Beck AT, Hollon SD, Young JE, et al. Treatment of depression with cognitive therapy and amitriptyline. Arch Gen Psychiatry 1985;42:142–148.

52. Murphy GE, Simons AD, Wetzel RD, et al. Cognitive therapy and pharmacotherapy: Singly and together in the treatment of depression. Arch Gen Psychiatry 1984;41:33–41.

53. Blackburn IM, Bishop S, Glen AIM, et al. The efficacy of cognitive therapy in depression: A treatment trial using cognitive therapy and pharmacotherapy, each alone and in combination. Br J Psychiatr 1981;139:181–189.

54. Rush AJ, Beck AT, Kovacs M, et al. Comparative efficacy of cognitive therapy and pharmacotherapy in the treatment of depressed outpatients. Cogn Therap Res 1977;1:17–37.

55. Task Force on Promotion and Dissemination of Psychological Procedures, Division of Clinical Psychology. Training in and dissemination of empirically-validated psychological treatments: Report and recommendations. Clin Psychol, 1995;48:3–23.

56. Miller IW, Norman WH, Keitner GI, et al. Cognitivebehavioral treatment of depressed inpatients. Behav Therap 1989;20:25–47.

57. Thase ME, Greenhouse JB, Frank E, et al. Treatment of major depression with psychotherapy or psychotherapy-pharmacotherapy combinations. Arch Gen Psychiatry 1997;54:1009–1015.

58. Hollon SD, Shelton RC, Davis DD. Cognitive therapy for depression: Conceptual issues and clinical efficacy. J Consult Clin Psychol 1993;61:270–275.

59. Dobson KS, Pusch D, Jackman-Cram S. Further evidence for the efficacy of cognitive therapy for depression: Multiple outcome measures and longterm effects. Paper presented at the 25th Annual Convention of the Association for the Advancement of Behavior Therapy, New York, 1991. Fink M. ECT has proved effective in treating depression. Nature 2000; 403:826.

60. Williams JMG. Depression. In: Clark DM, Fairburn CA (eds.), Science and Practice of Cognitive Behaviour Therapy. Oxford: Oxford University Press, 1997, pp. 259–283.

61. McLean P, Taylor S. Severity of unipolar depression and choice of treatment. Behav Res Therap 1992;30 (5):443–451.

62. Ahmed I, Soares KVS, Seifas R, et al. Randomized controlled trials in

Archives of General Psychiatry (1959–1995): A prevalence study. Arch Gen Psychiatry 1998;55:754–755.

63. Jarrett RB, Schaffer M, McIntire D, et al. Treatment of atypical depression with cognitive therapy or phenelzine: A double-blind, placebo-controlled trial. Arch Gen Psychiatry 1999;56:431–437.

64. Sherman C. Psychotherapy works in atypical depression. Clin Psychiatry News 1998;26:1–2.

65. Jarrett RB, Basco MR, Risser RC, et al. Is there a role for continuation phase cognitive therapy for depressed outpatients? J Consul Clin Psychol 1998; 66:1036–1040.

66. Judd LL. The clinical course of unipolar major depressive disorders. Arch Gen Psychiatry 1988;55:989–991.

67. Evans MD, Hollon SD, DeRubeis RJ, et al. Differential relapse following cognitive therapy and pharmacotherapy for depression. Arch Gen Psychiatry 1992;49:802–808.

68. Shea MT, Elkin I, Imber SD, et al. Course of depressive symptoms over follow-up: Findings from the National Institute of Mental Health Treatment of Depression Collaborative Research Program. Arch Gen Psychiatry 1992;49:782–787.

69. Blackburn IM, Eunson KM, Bishop S. A two-year naturalistic follow-up of depressed patients treated with cognitive therapy, pharmacotherapy and a combination of both. J Affect Disord 1986;10:67–75.

70. Blackburn IM, Bishop S, Glen AIM, et al. The efficacy of cognitive therapy in depression: A treatment trial using cognitive therapy and pharmacotherapy, each alone and in combination. Br J Psychiatry 1981;139:181–189.

71. Simons AD, Murphy, GE, Levine JL, et al. Cognitive therapy and pharmacotherapy for depression: Sustained improvement over one year. Arch Gen Psychiatry 1986;43:43–48.

72. Murphy GE, Simons AD, Wetzel RD, et al. Cognitive therapy and pharmacotherapy: Singly and together in the treatment of depression. Arch Gen Psychiatry 1984;41:33–41.

73. Kovacs M, Rush AJ, Beck AT, et al. Depressed outpatients treated with cognitive therapy or pharmacotherapy: A one-year follow-up. Arch Gen Psychiatry 1981;38:33–39.

74. Rush AJ, Beck AT, Kovacs M, et al. Comparative efficacy of cognitive therapy and pharmacotherapy in the treatment of depressed outpatients. Cogn Therap Res 1977;1:17–37.

75. Colom F, Vieta E, Martinez-Aran A, et al. A randomized trial on the efficacy of group psychoeducation in the prophylaxis of recurrences in bipolar patients whose disease is in remission. Arch Gen Psychiatry 2003;60: 402–407.

76. Lam DH, Watkins ER, Hayward P, et al. A randomized controlled study of cognitive therapy for relapse prevention for bipolar affective disorder. Arch Gen Psychiatry 2003;60:145–152.

77. Baldessarini RJ, Tonodo L, Hennen J, et al. Is lithium still worth using? An update of selected recent research. Harv Rev Psychiatry 2002;10:59–75.

78. Simons AD, Murphy GE, Levine JL, et al. Cognitive therapy and pharmacotherapy for depression: Sustained improvement over one year. Arch Gen Psychiatry 1986;43:43–48.

79. Segal ZV, Ingram RE. Mood priming and construct activation in tests of cognitive vulnerability to unipolar depression. Clin Psychol Rev 1994; 14:663–695.

80. Oei TPS, Free ML. Do cognitive behaviour therapies validate cognitive models of mood disorders? A review of the empirical evidence. Int J Psychol 1995;30:145–179.

81. Segal ZV, Gemar M, Williams S. Differential cognitive response to a mood induction following successful cognitive therapy and pharmacotherapy for depression. J Abnorm Psychol 1999;108:3–10.

82. DeRubeis RJ, Gelfand LA, Tang TZ, et al. Medications versus cognitive behavior therapy for severely depressed outpatients: Mega-analysis of four randomized comparisons. Am J Psychiatry 1999;156:1007–1013.

83. Markowitz JC. Interpersonal Psychotherapy for Dysthymic Disorder. Washington, DC: American Psychiatric Press, 1998.

84. Teasdale JD, Segal Z, Mark J, et al. How does cognitive therapy prevent depressive relapse and why should attentional control (mindfulness) training help? Behav Res Therap 1995;33:25–39.

# 4 Diagnostik und Behandlung der Depression (MDE) und bipolaren Störung bei Kindern und Jugendlichen

DANIEL P. DICKSTEIN, DANIEL S. PINE UND ELLEN LEIBENLUFT[1]
FÜR DIE DEUTSCHE AUSGABE: ANKE ROHDE

## Einleitung

Depression und bipolare Störung  sind in der medizinischen Versorgung von Kindern und Jugendlichen häufig auftretende Probleme, deren Ausmaß sowohl durch ihre Prävalenz als auch durch die mögliche dramatische Beeinflussung des Lebens der Kinder und ihrer Familien bestimmt wird. Bis vor kurzem wurden die Depression und bipolare Störung in der Kindheit wegen der Stigmatisierung durch eine psychische Erkrankung, Fehlannahmen bezüglich der Psychopathologie in der Kindheit und Uneinigkeiten über die am besten zur Diagnostik psychischer Krankheiten in der Kindheit und Jugend geeigneten Verfahren weitestgehend vernachlässigt [219]. In einem vor kurzem von der Regierung veröffentlichten Bericht wird das Ausmaß deutlich, in dem die jüngsten Fortschritte das Problem der psychischen Erkrankungen im Kindesalter in den Fokus gerückt haben (Mental Health: A Report of the Surgeon General, 1999) [257].

Die diagnostischen Kriterien der Depression und bipolaren Störung beruhen überwiegend auf Forschungsergebnissen an Erwachsenen mit psychischen Krankheiten und sind in der letzten Ausgabe des Diagnostic and Statistical Manual Text Revision (DSM-IV-TR) wiedergegeben [2]. Bei beiden Krankheiten müssen affektive Episoden auftreten, die sich von der normalen Grundstimmung unterscheiden. Zur Diagnose der major-depressiven Erkrankung (MDE) muss bei dem Patienten eine major-depressive Episode (depressive Episode) auftreten. Diese ist durch drei Merkmale definiert: (1) entweder depressive/reizbare Stimmung oder Freudlosigkeit *(Anhedonie)*, (2) neurovegetative Symptome (wie Störungen von Schlaf, Appetit, Konzentration, Interesse usw.) und (3) eine daraus resultierende fast ganztägig vorhandene funktionelle Beeinträchtigung für mindestens zwei Wochen (Tab. 4.1).

Zur Diagnose der bipolaren Störung muss eine Episode vorliegen, die sich signifikant von der Grundstimmung unterscheidet und einhergeht mit: (1) Hypomanie (≥ 4 Tage) oder Manie (≥ 7 Tage), mit dauerhaft gehobener, expansiver oder reizbarer Stimmung und (2) neurovegetative Symptome, die für die Manie typisch sind (Tab. 4.2 und 4.3). Bei der Behandlung von Kindern muss berücksichtigt werden, dass die derzeitigen DSM-Kriterien der Depression zwar auf die

---

[1]  Die im vorliegenden Buch wiedergegebenen Ansichten entsprechen nicht unbedingt denjenigen der National Institutes of Health oder der US-Regierung.

Entwicklung abgestimmte Modifikationen enthalten, nicht jedoch die DSM-Kriterien der bipolaren Störung.

**Tabelle 4.1** Major-depressive Erkrankung (Depressive Episode) – diagnostische Kriterien

| (A) | Vorliegen einer major-depressiven Episode, wie folgt definiert: |
|---|---|
| | ≥ 5 der folgenden Symptome (mindestens eines der Symptome depressive Grundstimmung oder Freudlosigkeit/Interessenverlust) für den überwiegenden Teil des Tages, in der Mehrzahl der Tage, in einer zweiwöchigen Periode MIT Veränderung des Funktionsniveaus gegenüber vorher |
| | Subjektiv oder objektiv durch den Beobachter wahrgenommene depressive oder reizbare Stimmung |
| | Deutlicher Interessenverlust oder Freudlosigkeit bei fast allen Tätigkeiten |
| | Signifikanter (mehr als 5%/Monat) Gewichtsverlust oder Vermehrter/verminderter Appetit |
| | Insomnie oder Hypersomnie |
| | Psychomotorische Unruhe oder Hemmung, die von anderen bemerkt wurde (NICHT nur subjektive Angabe) |
| | Mangelnde Energie oder Müdigkeit |
| | Gefühl der Wertlosigkeit oder exzessives/unangemessene Schuldgefühle |
| | Konzentrationsstörungen oder Schwierigkeiten, Entscheidungen zu treffen |
| | Rezidivierende Gedanken an den Tod, Suizidgedanken oder Suizidversuch |
| (B) | Die depressive Episode lässt sich nicht besser durch eine Schizophrenie, schizoaffektive Störung, wahnhafte Störung, psychotische Störung oder anderweitig eren |
| (C) | Es sind anamnestisch keine manischen, hypomanen oder gemischten Episoden bekannt |
| (D) | Die Störung ist nicht nur Teil einer chronischen psychotischen Krankheit wie der Schizophrenie |
| (E) | Die Störung wurde nicht direkt durch eine chemische Substanz oder eine allgemeine medizinische Erkrankung ausgelöst |
| (F) | Die Symptome verursachen eine deutliche klinische Beeinträchtigung der sozialen, beruflichen und anderer Funktionen |

**Tabelle 4.2** Manische Episode – diagnostische Kriterien*

| (A) | Eine deutliche Phase mit veränderter und deutlich gehobener, expansiver oder reizbarer Stimmung für mindestens eine Woche |
|---|---|
| (B) | Während der Stimmungsstörung bestanden durchgehend ≥ 3 der nachfolgenden Symptome (≥ 4 bei alleiniger reizbarkeit) und waren in deutlichem Ausmaß vorhanden: |
| | Selbstüberschätzung oder Größenwahn |
| | Vermindertes Schlafbedürfnis (fühlt sich nach < 3 Stunden Schlaf ausgeruht) |
| | Redefluss |
| | Ideenflucht (subjektives Gefühl, dass die Ideen rasen) |
| | Ablenkbarkeit (lässt sich zu einfach durch unwichtige externe Reize ablenken) |
| | Zielgerichtete Über-Aktivität oder psychomotorische Unruhe |
| | Exzessive Beschäftigung mit triebhaften Aktivitäten mit hohem Gefährdungspotenzial (z.B. ungezügeltes Einkaufen, sexuelle Eskapaden) |
| (C) | Die Symptome treten nicht im Rahmen einer gemischten Episode auf (wobei in derselben Woche die Kriterien der manischen Episode und der major-depressiven Episode erfüllt werden, die jeweils die ganze Woche über fast den gesamten Tag bestehen müssen) |
| (D) | Die Stimmungsstörung führt zu funktionellen Beeinträchtigungen |

**Tabelle 4.2** Manische Episode – diagnostische Kriterien* (Fortsetzung)

| | |
|---|---|
| (E) | Die Symptome lassen sich nicht auf den physiologischen Effekt einer Substanz oder eines medizinischen Krankheitsbildes zurückführen |

*Die „hypomane Episode" ist durch dieselben diagnostischen Kriterien definiert wie die manische Episode, außer dass sie ≥ 4 Tage dauert und die Stimmungsänderung zu einer merklichen funktionellen Beeinträchtigung führt, die jedoch nicht für eine deutliche Beeinträchtigung ausreicht (nicht schwer genug, als dass eine stationäre psychiatrische Behandlung gerechtfertigt wäre).

Bei Kindern und Jugendlichen sind affektive Krankheiten, also Depression und bipolare Störung, häufig und stellen für die Entwicklung eine erhebliche Belastung dar. Die entstehende funktionelle Rollenbeeinträchtigung manifestiert sich als schlechtes Abschneiden in der Schule, Störung der sozialen Beziehungen zu Gleichaltrigen und Störungen in der Familie. Affektive Erkrankungen führen nicht nur zu Beeinträchtigungen in Kindheit und Jugendalter, sondern können auch Langezeitauswirkungen haben. Longitudinale Studien an Kindern und Jugendlichen ermittelten, dass eine Depression mit einem hohen Risiko für unterschiedliche Fehlentwicklungen im Laufe der Zeit einhergeht. Dazu gehören eine erhöhte Morbidität für andere psychische Erkrankungen sowie eine erhöhte Mortalität, überwiegend durch Suizid. Bei präpubertärer Depression besteht im Erwachsenenalter ein erhöhtes Risiko für Suizid (fast dreimal höher als bei Gesunden und dreimal höher als bei präpubertärer Angststörung), Drogenabusus, Störungen des Sozialverhaltens und die dauerhafte, wiederholte Inanspruchnahme allgemeinärztlicher und psychiatrischer Infrastrukturen [270]. Es besteht allgemeiner Konsens darüber, dass die bipolare Störung im Kindesalter eine schwere und beeinträchtigende Krankheit ist, sodass die Langzeitauswirkungen dieses Krankheitsbildes auf das Leben der Kinder und Jugendlichen vermutlich ebenfalls schwer sein werden.

Angesichts des Ausmaßes dieses Problems überrascht es nicht weiter, dass die Behandlung von Depression und bipolarer Störung im Kindesalter nicht länger nur in den Bereich der Kinder- und Jugendpsychiater und -psychologen fällt. Zunehmend wird die Behandlung der kindlichen depressive Episode und bipolaren Störung Teil der Zuständigkeit der niedergelassenen Kinderärzte. Mehrere Studien haben eine deutliche Zunahme der Verordnung von psychotropen Medikamenten, einschließlich Antidepressiva, verzeichnet, von denen die meisten durch Allgemeinärzte und Kinderärzte erfolgten [114, 206, 238, 284]. Eine nationale Studie aus der Mitte der 1990er-Jahre bei Pädiatern zeigte, dass zwar viele der mit Kindern und Jugendlichen arbeitenden Ärzte das Erkennen von Depressionen als ihre Pflicht erachteten (90 %), aber nur ein Drittel sich im Stande sah, diese auch zu behandeln. Aufgrund der komplexen Behandlung der bipolaren Störung fühlen sich vermutlich noch mehr Allgemeinärzte außerstande, Kinder mit dieser Störung angemessen zu behandeln. Als Hauptgründe für dieses Unbehagen bei der Therapie werden Zeitmangel und unzureichende Ausbildung angegeben [207].

Das vorliegende Kapitel trägt diesen Bedenken der niedergelassenen Kinderärzte Rechnung mit einer aktuellen Übersicht über die Behandlung von Depressionen und bipolaren Störungen bei Kindern und Jugendlichen. Dabei wird das Hauptaugenmerk auf der medikamentösen Behandlung dieser Krankheitsbilder liegen, daneben werden auch wichtige Informationen zur Psychotherapie gegeben. Zunächst wird auf die unipolare Depression eingegangen, anschließend auf die bipolare Störung.

**Tabelle 4.3** Bipolare Störung – diagnostische Kriterien

| |
|---|
| • Bipolare Störung Typ I: Vorliegen 1 manischen Episode (ohne dass eine major-depressive Episode vorhanden gewesen sein muss). |
| • Bipolare Störung Typ II: Vorliegen > 1 major-depressiven Episode und > 1 hypomanen Episode ohne stattgehabte manische Episoden. |
| • Zyklothymie: Seit mindestens einem Jahr zahlreiche Perioden mit hypomanen Symptomen und zahlreiche Perioden mit depressiven Symptomen, die nicht die Kriterien der depressive Episode erfüllen. Keine symptomfreie Periode dauerte länger als zwei Monate. |

Beachte: Gilt, solange sich die Symptomatik nicht besser durch eine schizoaffektive Störung, Schizophrenie, wahnhafte Störung, psychotische Erkrankung oder andere erklären lässt.

# Depression/Major-depressive Erkrankung

## Einleitung

Die Depression und ihre Unterformen sind für alle mit Kindern und Jugendlichen arbeitenden Ärzte von großer Bedeutung. Sowohl Forschungsberichte als auch die Medien vermitteln derzeit den Eindruck, dass das Problem zunimmt. Dies war jedoch nicht immer der Fall. Erst in den 1970er-Jahren wuchs unter den Ärzten das Verständnis dafür, dass es sich bei der Depression von Kindern um eine diagnostizierbare und behandelbare Krankheitsentität handelt [50, 54, 226, 269].

Epidemiologische Studien haben anhand von Bevölkerungsstichproben oder repräsentativer epidemiologischer Stichproben gezeigt, dass die depressive Episode vor der Pubertät eher selten ist, wobei die Prävalenz bei Kindern nicht mehr als 0,4–2 % beträgt [62–64]. Allerdings nimmt die Häufigkeit der depressive Episode mit dem Alter stetig zu und wird in der Jugend zu einem leider häufigen Problem, von dem etwa 2–10 % aller Jugendlichen betroffen sind [25, 62, 136, 164, 165]. In der späten Pubertät findet sich eine besonders deutliche Zunahme der Prävalenz, etwa im Alter von 14–15 Jahren. Bei Mädchen und Jungen tritt die depressive Episode gleich häufig auf, bei Jugendlichen sind Mädchen nahezu doppelt so häufig betroffen wie Jungen, was der Geschlechterprävalenz bei Erwachsenen entspricht [64, 141]. Da dieser Geschlechtsunterschied erst in der Jugend manifest wird, hat das Interesse an der Bedeutung der Geschlechtshormone bei der depressive Episode zugenommen [10].

Die Depression ist nicht nur eine Erkrankung mit hoher Prävalenz, sondern ein bei Kindern und Jugendlichen zunehmendes Problem. Mehrere Studien, einschließlich einiger mit großen epidemiologischen Stichproben, haben binnen mehrerer Generationen im zwanzigsten Jahrhundert eine Zunahme der Depression bei Jugendlichen festgestellt. Dieser Effekt wurde als „Alterskohorteneffekt" oder „zunehmender säkularer Trend" der kindlichen Depression bezeichnet [67, 158, 166]. Für den Arzt sind mehrere methodische Aspekte dieses Trends von Bedeutung, damit er diese Daten richtig interpretieren kann. Zunächst basieren die meisten dieser Schätzwerte auf retrospektiven Daten und kommen für andere Psychopathologien als die Depression zu einem vergleichbaren Ergebnis. Somit spiegeln diese Ergebnisse vermutlich keine für die Depression spezifische Zunahme wider, sondern könnten ein Artefakt durch eine bessere Erfassung sein. Außerdem könnten die Abnahme der mit psychischen Erkrankungen einhergehenden Stigmatisierung und Verbesserungen der diagnostischen Interviews dazu beigetragen haben, dass die neuren Kohortendaten die genuine Prävalenz der MDE korrekter widerspiegeln. Zum Dritten tragen die Erfassungsmethoden zur unterschiedlichen Prävalenz der kindlichen Depression bei, weil zwar in allen Studien die übliche DSM-Definition der Depression angewandt wird, trotzdem jedoch eine Kreuzvariabilität zwischen den Studien bezüglich der untersuchten Stichproben und der Methoden zur Anwendung dieser DSM-Kriterien besteht. So stützen sich manche Studien primär auf Informationen von den Kindern oder Jugendlichen selbst, während andere versuchen, die Angaben mit denjenigen von Erwachsenen, beispielsweise der Eltern, abzugleichen. Eine vierte Ursache des Unterschiedes resultiert aus dem betrachteten Zeitrahmen. Manche Studien ermitteln anhand von Querschnittdaten die derzeitige oder „Punkt"-Prävalenz. Andere erzeugen Lebenszeitschätzungen anhand von retrospektiven Daten. Wieder andere verwenden wiederholte Erhebungen im Rahmen eines longitudinalen Ansatzes zur Abschätzung der Lebenszeitprävalenz. Insgesamt nimmt die Prävalenz depressiver Episoden in allen diesen drei Studientypen zu. Trotz dieser Unsicherheiten lassen die Daten vermuten, dass die Depression des Kindesalters tatsächlich ein wachsendes Problem darstellt.

Die vermutlich überzeugendsten Daten stammen aus dem Studium durchgeführter Suizide. Mehr als 10 % aller Todesfälle bei den 10- bis 24-Jährigen sind die Folge von Suiziden, womit sie die vierthäufigste Todesursache in dieser Altersgruppe sind [38]. Depressionen und bipolare Störungen sind zwei der häufigsten psychischen Krankheitsbilder bei jugendlichem Suizid [40]. Die Daten über Suizide sind weitestgehend bias- und artefaktfrei, anders als bei epidemiologischen Selbstberichten zur Depression. Die Suizid-Statistiken zeigen zuverlässig, dass die Prävalenz von Suiziden in den USA in der letzten Hälfte des zwanzigsten Jahrhunderts deutlich zugenommen hat, ein Trend, der sich erst in den letzten Jahren des Jahrhunderts abgeflacht hat. Somit zeigen sowohl die epidemiologischen Daten zur Prävalenz der Depression als auch die Daten zum Suizid im Kindesalter, dass die kindliche Depression ein Problem mit zunehmender Häufigkeit ist.

Während die Ursache dieser Zunahme der kindlichen Depression unklar ist, gilt dies nicht für die Auswirkungen auf das Wohlbefinden der Kinder durch die mit der Depression einhergehende Morbidität und Mortalität. Kinder und Jugendliche mit Depression haben ein erhöhtes Risiko für längere Fehlzeiten in der Schule, Drogenkonsum und Suizid [48]. Zudem verläuft die in der Kindheit oder Jugend beginnende Depression oft rezidivierend mit erhöhtem Risiko für Rezidive in der Jugend oder jungem Erwachsenenalter mit einer Häufigkeit von 10–50% [11, 148, 164, 165, 218, 227]. Somit müssen alle Ärzte unabhängig von ihrer Fachrichtung mit der Diagnostik und Behandlung der Depression bei Kindern und Jugendlichen vertraut sein.

Aus diesem Grund widmet sich die erste Hälfte dieses Abschnitts basierend auf einer aktuellen Übersicht der wissenschaftlichen Literatur den wichtigsten diagnostischen und therapeutischen Aspekten der Depression. Ziel ist es, dem Arzt einen differenzierten Zugang zur Erweiterung seines Fachwissens zu ermöglichen.

## Diagnostik der Depression bei Kindern und Jugendlichen

### Allgemeine psychiatrische Untersuchung von Kindern und Jugendlichen

Die psychiatrische Untersuchung von Kindern und Jugendlichen erfolgt nach derselben Systematik wie bei einem überwiegend körperlichen Beschwerdebild unter Mitarbeit von Bezugspersonen des Kindes. Ausführliche Anleitungen zur Durchführung einer derartigen Untersuchung finden sich in den Praxisanleitungen der American Academy of Child and Adolescent Psychiatry (AACAP; www.AACAP.org) [145].

Dieser allgemeine Ansatz wird für alle Evaluationen kindlicher psychiatrischer Fragestellungen angewandt, einschließlich Depression und bipolarer Störung. Dabei fließen Prinzipien einer Lehrrichtung ein, die als „Entwicklungspsychopathologie" bezeichnet wird. Nach dieser Lehrmeinung verändert sich das kindliche Verhalten im Laufe der Zeit, während das Kind aufeinanderfolgende Entwicklungsstufen durchläuft. Diese entwicklungsabhängigen Verhaltensänderungen sind normal. Veränderungen in Ausdruck, Erleben und Steuerung von Emotionen sind ein grundlegender Teil dieses Entwicklungsprozesses. Da es sich um sehr robuste Änderungen handelt, entwickeln sich die Grenzen für normales Verhalten und emotionale Steuerung ebenfalls im Laufe der kindlichen Entwicklungsphasen. So kann man bei einem Vorschulkind davon ausgehen, dass es mit Tränen, Reizbarkeit und Protest auf Frustrationen reagiert, z.B. wenn es an einer oder mehreren seiner Lieblingsbeschäftigungen gehindert wird. Dieselbe Reaktion wäre bei einem Zehnjährigen nicht mehr angemessen. Aus der Entwicklungspsychopathologie lassen sich die Eckpunkte einer Beurteilung von Kindern ableiten. In der Praxis führt diese Lehrauffassung jedoch auch zu einigen Problemen bei der Anwendung zur Diagnostik und Therapie von Kindern. So legt das DSM, das diagnostische Standardsystem in den USA, in den diagnostischen Kri-

126

terien mehr Wert auf die Beschreibung von Unterschieden als darauf, für psychiatrische Erkrankungen des Kindes abgestimmte Modifikationen anzubieten. Diese Diskrepanz zwischen DSM und der Entwicklungspsychopathologie hat zur Kritik am DSM dahingehend geführt, dass es die Besonderheiten der kindlichen Entwicklung nicht berücksichtigt [219].

In der praktischen Anwendung beginnt die psychiatrische Untersuchung pädiatrischer Patienten mit der Befragung von Eltern und Kindern, für gewöhnlich sowohl gleichzeitig als auch getrennt. Zunächst werden offene Fragen gestellt, später geschlossene Fragen, um die aktuellen depressiven Symptome zu erfassen. Während sich ältere Kinder und Jugendliche in diese zielgerichtete Befragung einbinden lassen, müssen bei jüngeren Kindern oft kreativere Techniken eingesetzt werden, wie gesprächsbegleitendes Zeichnen oder Spielen. Dabei verbalisieren jüngere Kinder die Depression nicht so direkt wie Jugendliche und Erwachsene. So wird ein Kleinkind nicht direkt davon sprechen, traurig oder depressiv zu sein, sondern es eher durch sein Verhalten zeigen, das sich deutlich vom Normalverhalten unterscheidet – z.B. indem es nicht mehr so begeistert spielt wie früher.

Die Ergebnisse der Beurteilung des Kindes in der Praxis werden für gewöhnlich in einem Bericht zum psychischen Status zusammengefasst (Tab. 4.4). In Abhängigkeit von der vorliegenden Symptomatik, sollten bestimmte psychische Aspekte mehr oder weniger vertieft exploriert werden. Unabdingbar für die Diagnose einer Depression oder bipolaren Störung ist die sorgfältige Einstufung der aktuellen Stimmungslage des Kindes nach dessen subjektiver Wahrnehmung. Dazu ist es oft hilfreich, das Kind in Diskussionen über bestimmte Lebensaspekte zu verwickeln, die ihm normalerweise Spaß machen. Sofern es weiterhin Spaß an diesen Tätigkeiten hat, ist die Diagnose einer MDE unwahrscheinlich, während deutliche Hinweise auf Freudlosigkeit dafür sprechen. Abhängig von den in Frage kommenden Differenzialdiagnosen sollten in der psychischen Untersuchung weitere Aspekte mehr oder weniger ausführlich abgeklärt werden. So können Sprach- und Denkweisen, die während der psychischen Untersuchung auffallen, wichtige Hinweise für die Abgrenzung einer depressiven von einer manischen Episode sein.

Grundlegender Teil der psychischen Beurteilung von Kindern ist Zusammenarbeit. Dazu gehören Gespräche mit Lehrern, Tagesmüttern oder Bezugspersonen bei Freizeitaktivitäten. Obwohl sie in der unter Zeitdruck stattfindenden ambulanten pädiatrischen Versorgung schwierig unterzubringen sind, liefern diese kurzen Gespräche grundlegende Informationen über das Verhalten des Kindes in den entsprechenden Umgebungen, die für die Diagnose unabdingbar sind: Eine Depression manifestiert sich nicht nur mit affektiven Symptomen, sondern auch durch schlechte Leistungen in der Schule und /oder zu Hause. Gemessen daran, dass Kinder einen unterschiedlich großen Teil ihres Lebens außerhalb ihres Zuhauses verbringen, lässt sich durch den Arzt nicht sicher beurteilen, ob das so ist, ohne Informationen aus anderer Quelle als durch Befragung der Eltern einzuholen, entweder direkt von solchen Informanten oder indirekt über die Eltern. Eine korrekte Diagnose lässt sich nur stellen, wenn die

Entwicklung des Kindes mit Erwachsenen besprochen wird, die es in unterschiedlichen Umgebungen beobachten können. Außerdem liefern diese Rücksprachen auch nach Behandlungsbeginn wichtige Informationen über die Depression oder andere Erkrankungen.

In der Psychiatrie wird der Begriff der „Fremdanamnese" verwandt, um Informationen über die psychischen Symptome des Kindes aus solchen Gesprächen zu beschreiben. Bestimmte Formen der Fremdanamnese sind für eine adäquate Diagnosestellung unabdingbar. So muss die Diagnose der kindlichen MDE anhand der Dauer und Art der Symptome von anderen psychischen Erkrankungen abgegrenzt werden. Die Fremdanamnese liefert wertvolle Informationen zum Verständnis des klinischen Bildes.

**Tabelle 4.4** Psychische Untersuchung

- Verhalten: kooperativ, zurückhaltend, feindselig: gepflegtes Erscheinungsbild oder vernachlässigt. Charakteristische Merkmale (Brille, Tattoos, Piercings)
- Orientierung: zu Person, Ort, Zeit und Grund für den Arztbesuch
- Stimmung: Selbstschilderung des emotionalen Status
- Affekt: beobachteter emotionaler Status (wie depressiv, euthym, manisch), einschließlich Ausprägung (wie etwa gut schwingungsfähig, eingeschränkt, abgeflacht)
- Sprache: Geschwindigkeit, Volumen, Prosodie (normale Sprachmelodie vs. monoton)
- Motorisches Verhalten: Qualität (wie Koordination, motorische/vokale Tics, Stereotypien (z.B. Klopfen/Schaukeln) und Quantität (wie agitiert, zappelig, adynam)
- Denkvorgänge: linear (Patient kann seine Gedanken organisieren und klar übermitteln), tangential (Patient kommt vollständig vom Thema ab), umständlich (Patient kommt vom Thema ab und kehrt irgendwann wieder dahin zurück), Ideenflucht (Merkmal der Manie; Patient springt von einem Thema zu einem inhaltlich nicht verwandten)
- Denkinhalt: Hauptinhalt der Gedanken (wie Selbstwertgefühl, Beziehungen zu Gleichaltrigen/Eltern, depressiv/ängstlich/psychotisch usw. – einschließlich Beurteilung der Suizidalität [Vorhandensein/Fehlen von Suizidvorstellungen/-gedanken, -plänen und -versuchen])
- Einsicht: Bewusstheit des Patienten über seine Stärken und die aktuelle Erkrankung
- Urteilsvermögen: Fähigkeit des Patienten, adäquate Entscheidungen zu treffen und sein Verhalten in hypothetischen sozialen Situationen vorauszusagen (z.B. „Was würdest Du machen, wenn du dich heute Nacht noch depressiver fühlst?")

### Diagnostische Merkmale der kindlichen Depression
Bei Kindern und Jugendlichen sind zur Diagnosestellung bestimmte Informationen erforderlich. Verschiedene psychische Erkrankungen gehen ebenfalls mit einer depressiven Stimmungslage einher, obwohl es sich um gänzlich andere Diagnosen mit anderen prognostischen und therapeutischen Implikationen handelt. Wie bereits erwähnt ist die Dauer der depressiven Stimmungslage entscheidend. Für eine *depressive Episode* müssen drei Hauptmerkmale vorhanden

sein: (1) depressive/reizbare Stimmung oder Freudlosigkeit (Anhedonie), (2) neurovegetative Symptome (wie Störungen von Schlaf, Appetit, Konzentration, Interesse usw.) und (3) daraus resultierende funktionelle Einschränkungen täglich, für den überwiegenden Teil des Tages und für mindestens zwei Wochen. Das DSM-IV nennt neun Symptome, wie depressive oder reizbare Stimmung und neurovegetative Symptome, die während einer depressiven Episode auftreten können, und jeweils während einer zweiwöchigen Phase vorgelegen haben müssen. Zur Diagnosesicherung der depressiven Episode müssen fünf dieser neun Symptome vorhanden sein, davon muss eines entweder eine depressive Verstimmung oder Freud-/Interessenlosigkeit sein. Bei chronisch verlaufender Depression kann eine Übereinstimmung mit den Symptomen der Dysthymie vorliegen, bei der die Stimmung des Kindes für ein Jahr deutlich depressiv oder gereizt sein muss und in dieser Zeit für maximal zwei Monate kaum Beschwerden bestanden haben dürfen (Tab. 4.5). Allerdings liegt bei der Dysthymie keine andauernde Stimmungsstörung vor, sondern ist nur an den meisten, aber nicht jeden Tag innerhalb dieses Jahres nachweisbar.

Beeinträchtigung und Leidensdruck sind bei allen Diagnosen ein Hauptaspekt, einschließlich der MDE. Der Arzt muss wissen, dass diese Symptome für das Kind sehr beunruhigend sein oder es direkt beeinträchtigen können. In der Praxis sieht man nur selten ein Kind oder einen Jugendlichen mit fünf Symptomen der depressiven Episode für zwei Wochen, bei dem nicht auch klare Hinweise auf eine funktionelle Beeinträchtigung oder Leidensdruck besteht. Dies trifft interessanterweise nicht auf alle psychischen Erkrankungen zu. So sind Symptome einer Angststörung bei Kindern nicht ungewöhnlich, wobei Leidensdruck und Beeinträchtigung nur so schwach ausgeprägt sein können, dass sie kaum zur Diagnosestellung beitragen. Auch wenn die depressiven Symptome bei einem Kind zwar deutlich, aber nur unregelmäßig täglich über zwei Wochen vorliegen, heißt das nicht, dass sie bedeutungslos sind. Trotzdem ist es relevant, weil das Kind damit die diagnostischen Kriterien für ein anderes Syndrom als die MDE erfüllt. Dies ist unter anderem deshalb wichtig, weil die meisten therapeutischen Erfahrungen, insbesondere für die Pharmakotherapie, für Kinder mit MDE vorliegen.

Bei Verdacht auf eine Depression ist die Fremdanamnese besonders wichtig. Sie ermöglicht das Erkennen zeitlicher Schwankungen der Symptome, einschließlich etwaiger diskreter Stimmungsschwankungen, die für eine richtige Diagnose entscheidend sind. Zumindest nach der Meinung mancher Fachleute unterscheidet sich die MDE durch das Vorliegen typischer bzw. abgegrenzter Episoden mit charakteristischem affektivem Störungsmuster von verwandten affektiven Syndromen wie der bipolaren Störung (siehe unten für eine ausführliche Beschreibung der „manischen Episode", wie sie bei der bipolaren Störung auftritt). Die Fremdanamnese liefert entscheidende Informationen zur Abgrenzung der Störungsbilder voneinander. Außerdem sind alle kindlichen psychischen Erkrankungen und insbesondere die MDE zeitlich eng mit belastenden Ereignissen („life events") verknüpft. Derartige Ereignisse können eine Episode auslösen und auch die therapeutischen Bemühungen zunichte machen.

**Tabelle 4.5** Dysthymie – diagnostische Kriterien

| | |
|---|---|
| (A) | Depressive oder gereizte Stimmung für den größten Teil des Tages an der überwiegenden Zahl der Tage gemessen an der subjektiven Wahrnehmung oder durch Dritte berichtet für mindestens ein Jahr* |
| (B) | Vorliegen von  2 Begleitsymptomen bei Depression:<br><br>Appetitstörung oder vermehrtes Essen<br>Insomnie oder Hypersomnie<br>Energielosigkeit oder Müdigkeit<br>Niedriges Selbstwertgefühl<br>Konzentrationsstörungen oder Schwierigkeiten, Entscheidungen zu treffen<br>Hoffnungslosigkeit |
| (C) | Innerhalb dieses Jahres ist das Kind/der Jugendliche nicht länger als zwei Monate ununterbrochen asymptomatisch. |
| (D) | Keine major-depressive Episode im ersten Jahr der Störung – die Störung lässt sich nicht besser durch eine MDE erklären. Allerdings kann eine depressive Episode vorausgegangen sein, sofern es danach zur vollständigen Remission gekommen ist (keine Symptome für zwei Monate), bevor die Dysthymie aufgetreten ist. Außerdem können gleichzeitig eine Dysthymie und eine MDE bestehen. |
| (E) | Keine vorausgegangenen manischen, hypomanen oder gemischten Episoden |
| (F) | Die Störung tritt nicht im Rahmen einer chronischen psychotischen Erkrankung auf, wie einer Schizophrenie. |
| (G) | Die Störung lässt sich nicht durch die direkte Wirkung einer Substanz oder einer körperlichen Erkrankung erklären. |
| (H) | Die Symptome führen zu einer klinisch signifikanten Einschränkung der sozialen, beruflichen und anderen Funktionen. |

* Bei Erwachsenen umfasst dieses Kriterium 2 Jahre ausschließlich depressiver (nicht gereizter) Stimmung.

Fremdanamnesen von anderen Bezugspersonen können Informationen über verdeckte belastende Ereignisse bei Kindern und Jugendlichen liefern, die den Eltern nicht zugänglich sind.

Kontrovers beurteilt wird das Symptom der Reizbarkeit, da es spezifisch zur Diagnose der kindlichen Depression gehört. Das DSM nennt die Reizbarkeit als für die kindliche im Gegensatz zur erwachsenen MDE kennzeichnendes Symptom. Dieses Symptom „charakterisiert" die Manifestation der depressiven Episode bei Kindern und Jugendlichen, nicht hingegen bei Erwachsenen. Dieser Unterschied beruht vermutlich auf der entwicklungsbedingt verschiedenen Manifestation einer depressiven Episode. Diese an sich wichtige Beobachtung hat zu erheblicher Verwirrung geführt. Auch manische Episoden gehen sowohl bei Kindern und Jugendlichen als auch bei Erwachsenen mit Reizbarkeit einher (siehe unten). Außerdem gibt das DSM kaum Anleitungen zur Unterscheidung einer Reizbarkeit im Rahmen einer depressiven Episode in der Kindheit von derjenigen bei einer manischen Episode. Da die Reizbarkeit somit Manifestation beider Arten von Episoden sein kann, wird die Differenzialdiagnostik der kindlichen MDE noch erschwert.

Oft werden kindliche Depressionen im Zusammenhang mit einschneidenden Ereignissen untersucht. So ist es für ein Kind normal, dass es auf den Tod eines nahe stehenden Menschen mit Trauer reagiert. Obwohl die affektiven und neurovegetativen Symptome oft dieselben sind, trifft die Diagnose einer MDE statt einer Trauerreaktion nur zu, wenn folgende Symptome vorliegen: Symptome mehr als zwei Monate nach dem Verlustereignis, Suizidvorstellungen, nicht dem Entwicklungsstand entsprechende Wahrnehmungen im Sinne einer Psychose (z.B. rezidivierende oder imperative akustische Halluzinationen des Verstorbenen, der das Kind auffordert, sich zu verletzen). Eine derartige Abgrenzung ist recht schwierig und kann oft nur durch Hinzuziehen eines Kinderpsychologen erfolgen. Ein weiteres Beispiel ist die Auslösung von Symptomen wie depressiver oder gereizter Stimmung durch einen bestimmten Stressor. Solche Reaktionen werden als „Anpassungsstörung" bezeichnet. Sie können zu depressiven oder ängstlichen Stimmungsstörungen führen, ebenso zu Verhaltensstörungen oder zu beidem (Tab. 4.6). Ebenso wie von der Trauerreaktion ist die Abgrenzung von Anpassungsstörung und MDE wichtig für Prognose und Therapie.

**Tabelle 4.6** Anpassungsstörungen – diagnostische Kriterien

| |
|---|
| • Entwicklung von emotionalen oder Verhaltensauffälligkeiten als Reaktion auf ein belastendes Ereignis innerhalb von drei Monaten |
| • Symptome klinisch signifikant entweder mit: (1) übermäßiger negativer Reaktion auf den Stressor oder (2) signifikanter sozialer/beruflicher (bzw. schulischer) funktioneller Beeinträchtigung |
| • Entspricht nicht einer vorhergegangenen oder anderen major-depressiven Episode, manischen Episode oder Achse-I-Erkrankung |
| • Keine Trauerreaktion |
| • Nach Ende der belastenden Situation persistieren die Symptome nicht länger als sechs Monate |

Subtypen: mit depressiver Stimmung; mit Angst; gemischt mit Angst und depressiver Stimmung; mit Verhaltensstörung; gemischt mit emotionaler und Verhaltensstörung.

Bezüglich der Beurteilung müssen zwei pädiatrische Populationen besonders erwähnt werden. Zunächst kommen bei Kindern und Jugendlichen mit unterschiedlichen Entwicklungsstörungen, wie mentaler Retardierung, Hirnschädigung sowie lern- oder sprachbedingten Störungen, häufig Symptome einer Depression vor. Allgemein wird die MDE bei diesen Patienten genauso abgeklärt wie bei allen anderen. In der Praxis ist die Abklärung der MDE bei Kindern mit signifikantem Entwicklungsrückstand jedoch oft schwierig. Außerdem ist eine erhebliche Diskussion darüber aufgekommen, wie stark sich eine MDE bei Vorschulkindern entwickeln kann. Während Übereinkunft darüber besteht, dass die MDE häufiger bei Jugendlichen als bei Kindern ist, machen andere Untersucher geltend, dass die MDE im Vorschulalter häufiger ist als bislang angenommen. Wie die Diagnostik von Entwicklungsstörungen bleibt auch die Diagnostik der MDE bei Vorschulkindern ein Bereich, zu dem noch weitere Informationen erforderlich sind, bevor Leitlinien aufgestellt werden können. In beiden Bereichen sehen sich überwiegend Kinderärzte bzw. Allgemeinärzte der diagnostischen Frage gegenüber, ob die Stimmungsstörungen bei diesen Kindern und Jugendlichen die Überweisung an einen geeigneten Facharzt rechtfertigen.

## Differenzialdiagnostik

Zur Differenzialdiagnostik der Depression bei Kindern und Jugendlichen gehört die sorgfältige Evaluation der Depressionsform, der Untersuchung hinsichtlich möglicherweise depressionsauslösender somatischer Erkrankungen, Drogenabusus und anderen psychischen Störungen. Durch einen systematischen, methodischen Zugang zur Evaluation dieser Punkte lässt sich die diagnostische Sicherheit verbessern. In der Folge wird dadurch die Therapie verbessert und das bestmögliche Outcome erzielt. Wie bei allen medizinischen Diagnosen erfordert auch die kindliche Depression die kontinuierliche Überprüfung der aufgestellten Hypothesen, um sicherzustellen, dass die diagnostischen und therapeutischen Entscheidungen richtig waren und für den Patienten optimal sind. Sofern sich ein Kind nicht gut entwickelt, müssen die diagnostischen und therapeutischen Entscheidungen überprüft und ein weiterer Arzt hinzugezogen werden.

Bei Kindern und Jugendlichen mit depressiven Symptomen müssen bei der Diagnosestellung zwei allgemeine differenzialdiagnostische Aspekte berücksichtigt werden. Zunächst können die Symptome einer depressiven Episode im Rahmen zahlreicher somatischer Krankheitsbilder auftreten. In diesem Fall sollte die Diagnose der MDE nicht gestellt werden, sondern die depressiven Symptome als „Phänokopie" bzw. Epiphänomen der somatischen Erkrankung interpretiert werden. Aus technischer Sicht ist in dieser Situation die DSM-Diagnose „affektive Störung im Rahmen einer somatischen Allgemeinerkrankung" am zutreffendsten. Aus klinischer Sicht ist diese Einstufung auch für das therapeutische Vorgehen wichtig. Sofern depressive Symptome im Rahmen einer somatischen Erkrankung auftreten, stehen die Abklärung der Schwere dieses Krankheitsbildes und die körperliche Stabilisierung des Patienten im Vordergrund. Durch diese Intervention bessern sich oftmals auch die affektiven Symptome deutlich, sodass oft keine weitere Therapie erforderlich ist.

Zweitens können andere psychische Erkrankungen die Symptome einer Depression verkomplizieren. In diesem Fall gehen Ärzte und Epidemiologen zu Recht davon aus, dass das Kind sowohl unter einer depressiven Episode als auch einem anderen „komorbiden" psychischen Syndrom leidet. Allerdings besteht bezüglich dieses Ansatzes Uneinigkeit wegen der hohen Rate von komorbiden Stimmungen in der psychiatrischen Epidemiologie im Verhältnis zu anderen Zweigen der Medizin. Ursache dafür sind vermutlich grundlegende Unterschiede der Nosologie von psychischen und somatischen Krankheitsbildern. So würde man bei einem Kind mit einer Otitis media niemals an ein „Fieber" als Hauptdiagnose denken, das komorbid zu einem „Erythem" des Mittelohres auftritt. Diese Uneinigkeit bezüglich der Komorbidität spiegelt die Tatsache wider, dass die derzeitigen nosologischen psychiatrischen Kategorien weiterhin weit von der zugrunde liegenden physiologischen Störung entfernt sind. Solange das pathophysiologische Verständnis der Gehirnfunktion nicht in die Nosologie einfließen kann, wird sich die Diagnostik psychischer Störungen weiterhin Klassifikationssystemen bedienen müssen, die zu suboptimalen Einstufungen führen, was sich in der hohen Rate an „komorbiden Stimmungen" wiederfindet.

### Phänokopien und Epiphänomene

Zahlreiche somatische Krankheitsbilder können Symptome ähnlich denen der primären Depression verursachen. Tabelle 4.7 listet mehrere in der Kindheit vorkommende Erkrankungen auf, die zu depressiver Stimmung und/oder neurovegetativen Störungen führen können. Allerdings erhebt diese Liste keinen Anspruch auf Vollständigkeit, da dies den Rahmen des Kapitels sprengen würde. Außerdem zeigt diese Tabelle, wie wichtig eine Zusammenarbeit der unterschiedlichen Fachbereiche bei der Versorgung der pädiatrischen Patienten ist. Sofern bei einem Patienten neben der Depression noch andere Symptome von einer oder mehreren dieser Erkrankungen vorliegen, sollte eine entsprechende Abklärung einschließlich körperlicher Untersuchung, Laboruntersuchungen und weiterer Diagnostik erfolgen. Allerdings sollte keine unnötige Diagnostik bei Kindern ohne Symptome körperlicher Erkrankungen durchgeführt werden. Wie alle Anteile der psychiatrischen Untersuchung kann auch die Erfassung des psychischen Status Schlüssel für die Aufdeckung einer sekundären Depression sein. So sollten Kinder mit einer depressiven Episode ein intaktes Sensorium ohne Hinweise auf eine Orientierungsstörung aufweisen. Außerdem kann die depressive Episode zwar mit einer leichten kognitiven Beeinträchtigung einhergehen, deren Ausmaß sollte jedoch im Vergleich zum normalen Niveau des Kindes gering sein. Im Gegensatz dazu sollten deutliche Änderungen der Wachheit und kognitiven Störung zur Suche nach etwaigen zugrunde liegenden medizinischen Faktoren veranlassen, die das klinische Bild verkomplizieren, wie eine intrakranielle Neoplasie oder Intoxikationserscheinungen (Toxidrom). Spricht ein Kind, bei dem zunächst von einer Depression ohne körperliche Erkrankung ausgegangen worden war, unzureichend oder in untypischer Weise auf die Behandlung an, sollte die Diagnose überprüft und erneut ein primär somatisches Krankheitsbild in Erwägung gezogen werden, in dessen Rahmen als ein Symptom die Depression auftritt.

### Drogenabusus

Bei Kindern und Jugendlichen, die sich mit psychiatrischen oder Verhaltensauffälligkeiten vorstellen, muss aus zwei Gründen immer ein Drogenabusus ausgeschlossen werden. Zunächst wurde bei Kindern und Jugendlichen mit Depression häufig ein Drogenabusus festgestellt [15, 151]. Zudem kann nahezu jede missbräuchlich eingenommene Substanz bei Intoxikation oder Entzug zu einer depressiven Stimmungslage führen. Dazu gehören die traditionellen missbräuchlich eingenommenen Substanzen wie Alkohol, Cannabis, Kokain und

**Tabelle 4.7** Medizinische Krankheitsbilder in der Differenzialdiagnostik der Depression

- Neurologische Erkrankungen: ZNS-Infektionen (Meningitis, Enzephalitis), Epilepsie/Krampfanfälle, zerebrale Neoplasien, Migräne, Hydrozephalus, Schlafapnoe
- Infektionskrankheiten: Human Immunodeficiency Virus/Acquired Immunodeficiency Syndrome (HIV/AIDS)
- Metabolische Störungen: Wilson-Krankheit, Porphyrie
- Endokrine Störungen: Schilddrüse (Hypo- oder Hyperthyreose), Nebenschilddrüse (Hypo- oder Hyperparathyreoidismus), Nebennierenrinde (Cushing- oder Addison-Krankheit), Hyperaldosteronismus, postpartal
- Vitaminmangelzustände: Folsäure, $B_{12}$, Niacin, Vitamin C, Thiamin
- Rheumatologisch: systemischer Lupus erythematodes, Rheumatoide Arthritis, Arteriitis temporalis, Fibromyalgie, Sjögren-Syndrom
- Medikamente: Glukokortikoide, Chemotherapeutika, orale Kontrazeptiva, Opiate, Antibiotika
- Andere: Krebs (alle Formen, solide Tumoren und Lymphome/Leukämie), kardiopulmonale Erkrankungen, Nierenerkrankungen/-insuffizienz/Urämie

Sedativa, neue Substanzen wie Ecstasy und Ketamin, aber auch Haushaltssubstanzen wie Inhalativa (z.B. Farbe oder Verdünner) und Hygieneartikel (wie Mundwasser, das oft einen hohen Alkoholgehalt besitzt). Studien haben gezeigt, dass Jugendliche mit Drogenabusus und affektiven Störungen wie einer Depression eher suizidgefährdet sind [42].

Vor dem Screening auf einen Drogenabusus steht eine ausführliche Anamnese. Es überrascht, dass die unzureichende Befragung durch den Arzt oft das größte Hindernis bei der Aufdeckung eines Drogenabusus ist [169]. Der zusätzliche Nutzen durch toxikologische Urinuntersuchungen wird viel diskutiert. Manche Substanzen sind nicht nachweisbar oder werden so rasch vom Körper ausgeschieden, dass ein falsch negatives Ergebnis entsteht [128, 216, 268]. Studien haben gezeigt, dass eine gute Drogenanamnese durch den Arzt oft genauso viele Hinweise auf einen Drogenabusus erbringt wie eine Urinuntersuchung.

Wie bei allen Aspekten der psychiatrischen Untersuchung von Kindern kann es zu Problemen kommen, wenn Symptome erfasst werden sollen, die dem Kind peinlich sind oder die Eltern beunruhigen. Daher muss man vorher genau mit dem Kind oder Jugendlichen besprechen, inwieweit die Informationen über den Drogenabusus vertraulich behandelt werden können oder nicht. Am besten sollte der Arzt im Vorfeld entscheiden, ob er einen bislang unbekannten Drogenabusus des Patienten mit den Eltern bespricht oder nicht. Außerdem sollte der Arzt direkt nach der Einnahme illegaler Substanzen fragen und Angaben über eine derartige Einnahme ernst nehmen. Das Verleugnen eines Drogenabusus sollte bei Kindern und Jugendlichen, bei denen andere Hinweise auf eine derartige Einnahme vorliegen, zur Skepsis Anlass geben. Derartige Hinweise sind aktuelle Verhaltensstörungen, anamnestisch bekannter Drogenabusus sowie die Zugehörigkeit zu Peer-Groups, in denen Drogenabusus endemisch ist.

*Begleitende Angststörungen*

Am häufigsten findet sich bei Kindern und Jugendlichen mit einer Depression begleitend eine Angststörung. Zahlreiche Studien haben gezeigt, dass die Häufigkeit der Angststörungen bei Kindern mit Depression zwischen 25 und 75 % liegt [9, 16]. Zudem ist die Kombination aus Depression und begleitender Angststörung oft weitaus beeinträchtigender als beide Krankheiten für sich [21, 136]. Angststörungen gehen der Depression oft voraus, und oft persistiert die Angst auch nach Remission der Depression [149].

Gemessen an der Prävalenz und den prognostischen Auswirkungen sollte bei Kindern und Jugendlichen mit Depression immer eine Angststörung ausgeschlossen werden. Auch die Interventionen, sowohl medikamentöse Behandlung als auch Psychotherapie, müssen etwaige begleitende Angststörungen berücksichtigen.

*Essstörungen*

Essstörungen können ebenso wie Drogenabusus zu den Symptomen einer Depression führen und treten oft im Rahmen einer Depression auf, insbesondere bei Mädchen [150, 195]. Die Untersuchung auf Essstörungen beginnt mit einer ausführlichen Anamnese von eingeschränkter Nahrungsaufnahme oder Binge Eating, Fragen nach der körperlichen Selbstwahrnehmung, nach Gewichtsreduktionsversuchen und der Menstruationsanamnese. Außerdem erfolgt eine körperliche Untersuchung auf die Symptome von Essstörungen, wie verletzte Fingerknöchel oder Zahnerosionen durch selbst induziertes Erbrechen, Alopezie oder anormaler Body-Mass-Index (BMI) [121–123]. Bei Kindern und Jugendlichen mit Essstörungen ist oft ein integrierter fächerübergreifender Behandlungsansatz erforderlich, an dem Psychiater und somatische Mediziner sowie Ernährungsspezialisten beteiligt sind.

# Pathophysiologie

Diese Zusammenfassung widmet sich allgemein vor allem diagnostischen und therapeutischen Aspekten, da diese im ambulanten Bereich im Vordergrund stehen. Wie bereits erwähnt, spiegeln die Diskussion über komorbide Erkrankungen und Differenzialdiagnosen sowie die eingeschränkten derzeitigen diagnostischen Möglichkeiten bei psychischen Erkrankungen des Kindesalters im Allgemeinen und bei der MDE im Besonderen das begrenzte Verständnis der Pathophysiologie dieses Krankheitsbildes wider. Auch das unzureichende therapeutische Arsenal reflektiert das unzulängliche pathophysiologische Verständnis. Da sich aus Fortschritten im Verständnis der Pathophysiologie künftig auch therapeutische Fortschritte ergeben werden, fasst der folgende Abschnitt die aktuelle Forschung in diesem Bereich zusammen.

In den letzten 30 Jahren hat sich das pathophysiologische Verständnis von psychischen Erkrankungen deutlich weiterentwickelt. Besonders deutlich waren diese Fortschritte bei der kindlichen MDE, wenn man bedenkt, dass noch bis vor 25 Jahren überwiegend angezweifelt wurde, ob dieses Syndrom überhaupt bei Kindern vorkommt. Mit dem zunehmenden Wissen über psychische Krankheiten sind sich immer mehr Forscher darüber im Klaren, dass die derzeitige Nosologie nur als vorläufig gelten kann. Mit zunehmendem pathophysiologischem Wissen werden sich die nosologischen Grenzen zwischen der MDE und anderen Syndromen verändern. Dies erinnert daran, wie sich durch das zunehmende Verständnis der Blutdruckregulation und der Langzeitauswirkungen eines leicht erhöhten Blutdrucks die als normal betrachteten Blutdruckwerte veränderten.

Aus pathophysiologischer Sicht gilt die MDE als „komplexe" Erkrankung. Der Begriff „komplex" kann unterschiedliche Bedeutungen haben. Die Krankheit ist komplex, da sie durch zahlreiche Risikofaktoren entstehen kann, die für sich genommen jeweils relativ geringe Auswirkungen auf das Risiko haben. Außerdem gilt die Krankheit als komplex, weil sie vermutlich eine ganze Familie von Syndromen umfasst, die neben einer gemeinsamen auch eine unterschiedliche Pathophysiologie aufweisen, sodass eine ätiologisch heterogene Gruppe von Krankheitsentitäten entsteht. Soweit die MDE eine gemeinsame Pathophysiologie aufzuweisen scheint, dürfte es sich dabei um die Störung eines gemeinsamen zugrunde liegenden Ablaufs im Gehirn handeln.

Aus genetischer Sicht wurden bislang fast ausschließlich Erwachsene mit MDE untersucht. Informationen über die genetische Komponente der MDE stammen aus Verhaltens- und molekulargenetischen Studien. Beide zeigen, dass die MDE ätiologisch komplex ist. In Verhaltens- und genetischen Studien wurde das unterschiedliche Risiko für eine MDE anhand des klassischen Verfahrens der Zwillings- und Adoptionsstudien auf genetische und Umweltfaktoren zurückgeführt. Derartige Studien bei Erwachsenen zeigen, dass in die Pathophysiologie der MDE mäßige Effekte der Genetik, aber auch nicht gemeinsam erlebte Umweltfaktoren einfließen, wobei die genetischen Faktoren mit etwa 40 % zu dieser Varianz beitragen und die nicht gemeinsam erlebten Umweltfaktoren sich nur geringfügig stärker auswirken. Diese Studien an Erwachsenen lassen zudem vermuten, dass das Risiko der MDE von entwicklungsbedingten Faktoren abhängt, da retrospektive Berichte über bestimmte Symptome in der Kindheit wie Angst stark mit der zugrunde liegenden Genetik der Erwachsenen-MDE korrelieren.

An Kindern und Jugendlichen wurden weitaus weniger Studien durchgeführt. Familienstudien belegen, dass die MDE eine familiäre Erkrankung ist: Die Häufigkeit ist bei Kindern von Eltern mit MDE höher als bei solchen, deren Eltern gesund sind. Trotzdem werfen diese Daten wichtige Fragen auf. So geht die Assoziation über die MDE hinaus. Die Kinder von Eltern mit MDE erkranken nicht nur häufiger an einer MDE, sondern auch an Angststörungen. Wie bei den Ergebnissen der Zwillingsstudien werfen diese Ergebnisse, welche die kindlichen Angststörungen mit der MDE des Erwachsenen verbinden, Fragen zur pathophysiologischen Verbindung von Angststörungen und MDE auf. Zudem ist unklar, in welchem Ausmaß die familiäre Assoziation auf der Genetik oder auf Umweltfaktoren beruht. Die wenigen verfügbaren Zwillingsstudien zu MDE-

Symptomen und -diagnose bei Kindern und Jugendlichen weisen auf genetische und ebenso nicht gemeinsam erlebte Umweltfaktoren bei der Genese der MDE hin.

Die molekulargenetischen MDE-Studien befinden sich für Erwachsene noch im Anfangsstadium. Bezüglich der Molekulargenetik der kindlichen MDE existieren nahezu keine Studien. Insgesamt versuchen die bahnbrechendsten Ergebnisse bei Kindern und Erwachsenen die Interaktion zwischen genetischen und Umweltfaktoren zu klären. Die dazu durchgeführten Studien beruhten für gewöhnlich auf Assoziationsdesigns, bei denen bestimmte Gene gezielt untersucht werden. So befasst sich eine neuere Studie aufgrund der unten dargestellten umfangreichen Forschung zur Bedeutung einer serotonergen Dysfunktion bei erwachsener und kindlicher MDE mit dem Serotonin-Transporter-Gen. Die Studie belegte einen bestimmten Polymorphismus für dieses Gen, der die Wahrscheinlichkeit erhöht, dass Umweltfaktoren eine MDE auslösen können.

Neuere Verhaltens- und molekulargenetische Untersuchungen haben versucht, die Interaktion zwischen Genen und der Umgebung des Kindes bei der Pathophysiologie der Depression zu klären. Dies spiegelt den Wert der Evidenz aus genetisch ausgerichteten Studien unter Berücksichtigung von Umweltfaktoren gekoppelt mit der Evidenz aus Studien wider, welche direkt die Auswirkungen von Stress auf die Empfänglichkeit für eine MDE untersuchen. So zeigten Studien an einer prospektiven Geburtskohorte, dass ein funktioneller Polymorphismus der Promoterregion des Serotonin-Transporter(5-HT-T)-Gens den Einfluss belastender Lebenssituationen auf die Depression bestimmt. Dabei wiesen diejenigen mit einem oder zwei Kopien des kurzen Allels dieses Gens bei belastenden Lebenssituationen häufiger depressive Symptome, eine diagnostizierbare Depression und Suizidneigung auf als jene mit Homozygotie für das lange Allel des 5-HT-T-Gens [285]. Es gibt eine überwältigende Datenlage zu Veränderungen in der Stressreaktivität bei Kindern und Erwachsenen mit MDE. Belastende Lebensereignisse sind besonders potente Auslöser einer depressiven Episode, wobei es Belege dafür gibt, dass dieser Zusammenhang im jungen Alter und bei der ersten MDE-Episode besonders ausgeprägt ist.

Aus psychobiologischer Sicht gibt es reichlich Daten bei Erwachsenen mit MDE, die relativ eindeutig Störungen im Stressverarbeitungssystemn belegen. Diese Störungen manifestieren sich als messbare Veränderungen von Schlaf und Erwachen, Regulation der Hypothalamus-Hypophysen-Nebennierenrinden (HPA)-Achse und neuronaler Funktionen. Einige retrospektive Daten lassen vermuten, dass diese stressbedingten Veränderungen die Langzeitauswirkungen von Stressoren während der kindlichen Entwicklung sind. Direkt an Kindern und Jugendlichen durchgeführte Studien liefern einige Belege, welche diese Ansicht stützen, wonach die kindliche MDE auch mit Störungen der Stressverarbeitung assoziiert ist. Allerdings scheinen diese Störungen bei Kindern mit MDE weniger konsistent und schwächer ausgeprägt zu sein als bei Erwachsenen mit MDE.

Sowohl genetische als auch Umweltfaktoren führen vermutlich über die Funktionsänderung eines zugrunde liegenden Ablaufs im Gehirn zur MDE. Dieser

Ablauf bezieht die unterschiedlichsten Gehirnregionen ein, ist jedoch auf den präfrontalen Kortex und den medialen Temporallappen konzentriert. Daten über die Bedeutung dieses Ablaufs bei der MDE stammen aus zahlreichen Studien mit unterschiedlicher Methodik. Dazu gehören molekulare und physiologische Grundlagenstudien bei Nagern und nicht humanen Primaten, Post-mortem-Studien bei erwachsenen Menschen und Bildgebungsstudien des Gehirns bei Kindern und Erwachsenen mit MDE. Unter den Gehirnregionen waren vor allem drei im Fokus laufender Neuroimaging-Studien: (1) die Amygdala, (2) der mediale präfrontale Kortex einschließlich Gyrus cinguli sowie (3) der ventrolaterale präfrontale Kortex einschließlich orbitofrontalem Kortex.

Vermutlich wirken die Therapieansätze bei der MDE über eine Änderung der Aktivität in diesen Bereichen. Dies kann entweder pharmakologisch oder psychotherapeutisch erfolgen. Besonderes Interesse gilt der Bedeutung von Serotonin (5HT) bei der MDE durch seine Effekte auf die zugrunde liegenden Abläufe im Gehirn. Es gibt fünf Gruppen von Studien, die sich mit 5HT bei der MDE befassen. Zunächst gibt es aus Tiermodellstudien starke Hinweise auf eine Schlüsselrolle von 5HT bei MDE, einschließlich hedonischer Regulation, Angst und Mechanismen beim Ansprechen auf Antidepressiva [26, 27, 72, 88, 89, 189]. Zweitens zeigen Post-mortem-Studien eine anormale Dichte 5HT-verwandter Proteine bei suizidalen Todesfällen, von denen die meisten eine MDE in der Anamnese hatten [13, 14, 174, 175]. Drittens finden sich in Neuroimaging-Studien ähnliche 5HT-Veränderungen bei Erwachsenen mit akut symptomatischer MDE [72, 84, 139, 208]. Viertens beeinflussen die bei MDE wirksamen Medikamente ausgeprägt das humane 5HT-System [56, 90]. Selektive Serotonin-Wiederaufnahmehemmer (SSRI) sind inzwischen die medikamentöse Therapie der Wahl bei erwachsener und kindlicher MDE [96]. Diese Substanzen wirken bei der MDE vermutlich, indem sie die Fähigkeit des 5HT-Rapheneurons zur Regulation von präfrontalem Kortex und medialem Temporallappen verbessern [28, 56]. Schließlich gibt es noch klinische, psychobiologische Studien, die zeigen, dass die akute Beeinflussung des 5HT-Systems bei Menschen mit MDE im Vergleich zu Kontrollpersonen zu charakteristischen Änderungen von Symptomen, Stoffwechsel, Kognition und Aktivität in bestimmten Gehirnregionen führt [20, 37, 61, 85, 137, 146].

Mittels akuter pharmakologischer Manipulation von 5HT wurden Störungen der 5HT-Regulation von präfrontalem Kortex, Hypothalamus und medialem Temporallappen untersucht. Einige Studien erhöhten die 5HT-Aktivität mit 5HT-Agonisten. Nach der Gabe des Agonisten veränderten sich bei erwachsenen MDE-Patienten die Funktionen in präfrontalem Kortex und medialem Temporallappen sowie die Sekretion der Hypothalamushormone [84, 174, 208]. In anderen Studien wurde die 5HT-Aktivität durch Ernährungsumstellung auf dem Hintergrund der Tryptophanmangel-Hypothese vermindert [20, 92, 146]. Dadurch wird der Serumtryptophanspiegel gesenkt, sodass dem Zentralnervensystem (ZNS) weniger Tryptophan zur 5HT-Synthese zur Verfügung steht. Wie andernorts beschrieben, erhöhte dieses Verfahren in 10 von 14 Studien die MDE-Symptome weitaus stärker bei Patienten, bei denen es unter Arzneimitteltherapie zur Remission gekommen war, als bei niemals depressiv gewesenen, nicht pharmakologisch behandelten Vergleichsgruppen [259].

## Behandlung der Depression

### Arzneimitteltherapie

#### *Die derzeitige Kontroverse zeigt den Bedarf randomisierter kontrollierter Studien*

Derzeit richtet sich die Aufmerksamkeit vor allem auf die evidenzbasierte Arzneimitteltherapie der Depression bei Kindern und Jugendlichen. Insbesondere kamen Bedenken wegen der SSRI auf, einer Substanzklasse, die bei Erwachsenen, Jugendlichen und Kindern bei zahlreichen psychischen Krankheiten eingesetzt wird, einschließlich Depression und Angst. Die Ära der SSRI begann in den 1980er-Jahren in den USA mit der Zulassung von Fluoxetin (Prozac). Seitdem wurden zahlreiche weitere SSRI entwickelt, die weltweit eingesetzt werden.

Im Sommer 2003 ordnete die britische Regierung eine Untersuchung der Anwendung von Paroxetin bei kindlicher Depression an. Nachfolgend kamen Bedenken auf, dass die SSRI nicht nur unwirksam, sondern sogar noch gefährlicher seien, als bislang bekannt [132]. Gelegentlich wird behauptet, dass die Förderung von drei großen SSRI-Studien bei Jugendlichen durch die Industrie zur Verwirrung beigetragen hat. Diese Annahme beruht auf einer Metaanalyse von randomisierten, kontrollierten Studien zum Einsatz von SSRI bei Probanden im Alter von 5–18 Jahren durch das British Committee on Safety of Medicines, welche eine Abweichung zwischen den veröffentlichten und unveröffentlichten Nutzen-Risiko-Profilen mehrerer SSRI ermittelte, einschließlich Paroxetin, Sertralin, Citalopram, aber auch Venlafaxin [274]. Diese Metaanalyse kam aber abschließend zu dem Ergebnis, dass bei der Behandlung der Depression von Kindern und Jugendlichen mit SSRI insgesamt das Risiko den Nutzen überwiegt.

Im Februar 2004 verlangte die Food and Drug Administration (FDA) die Aufnahme zusätzlicher Warnhinweise in die Produktmonographien von Antidepressiva zur Arzneimittelsicherheit bei Kindern und Jugendlichen. Diese so genannte „Black-box-Warnung" lautete wie folgt: „In Kurzzeitstudien an Kindern und Jugendlichen mit major-depressiver Erkrankung (MDE) und anderen psychischen Erkrankungen erhöhten Antidepressiva das Risiko für Suizidgedanken und -verhalten (Suizidalität). Bei Anwendung von ... als Antidepressivum bei Kindern und Jugendlichen muss dieses Risiko gegen den klinischen Bedarf abgewogen werden. Bei Therapiebeginn sollten die Patienten engmaschig auf eine klinische Verschlechterung, Suizidalität oder ungewöhnliche Verhaltensänderungen überwacht werden. Familien und Betreuer sollten auf die Notwendigkeit einer engmaschigen Überwachung und Kommunikation mit dem verordnenden Arzt hingewiesen werden (Quelle: www.fda.gov)." Die FDA-Warnung fasst kurz die Daten zusammen, aufgrund deren diese Empfehlung ausgesprochen wurde: „Die gepoolte Analyse von placebokontrollierten Kurz-zeitstudien (4–16 Wochen) von neun Antidepressiva (SSRI und andere) bei Kin-dern und Jugendlichen mit major-depressiver Erkrankung (MDE), Zwangsstö-rung und anderen psychischen Störungen (insgesamt 24 Studien an mehr als 4400 Patienten) haben ein höheres Nebenwirkungsrisiko bezüglich Suizidge-danken oder -verhalten (Suizidalität) in den ersten Behandlungsmonaten bei Einnahme von Antidepressiva belegt. Das durchschnittliche Risiko für derartige Ereignisse betrug bei Einnahme eines Antidepressivums 4 % und war damit dop-pelt so hoch wie bei Placeboeinnahme mit 2 %. Im Rahmen dieser Studien tra-ten keine Suizide auf." Schließlich fügte die FDA der Packungsbeilage eine War-nung bei, wonach Ärzte bei den Patienten sorgfältig eine bipolare Störung ausschließen sollten, da eine „major-depressive Episode Erstmanifestation einer bipolaren Störung sein kann". Nach dieser Maßgabe müssen Ärzte (1) bei der Evaluation von Patienten mit kindlicher MDE und bipolarer Störung aufmerk-samer sein, (2) potenzielle Risiken, Nutzen und Alternativen bei der antidepres-siven Behandlung ausführlicher mit den Kindern, deren Eltern und Familie besprechen und (3) die Patientenführung verbessern, im Sinne eines besseren und häufigeren Kontaktes bezüglich möglicher Nebenwirkungen sowie Sicher-heit und Nutzen der Medikation. Aufgrund der zunehmenden Bedeutung von Depressionen bei Kindern und Jugendlichen sind weitere Studien erforderlich. Dazu gehören größere Studien ohne die Gefahr eines durch die pharmazeutische Industrie verursachten Bias zur Erfassung von Sicherheit und Wirksamkeit der Arzneimitteltherapie bei allen kindlichen Erkrankungen, einschließlich psychi-scher Krankheitsbilder [180]. In der Zwischenzeit publizieren die Firmen der pharmakologischen Industrie unter öffentlichem und rechtlichem Druck bis-lang unveröffentlichte Daten. Schließlich wird vom National Institute of Mental Health (NIMH) eine sogenannte strategische „roadmap" eingeführt, um große Forschungsnetzwerke zu ermöglichen, die mit ausreichenden Probandenzahlen ermitteln, welche Behandlungsansätze bei psychopathologischen Veränderun-gen in der Kindheit effektiv und sicher sind.

### Schwangerschaft: Besonderheiten der Therapie von Depression und bipolarer Störung

Bei allen Medikamenten, die für Depression und bipolare Störung in Erwägung gezogen werden, sollte sich der behandelnde Arzt der besonderen Behandlungs-situation in der Schwangerschaft bewusst sein. Für die richtige Entscheidung bezüglich der Medikation von Schwangeren mit affektiven Psychosen ist die Hinzuziehung und Zusammenarbeit mit Spezialisten, wie etwa Gynäkologen, Kinder- und Jugendpsychiatern unabdingbar. Dazu muss oft zwischen dem Absetzen oder einer Dosisreduktion der psychiatrischen Medikamente während der Schwangerschaft aufgrund von Bedenken wegen embryonaler oder fetaler Auswirkungen und der potenziell möglichen Auswirkungen der Therapieum-stellung abgewogen werden, einschließlich dem Risiko, dadurch eine depressive oder manische Episode auszulösen. Letztere würden sich nicht nur auf den Feten bzw. das Kind auswirken, sondern auch auf die Mutter und alle beteiligten Bezugspersonen. Idealerweise sollte vor dem Beginn der Schwangerschaft über deren Auswirkungen auf die Therapie gesprochen werden [43, 280].

## Selektive Serotonin-Wiederaufnahmehemmer

### *Evidenzbasierte Übersicht*
Während noch Uneinigkeit über den Einsatz von SSRI zur Behandlung von Kindern und Jugendlichen mit Depression besteht (Evidenz siehe Tab. 4.8), wurden mehrere doppelblinde, placebokontrollierte randomisierte Studien zur Evaluation von deren Sicherheit und Wirksamkeit durchgeführt. Bislang wurden neun randomisierte kontrollierte Studien zur Evaluation der SSRI bei kindlicher Depression durchgeführt. Drei von vier dieser Studien zeigten, dass Fluoxetin bei Kindern und Jugendlichen mit Depression wirksamer ist als Placebo [95, 97, 179, 244]. Dabei wurde nur eine dieser drei Studien von einer pharmazeutischen Firma gefördert, während die anderen drei vom NIMH finanziert wurden. Die Autoren einer randomisierten, kontrollierten Studie jeweils mit Paroxetin und Sertralin gaben an, dass ihre Studien die sichere und wirksame Behandlung der Depression belegen, obwohl die Untersucher von FDA und der britischen Regierungsbehörde diese Ergebnisse infrage stellten [140, 262]. Eine veröffentliche Studie zu Venlafaxin plus Psychotherapie ermittelte keinen Nutzen im Vergleich zu Placebo plus Psychotherapie [170]. Daneben existieren negative Studien zu Venlafaxin, die jedoch nicht veröffentlicht wurden. Der Hersteller von Venlafaxin wies die Ärzte im Jahre 2003 darauf hin, die Substanz nicht bei affektiven und Angststörungen im Kindesalter einzusetzen. Citalopram ist ein weiterer SSRI, der sich in neueren randomisierten kontrollierten Studien bei Kindern und Jugendlichen mit Depression als überlegen gegenüber Placebo erwiesen hat. Eine andere, bislang unveröffentlichte Studie konnte keine derartige Wirkung von Citalopram nachweisen [286], das derzeit in den USA unter einem anderen Handelsnamen vertrieben wird. Aufgrund der unterschiedlichen Daten und der Möglichkeit, dass eine beträchtliche Zahl nicht veröffentlichter, negativer Studien existiert, besteht Übereinkunft darüber, dass Fluoxetin als derzeit einziger effektiver SSRI betrachtet werden sollte. Somit kann diese Substanz zur Therapie der ersten Wahl bei kindlicher MDE erwogen werden. Da jedoch die Datenlage bei Erwachsenen keine ähnlichen therapeutischen Unterschiede zwischen Fluoxetin und anderen SSRI hergibt, wirft diese Sichtweise viele Fragen auf. So könnte sie bedeuten, dass auch andere SSRI neben Fluoxetin tatsächlich wirksam sind, die vorliegenden Studien diesen Effekt jedoch nicht nachweisen können. Alternativ könnte es auch bedeuten, dass sich die zur Behandlung der kindlichen MDE erforderlichen therapeutischen Strategien von denen bei erwachsener MDE klar unterscheiden.

**Tabelle 4.8** SSRI-Studien bei depressiven Jugendlichen und Kindern

| | Wagner et al. (2004) | Emslie et al. (2004) | March et al. (2003) | Wagner et al. (2002) | Emslie et al. (2001) | Keller et al. (1997) | Emslie et al. (1997) | Mandoki et al. (1990) | Simeon (2004) |
|---|---|---|---|---|---|---|---|---|---|
| Finanzierungsquelle | Forest Pharmaceuticals | Eli Lilly and Company | NIMH (Medikamente bereitgestellt von Eli Lilly) | Pfizer | Eli Lilly | Glaxo Smith Kline | NIMH and Eli Lilly | Unbekannt | Unbekannt |
| Studienpopulation | Kinder und Jugendliche mit MDE | Jugendliche mit MDE, die unter Fluoxetin stabil waren; N = 20 nahmen weiterhin Fluoxetin ein, während N = 20 auf Placebo umgestellt wurden | N = 439 Jugendliche mit MDE. Randomisiert in vier Gruppen: (1) CBT + Fluoxetin (N = 107); (2) Fluoxetin Monotherapie (N = 109); (3) CBT alleine (N = 111); (4) Placebo (N = 112) | N = 376 mit mäßiger MDE; Ausschlusskriterien: Zustand nach Suizidversuch, signifikante Gefahr der Selbst- oder Fremdgefährdung oder bekannte bipolare Störung | N = 119 MDE; ausgenommen bipolare Störung und ernste Suizidgefahr | N = 275 Jugendliche mit MDE ausgenommen Suizidneigung in der Vorgeschichte | N = 96 MDE ohne Psychose; Ausschluss bei Verwandten ersten Grades mit bipolarer Störung | N = 40 MDE; ausgenommen suizidale Patienten (N = 20 Venlafaxin + CBT; N = 20 Placebo + CBT) | N = 40 |
| Medikation | Citalopram 20–40 mg (durchschnittliche Dosis in der Studienpopulation 24 mg/d). | Fluoxetin 20–60 mg | Fluoxetin 10–40 mg | Sertralin 50–200 mg | Fluoxetin 10–20 mg | Paroxetin 20–40 mg, Imipramin 200–300 mg; Placebo | Fluoxetin 20 mg | Venlafaxin 3 x 12,5 mg/d jeden 2. Tag (8–12 Jahre) oder 3 x 25 mg/d jeden 2. Tag (13–17 Jahre) | Fluoxetin |
| Dauer | 8 Wochen | 32-wöchige Rückfallprophylaxephase einer doppelblinden, placebokontrollierten Multicenter-Studie über 51 Wochen | 12 Wochen | 10 Wochen | 9 Wochen (1 Woche 10 mg, dann 8 Wochen mit 20 mg) | 8 Wochen | 8 Wochen | 6 Wochen | 8 Wochen |

(Fortsetzung)

**Tabelle 4.8** SSRI-Studien bei depressiven Jugendlichen und Kindern   (Fortsetzung)

| | | | | | | | | |
|---|---|---|---|---|---|---|---|---|
| **Primärer Endpunkt** | Children's Depression Rating Scale-Revised; als Kriterium für ein Therapieansprechen galt ein Punktwert von 28 | Children's Depression Rating Scale, verbesserter Punktwert > 40 | Wert auf der Total Child Depression Rating Scale (CDRS) | CDRS | | Hamilton Depression Rating (HAM-D) < 8 oder 50%ige Abnahme des HAM-D-Wertes | Clinician's global impression (CGI), CDRS | CDRS, HAM-D, Children's depression inventory (CDI), child behavior checklist (CBCL) |
| **Schlussfolgerung der Autoren** | Citalopram verminderte die depressiven Symptome signifikant stärker als Placebo und wurde gut vertragen. | Fluoxetin wurde gut vertragen und kann ein Rezidiv der major-depressiven Symptome bei Kindern und Jugendlichen hinauszögern. | Das beste Ergebnis wurde mit der Kombination aus Fluoxetin plus CBT erzielt. | Sertralin ist eine effektive und gut verträgliche Kurzzeitbehandlung der MDE. | Fluoxetin 20 mg/d wird gut vertragen und ist in der Akutbehandlung der Depression wirksam. | Paroxetin ist eine sichere und wirksame Therapie bei Depression. | Fluoxetin ist Placebo in der Akutbehandlung der Depression überlegen. | Venlafaxin wirkt in Kombination mit Psychotherapie nicht signifikant besser als Placebo. Fluoxetin ist wirksam. |
| **Ergebnis** | Die Werte auf der Mean Children's Depression Rating Scale nahmen unter Citalopram weitaus stärker gegenüber dem Ausgangswert ab als unter Placebo. Der Effekt setzte | Durchschnittlich verging unter Fluoxetindauertherapie mehr Zeit bis zum ersten Rezidiv als bei Umstellung auf Placebo. | Ansprechrate: (1) CBT + Fluoxetin 71 %; (2) Fluoxetin-Monotherapie 60,6 %; (3) CBT alleine 43,2 %; (4) Placebo 34,8 % | Als Responder galten 69 % unter Sertralin und 59 % unter Placebo (P = 0,05) | Unter Fluoxetin erreichten 41 % und unter Placebo 20 % die Zielvariablen (P < 0,01); der CDRS nahm bei 65 % der mit Fluoxetin und 53 % der mit Placebo Behandelten um > 30 % ab (P = 0,09) | Das Ansprechen auf Paroxetin war gemessen am HAM-D besser als unter Placebo; Imipramin war nicht besser als Placebo; bei der Patientenselbstbeurteilung keine Unterschiede | Unter Fluoxetin sprachen 56 %, unter Placebo 33 % akut auf die Behandlung an; kein signifikanter Unterschied bezüglich Vollremission | N = 30/40 beendeten die Studie. Bei zwei Drittel jeder Gruppe deutliche Stimmungsverbesserung |

(Fortsetzung)

**Tabelle 4.8** SSRI-Studien bei depressiven Jugendlichen und Kindern   (Fortsetzung)

(Fortsetzung)

| | | | | | | | |
|---|---|---|---|---|---|---|---|
| in Woche 1 ein und war an jedem Beobachtungspunkt bis zum Studienende nachweisbar (Effektgröße = 2,9). Der Unterschied der Ansprechraten in Woche 8 von Placebo (24 %) und Citalopram (36 %) war ebenfalls statistisch signifikant. | | | | bezüglich der Symptomabnahme | | | |
| **Nebenwirkungen** Die Abbruchraten aufgrund von Nebenwirkungen waren unter Placebo und Citalopram vergleichbar (5,9 % versus 5,6 %). In beiden Behandlungsgruppen traten als ein- | Ein Rezidiv trat bei 34 % der weiterhin mit Fluoxetin behandelten Patienten sowie bei 60 % der auf Placebo umgestellten Patienten auf. Keine schweren Nebenwirkungen." 1/20 Fluoxetin-Patienten brach die Studie | Bei 7/439 Patienten Suizidversuch. Keine Suizide | 17/189 der mit Sertralin und 9/187 der mit Placebo Behandelten brachen die Studie ab. Suizidversuche: 2 unter Sertralin, 1 unter Placebo; Suizidgedanken (3 Sertralin), Aggression (1 Sertralin); somatische Krankenhausbehand- | Keine signifikanten Unterschiede zwischen den Gruppen bezüglich der Nebenwirkungen; 5/ (4,6 %) unter Fluoxetin (Exanthem, Agitiertheit, Obstipation, Hyperkinesien, Manie) | Paroxetin: 11 (1 Kopfschmerzen, 2 Depression, 5 Suizidgedanken, 2 Verhaltensauffälligkeiten, 1 manische Symptome); Imipramin: 5 (1 (2) jeweils – Thoraxschmerzen und Dys- | 7 mit Fluoxetin behandelte Patienten brachen wegen mangelnder Wirkung ab; 4 wegen Nebenwirkungen (1 = Exanthem, 3 = manische Symptome); 19 mit Placebo behandelte Patienten brachen wegen mangelnder | 6/40 brachen die Studie von sich aus ab; 1 Patient der Venlafaxingruppe wurde wegen einer Manie stationär aufgenommen |

**Tabelle 4.8** SSRI-Studien bei depressiven Jugendlichen und Kindern   (Fortsetzung)

| | | | | | |
|---|---|---|---|---|---|
| zige Nebenwirkungen mit einer Häufigkeit über 10 % Rhinitis, Nausea und Bauchschmerzen auf. | wegen Agitiertheit ab. 2/20 der mit Placebo behandelten Patienten brachen wegen Hyperkinesien (einer) und Infektion (einer) ab. | lung (1 Sertralin, 4 Placebo) | und 9/(8,2 %) unter Placebo (Exanthem, Bauchschmerzen, Alopezie, Angst, Benommenheit, Kopfschmerzen) brachen wegen Nebenwirkungen ab. | pnoe, Exanthem, emotionale Labilität, Feindseligkeit, Halluzinationen); (2) Placebo: 2 | Wirkung ab und 1 wegen unklarer Nebenwirkungen. |

CBT = Cognitive Behavioral Therapy = Kognitive Verhaltenstherapie; MDE = Major-depressive Erkrankung

## *Vermuteter Wirkmechanismus*

Selektive Serotonin-Wiederaufnahmehemmer wirken bei der Depression vermutlich durch Verminderung ihres Transports aus der Synapse in die Neurone, sodass der Serotoninspiegel im synaptischen Spalt steigt. Abgesehen vom klinischen Ansprechen, wird die Rolle von Serotonin bei der Pathophysiologie der Depression durch die Auslösung einer Depression bei Gabe von Substanzen, die einen Serotoninmangel erzeugen, gestützt [204, 246]. Daneben wurden in Studien bei Suizidopfern reduzierte Serotoninspiegel festgestellt [228]. Obwohl die SSRI das Serotonin im synaptischen Spalt rasch erhöhen, dauert es oft mehrere Wochen, bis eine klinische Veränderung zu erkennen ist. Kürzliche Studien legen als Grund dafür den Umstand nahe, dass die klinische Wirkung der SSRI das Ergebnis einer erhöhten Neurogenese durch das chronisch erhöhte Serotonin ist [239].

## *Überwachung/Nebenwirkungen*

Selektive Serotonin-Wiederaufnahmehemmer werden in der Leber metabolisiert. Die meisten SSRI besitzen eine Halbwertszeit von etwa 24 Stunden, sodass sie für gewöhnlich einmal täglich verabreicht werden. Fluoxetin besitzt mit durchschnittlich 72–96 Stunden bei Erwachsenen die längste Halbwertszeit, abgesehen von dem aktiven Metaboliten Norfluoxetin mit einer ähnlich langen Halbwertszeit. Daher müssen alle Medikamente, die der Patient zusätzlich einnimmt, auf mögliche Wechselwirkungen untersucht werden, einschließlich pflanzliche Präparate, frei verkäufliche Präparate und Nährstoffergänzungsmittel.

Häufige Nebenwirkungen der SSRI sind gastrointestinale Beschwerden (Übelkeit, Erbrechen, Diarrhöe und Obstipation), Kopfschmerzen und sexuelle Funktionsstörungen.

## *Serotoninsyndrom*

Patienten, die serotonerge Medikamente wie SSRI einnehmen, müssen über das Serotoninsyndrom aufgeklärt und entsprechend überwacht werden (Tab. 4.9). Dieses Syndrom entsteht vermutlich durch das überschüssige synaptische Serotonin. Zum klinischen Bild gehören: veränderte Bewusstseinslage (einschließlich Delir und Koma), autonome Dysfunktion (wie Hyperthermie, Tachykardie, labiler Blutdruck), Salivation, Schwitzen, dilatierte Pupillen und neuromuskuläre Veränderungen (einschließlich Rigor, Tremor, Myoklonien und Krampfanfälle). Aufgrund der gemeinsamen Symptome der autonomen Instabilität und der neuromuskulären Dysfunktion muss das Serotoninsyndrom bei Patienten, die atypische Neuroleptika erhalten, vom malignen neuroleptischen Syndrom abgegrenzt werden (siehe Besprechung bei der Gabe atypischer Neuroleptika in der Pädiatrie; Tab. 4.11), da beide Medikamente die Dopamin- (malignes neuroleptisches Syndrom) und Serotoninrezeptoren (Serotoninsyndrom) angreifen. Zur Behandlung des Serotoninsyndroms gehören das Absetzen der auslösenden

**Tabelle 4.9** Serotoninsyndrom

| |
| --- |
| • Veränderte Bewusstseinslage (einschließlich Delir und Koma) |
| • Autonome Dysfunktion (wie Hyperthermie, Tachykardie, labiler Blutdruck) |
| • Salivation |
| • Schwitzen |
| • Dilatierte Pupillen |
| • Neuromuskuläre Veränderungen (einschließlich Rigor, Tremor, Myoklonien und Krampfanfälle) |

Substanz, die Sicherstellung der Flüssigkeitszufuhr sowie unterstützende Pflege aufgrund der autonomen Instabilität, der veränderten Bewusstseinslage und der Patientensicherheit. Für gewöhnlich klingt das Serotoninsyndrom, nachdem es erkannt und behandelt wurde, innerhalb von ein bis drei Tagen ab.

### Kontraindikationen
Aufgrund des hohen Risikos für ein Serotoninsyndrom dürfen SSRI und Monoaminooxidase (MAO)-Hemmer niemals im Abstand von nur zwei Wochen nacheinander gegeben werden. Wegen des hepatischen Metabolismus müssen die Patienten über die Auswirkungen von Alkoholkonsum hingewiesen werden. Schließlich ist eine sorgfältige Untersuchung der Arzneimittelwechselwirkungen erforderlich, da SSRI die Pharmakodynamik anderer hepatisch verstoffwechselter Substanzen beeinflussen können.

## Trizyklische Antidepressiva

### Evidenzbasierte Übersicht
Medikamente aus der Gruppe der trizyklischen Antidepressiva (TZA) waren lange vor den SSRI im Einsatz und wurden nach der chemischen Struktur aus drei miteinander verbundenen Ringen benannt. Die wenigen zur Anwendung von TZA durchgeführten randomisierten, kontrollierten Studien hinsichtlich der Behandlung von Kindern und Jugendlichen mit Depression haben uneinheitliche Ergebnisse erbracht [107, 157, 249, 271].

### Vermuteter Wirkmechanismus
Die antidepressiven Eigenschaften der TZA beruhen vermutlich auf ihrer Fähigkeit zur Hemmung der Wiederaufnahme von Serotonin und Noradrenalin, wodurch deren relative Konzentration in der Synapse erhöht wird.

## *Überwachung/Nebenwirkungen*

Häufige Nebenwirkungen der TZA sind Mundtrockenheit, Obstipation, Benommenheit, orthostatische Hypotonie, Gewichtszunahme und sexuelle Funktionsstörungen. Diese Effekte werden über den TZA-Antagonismus auf muskarine Acetylcholin- und Histaminrezeptoren vermittelt. TZA werden hepatisch metabolisiert, daher müssen die Patienten sorgfältig auf medikamentöse Wechselwirkungen überwacht werden. Die Substanzspiegel im Serum können bestimmt werden und sollten routinemäßig überwacht werden [224, 225].

Wichtig ist die potenzielle kardiotoxische Wirkung der TZA, insbesondere bei Überdosierung. Studien haben zu widersprüchlichen Ergebnissen dazu geführt, ob TZA in therapeutischen Spiegeln zu signifikanten EKG-Veränderungen führen oder nicht, einschließlich einer Tachykardie, abgeflachten T-Wellen, verlängerten QT-Intervallen und ST-Strecken-Senkung [129, 275]. Aufgrund dieser Effekte wird oft empfohlen, dass TZA nicht zur Behandlung der Depression bei Kindern oder Jugendlichen eingesetzt werden sollten [272].

## *Kontraindikationen*

Pädiatrische Patienten mit bekannter kardialer Arrhythmie sollten bei Depressionen wegen der ausgesprochen langen Überleitungzeit keine TZA einnehmen. Bei Patientinnen, die orale Kontrazeptiva einnehmen, kann der Serum-TZA-Spiegel aufgrund einer hepatischen Enzyminduktion vermindert sein. Bei gleichzeitiger Einnahme von SSRI können die TZA-Spiegel durch eine Hemmung des hepatischen TZA-Metabolismus erhöht sein.

## Psychotherapie der Depression

Neben der Arzneimitteltherapie ist die Psychotherapie oft ein wichtiger Eckpfeiler in der Behandlung der Depression bei Kindern und Jugendlichen. Eine vollständige Besprechung der Therapie sprengt zwar den Rahmen dieses Kapitels, auch nichtpsychiatrische Fachärzte sollten jedoch die Grundlagen kennen. Zudem ist – wie bereits mehrfach erwähnt – zur optimalen Versorgung von Kindern und Jugendlichen mit psychischen Problemen eine enge Zusammenarbeit aller beteiligten Ärzte erforderlich. Entscheidend ist die wenn auch schwierige „gespaltene Therapie", bei welcher der Patient wegen der Pharmakotherapie von einem Arzt und zusätzlich von einem Psychotherapeuten betreut wird.

Es gibt viele psychotherapeutische Behandlungsmöglichkeiten der kindlichen Depression. Jede hat ihre eigene Vorstellung von der Ätiologie der Depression und eine Theorie der für eine Heilung erforderlichen Änderungen. Systematische Studien zur Psychotherapie sind schwierig, da ein Placebo-Arm eingeführt werden muss, wobei auch die Therapie, allerdings ohne die aktive Wirkkomponente, durchgeführt werden muss.

Die *kognitiv-behaviorale Therapie* ist einer der inzwischen am besten untersuchten Behandlungsansätze bei einer Depression im Laufe des Lebens. Die kognitiv-behaviorale Therapie konzentriert sich auf dysfunktionelle Kognitionen, kogni-

tive Störungen, Wahrnehmungsstörungen genannt, aufgrund deren die Patienten depressiv sind [18]. Zudem verstärkt das Verhalten der Patienten die Depression oft. Bei der kognitiv-behavioralen Therapie unterstützt der Therapeut den
Patienten beim Erkennen und eigenständigen Verändern von automatischen
Gedanken und Verhaltensweisen. Einige dieser Veränderungen entstehen, weil
der Therapeut den Patienten dazu auffordert, die Gründe für bestimmte Einstellungen, Ansichten und Aktionen dahingehend zu hinterfragen, ob sie hilfreich
oder stattdessen grundlos sind und zur Exazerbation der Depression beitragen.
Daten zum Vergleich der Wirksamkeit einer kognitiv-behavioralen Therapie im
Vergleich zur sogenannten Wartelisten-Situation zeigen deutliche Vorteile gegenüber „keiner Behandlung." Dies entspricht einer relativ „niedrigen Schwelle"
zur Einstufung einer Therapie als wirksam, wenn man die möglichen Nebenwirkungen von „keiner Behandlung" in einer randomisierten, kontrollierten Studie
bedenkt. Der Nutzen einer kognitiv-behavioralen Therapie kann Folge unspezi-
fischer Auswirkungen des Kontakts mit dem Psychotherapeuten sein statt von
bestimmten Merkmalen der kognitiv-behavioralen Therapie. Daten einer neueren Studie zeigen jedoch, dass die Behandlung depressiver Jugendlicher mit kognitiv-behavioraler Therapie in Kombination mit Fluoxetin einer alleinigen
Behandlung mit Fluoxetin überlegen war [179]. Die *Interpersonelle Psychotherapie*
ist ein Therapieansatz, der zur Behandlung der Depression im Laufe des Lebens
angewandt wird. Die interpersonelle Psychotherapie beschäftigt sich mit der
Gegenwart, ohne in der Vergangenheit zu graben, und geht davon aus, dass die
Depression meist Folge von Beziehungsproblemen zwischen dem Patienten und
anderen ist. Bei der interpersonellen Psychotherapie besteht die Aufgabe des
Therapeuten darin, dem Patienten diese zur Depression führenden interpersonellen Probleme bewusst zu machen. Die vier Zielbereiche sind Trauer, interpersonelle Rollenkonflikte, Rollenwechsel und interpersonelle Störungen. Drei randomisierte, kontrollierte Studien zur interpersonellen Psychotherapie zeigten
die Machbarkeit und Wirksamkeit der interpersonellen Psychotherapie in der
Behandlung von depressiven Jugendlichen [196, 198, 199].

Auch die *Familientherapie* wird oft bei kindlicher Depression eingesetzt. Es gibt
zahlreiche Modelle der Familientherapie, die meisten bestehen darin, alle Familienmitglieder zusammen zu bringen und die Depression verursachende oder
aufrechterhaltende Faktoren zu ermitteln. Ziel der Familientherapie ist dabei,
Schuldzuweisungen an einzelne Familienmitglieder zu vermeiden. Die Evidenz
zur Stützung der Familientherapie bei Depression stammt aus Langzeit-Follow-
up-Studien, welche belegt haben, wie wichtig das familiäre Umfeld für die Rezi-
divprävention ist [190, 191]. Die verfügbaren Daten zeigen jedoch, dass dieser
Therapieansatz kaum Vorteile gegenüber der traditionellen kognitiv-behavioralen Therapie besitzt [39].

# Bipolare Störung im Kindesalter

## Einleitung

Unser Verständnis der kindlichen bipolaren Störung ist weitaus begrenzter als das der unipolaren Depression. Ebenso wie bei der MDE wurde früher allgemein angenommen, dass Kinder keine manischen Episoden haben können. Während zum Teil noch immer davon ausgegangen wird, zeigen aktuelle Forschungen, dass die bipolare Störung auch bei Kindern auftritt. Die bipolare Störung des Kindesalters gehört zu den aktivsten und am meisten kontrovers diskutierten psychiatrischen Forschungsgebieten bei Kindern und Jugendlichen, insbesondere hinsichtlich der geeigneten diagnostischen Abgrenzung [106, 111, 278]. Dieser Abschnitt des Kapitels befasst sich mit dem aktuellen Stand der Diagnostik und Therapie bei kindlicher bipolarer Störung.

Die Forschung zur kindlichen bipolaren Störung ist hinter derjenigen zur kindlichen Depression zurückgeblieben. Ein Grund dafür beruht auf der Uneinigkeit über die Diagnose. Zwar besteht inzwischen Konsensus bezüglich der angemessenen Modifikationen der DSM-Kriterien für die Depression und ihre Subtypen bei Kindern und Jugendlichen, die diagnostischen Kriterien der bipolaren Störung bei Kindern und Jugendlichen werden jedoch weiterhin diskutiert. So wurde von manchen Forschern vorgeschlagen, dass bei Kindern und Jugendlichen dieselben Kriterien zugrunde gelegt werden sollten wie bei Erwachsenen. Andere gehen davon aus, dass die bipolare Störung bei Kindern mit einer grundsätzlich anderen Symptomatik auftritt als bei erwachsenen Patienten. Ohne eine Übereinkunft hinsichtlich der diagnostischen Kriterien ist eine Untersuchung der klinischen Hauptmerkmale dieser Krankheit jedoch schwierig. So gibt es nur wenige Daten zur Prävalenz der kindlichen bipolaren Störung in der Bevölkerung. Während erste epidemiologische Studien zeigen, dass dieses Krankheitsbild bei Kindern und Jugendlichen erheblich seltener vorkommt als depressive Episoden oder Angststörungen, führen einige Forscher diese Ergebnisse auch darauf zurück, dass bei Kindern und Jugendlichen Kriterien angelegt werden, die eher für Erwachsene gelten. Unabhängig davon besteht inzwischen allgemeine Übereinkunft darüber, dass die kindliche bipolare Störung ein ernst zu nehmendes Krankheitsbild ist, das sich zumindest so störend auf das Leben der Kinder und Jugendlichen auswirkt wie die Depression. Die meisten Ärzte, die mit psychisch erkrankten Kindern arbeiten, halten die bipolare Störung für die schwerere Erkrankung.

Diagnostische Probleme bei der kindlichen bipolaren Störung: Hochstimmung versus Reizbarkeit, Dauer der manischen Episode und Komorbidität Insgesamt tragen drei Punkte zu den diagnostischen Schwierigkeiten bei der Manie und somit auch der bipolaren Störung bei Kindern bei: (1) ob eine gehobene gegenüber einer reizbaren Stimmung für die Diagnose essenziell ist und falls nicht, wie sich die Reizbarkeit der Manie von derjenigen bei anderen Krankheitsbildern unterscheiden lässt; (2) die minimale Dauer einer manischen Episode; (3) komorbide Erkrankungen. Durch die Auseinandersetzung mit diesen Problemen ist eine angemessenere Diagnostik und Behandlung der kindlichen bipolaren Störung möglich. Das diagnostische Vorgehen bei der bipolaren Störung entspricht dem bereits bei der Depression besprochenen, wobei natürlich festgestellt werden muss, ob eine manische oder hypomane Episode aufgetreten ist [1].

### *Gehobene, expansive Stimmung versus Reizbarkeit?*

Wie in Tabelle 4.2 gezeigt, erfordert das (A) Kriterium der DSM-IV-TR-Definition einer manischen Episode das Vorhandensein einer gehobenen, expansiven oder einer gereizten Stimmung mit deutlicher Veränderung gegenüber der normalen Grundstimmung für mindestens sieben Tage bei einer manischen Episode oder mindestens vier Tage (aber weniger als sieben) bei einer hypomanen Episode. Außerhalb der Manie kommt eine gehobene/expansive Stimmung nur selten vor, während Reizbarkeit in der kindlichen Psychopathologie häufig zu beobachten ist. Es besteht Uneinigkeit darüber, ob eine gehobene Stimmung für die Diagnose einer Manie zwingend erforderlich ist, allerdings sind je nach vorherrschender Grundstimmung unterschiedlich viele (B) Symptome erforderlich (> 3 bei gehobener/expansiver Stimmung oder > 4 bei isolierter Reizbarkeit). Für eine Abgrenzung der Reizbarkeit bei bipolarer Störung von derjenigen bei Depression oder anderen Psychopathologien müssen noch weitere Merkmale der manischen oder hypomanen Episode vorliegen. So muss die Reizbarkeit episodisch verlaufen und von anderen neurovegetativen Symptomen begleitet sein, wie reduziertes Schlafbedürfnis, Größenideen, Ideenflucht usw. Außerdem muss die Reizbarkeit für die Diagnose einer Hypomanie auch für Dritte erkennbar sein und zu schweren Funktionsbeeinträchtigungen führen.

### *Episodendauer*

Der zweite wichtige Punkt ist die minimal erforderliche Symptomdauer der affektiven Episode bzw. Phase. Das DSM-IV-TR definiert manische Episoden als Phasen mit veränderter Stimmung gegenüber der normalen Grundstimmung mit Begleitsymptomen für mindestens vier Tage bei einer hypomanen oder mindestens sieben Tage bei einer manischen Episode. Außerdem kann nach DSM-IV-TR der Begriff „rapid cycling" verwandt werden, wenn mindestens vier affektive Episoden pro Jahr auftreten. Allerdings werden die Definitionen von „Zyklus" und „Episode" oft aufgeweicht, damit auch Kinder mit extrem kurzen Stimmungsänderungen mit diesen DSM-IV-TR-Definitionen erfasst werden können. Diese kürzeren Episoden, die unterhalb der DSM-IV-TR-Kriterien liegen, sind allgemein bekannt als (1) "ultra-rapid cycling" mit Stimmungsänderungen alle paar Tage und (2) "ultradian cycling" mit mindestens viermal täglich für einige Minuten auftretenden Stimmungsänderungen [154]. Trotzdem kann nur bei den Kindern und Jugendlichen, welche die DSM-IV-TR-Kriterien zur Episodendauer erfüllen – also mindestens vier Tage (hypomane Episode) oder mindestens sieben Tage (manische Episode) –, zuverlässig die Diagnose einer bipolaren Störung gestellt werden.

### Komorbidität: diagnostischer Beitrag oder konkurrierende Erkrankung?

Komorbidität ist der dritte Aspekt, der die Diagnose einer bipolaren Störung bei Kindern durch zwei Effekte erschwert. Zunächst liegt bei einem Kind selten eine isolierte bipolare Störung vor. Bei den meisten Kindern finden sich weitere begleitende psychische Störungen. Dabei handelt es sich unter anderem um Angststörungen, das Aufmerksamkeits-Defizit-Hyperaktivitäts-Syndrom (ADHS), dissoziales Verhalten oder Abhängigkeitserkrankungen. Somit besteht das diagnostische Dilemma meist nicht in der Entscheidung "entweder bipolare Störung oder eine der Begleiterkrankungen", sondern in der Feststellung beider Krankheiten – also der bipolaren Störung plus komorbider Erkrankung(en). Zweitens überschneiden sich die DSM-IV-TR-Definitionen dieser psychischen Begleiterkrankungen deutlich mit der Definition der bipolaren Störung. Am deutlichsten wird dieses Problem beim ADHS, wenn z.B. die Hyperaktivität und Ablenkbarkeit eines reizbaren Kindes mit ADHS fälschlich für die Symptome einer Manie gehalten werden. Aufgrund der bedeutenden therapeutischen und prognostischen Auswirkungen ist die Lösung dieses diagnostischen Problems wichtig.

### Schrittweises diagnostisches Vorgehen

Nach Kenntnis der drei diagnostischen Dilemmata bei der bipolaren Störung bei Kindern und Jugendlichen, nämlich (1) gehobene, expansive Stimmung versus Reizbarkeit, (2) Episodendauer und (3) komorbide Erkrankungen, stellt sich die Frage, wie beim einzelnen Patienten eine angemessene Evaluation und Diagnostik erfolgen kann.

Bei der Evaluation von Kindern und Jugendlichen mit Verdacht auf bipolare Störung sollte derselbe Ansatz verfolgt werden, wie er im Abschnitt zur MDE wiedergegeben wurde. Dazu sollten gehören: (1) das Hinzuziehen zahlreicher Informanten, wie dem Patienten selbst, seinen Eltern und Lehrern (Letztere nachdem eine Schweigepflichtentbindungserklärung eingeholt wurde); (2) das Befragen des Patienten und seiner Eltern zusammen und getrennt, um ausführliche Angaben zur aktuellen und zurückliegenden psychischen und medizinischen Vorgeschichte zu erhalten, und (3) die Sichtung relevanter Befunde, die vor dem Aufsuchen des Arztes wegen einer möglichen bipolaren Störung erhoben wurden, wie vor kurzem durchgeführte schulische, psychologische, pädagogische und medizinische/neurologische Beurteilungen.

Gleichzeitig muss sich die Abklärung einer etwaigen bipolaren Störung bei Kindern und Jugendlichen darauf konzentrieren, ob die Symptome des Patienten mit der Diagnose einer bipolaren Störung vereinbar sind. Dazu müssen Alternativen in Betracht gezogen werden – beispielsweise dass die Symptome nicht im Rahmen einer bipolaren Störung, sondern einer anderen Erkrankung auftreten. Zu den Differenzialdiagnosen einer kindlichen bipolaren Störung

gehören: (1) psychische Erkrankungen, die entweder häufig komorbid (begleitend) zur bipolaren Störung auftreten oder typischerweise überschneidende
Symptome haben, (2) nicht psychische somatische Krankheiten, die zu Symptomen ähnlich denen einer Manie führen (siehe Tab. 4.10) und (3) Abhängigkeitserkrankungen.

Bevor eine dieser Krankheitskategorien differenzialdiagnostisch zur bipolaren
Störung in Betracht gezogen wird, müssen einige Fallstricke bedacht werden.
Zunächst und am wichtigsten ist, dass die Diagnosestellung ein im Fluss befindlicher Prozess ist und kein Endpunkt. Das diagnostische Vorgehen erfordert die
ständige Hinterfragung der Hypothese, damit die während der kindlichen Entwicklung auftretenden Änderungen der Symptome und funktionellen Beeinträchtigungen in den diagnostischen Entscheidungsprozess einfließen. Anders
gesagt bedeutet das Vorliegen einer bipolaren Störung bei einer Untersuchung
im Alter von sieben Jahren nicht zwangsläufig, dass diese auch im Alter von
zwölf Jahren noch vorhanden sein muss. Zweitens erfüllen manche Kinder und
Jugendliche nicht exakt die DSM-IV-TR-Kriterien für eine bestimmte Diagnose –
der bipolaren Störung oder anderer. In diesem Fall sollten evtl. ärztliche Kollegen hinzugezogen werden, noch einmal eine breitere differenzialdiagnostische
Betrachtung der Symptome des Patienten erfolgen und die Störungsbilder
behandelt werden – wie z.B. ADHS, Depression –, deren diagnostische Kriterien
voll erfüllt werden.

## Differenzialdiagnostik der kindlichen bipolaren Störung

### *Andere psychische Erkrankungen*
Wie bereits erwähnt, gehören zu den Differenzialdiagnosen der bipolaren Störung bei Kindern und Jugendlichen zahlreiche psychische Erkrankungen.
Davon besitzen einige überschneidende diagnostische Kriterien mit der bipolaren Störung, insbesondere das ADHS. Andere weisen als Kerneigenschaft eine
affektive Dysregulation auf, wie Angststörungen, Störungen des Sozialverhaltens (wie dissoziales Verhalten oder oppositionelles Trotzverhalten) und Abhängigkeitserkrankungen. Erschwerend kommt hinzu, dass alle diese Krankheiten
gleichzeitig mit einer bipolaren Störung auftreten können.
Es muss sorgfältig abgeklärt werden, ob eine dieser Diagnosen auf den Patienten
besser als Primärdiagnose zutrifft, oder ob bei dem Kind oder Jugendlichen mit
bipolarer Störung komorbid eine dieser Krankheiten vorliegt. Für das ADHS
wurde häufig versucht, eine zuverlässige Differenzierung von der bipolaren Störung zu erarbeiten [24, 47, 109]. Das ADHS und die manische Phase der bipolaren Störung weisen als gemeinsame Merkmale Unaufmerksamkeit, überschüssige körperliche Aktivität und Energie, hastiges Sprechen und Konzentrationsstörungen auf. Gemäß DSM-IV-TR ist für die Diagnose einer bipolaren Störung
jedoch zunächst und vor allem eine gehobene, expansive oder reizbare Stimmung erforderlich, die sich eindeutig von der normalen Grundstimmung des

Kindes unterscheiden lässt und für den überwiegenden Teil des Tages an mindestens vier Tagen (hypomane Episode) oder mindestens sieben Tagen (manische Episode) vorhanden ist. Episodische Ablenkbarkeit, die mit ähnlichen
Stimmungsauffälligkeiten fluktuiert, kann Teil einer manischen Episode bei
bipolarer Störung sein. Im Gegensatz dazu würde eine nicht episodisch vorhandene Aufmerksamkeitsstörung eher zu einem ADHS passen. Kinder, bei denen
der Verdacht auf ein ADHS oder eine bipolare Störung besteht, können zur weiteren Abklärung zur testpsychologischen Untersuchung überwiesen werden,
einschließlich Testung von Aufmerksamkeit und Intelligenz, wodurch auch
etwaige andere eventuell behandlungsbedürftige Lernstörungen erfasst werden.
Allerdings beruht die Diagnose eines ADHS bei bipolarer Störung auf einer
umfassenden psychiatrischen Evaluation und nicht nur auf den Ergebnissen
dieser Tests. Oft helfen Informationen aus dem Gespräch mit anderen Bezugspersonen des Patienten, wie Eltern, Lehrer und Betreuer in der Freizeit, bei der
Evaluation psychischer Begleiterkrankungen bei Kindern mit Verdacht auf eine
bipolare Störung.

Der Begriff der „Störung des Sozialverhaltens" wurde sowohl für das ADHS als
auch auf oppositionelles Trotzverhalten und dissoziales Verhalten angewandt.
Diese Störungen treten oft begleitend bei Kindern und Jugendlichen mit bipolarer Störung auf. Ebenso wie beim ADHS muss hier sorgfältig nach den affektiven
Kriterien der hypomanen/manischen Episode gefahndet werden – vier bis sieben Tage andauernde entweder gehobene/expansive oder reizbare Stimmungsänderung –, um eine bipolare Störung von oppositionellem Trotzverhalten und
dissozialem Verhalten abzugrenzen.

Außerdem sollte in der Differenzialdiagnostik der bipolaren Störung auch die
unipolare Depression berücksichtigt werden. Deshalb ist ein vorsichtiger,
zurückhaltender Einsatz von Antidepressiva bei Kindern und Jugendlichen mit
Depression angebracht, wenn diese sehr ausgeprägt ist, mit extremer psychomotorischer Verlangsamung oder Hypersomnie einhergeht, von einer Psychose
begleitet wird oder bei einem Patienten auftritt, der Verwandte ersten Grades
mit bipolarer Störung besitzt. Dies bedeutet jedoch nicht, dass pädiatrische Patienten mit einer Depression plus einem dieser drei Merkmale auf jeden Fall bipolar sind oder in diesem Sinne behandelt werden sollten. Stattdessen ist eine
besonders engmaschige Überwachung dieser Patienten erforderlich.

### Sekundäre (Hypo-)Manien

In Tabelle 4.10 werden medizinische Krankheitsbilder zusammengestellt, von
denen bekannt ist, dass sie eine Manie auslösen können. Wie bei der Depression
müssen sie nicht alle durch Laborwertbestimmungen ausgeschlossen werden.
Allerdings ist von entscheidender Bedeutung, dass anhand einer genauen Anamneseerhebung bei pädiatrischen Patienten entschieden wird, ob möglicherweise eine oder mehrere dieser Erkrankungen für die manischen Symptome des
Patienten verantwortlich sein könnten. In diesem Fall müssen sich entsprechende Untersuchungen anschließen,  wie eine körperliche Untersuchung, La-

**Tabelle 4.10** Medizinische Krankheitsbilder in der Differenzialdiagnostik der bipolaren Störung

- Neurologische Erkrankungen: ZNS-Infektionen (Meningitis, Enzephalitis), Epilepsie/Krampf-anfälle (Temporallappenepilepsie), zerebrale Neoplasmen, zerebrovaskuläres Ereignis/Schlag-anfall, Multiple Sklerose, zerebrales Trauma, Klein-Levin-Syndrom
- Infektionskrankheiten: Human Immunodeficiency Virus/Acquired Immunodeficiency Synd-rome (HIV/AIDS)
- Metabolische Erkrankungen: Wilson-Krankheit, Porphyrie, Klinefelter-Syndrom
- Endokrine Erkrankungen: Hyperthyreose, Karzinoid, postpartal
- Vitaminmangelzustände: $B_{12}$, Niacin (Pellagra)
- Rheumatologisch: systemischer Lupus erythematodes
- Arzneimittel: Glukokortikoide, Cyclosporin, Baclofen, Isoniazid, missbräuchlich eingenom-mene Substanzen (Amphetamine, Kokain, Halluzinogene, Opiate, Phencyclidin), psycho-trope Substanzen (wie SSRI, TZA, MAO-Hemmer, Carbamazepin, Methylphenidat/Psychosti-mulanzien)
- Andere: Nierenerkrankung/-insuffizienz/Urämie

borwertbestimmungen und weiterführende diagnostische Maßnahmen, oder andere Fachärzte hinzugezogen werden.

Zahlreiche Arzneimittel, Heilpflanzen und Nahrungsergänzungen können Symptome auslösen, die einer Manie ähneln. Wichtig ist eine sorgfältige Ana-mnese der kürzlich eingenommenen Substanzen und Medikamente. Dazu gehört eine offene, auf den Entwicklungsstand des Kindes abgestimmte Befra-gung in Anwesenheit der Eltern und alleine, wobei nicht nur nach verordnungs-pflichtigen Medikamenten gefragt wird, sondern auch nach frei verkäuflichen und pflanzlichen Präparaten sowie nach Nahrungsergänzungsmitteln. Sowohl von psychotropen Medikamenten, wie SSRI und Psychostimulanzien, als auch von nicht psychiatrischen Substanzen, wie Steroiden, ist bekannt, dass sie eine Manie auslösen können [65, 83, 112, 147, 215].

Insbesondere sollte auf das erstmalige Auftreten einer extremen Reizbarkeit oder Manie nach Beginn der Behandlung mit psychoaktiven Medikamenten geachtet werden, wie Antidepressiva (z.B. SSRI) und Stimulanzien (z.B. Methyl-phenidat oder Dextroamphetamin). Wie oben besprochen ist die Reizbarkeit zudem kein für die bipolare Störung bei Kindern spezifisches Symptom, sondern kann bei pädiatrischen Patienten auch ein diagnostischer Hinweis auf eine Depression oder Angststörung sein. Falls noch nicht geschehen, sollte ein Kin-derpsychiater hinzugezogen werden. In der Zwischenzeit sollten alle möglicher-weise verantwortlichen Substanzen abgesetzt und der Patient bezüglich einer Abnahme der manischen Symptome überwacht werden. Eine durch Arzneimit-tel oder Drogen ausgelöste Manie ist eine andere Krankheitsentität als die bipo-lare Störung, für deren Diagnose unabdingbar ist, dass die Symptome nicht durch die Einnahme legaler oder illegaler Substanzen entstanden sind.

*Drogenabusus*

Zahlreiche Substanzen können zu Enthemmung oder Stimmungsänderungen im Sinne einer Manie führen. Daher sollte bei der Abklärung psychischer Erkrankungen bei pädiatrischen Patienten immer ein hochgradiger Verdacht auf einen Substanzmissbrauch einfließen. Wie bei der Depression beginnt die Evaluation mit einer offenen, wertungsfreien Anamneseerhebung beim Patienten und seinen Eltern getrennt. Studien haben bei Jugendlichen mit bipolarer Störung im Gegensatz zu Kindern mit bipolarer Störung ein erhöhtes Risiko für Abhängigkeitserkrankungen ermittelt [276]. Zur Behandlung der bipolaren Störung bei Kindern und Jugendlichen mit Abhängigkeitserkrankungen ist die Zusammenarbeit mehrerer Fachrichtungen erforderlich, da beide Krankheitsbilder zusammen eine höhere Morbidität, Mortalität und Inanspruchnahme der Gesundheitseinrichtungen verursachen als jede für sich genommen [125].

# Pathophysiologie

Wie entsteht die bipolare Störung bei Kindern und Jugendlichen? Die Antwort lautet ganz einfach, dass bislang noch keine einzelne Ursache ermittelt werden konnte. Wie die Depression ist auch die bipolare Störung ein multifaktorielles Krankheitsgeschehen. Zudem ist die Untersuchung der bipolaren Störung wie bereits erwähnt aus mehren Gründen anspruchsvoller als diejenige der Depression, unter anderem ist das Forschungsgebiet jünger und die Diskussionen über eine entwicklungsangepasste Diagnostik der Phänotypen ist bei der bipolaren Störung noch nicht so weit fortgeschritten.

Trotzdem ist die Untersuchung der bipolaren Störung in gewisser Weise einfacher als diejenige der unipolaren Depression, da echte manische Episoden eine homogene Entität darstellen, die insbesondere bei Erwachsenen leicht zu erkennen sind. Auf die majore Depression trifft dies nicht zu, die oft mit dem oben beschriebenen weniger deutlichen Symptomen und einer begleitenden Angst auftritt.

Durch Langzeit-Verlaufsuntersuchungen von Patienten mit bipolarer Störung und ihren Familien wurde und wird unser Verständnis der Pathophysiologie der bipolaren Störung bei Kindern und Jugendlichen verbessert. Hauptziel derartiger Studien sind die neuronalen Abläufe, intrazelluläre Mechanismen, Genetik und Schlafphysiologie.

## Zerebrale Abläufe

### Verhalten und funktionelle Bildgebung

Das Ziel der neuropsychiatrischen Erforschung der bipolaren Störung besteht darin, durch das Studium der Gehirne von Menschen mit bipolarer Störung besonders stark gestörte zerebrale Abläufe zu identifizieren, sodass gezielte Therapieansätze entwickelt werden können, um die Veränderungen zu beheben. Es gibt drei Möglichkeiten zur Untersuchung der Gehirnfunktion bei Menschen mit bipolarer Störung. Zunächst wurden Patienten untersucht, deren Gehirnläsionen, beispielsweise nach einer Gehirnoperation, Verhaltensauffälligkeiten im Sinne einer Manie nach sich zogen. Zweitens ermöglichen funktionelle bildgebende Verfahren, wie die Magnetresonanztomographie (MRT) und die Positronenemissionstomographie (PET; wegen der Strahlenbelastung üblicherweise nur bei Erwachsenen) die Evaluation von Gehirnveränderungen bei Patienten mit bipolarer Störung. Drittens gibt es die Möglichkeit der Verhaltenstestung, beispielsweise als neuropsychologische Testung, welche kognitive Einschränkungen bei Patienten mit bipolarer Störung aufdeckt. In der Zusammenschau weisen die Ergebnisse auf eine Beeinträchtigung im Frontal- und Temporallappen als zentrale Veränderung bei der bipolaren Störung hin.

Die bei der bipolaren Störung beteiligten Frontallappenstrukturen sind der orbitofrontale Kortex und der dorsolaterale präfrontale Kortex. Wie der Name schon sagt, gehört der orbitofrontale Kortex zum Frontallappen unmittelbar über den Augen. Die Rolle des orbitofrontalen Kortex bei der emotionalen Steuerung wurde in Studien an Patienten mit Gehirnläsionen aufgedeckt, lange bevor es die modernen Bildgebungstechniken gab. Der vermutlich berühmteste Fall ist der von Phineas Gage, einem Eisenbahnarbeiter, der im 19. Jahrhundert einen Unfall überlebte, bei dem ihm eine Eisenstange von unterhalb seines Auges durch das Schädeldach getrieben wurde. Anschließend war Gage nicht mehr so ausgeglichen wie früher. Stattdessen war er gewalttätig, labil und cholerisch – zusammengefasst hatte Gage Symptome ähnlich denen einer bipolaren Störung. Moderne Wissenschaftler haben Gages Schädel mit bildgebenden Verfahren untersucht und ermittelt, dass die Eisenstange den orbitofrontalen Kortex verletzt hat [68]. Die funktionelle Magnetresonanztomographie zeigt bei Erwachsenen mit bipolarer Störung während der kognitiven Stroop-Aufgabe eine Störung im orbitofrontalen Kortex [30]. Diese und andere Studien haben zu der Hypothese geführt, dass der orbitofrontale Kortex an der kognitiven und emotionalen Inflexibilität bei der bipolaren Störung beteiligt ist [232, 233].

Der dorsolaterale präfrontale Kortex ist die zweite Region des Frontallappens, von der eine Beteiligung an der bipolaren Störung angenommen wird. Der dorsolaterale präfrontale Kortex liegt, wie der Name vermuten lässt, im rostralen Bereich der Frontallappen (dem Schädeldach zugewandt). Der dorsolaterale präfrontale Kortex ist an zahlreichen Funktionen beteiligt, wie der Wechsel der Aufmerksamkeit von einem Reiz auf den anderen. Zahlreiche Studien, mehrere bei Erwachsenen und eine an Kindern und Jugendlichen, haben bei der bipolaren Störung unabhängig von der aktuellen Grundstimmung, einschließlich Manie, Depression und Euthymie, eine Aufmerksamkeitsstörung festgestellt [59, 60, 82, 200, 234, 235]. Weitere Belege für eine Fehlfunktion des dorsolateralen präfrontalen Kortex bei der bipolaren Störung liefern MRT-Studien, die ein vermindertes Volumen und eine verminderte Dichte festgestellt haben [81, 86, 168, 240].

Kürzlich erhobene Daten haben zudem gezeigt, dass das Striatum an der Pathophysiologie der bipolaren Störung beteiligt ist. Vier fMRT-Studien wiesen bei Patienten mit bipolarer Störung (zwei an Erwachsenen und zwei an Kindern und Jugendlichen) eine erhöhte neuronale Aktivierung im Vergleich zu Kontrollen nach. Diese Studien verwandten Paradigmen, zu denen auch emotionale Bilder oder Gesichter gehörten [289], eine Interferenz-Aufgabe [290], ein räumlicher Gedächtnistest [289] und ein Test zur Affektauslösung [291]. Blumberg et al. [292] stellten die Hypothese auf, dass die striatalen Veränderungen bei Jugendlichen mit bipolarer Störung vorhanden sind, während sich die Defizite des präfrontalen Kortex erst später entwickeln.

Die nachweislich an der kindlichen bipolaren Störung beteiligten Temporallappenstrukturen sind die Amygdala und der Hippocampus. Die zwar kleinen Amygdala besitzen ausgeprägte funktionelle Verknüpfungen mit anderen Gehirnregionen, einschließlich dem orbitofrontalen Kortex und dem Hippocampus, und sie befinden sich vermutlich im Zentrum der emotionalen Steuerung, einschließlich dem Lernen durch Belohnung und Strafe [71, 73, 115, 135, 160]. MRT-Untersuchungen an Erwachsenen kommen zu unterschiedlichen Ergebnissen bezüglich des Volumens der Amygdala, das erhöht, reduziert und unverändert beschrieben wird. Studien bei kindlicher bipolarer Störung haben ein vermindertes Volumen der Amygdala festgestellt, sodass sich die kindliche bipolare Störung vermutlich entwicklungsneurologisch von derjenigen mit Beginn im Erwachsenenalter unterscheidet [5, 6, 29, 36, 79, 214]. Der Hippocampus ist eine weitere Struktur des Temporallappens, die am Gedächtnis und vermutlich an der bipolaren Störung beteiligt ist. Obwohl die meisten Studien zur bipolaren Störung bei Erwachsenen kein unterschiedliches Volumen des Hippocampus im Vergleich zu gesunden Probanden ermitteln konnten, zeigte eine Studie an Jugendlichen mit bipolarer Störung eine Reduktion des hippocampalen Volumens [5–7, 29, 36, 120, 240, 251]. Somit liefern Studien der Temporallappenstrukturen, einschließlich der Amygdala und des Hippocampus, Belege dafür, dass sich die bipolare Störung mit Beginn bei Kindern und Jugendlichen entwicklungsphysiologisch von der häufigeren bipolaren Störung mit Beginn im Erwachsenenalter unterscheidet.

Daher birgt die aktuelle Forschung zur Zuordnung von zerebralen Veränderungen und bei Kindern und Jugendlichen häufigen Verhaltensauffälligkeiten das Potenzial zur Aufdeckung der Schlüsselpathophysiologie der bipolaren Störung. Derzeit konzentriert sich die Forschung vor allem auf die fronto-temporalen Strukturen.

### Intrazelluläre Hinweise

Wir haben aus der Pharmakologie der Arzneimittel, die zur Behandlung der bipolaren Störung eingesetzt werden, viel über mögliche Ursachen dieses Krankheitsbildes gelernt. Studien haben gezeigt, dass Lithium und Valproat, zwei der am häufigsten zur Behandlung der bipolaren Störung eingesetzten Substanzen, über intrazelluläre Second-messenger-Kaskaden statt über die neuronale Synapse wirken. Second-messenger-Systeme sind für die Signalverstärkung von außerhalb der Zelle nach innerhalb verantwortlich, sodass chemische Kaskaden entstehen, welche die DNA- und RNA-Translation modifizieren und die Proteinsynthese regulieren. Somit kann bereits die geringfügige Veränderung eines chemischen Messengers zu deutlichen Veränderungen der Zellfunktion führen. Lithium entwickelt seine stimmungsstabilisierende Wirkung durch eine Verminderung der Myoinositolkonzentrationen über eine Hemmung der Inositol-monophosphatase [174]. In therapeutischen Spiegeln führt dies zu einer Abnahme der Myoinositolkonzentration mit nachfolgend verminderter Proteinsynthese [193]. Ebenso wie bei der Gabe von Antidepressiva zur Behandlung der Depression besteht ein großer zeitlicher Abstand zwischen dem Einsetzen dieser biologischen Veränderung und dem klinischen Effekt. Lithium und Valproat hemmen außerdem den Proteinkinase-C-Stoffwechselweg, eine weitere Second-messenger-Kaskade [171, 174]. Künftig hoffen Forscher durch das Studium der intrazellulären Effekte der aktuell zur Behandlung der bipolaren Störung eingesetzten Medikamente zwei Dinge zu erreichen: erstens ein Verständnis der möglichen biologischen Veränderungen, die zur bipolaren Störung führen, und zweitens die Entwicklung spezifischer Interventionen, einschließlich neuer Medikamente, zur Behandlung oder Prophylaxe der mit der bipolaren Störung einhergehenden Morbidität und Mortalität.

*Genetik*

In der Zukunft werden hoffentlich das Gen bzw. die Gene identifiziert werden, welche für die bipolare Störung verantwortlich sind. Derzeit existiert leider kein Test auf eines oder mehrere Gene für die bipolare Störung. Überwiegend in Studien an Erwachsenen wurden mehrere Kandidatengene identifiziert, die Bereiche auf folgenden Chromosomen involvieren: 6p, 6q, 10p, 11p, 13q, 20p und 22p [58, 184, 242]. Außerdem konnte in Studien kein mitochondrialer Erbgang der bipolaren Störung nachgewiesen werden [188].

Es gibt Grund zur Hoffnung bezüglich der Identifikation von den für die kindliche bipolare Störung verantwortlichen Genen. So gibt es Belege dafür, dass die „genetische Belastung" umso größer ist, je früher die Symptome der bipolaren Störung auftreten [253]. Zudem verwenden mehrere derzeit laufende Studien Linkage-Analysen zur Evaluation von genetischen Markern der bipolaren Störung bei Triaden (ein Kind mit bipolarer Störung plus zwei Elternteile). Dieses Verfahren ist wirkungsvoller und effizienter als die einfache Suche nach genetischen Markern bei Betroffenen [243].

*Schlaf/zirkadianer Rhythmus*

Veränderungen des Schlafrhythmus sind diagnostische Merkmale der Depression und der bipolaren Störung. In einer manischen Episode leiden die Patienten mit bipolarer Störung unter Schlaflosigkeit ohne die normalerweise gleichzeitig vorhandene Tages-Müdigkeit. Studien haben gezeigt, dass bei Erwachsenen mit bipolarer Störung ein gestörter zirkadianer Rhythmus vorliegt [267]. Zudem kann Schlafentzug bei Menschen mit bipolarer Störung eine manische Episode auslösen [266]. Eine verminderte Schlafdauer in den vorausgegangenen Nächten kann Hinweis auf eine drohende manische Episode sein [161]. Schlafstudien an jungen Erwachsenen (Alter 18–35 Jahre) haben gezeigt, dass Erwachsene mit bipolarer Störung oder Depression im Vergleich zu gesunden Kontrollpersonen ähnliche polysomnographische Veränderungen aufweisen, was vermuten lässt, dass bei beiden Patientengruppen die gleiche Störung der Schlaffunktion vorliegt [126]. Bei Kindern mit bipolarer Störung ist das verminderte Schlafbedürfnis eines der nützlichsten Symptome zur Abgrenzung einer bipolaren Störung von anderen Krankheitsbildern, insbesondere vom ADHS [110]. Weitere Studien werden zeigen, welche zentralen Mechanismen für die charakteristischen Schlafstörungen der Manie verantwortlich sind, und was sich aus diesen Mechanismen für die bipolare Störung ableiten lässt.

## Behandlung der bipolaren Störung

Die Behandlung der bipolaren Störung wird bei Kindern und Jugendlichen nicht nur durch die bereits besprochenen diagnostischen Probleme erschwert, sondern auch durch das Fehlen randomisierter, kontrollierter Studien. Dies trifft sowohl für die Arzneimitteltherapie als auch für die Psychotherapie zu. Allerdings laufen Studien zu beiden Therapieansätzen, die hoffentlich nützliche Informationen erbringen werden, auf die sich klinische Entscheidungen zukünftig stützen können. Bis dahin müssen die Ärzte an der klinischen Frontlinie ihre Entscheidungen sorgfältig abwägen, wenn sie Kindern mit bipolarer Störung und ihren Eltern beim Kampf gegen die Krankheit helfen wollen. Dabei sollten möglichst auch Kinder- und Jugendpsychiater einbezogen werden, wenn es um Therapieentscheidungen bei pädiatrischen Patienten mit bipolarer Störung geht, insbesondere von Kindern in der Präadoleszenz, da bei diesen Patienten eine komplexe und umfassende Behandlungsplanung erforderlich ist.

Was versteht man unter einem „Stimmungsstabilisator" (mood stabilizer")? Oft wird der Begriff für Medikamente benutzt, die bei der bipolaren Störung gegeben werden. Seit den 1980er-Jahren verwenden Ärzte und pharmazeutische Industrie den Begriff für Medikamente, die sowohl in manischen als auch in depressiven Episoden die Stimmungsvariabilität reduzieren [138]. Allerdings muss man sich darüber im Klaren sein, dass der Begriff sich nicht auf eine spezifische pharmakologische Eigenschaft oder Definition einer Medikamentenklasse bezieht [282]. Tatsächlich raten die Praxisleitlinien der American Psychiatric Association aus dem Jahre 2002 für die bipolare Störung ausdrücklich von der Verwendung des Begriffes „Stimmungsstabilisator" ab, da er pharmakologisch ungenau ist [4]. Es stehen weitere pharmakologische Untersuchungen aus, welche den Mechanismus ermitteln, durch den die verfügbaren und noch zu entwickelnden Substanzen die Stimmungsvariabilität reduzieren. In der Zwischenzeit müssen sowohl für die Pharmako- als auch für die Psychotherapie die potenziellen Risiken und der Nutzen einer neuen Therapie bzw. einer Therapie-

160

umstellung bei Kindern und Jugendlichen mit bipolarer Störung abgewogen werden.

Aufgrund der fehlenden Daten bei pädiatrischen Patienten, müssen oft Behandlungsansätze gewählt werden, die nur oder überwiegend bei Erwachsenen mit bipolarer Störung untersucht wurden. Die folgende Liste fasst alle derzeit von der Food and Drug Administration (FDA) zugelassenen Medikamente und Indikationen zusammen: (1) Lithium wird bis zum Alter von 12 Jahren für die akute Manie und zur Erhaltungstherapie der bipolaren Störung eingesetzt; (2) Valproat ist für Kinder und Jugendliche mit akuter Manie zugelassen; (3) Lamotrigin ist ein neues atypisches Antiepileptikum, das zur Erhaltungstherapie zugelassen ist; (4) Olanzapin, Risperidon und Quetiapin sind atypische Neuroleptika und bei Erwachsenen zur Behandlung der akuten Manie zugelassen; (5) Lamotrigin und die Kombination von Fluoxetin und Olanzapin sind bei depressiven Erwachsenen mit bipolarer Störung zugelassen.

Es folgt eine evidenzbasierte Diskussion der wichtigsten pharmakologischen Substanzen, die zur Behandlung der bipolaren Störung eingesetzt werden. Sofern möglich wird Bezug auf pädiatrische Studien genommen; andernfalls werden wichtige Ergebnisse aus Studien an erwachsenen Patienten besprochen [23]. Die psychopharmakologische Behandlung von Kindern und Jugendlichen mit bipolarer Störung ist schwierig, da folgende Faktoren berücksichtigt werden müssen: (1) die Behandlung der Manie und/oder einer sich möglicherweise entwickelnden Manie; (2) die Behandlung begleitender psychischer Erkrankungen, wie Depression, Angst, ADHS usw.; (3) die Aufklärung der Patienten und ihrer Eltern über Nebenwirkungen sowie deren aktive Überwachung, wie etwa körperliche Symptome, Agitiertheit, Suizidalität und arzneimittelabhängige Syndrome (z.B. Serotoninsyndrom [SSRI und atypische Neuroleptika], metabolisches Syndrom, malignes neuroleptisches Syndrom und dystone Reaktionen [typische und atypische Neuroleptika]). Gemäß den Praxisparametern von Kowatch et al. sollte die Behandlung der ersten Wahl bei pädiatrischer bipolarer Störung eine antimanische Substanz enthalten, wie eine der folgenden Substanzen: Lithium, Valproat, Carbamazepin oder atypisches Neuroleptikum (z.B. Risperidon, Olanzapin und Quetiapin). Obwohl die medikamentöse Behandlung als Monotherapie begonnen wird, können die Bedürfnisse des Patienten, einschließlich der oben erwähnten Faktoren, den Einsatz von mehr als einer psychotropen Substanz rechtfertigen. In dieser Situation sollten Ärzte auf jeden Fall *langsam beginnen und langsam fortfahren* was die Dosis betrifft, um nicht zu viele Medikamente gleichzeitig zu geben und aufzudosieren (um Verwirrungen darüber zu vermeiden, welche Substanz die Funktionen des Patienten verbessert/verschlechtert) und sich mit einem erfahrenen Kinder- und Jugendpsychiater kurzschließen, wenn eine medikamentöse Mehrfachtherapie geplant ist [293].

## Lithium

### *Evidenzbasierte Übersicht*

Lithium ist ein ionisches Salz, das seit dem späten 19. Jahrhundert zur Behandlung von Depressionen und Manien verwendet wird. Studien zur bipolaren Störung bei Erwachsenen haben gezeigt, dass sich das Rezidivrisiko nach Absetzen von Lithium verdreifacht und 7,5-mal mehr Suizidversuche auftreten [254, 256]. Wichtig dabei ist, dass das Rezidivrisiko zunimmt, wenn Lithium abrupt abgesetzt wird, d.h. binnen drei Wochen. Der therapeutische Nutzen von Lithium wird in mehreren prospektiven Open-label-Fallserien sowie retrospektiven Aktenreviews bei Kindern und Jugendlichen mit schwerer emotionaler Dysregulation und bipolarer Störung belegt [12, 23, 41, 53, 116, 134, 187, 260, 281]. In einer Open-label-Studie wurde bei Kindern und Jugendlichen mit bipolarer Störung eine Ansprechrate für Lithium von 38 % ermittelt [153]. Eine große doppelblinde, placebokontrollierte Studie zeigte, dass Lithium bei Jugendlichen mit bipolarer Störung und sekundären Abhängigkeitserkrankungen wirksam ist [109].

### *Vermuteter Wirkmechanismus*

Der für Lithium vermutete Wirkmechanismus beruht auf Second-messenger-Stoffwechselwegen der Zellen. Dies ist relativ neu, da die meisten anderen psychopharmakologischen Substanzen auf die Synapse wirken. Für den Inositolphosphat-Stoffwechselweg wurde nachgewiesen, dass er ein wichtiges Second-messenger-System ist, das Signale vom Zelläußeren zu den intrazellulären Organellen überträgt, die wiederum eine verstärkende Antwortkaskade aktivieren. Sowohl in vivo als auch in vitro haben sich Hinweise darauf ergeben, dass Lithium die Manie durch die Senkung eines anormal hohen Myoinositolspiegels reduziert, eines Metaboliten, der Teil des Inositolphosphat-Stoffwechselweges ist [171, 192–194, 229]. Dieser Mechanismus ließ sich auch bei Kindern mit bipolarer Störung nachweisen [69]. Zudem haben mehrere Studien gezeigt, dass die chronische Lithiumzufuhr den Spiegel des neuroprotektiven Proteins BCL-2 erhöht [173]. Somit beruht die Wirkung von Lithium bei der Reduktion der Manie und der Behandlung der Depression vermutlich auf seinen neuroprotektiven Aktivitäten.

### *Überwachung/Nebenwirkungen*

Obwohl Wirksamkeit und Verträglichkeit in zahlreichen Studien belegt wurde, setzen viele Ärzte Lithium aus Angst vor Nebenwirkungen bei Kindern und Jugendlichen mit bipolarer Störung kaum ein. Dabei ist Lithium eine bei Kindern und Jugendlichen sichere und wirksame Therapie der bipolaren Störung, wenn die Nebenwirkungen berücksichtigt und die Patienten entsprechend überwacht werden. Bei langzeitiger Lithiumeinnahme werden vor allem die Funktionen von Nieren und Schilddrüse beeinträchtigt, die deswegen aktiv vor und während der Behandlung überwacht werden müssen. Da Lithium renal ausgeschieden wird, muss vor seiner Gabe eine ausreichende Nierenfunktion sichergestellt sein. Zudem kann die Langzeittherapie mit Lithium bei manchen Patienten zu Nierenfunktionsstörungen und möglicherweise Niereninsuffizienz führen. Daher sollte bei Kindern unter Lithiumtherpaie die Nierenfunktion routinemäßig durch Bestimmung von Harnstoff und Kreatinin im Serum überwacht werden. Vitiello et al. wiesen für Kinder unter Lithiumeinnahme eine kürzere Eliminationshalbwertszeit und eine höhere Lithium-Gesamtclearance nach als für Erwachsene [261]. Ebenso wie die Nierenfunktion sollte auch die Schilddrüsenfunktion durch Bestimmung der Serumspiegel des Thyreoidea-stimulierenden Hormons (TSH) und des freien Thyroxins (fT4) vor und während der Lithiumtherapie überwacht werden. Wie Lithium die Schilddrüsenfunktion stört, ist unbekannt, als möglicher Mechanismus werden erhöhte antithyreoidale Antikörper vermutet [159]. Die behandelnden Ärzte sollten sich beraten lassen, sofern die Nieren- oder Schilddrüsenfunktion von pädiatrischen Patienten in den vorgenannten Screening-Tests gemessen an pädiatrischen Referenzwerten pathologisch verändert sind.

Neben der Überwachung der Nieren- und Schilddrüsenfunktion sollte aus zwei Gründen auch der Lithiumspiegel überwacht werden. Zunächst wurde vorgeschlagen, dass ein Serumlithiumspiegel zwischen 0,6 und 1,0 meq/l (= mmol/l) für eine optimale Reduktion der manischen Symptome ausreicht. Zweitens haben Studien gezeigt, dass Nebenwirkungen vorzugsweise jenseits eines Serumspiegels von 1,5 meq/l auftreten. Dies ist besonders bei Kindern und Jugendlichen aufgrund der im Vergleich zu Erwachsenen größeren Körperoberfläche und stärkeren Neigung zur Dehydrierung erforderlich.

Studien haben gezeigt, dass die Serumlithiumspiegel bei Erwachsenen eng mit Clustern von Nebenwirkungen verbunden sind. Bei therapeutischen Spiegeln von weniger als 1,2 meq/l können bei den Patienten Nebenwirkungen wie gastrointestinale Symptome (Nausea, Erbrechen, Diarrhöe, Anorexie, Mundtrockenheit), Müdigkeit, Benommenheit, Tremor und Sehstörungen auftreten. Bei einem Spiegel zwischen 1,5 und 2,0 meq/l können Mundtrockenheit, ein feinschlägiger Tremor der oberen Extremitäten, Magenbeschwerden, Konzentrations- oder Gedächtnisstörungen, eine Leukozytose, Muskelschwäche, Polyurie und Polydipsie auftreten. Spiegel zwischen 2,0 und 2,5 meq/l sind toxisch, als medizinischer Notfall zu betrachten und können mit zusätzlichen Symptomen einhergehen, wie Rigor, Akne, Psoriasis, Alopezie, Exanthem, Gewichtszunahme, metallischer Geschmack, unspezifische T-Wellen-Veränderungen, Libidoverlust und Hypothyreose. Spiegel über 2,5 meq/l können zu folgenden schweren Symptomen führen: Ataxie, grobschlägiger Tremor der oberen Extremitäten, schwere Magenbeschwerden (Nausea/Erbrechen), Nephrotoxizität, Muskelschwäche, Krampfanfälle oder Muskelzuckungen, Dysarthrie, Lethargie, Koma oder Verwirrtheit, Hyperreflexie und Nystagmus. Extrem erhöhte Lithiumspiegel, beispielsweise durch verzögerte Untersuchung bei Überdosierung, kann bei Spiegeln über 4,0 meq/l oder bei schweren Symptomen der Lithiumvergiftung eine Hämodialyse erforderlich machen.

## Kontraindikationen

Vorsicht ist bei Gabe von Lithium während der Schwangerschaft geboten, insbesondere im ersten Trimenon, da es zu fetalen Anomalien führen kann, wie einer Ebstein-Anomalie (Malformation der Trikuspidalklappe, Risiko bei Lithiumexposition 1/1000). Lithium geht in die Muttermilch über.

## Antiepileptika

Antiepileptika (Antikonvulsiva) werden oft zur Behandlung der bipolaren Störung bei Kindern und Jugendlichen angewandt. Dies beruht auf der Annahme, dass die manisch-depressive Erkrankung Ähnlichkeiten mit der Temporallappenepilepsie aufweist [223]. Obwohl es keine Daten gibt, die eine erhöhte Krampfaktivität bei bipolarer Störung belegen, wurde die Wirksamkeit der Antiepileptika bei bipolarer Störung untersucht. Die ersten beiden zur Behandlung der bipolaren Störung eingesetzten Antiepileptika waren Valproat und Carbamazepin. Wegen ihrer unterschiedlichen Wirkmechanismen und Nebenwirkungsprofile unterteilen wir die Antiepileptika im Folgenden in drei Kategorien: Valproat, Carbamazepin und neue Antiepileptika.

## Valproat

### Evidenzbasierte Übersicht

Valproat wird in allen Altersstufen oft zur Behandlung der bipolaren Störung eingesetzt. Bei stationär behandelten manischen Erwachsenen erwies sich Valproat als überlegen im Vergleich zu Placebo und ebenso wirksam wie Lithium [33, 34]. Wie für die meisten Medikamente existieren weniger Studien an Kindern und Jugendlichen. Mehrere veröffentlichte Fallberichte und offene Studien zu Valproat haben gezeigt, dass es die Manie bei Kindern und Jugendlichen abschwächt [197, 210, 211, 273]. In besser strukturierten Open-label-Studien war Lithium bei der Behandlung von Jugendlichen mit bipolarer Störung sicher [263]. Eine randomisierte offene Studie zur Behandlung der bipolaren Störung bei Jugendlichen mit Lithium, Valproat und Carbamazepin zeigte für alle drei Substanzen eine gute Effektivität, wobei Valproat den beiden anderen Substanzen überlegen war [153]. Bei vielen pädiatrischen Patienten mit bipolarer Störung müssen zwei oder mehr psychotrope Substanzen gegeben werden. So führte die Kombination von Valproat und Lithium in einer Open-label-Studie bei einer Gruppe Jugendlicher mit bipolarer Störung zu einer signifikanten Symptomreduktion [99]. Bislang gibt es keine doppelblinden, randomisierten, kontrollierten Studien zur Behandlung der kindlichen bipolaren Störung mit Valproat.

### Vermuteter Wirkmechanismus

Ebenso wie bei anderen Antiepileptika beruht die Anwendung von Valproat bei bipolarer Störung auf seiner Wirksamkeit bei zahlreichen epileptischen Krankheitsbildern. Aus neurochemischer Sicht besteht der theoretische Hintergrund des Einsatzes in der Erhöhung der Gammaaminobuttersäurespiegel (GABA), dem wichtigsten inhibitorischen Neurotransmitter, durch Valproat. Dabei führt die vermehrte Inhibition vermutlich wiederum zu einer geringeren Exzitation, was durch die Abschwächung der Manie sichtbar wird, vergleichbar einer Bremsung beim Auto [93, 94].

### Überwachung/Nebenwirkungen

Valproat wird hepatisch verstoffwechselt. Die Serumspiegel lassen sich einfach bestimmen und in der Literatur wird ein therapeutischer Bereich von 50–100 g/ml angegeben [31, 35]. Häufige Nebenwirkungen sind Nausea, Erbrechen, Diarrhöe, Sedierung, Ataxie und Tremor. Bei dauerhafter Anwendung von Valproat wurden außerdem Alopezie, Gewichtszunahme und Menstruationsstörungen beobachtet [186, 205]. Für Letztere bestehen widersprüchliche Hinweise auf einen Zusammenhang zwischen der Valproat-Einnahme und dem polyzystischen Ovarsyndrom (PCOS), das durch einen Hyperandrogenismus und chronische Anovulation ohne pathologische Veränderungen von Hypophyse und Nebennieren gekennzeichnet ist. Open-label-Studien haben bei Frauen mit bipolarer Störung unter Valproat-Therapie höhere Raten von Menstruationsstörungen nachgewiesen als unter Lithiumtherapie. Dieselbe Studie ermittelte auch einen Zusammenhang zwischen Valproat und einer signifikant höheren Androgenkonzentration in der Follikelphase [43, 185].

Zwei akut lebensbedrohliche Nebenwirkungen sind das Leberversagen und eine Pankreatitis. In der Literatur existieren Fallberichte über beides bei Kindern und Jugendlichen [117]. Daher sollten vor der Behandlung mit Valproat die Leberwerte bestimmt und ebenso wie die Serumspiegel während der Behandlung überwacht werden. Außerdem sollte das plötzliche Auftreten gastrointestinaler Symptome, wie Nausea, Erbrechen und abdominelle Schmerzen, bei einem Kind oder Jugendlichen unter Valproat-Einnahme zu einer gründlichen medizinischen Untersuchung Anlass geben, einschließlich einer Bestimmung der Transaminasen und der Pankreasenzyme. Aufgrund des hepatischen Metabolismus müssen außerdem Interaktionen mit anderen hepatisch verstoffwechselten Arzneimitteln bedacht werden, wie Antidepressiva und Neuroleptika.

### Kontraindikationen

Schwangere sollten Valproat wegen des erhöhten Risikos für Neuralrohrdefekte, einschließlich Spina bifida, nicht einnehmen. Sofern Valproat mangels Alternativen weiter eingenommen werden muss, lässt sich das Risiko von etwa 1–2 % bei Einnahme im ersten Trimenon geringfügig reduzieren, wenn täglich 1–4 mg

Folat eingenommen werden. Valproat geht in die Muttermilch über. Patienten mit bekannter Leberinsuffizienz sollten Valproat nicht erhalten.

## Carbamazepin

### Evidenzbasierte Übersicht

Carbamazepin ist das am zweithäufigsten bei bipolarer Störung eingesetzte Antiepileptikum. Für die bipolare Störung bei Erwachsenen haben Open-label-Studien unter Carbamazepin eine Symptomreduktion und funktionelle Besserung belegt [66, 153, 277].

### Vermuteter Wirkmechanismus

Wie oben beschrieben, war Carbamazepin das erste Antiepileptikum, dem eine Reduktion der Manie zugeschrieben wurde [223]. Von seiner chemischen Struktur her ähnelt es dem TZA Imipramin. Auf neuronaler Ebene bindet Carbamazepin an die spannungsabhängigen Natriumkanäle und hindert sie daran, inaktiv zu werden, wodurch wiederum die Aktivierung der spannungsabhängigen Kalziumkanäle reduziert wird, was letztlich die synaptische Transmission vermindert. Außerdem hemmt Carbamazepin die N-methyl-D-Aspartat-Glutamat-Inhibitoren (NMDA-Glutamat). Da es sich dabei normalerweise um exzitatorische Rezeptoren handelt, reduziert deren Hemmung die Exzitation und somit theoretisch auch die Manie.

### Überwachung/Nebenwirkungen

Der Serumspiegel von Carbamazepin sollte zwischen 4 und 12 μg/ml liegen. Häufige Nebenwirkungen sind eine benigne/transiente Leukopenie (Leukozytenzahl bleibt für gewöhnlich > 3000), eine Hyponatriämie (über einen Vasopressin-ähnlichen Effekt auf den Vasopressinrezeptor) und ein Exanthem. Schwerere Nebenwirkungen sind eine Agranulozytose, eine Panzytopenie, eine aplastische Anämie, eine lupoide allergische Reaktion und ein atrioventrikulärer (AV-)Block. Zudem wurden mehrere Fallberichte über Kinder mit maniformen Symptomen unter Carbamazepin veröffentlicht [201, 220].

Carbamazepin wird hepatisch verstoffwechselt. Bei täglicher Einnahme induziert es die Leberenzyme. Dadurch werden andere hepatisch verstoffwechselte Medikamente, wie SSRI oder orale Kontrazeptiva, schneller abgebaut (mit Abnahme der wirksamen Serumkonzentration). So muss bei Zugabe von Carbamazepin bei Einnahme eines oralen Kontrazeptivums eventuell die Dosis des oralen Kontrazeptivums erhöht werden. Da Carbamazepin auch seine eigene Verstoffwechslung beschleunigt, müssen insbesondere früh im Behandlungsverlauf seine Serumspiegel regelmäßig bestimmt werden, da sie bei längerer Einnahme derselben Carbamazepin-Dosis sinken werden.

### Kontraindikationen

Aufgrund der Wirkung auf die AV-Überleitung sollten Patienten mit bekanntem AV-Block Carbamazepin nicht einnehmen.

## Neue Antiepileptika

### Evidenzbasierte Übersicht

In den letzten Jahren wurden in rascher Abfolge zahlreiche neue Antiepileptika entwickelt und zur Behandlung von Anfallsleiden zugelassen. Die Anwendung von Valproat und Carbamazepin hat diesen neuen Antiepileptika den Weg für einen Einsatz bei der bipolaren Störung von Erwachsenen, Jugendlichen und Kindern geebnet. Derzeit gehören dazu Topiramat, Gabapentin, Oxcarbazepin, Lamotrigin und Tiagabin. Die vollständige pharmakologische Besprechung dieser Substanzen sprengt jedoch den Rahmen dieses Kapitels.

Bislang gibt es keine doppelblinden, randomisierten, placebokontrollierten Studien zu den neuen Antiepileptika zur primären Arzneimitteltherapie bei kindlicher bipolarer Störung. Eine retrospektive Evaluation von Topiramat in einer offenen Studie zur adjuvanten Behandlung hat einen gewissen Erfolg bezüglich einer Reduktion der manischen Symptome und einer funktionellen Besserung belegt [76]. Daneben gibt es Fallberichte, welche den Nutzen der neuen Antiepileptika bei der Behandlung der kindlichen bipolaren Störung belegen. So reduziert eine Topiramat-Augmentation bei pädiatrischen Patienten vermutlich die Gewichtszunahme unter Risperidon [213]. Es gibt mehrere Berichte über Gabapentin und Lamotrigin zur Behandlung der bipolaren Störung bei Jugendlichen [46, 119, 247]. Zur Behandlung von Kindern und Jugendlichen mit bipolarer Störung mit Gabapentin, Oxcarbazepin und Tiagabin existieren jedoch bislang keine veröffentlichten Fallberichte (Ergebnis einer PUBMED-Suche).

Die Literatur zur bipolaren Störung des Erwachsenen liefert mehr Daten zu den neuen Antiepileptika. Drei Studien zur adjuvanten Therapie mit Gabapentin konnten keine Wirksamkeit bei der Behandlung der gemischten/manischen Episode der bipolaren Störung bei Erwachsenen nachweisen [209, 217, 264]. Lamotrigin hat sich sowohl in doppelblinden, placebokontrollierten Studien als auch in Open-label-Studien bei der Behandlung der bipolaren Störung bei Erwachsenen als wirksam erwiesen, vermutlich jedoch nur für die depressive Phase der Erkrankung [32, 45, 113, 183]. Mehrere Studien zu Topiramat haben gezeigt, dass es in der adjuvanten Behandlung der bipolaren Störung bei Erwachsenen wirksam ist [186]. Zudem scheint Topiramat mit der potenziell positiven Nebenwirkung einer Gewichtsreduktion einherzugehen, wenn man bedenkt, dass die anderen Psychopharmaka eher zur Gewichtszunahme führen [118, 163]. Auch Oxcarbazepin zeigt vielversprechende Wirkungen in der adjuvanten Therapie der Manie bei bipolarer Störung im Erwachsenenalter [19, 127].

## *Vermuteter Wirkmechanismus*

Wie bei den anderen Antiepileptika wird eine verminderte neurale Exzitation als Basis der verminderten Stimmungsschwankungen bei Anwendung bei kindlicher bipolarer Störung vermutet. Allerdings existieren keine In-vivo-Studien, die diesen Effekt bestätigen.

## Neuroleptika

### *Evidenzbasierte Übersicht*

Neuroleptika werden schon seit einiger Zeit zur Behandlung der bipolaren Störung bei Erwachsenen eingesetzt. Am Ende der 1980er-Jahre wurde mit der Einführung von Clozapin als erstem der sogenannten atypischen Neuroleptika eine neue Ära der neuroleptischen Behandlung eingeleitet. Im Gegensatz zu den älteren Substanzen, wie Thioridazin und Haloperidol, deren Potenz auf einem Dopaminantagonismus beruht, sind atypische Neuroleptika Dopamin- und Serotonin-2A-Antagonisten. Diese duale Wirkung führt vermutlich zu dem niedrigeren Risiko für die bei den älteren „typischen" Neuroleptika beobachteten Nebenwirkungen, wie extrapyramidalmotorische Nebenwirkungen, wie Akathisie (unangenehmer innerer Bewegungsdrang) oder dystone Reaktionen (schmerzhafte oder unangenehme länger dauernde Zungen-Schlund-Krämpfe). Zudem geben die Hersteller ein geringeres Risiko für eine tardive Dyskinesie an, der systemischen Erkrankung bei länger dauernder Neuroleptikabehandlung mit wiederholten, unwillkürlichen und ziellosen Bewegungen wie Schmatzen und rasches Augenblinzeln. Allerdings sind die Belege für diese Aussage sehr spärlich.

Seit der Einführung von Clozapin sind in den USA einige atypische Neuroleptika erhältlich, wie Risperidon, Olanzapin, Ziprasidon und Aripiprazol. Es wurden mehrere Fallberichte zur Anwendung atypischer Neuroleptika, einschließlich zu Clozapin, Olanzapin und Risperidon, bei Jugendlichen mit bipolarer Störung veröffentlicht [80, 104, 143, 248]. Eine retrospektive Aktenauswertung belegte die Wirksamkeit von Risperidon bei der Behandlung von Präadoleszenten mit bipolarer Störung [101]. Offene Therapiestudien zu Olanzapin als primäre oder augmentierende Substanz bei Präadoleszenten und Jugendlichen mit schweren psychischen Erkrankungen, einschließlich bipolarer Störung, zeigten eine Symptomreduktion [55, 155]. Die antipsychotische Augmentation von Lithium bei Adoleszenten mit psychotischer Manie führte bei zwei Dritteln zum Therapieansprechen. Sobald die Neuroleptika abgesetzt wurden, rezidivierten die Symptome jedoch bei vielen der Patienten [133]. Derzeit existiert nur eine doppelblinde, randomisierte, placebokontrollierte Studie zur Gabe von atypischen Neuroleptika bei kindlicher bipolarer Störung. In dieser Studie war Quetiapin bei manischen Jugendlichen effektiver als Placebo und die adjuvante Behandlung eines primären Stimmungsstabilisators [77].

### Vermuteter Wirkmechanismus

Der exakte Wirkmechanismus der atypischen Neuroleptika bei bipolarer Störung wurde bislang noch nicht geklärt. Vermutet wird jedoch, dass sie über ihre duale Aktion die Dopaminrezeptoren (assoziiert mit Aggression und Psychose) und die Serotoninrezeptoren (assoziiert mit Depression und Angst) hemmen.

### Überwachung/Nebenwirkungen

Atypische Neuroleptika werden hepatisch verstoffwechselt, daher ist Vorsicht wegen Interaktionen mit psychotropen und anderen hepatisch metabolisierten Substanzen geboten. Die Serumspiegel müssen während der Einnahme nicht kontrolliert werden. Nebenwirkungen dieser Medikamentengruppe sind Sedierung, Obstipation und andere gastrointestinale Störungen sowie Gewichtszunahme.

Bedenken wurden wegen der extremen Gewichtszunahme bei Einnahme dieser Substanzen laut, die ein sogenanntes „metabolisches Syndrom" verursachen, das mit Gewichtszunahme und einem Diabetes mellitus einhergeht [44]. Eine offene Studie zu Olanzapin erbrachte Belege, welche das Potenzial für die Erzeugung dieses Syndroms bei Kindern und Jugendlichen belegen, mit einer durchschnittlichen Gewichtszunahme von 5 kg in acht Wochen [100]. Daher sollte routinemäßig Größe und Gewicht der Kinder gemessen und überprüft werden, ob sie sich altersentsprechend gemäß den geschlechtsspezifischen Perzentilen entwickeln.

### Metabolisches Syndrom

Es kamen Bedenken wegen des extremen Gewichtszuwachses und der endokrinen Veränderungen, wie Diabetes mellitus, durch atypische Neuroleptika auf [44]. Das Wissen zur Pathophysiologie, Behandlung und Überwachung auf ein metabolisches Syndrom ist ein sich rasch veränderndes Gebiet, sodass die behandelnden Ärzte aufgefordert sind, sich über die in diesem Bereich durchgeführten Studien auf dem Laufenden zu halten. Eine offene Studie zum Einsatz von Olanzapin erbrachte, dass diese Nebenwirkung auch bei Kindern und Jugendlichen auftreten kann, indem diese durchschnittlich 5 kg in acht Wochen zunahmen [100]. Die routinemäßige Bestimmung von Gewicht und Körpergröße mit Errechnung des Body-Mass-Index (BMI) ist dringend notwendig, um sicherzustellen, dass die Kinder alters- und geschlechtsentsprechend wachsen (gemäß den entsprechenden Perzentilen).

### Malignes neuroleptisches Syndrom

Das maligne neuroleptische Syndrom ist eine akute, lebensbedrohliche Nebenwirkung der atypischen Neuroleptika (Tab. 4.11). Gemäß dem DSM-IV gehören zu den Symptomen des malignen neuroleptischen Syndroms die Entwicklung einer starken Muskelrigidität und einer erhöhten Körpertemperatur bei Einnah-

**Tabelle 4.11** Malignes neuroleptisches Syndrom

| | |
|---|---|
| (A) | Entwicklung einer ausgeprägten Muskelrigidität und erhöhten Körpertemperatur unter Einnahme von Neuroleptika |
| (B) | Plus > 2 der folgenden Symptome: |

- Diaphorese
- Dysphagie
- Tremor
- Inkontinenz
- Veränderte Bewusstseinslage
- Mutismus
- Tachykardie
- Erhöhter/labiler Blutdruck
- Leukozytose
- Laborhinweise auf einen Muskelschaden (erhöhte CPK)

me eines Neuroleptikums plus mindestens zwei der folgenden Symptome: Schwitzen, Dysphagie, Tremor, Inkontinenz, veränderte Bewusstseinslage, Mutismus, Tachykardie, erhöhter/labiler Blutdruck, Leukozytose oder Laborwerte einer Muskelschädigung (erhöhte Creatinin-Phosphokinase [CPK]) [2]. Die Letalität des malignen neuroleptischen Syndroms wird auf 20 % geschätzt. Das maligne neuroleptische Syndrom wurde bei Jugendlichen unter Einnahme von Risperidon und Olanzapin beobachtet [22, 230]. Zur Behandlung des malignen neuroleptischen Syndroms ist zunächst und vor allem erforderlich, dass der Arzt sich möglicher Nebenwirkungen der Neuroleptika bewusst ist. Nach der Diagnosestellung besteht die Behandlung im Absetzen der Neuroleptika, unterstützenden Maßnahmen zur Wiederherstellung eines normalen Blutdrucks und Wasserhaushaltes, engmaschiger Überwachung des Patienten auf Änderungen der Bewusstseinslage sowie möglicherweise der Gabe von Dantrolen oder Bromocriptin.

Die engmaschige Überwachung hinsichtlich etwaiger Veränderungen der psychischen Symptome ist wichtig. Obwohl atypische Neuroleptika bei der bipolaren Störung helfen sollen, gibt es Berichte über die Auslösung einer Manie bei Kindern unter dieser Therapie [167].

### Kontraindikationen

Obwohl es keine allgemeinen Kontraindikationen gegen die Einnahme atypischer Neuroleptika gibt, ist bei pädiatrischen Patienten mit bekannter Leberfunktionsstörung Zurückhaltung angezeigt, da die Substanzen hepatisch verstoffwechselt werden, ebenso bei Adipositas/Diabetes wegen der Gefahr eines metabolischen Syndroms durch diese Substanzen. Zur Behandlung mit Clozapin sind spezielle Vorsichtsmaßnahmen vorgeschrieben, die in den Richtlinien zur kontrollierten Anwendung festgeschrieben sind, wie etwa wöchentliche

Blutentnahmen in den ersten 18 Wochen (dann vierwöchentlich) wegen der Agranulozytose als lebensgefährlicher Nebenwirkung. Weitere Nebenwirkungen von Clozapin sind Krampfanfälle (5 % der Erwachsenen, die > 600 mg/d einnehmen; 1–2 % der Erwachsenen, die < 300 mg/d einnehmen) und kardiovaskuläre Effekte (EKG-Veränderungen, Tachykardie, Hypotonie, Synkopen).

## Behandlung von Begleiterkrankungen

### ADHS und Stimulanzien

Es gibt zwei wichtige, miteinander zusammenhängende Aspekte bei der Behandlung des Aufmerksamkeitsdefizit-Hyperaktivitäts-Syndroms (ADHS) mit Stimulanzien. Zunächst lautet die Frage, wie ein Kind mit bipolarer Störung und begleitendem ADHS behandelt werden sollte. Die zweite Frage ist, ob die Behandlung eines Kindes mit ADHS und begleitender Reizbarkeit mit einem Stimulans sicher ist. Das Potenzial von Stimulanzien zur Auslösung einer Reizbarkeit oder Manie bei pädiatrischen Patienten mit bereits diagnostizierter bipolarer Störung oder Risiko für die Entwicklung dieser Störung wird unterschiedlich beurteilt [51, 75, 78]. Es existieren nur wenige Belege, welche die Behauptung stützen, wonach Kinder mit ADHS, die bei Einnahme von Psychostimulanzien reizbar werden, per definitionem eine bipolare Störung aufweisen [49]. Zudem zeigen die Ergebnisse einer Studie zur multimodalen Behandlung der ADHS (MTA-Studie), der vermutlich größten Studie zu Stimulanzien bei Kindern mit ADHS, dass Kinder und Jugendliche mit ADHS und maniformen Symptomen, wie schwerer Reizbarkeit und gleichzeitig übertriebenem Glücksgefühl, vermehrter Aufregung, Unruhe oder Selbstvertrauen, zuverlässiger auf Methylphenidat ansprachen, ohne dass es zu einer Zunahme ungünstiger Verläufe kam [105]. Insgesamt muss immer bedacht werden, dass das ADHS eine sehr häufige Begleiterkrankung bei kindlicher bipolarer Störung ist und dass es oft mit Psychostimulanzien behandelt werden muss, wobei zunächst die primären Stimmungsveränderungen mit Substanzen wie Lithium, Valproat oder Carbamazepin behandelt werden müssen [221]. Sofern bei einem Kind ungeplante Nebenwirkungen nach Therapiebeginn auftreten, sollte die Rücksprache mit einem Experten erwogen werden.

### Angststörungen/Depression und SSRI

Wie bereits besprochen ist die Manie nicht das einzige primär beeinträchtigende Krankheitsbild bzw. die einzige Stimmungsveränderung bei Kindern. Studien an Jugendlichen und Erwachsenen haben gezeigt, dass die depressive Phase der Erkrankung zeitintensiver und funktionell stärker beeinträchtigend ist als die manische Phase [108, 131]. Für Kinder mit bipolarer Störung konnte dies jedoch nicht belegt werden. Auch tritt Angst bei Kindern, Jugendlichen und Erwachsenen oft begleitend bei primärer bipolarer Störung auf (Dickstein, im Druck) [181, 245]. Zudem sprechen Patienten mit begleitender Angst weitaus schlechter auf die Behandlung an [98, 102, 182].

Es gibt keine randomisierten, kontrollierten Studien, welche die Behandlung von Angst und Depression bei Kindern und Jugendlichen mit bipolarer Störung untersuchen. Ärzte, welche den Einsatz von Antidepressiva und/oder Anxiolytika bei pädiatrischen Patienten mit bipolarer Störung erwägen, finden sich schnell zwischen zwei wenig verlockenden Optionen gefangen: Entweder Angst oder Depression mit diesen Medikamenten zu behandeln und dabei schlimmstenfalls eine Manie auszulösen, oder sie nicht zu geben und die Gefahr einer erhöhten Morbidität und Mortalität bei einem Kind mit bipolarer Störung und unbehandelter begleitender Angst oder Depression in Kauf nehmen zu müssen. Bei Erwachsenen mit bipolarer Störung wurden für die verschiedenen Arzneimittelklassen die folgenden Wahrscheinlichkeiten für das Auslösen einer Manie ermittelt: TZA (wie Desipramin, Imipramin) 25–50 %, SSRI (wie Paroxetin) 0–3,7 % [202, 215, 283], MAO-Hemmer (wie Tranylcypromin) 7 % [124], Bupropion 11 % [237] und Venlafaxin 33 % [222]. Allerdings schwanken diese Angaben abhängig von der Nachbeobachtungszeit und dem wissenschaftlichen Anspruch [8]. Für ein besseres Verständnis dieser Studienergebnisse seien hier die Ergebnisse der Placebo-Arme dieser Studien genannt, die Manie-Raten von 2,3–4,2 % aufwiesen [202, 215]. In der Zusammenschau betrachtet haben die Untersucher gezeigt, dass die serotonerg wirkenden Substanzen, insbesondere die SSRI, bei Erwachsenen mit bipolarer Störung sicher und wirksam in Kombination mit einem „Stimmungsstabilisator" eingesetzt werden können. Die Sicherheit psychotroper Arzneimittel bei Kindern und Jugendlichen ist ein sich schnell veränderndes Wissensgebiet, wie aus der bereits besprochenen FDA-Warnung bezüglich Suizidalität und SSRI hervorgeht, weswegen die Ärzte gefordert sind, sich hierzu auf dem Laufenden zu halten.

Die wenigen Studien zu Kindern und Jugendlichen mit bipolarer Störung sprechen für den vorsichtigen, umsichtigen Einsatz von SSRI bei kindlicher bipolarer Störung. So traten bei stationär wegen einer MDE behandelten Kindern mit psychotischen Symptomen, die mit Antidepressiva behandelt wurden, während der ein- bis zweijährigen Nachbeobachtungszeit viermal seltener Manien und Hypomanien auf als bei ähnlich kranken Kindern, die keine Antidepressiva erhalten hatten [74]. Zudem lässt sich die funktionelle Beeinträchtigung der kindlichen bipolaren Störung durch eine Kombinationsbehandlung aus „Stimmungsstabilisatoren" und anderen Substanzen wie serotonergen Antidepressiva vermutlich signifikant reduzieren [152]. Schließlich ist es anhand des derzeitigen Wissensstandes unklar, was behandlungsimmanente Nebenwirkungen, wie die SSRI-induzierte Manie, über die Diagnose eines Kindes verraten [52]. Um es kurz zu sagen: Die Diagnose einer arzneimittelbedingten Manie ist bei einem Kind mit bipolarer Störung unangebracht.

Zusammengefasst sollte bei der Behandlung von Kindern und Jugendlichen mit bipolarer Störung die Hinzuziehung eines Kinder- und Jugendpsychiaters erwogen werden, insbesondere wenn eine gleichzeitig bestehende Depression oder Angststörung behandelt werden sollen. Dies gilt speziell wegen der aktuellen Bedenken zum Einsatz von SSRI bei Kindern und Jugendlichen mit unipolarer Depression. Außerdem schlagen Praxisleitlinien vor, zunächst die manischen und anschließend die depressiven Symptome zu behandeln.

## Psychotherapie der bipolaren Störung

Grundsätzlich werden bei der bipolaren Störung dieselben Therapieverfahren angewandt wie bei der MDE. Derzeit liegen nur drei veröffentliche Psychotherapiestudien zur kindlichen bipolaren Störung vor. In der ersten haben Fristad et al. anhand von Pilotdaten gezeigt, dass eine familiäre Psychoedukation die Gesamtfunktion bei kindlicher bipolarer Störung verbessert [103]. Die zweite Studie aus Sicht der Familientherapie zeigte, dass sich die selbstberichtete Funktion innerhalb der Familie bei Jugendlichen im symptomfreien Intervall der bipolaren Störung nicht von derjenigen gesunder Jugendlicher in der Kontrollgruppe unterschied [231]. Schließlich stellten Pavuluri et al. fest, dass die kognitiv-behaviorale Therapie in Kombination mit einer Pharmakotherapie zu einer signifikanten Funktionsverbesserung im Vergleich zur Ausgangsfunktion vor der Therapie führte [212].

## Komplementäre und alternative Medizin zur Behandlung der Depression und bipolaren Störung

Wie durch das National Center for Complementary and Alternative Medicine (NCCAM) definiert, bezeichnet „komplementäre und alternative Medizin" medizinische und Gesundheitssysteme, Praktiken und Produkte, die derzeit nicht zur Schulmedizin gezählt werden. Die Verfahren sind sehr unterschiedlich und umfassen Behandlungen, die zusätzlich (komplementär) oder anstatt (alternativ) der Schulmedizin angewandt werden. Eine Liste beispielhaft genannter Verfahren umfasst: alternative medizinische Schulen (wie die traditionelle chinesische Medizin und die Homöopathie), Geist-Körper-Interventionen (wie Yoga, Hypnose), biologische Therapieansätze (wie Heilkräuter oder Nahrungsergänzungspräparate), manuelle Verfahren (wie Massage oder chiropraktische Behandlung) und Energietherapien (wie therapeutische Berührung).

Die vollständige Besprechung dieser möglichen Interventionen, ihrer theoretischen Wirkmechanismen und der Forschungsergebnisse zu ihrer Wirksamkeit bei psychischen Erkrankungen würde den Rahmen dieses Kapitels sprengen. Allerdings sollte man immer in Betracht ziehen, dass die Patienten derartige komplementäre und/oder alternative Verfahren anwenden. So wurde im Rahmen einer großen Studie festgestellt, dass mehr als die Hälfte aller Erwachsenen mit Depression oder Angststörungen komplementäre oder alternative Therapieverfahren einsetzten [142]. Diese Verfahren werden von Patienten mit den unterschiedlichsten Krankheitsbildern angewandt [70, 236].

Patienten und Ärzte sind gleichermaßen dafür verantwortlich, dass über den Nutzen derartiger Therapien gesprochen wird. Leider gehen beide Seiten oft nach dem Motto „nicht fragen, nichts sagen" vor. Dies ist jedoch eine verpasste Gelegenheit für den Arzt, um einen offenen Dialog darüber zu beginnen, was zum weltweiten therapeutischen Standardvorgehen gehört. Außerdem sollte nicht davon ausgegangen werden, dass naturheilkundliche Präparate nebenwirkungsfrei sind, wie sich an Ephedrin gezeigt hat, das initial sehr populär wurde, weil es ein "natürlicher" Appetitzügler war. Anschließend stellten sich jedoch lebensgefährliche Nebenwirkungen heraus, wie ein gefährlich hohes Risiko für Schlaganfälle und Herzinfarkte [57]. Durch den offenen, wertfreien Dialog mit dem Patienten lassen sich komplementäre und alternative Therapien erfragen, die wegen psychischer und nicht psychischer Erkrankungen angewandt werden, aktuelle Forschungsergebnisse über derartige Verfahren kommunizieren und nach möglichen Wechselwirkungen zwischen den alternativen und den schulmedizinischen Verfahren suchen.

Derzeit werden zahlreiche komplementäre und alternative Verfahren hinsichtlich ihres Einsatzes bei Depression und bipolarer Störung untersucht. Nützliche Informationsquellen über diese laufenden Studien sind das NCCAM (http://nccam.nih.gov), das NIH Office of Dietary Supplements (http://ods.od.nih.gov) und das U.S. FDA Center for Food Safety and Applied Nutrition (http://cfsan.fda.gov). Im Laufe der Zeit werden immer mehr dieser Verfahren mit demselben biasfreien, wissenschaftlichen Ansatz evaluiert worden sein wie die schulmedizinischen Verfahren.

Eines dieser alternativen Verfahren ist die Gabe von Omega-3-Fettsäuren. Diese essenziellen Fettsäuren werden aus natürlichen Fischölen gewonnen und werden von vielen zur Behandlung affektiver Störungen angewandt. Zahlreiche Studien haben gezeigt, dass die Gabe von Omega-3-Fettsäuren im Vergleich zu Placebo zur Augmentation einer primär antidepressiven Medikation bei Major Depression beitragen kann [177, 203, 255]. Allerdings konnten Studien zum primären Einsatz von Omega-3-Fettsäuren bei Depression keine Verbesserung im Vergleich zu Placebo feststellen [178]. Für die bipolare Störung wurde in Studien kein deutlicher Nutzen ihrer Anwendung belegt [250].

## Geist-Körper-Interaktionen: Bedeutung von Sport bei der Behandlung von Depression und bipolarer Störung

Wechselwirkungen von Geist und Körper bei der Behandlung von affektiven Störungen, einschließlich Depression und bipolarer Störung, sind klinisch und wissenschaftlich sehr wichtige Bereiche. Wie bereits beschrieben gehören zu den diagnostischen Kriterien beider Krankheitsbilder Veränderungen der neurovegetativen Funktionen. Zahlreiche Studien haben gezeigt, dass Patienten mit psychischen Erkrankungen nicht vor körperlichen Erkrankungen gefeit sind. Tatsächlich ist es umgekehrt, mit einer verhängnisvollen Zunahme der Morbidität und Mortalität von medizinischen Krankheitsbildern bei psychisch kranken Patienten [294–297].

Die Ätiologie der erhöhten Morbidität und Mortalität medizinischer Krankheitsbilder bei psychisch kranken Patienten ist multifaktoriell. Studien haben einen Zusammenhang zwischen Depression, bipolarer Störung sowie anderen psychischen Krankheitsbildern und zahlreichen körperlichen Erkrankungen belegt, einschließlich kardiovaskulärer (Hypertonie, Myokardinfarkt), neurologischer (Schlaganfall) und immunologischer Krankheiten (vermehrt autoimmune und infektiöse Erkrankungen) [144, 265, 279]. Dabei könnte es sich auch um einen ärztlichen Bias handeln, indem körperliche Beschwerden bei psychisch kranken Patienten zu schnell abgetan werden [87]. Ein weiterer Grund könnten die erhöhten Risikofaktoren bei psychischen Erkrankungen sein, wie Tabakkonsum oder Drogenmissbrauch. Die Forschung deckt immer mehr zugrunde liegende metabolische Störungen auf, wie aberrante Serotoninrezeptoren, die sowohl bei affektiven als auch bei medizinischen Erkrankungen eine Rolle spielen könnten [241]. Schließlich könnte die erhöhte Mortalität und Morbidität teilweise iatrogen durch die Folgen der psychotropen Medikation bedingt sein, wie Gewichtszunahme durch Antidepressiva oder atypische Neuroleptika.

Nicht nur wegen der für Morbidität und Mortalität bei psychisch Kranken mit verantwortlichen körperlichen Probleme sollten sich Ärzte aller Fachrichtungen des positiven Einflusses von regelmäßiger körperlicher Betätigung auf eine Verbesserung der allgemeinen Gesundheit bei ihren Patienten bewusst sein, einschließlich denjenigen mit Depression und bipolarer Störung. Zahlreiche Studien bei Erwachsenen haben die Bedeutung der körperlichen Betätigung als komplementäre Therapie bei Patienten mit psychischen Störungen evaluiert. Durch regelmäßige Aerobic-Übungen in Kombination mit einer Pharmakotherapie konnten die exekutiven Funktionen bei depressiven Erwachsenen verbessert werden [156], was in Anbetracht der kognitiven Beeinträchtigungen bei Depression und bipolarer Störung besonders wichtig ist. Außerdem zeigt die Langzeitnachbeobachtung, dass depressive Patienten, die routinemäßig Sport betreiben, seltener depressive Rezidive erleben [177]. Zudem sind bei Kindern und Jugendlichen unabhängig von etwaigen vorhandenen psychischen Erkrankungen Selbstvertrauen, Selbstwertgefühl und Kreativität größer, wenn sie regelmäßig Sport betreiben [91, 252]. Wie bei jeder Therapie müssen jedoch potenzielle Nebenwirkungen des Sports in Betracht gezogen werden. So muss bei der Verordnung körperlicher Betätigung der allgemeine Gesundheitsstatus berücksichtigt werden. Dies trifft insbesondere für Kinder und Jugendliche zu, da sie eher zu Verletzungen neigen. Dazu gehören die Möglichkeit der Dehydrierung durch die verhältnismäßig größere Körperoberfläche sowie Bänderschäden durch die sich noch entwickelnden Gelenkstrukturen. Bei entsprechender ärztlicher Überwachung ist Sport für alle Menschen wichtig, wie auch durch das Surgeon General's statement (2001) "Call to Action Prevent and Decrease Overweight and Obesity" belegt ist [258].

Kurz gefasst existiert reichlich Evidenz für die Ärzte aller Fachrichtungen, um Patienten zu regelmäßiger sportlicher Tätigkeit zu ermuntern, insbesondere jene mit psychischen Erkrankungen, um Stimmungslage und Selbstvertrauen zu verbessern und die medizinische und psychische Mortalität und Morbidität zu reduzieren.

# Schlussfolgerung:
# kindliche Depression und bipolare Störung

Die behandelnden Ärzte von Kindern und Jugendlichen müssen die emotionale Gesundheit und die Entwicklung ihrer Patienten genauso überwachen wie die körperliche Entwicklung. Die Depressionen sind bei pädiatrischen Patienten häufiger als bipolare Störungen. Unbehandelt können beide Störungen durch die damit einhergehende Morbidität und Mortalität eine schwere Belastung darstellen. Zur wirkungsvollen Behandlung beider Erkrankungen muss der Allgemeinarzt bzw. Kinderarzt oft einen kollaborativen Ansatz koordinieren und sorgfältig auf typische funktionell einschränkende affektive Episoden mit Depression und Manie achten. Das Aufsuchen eines Kinder- und Jugendpsychiaters sollte nicht bis weit nach hinten in den Behandlungsablauf aufgeschoben werden. Insgesamt ist ein umfassender Ansatz aus medikamentöser und psychotherapeutischer Behandlung die bei Kindern und Jugendlichen mit Depression oder bipolarer Störung wirksamste Behandlung.

# Literatur

1. AACAP official action. Practice parameters for the assessment and treatment of children and adolescents with bipolar disorder. J Am Acad Child Adolesc Psychiatry 1997;36: 138–157. Beyer J, Kuchibhatla M, Gersing K, Krishnan KR. Neuropsychopharmacology. 2005 Feb;30(2): 401–4.

2. Diagnostic and Statistical Manual of Mental Disorders, 4th ed., Text Revision. Washington, DC: American Psychiatric Association, 2000.

3. National Institute of Mental Health research roundtable on prepubertal bipolar disorder. J Am Acad Child Adolesc Psychiatry 2001;40:871–878.

4. Practice guideline for the treatment of patients with bipolar disorder (revision). Am J Psychiatry 2002; 159:1–50.

5. Altshuler LL, Bartzokis G, Grieder T, et al. An MRI study of temporal lobe structures in men with bipolar disorder or schizophrenia. Biol Psychiatry 2000;48:147–162.

6. Altshuler LL, Bartzokis G, Grieder T, et al. Amygdala enlargement in bipolar disorder and hippocampal reduction in schizophrenia: An MRI study demonstrating neuroanatomic specificity. Arch Gen Psychiatry 1998; 55:663–664.

7. Altshuler LL, Conrad A, Hauser P, et al. Reduction of temporal lobe volume in bipolar disorder: A preliminary report of magnetic resonance imaging. Arch Gen Psychiatry 1991; 48: 482–483.

8. Altshuler LL, Frye MA, Gitlin MJ. Acceleration and augmentation strategies for treating bipolar depression. Biol Psychiatry 2003;53:691–700.

9. Angold A, Costello EJ. Depressive comorbidity in children and adolescents: Empirical, theoretical, and methodological issues. Am J Psychiatry 1993;150:1779–1791.

10. Angold A, Costello EJ, Erkanli A, et al. Pubertal changes in hormone levels and depression in girls. Psychol Med 1999;29:1043–1053.

11. Angst J, Merikangas K, Scheidegger P, et al. Recurrent brief depression: A new subtype of affective disorder. J Affect Disord 1990;19:87–98.

12. Annell AL. Manic–depressive illness in children and effect of treatment with lithium carbonate. Acta Paedopsychiatr 1969;36:292–301.

13. Arango V, Underwood MD, Boldrini M, et al. Serotonin 1A receptors, serotonin transporter binding and serotonin transporter mRNA expression in the brainstem of depressed suicide victims. Neuropsychopharmacology 2001;25:892–903.

14. Arango V, Underwood MD, Mann JJ. Serotonin brain circuits involved in major depression and suicide. Prog Brain Res 2002;136:443–453.

15. Armstrong TD, Costello EJ. Community studies on adolescent substance use, abuse, or dependence and psychiatric comorbidity. J Consult Clin Psychol 2002;70:1224–1239.

16. Axelson DA, Birmaher B. Relation between anxiety and depressive disorders in childhood and adolescence. Depress Anxiety 2001;14:67–78.

17. Babyak M, Blumenthal JA, Herman S, et al. Exercise treatment for major depression: Maintenance of therapeutic benefit at 10 months. Psychosom Med 2000;62:633–638.

18. Beck AT. Cognition, affect, and psychopathology. Arch Gen Psychiatry 1971;24:495–500.

19. Benedetti A, Lattanzi L, Pini S, et al. Oxcarbazepine as add-on treatment in patients with bipolar manic, mixed or depressive episode. J Affect Disord 2004;79:273–277.

20. Benkelfat C, Ellenbogen MA, Dean P, et al. Mood-lowering effect of tryp-

tophan depletion. Enhanced susceptibility in young men at genetic risk
for major affective disorders. Arch
Gen Psychiatry 1994;51:687–697.

21. Bernstein GA. Comorbidity and
severity of anxiety and depressive
disorders in a clinic sample. J Am
Acad Child Adolesc Psychiatry 1991;
30: 43–50.

22. Berry N, Pradhan S, Sagar R, et al.
Neuroleptic malignant syndrome in
an adolescent receiving olanzapine-
lithium combination therapy. Pharmacotherapy 2003;23:255–259.

23. Bhangoo RK, Lowe CH, Myers FS, et
al. Medication use in children and
adolescents treated in the community for bipolar disorder. J Child Adolesc Psychopharmacol 2003;13:515–
522.

24. Biederman J, Klein RG, Pine DS, et al.
Resolved: Mania is mistaken for
ADHS in prepubertal children. J Am
Acad Child Adolesc Psychiatry 1998;
37:1091–1096.

25. Birmaher B, Ryan ND, Williamson
DE, et al. Childhood and adolescent
depression: A review of the past 10
years. Part I. J Am Acad Child Adolesc
Psychiatry 1996;35:1427–1439.

26. Blanchard CD, Hynd AL, Minke KA,
et al. Human defensive behaviors to
threat scenarios show parallels to
fear- and anxiety-related defense patterns of non-human mammals. Neurosci Biobehav Rev 2001;25:761–770.

27. Blanchard C, Blanchard R, Fellous
JM, et al. The brain decade in debate:
III. Neurobiology of emotion. Braz J
Med Biol Res 2001;34:283–293.

28. Blier P. The pharmacology of putative
earlyonset antidepressant strategies.
Eur Neuropsychopharmacol 2003;
13:57–66.

29. Blumberg HP, Kaufman J, Martin A,
et al. Amygdala and hippocampal
volumes in adolescents and adults
with bipolar disorder. Arch Gen Psychiatry 2003;60:1201–1208.

30. Blumberg HP, Martin A, Kaufman J,
et al. Frontostriatal abnormalities in
adolescents with bipolar disorder:
Preliminary observations from functional MRI. Am J Psychiatry 2003;
160:1345–1347.

31. Bowden CL. Valproate. Bipolar Disord 2003;5:189–202.

32. Bowden CL, Asnis GM, Ginsberg LD,
et al. Safety and tolerability of lamotrigine for bipolar disorder. Drug Saf
2004;27:173–184.

33. Bowden CL, Brugger AM, Swann AC,
et al. Efficacy of divalproex vs lithium and placebo in the treatment of
mania. The Depakote Mania Study
Group. JAMA 1994;271:918–924.

34. Bowden CL, Davis J, Morris D, et al.
Effect size of efficacy measures comparing divalproex, lithium and placebo in acute mania. Depress Anxiety
1997;6:26–30.

35. Bowden CL, Janicak PG, Orsulak P, et
al. Relation of serum valproate concentration to response in mania. Am
J Psychiatry 1996;153:765–770.

36. Brambilla P, Harenski K, Nicoletti M,
et al. MRI investigation of temporal
lobe structures in bipolar patients. J
Psychiatr Res 2003;37:287–295.

37. Bremner JD, Innis RB, Salomon RM,
et al. Positron emission tomography
measurement of cerebral metabolic
correlates of tryptophan depletion-
induced depressive relapse. Arch Gen
Psychiatry 1997;54:364–374.

38. Brent DA. Assessment and treatment
of the youthful suicidal patient. Ann
NY Acad Sci 2001;932:106–128.

39. Brent DA, Kolko DJ, Birmaher B, et al.
Predictors of treatment efficacy in a
clinical trial of three psychosocial
treatments for adolescent depression.
J Am Acad Child Adolesc Psychiatry
1998;37:906–914.

40. Brent DA, Perper JA, Moritz G, et al.
Suicide in affectively ill adolescents:
A case-control study. J Affect Disord
1994;31:193–202.

41. Brumback RA, Weiberg WA. Mania in childhood. II. Therapeutic trial of lithium carbonate and further description of manic-depressive illness in children. Am J Dis Child 1977;131:1122–1126.

42. Bukstein O. Practice parameters for the assessment and treatment of children and adolescents with substance use disorders. J Am Acad Child Adolesc Psychiatry 1997;36:140S–156S.

43. Burt VK, Rasgon N. Special considerations in treating bipolar disorder in women. Bipolar Disord 2004;6:2–13.

44. Caballero E. Obesity, diabetes, and the metabolic syndrome: New challenges in antipsychotic drug therapy. CNS Spectr 2003;8:19–22.

45. Calabrese JR, Suppes T, Bowden CL, et al. A double-blind, placebo-controlled, prophylaxis study of lamotrigine in rapid-cycling bipolar disorder. Lamictal 614 Study Group. J Clin Psychiatry 2000;61:841–850.

46. Carandang CG, Maxwell DJ, Robbins DR, et al. Lamotrigine in adolescent mood disorders. J Am Acad Child Adolesc Psychiatry 2003;42:750–751.

47. Carlson GA: Mania and ADHS: Comorbidity or confusion. J Affect Disord 1998;51:177–187.

48. Carlson GA. The challenge of diagnosing depression in childhood and adolescence. J Affect Disord 2000;61 (Suppl 1):3–8.

49. Carlson GA. The bottom line. J Child Adolesc Psychopharmacol 2003;13:115–118.

50. Carlson GA, Cantwell DP. A survey of depressive symptoms in a child and adolescent psychiatric population: Interview data. J Am Acad Child Psychiatry 1979;18:587–599.

51. Carlson GA, Kelly KL. Stimulant rebound: How common is it and what does it mean? J Child Adolesc Psychopharmacol 2003;13:137–142.

52. Carlson GA, Mick E. Drug-induced disinhibition in psychiatrically hospitalized children. J Child Adolesc Psychopharmacol 2003;13:153–163.

53. Carlson GA, Rapport MD, Pataki CS, et al. Lithium in hospitalized children at 4 and 8 weeks: Mood, behavior and cognitive effects. J Child Psychol Psychiatry 1992;33:411–425.

54. Carlson GA, Strober M. Affective disorder in adolescence: Issues in misdiagnosis. J Clin Psychiatry 1978;39:59–66.

55. Chang KD, Ketter TA. Mood stabilizer augmentation with olanzapine in acutely manic children. J Child Adolesc Psychopharmacol 2000;10:45–49.

56. Charney DS, Grothe DR, Smith SL, et al. Overview of psychiatric disorders and the role of newer antidepressants. J Clin Psychiatry 2002;63 (Suppl 1):3–9.

57. Chen C, Biller J, Willing SJ, et al. Ischemic stroke after using over the counter products containing ephedra. J Neurol Sci 2004;217:55–60.

58. Chen YS, Akula N, Detera-Wadleigh SD, et al. Findings in an independent sample support an association between bipolar affective disorder and the G72/G30 locus on chromosome 13q33. Mol Psychiatry 2004;9:87–92.

59. Clark L, Iversen SD, Goodwin GM. A neuropsychological investigation of prefrontal cortex involvement in acute mania. Am J Psychiatry 2001;158:1605–1611.

60. Clark L, Iversen SD, Goodwin GM. Sustained attention deficit in bipolar disorder. Br J Psychiatry 2002;180:313–319.

61. Coccaro EF, Silverman JM, Klar HM, et al. Familial correlates of reduced central serotonergic system function in patients with personality disorders. Arch Gen Psychiatry 1994;51:318–324.

62. Cohen P, Cohen J, Kasen S, et al. An epidemiological study of disorders in late childhood and adolescence. I. Age- and gender-specific prevalence. J Child Psychol Psychiatry 1993;34: 851–867.

63. Costello EJ. Child psychiatric disorders and their correlates: A primary care pediatric sample. J Am Acad Child Adolesc Psychiatry 1989;28: 851–855.

64. Costello EJ, Pine DS, Hammen C, et al. Development and natural history of mood disorders. Biol Psychiatry 2002;52:529–542.

65. Couturier J, Steele M, Hussey L, et al. Steroidinduced mania in an adolescent: Risk factors and management. Can J Clin Pharmacol 2001;8:109–112.

66. Craven C, Murphy M. Carbamazepine treatment of bipolar disorder in an adolescent with cerebral palsy. J Am Acad Child Adolesc Psychiatry 2000;39:680–681.

67. Crow TJ. Secular changes in affective disorder and variations in the psychosis gene. Arch Gen Psychiatry 1986;43:1013–1014.

68. Damasio H, Grabowski T, Frank R, et al. The return of Phineas Gage: Clues about the brain from the skull of a famous patient. Science 1994;264: 1102–1105.

69. Davanzo P, Thomas MA, Yue K, et al. Decreased anterior cingulate myo-inositol/creatine spectroscopy resonance with lithium treatment in children with bipolar disorder. Neuropsychopharmacology 2001;24: 359–369.

70. Davidson JR, Morrison RM, Shore J, et al. Homeopathic treatment of depression and anxiety. Altern Ther Health Med 1997;3:46–49.

71. Davidson RJ. Anxiety and affective style: Role of prefrontal cortex and amygdala. Biol Psychiatry 2002; 51:68–80.

72. Davidson RJ, Lewis DA, Alloy LB, et al. Neural and behavioral substrates of mood and mood regulation. Biol Psychiatry 2002;52:478–502.

73. Davis M, Whalen PJ. The amygdala: Vigilance and emotion. Mol Psychiatry 2001;6:13–34.

74. DelBello MP, Carlson GA, Tohen M, et al. Rates and predictors of developing a manic or hypomanic episode 1 to 2 years following a first hospitalization for major depression with psychotic features. J Child Adolesc Psychopharmacol 2003;13:173–185.

75. DelBello MP, Geller B. Review of studies of child and adolescent offspring of bipolar parents. Bipolar Disord 2001;3:325–334.

76. DelBello MP, Kowatch RA, Warner J, et al. Adjunctive topiramate treatment for pediatric bipolar disorder: A retrospective chart review. J Child Adolesc Psychopharmacol 2002;12: 323–330.

77. DelBello MP, Schwiers ML, Rosenberg HL, et al. A double-blind, randomized, placebo-controlled study of quetiapine as adjunctive treatment for adolescent mania. J Am Acad Child Adolesc Psychiatry 2002;41: 1216–1223.

78. DelBello MP, Soutullo CA, Hendricks W, et al. Prior stimulant treatment in adolescents with bipolar disorder: Association with age at onset. Bipolar Disord 2001;3:53–57.

79. DelBello MP, Zimmerman ME, Mills NP, et al. Magnetic resonance imaging analysis of amygdala and other subcortical brain regions in adolescents with bipolar disorder. Bipolar Disord 2004;6:43–52.

80. Dicker R, Solis S. Risperidone treatment of a psychotic adolescent. Am J Psychiatry 1996;153:441–442.

81. Dickstein DP, Milham MP, Nugent AC, Drevets WC, Charney DS, Pine DS, Leibenluft E. Frontotemporal alterations in pediatric bipolar disor-

der: results of a voxel-based morphometry study. Arch Gen Psychiatry 2005;62:734–741.

82. Dickstein DP, Treland JE, Snow J, et al. Neuropsychological performance in pediatric bipolar disorder. Biol Psychiatry 2004;55:32–39.

83. Diler RS, Avci A. SSRI-induced mania in obsessivecompulsive disorder. J Am Acad Child Adolesc Psychiatry 1999;38:6–7.

84. Drevets WC. Neuroimaging studies of mood disorders. Biol Psychiatry 2000;48:813–829.

85. Drevets WC. Neuroimaging and neuropathological studies of depression: Implications for the cognitive-emotional features of mood disorders. Curr Opin Neurobiol 2001;11:240–249.

86. Drevets WC, Price JL, Simpson JR Jr., et al. Subgenual prefrontal cortex abnormalities in mood disorders. Nature 1997;386:824–827.

87. Druss BG, Bradford WD, Rosenheck RA, et al. Quality of medical care and excess mortality in older patients with mental disorders. Arch Gen Psychiatry 2001;58:565–572.

88. Duman RS. Novel therapeutic approaches beyond the serotonin receptor. Biol Psychiatry 1998;44: 324–335.

89. Duman RS. Synaptic plasticity and mood disorders. Mol Psychiatry 2002;7(Suppl 1):S29–S34.

90. Duman RS. Windows on the human brain and the neurobiology of psychiatric illness. Neuropsychopharmacology 2002;26:141–142.

91. Ekeland E, Heian F, Hagen KB, et al. Exercise to improve self-esteem in children and young people. Cochrane Database Syst Rev 2004; CD003683.

92. Ellenbogen MA, Young SN, Dean P, et al. Acute tryptophan depletion in healthy young women with a family history of major affective disorder. Psychol Med 1999;29:35–46.

93. Emrich HM, Altmann H, Dose M, et al. Therapeutic effects of GABA-ergic drugs in affective disorders. A preliminary report. Pharmacol Biochem Behav 1983;19:369–372.

94. Emrich HM, von Zerssen D, Kissling W, et al. Effect of sodium valproate on mania. The GABAhypothesis of affective disorders. Arch Psychiatr Nervenkr 1980;229:1–16.

95. Emslie GJ, Heiligenstein JH, Wagner KD, et al. Fluoxetine for acute treatment of depression in children and adolescents: A placebo-controlled, randomized clinical trial. J Am Acad Child Adolesc Psychiatry 2002;41: 1205–1215.

96. Emslie GJ, Mayes TL. Mood disorders in children and adolescents: Psychopharmacological treatment. Biol Psychiatry 2001;49:1082–1090.

97. Emslie GJ, Rush AJ, Weinberg WA, et al. A doubleblind, randomized, placebo-controlled trial of fluoxetine in children and adolescents with depression. Arch Gen Psychiatry 1997; 54:1031–1037.

98. Feske U, Frank E, Mallinger AG, et al. Anxiety as a correlate of response to the acute treatment of bipolar I disorder. Am J Psychiatry 2000;157:956–962.

99. Findling RL, McNamara NK, Gracious BL, et al. Combination lithium and divalproex sodium in pediatric bipolarity. J Am Acad Child Adolesc Psychiatry 2003;42:895–901.
Frayne SM, Seaver MR, Loveland S, Christiansen SL, Spiro A III, Parker VA, Skinner KM. Burden of medical illness in women with depression and posttraumatic stress disorder. Archives of Internal Medicine. 2004; 164(12):1306–1312.

100. Frazier JA, Biederman J, Tohen M, et al. A prospective open-label treatment trial of olanzapine monotherapy in children and adolescents

with bipolar disorder. J Child Adolesc Psychopharmacol 2001;11:239–250.

101. Frazier JA, Meyer MC, Biederman J, et al. Risperidone treatment for juvenile bipolar disorder: A retrospective chart review. J Am Acad Child Adolesc Psychiatry 1999;38:960–965.

102. Freeman MP, Freeman SA, McElroy SL. The comorbidity of bipolar and anxiety disorders: Prevalence, psychobiology, and treatment issues. J Affect Disord 2002;68:1–23.

103. Fristad MA, Gavazzi SM, Mackinaw-Koons B. Family psychoeducation: An adjunctive intervention for children with bipolar disorder. Biol Psychiatry 2003;53:1000–1008.

104. Fuchs DC. Clozapine treatment of bipolar disorder in a young adolescent. J Am Acad Child Adolesc Psychiatry 1994;33:1299–1302.

105. Galanter CA, Carlson GA, Jensen PS, et al. Response to methylphenidate in children with attention deficit hyperactivity disorder and manic symptoms in the multimodal treatment study of children with attention deficit hyperactivity disorder titration trial. J Child Adolesc Psychopharmacol 2003;13:123–136.

106. Geller B, Craney JL, Bolhofner K, et al. Two-year prospective follow-up of children with a prepubertal and early adolescent bipolar disorder phenotype. Am J Psychiatry 2002;159:927–933.

107. Geller B, Reising D, Leonard HL, et al. Critical review of tricyclic antidepressant use in children and adolescents. J Am Acad Child Adolesc Psychiatry 1999;38:513–516.

108. Geller B, Tillman R, Craney JL, et al. Four-year prospective outcome and natural history of mania in children with a prepubertal and early adolescent bipolar disorder phenotype. Arch Gen Psychiatry 2004;61:459–467.

109. Geller B, Williams M, Zimerman B, et al. Prepubertal and early adolescent bipolarity differentiate from ADHS by manic symptoms, grandiose delusions, ultra-rapid or ultradian cycling. J Affect Disord 1998;51:81–91.

110. Geller B, Zimerman B, Williams M, et al. DSM-IV mania symptoms in a prepubertal and early adolescent bipolar disorder phenotype compared to attention-deficit hyperactive and normal controls. J Child Adolesc Psychopharmacol 2002;12:11–25.

111. Geller B, Zimerman B, Williams M, et al. Phenomenology of prepubertal and early adolescent bipolar disorder: Examples of elated mood, grandiose behaviors, decreased need for sleep, racing thoughts and hypersexuality. J Child Adolesc Psychopharmacol 2002;12:3–9.

112. Ghaziuddin M. Mania induced by sertraline in a prepubertal child. Am J Psychiatry 1994;151:944.

113. Goodwin GM, Bowden CL, Calabrese JR, et al. A pooled analysis of 2 placebo-controlled 18-month trials of lamotrigine and lithium maintenance in bipolar I disorder. J Clin Psychiatry 2004;65:432–441.

114. Goodwin R, Gould MS, Blanco C, et al. Prescription of psychotropic medications to youths in office-based practice. Psychiatr Serv 2001;52: 1081–1087.

115. Gottfried JA, O'Doherty J, Dolan RJ. Encoding predictive reward value in human amygdala and orbitofrontal cortex. Science 2003;301:1104–1107.

116. Gram LF, Rafaelsen OJ. Lithium treatment of psychotic children and adolescents. A controlled clinical trial. Acta Psychiatr Scand 1972;48:253–260.

117. Grauso-Eby NL, Goldfarb O, Feldman-Winter LB, et al. Acute pancreatitis in children from Valproic acid:

Case series and review. Pediatr Neurol 2003;28:145–148.

118. Gupta S, Masand PS, Frank BL, et al. Topiramate in bipolar and schizoaffective disorders: Weight loss and efficacy. Prim Care Companion J Clin Psychiatry 2000;2:96–100.

119. Hamrin V, Bailey K. Gabapentin and methylphenidate treatment of a preadolescent with attention deficit hyperactivity disorder and bipolar disorder. J Child Adolesc Psychopharmacol 2001;11:301–309.

120. Hauser P, Matochik J, Altshuler LL, et al. MRIbased measurements of temporal lobe and ventricular structures in patients with bipolar I and bipolar II disorders. J Affect Disord 2000; 60:25–32.

121. Herzog DB, Dorer DJ, Keel PK, et al. Recovery and relapse in anorexia and bulimia nervosa: A 7.5-year follow-up study. J Am Acad Child Adolesc Psychiatry 1999;38:829–837.

122. Herzog DB, Keller MB, Sacks NR, et al. Psychiatric comorbidity in treatment-seeking anorexics and bulimics. J Am Acad Child Adolesc Psychiatry 1992;31:810–818.

123. Herzog DB, Nussbaum KM, Marmor AK. Comorbidity and outcome in eating disorders. Psychiatr Clin North Am 1996;19:843–859.

124. Himmelhoch JM, Thase ME, Mallinger AG, et al. Tranylcypromine versus imipramine in anergic bipolar depression. Am J Psychiatry 1991; 148:910–916.

125. Hoff RA, Rosenheck RA. The cost of treating substance abuse patients with and without comorbid psychiatric disorders. Psychiatr Serv 1999; 50:1309–1315.

126. Hudson JI, Lipinski JF, Keck PE Jr. et al. Polysomnographic characteristics of young manic patients. Comparison with unipolar depressed patients and normal control subjects. Arch Gen Psychiatry 1992;49:378–383.

127. Hummel B, Walden J, Stampfer R, et al. Acute antimanic efficacy and safety of oxcarbazepine in an open trial with an on-off-on design. Bipolar Disord 2002;4:412–417.

128. Jain R, Tripathi BM, Singh R. Comparison of reported drug use and urinalysis in the assessment of drug use. Natl Med J India 2001;14:315–316.

129. Johnson A, Giuffre RM, O'Malley K. ECG changes in pediatric patients on tricyclic antidepressants, desipramine, and imipramine. Can J Psychiatry 1996;41:102–106.

130. Johnson JG, Cohen P, Brook JS. Associations between bipolar disorder and other psychiatric disorders during adolescence and early adulthood: A community-based longitudinal investigation. Am J Psychiatry 2000;157:1679–1681.

131. Judd LL, Akiskal HS, Schettler PJ, et al. The longterm natural history of the weekly symptomatic status of bipolar I disorder. Arch Gen Psychiatry 2002;59:530–537.

132. Jureidini JN, Doecke CJ, Mansfield PR, et al. Efficacy and safety of antidepressants for children and adolescents. Br Med J 2004;328:879–883.

133. Kafantaris V, Coletti DJ, Dicker R, et al. Adjunctive antipsychotic treatment of adolescents with bipolar psychosis. J Am Acad Child Adolesc Psychiatry 2001;40:1448–1456.

134. Kafantaris V, Coletti DJ, Dicker R, et al. Lithium treatment of acute mania in adolescents: A large open trial. J Am Acad Child Adolesc Psychiatry 2003;42:1038–1045.

135. Kalin NH, Shelton SE, Davidson RJ, et al. The primate amygdala mediates acute fear but not the behavioral and physiological components of anxious temperament. J Neurosci 2001; 21:2067–2074.

136. Kashani JH, Carlson GA, Beck NC, et al. Depression, depressive symptoms, and depressed mood among a com-

munity sample of adolescents. Am J Psychiatry 1987;144:931–934.

137. Kaufman J, Martin A, King RA, et al. Are child-, adolescent-, and adult-onset depression one and the same disorder? Biol Psychiatry 2001;49: 980–1001.

138. Keck PE Jr., McElroy SL, Richtand N, et al. What makes a drug a primary mood stabilizer? Mol Psychiatry 2002;7(Suppl 1):S8–S14.

139. Kegeles LS, Malone KM, Slifstein M, et al. Response of cortical metabolic deficits to serotonergic challenge in familial mood disorders. Am J Psychiatry 2003;160:76–82.

140. Keller MB, Ryan ND, Strober M, et al. Efficacy of paroxetine in the treatment of adolescent major depression: A randomized, controlled trial. J Am Acad Child Adolesc Psychiatry 2001; 40:762–772.

141. Kessler RC, McGonagle KA, Zhao S, et al. Lifetime and 12-month prevalence of DSM-III-R psychiatric disorders in the United States. Results from the National Comorbidity Survey. Arch Gen Psychiatry 1994;51:8–19.

142. Kessler RC, Soukup J, Davis RB, et al. The use of complementary and alternative therapies to treat anxiety and depression in the United States. Am J Psychiatry 2001;158:289–294.

143. Khouzam HR, El Gabalawi F. Treatment of bipolar I disorder in an adolescent with olanzapine. J Child Adolesc Psychopharmacol 2000;10:147–151.

144. Kiecolt-Glaser JK, Glaser R. Depression and immune function: Central pathways to morbidity and mortality. J Psychosom Res 2002;53:873–876.

145. King RA. Practice parameters for the psychiatric assessment of children and adolescents. J Am Acad Child Adolesc Psychiatry 1997;36:4S–20S.

146. Klaassen T, Riedel WJ, van Someren A, et al. Mood effects of 24-hour tryptophan depletion in healthy first-degree relatives of patients with affective disorders. Biol Psychiatry 1999;46:489–497.

147. Koehler-Troy C, Strober M, Malenbaum R. Methylphenidate-induced mania in a prepubertal child. J Clin Psychiatry 1986;47:566–567.

148. Kovacs M, Akiskal HS, Gatsonis C, et al. Childhoodonset dysthymic disorder. Clinical features and prospective naturalistic outcome. Arch Gen Psychiatry 1994;51:365–374.

149. Kovacs M, Gatsonis C, Paulauskas SL, et al. Depressive disorders in childhood. IV. A longitudinal study of comorbidity with and risk for anxiety disorders. Arch Gen Psychiatry 1989; 46:776–782.

150. Kovacs M, Obrosky DS, Sherrill J. Developmental changes in the phenomenology of depression in girls compared to boys from childhood onward. J Affect Disord 2003;74:33–48.

151. Kovacs M, Obrosky DS, Sherrill J. Developmental changes in the phenomenology of depression in girls compared to boys from childhood onward. J Affect Disord 2003;74:33–48.

152. Kowatch RA, Sethuraman G, Hume JH, et al. Combination pharmacotherapy in children and adolescents with bipolar disorder. Biol Psychiatry 2003;53:978–984.

153. Kowatch RA, Suppes T, Carmody TJ, et al. Effect size of lithium, divalproex sodium, and carbamazepine in children and adolescents with bipolar disorder. J Am Acad Child Adolesc Psychiatry 2000;39:713–720.
Kilbourne AM, Cornelius JR, Han X, et al. Burden of general medical conditions among individuals with bipolar disorder. Bipolar Disord. 2004; 6:368–373.

154. Kramlinger KG, Post RM. Ultra-rapid and ultradian cycling in bipolar affective illness. Br J Psychiatry 1996; 168:314–323.

155. Krishnamoorthy J, King BH. Open-label olanzapine treatment in five preadolescent children. J Child Adolesc Psychopharmacol 1998;8:107–113.

156. Kubesch S, Bretschneider V, Freudenmann R, et al. Aerobic endurance exercise improves executive functions in depressed patients. J Clin Psychiatry 2003;64:1005–1012.
Kupfer DJ. The increasing medical burden in bipolar disorder. JAMA. 2005 May 25;293(20):2528–30.

157. Kye CH, Waterman GS, Ryan ND, et al. A randomized, controlled trial of amitriptyline in the acute treatment of adolescent major depression. J Am Acad Child Adolesc Psychiatry 1996;35:1139–1144.

158. Lavori PW, Klerman GL, Keller MB, et al. Ageperiod-cohort analysis of secular trends in onset of major depression: Findings in siblings of patients with major affective disorder. J Psychiatr Res 1987;21:23–35.

159. Lazarus JH, John R, Bennie EH, et al. Lithium therapy and thyroid function: A long-term study. Psychol Med 1981;11:85–92.

160. LeDoux J. The emotional brain, fear, and the amygdala. Cell Mol Neurobiol 2003;23:727–738.

161. Leibenluft E, Albert PS, Rosenthal NE, et al. Relationship between sleep and mood in patients with rapid-cycling bipolar disorder. Psychiatry Res 1996; 63:161–168.

162. Leibenluft E, Charney DS, Towbin KE, et al. Defining clinical phenotypes of juvenile mania. Am J Psychiatry 2003;160:430–437.

163. Levy E, Margolese HC, Chouinard G. Topiramate produced weight loss following olanzapineinduced weight gain in schizophrenia. J Clin Psychiatry 2002;63:1045.

164. Lewinsohn PM, Clarke GN, Seeley JR, et al. Major depression in community adolescents: Age at onset, episode duration, and time to recurrence. J Am Acad Child Adolesc Psychiatry 1994;33:809–818.

165. Lewinsohn PM, Hops H, Roberts RE, et al. Adolescent psychopathology: I. Prevalence and incidence of depression and other DSM-III-R disorders in high school students. J Abnorm Psychol 1993;102:133–144.

166. Lewinsohn PM, Rohde P, Seeley JR, et al. Agecohort changes in the lifetime occurrence of depression and other mental disorders. J Abnorm Psychol 1993;102:110–120.

167. London JA. Mania associated with olanzapine. J Am Acad Child Adolesc Psychiatry 1998;37:135–136.

168. Lyoo IK, Kim MJ, Stoll AL, et al. Frontal lobe gray matter density decreases in bipolar I disorder. Biol Psychiatry 2004;55:648–651.

169. Mallin R, Slott K, Tumblin M, et al. Detection of substance use disorders in patients presenting with depression. Subst Abus 2002;23:115–120.

170. Mandoki MW, Tapia MR, Tapia MA, et al. Venlafaxine in the treatment of children and adolescents with major depression. Psychopharmacol Bull 1997;33:149–154.

171. Manji HK, Chen G. PKC, MAP kinases and the bcl-2 family of proteins as long-term targets for mood stabilizers. Mol Psychiatry 2002;7(Suppl 1): S46–S56.

172. Manji HK, Hsiao JK, Risby ED, et al. The mechanisms of action of lithium. I. Effects on serotoninergic and noradrenergic systems in normal subjects. Arch Gen Psychiatry 1991; 48:505–512.

173. Manji HK, Moore GJ, Chen G. Lithium up-regulates the cytoprotective protein Bcl-2 in the CNS in vivo:

A role for neurotrophic and neuro-protective effects in manic depressive illness. J Clin Psychiatry 2000; 61 (Suppl 9):82–96.

174. Manji HK, Moore GJ, Chen G. Bipolar disorder: Leads from the molecular and cellular mechanisms of action of mood stabilizers. Br J Psychiatry 2001;41:s107–s119.

175. Mann JJ, Brent DA, Arango V. The neurobiology and genetics of suicide and attempted suicide: A focus on the serotonergic system. Neuropsychopharmacology 2001;24:467–477.

176. Mann JJ, Huang YY, Underwood MD, et al. A serotonin transporter gene promoter polymorphism (5-HTTLPR) and prefrontal cortical binding in major depression and suicide. Arch Gen Psychiatry 2000;57:729–738.

177. Marangell LB, Martinez JM, Zboyan HA, et al. Omega-3 fatty acids for the prevention of postpartum depression: Negative data from a preliminary, open-label pilot study. Depress Anxiety 2004;19:20–23.

178. Marangell LB, Martinez JM, Zboyan HA, et al. A double-blind, placebo-controlled study of the omega-3 fatty acid docosahexaenoic acid in the treatment of major depression. Am J Psychiatry 2003;160:996–998.

179. March J, Silva S, Petrycki S, et al. Fluoxetine, cognitive-behavioral therapy, and their combination for adolescents with depression: Treatment for Adolescents With Depression Study (TADS) randomized controlled trial. JAMA 2004;292:807–820.

180. March J, Silva S, Petrycki S, et al. Fluoxetine, cognitive-behavioral therapy, and their combination for adolescents with depression: Treatment for Adolescents With Depression Study (TADS) randomized controlled trial. JAMA 2004;292:807–820.

181. Masi G, Toni C, Perugi G, et al. Anxiety disorders in children and adolescents with bipolar disorder: A

neglected comorbidity. Can J Psychiatry 2001;46:797–802.

182. McElroy SL, Altshuler LL, Suppes T, et al. Axis I psychiatric comorbidity and its relationship to historical illness variables in 288 patients with bipolar disorder. Am J Psychiatry 2001;158:420–426.

183. McElroy SL, Zarate CA, Cookson J, et al. A 52-week, open-label continuation study of lamotrigine in the treatment of bipolar depression. J Clin Psychiatry 2004;65:204–210.

184. McInnis MG, Dick DM, Willour VL, et al. Genome-wide scan and conditional analysis in bipolar disorder: Evidence for genomic interaction in the National Institute of Mental Health genetics initiative bipolar pedigrees. Biol Psychiatry 2003;54:1265–1273.

185. McIntyre RS, Mancini DA, McCann S, et al. Valproate, bipolar disorder and polycystic ovarian syndrome. Bipolar Disord 2003;5:28–35.

186. McIntyre RS, Mancini DA, McCann S, et al. Topiramate versus bupropion SR when added to mood stabilizer therapy for the depressive phase of bipolar disorder: A preliminary single-blind study. Bipolar Disord 2002; 4:207–213.

187. McKnew DH, Cytryn L, Buchsbaum MS, et al. Lithium in children of lithium-responding parents. Psychiatry Res 1981;4:171–180.

188. McMahon FJ, Chen YS, Patel S, et al. Mitochondrial DNA sequence diversity in bipolar affective disorder. Am J Psychiatry 2000;157:1058–1064.

189. Meaney MJ. Maternal care, gene expression, and the transmission of individual differences in stress reactivity across generations. Annu Rev Neurosci 2001;24:1161–1192.

190. Miller IW, Kabacoff RI, Epstein NB, et al. The development of a clinical rating scale for the McMaster model

of family functioning. Fam Process 1994;33:53–69.

191. Miller IW, McDermut W, Gordon KC, et al. Personality and family functioning in families of depressed patients. J Abnorm Psychol 2000;109: 539–545.

192. Moore GJ, Bebchuk JM, Hasanat K, et al. Lithium increases N-acetyl-aspartate in the human brain: In vivo evidence in support of bcl-2's neurotrophic effects? Biol Psychiatry 2000; 48:1–8.

193. Moore GJ, Bebchuk JM, Parrish JK, et al. Temporal dissociation between lithium-induced changes in frontal lobe myo-inositol and clinical response in manic-depressive illness. Am J Psychiatry 1999;156:1902–1908.

194. Moore GJ, Bebchuk JM, Wilds IB, et al. Lithiuminduced increase in human brain grey matter. Lancet 2000; 356:1241–1242.

195. Moorhead DJ, Stashwick CK, Reinherz HZ, et al. Child and adolescent predictors for eating disorders in a community population of young adult women. Int J Eat Disord 2003;33:1–9.

196. Moreau D, Mufson L, Weissman MM, et al. Interpersonal psychotherapy for adolescent depression: Description of modification and preliminary application. J Am Acad Child Adolesc Psychiatry 1991;30:642–651.

197. Mota-Castillo M, Torruella A, Engels B, et al. Valproate in very young children: An open case series with a brief follow-up. J Affect Disord 2001; 67:193–197.

198. Mufson L, Dorta KP, Wickramaratne P, et al. A randomized effectiveness trial of interpersonal psychotherapy for depressed adolescents. Arch Gen Psychiatry 2004;61:577–584.

199. Mufson L, Weissman MM, Moreau D, et al. Efficacy of interpersonal psychotherapy for depressed adolescents. Arch Gen Psychiatry 1999; 56:573–579.

200. Murphy FC, Sahakian BJ. Neuropsychology of bipolar disorder. Br J Psychiatry 2001;41:s120–s127.

201. Myers WC, Carrera F III. Carbamazepineinduced mania with hypersexuality in a 9-yearold boy. Am J Psychiatry 1989;146:400.

202. Nemeroff CB, Evans DL, Gyulai L, et al. Doubleblind, placebo-controlled comparison of imipramine and paroxetine in the treatment of bipolar depression. Am J Psychiatry 2001; 158:906–912.

203. Nemets B, Stahl Z, Belmaker RH. Addition of omega-3 fatty acid to maintenance medication treatment for recurrent unipolar depressive disorder. Am J Psychiatry 2002;159:477–479.

204. Neumeister A. Tryptophan depletion, serotonin, and depression: Where do we stand? Psychopharmacol Bull 2003;37:99–115.

205. O'Donovan C, Kusumakar V, Graves GR, et al. Menstrual abnormalities and polycystic ovary syndrome in women taking valproate for bipolar mood disorder. J Clin Psychiatry 2002;63:322–330.

206. Olfson M, Marcus SC, Weissman MM, et al. National trends in the use of psychotropic medications by children. J Am Acad Child Adolesc Psychiatry 2002;41:514–521.

207. Olson AL, Kelleher KJ, Kemper KJ, et al. Primary care pediatricians' roles and perceived responsibilities in the identification and management of depression in children and adolescents. Ambul Pediatr 2001;1:91–98.

208. Oquendo MA, Placidi GP, Malone KM, et al. Positron emission tomography of regional brain metabolic responses to a serotonergic challenge and lethality of suicide attempts in major depression. Arch Gen Psychiatry 2003;60:14–22.

209. Pande AC, Crockatt JG, Janney CA, et al. Gabapentin in bipolar disorder: A placebocontrolled trial of adjunctive therapy. Gabapentin Bipolar Disorder Study Group. Bipolar Disord 2000;2:249–255.

210. Papatheodorou G, Kutcher SP. Divalproex sodium treatment in late adolescent and young adult acute mania. Psychopharmacol Bull 1993;29:213–219.

211. Papatheodorou G, Kutcher SP, Katic M, et al. The efficacy and safety of divalproex sodium in the treatment of acute mania in adolescents and young adults: An open clinical trial. J Clin Psychopharmacol 1995;15:110–116.

212. Pavuluri MN, Graczyk PA, Henry DB, et al. Childand family-focused cognitive-behavioral therapy for pediatric bipolar disorder: Development and preliminary results. J Am Acad Child Adolesc Psychiatry 2004;43:528–537.

213. Pavuluri MN, Janicak PG, Carbray J. Topiramate plus risperidone for controlling weight gain and symptoms in preschool mania. J Child Adolesc Psychopharmacol 2002;12:271–273.

214. Pearlson GD, Barta PE, Powers RE, et al. Ziskind- Somerfeld Research Award 1996. Medial and superior temporal gyral volumes and cerebral asymmetry in schizophrenia versus bipolar disorder. Biol Psychiatry 1997; 41:1–14.

215. Peet M. Induction of mania with selective serotonin re-uptake inhibitors and tricyclic antidepressants. Br J Psychiatry 1994;164:549–550.

216. Perrone J, De Roos F, Jayaraman S, et al. Drug screening versus history in detection of substance use in ED psychiatric patients. Am J Emerg Med 2001;19:49–51.

217. Perugi G, Toni C, Ruffolo G, et al. Clinical experience using adjunctive gabapentin in treatment- resistant bipolar mixed states. Pharmacopsychiatry 1999;32:136–141.

218. Pine DS, Cohen E, Cohen P, et al. Adolescent depressive symptoms as predictors of adult depression: Moodiness or mood disorder? Am J Psychiatry 1999;156:133–135.

219. Pine DS, Cooke EH, Costello EJ, et al. Advances in developmental science and DSM-V. In: Kupfer DJ, Regier DA (eds.), A Research Agenda for DSM-V. Washington, DC: American Psychiatric Association Press, 2002.

220. Pleak RR, Birmaher B, Gavrilescu A, et al. Mania and neuropsychiatric excitation following carbamazepine. J Am Acad Child Adolesc Psychiatry 1988;27:500–503.

221. Pliszka SR. Comorbidity of attention-deficit/ hyperactivity disorder with psychiatric disorder: An overview. J Clin Psychiatry 1998;59(Suppl 7):50–58.

222. Post RM, Altshuler LL, Frye MA, et al. Rate of switch in bipolar patients prospectively treated with second-generation antidepressants as augmentation to mood stabilizers. Bipolar Disord 2001;3:259–265.

223. Post RM, Uhde TW, Putnam FW, et al. Kindling and carbamazepine in affective illness. J Nerv Ment Dis 1982; 170:717–731.

224. Preskorn SH, Weller E, Hughes C, et al. Plasma monitoring of tricyclic antidepressants: Defining the therapeutic range for imipramine in depressed children. Clin Neuropharmacol 1986;9(Suppl 4):265–267.

225. Preskorn SH, Weller E, Jerkovich G, et al. Depression in children: Concentration-dependent CNS toxicity of tricyclic antidepressants. Psychopharmacol Bull 1988;24:140–142.

226. Puig-Antich J, Blau S, Marx N, et al. Prepubertal major depressive disorder: A pilot study. J Am Acad Child Psychiatry 1978;17:695–707.

227. Rao U, Ryan ND, Birmaher B, et al. Unipolar depression in adolescents: Clinical outcome in adulthood. J Am Acad Child Adolesc Psychiatry 1995;34:566–578.

228. Rilke O, Safar C, Israel M, et al. Differences in whole blood serotonin levels based on a typology of parasuicide. Neuropsychobiology 1998;38:70–72.

229. Risby ED, Hsiao JK, Manji HK, et al. The mechanisms of action of lithium. II. Effects on adenylate cyclase activity and beta-adrenergic receptor binding in normal subjects. Arch Gen Psychiatry 1991;48:513–524.

230. Robb AS, Chang W, Lee HK, et al. Case study. Risperidone-Induced neuroleptic malignant syndrome in an adolescent. J Child Adolesc Psychopharmacol 2000;10:327–330.

231. Robertson HA, Kutcher SP, Bird D, et al. Impact of early onset bipolar disorder on family functioning: Adolescents' perceptions of family dynamics, communication, and problems. J Affect Disord 2001;66:25–37.

232. Rogers RD, Owen AM, Middleton HC, et al. Choosing between small, likely rewards and large, unlikely rewards activates inferior and orbital prefrontal cortex. J Neurosci 1999; 19:9029–9038.

233. Rogers RD, Ramnani N, Mackay C, et al. Distinct portions of anterior cingulate cortex and medial prefrontal cortex are activated by reward processing in separable phases of decisionmaking cognition. Biol Psychiatry 2004;55:594–602.

234. Rubinsztein JS, Fletcher PC, Rogers RD, et al. Decision-making in mania: A PET study. Brain 2001;124:2550–2563.

235. Rubinsztein JS, Michael A, Paykel ES, et al. Cognitive impairment in remission in bipolar affective disorder. Psychol Med 2000;30:1025–1036.

236. Russinova Z, Wewiorski NJ, Cash D. Use of alternative health care practices by persons with serious mental illness: Perceived benefits. Am J Public Health 2002;92:1600–1603.

237. Sachs GS, Lafer B, Stoll AL, et al. A double-blind trial of bupropion versus desipramine for bipolar depression. J Clin Psychiatry 1994;55:391–393.

238. Safer DJ. Changing patterns of psychotropic medications prescribed by child psychiatrists in the 1990s. J Child Adolesc Psychopharmacol 1997;7:267–274.

239. Santarelli L, Saxe M, Gross C, et al. Requirement of hippocampal neurogenesis for the behavioral effects of antidepressants. Science 2003;301: 805–809.

240. Sax KW, Strakowski SM, Zimmerman ME, et al. Frontosubcortical neuroanatomy and the continuous performance test in mania. Am J Psychiatry 1999;156:139–141.

241. Schins A, Honig A, Crijns H, et al. Increased coronary events in depressed cardiovascular patients: 5-HT2A receptor as missing link? Psychosom Med 2003;65:729–737.

242. Schulze TG, Buervenich S, Badner JA, et al. Loci on chromosomes 6q and 6p interact to increase susceptibility to bipolar affective disorder in the national institute of mental health genetics initiative pedigrees. Biol Psychiatry 2004;56:18–23.

243. Schulze TG, McMahon FJ. Genetic linkage and association studies in bipolar affective disorder: A time for optimism. Am J Med Genet 2003; 123C:36–47.

244. Simeon JG, Dinicola VF, Ferguson HB, et al. Adolescent depression: A placebo-controlled fluoxetine treatment study and follow-up. Prog Neuropsychopharmacol Biol Psychiatry 1990;14:791–795.

245. Simon NM, Smoller JW, Fava M, et al. Comparing anxiety disorders and anxiety-related traits in bipolar disorder and unipolar depression. J Psychiatr Res 2003;37:187–192.

246. Smith SE, Pihl RO, Young SN, et al. A test of possible cognitive and environmental influences on the mood lowering effect of tryptophan depletion in normal males. Psychopharmacology (Berl) 1987;91:451–457.

247. Soutullo CA, Casuto LS, Keck PE Jr. Gabapentin in the treatment of adolescent mania: A case report. J Child Adolesc Psychopharmacol 1998;8: 81–85.

248. Soutullo CA, Sorter MT, Foster KD, et al. Olanzapine in the treatment of adolescent acute mania: A report of seven cases. J Affect Disord 1999;53: 279–283.

249. Staton RD, Wilson H, Brumback RA. Cognitive improvement associated with tricyclic antidepressant treatment of childhood major depressive illness. Percept Mot Skills 1981;53: 219–234.

250. Stoll AL, Locke CA, Marangell LB, et al. Omega-3 fatty acids and bipolar disorder: A review. Prostaglandins Leukot Essent Fatty Acids 1999;60: 329–337.

251. Strakowski SM, DelBello MP, Sax KW, et al. Brain magnetic resonance imaging of structural abnormalities in bipolar disorder. Arch Gen Psychiatry 1999;56:254–260.

252. Strauss RS, Rodzilsky D, Burack G, et al. Psychosocial correlates of physical activity in healthy children. Arch Pediatr Adolesc Med 2001;155:897–902.

253. Strober M. Relevance of early age-of-onset in genetic studies of bipolar affective disorder. J Am Acad Child Adolesc Psychiatry 1992;31:606–610.

254. Strober M, Morrell W, Lampert C, et al. Relapse following discontinuation of lithium maintenance therapy in adolescents with bipolar I illness: A naturalistic study. Am J Psychiatry 1990;147:457–461.

255. Su KP, Huang SY, Chiu CC, et al. Omega-3 fatty acids in major depressive disorder. A preliminary double-blind, placebo-controlled trial. Eur Neuropsychopharmacol 2003;13:267–271.

256. Tondo L, Baldessarini RJ, Hennen J, et al. Lithium treatment and risk of suicidal behavior in bipolar disorder patients. J Clin Psychiatry 1998;59: 405–414.

257. U.S. Department of Health & Human Services. Mental Health: A Report of the Surgeon General. Rockville, MD: U.S. Department of Health and Human Services, Substance Abuse and Mental Health Services Administration, Center for Mental Health Services, National Institutes of Health, National Institute of Mental Health, 1999.

258. U.S. Department of Health & Human Services. The Surgeon General's call to action to prevent and decrease overweight and obesity. Rockville, MD: U.S. Department of Health and Human Services, Public Health Service, Office of the Surgeon General, 2001.

259. Van der Does AJ. The effects of tryptophan depletion on mood and psychiatric symptoms. J Affect Disord 2001;64:107–119.

260. Varanka TM, Weller RA, Weller EB, et al. Lithium treatment of manic episodes with psychotic features in prepubertal children. Am J Psychiatry 1988;145:1557–1559.

261. Viticllo B, Behar D, Malone R, et al. Pharmacokinetics of lithium carbonate in children. J Clin Psychopharmacol 1988;8:355–359.

262. Wagner KD, Ambrosini P, Rynn M, et al. Efficacy of sertraline in the treatment of children and adolescents with major depressive disorder: Two

randomized controlled trials. JAMA 2003;290:1033–1041.

263. Wagner KD, Weller EB, Carlson GA, et al. An open-label trial of divalproex in children and adolescents with bipolar disorder. J Am Acad Child Adolesc Psychiatry 2002;41:1224–1230.

264. Wang PW, Santosa C, Schumacher M, et al. Gabapentin augmentation therapy in bipolar depression. Bipolar Disord 2002;4:296–301.

265. Wassertheil-Smoller S, Shumaker S, Ockene J, et al. Depression and cardiovascular sequelae in postmenopausal women. The Women's Health Initiative (WHI). Arch Intern Med 2004;164:289–298.

266. Wehr TA. Improvement of depression and triggering of mania by sleep deprivation. JAMA 1992;267:548–551.

267. Wehr TA, Wirz-Justice A, Goodwin FK, et al. Phase advance of the circadian sleep-wake cycle as an antidepressant. Science 1979;206:710–713.

268. Weiss RD, Greenfield SF, Griffin ML, et al. The use of collateral reports for patients with bipolar and substance use disorders. Am J Drug Alcohol Abuse 2000;26:369–378.

269. Weissman MM, Myers JK. Affective disorders in a US urban community: The use of research diagnostic criteria in an epidemiological survey. Arch Gen Psychiatry 1978;35:1304–1311.

270. Weissman MM, Wolk S, Wickramaratne P, et al. Children with prepubertal-onset major depressive disorder and anxiety grown up. Arch Gen Psychiatry 1999;56:794–801.

271. Weller RA, Weller EB. Tricyclic antidepressants in prepubertal depressed children: Review of the literature. Hillside J Clin Psychiatry 1986;8:46–55.

272. Werry JS, Biederman J, Thisted R, et al. Resolved: Cardiac arrhythmias make desipramine an unacceptable choice in children. J Am Acad Child Adolesc Psychiatry 1995;34:1239–1245.

273. Whittier MC, West SA, Galli VB, et al. Valproic acid for dysphoric mania in a mentally retarded adolescent. J Clin Psychiatry 1995;56:590–591.

274. Whittington CJ, Kendall T, Fonagy P, et al. Selective serotonin reuptake inhibitors in childhood depression: Systematic review of published versus unpublished data. Lancet 2004;363:1341–1345.

275. Wilens TE, Biederman J, Baldessarini RJ, et al. Electrocardiographic effects of desipramine and 2-hydroxy-desipramine in children, adolescents, and adults treated with desipramine. J Am Acad Child Adolesc Psychiatry 1993;32:798–804.

276. Wilens TE, Biederman J, Millstein RB, et al. Risk for substance use disorders in youths with childand adolescent-onset bipolar disorder. J Am Acad Child Adolesc Psychiatry 1999;38:680–685.

277. Woolston JL. Case study: Carbamazepine treatment of juvenile-onset bipolar disorder. J Am Acad Child Adolesc Psychiatry 1999;38:335–338.

278. Wozniak J, Biederman J. Childhood mania: Insights into diagnostic and treatment issues. J Assoc Acad Minor Phys 1997;8:78–84.

279. Yates WR, Wallace R. Cardiovascular risk factors in affective disorder. J Affect Disord 1987;12:129–134.

280. Yonkers KA, Wisner KL, Stowe Z, et al. Management of bipolar disorder during pregnancy and the postpartum period. Am J Psychiatry 2004;161:608–620.

281. Younes RP, DeLong GR, Neiman G, et al. Manicdepressive illness in children: Treatment with lithium carbonate. J Child Neurol 1986;1:364–368.

282. Young LT. What exactly is a mood stabilizer? J Psychiatry Neurosci 2004;29:87–88.

283. Young LT, Joffe RT, Robb JC, et al. Double-blind comparison of addition of a second mood stabilizer versus an antidepressant to an initial mood stabilizer for treatment of patients with bipolar depression. Am J Psychiatry 2000;157:124–126.

284. Zito JM, Safer DJ, dosReis S, et al. Trends in the prescribing of psychotropic medications to preschoolers. JAMA 2000;283:1025–1030.

285. Caspi A, Sugden K, Moffitt TE, Taylor A, Craig IW, Harrington H, McClay J, Mill J, Martin J, Braithwaite A, Poulton R. Influence of life stress on depression: moderation by a polymorphism in the 5-HTT gene. Science 2003;301:386–389.

286. Wagner KD, Robb AS, Findling RL, Jin J, Gutierrez MM, Heydorn WE. A randomized, placebocontrolled trial of citalopram for the treatment of major depression in children and adolescents. Am J Psychiatry 2004; 161:1079–1083.

287. Emslie GJ, Heiligenstein JH, Hoog SL, Wagner KD, Findling RL, McCracken JT, Nilsson ME, Jacobson JG. Fluoxetine treatment for prevention of relapse of depression in children and adolescents: a double-blind, placebo-controlled study. J Am Acad Child Adolesc Psychiatry 2004;43:1397–1405.

288. Lawrence NS, Williams AM, Surguladze S, Giampietro V, Brammer MJ, Andrew C, Frangou S, Ecker C, Phillips ML. Subcortical and ventral prefrontal cortical neural responses to facial expressions distinguish patients with bipolar disorder and major depression. Biol Psychiatry 2004;55:578–587.

289. Chang K, Adleman NE, Dienes K, Simeonova DI, Menon V, Reiss A. Anomalous prefrontalsubcortical activation in familial pediatric bipolar disorder: a functional magnetic resonance imaging investigation. Arch Gen Psychiatry 2004;61:781–792.

290. Blumberg HP, Martin A, Kaufman J, Leung HC, Skudlarski P, Lacadie C, Fulbright RK, Gore JC, Charney DS, Krystal JH, Peterson BS. Frontostriatal abnormalities in adolescents with bipolar disorder: preliminary observations from functional MRI. Am J Psychiatry 2003;160:1345–1347.

291. Malhi GS, Lagopoulos J, Sachdev P, Mitchell PB, Ivanovski B, Parker GB. Cognitive generation of affect in hypomania: an fMRI study. Bipolar Disord 2004;6:271–285.

292. Blumberg HP, Kaufman J, Martin A, Charney DS, Krystal JH, Peterson BS. Significance of adolescent neurodevelopment for the neural circuitry of bipolar disorder. Ann N Y Acad Sci. 2004;1021:376–383.

293. Kowatch RA, Fristad M, Birmaher B, Wagner KD, Findling RL, Hellander M; Child Psychiatric Workgroup on Bipolar Disorder. J Am Acad Child Adolesc Psychiatry 2005 Mar;44(3):213–35.

294. Frayne SM, Seaver MR, Loveland S, Christiansen SL, Spiro A III, Parker VA, Skinner KM. Burden of medical illness in women with depression and posttraumatic stress disorder. Archives of Internal Medicine 2004;164(12):1306–1312.

295. Kupfer DJ. The increasing medical burden in bipolar disorder. JAMA 2005 May 25;293(20):2528–30.

296. Kilbourne AM, Cornelius JR, Han X, et al. Burden of general medical conditions among individuals with bipolar disorder. Bipolar Disord 2004;6:368–373.

297. Beyer J, Kuchibhatla M, Gersing K, Krishnan KR. Neuropsychopharmacology 2005 Feb;30(2):401–4.5

# 5 Empowerment von Patienten und ihren Familien für dauerhaftes Wohlbefinden

LYDIA LEWIS UND LAURA HOOFNAGLE
FÜR DIE DEUTSCHE AUSGABE: ANKE ROHDE

---

*Die Ausrichtung des öffentlichen Gesundheitssystems muss von den Dienstleistern auf die Konsumenten verschoben werden. Künftige Versorgungssysteme und Qualitätsmaßstäbe müssen personenzentrierte Werte widerspiegeln.*

SURGEON GENERAL'S REPORT ON MENTAL HEALTH – 2000

*[Ein wichtiges] Ziel eines veränderten Gesundheitssystems ist eine an den Patienten und ihren Familien ausgerichtete Behandlung.*

ABSCHLUSSBERICHT DER PRESIDENT'S NEW FREEDOM COMMISSION ON MENTAL HEALTH – 2003

---

Bei Patienten mit Depression, bipolarer Störung und anderen psychischen Krankheiten ist Empowerment (Einbindung des Patienten, Verantwortungsübernahme durch diese) ein wichtiger Faktor für Compliance, Wirksamkeit und Heilung. Trotz der Einschränkungen und Herausforderungen durch das Gesundheitssystem spielt der Arzt eine wichtige Rolle bei der Einbindung des Patienten, indem er Patienten und ihre Familien über affektive Störungen und Behandlungsmöglichkeiten aufklärt, sie an der Behandlungsplanung beteiligt, Kontakt zu Selbsthilfegruppen herstellt, sie zum Selbstmanagement und zum Formulieren von Lebenszielen ermuntert und indem er das Vertrauen in die Selbstheilungskräfte erhöht.

Patienten, die sich wohl fühlen, sind weniger verzweifelt und sterben seltener infolge ihrer affektiven Störungen. Trotzdem sind Depression und bipolare Störung für die Patienten und ihre Familien äußerst belastend. Jedes Jahr sterben in den USA 30.000 Menschen durch eigene Hand [1]. Zudem beeinträchtigen unbehandelte, unzureichend behandelte oder falsch behandelte affektive Störungen die Lebensqualität stark. Durch Einbindung der Patienten und ihrer Familien und deren Mitübernahme von Verantwortung führt der Arzt einen Präventivschlag gegen teure und traumatisierende Krankenhausaufenthalte, Jahre des Leidens durch erfolglose Behandlungen und insbesondere gegen den Suizid.

# Der mündige Patient: Partner bei der Behandlung

*Ich danke Gott für den Tag, an dem ich erstmals einen Psychiater aufsuchte, der mir zuhörte und meine Handlungsweise beobachtete. Über einen langen Zeitraum probierte ich mehrere Arzneimitteltherapien aus, um herauszufinden, was bei mir am besten wirkte. Irgendwann fanden wir die richtige Kombination aus Medikamenten und ich fühlte mich immer besser und begann wieder zuversichtlich nach vorne zu blicken.*

BESUCHER DER WEBSEITE DER DEPRESSION AND BIPOLAR SUPPORT ALLIANCE (DBSA)

Mündige Patienten können signifikant zur Behandlungsplanung beitragen und sind dadurch mehr als passive Empfänger der ärztlichen Leistungen. Dadurch geben sie mit größerer Wahrscheinlichkeit sämtliche Symptome sowie eine vollständige Familienanamnese an und bieten oft zusätzliche Informationen an, die für eine richtige Diagnosestellung entscheidend sind. Mündige Patienten sind über die verfügbaren Therapieoptionen aufgeklärt und in der Lage, ihre Optionen und Präferenzen mit dem behandelnden Arzt zu besprechen.

Patienten, die offen und ehrlich mit ihrem Arzt sprechen und nach den Dingen fragen können, die sie benötigen, finden schneller die bei ihnen wirksame Behandlung. Zudem können mündige Patienten ihr Misstrauen gegenüber dem Gesundheitssystem besser überwinden. Sie haben keine Berührungsängste mit der psychiatrischen Versorgung, weil sie wissen, dass es Optionen gibt und fühlen sich dadurch weniger ausgeliefert. Zudem ist ihre Compliance bei Langzeittherapien besser, wenn sie davon überzeugt sind, dass den behandelnden Ärzten ihr Wohlbefinden am Herzen liegt. Somit ist die Arbeit mit mündigen Patienten auch für die Ärzte lohnenswerter.

Mündige Patienten wissen, was sie von der Therapie zu erwarten haben und können ihre Fortschritte und ihr Wohlbefinden gemeinsam mit ihren Ärzten beurteilen. Durch die Arbeit mit ihren Ärzten erzielen sie über die bloße Remission der Symptome hinaus wieder volles Wohlbefinden.

# Empowerment durch Aufklärung:
# jenseits von Stereotypen

*Es ist so eine Erleichterung zu wissen, dass ich nicht gebrochen oder einfach nur verrückt bin ... Ich weiß, dass ich einen langen Weg vor mir habe, aber seitdem ich mehr darüber weiß, habe ich keine Angst mehr davor.*

E-Mail an die DBSA

Zwei der größten Hindernisse bei der Einbindung der Patienten sind Angst und Missverständnisse, weswegen viele Menschen mit affektiven Störungen nicht die Hilfe suchen und erhalten, die sie benötigen. Hier ist eine Aufklärung von Patienten, Familien und der Öffentlichkeit erforderlich, um die Akzeptanz zu erhöhen und die mit der Depression und der bipolaren Störung verbundene Stigmatisierung und Missverständnisse zu reduzieren.

Eine der wichtigsten Herausforderungen bei der Behandlung der affektiven Störungen besteht darin, den Patienten zu verdeutlichen, dass affektive Störungen echte Krankheitsbilder sind und weder Charakterfehler noch Versuche, Aufmerksamkeit zu erlangen. Noch im Jahre 2002 glaubte fast ein Viertel der Amerikaner, dass Menschen mit affektiven Störungen schwach oder träge seien, und 25 % hielten sie für gefährlich [2]. Diese Einstellung kann den Behandlungserfolg deutlich beeinträchtigen. Die Aufklärung des Patienten und seiner Familie ist der entscheidende Ansatzpunkt, um hier korrigierend einzugreifen.

Eine weitere Herausforderung sind die Ignoranz und Stigmatisierung der psychiatrischen Medikamente, die erheblich zur Behandlungsverweigerung durch den Patienten beitragen können. Fast drei Viertel der von der Depression and Bipolar Support Alliance (DBSA) im Jahre 2002 befragten Bevölkerung glaubten, dass Medikamente gegen affektive Störungen zu Persönlichkeitsveränderungen führen, und mehr als zwei Drittel waren überzeugt, dass Medikamente gegen affektive Störungen abhängig machen [3]. Daher ist es die Aufgabe der behandelnden Ärzte, die Patienten von der Sicherheit der Medikamente zu überzeugen und zu verdeutlichen, dass sie sich erheblich von illegalen Drogen unterscheiden. Die Patienten müssen wissen, dass die Medikamente die Krankheit behandeln und nicht die Persönlichkeit verändern. Außerdem müssen Patienten mit Doppeldiagnose verstehen, dass die Einnahme von Medikamenten gegen die Depression oder die bipolare Störung nicht bedeutet, dass sie nicht länger clean und abstinent sind.

Die Ärzte können das Patientenverständnis der psychischen Krankheit verbessern, indem sie allen ihren Patienten verlässliche Informationen über affektive Störungen zur Verfügung stellen. In den meisten Praxen findet sich zwar Literatur über zahlreiche „körperliche" Krankheiten, Informationen über psychische Krankheiten sind hingegen schwerer zu bekommen. Durch entsprechende Literatur im Wartezimmer, das Erfragen der seelischen Gesundheit in Anamnesebögen und die Frage nach dem seelischen Wohlbefinden bei Routinebesuchen sind die Menschen oft eher bereit, über ihre eigenen Symptome zu sprechen, zudem lässt sich damit im Laufe der Zeit die Einstellung der Menschen gegenüber psychischen Krankheitsbildern ändern.

# Empowerment durch das Erkennen von Symptomen: zeitnahe, korrekte Diagnostik

*Im Jahre 1992 wurde bei mir endlich die Diagnose einer Bipolar-II-Störung gestellt. Die Wurzeln meiner Krankheit reichen zurück bis ins Jahr 1974. Nachdem ich fast alle erhältlichen Antidepressiva ausprobiert hatte, führte schließlich eine Kombination aus Stimmungsstabilisatoren zur Besserung. Durch die korrekte Diagnose und das Verständnis meiner Krankheit und ihrer Behandlung war es mir möglich, seitdem eine annehmbare Lebensqualität zu bewahren.*

LEITER DER DBSA-SELBSTHILFEGRUPPE

Wenn Patienten ihre Symptome erkennen und richtig beschreiben können – und sich der externen, eine Exazerbation fördernden Faktoren bewusst sind –, suchen sie mit höherer Wahrscheinlichkeit bereits frühzeitig einen Arzt auf, wenn sich die Symptome verschlechtern oder unerwartete Ereignisse eintreten.

Durch das bessere Erkennen der Symptome kann die Diagnose oft schneller und zutreffender gestellt werden, was in Anbetracht der alarmierend häufigen Fehldiagnosen bei Patienten mit affektiven Störungen, insbesondere mit bipolarer Störung, dringend erforderlich ist. Eine Befragung von Patienten mit bipolarer Störung im Jahre 2000 durch die DBSA erbrachte, dass bei fast sieben von zehn Patienten durchschnittlich 3,5 falsche Diagnosen gestellt wurden. Bei 35 % dauerte es mindestens zehn Jahre, bis die richtige Diagnose gestellt wurde, und bei fast der Hälfte stellte der Allgemeinarzt initial eine falsche Diagnose [4].

Das Screening auf affektive Störungen sollte im Rahmen der routinemäßigen medizinischen Evaluation erfolgen. Bei Patienten, die mit Schlafstörungen, Schmerzen oder gastrointestinalen Symptomen vorstellig werden, ist besondere Aufmerksamkeit erforderlich, da diese zu den ersten erkennbaren Symptomen einer affektiven Störung gehören können. Außerdem ist es für den Arzt besonders wichtig, bei Patienten mit den Symptomen einer Depression aktiv nach den Symptomen einer Manie zu forschen, um die Fehldiagnose einer unipolaren Depression mit möglichen späteren manischen Episoden zu umgehen. Allgemeinärzte geben an, dass die Manie deutlich schwerer zu diagnostizieren ist als die Depression: 74 % hielten die Depression für „ziemlich/sehr leicht" und 73 % die Manie für „ziemlich/sehr schwer" zu diagnostizieren [5].

Schwierigkeiten bei der Diagnosestellung entstehen zum Teil dadurch, dass Menschen mit bipolarer Störung ihre eigene Manie oder Hypomanie nur schwer wahrnehmen können. Es ist weitaus wahrscheinlicher, dass ein Patient wegen der Symptome einer Depression zum Arzt geht. Daher ist es noch wichtiger, dass der Arzt nach den Symptomen der Manie fragt. Durch direkte Fragen wie: „Gab es Zeiten, in denen sie weitaus mehr Geld ausgegeben haben als sonst?", „Gab es Zeiten, in denen Sie mehr Interesse an Sex hatten?" oder „Hatten Sie schon einmal Schlaf- oder Konzentrationsstörungen?" lässt sich die Notwendigkeit einer Überweisung zum Psychiater zur Abklärung einer etwaigen bipolaren Störung ermitteln.

Neben der Unterstützung der Patienten beim Kennenlernen ihrer eigenen Symptome und Auslöser sollten die Patienten aufgefordert werden, Tagebuch über die Compliance, ihre Stimmung und den Lebensstil zu führen, ihre täglichen Fortschritte zu notieren und nach Mustern zu suchen. Das Nachverfolgen von Stimmungen hilft den Patienten dabei, sich ihrer Handlungsweisen, Motivationen und Reaktionsmuster auf ihre Umgebung bewusst zu werden. Ein einfaches Bewertungssystem unter Verwendung von Wörtern und Zahlen (einschließlich Stimmungsniveaus, Schlafstunden, Mahlzeiten usw.) reicht in vielen Fällen aus und ist leicht auch über längere Zeit beizubehalten. Daneben sollten die Patienten auch übermäßigen Alkoholkonsum, die Einnahme illegaler Drogen und fremd- oder autoaggressive Verhaltensweisen notieren. Zusätzlich sollten sie ermuntert werden, präventiv tätig zu sein, indem sie regelmäßig Arztbesuche wahrnehmen, sich weiter über ihre Krankheit informieren und zu Selbsthilfegruppen gehen.

## Empowerment durch Teilnahme: Bedeutung der Patientensicht

*Die Wahrscheinlichkeit einer entscheidungstragenden Partnerschaft zwischen Verbraucher und [Arzt] nimmt bei Wissenszuwachs des Verbrauchers zu, da er dadurch eine entscheidende Rolle beim Treffen von Behandlungsentscheidungen spielt.*

DIALOG ZWISCHEN VERBRAUCHERN UND DIENSTLEISTERN; DURCHGEFÜHRT VOM U.S. DEPARTMENT OF HEALTH AND HUMAN SERVICES, CENTER FOR MENTAL HEALTH SERVICES (CMHS) IM JAHRE 1997

Patienten und Dienstleister im Gesundheitswesen verfolgen dieselben Ziele beim Symptommanagement: Rezidivprophylaxe und schlussendlich Wohlbefinden. Die Patienten müssen von ihren Ärzten hören, dass die Möglichkeit für sie besteht, sich besser zu fühlen. Zudem müssen sie die Möglichkeit erhalten, gemeinsam mit ihren Ärzten Aktionsschritte zu erarbeiten, die sie zum Wohlbefinden bringen werden. Wichtig ist dabei, dass die Ärzte die Patientensicht verstehen lernen, und unabdingbar ist, dass die Ärzte sich so mitteilen, dass dies auch für Patienten mit affektiven Störungen verständlich ist. Ein wirklich effektiver Arzt versteht nicht nur die medizinischen Aspekte der Depression oder bipolaren Störung, sondern kann auch Empathie für die Gefühle des erkrankten Patienten aufbringen und die Interaktionen entsprechend abstimmen.

Aufgrund der weit verbreiteten sozialen Stigmatisierung und der damit oft einhergehenden Selbststigmatisierung der Patienten muss eine gute Behandlung der affektiven Störungen über den strikt medizinischen Ansatz hinausgehen. Ein Arzt, der dem Patienten einfach nur das Rezept aushändigt und ihn auffordert, in ein paar Wochen wiederzukommen, verkennt, dass ein paar Wochen für einen depressiven Patienten eine Ewigkeit sein können. Ein Patient, der nicht an die Wirksamkeit einer Medikation glaubt oder wegen Symptomen den Unterschied zwischen „ein paar Wochen" und „für immer" nicht erkennen kann, wird den Anweisungen seines Arztes höchstwahrscheinlich nicht Folge leisten. Ein Patient, dem von seinem Arzt erklärt wurde, dass dieses Gefühl der Hoffnungslosigkeit ein Krankheitssymptom ist und dass die Medikamente beim Umgang mit diesen Symptomen helfen, wird sich hingegen höchstwahrscheinlich an die Therapievorgaben halten und bald eine Besserung seiner Stimmung erleben.

Abbildung 5.1 [6] zeigt, dass die Therapiezufriedenheit mit dem Krankheitsverständnis zunimmt. Die DBSA ermittelte, dass viele Patienten sich eine stärkere Beteiligung an ihrer Therapie wünschen. Während zum Beispiel 71 % der Ärzte angaben, dass ihre Patienten an der Therapieplanung beteiligt waren, stimmten nur 54 % der Patienten dieser Behauptung zu (Abb. 5.2) [7]. Daraus lässt sich ableiten, dass die Ärzte zwar mit ihren Patienten über die Behandlungsmöglichkeiten reden, die Patienten aber nicht das Gefühl haben, wirklich eine Wahl zu haben. Möglich ist, dass die Patienten aufgrund von Kommunikationslücken, kulturellen Unterschieden oder unbehandelten Symptomen wichtige Informationen überhören oder nicht begreifen. Sie müssen von ihren Ärzten dazu ermuntert werden, über ihre Anforderungen an eine Therapie und ihre Präferenzen zu sprechen und ebenso Bedenken wie Ideen über eventuell hilfreiche Maßnahmen zu kommunizieren.

Weniger als 25 % der Patienten in der oben genannten Umfrage mit unzureichender Kommunikation und schlechtem Krankheitsverständnis gaben an, dass ihre Depression in den letzten zwei Monaten vollständig im Griff war. Wenn Patienten in Entscheidungen und Verantwortung eingebunden sind, können sie entscheidend zu ihrem eigenen Wohlbefinden beitragen und sind eher der Ansicht, dass ihre Krankheit unter Kontrolle ist. Patienten, die die Fakten über affektive Störungen kennen, können anhand ihres Wissens Bedenken äußern. Sie sind in der Lage, sich frühzeitiger behandeln zu lassen, was die Wahrscheinlichkeit einer vollständigen Heilung erhöht. Aufklärung und Einbindung führen zu erfolgreichem Symptommanagement, Compliance und einer Besserung in allen Lebensbereichen. Jeder Patient kann unabhängig von Ausbildungsstand, sozioökonomischem Status, Alter, Geschlecht und Symptomschwere eine aktive Rolle bei seiner Behandlung einnehmen.

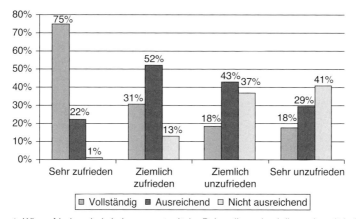

1. Wie zufrieden sind sie insgesamt mit der Behandlung durch ihren derzeit (oder zuletzt) behandelnden Allgemeinarzt?
2. Verlassen Sie Ihren Allgemeinarzt normalerweise mit dem Gefühl, dass Sie die wichtigen Punkte, die bezüglich der Behandlung der Depression besprochen wurden, auch verstanden haben – vollständig, ausreichend oder nicht ausreichend?

**Abbildung 5.1** Die Therapiezufriedenheit kann mit dem Wissensstand über die Behandlung zunehmen.

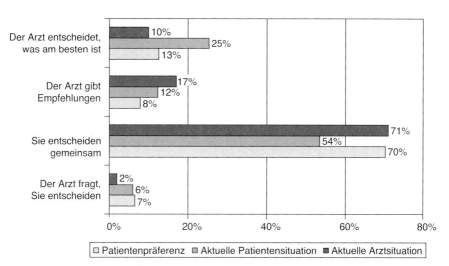

1. Welche der folgenden Äußerungen beschreibt am besten, wie die Therapieentscheidungen hinsichtlich der Depression (des Patienten/bei Ihnen) aktuell getroffen werden?
2. Welche dieser Äußerungen gibt Ihrer Ansicht nach wieder, wie Behandlungsentscheidungen bezüglich der Depression getroffen werden sollten?

**Abbildung 5.2** Zwischen den Ärzten und den Patienten besteht ein Kommunikationsproblem darüber, ob der Patient ein aktiver Partner bei der Behandlungsplanung ist.

# Empowerment durch kulturelles Bewusstsein: ethnische Zugehörigkeit des Patienten

*Die Ärzte müssen den kulturellen Hintergrund ihrer Patienten berücksichtigen, kulturelle Erklärungsansätze für die vorliegende Erkrankung, kulturelle Umgebungsfaktoren und Funktionsweisen sowie kulturelle Elemente der Arzt-Patient-Beziehung.*

DSM-IV [8]

Ärzte müssen sich des kulturellen Verständnisses, des Glaubens und der Erfahrungen ihrer Patienten bewusst sein und wissen, wie diese Faktoren die Reaktionen des Patienten auf Diagnostik und Therapie psychischer Krankheiten beeinflussen. So glauben die Menschen in einigen Kulturkreisen, dass sie Geister hören und keine Stimmen, in anderen Kulturkreisen wird davon ausgegangen, dass es Karma ist und keine Erkrankung, worunter der Patient leidet.

Patienten aus Kulturkreisen, in denen psychische Krankheiten als mangelnder Wille, verursacht durch Unglück oder als Folge der Unfähigkeit gelten, die geschlechtsspezifischen Erwartungen zu erfüllen, müssen zusätzlich über die biologische Natur ihrer Erkrankung aufgeklärt werden. Außerdem sollte ihnen verdeutlicht werden, wie Zielstrebigkeit, Spiritualität und Geschlechtsidentität eine positive Rolle bei ihrer Behandlung spielen können. Die Patienten müssen in der Lage sein, ihre lange gehegten Überzeugungen mit der Behandlung in Einklang zu bringen, und wissen, dass Dinge, aus denen sie Kraft schöpfen, ihnen nicht genommen werden oder nutzlos werden, wenn ihre psychische Krankheit behandelt wird. Die Ärzte müssen ihnen mitteilen, dass die Behandlung ihre Identität nicht verändern, sondern ihnen helfen wird, sie selbst zu bleiben.

# Empowerment durch Kommunikation: fragen, zuhören und verstehen

*Das Vertrauen wird gefestigt, wenn das Zuhören durch die geplante oder geforderte Einbeziehung der Verbraucher auf allen Stufen des Systems formalisiert wird.*

DIALOG ZWISCHEN VERBRAUCHERN UND DIENSTLEISTERN; DURCHGEFÜHRT VOM U.S. DEPARTMENT OF HEALTH AND HUMAN SERVICES, CENTER FOR MENTAL HEALTH SERVICES (CMHS) IM JAHRE 1997

Patienten mit Erkrankungen des Denkens und der Wahrnehmung benötigen besonders viel Empathie, oft sogar mehr als Patienten mit anderen Erkrankungen. Eine kürzlich von der DBSA durchgeführte Patientenumfrage zeigte, dass 67 % der von Allgemeinärzten wegen affektiver Krankheiten behandelten Patienten sich wünschten, dass ihre Ärzte ihnen besser zuhören, und 65 %, dass ihre Ärzte so mit ihnen sprechen, dass sie sie auch verstehen können [9].

Zur Erfassung der Symptome, Erfahrungen und des psychischen Zustands des Patienten sind direkte Fragen erforderlich. Affektive Erkrankungen sind oft während der kurzen Routinebesuche nicht leicht zu erkennen. Statt einfach zu fragen „ Wie geht es Ihnen?" (worauf fast immer mit „gut" geantwortet wird), sollte lieber gefragt werden: „Wie schlafen Sie derzeit?" oder „Hatten Sie in letzter Zeit Gedankenrasen?" oder „Haben Sie in letzter Zeit viel geweint?" Oft sind die Patienten dankbar dafür, dass sie eine Gelegenheit bekommen, darüber zu sprechen, wenn es ihnen unangenehm ist, von sich aus über ihre Probleme zu berichten oder sie sich derer nicht bewusst sind.

Unter den depressiven Patienten, die ihren Allgemeinarzt wegen anderer Gesundheitsprobleme aufsuchten, gaben nur 42 % an, dass ihre Ärzte immer auch nach der Depression fragten [10]. Bei jedem Besuch sollte gezielt und direkt nach der Compliance gefragt werden. Statt einfach nur zu fragen: „Haben Sie Ihre Medikamente eingenommen?" sollte eher gefragt werden: „Haben Sie die Medikamenteneinnahme gelegentlich vergessen?" oder „Hatten Sie Schwierigkeiten mit Nebenwirkungen?" Sofern die Patienten die Therapieanweisungen nicht befolgen, sollten die Gründe dafür aufgedeckt und besprochen werden.

Bereits frühzeitig im Laufe der Therapie sollte auf Nebenwirkungen eingegangen werden. Die Patienten müssen darüber aufgeklärt werden, dass es zahlreiche Behandlungsoptionen gibt, dass Nebenwirkungen gelindert werden können

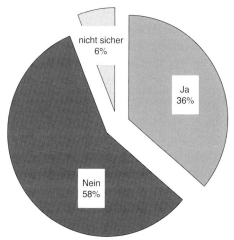

nicht sicher
6%

Ja
36%

Nein
58%

Hat Ihr Allgemeinarzt Sie gefragt, was Sie bevorzugen
würden oder welche Nebenwirkungen Sie bereit wären,
im Rahmen einer antidepressiven Behandlung zu ertragen,
bevor er entschieden hat, was er Ihnen verschreibt?

**Abbildung 5.3** Nur 36 % der Patienten der DBSA-Umfrage unter allgemeinärztlichen Patienten wurden gefragt, welche Nebenwirkungen sie unter einer Therapie zu tolerieren bereit wären.

und dass ihr Arzt dabei mit ihnen zusammenarbeiten wird. Wegen Nebenwirkungen wie sexuellen Funktionsstörungen, Gewichtszunahme, Müdigkeit oder Kopfschmerzen weigern sich die Patienten oft, die Behandlung fortzusetzen. Während es für den Arzt meist offensichtlich ist, dass eine Gewichtszunahme besser ist als Suizidgedanken oder Hochrisikoverhalten, müssen die Patienten diese Meinung nicht teilen. Die Unsicherheit eines Patienten kann durch Nebenwirkungen wie Gewichtszunahme und sexuelle Funktionsstörungen weiter verstärkt werden. Derartige Patienten sind oft eher bereit, die Symptome in Kauf zu nehmen, als ein sozial unerwünschtes Aussehen zu haben oder sexuell zu versagen.

Nur 36 % der allgemeinärztlichen Patienten in der DBSA-Umfrage [11] wurden gefragt, welche Nebenwirkungen sie zu tolerieren bereit wären, bevor die Medikamente verschrieben wurden (Abb. 5.3), 34 % gaben an, dass ihr Arzt die Nebenwirkungen bei der Verordnung der Antidepressiva gar nicht angesprochen hat. Zudem muss sichergestellt sein, dass die Patienten alle Therapieanweisungen gehört und verstanden haben, unabhängig davon, wie ausführlich darauf eingegangen wurde. Neu diagnostizierte Patienten und/oder jene mit akuten depressiven oder manischen Symptomen haben oft Schwierigkeiten, ihnen Mitgeteiltes zu verstehen und sich daran zu erinnern. Daher sollten die Informationen für alle Patienten schriftlich festgehalten werden. Außerdem sollten die Patienten ermuntert werden, die Behandlungsanweisungen aufzuschreiben, sodass sie sie später nachlesen können.

## Empowerment durch Einbeziehen der Familie: Gesundheit beginnt zu Hause

*Man fragt sich vermutlich, ob man selber an der ganzen Sache Schuld ist. Sofern das dazu beiträgt, Fehler zu beseitigen und besser mit den Angehörigen zu kommunizieren, umso besser. Aber man sollte sich nicht selber die Schuld geben. Am besten ist den Angehörigen geholfen, wenn man dafür sorgt, dass es einem selber gut geht und man sich die nötige Unterstützung holt.*

MUTTER EINER JUNGEN FRAU MIT BIPOLARER STÖRUNG

Wenn jemand unter einer Depression oder bipolaren Störung leidet, kann die gesamte Familie betroffen sein. Die Patienten können ihre Familien am Heilungsprozess beteiligen oder nicht, die Entscheidung darüber sollte jedoch jeder Patient selbst treffen. In der DBSA-Online-Umfrage wurde ermittelt, dass zwar 65 % der Patienten ihre Familien in die Therapie einbeziehen wollten, aber bei nur 27 % die Allgemeinärzte einen entsprechenden Vorschlag machten oder eine Einbeziehung der Familien förderten [13]. Ärzte sollten hier den ersten Schritt machen und eine Einbeziehung der Familie vorschlagen, da Patienten mit affektiven Störungen sich oft weigern, etwas Derartiges anzusprechen.

Ein Angehöriger mit einer affektiven Störung kann für die anderen Familienmitglieder beängstigend, peinlich und frustrierend sein. Daher sollten die Familien unabhängig davon, ob sie an der Behandlung beteiligt sind, ihrerseits Rat und Hilfe suchen. Familien von Menschen mit affektiven Störungen oder die jemanden durch Suizid verloren haben, können sich durch Unterstützung, Empathie und Anleitung gegenseitig helfen. Der Arzt kann dazu beitragen, indem er alle Familien an örtliche Selbsthilfegruppen verweist und Informationsblätter der Selbsthilfegruppen im Wartezimmer auslegt, wo sie den Angehörigen mit der größten Wahrscheinlichkeit ins Auge fallen. Es ist ausgesprochen wichtig, dass die Familien über die Symptome und die Behandlung der affektiven Erkrankungen aufgeklärt werden. Beim Gespräch mit den Angehörigen müssen dieselben Dinge berücksichtigt werden wie beim Patientengespräch: Es muss sichergestellt sein, dass die Informationen und Erklärungen gehört und verstanden wurden, schriftliche Informationen zur Verfügung gestellt wurden, auf kulturelle Faktoren geachtet wurde und dass die Gefühle und Ansichten der Patienten und ihrer Angehörigen berücksichtigt wurden.

## Empowerment durch Selbsthilfegruppen: „Wir waren dort, wir können helfen"

*Die Menschen in meiner DBSA-Selbsthilfegruppe nahmen mich auf und machten mir klar, dass ich nicht alleine bin. Ohne diese Unterstützung wäre ich jetzt vermutlich nicht hier.*

Teilnehmer einer DBSA-Sebsthilfegruppe

Selbsthilfegruppen stellen Kontakte zwischen Patienten und anderen von einer Depression oder bipolaren Störung betroffenen Menschen her. Diese Gruppen tragen entscheidend dazu bei, dass die Patienten an ihre eigene Kraft glauben und sich an die Therapieanweisungen halten. Trotzdem ermittelte eine Befragung durch die DBSA bei den Mitgliedern von Selbsthilfegruppen, welche diese seit mindestens einem Jahr aufsuchten, dass nur ein Drittel der Patienten von ihren Ärzten auf die Selbsthilfegruppen hingewiesen wurde. Bei fast sechs von zehn Befragten lag die Diagnosestellung mehr als ein Jahr zurück, bevor sie von den DBSA-Selbsthilfegruppen erfuhren [14].

Es ist von entscheidender Bedeutung, dass Ärzte über Selbsthilfegruppen in der näheren Umgebung informiert sind. Selbsthilfegruppen haben viele Vorteile, am wichtigsten ist, dass dadurch mehr Patienten in der Lage sind, gesund zu bleiben. Der DBSA sind mehr als 1000 Selbsthilfegruppen angeschlossen.

Zudem hilft die DBSA Mitarbeitern des Gesundheitswesens bei der Neugründung, wo diese erforderlich ist.

Viele Patienten haben eine lange Liste von Dingen, die ihnen am Herzen liegen und die zu komplex sind, um sie im Rahmen eines Routinebesuches zu besprechen. Einige davon lassen sich besser in einer Gruppe Betroffener klären, die „wissen, wie das ist." Selbsthilfegruppen können erheblich zur Genesung beitragen, indem sie den Patienten beim Überwinden der schwierigen Zeit helfen. Die Forschung der DBSA zeigt, dass Patienten, die an einer Selbsthilfegruppe teilnehmen, mit höherer Wahrscheinlichkeit die Therapieanweisungen befolgen, seltener stationär behandelt werden müssen und sich besser mit ihren Ärzten verständigen können [15].

Patienten mit Depression oder bipolarer Störung fühlen sich nach einschneidenden Lebensereignissen oder Phasen mit verminderter Leistungsfähigkeit noch mutloser, insbesondere wenn sie sich nach einem stationären Aufenthalt wieder ins Leben einfügen sollen, neue Medikamente ausprobieren, mit Nebenwirkungen kämpfen oder mit Alkoholkonsum, Drogeneinnahme oder anderem selbstschädigenden Verhalten aufgehört haben. Oft haben sie kaum Vertrauen oder Hoffnung und das Gefühl, dass sie ganz allein sind. Sie stellen ihre eigenen Instinkte, ihre geistige Gesundheit und ihre Fähigkeit, das Leben zu bewältigen, infrage. Selbst wenn ihre Familien mitfühlend sind, benötigen sie Menschen, mit denen sie sich offen über ihren Frust, ihre Ängste, ihre Fragen und nicht zuletzt auch über ihre Siege und Erfolgserlebnisse unterhalten können. Gleichgesinnte, die ähnliche quälende Erfahrungen hinter sich haben und sich auf dem Wege einer nachhaltigen Besserung befinden, können den neu diagnostizierten Patienten dabei helfen, sich selbst zu finden und Selbstvertrauen aufzubauen. Durch Gespräche in erfahrenen Selbsthilfegruppen verstehen und akzeptieren die Patienten ihre Krankheit besser und lernen, dass sie die Kraft dazu haben, als ebenbürtige Partner beim Erreichen der Behandlungsziele mitzuwirken und nicht nur passive Therapieempfänger sind.

Effektive Selbsthilfegruppen konzentrieren sich nicht nur auf die Krankheit, sondern auch auf Strategien, damit die Genesung und Besserung von Dauer sind und wieder ein erfülltes Leben geführt werden kann. Außerdem fördern sie Kameradschaft und bieten die Möglichkeit, lebenslange Freundschaften aufzubauen, die auf Ehrlichkeit und gegenseitigem Verständnis beruhen. Die Teilnehmer finden gemeinsame Interessen, die über ihre Krankheit hinausgehen, und begreifen so, dass sie durch ihre Krankheit weder ihre Fähigkeiten, Talente oder Stärken noch ihre einzigartige Persönlichkeit verloren haben.

# Empowerment durch Erlernen von Bewältigungsstrategien: zertifizierte Selbsthilfegruppen-Spezialisten

*Selbsthilfegruppen sind ideal dafür, Hoffnung zu vermitteln und Rollenmodelle für eine Genesung zu erarbeiten, da alle im selben Boot sitzen. Wenn ich einem anderen bei der Genesung helfe, fördert es meine eigene. Dadurch erlangt alles eine Bedeutung und die früher vorhandene Hoffnungslosigkeit schwindet [16].*

LARRY FRICKS, DIREKTOR, BÜRO FÜR VERBRAUCHERANGELEGENHEITEN, GEORGIA DIVISION OF MENTAL HEALTH, DEVELOPMENTAL DISABILITIES AND ADDICTIVE DISEASES

Während ein Arzt durch Aufklärung der Patienten und Hilfe bei der Aufstellung von Behandlungsplänen Hoffnung verbreiten kann und die Familie durch Mitgefühl und Unterstützung, können Betroffene eine andere und oft mächtigere Form der Hoffnung verbreiten, indem sie ihre Krankengeschichte erzählen und so an ihrem Beispiel zeigen, dass Wohlbefinden möglich ist. Ein interessanter, vielversprechender neuer, ergänzender Behandlungsansatz ist die Ausbildung zertifizierter Selbsthilfespezialisten, Patienten, die anderen Patienten bei der Genesung und Lebensbewältigung helfen. Derzeit arbeiten Selbsthilfespezialisten überwiegend im öffentlichen Bereich und helfen Patienten dabei, das Optimum aus ihrer Behandlung herauszuholen und gleichzeitig bessere Chancen zu haben, wieder ein produktives Leben zu führen. Selbst in diesem frühen Entwicklungsstadium hat dieser Ansatz bereits zu ansehnlichen Erfolgen geführt [17], und derzeit ist geplant, ihn auch in den privaten Versorgungssektor zu übernehmen.

Menschen, die sich von manischen oder depressiven Episoden erholen, müssen oft die Lebensbewältigung neu erlernen. Oft müssen sie ganz neue Bewältigungsstrategien erlernen anstatt der alten, die nicht länger hilfreich sind. Bei alleiniger Arzneimitteltherapie ohne Erlernen neuer Bewältigungsstrategien geht die Genesung der Patienten oft nicht über die bloße Symptomfreiheit hinaus. Ohne die Grundlage für den und Hilfe bei dem Aufbau eines erfüllten Lebens besteht für die Patienten kein Grund, an ihrer Hilf- und Wertlosigkeit zu zweifeln, sodass sie niemals viel erreichen werden. Eine niedrige Erwartungshaltung von Ärzten, Familie und dem Patienten selbst ist letztlich bei der Genesung hinderlich.

Die beste Chance für einen nachhaltigen Genesungsprozess besteht, wenn die Patienten für sich begreifen, dass sie einen Beitrag für die Gemeinschaft leisten können. Selbsthilfespezialisten helfen den Patienten durch Selbsterkennen beim Aufdecken ihres Potenzials, sodass die Patienten verstehen, dass sie die Kraft besitzen, über sich hinauszuwachsen. Selbsthilfespezialisten können den Patienten beibringen, dass sie ihre Genesung selbst steuern. Sie helfen den Patienten beim Erkennen ihrer Stärken und beim Besinnen auf diese Stärken und decken Wege auf, wie eine lang dauernde Genesung erzielt werden kann und die Patienten wieder das Leben führen können, das sie wollen.

Die Selbstbestimmtheit entwickelt sich unter Anleitung eines Selbsthilfespezialisten in mehreren Schritten. Zunächst muss der Patient bereit sein, die Hilfe anzunehmen und auf eine Stimmungsstabilisierung hinzuarbeiten. Im nächsten Schritt beginnt der Patient zu akzeptieren, dass er unter einer Krankheit leidet, die alle Lebensbereiche beeinträchtigt. In diesem Stadium greift der Selbsthilfespezialist ein, indem er Hoffnung und ein positives Selbstbild vermittelt. Im nächsten Schritt wird dem Patienten bewusst, dass seine Krankheit zwar den Verlauf seines Lebens beeinflusst, er dadurch aber nicht dauerhaft an den Rand gedrängt oder behindert ist. Der Selbsthilfespezialist ermuntert den Patienten weiter, indem er zeigt, wie er an seiner eigenen Genesung mitarbeiten kann, und ihn daran erinnert, dass das Leben auch anders verlaufen kann. Nun denkt der Patient darüber nach, wie er sein Leben verändern kann. Mithilfe des Selbsthilfespezialisten werden eigene Stärken entdeckt und Ressourcen aufgetan, die beim Erreichen der Ziele helfen können. Im letzten Genesungsstadium ergreift der Patient konkrete Maßnahmen, um die gewünschten Ziele zu erreichen. Der Selbsthilfespezialist ermutigt ihn während der gesamten Zeit und hilft dabei, die entdeckten Stärken einzusetzen.

Außerdem können Selbsthilfespezialisten bei der Krisenplanung helfen. Wenn sich die Patienten gut fühlen, werden sie aufgefordert, Anweisungen niederzuschreiben, was mit ihnen geschehen soll, wenn sie zu krank werden, um sich selbst zu versorgen. Oft beruhigt es die Patienten, selbst zu bestimmen, was mit ihnen geschieht, wenn die Symptome wieder zunehmen, und dass man bereits im Vorfeld einer Krise eingreifen kann.

Selbsthilfespezialisten bieten zwar keine Psychotherapie an, sie füllen aber die Lücke, die entsteht, wenn ein Patient sich keine Therapie leisten kann oder sich der Therapeut auf die Vergangenheit des Patienten konzentriert. Außerdem sind Selbsthilfespezialisten oft wertvolle Lehrer, da sie in einer Sprache und über Ideen mit den Patienten reden, welche für diese leicht verständlich sind.

Durch die Arbeit mit einem Selbsthilfespezialisten entwickeln die Patienten Fähigkeiten für eigenverantwortliches Verhalten. Ein eigenverantwortlich handelnder Patient hat eine bedeutende und dauerhafte Änderung hinter sich. Durch Eigenverantwortlichkeit ist nicht nur ein eigenständiges, erfolgreiches Leben möglich, sie ermöglicht auch eine Kontrolle der Krankheit. Die Patienten sind auf überraschende Stimmungsschwankungen vorbereitet, erkennen sie und wissen, was passieren wird. Zudem haben sie einen Plan, was sie bei Stimmungsschwankungen machen, oft sogar bevor sich die Episoden manifestieren.

# Empowerment durch Zielsetzung: die Macht des Möglichen

*Wenn es zwei Türen gäbe und sich hinter der einen die Arzneimitteltherapie und Symptomlinderung, hinter der anderen Heilung und ein erfülltes Leben mit hoher Qualität in der Gesellschaft befände, welche Tür würde ein Betroffener Ihrer Ansicht nach wählen? Er würde durch die zweite Tür gehen wollen – Genesung und erfülltes Leben [18].*

LARRY FRICKS

Patienten, die davon überzeugt sind, dass sich ihr Leben ändern kann und wird, sind in der Lage, Lebensziele aufzustellen und anzugeben, wie sie diese erreichen wollen. Zu diesem Prozess kann der Selbsthilfespezialist beitragen, indem er Stärken und Besserungen aufzeigt und den Patienten Ressourcen und Unterstützung bietet. Mit fortschreitender Genesung werden die Ziele der Patienten konkreter.

Die individuellen Gesundheitsziele müssen von Arzt und Patient gemeinsam in einer Partnerschaft erarbeitet werden, die mit dem Zeitpunkt der Diagnosestellung beginnt. Im Laufe der Behandlung sollten die Ziele immer wieder hinterfragt werden. Hilfreich ist die Unterscheidung von kurzfristigen Zielen (wie aufstehen und schlafen gehen täglich zur selben Zeit, ein Buch oder einen Zeitungsartikel zu Ende lesen, in der Schule bleiben) und langfristigen Zielen (wie eine Anstellung finden oder die Familienbeziehungen wieder aufbauen). Die Ärzte können bei der Aufstellung realistischer Behandlungsziele helfen und den Patienten dabei helfen, an die Erreichbarkeit ihrer Ziele zu glauben.

So ist beispielsweise ein Patient, dessen Depression ihn seit Jahren am Arbeiten hindert, oft der Ansicht, dass er nichts kann und niemals eine dauerhafte Arbeit bekommen wird. Er muss zunächst seine Einstellung ändern und willens sein, mit seinem Arzt, Therapeuten und Selbsthilfespezialisten auf eine positive Einstellung hinzuarbeiten, sodass er sich vorstellen kann, zu arbeiten. Oft weiß er zwar weiterhin nicht, was er machen wird oder wie, aber er ist dann überzeugt, dass es eine Zukunft für ihn gibt. Während diese Überzeugung wächst, wird auch die Hoffnung stärker. Er kann jetzt seine Fähigkeiten wahrnehmen. Worin ist er gut? Hat er verbale, mechanische oder soziale Fähigkeiten? Was macht er am liebsten? Was kann er einem Arbeitgeber anbieten? Durch diese Gedanken ist er bereit, sich nach Arbeit umzusehen. Dieselben Vorgänge sind bezüglich Wohnungssuche, Aufbau von Beziehungen und anderen Lebenszielen möglich.

Durch die Einbindung des Patienten nehmen seine Gesundheits- und Lebensqualität zu. Wieder ein zuverlässiges, arbeitendes Mitglied der Gesellschaft zu sein, kann nachhaltige Auswirkungen auf das Wohlbefinden eines Patienten haben. Er sucht seinen Arzt nun mit mehr Lebenserfahrung, besseren Bewältigungsstrategien und einer positiveren Einstellung zur Behandlung auf.

# Empowerment durch Hoffnung: Besserung ist möglich

*Wie bin ich damit umgegangen, als niemand für mich da war? War ich unsicher? Ja. Hatte ich Angst? Ja. Wurde mir auch schon gekündigt, weil ich nicht arbeiten konnte? Sicher. Aber ich machte immer weiter, bis ich etwas fand, das ich machen konnte. Auch nach all dieser Zeit habe ich noch Episoden und weiß, dass ich Hilfe brauche. Aber als ich hörte, dass ich eine bipolare Störung habe, war es in Ordnung für mich. Und ist es auch weiterhin.*

BESUCHER DER DBSA-WEBSEITE

Sobald ein Patient, der schwer an einer Depression oder bipolaren Störung erkrankt ist, wieder hoffen kann, hat er den Wendepunkt erreicht. Da die Symptome einer affektiven Erkrankung oft zu der Überzeugung führen, dass es nie wieder gut werden wird, müssen die Patienten ermutigt werden, an die Möglichkeit einer Heilung zu glauben. Für *alle* Patienten lautet das Ziel vollständiges Wohlbefinden und nicht nur Linderung der Symptome.

Eingebundene Patienten, die davon überzeugt sind, dass sie sich erholen können, haben mehr Selbstvertrauen und sind am gemeinschaftlichen Leben beteiligt. Sie nehmen an Aktivitäten teil, die sie befriedigen und ihnen das Gefühl geben, gebraucht zu werden, wie Arbeiten, ehrenamtliche Tätigkeiten, Versorgen der Familie, Teilnahme an sozialen Gruppen oder Weiterverfolgen anderer Interessen. Sie erlangen ihre Würde zurück. Sie sind sich ihrer eigenen einzigartigen Stärken bewusst und wie sie diese für ihre Genesung einsetzen können. Sie fühlen sich nicht mehr behindert oder durch ihre Krankheit definiert, und sie können anderen Menschen Hoffnung vermitteln.

Eingebundene Patienten kennen ihre Ziele, wie Symptomreduktion, Wohlbefinden und vollständige Heilung. Sie wenden sich an ihre Ärzte, wenn sie der Ansicht sind, dass noch Besserung möglich wäre. Sie suchen nach der optimalen Behandlung und sind auch bereit, eventuell neue Ansätze auszuprobieren. Durch Einbindung der Patienten werden auch die Beziehungen der Patienten gefestigt, insbesondere zu ihren Familien, und sie sind in der Lage, eigenverantwortliche Entscheidungen über die Einbeziehung ihrer Angehörigen in die Behandlung zu treffen. Oft können die Angehörigen wertvolle Unterstützung und Mitgefühl für Patienten mit affektiven Störungen bereitstellen, wenn sie ebenfalls über die Krankheit aufgeklärt wurden. In Therapieentscheidungen eingebundene Patienten können ihre Zukunft planen und entscheiden, wie ihre Angehörigen ihnen helfen sollen, falls sie zu krank werden, um sich selbst zu versorgen. Ihre Krankheit hat keine Macht über sie und schreibt ihnen nicht ihre Handlungen vor. Durch Hilflosigkeit und Hoffnungslosigkeit lassen sie sich nicht lähmen. Sie vertrauen ihren Instinkten und Entscheidungen und können andere überzeugen, ihnen zu vertrauen.

# Schlussfolgerung

Empowerment von Patienten bzw. deren Einbindung in therapeutische Entscheidungen ist eine für die Genesung wichtige Waffe. Die Rolle des Arztes bei der Einbindung der Patienten kann nicht genügend betont werden. Ärzte müssen die beste Informationsquelle der Patienten über ihre Krankheit sein. Je mehr Informationen sie erhalten, umso motivierter sind sie für eine Teilnahme an der Behandlungsplanung und umso wahrscheinlicher ist es, dass sie an die Überwindung der krankheitsbedingten Hindernisse glauben. Die Patienten müssen ihren Ärzten vertrauen und an deren Wissen sowie daran glauben, dass sie an ihrer Heilung interessiert sind. Kooperative, konstruktive Beziehungen mit Ärzten fördern dieses Vertrauen. Die Beteiligung an der Therapieplanung trägt zur Stärkung des Selbstvertrauens bei den Patienten bei, welches wiederum zur Genesung beiträgt. Die Behandlungszufriedenheit der Patienten nimmt zu, wenn die Ärzte ihre Gefühle akzeptieren und sich empathisch verhalten.

Aufgeklärte, eingebundene Patienten haben eine höhere Compliance und sind eher bereit, neue Ansätze auszuprobieren, bis die für sie beste Therapie gefunden ist. Das Wissen über Symptome und Auslöser gibt ihnen die Möglichkeit, Hilfe zu suchen, bevor sich die Symptome verschlechtern und eine Krise auftritt. Durch das höhere Vertrauen in ihre Heilungschancen können sie ihr eigenes Wohlbefinden besser definieren und haben bessere Grundlagen, es zu erreichen. Die Ärzte müssen ihre eigene Kommunikationsform beobachten und sicherstellen, dass die Patienten die angebotenen Informationen auch verstehen und umsetzen können. Direkte Fragen im Rahmen von Routinebesuchen können verdeckte affektive Störungen und Bedenken des Patienten über die Behandlung aufdecken, sodass der Arzt den Patienten effektiver behandeln kann. Dabei sollte der kulturelle Hintergrund des Patienten berücksichtigt werden und die Behandlungspläne entsprechend abgestimmt sein.

Die Ärzte müssen den Patienten beim Erstellen von Behandlungs- und Lebenszielen helfen. Auch die Familien sollten aufgeklärt und gegebenenfalls in die Therapie eingeschlossen werden. Die Patienten sollten ermuntert werden, sich einer Selbsthilfegruppe anzuschließen, in der sie ihre Erfahrungen teilen können. Selbsthilfegruppen können das Zugehörigkeitsgefühl der Patienten wiederherstellen und ihnen die Kraft geben, ihre Lebensziele zu verfolgen.

Niedrige Erwartungen behindern die Genesung. Die Ärzte müssen jedem Patienten ein Gefühl der Hoffnung vermitteln, egal wie krank er ist. Zertifizierte Selbsthilfespezialisten können den Patienten Hoffnung vermitteln, ihnen bei der Aufstellung bestimmter Ziele helfen und sie an die notwendigen Ressourcen heranführen.

Depression und bipolare Störung sind zerstörerisch und tödlich, aber es besteht die Möglichkeit der vollständigen Heilung. Am besten ist sie zu erreichen, wenn der Arzt auf die individuellen Bedürfnisse des Patienten achtet, deutlich und effektiv mit ihm spricht und dem Patienten die Möglichkeiten an die Hand gibt, vollständig zu genesen und ein wertvoller Bestandteil der Gesellschaft zu sein.

# Literatur

1. American Foundation for Suicide Prevention, www.afsp.org, Facts about Suicide, accessed 10/6/04.
2. Depression and Bipolar Support Alliance. General Public Survey Findings. Chicago, IL: Lipman Hearne, 2002, not published.
3. Ibid.
4. Depression and Bipolar Support Alliance. Living with Bipolar Disorder: How Far Have We Really Come? Chicago, IL: Depression and Bipolar Support Alliance, 2001.
5. Depression and Bipolar Support Alliance. Beyond Diagnosis: A Landmark Survey of Patients, Partners and Health Professionals on Depression and Treatment. Chicago, IL: Depression and Bipolar Support Alliance, 2000.
6. Ibid., Executive Summary, Graphs, Figure 14, Chicago, IL.
7. Ibid., Figure 12.
8. American Psychiatric Association. Diagnostic and Statistical Manual of Mental Disorders, 4th ed. Washington, DC: Outline for Cultural Formulation and Glossary of Culture-Bound Syndromes, 1994, p. 843.
9. Depression and Bipolar Support Alliance. Treatment Satisfaction Online Survey, 2002, not published.
10. Siehe Ref. 5.
11. Ibid.
12. Depression and Bipolar Support Alliance. Psychiatric Hospitalization, A Guide for Families, 2004.
13. Siehe Ref. 9.
14. Depression and Bipolar Support Alliance. National DMDA Support Group Survey of 2,049 people from 190 cities in 38 states. Presented at American Psychiatric Association Annual Meeting, 1999.
15. Ibid.
16. Depression and Bipolar Support Alliance. Outreach 2004.
17. Emerging New Practices in Organized Peer Support: Report from NTAC's National Experts Meeting on Emerging New Practices in Organized Peer Support, March 17–18, 2003, Alexandria, VA, 25 www.nasmhpd.org/publications.cfm, accessed 10/6/04.
18. Siehe Ref. 16. Abschnitt II: Endokrinologische und metabolische Erkrankungen

# Abschnitt II:

# Endokrinologische und metabolische Erkrankungen

# 6 Depression und Diabetes

JEFFREY P. STAAB, DWIGHT L. EVANS UND DOMINIQUE L. MUSSELMAN
FÜR DIE DEUTSCHE AUSGABE: ANDREA PFENNIG UND MICHAEL BAUER

## Einleitung

Diabetes und Depression sind hochprävalente, chronische Krankheiten, die mit erheblichen emotionalen und körperlichen Leiden einhergehen, zum früheren Tod sowie zu erheblichen Kosten für das Gesundheitssystem führen [1–4]. Im Laufe der letzten 25 Jahre wurde in Studien häufig eine Komorbidität von Diabetes und Depression beschrieben [5–8]. Untersuchungen zu biologischen [9–25] und psychosozialen Einflussfaktoren [8, 26–35] können möglicherweise eine Erklärung für die Beziehung beider Erkrankungen zueinander herbeiführen [36]. Therapiestudien, in denen sowohl die depressiven Symptome als auch die glykämische Kontrolle verbessert werden sollen, sind derzeit noch rar [37–41].

Dieses Kapitel des Buches widmet sich der Epidemiologie von komorbidem Diabetes bei Depressionen, den multiplen Wechselwirkungen dieser beiden Krankheitsbilder, möglichen pathophysiologischen und psychosozialen Zusammenhängen sowie den derzeitig vorhandenen Daten zur Wirksamkeit der verschiedenen Therapieansätze.

## Epidemiologie

Die Prävalenz des Diabetes nimmt weltweit rasch zu. Anhand von Daten der Weltgesundheitsorganisation (WHO) schätzten Wild und Kollegen [7], dass etwa 171 Millionen Menschen weltweit im Jahre 2000 unter einem Diabetes litten und sagten voraus, dass diese Zahl sich bis zum Jahre 2030 wegen der überwiegend sitzenden Betätigungen, der Urbanisierung, der zunehmenden Adipositas und den Auswirkungen der alternden Population mehr als verdoppelt haben wird. Diabetes ist eine der führenden Todesursachen weltweit [42] und trägt als Risikofaktor zur Morbidität und Mortalität kardiovaskulärer und zerebrovaskulärer Krankheiten bei [43].

Diabetes und Depression führen zu einer erheblichen Beeinträchtigung und reduzierten Funktionsfähigkeit sowie zu einer ökonomischen Belastung der Betroffenen und der Gesellschaft [2, 49]. In dem mit 30.000 Personen durchgeführten National Health Interview Survey war die Leistungsfähigkeit von Patienten mit Diabetes oder Depression 2,5- bis 3-mal häufiger eingeschränkt als bei Gesunden, während sie bei Patienten mit beiden Erkrankungen um den Faktor sieben häufiger eingeschränkt war [3]. Die volkswirtschaftlichen Kosten der medizinischen Versorgung von Diabetikern sind erheblich, eine komorbide Depression erhöht die Belastung weiter. In einer US-amerikanischen Studie mit

1.694 Personen betrugen die durchschnittlichen Kosten für die medizinische Versorgung in drei Jahren bei unkompliziertem Diabetes 14.223 US-$. Eine begleitende Depression erhöhte die Kosten um 50 % [4]. Eine Untersuchung zur medizinischen Versorgung älterer Patienten zeigte, dass die Gesamtkosten der ambulanten und stationären Versorgung bei Depression und Diabetes deutlich höher lagen als bei alleinigem Diabetes [1].

In den letzten 25 Jahren wurde die Prävalenz der Depression bei Patienten mit Diabetes in zahlreichen Studien anhand diagnostischer Fragebögen untersucht, die entweder vom Arzt oder vom Patienten ausgefüllt wurden. Die Ergebnisse zweier Metaanalysen zeigen bei Patienten mit Diabetes in den Studien mit vom Arzt ausgefüllten Fragebögen eine Prävalenz der majoren Depression von 9–14 % [5, 6]. Bei Verwendung von durch die Patienten selbst ausgefüllten Fragebögen kamen beide Metaanalysen für mittelschwere bis schwere Depression auf Prävalenzen von 26 bzw. 32 %. Damit wurde eine etwa doppelt so hohe Prävalenz verglichen mit der Allgemeinbevölkerung festgestellt. Ein Survey mit 10.000 Einwohnern New Yorks bestätigte die Verdopplung der Häufigkeit von Depressionen bei Diabetikern [8]. Patienten mit Diabetes und Depression lebten zudem häufiger in Armut, litten häufiger unter einem allgemein schlechteren Gesundheitszustand, hatten häufiger keinen Zugang zu adäquater medizinischer Versorgung und häufiger ihren Partner verloren. Im Versorgungsalltag wird dennoch bei Diabetikern das hohe Maß an Depression und sozioökonomischen Stressoren oftmals nicht ausreichend gewürdigt [50, 51]. So wurde von einer großen Health Maintenance Organization (HMO) nur bei 51 % der allgemeinärztlich behandelten Diabetiker mit Depression die Depression auch festgestellt. Unter den Patienten mit diagnostizierter Depression erhielten nur 43 % ein Antidepressivum und 7 % mehr als drei psychotherapeutische Sitzungen [51].

# Pathophysiologie

## Auswirkungen des Diabetes auf die Entwicklung der Depression

Der Diabetes kann durch den Leidensdruck zur Entwicklung einer depressiven Erkrankung beitragen.

### Krankheitslast
Lustman und Mitarbeiter führten eine Metaanalyse von Querschnittstudien an Patienten mit Diabetes mellitus Typ 1 und 2 durch [28]. Sie stellten fest, dass die Schwere der depressiven Symptome mit dem Spiegel des glykosylierten Hämoglobins (HbA1C) korreliert ($r = 0{,}28$, 95 % Konfidenzintervall: 0,2–0,36). Patienten mit diabetischen Komplikationen weisen ausgeprägtere Depressionen auf [30–33], und Patienten mit Depressionen klagen doppelt so häufig über körper-

liche Symptome verglichen mit jenen ohne Depressionen [34]. Die Lebensqualität ist bei Patienten mit gleichzeitigem Vorliegen von Diabetes und Depression niedriger als bei jenen mit nur einer der beiden Erkrankungen [35].

Eine randomisierte, kontrollierte Studie mit 569 Patienten mit Diabetes Typ 2 kam zu dem Ergebnis, dass eine bessere glykämische Kontrolle vermutlich die psychische Komorbidität reduziert [52]. Die Depression war bei denjenigen, die eine bessere glykämische Kontrolle erreichten, geringer ausgeprägt und die Lebensqualität höher, allerdings erreichten diese Veränderungen keine statistische Signifikanz, was vermutlich auf die kurze Studiendauer von drei Monaten zurückzuführen ist.

Neben den Studien, die einen Zusammenhang zwischen Diabetes und Depression fanden, gibt es auch Studien, die einen solchen nicht bestätigen konnten. In einer holländischen Studie wurden 2.280 Patienten im Alter von 55–85 Jahren prospektiv über sechs Jahre regelmäßig bezüglich ihrer körperlichen und seelischen Gesundheit untersucht [53]. Lungenerkrankungen, Arthritis, koronare Herzkrankheit und Tumorerkrankungen gingen jeweils mit einer schwereren Depression einher, für Diabetes wurde keine Assoziation gefunden. Die Autoren sind der Ansicht, dass die von ihnen durchgeführte statistische Kontrolle für andere vorliegende somatische (wie kardiale) Erkrankungen für das von anderen Studien abweichende Ergebnis verantwortlich sein könnte. Eine Studie mit 303 Patienten afro-amerikanischen Ursprungs in der allgemeinärztlichen Versorgung der USA konnte ebenfalls keine erhöhte Prävalenz der Depression bei Patienten mit Diabetes finden [54]. Allerdings suchten Diabetiker mit Depression dreimal häufiger Notfallambulanzen auf und wiesen dreimal mehr stationäre Liegetage auf als nicht depressive Diabetiker.

**Soziale Faktoren**
Sozioökonomische Faktoren beeinflussen den Zusammenhang von Depression und Diabetes. Bei Diabetikern, die nicht verheiratet sind, eine schlechte Ausbildung, ein geringeres Einkommen oder begrenzte soziale Ressourcen haben oder negativen Lebensereignissen ausgesetzt sind, besteht ein höheres Risiko für eine Depression [8, 27, 30, 55]. Frauen mit Diabetes geben häufiger eine psychische Überlastung an als Männer. Diese sozialen Risikofaktoren treffen nicht nur für Patienten mit Diabetes zu, sie erhöhen auch bei psychisch Gesunden das Risiko für eine Depression. Bei Diabetikern scheinen die sozialen Faktoren jedoch im frühen Krankheitsverlauf einen besonderen Einfluss zu entfalten, während der Einfluss medizinischer Faktoren (wie diabetische Komplikationen) im späteren Krankheitsverlauf zunimmt [55].

**Krankheitsspezifische biologische Faktoren**
Seit den 1930er-Jahren wird bei Patienten mit majoren Depressionen eine Veränderung des Glukosehaushalts beschrieben [57–61]. Erste Studien zeigten, dass depressive Patienten im Insulin-Toleranztest (ITT) abgeschwächt reagierten [58,

62, 63]. Die Glukoseverwertung im Glukose-Toleranztest (GTT) war bei nicht diabetischen Patienten mit majorer Depression geringer und der Plasmainsulinspiegel höher als bei gesunden Kontrollen [59, 60, 64]. In einer Untersuchungsserie beschrieben Amsterdam und Mitarbeiter einen abgeschwächten Glukoseabfall in Reaktion auf den ITT bei Männern, nicht jedoch bei Frauen, mit unipolarer und bipolarer Depression sowie einen tendenzielle Insulinresistenz bei Männern mit melancholischer Depression [9–11]. Außerdem fanden sie bei 28 somatisch gesunden unbehandelten Patienten mit majorer Depression im Vergleich zu 21 gesunden Kontrollen höhere basale Glukosewerte, eine stärkere Zunahme der Serumglukose, eine ausgeprägtere Insulinreaktion und stärkere Glukagonänderungen während des GTT. Die Kurven für die Glukose- und Insulinverwertung bei den depressiven Patienten ähnelten denen von Patienten mit nicht-insulinabhängigem Diabetes mellitus. Patienten mit melancholischen Symptomen zeigten die größten Abweichungen. Diese Ergebnisse lassen vermuten, dass die majore Depression sogar bei Patienten ohne Diabetes eine relative Insulinresistenz verursacht. Bei Diabetikern kann der Serumglukosespiegel während einer depressiven Episode ansteigen [65–67], bei erfolgreicher Behandlung der majoren Depression bessert sich oft auch die glykämische Kontrolle [67–69].

Die Insulinresistenz bei Patienten mit majorer Depression kann verschiedene Ursachen haben. Neben Belegen für die vermehrte Freisetzung von gegenregulativ wirkenden Hormonen gibt es in der Literatur zahlreiche Belege dafür, dass Patienten mit majorer Depression vermehrt Glukokortikoide produzieren, sodass Konzentrationen ähnlich denen beim Cushing-Syndrom entstehen [70]. Die vermehrte Aktivität der Hypothalamus-Hypophysen-Nebennieren-Achse verursacht eine weitere metabolische Belastung neben der beeinträchtigten Insulin- und Glukagonverwertung.

Serotonin spielt vermutlich eine wichtige Rolle bei der glykämischen Kontrolle. In Tierstudien senkte der Serotoninvorläufer 5-HTP den Blutglukosespiegel unabhängig von der Insulinfreisetzung. Diese Wirkung ließ sich durch den Serotoninantagonisten Cyproheptadin blockieren [71]. Weitere Tierstudien zeigten, dass selektive Serotonin-Wiederaufnahmehemmer (SSRI) den Plasmaglukosespiegel signifikant senken können [70]. Fluoxetin verbesserte bei adipösen Patienten mit nicht-insulinpflichtigem Diabetes ohne Depression die glykämische Kontrolle, reduzierte den HbA1C-Spiegel und senkte den täglichen Insulinbedarf im Vergleich zu Patienten, die mit Placebo behandelt wurden [73, 74]. Fluoxetin erhöhte außerdem vermutlich die Glukose-Clearance [75].

Ein weiteres Bindeglied zwischen Depression und Diabetes ist vermutlich das Immunsystem. Bei Diabetikern setzt das Fettgewebe exzessive Mengen proinflammatorischer Zytokine, Interleukin (IL)-1, IL-6 und Tumor-Nekrose-Faktor-$\alpha$(TNF-$\alpha$) frei [12]. Mit zunehmendem Alter tragen oft auch Monozyten und Makrophagen zu diesen erhöhten Spiegeln bei [13, 14]. Die Überexpression dieser Zytokine hemmt die Insulinwirkung [13, 15–18]. Daneben scheint sie verantwortlich für das Auftreten eines bestimmten Krankheitsverhaltens zu sein, das mit Anorexie, Anhedonie, Müdigkeit, Schwerfälligkeit und Vernachlässigung einhergeht und einer majoren Depression ähnelt [19, 20]. Bei Patienten mit

Major Depression mit und ohne begleitende medizinische Erkrankung wurden erhöhte IL-6-Spiegel nachgewiesen [21–25]. Die möglichen Zusammenhänge zwischen Zytokinaktivierung, Diabetes und Depression werden derzeit untersucht.

## Auswirkungen der Depression auf die Entwicklung eines Diabetes

Inaktivität und Adipositas sind Risikofaktoren für die Entwicklung eines Diabetes Typ 2 [76]. Bei Patienten mit psychischen Erkrankungen gelten dieselben Risikofaktoren wie in der Allgemeinbevölkerung. Allerdings zeigten epidemiologische Studien, dass klinisch signifikante depressive Symptome vermutlich zur Entwicklung eines Diabetes Typ 2 beitragen. Sieben Studien mit mehr als 100.000 Probanden mit Nachbeobachtungsphasen von 2–13 Jahren zeigten ein um 13–181 % erhöhtes Risiko eines Diabetes Typ 2 unter Patienten, die bei der Ausgangsuntersuchung depressiv waren, im Gegensatz zu den Nicht-Depressiven [77–83]. Die ausführlichste dieser Studien ermittelte einen starken Zusammenhang zwischen einer Depression bei Studienbeginn und Risikofaktoren für Diabetes wie einen höheren Body-Mass-Index, höhere Nüchterninsulinwerte und eine höhere Kalorienaufnahme sowie eine geringere körperliche Aktivität [81]. Alle sieben Studien kamen zu dem Ergebnis, dass eine Depression ein signifikanter Risikofaktor für einen neu auftretenden Diabetes ist, selbst nach Kontrolle demographischer und diabetischer Risikofaktoren. Eine große holländische Studie zeigte, dass Patienten mit unipolarer Depression und solche mit bipolarer Störung mit höherer Wahrscheinlichkeit einen Diabetes entwickeln als Patienten mit Osteoarthritis [84]. Die U.S. National Health and Nutrition Examination Epidemiologic Study erbrachte für die Gesamtgruppe der Probanden kein höheres Risiko für die Entwicklung eines Diabetes bei Vorliegen einer Depression, nachdem für die Diabetes-Risikofaktoren kontrolliert wurde [85]. Bei den Probanden mit niedrigerer Schulbildung und demzufolge vermutlich niedrigerem sozioökonomischem Status jedoch ging die Depression mit einem dreifach höheren Diabetesrisiko im Laufe von 15 Jahren einher [86].

Bei Diabetikern führt eine begleitende Depression zu einer geringeren Compliance für Patientenschulungen, Sport, die Einnahme oraler Antidiabetika und Ernährungsumstellung [87–90] sowie zu einer stärkeren funktionellen Beeinträchtigung und höheren Gesundheitskosten [3, 87, 91]. Eine Metaanalyse zeigte, dass Patienten mit Diabetes und Depression eine schlechtere glykämische Kontrolle und vermehrt diabetische Komplikationen wie Polyneuropathie, Retinopathie, Nephropathie, Gefäßerkrankungen und sexuelle Dysfunktion aufwiesen [20]. Eine nachfolgende Studie an 2.830 älteren Amerikanern hispanischen Ursprungs bestätigte die Auswirkungen der Depression auf die Komplikationen des Diabetes [92]. Eine prospektive Studie an 117 Jugendlichen stellte fest, dass jene mit klinisch signifikanten depressiven Symptomen bei Studienbeginn in der zweijährigen Beobachtungsphase höhere HbA1C-Spiegel aufwiesen [93].

Bei Depression und Diabetes besteht oft auch ein besonders hohes Risiko für eine koronare Herzkrankheit. Eine zehnjährige prospektive Studie an 76 Frauen mit Diabetes Typ 1 und Typ2 zeigte einen früheren Beginn der koronaren Herzkrankheit bei Patientinnen mit Depression als bei jenen ohne, wobei der Unterschied auch nach Kontrolle für andere Risikofaktoren signifikant blieb [52]. Patienten mit Diabetes und Depression weisen 1,5- bis 2-mal häufiger mindestens drei kardiale Risikofaktoren auf als solche ohne Depression, einschließlich der Faktoren Rauchen, sitzende Tätigkeit und Adipositas [94].

Somit stellt die Depression vermutlich ein zweifaches Risiko für Diabetes dar, indem sie erstens die Wahrscheinlichkeit für das Auftreten eines Diabetes Typ 2 und zweitens das Risiko für somatische Komplikationen bei Diabetikern erhöht. Die Mechanismen, welche diesen erhöhten Risiken zugrunde liegen, sind nicht vollständig geklärt. Die oben beschriebenen biologischen Faktoren müssen in weiteren prospektiven Studien geklärt werden.

# Medizinische Versorgung

## Diagnostik

Patienten mit chronischen körperlichen Erkrankungen stellen eine besondere Herausforderung bei der Diagnostik der majoren Depression dar, da die somatischen Krankheiten selbst zu Veränderungen von Schlaf, Appetit und Energieniveau führen können und so einer Depression ähneln [96]. Zudem tritt bei Patienten mit schwerwiegenden somatischen Erkrankungen im Verlauf oftmals eine Form von Resignation bzw. Entmutigung ein. In dieser Beziehung unterscheidet sich der Diabetes nicht von anderen chronischen körperlichen Krankheiten. Eine gelegentlich vorhandene Resignation bzw. Entmutigung ist nicht ungewöhnlich, eine dauerhaft gedrückte Stimmung, Anhedonie und Interessenverlust an den normalen Aktivitäten weisen jedoch auf eine majore Depression hin. Auch exzessive Schuldgefühle, Gefühle der Hoffnungslosigkeit und Wertlosigkeit sowie Suizidgedanken gehören nicht zur gesunden psychischen Adaptation an einen Diabetes, sondern sind Symptome einer depressiven Erkrankung [98]. „Symptomamplifikation" kann ein weiterer Hinweis auf eine Depression sein. Patienten mit Diabetes und begleitender Depression klagen häufiger über körperliche Symptome als jene ohne Depression, einschließlich Symptomen, die sich nicht ohne weiteres durch die somatische Krankheit erklären lassen [87].

## Behandlung

Die erfolgreiche Therapie der majoren Depression könnte zu einem günstigeren Verlauf des Diabetes führen, da die Compliance, die glykämische Kontrolle und die Lebensqualität verbessert werden können. Nach einer fünfjährigen prospektiven Beobachtung von Patienten mit Diabetes und Depression beschrieben Lustman und Mitarbeiter den natürlichen Verlauf der Depression bei Diabetikern als „maligne" und schwerwiegender als bei somatisch gesunden Personen [99].

Bislang publizierte kontrollierte klinische Studien zur antidepressiven Behandlung von Diabetikern umfassen Psychotherapie-Studien [38], die Gabe von Antidepressiva [37, 39] und die Anwendung erweiterter Versorgungskonzepte [40, 41]. In einer achtwöchigen klinischen Untersuchung [37] reduzierte das trizyklische Antidepressivum (TZA) Nortriptylin (Serumspiegel 50–150 ng/ml) die depressiven Symptome bei 14 Patienten mit Diabetes Typ 1 und Typ 2 effektiver als Placebo, hatte jedoch keine Auswirkungen auf den HbA1C-Spiegel und beeinträchtigte (gemessen an der Serumglukose) vermutlich die glykämische Kontrolle. Auch Fluoxetin ( 40 mg/d) war Placebo bei der Behandlung der depressiven Symptome von 60 Patienten mit Diabetes Typ 1 und Typ 2 in einer achtwöchigen Studie überlegen [39]. Die effektive Behandlung der Depression ging jedoch auch hier nicht mit einer Verbesserung des HbA1C einher, wobei Fluoxetin im Gegensatz zu Nortriptylin die Serumglukose nicht erhöhte. Katon und Mitarbeiter randomisierten 329 Patienten mit Diabetes und majorer Depression oder Dysthymie zu allgemeinärztlicher Versorgung „wie üblich" oder zu erweiterter antidepressiver Behandlung mit Fallmanagement, Compliance-fördernden Maßnahmen und Problem-Lösungs-Therapie (engl.: problem solving therapy) [40]. Die Patienten mit erweiterter Behandlungsstrategie wiesen nach sechs und zwölf Monaten eine bessere Compliance, eine stärkere Abnahme der depressiven Symptome und eine ausgeprägtere Besserung der Lebensqualität auf. Die glykämische Kontrolle, gemessen mittels HbA1C, besserte sich jedoch nicht. Dabei ist zu beachten, dass die Patienten beider Gruppen an einem Diabetes-Management-Programm teilnahmen und die HbA1C-Ausgangswerte nur leicht auf 8 % erhöht waren, was die fehlende Verbesserung der glykämischen Kontrolle mit erklären könnte. Williams und Mitarbeiter untersuchten 293 Patienten mit Diabetes im Alter über 60 Jahre, die aus einer größeren Studie zur erweiterten antidepressiven Therapie in der allgemeinärztlichen Versorgung rekrutiert wurden [41]. Die Interventionen entsprachen etwa denen der Katon-Studie [40]. Die Depression hatte sich nach sechs und zwölf Monaten deutlich gebessert. Die glykämische Kontrolle blieb unverändert, wobei die Patienten insgesamt bereits zu Beginn gut eingestellt waren (der durchschnittliche HbA1C-Wert betrug 7,3 %).

Lustman und Mitarbeiter [38] randomisierten 51 Patienten mit Diabetes Typ 2 zu einer zehnwöchigen kognitiven Verhaltenstherapie zur Behandlung der Depression zusätzlich zu einer Diabetesschulung oder zu einer alleinigen Diabetesschulung. Die kognitive Verhaltenstherapie wirkte bei der Messung nach 6 Monaten besser gegen die depressiven Symptome und reduzierte den HbA1C um 0,7 % im Vergleich zur Behandlung mit Diabetesschulung allein. Dieser Unterschied war jedoch nach zwölf Monaten nicht mehr signifikant.

Insgesamt zeigen die bislang veröffentlichten kontrollierten Studien zur antidepressiven Therapie bei Diabetes, dass die Depression erfolgreich behandelt werden kann. Allerdings führte dies nicht zu einer nachhaltigen Reduktion des HbA1C. Bislang ist nur unzureichend untersucht, ob sich auch weitere Faktoren der Gesamtkrankheitslast (wie Leistungseinschränkung, häufige Arztbesuche usw.) mit der Reduktion der depressiven Symptome bessern.

Studien zur Antidepressivagabe und zu psychosozialen Interventionen (allerdings ohne Kontrollbedingung) zeigten bei Patienten ohne klinisch signifikante depressive Symptome direkte Auswirkungen auf die glykämischen Parameter. Bei adipösen, nicht depressiven Patienten mit Diabetes Typ 2 zeigten zwei Studien, dass die vierwöchige Behandlung mit Fluoxetin 60 mg/d die Insulinsensitivität verbesserte. Die Patienten nahmen nicht ab und wiesen keine Reduktion ihrer HbA1C-Spiegel auf [74, 75]. In zwei weiteren Studien zur Fluoxetinbehandlung (60 mg/d) bei nicht depressiven Patienten mit Diabetes Typ 2 nahmen HbA1C und Gewicht nach sechs Monaten ab [100, 101], wobei dieser Effekt nach zwölf Monaten nicht mehr nachweisbar war [101]. Ein Gruppen-Stressmanagement-Programm zusätzlich zu einer Diabetesschulung führte bei diabetischen Patienten ohne Depression ebenfalls zu einer Besserung der glykämischen Kontrolle, wohingegen bei alleiniger Diabetesschulung keine Veränderung zu verzeichnen war [102]. Stressmanagement-Patienten zeigten eine 0,5%ige Reduktion der HbA1C-Spiegel.

## Überlegungen zur Wahl der antidepressiven Therapie

### Medikamentöse Behandlung
Seit der Einführung der Antidepressiva im den 1960er-Jahren ist bekannt, dass sie die Plasmaglukosekonzentration anheben können.

Für die beiden Monoaminooxidase-Hemmer (MAO-Hemmer) Phenelzin und Isocarboxazid wurde gezeigt, dass sie die Plasmaglukosespiegel leicht senken [60, 69]. Allerdings können die notwendigen diätetischen Einschränkungen (tyraminarme Kost) die Ernährungskontrolle des Diabetes beeinträchtigen und das Potenzial der orthostatischen Hypotonie kann die orthostatische Intoleranz bei Patienten mit diabetischer Polyneuropathie verstärken [103].

Trizyklische Antidepressiva werden in niedriger Dosis zur Behandlung der diabetischen Polyneuropathie eingesetzt. Placebokontrollierte klinische Studien zeigten, dass die TZA Desipramin und Amitriptylin bei der Behandlung dieses Krankheitsbildes effektiver sind als SSRI [104, 105]. Potenzielle Nebenwirkungen der TZA wie Gewichtszunahme, Hyperglykämie, orthostatische Hypotonie und Chinidin-artige Effekte auf die kardiale Überleitung sind vor allem bei höheren Dosierungen, wie sie für eine effektive antidepressive Behandlung erforderlich sind, zu beachten.

SSRI und andere Antidepressiva der neuen Generation wie Venlafaxin, Duloxetin, Bupropion und Mirtazapin scheinen bei depressiven Patienten mit Diabetes besser verträglich und sicherer zu sein. Sie sind mit weniger anticholinergen, antiadrenergen und kardialen Nebenwirkungen als TZA verbunden und verursachen weniger Orthostase und Arzneimittelwechselwirkungen als MAO-Hemmer

[96]. In einer achtwöchigen Studie an depressiven Patienten ohne Diabetes [19] sank der durchschnittliche Nüchternglukosespiegel bei den mit Fluoxetin 20–40 mg/d behandelten Patienten von 88 auf 80 mg/dl, während er bei Patienten, die mit Imipramin 75–200 mg/d behandelt wurden, von 87 auf 97 mg/d anstieg [106].

SSRI sind die Medikamente der ersten Wahl bei depressiven Patienten mit Diabetes. Allerdings bergen einige dieser Substanzen das Potenzial für Arzneimittelwechselwirkungen, da sie hepatische Cytochrom(CYP)-P450-Isoenzyme hemmen. Fluoxetin und Fluvoxamine hemmen CYP 3A4 und können so den Metabolismus von Pioglitazon, Repaglinid und Nateglinid beeinflussen und dadurch unerwartete hypoglykämische Episoden hervorrufen. Fluoxetin, Fluvoxamin und hoch dosiertes Sertralin hemmen CYP 2C9, welches die Sulfonylharnstoffe, Tolbutamid (Orinase) und Glimeprid (Amaryl) verstoffwechselt. Allerdings gibt es keine klinischen Berichte über signifikante Interaktionen zwischen den SSRI und diesen Substanzen [107]. Bei gesunden Probanden verminderte hoch dosiertes Sertralin (200 mg/d) die Tolbutamid-Clearance um nur 16 % [108].

Mehrere psychotrope Wirkstoffe, die bei Patienten mit Depression eingesetzt werden, können potenziell zur Gewichtszunahme führen. Unter den Antidepressiva geht Mirtazapin am häufigsten mit dieser Nebenwirkung einher [109, 110]. Die neue Generation der atypischen Neuroleptika und Antiepileptika wird zunehmend in der antidepressiven Behandlung eingesetzt. Einige dieser Substanzen gehen häufig mit Gewichtszunahme einher (wie Valproat, Olanzapin, Quetiapin). Die US-amerikanische Food and Drug Administration (FDA) hat die Hersteller aller atypischen Neuroleptika aufgefordert, ihre Produkte mit einer Warnung über die potenzielle Auslösung eines Diabetes, die Verschlechterung der Diabeteskontrolle und die Erhöhung der Blutfette zu versehen. Derzeit wird diskutiert, welche dieser Substanzen die geringsten metabolischen Nebenwirkungen hat. Es wird empfohlen, bei Diabetikern, welche diese Medikamente einnehmen müssen, eine engmaschigere Stoffwechselkontrolle durchzuführen [111–113].


**Psychotherapie**
Neben der bereits beschriebenen kontrollierten Studie mit kognitiver Verhaltenstherapie [37] wurden zahlreiche andere Studien mit psychologischer Intervention bei Patienten mit Diabetes durchgeführt. Diese umfassten Biofeedback [114], computergestütztes Selbstmonitoring der depressiven Symptome [115] und Stressbewältigungstraining [116] für Patienten ohne Depression oder mit nur geringfügig ausgeprägten depressiven Symptomen. Die depressiven Symptome besserten sich unter der Behandlung gut, eine dauerhafte Besserung der glykämischen Kontrolle konnte jedoch nicht erreicht werden.

**Kombination pharmalogischer und nicht-pharmakologischer Behandlung**
Die Kombination von Antidepressiva und Psychotherapie zur Behandlung der Depression bei Diabetikern ist nur unzureichend untersucht. Dieser Ansatz wird in den Praxisleitlinien zur Behandlung der Depression empfohlen [117] und erwies sich bei somatisch gesunden Patienten als signifikant wirkungsvoller als die jeweiligen Monotherapien [118].

# Schlussfolgerungen

Die Prävalenz der majoren depressiven Erkrankung und von klinisch signifikanten depressiven Symptomen ist bei Patienten mit Diabetes doppelt so hoch wie in der Allgemeinbevölkerung. Es gibt zunehmend Hinweise darauf, dass die Depression ein Risikofaktor für das Neuauftreten eines Diabetes und schwere diabetische Komplikationen ist. Zu den biologischen Faktoren, welche den Zusammenhang von Diabetes und Depression erklären könnten, gehören die Veränderung der Insulin- und Glukagondynamik, der Hypothalamus-Hypophysen-Nebennieren-Achse und der Immunsystemaktivierung. Psychosoziale Faktoren wie eine verminderte Motivation für gesundheitsförderndes Verhalten scheinen ebenfalls eine Rolle zu spielen. Es gibt wenige gut kontrollierte Interventionsstudien, welche die Effektivität der Behandlung der Depression bei Diabetes untersuchten. Die verfügbaren Daten legen nahe, dass Antidepressiva und Psychotherapie die depressiven Symptome effektiv reduzieren können, eine entsprechende Besserung der glykämischen Kontrolle wurde jedoch bislang nicht nachgewiesen. Weitere potenziell nützliche Effekte der Behandlung der Depression wie höhere Patientenzufriedenheit, verbesserte Schmerzkontrolle und niedrigere allgemeine Behandlungskosten wurden in den Studien nur wenig beleuchtet.

# Literatur

1. Finkelstein EA, Bray JW, Chen H, et al. Prevalence and costs of major depression among elderly claimants with diabetes. Diabetes Care 2003; 26:415.

2. Goetzel RZ, Hawkins K, Ozminkowski RJ, et al. The health and productivity cost burden of the "top 10" physical and mental health conditions affecting six large U.S. employers in 1999. J Occup Environ Med 2003;45:5.

3. Egede LE. Diabetes, major depression, and functional disability among U.S. adults. Diabetes Care 2004;27:421.

4. Gilmer TP, O'connor PJ, Rush WA, et al. Predictors of health care costs in adults with diabetes. Diabetes Care 2005;28:59.

5. Gavard JA, Lustman PJ, Clouse RE. Prevalence of depression in adults with diabetes. An epidemiological evaluation. Diabetes Care 1993; 16:1167.

6. Anderson RJ, Freedland KE, Clouse RE, et al. The prevalence of comorbid depression in adults with diabetes: A meta-analysis. Diab Care 2001;24: 1069.

7. Wild S, Roglic G, Green A, et al. Global prevalence of diabetes: Estimates for the year 2000 and projections for 2030. Diabetes Care 2004;27:1047.

8. Centers for Disease Control and Prevention: Serious psychological distress among persons with diabetes–New York City, 2003. MMWR Morb Mortal Wkly Rep 2004;53:1089.

9. Amsterdam JD, Schweizer E, Winokur A. Multiple hormonal responses to insulin-induced hypoglycemia in depressed and normal volunteers. Am J Psychiatry 1987;144:170.

10. Winokur A, Maislin G, Phillips JL, et al. Insulin resistance after oral glucose tolerance testing in patients with major depression. Am J Psychiatry 1988;145:325.

11. Amsterdam JD, Maislin G. Hormonal responses during insulin-induced hypoglycemia in manicdepressed, unipolar depressed and healthy control subjects. J Clin End Metab 1991; 73:541.

12. Fried SK, Bunkin DA, Greenburg AS. Omental and subcutaneous adipose tissue of obese subjects release interleukin-6: Depot difference and regulation by glucocorticoid. J Clin End Metab 1998;83:847.

13. Fernandez-Real JM, Vayred M, Richart C, et al. Circulating interleukin 6 levels, blood pressure, and insulin insensitivity in apparently healthy men and women. J Clin Endo Metab 2001;86:1154.

14. Paolisso G, Rizzo MR, Mazziotti G, et al. Advancing age and insulin resistance: Role of plasma tumor necrosis factor-alpha. Am J Physiol 1998; 275(2 pt 1):E294.

15. Hotamisligil GS, Peraldi P, Budavari A, et al. IRS-1-mediated inhibition of insulin receptor tyrosine kinase activity in TNF-alpha- and obesityinduced insulin resistance. Science 1994; 271:665.

16. Hotamisligil GS, Spiegelman BM. Tumor necrosis factor a: A key component of the obesitydiabetes link. Diabetes 1994;43:1271.

17. Kern PA, Saghizadeh M, Ong JM, et al. The expression of tumor necrosis factor in human adipose tissue. Regulation by obesity, weight loss, and relationship to lipoprotein lipase. J Clin Invest 1995;95:2111.

18. Saghizadeh M, Ong JM, Garvey WT, et al. The expression of TNFa by human muscle. Relationship to insulin resistance. J Clin Invest 1996; 97:1111.

19. Kent S, Bluthe RM, Kelley KW, et al. Sickness behavior as a new target for

drug development. Trends Pharmacol Sci 1992;13:24.

20. Yirmiya R. Endotoxin produces a depressivelike episode in rats. Brain Res 1996;711:163.

21. Maes M, Delange J, Ranjan R, et al. Acute phase proteins in schizophrenia, mania and major depression: Modulation by psychotropic drugs. Psychiatr Res 1996;66:1.

22. Berk M, Wadee AA, Kuschke RH, et al. Acute phase proteins in major depression. J Psychosom Res 1997; 43:529.

23. Frommberger UH, Bauer J, Haselbauer P, et al. Interleukin-6-(IL-6) plasma levels in depression and schizophrenia: Comparison between the acute state and after remission. Eur Arch Psychiatr Clin Neurosci 1997; 247:228.

24. Musselman DL, Miller AH, Porter MR, et al. Higher than normal plasma interleukin- 6 concentrations in cancer patients with depression. Am J Psychiatry 2001;158:1252.

25. Miller GE, Stetler CA, Carney RM, et al. Clinical depression and inflamatory risk markers for coronary heart disease. Am J Cardiol 2002;90:1279.

26. Lloyd CE, Matthews KA, Wing RR, et al. Psychosocial factors and complications of IDDM: The Pittsburgh Epidemiology of Diabetes Complications Study. Diabetes Care 1992;15: 166.

27. Kumari M, Head J, Marmot M. Prospective study of social and other risk factors for incidence of type 2 diabetes in the Whitehall II study. Arch Intern Med 2004;164:1873.

28. Lustman PJ, Anderson RJ, Freedland KE, et al. Depression and poor glycemic control: A metaanalytic review of the literature. Diabetes 2000;23:934.

29. de Groot M, Anderson R, Freedland KE, et al. Association of depression and diabetes complications: A meta-

analysis. Psychosom Med 2001;63: 619.

30. Peyrot M, Rubin RR. Levels and risks of depression and anxiety symptomatology among diabetic adults. Diabetes Care 1997;20:585.

31. Vinnamaki H, Niskanen L, Uusitupa M. Mental well-being in people with non-insulin dependent diabetes. Acta Psychiatr Scand 1995;92:392.

32. Ziemer DC, Ferguson SY, Royal-Fletcher L, et al. Depression: A major barrier to diabetes management. Diabetes 1999;48(Suppl 1):A320.

33. Xu L, Ren J, Cheng M, et al. Depressive symptoms and risk factors in Chinese persons with type 2 diabetes. Arch Med Res 2004;35:301.

34. Ludman EJ, Katon W, Russo J, et al. Depression and diabetes symptom burden. Gen Hosp Psychiatry 2004; 26:430.

35. Goldney RD, Phillips PJ, Fisher LJ, et al. Diabetes, depression, and quality of life: A population study. Diabetes Care 2004;27:1066.

36. Musselman DL, Betan E, Larsen H, et al. Relationship of depression to diabetes types 1 and 2: Epidemiology, biology, and treatment. Biol Psychiatry 2003;54:317.

37. Lustman PJ, Griffith LS, Clouse RE, et al. Effects of nortriptyline on depression and glucose regulation in diabetes: Results of a double-blind, placebo-controlled trial. Psychosom Med 1997;59:241.

38. Lustman PJ, Griffith LS, Freedland KE, et al. Cognitive behavior therapy for depression in type 2 diabetes mellitus: A randomized, controlled trial. Ann Intern Med 1998;129:613.

39. Lustman PJ, Freedland KE, Griffith LS, et al. Fluoxetine for depression in diabetes: A randomized, double-blind, placebo-controlled trial. Diabetes Care 2000;23:618.

40. Katon WJ, Von Korff M, Lin EH, et al. The Pathways Study: A randomized

trial of collaborative care in patients with diabetes and depression. Arch Gen Psychiatry 2004;61:1042.

41. Williams Jr JW, Katon W, Lin EH, et al. The effectiveness of depression care management on diabetes-related outcomes in older patients. Ann Intern Med 2004;140:1015.

42. Yach D, Hawkes C, Gould CL, et al. The global burden of chronic diseases: Overcoming impediments to prevention and control. JAMA 2004; 291:2616.

43. Fox CS, Coady S, Sorlie PD, et al. Trends in cardiovascular complications of diabetes. JAMA 2004;292: 2495.

44. Beem SE, Machala M, Holman C, et al. Aiming at "de feet" and diabetes: A rural model to increase annual foot examinations. Am J Public Health 2004;94:1664.

45. Moreland ME, Kilbourne AM, Engelhardt JB, et al. Diabetes preventive care and non-traumatic lower extremity amputation rates. J Healthc Qual 2004;26:12.

46. Gregg EW, Sorlie P, Paulose-Ram R, et al. Prevalence of lower-extremity disease in the US adult population 40 years of age with and without diabetes: 1999–2000 national health and nutrition examination survey. Diabetes Care 2004;27:1591.

47. Cusick M, Chew EY, Hoogwerf B, et al. Risk factors for renal replacement therapy in the Early Treatment Diabetic Retinopathy Study (ETDRS), Early Treatment Diabetic Retinopathy Study Report No. 26. Kidney Int 2004;66:1173.

48. Centers for Disease Control and Prevention (CDC): Prevalence of visual impairment and selected eye diseases among persons aged 50 years with and without diabetes—United States, 2002. MMWR Morb Mortal Wkly Rep 2004;53:1069.

49. Evans DL, Charney DS. Mood disorders and medical illness: A major public health problem. Biol Psychiatry 2003;54:177.

50. Skaer TL, Robison LM, Sclar DA, et al. Use of antidepressant pharmacotherapy within the first year after diagnosis of diabetes mellitus: A study of a Medicaid population. Curr Ther Res Clin Exp 1999;60:415.

51. Katon WJ, Simon G, Russo J, et al. Quality of depression care in a population-based sample of patients with diabetes and major depression. Med Care 2004;42:1222.

52. Testa MA, Simonson DC. Health economic benefits and quality of life during improved glycemic control in patients with type 2 diabetes mellitus. JAMA 1998;280:1490.

53. Bisschop MI, Kriegsman DM, Deeg DJ, et al. The longitudinal relation between chronic diseases and depression in older persons in the community: The Longitudinal Aging Study Amsterdam. J Clin Epidemiol 2004; 57:187.

54. Husaini BA, Hull PC, Sherkat DE, et al. Diabetes, depression, and health-care utilization among African Americans in primary care. J Natl Med Assoc 2004;96:476.

55. Fisher L, Chesla CA, Mullan JT, et al. Contributors to depression in Latino and European-American patients with type 2 diabetes. Diabetes Care 2001;24:1751.

56. Lustman PJ, Griffith LS, Clouse RE. Depression in adults with diabetes. Results of 5-yr follow-up study. Diabetes Care 1988;11:605.

57. McCowan PK, Quastel JH. Blood sugar studies in abnormal mental states. J Mental Sci 1931;77:525.

58. Freeman H. Resistance to insulin in mentally disturbed soldiers. Arch Neurol Psychiatry 1946;56:74.

59. Pryce IG. The relationship between glucose tolerance, body weight, and

clinical state. J Mental Sci 1958;104: 1079.

60. Van Praag HM, Leijnse B. Depression, glucose tolerance, peripheral glucose uptake and their alterations under the influence of anti-depressive drugs of the hydrazine type. Psychopharmacologia (Berlin) 1965;8:65.

61. Mueller PS, Heninger GR, McDonald RK. Intravenous glucose tolerance test in depression. Arch Gen Psychiatry 1968;21:470.

62. Sachar EJ, Finkelstein J, Hellman L. Growth hormone responses in depressive illness, 1: Response to insulin tolerance test. Arch Gen Psychiatry 1971;25:263.

63. Casper RC, Davis JM, Pandey G, et al. Neuroendocrine and amine studies in affective illness. Psychoneuroendocrinology 1977;2:105.

64. Wright JH, Jacisin JJ, Radin NS, et al. Glucose metabolism in unipolar depression. Br J Psychiatry 1978;132: 386.

65. Crammer J, Gillies C. Psychiatric aspects of diabetes mellitus: Diabetes and depression. (Letter to editor) Br J Psychiatry 1981;139:171.

66. Kronfol Z, Greden J, Carroll B. Psychiatric aspects of diabetes mellitus: Diabetes and depression. (Letter to editor) Br J Psychiatry 1981;139:172.

67. Finestone DH, Weinwe RD. Effects of ECT on diabetes mellitus. Acta Psychiatr Scand 1984;70:321.

68. Yudofsky SC, Rosenthal NE. ECT in a depressed patient with adult onset diabetes mellitus. Am J Psychiatry 1980;137:100.

69. Goodnick PJ, Kumar A, Henry JH, et al. Scrtraline in coexisting major de pression and diabetes mellitus. Psychopharmacol Bull 1997;33:261.

70. Amsterdam JD, Maislin G, Winokur A, et al. The assessment of abnormalities in hormonal responsiveness at multiple levels of the hypothalamicpituitary-adrenocortical axis in depressiv illness. Psychoneuroendocrinol 1989;14:43.

71. Goodnick PJ, Henry JH, Buki VMV. Treatment of depression in patients with diabetes mellitus. J Clin Psychiatry 1995;56:128.

72. Erenmemisoglu A, Ozdogan UK, Saraymen R, et al. Effect of some antidepressants on glycaemia and insulin levels of normoglycaemic and alloxan-induced hyperglycaemic mice. J Pharm Pharmacol 1999;51:741.

73. Gray DS, Fujioka K, Devine W, et al. Fluoxetine treatment of the obese diabetic. Int Obesity 1992;16:193.

74. Potter van Loon BJ, Radder JK, Frolich M, et al. Fluoxetine increases insulin action in obese nondiabetic and in obese non-insulin-dependent diabetic individuals. Int J Obesity 1992;16:79.

75. Mahuex P, Ducros F, Bourque J, et al. Fluoxetine improves insulin sensitivity in obese patients with non-insulin-dependent diabetes mellitus independently of weight loss. Int J Obesity 1997;21:97.

76. Hayward C. Psychiatric illness and cardiovascular disease risk. Epidemiol Rev 1995;17:129.

77. Eaton WW, Armenian H, Gallo J, et al. Depression and risk for onset of type II diabetes: A prospective population-based study. Diabetes Care 1996;22:109.

78. Kawakami N, Tkatsuka N, Shimuza H, et al. Depressive symptoms and occurrence of type 2 diabetes among Japanese men. Diabetes Care 1999; 22.

79. Arroyo C, Hu FB, Ryan LM, et al. Depressive symptoms and risk of type 2 diabetes in women. Diabetes Care 2004;27:129.

80. Everson-Rose SA, Meyer PM, Powell LH, et al. Depressive symptoms, insulin resistance, and risk of diabetes in women at midlife. Diabetes Care 2004;27:2856.

81. Golden SH, Williams JE, Ford DE, et al. Depressive symptoms and the risk of type 2 diabetes: The Atherosclerosis Risk in Communities study. Diabetes Care 2004;27:429.

82. Palinkas LA, Lee PP, Barrett-Connor E. A prospective study of Type 2 diabetes and depressive symptoms in the elderly: The Rancho Bernardo Study. Diabetes Med 2004;21:1185.

83. van den Akker M, Schuurman A, Metsemakers J, et al. Is depression related to subsequent diabetes mellitus? Acta Psychiatr Scand 2004;110:178.

84. Kessing LV, Nilsson FM, Siersma V, et al. Increased risk of developing diabetes in depressive and bipolar disorders? J Psychiatr Res 2004;38:395.

85. Saydah SH, Brancati FL, Golden SH, et al. Depressive symptoms and the risk of type 2 diabetes mellitus in a US sample. Diabetes Metab Res Rev 2003;19:202.

86. Carnethon MR, Kinder LS, Fair JM, et al. Symptoms of depression as a risk factor for incident diabetes: Findings from the National Health and Nutrition Examination Epidemiologic Follow-up Study, 1971–1992. Am J Epidemiol 2003;158:416.

87. Ciechanowski PS, Katon WJ, Russo JE. Depression and diabetes: Impact of depressive symptoms on adherence, function, and costs. Arch Int Med 2000;1160:3278.

88. Lin EH, Katon W, Von Korff M, et al. Relationship of depression and diabetes self-care, medication adherence, and preventive care. Diabetes Care 2004;27:2154.

89. McKellar JD, Humphreys K, Piette JD, et al. Depression increases diabetes symptoms by complicating patients' self-care adherence. Diabetes Educ 2004;30:485.

90. Park H, Hong Y, Lee H, et al. Individuals with type 2 diabetes and depressive symptoms exhibited lower adherence with self-care. J Clin Epidemiol 2004;57:978.

91. Katon WJ, Von Korff M, Lin E, et al. Populationbased care of depression: Effective disease management strategies to decrease prevalence. Gen Hosp Psychiatry 1997;19:169.

92. Black SA, Markides KS, Ray LA. Depression predicts increased incidence of adverse health outcomes in older Mexican Americans with type 2 diabetes. Diabetes Care 2003;26: 2822.

93. Whittemore R, Kanner S, Singleton S, et al. Correlates of depressive symptoms in adolescents with type 1 diabetes. Pediatr Diabetes 2002;3:135.

94. Katon WJ, Lin EH, Russo J, et al. Cardiac risk factors in patients with diabetes mellitus and major depression. J Gen Intern Med 2004;19:1192.

95. Marcus MD, Wing RR, Guare J, et al. Lifetime prevalence of major depression and its effect on treatment outcome in obese type II diabetic patients. Diabetes Care 1992;15:253.

96. Evans DL, Staab JP, Petitto JM, et al. Depression in the medical setting: Biopsychological interactions and treatment considerations. J Clin Psychiatry 1999;60(Suppl 4):40.

97. Staab JP, Datto, CJ, Weinrieb RM, et al. Detection and diagnosis of psychiatric disorders in primary medical care settings. Med Clin North Am 2001;85:579.

98. Lustman PJ, Freedland KE, Carney RM, et al. Similarity of depression in diabetic and psychiatric patients. Psychosom Med 1992;54:602.

99. Lustman PJ, Griffith LS, Clouse RE, et al. Depression in adults with diabetes. Results of 5-yr follow-up study. Diabetes Care 1988;11:605.

100. O'Kane M, Wiles PG, Wales JK. Fluoxetine in the treatment of obese type 2 diabetic patients. Diabetes Med 1994;11:105.

101. Bruem L, Bjerre U, Bak JF, et al. Long-term effects of fluoxetine on glyce-

mic control in obese patients with non-insuline-dependent diabetes mellitus or glucose intolerance: Influence on muscle glycogen synthase and insulin receptor kinase activity. Metab Clin Exp 1995;44:1570.

102. Surwit RS, Williams RB, Siegler IC, et al. Hostility, race, and glucose metabolism in nondiabetic individuals. Diabetes Care 2002;25:835.

103. Rabkin J, Quitkin F, Harrison W, et al. Adverse reactions to monoamine oxidase inhibitors, I: A comparative study. J Clin Psychopharmacol 1984; 4:270.

104. Max MB, Kishore-Kumar R, Schafer SC, et al. Efficacy of desipramine in painful diabetic neuropathy: A placebo-controlled trial. Pain 1991;45:3.

105. Max MB, Lynch SA, Muir J, et al. Effects of desipramine, amitriptyline, and fluoxetine in diabetic neuropathy. N Engl J Med 1992;326:1250.

106. Ghaeli P, Shahsavand E, Mesbahi M, et al. Comparing the effects of 8-week treatment with fluoxetine and imipramine on fasting blood glucose of patients with major depressive disorder. J Clin Psychopharmacol 2004; 24:386.

107. DeVane CL, Markowitz JS. Psychoactive drug interactions with pharmacotherapy for diabetes. Psychopharmacol Bull 2002;36:40.

108. Tremaine LM, Wilner KD, Preskorn SH. A study of the potential effect of sertraline on the pharmacokinetics and protein binding of tolbutamide. Clin Pharmacokinet 1992;32(Suppl 1):31.

109. Sussman N, Ginsberg DL, Bikoff J. Effects of nefazodone on body weight: A pooled analysis of selective serotonin reuptake inhibitor-and imipramine-controlled trials. J Clin Psychiatry 2001;62:256.

110. Fava M. Weight gain and antidepressants. J Clin Psychiatry 2002;61 (Suppl 11):37.

111. Dunlop BW, Sternberg M, Phillips LS, et al. Disturbed glucose metabolism among patients taking olanzapine and typical antipsychotics. Psychopharmacol Bull 2003;37:99.

112. Serynak MJ, Leslie DL, Alarcon RD, et al. Association of diabetes mellitus with use of atypical neuroleptics in the treatment of schizophrenia. Am J Psychiatry 2002;159:561.

113. American Diabetes Association, American Psychiatric Association, American Association of Clinical Endocrinologists, et al. Consensus development conference on antipsychotic drugs and obesity and diabetes. Diabetes Care 2004;27:596.

114. Lane JD, McCaskill CC, Williams PG, et al. Personality correlates of glycemic control in type 2 diabetes. Diabetes Care 2000;23:1321.

115. Pouwer F, Snoek FJ, van der Ploeg HM, et al. Monitoring of psychological well-being in outpatients with diabetes: Effects on mood, HbA(1c), and the patient's evaluation of the quality of diabetes care: A randomized controlled trial. Diabetes Care 2001;24:1929.

116. Spiess K, Sachs G, Pietschmann P, et al. A program to reduce onset distress in unselected type I diabetic patients: Effects on psychological variables and metabolic control. Eur J Endocrinol 1995;132:580.

117. American Psychiatric Association: Major depressive disorder (second edition), in American Psychiatric Association Practice Guidelines for the Treatment of Psychiatric Disorders. Washington, DC: American Psychiatric Publishing, 2004.

118. Keller MB, McCullough JP, Klein DN, et al. A comparison of nefazodone, the cognitive behavioral-analysis system of psychotherapy, and their combination for the treatment of chronic depression. N Engl J Med 2000;342:1462.

# 7 Depression und Adipositas

ALBERT STUNKARD, MYLES S. FAITH UND KELLY C. ALLISON
FÜR DIE DEUTSCHE AUSGABE: ANKE ROHDE

## Diagnostik

Der Zustand der Adipositas ist durch die Ablagerung exzessiver Fettmengen im Körper gekennzeichnet [1]. In der klinischen Praxis wird der Begriff Übergewicht (korrigiert nach Höhe) stellvertretend für das Körperfett beurteilt. Dies scheint durchaus sinnvoll zu sein, da Körpergewicht und Fett, insbesondere bei starkem Übergewicht, ausgeprägt korrelieren. Übergewicht wird mithilfe des Body-Mass-Index definiert (BMI = Körpergewicht in Kilogramm geteilt durch Körpergröße in Metern zum Quadrat) [1]. Als Übergewicht gilt ein BMI von 25–30, von Adipositas spricht man bei einem BMI von mehr als 30 [2]. Diese Werte wurden willkürlich festgelegt, und es gibt keinen physiologisch definierten Schwellenwert für Übergewicht oder Adipositas. Am praktischsten dürfte der visuelle Test sein: Wenn jemand übergewichtig *aussieht,* dann *ist* er das auch.

Adipositas ist eine häufige Störung, deren Häufigkeit weiter ansteigt. Derzeit sind 30,5 % der US-amerikanischen Bevölkerung adipös und weitere 34 % übergewichtig [3]. Die Prävalenz hängt von Alter, ethnischer Herkunft, sozioökonomischem Status und anderen Variablen ab.

## Pathogenese

Wie entsteht Adipositas? In gewisser Weise ist die Antwort einfach: durch die Zufuhr von mehr Kalorien, als sie in Form von Energie verbrannt werden. Die Ursachen der Adipositas finden sich in der Steuerung des Körpergewichts (was primär der Regulation des Körperfettes entspricht). Wie diese Regulation erfolgt, ist bisher nur unvollständig geklärt. Allerdings wissen wir, dass das Körpergewicht sehr präzise eingestellt ist. Im Laufe des Lebens nimmt ein Mensch durchschnittlich 60 Millionen Kilokalorien zu sich. Die Zu- oder Abnahme von 20 pounds (entspricht etwa 9 kg) oder 72.000 kcal entspricht einer Abweichung von nicht mehr als 0,001 % [4]. Die zur Adipositas beitragenden Faktoren werden unterteilt in genetische, Umwelt- und an der Regulation beteiligte Faktoren.

Klassische Zwillingsstudien haben für das Körpergewicht eine ausgeprägte Heredität nachgewiesen, die prozentuale Varianz liegt bei etwa 80 % [5]. Selbst eine Studie an eineiigen Zwillingen, die nach der Geburt getrennt aufwuchsen, ein Verfahren, das den Bias der klassischen Zwillingsstudien umgeht, schätzte den Erblichkeitsfaktor in dieser Höhe ein [6]. Die Entwicklung der Adipositas wird stark von Umweltfaktoren beeinflusst, was durch den ausgeprägten Einfluss des sozialen Status [7] und durch die rapide, epidemie-artige Zunahme der

229

Adipositas in den letzten Jahren auf beeindruckende Weise deutlich wurde. Zu diesen Einflussfaktoren gehören der Verzehr kalorienreicher schmackhafter Nahrungsmittel und Bewegungsmangel.

## Zusammenhang von Depression und Adipositas

Übergewicht und Adipositas zusammengenommen betreffen etwa 65 % der US-Amerikaner [3]. Da die Prävalenz der Depression auf 10 % geschätzt wurde [8], besteht die Möglichkeit, dass beide Störungen zufällig gemeinsam auftreten, und jahrelang ging man davon aus, dass es sich überwiegend um ein zufälliges Zusammentreffen von Depression und Adipositas in der Bevölkerung handelt. Die Forschung der letzten Jahre hat jedoch zahlreiche Einflussfaktoren aufgedeckt, die sowohl mit der Depression als auch mit der Adipositas zusammenhängen. Unter bestimmten Bedingungen beeinflusst die Depression die Adipositas, unter anderen Umständen die Adipositas die Depression.

Der Einfluss von Moderatoren und Mediatoren erfreut sich in der Psychiatrie zunehmender Aufmerksamkeit [9]. Moderatoren legen fest, bei wem und unter welchen Bedingungen bestimmte Faktoren ihre Wirkung entfalten können. Mediatoren legen fest, warum und wie dies geschieht. Moderatoren gehen dem Ereignis wegbereitend voraus. Mediatoren fallen zwischen das Ereignis und das Ergebnis. In der vorliegenden Analyse sind Moderatoren definiert als Variablen der anlagebedingten Kovariation von Adipositas und Depression, während Mediatoren die kausalen Faktoren zwischen Adipositas und Depression sind.

Durch Identifikation von Moderatoren wie Geschlecht, ethnische Abstammung und Alter würden die adipösen Menschen herausgefiltert, bei denen mit höherer Wahrscheinlichkeit eine Depression auftritt und die am ehesten eine psychiatrische Behandlung erhalten sollten. Ebenso wären durch die Aufdeckung von Mediatoren (physiologischen oder verhaltensbedingten) und die Verdeutlichung der Entstehungswege von Adipositas und Depression gezieltere pharmakologische und die Lebensweise betreffende Interventionen möglich.

## Moderatoren und Mediatoren

Tabelle 7.1 zeigt eine Aufstellung möglicher Moderatoren und Mediatoren für Depression und Adipositas.

### Mögliche moderierende Faktoren

**Schwere der Depression**
Der erste Faktor, der einen Zusammenhang zwischen Depression und Adipositas begünstigen kann, ist die Schwere der Depression. Wenigstens eine prospektive

**Tabelle 7.1** Mögliche Moderatoren und Mediatoren für Depression und Adipositas

| Moderatoren | Mediatoren |
| --- | --- |
| Schwere der Depression | Essen und körperliche Bewegung |
| Schwere der Adipositas | Sticheleien |
| Geschlecht | Essstörung |
| Sozioökonomischer Status | Stress |
| Gen-Umwelt-Interaktionen | |
| Schlechte Kindheitserfahrungen | |

Studie hat gezeigt, dass das Vorliegen einer *klinischen* Depression als Vorhersageparameter für die Entwicklung einer Adipositas herangezogen werden kann. Pine et al. [10] stellten fest, dass eine Major Depression bei 6- bis 19-Jährigen einen höheren BMI im Erwachsenenalter voraussagte als bei Personen ohne Depression (BMI von 26,1 vs. 24,2). In weiteren Studien konnte keine Assoziation zwischen der Ausprägung einer *subklinischen* Depression und Adipositas hergestellt werden [11]. Die Ergebnisse dieser Studien legen nahe, dass die Schwere der Depression die Assoziation mit der Adipositas bestimmt.

### Schwere und Art der Adipositas

Ebenso wie die Schwere einer Depression bestimmt, wie stark sie sich auf eine Adipositas auswirkt, bestimmt auch das Ausmaß der Adipositas, wie stark diese sich auf die Depression auswirkt. Abbildung 7.1 zeigt ein Beispiel aus den Daten der National Health and Nutrition Examination Survey (NHANES)-III, welches den Zusammenhang zwischen Ausmaß der Adipositas und Prävalenz der Major Depression verdeutlicht (Martin and Moore, persönliche Mitteilung, 24. April 2002). Bei den schlanksten Jugendlichen im Alter von 15–19 Jahren war die Depression selten und kam bei den schlanksten Jungen sogar überhaupt nicht vor. Unter den übergewichtigsten Jugendlichen, auf der 95. bis 100. Perzentile, bestand hingegen eine hochsignifikante Prävalenz der Major Depression (20 % für Jungen und 30 % für Mädchen).

In einer Studie zu den Vorhersagefaktoren von Gewichtsveränderungen im Rahmen einer unipolaren Depression untersuchten Stunkard et al. [6] insgesamt 53 unbehandelte ambulante Patienten während zwei getrennter Episoden einer schweren Depression. Diese Studie kam zu wenigstens zwei bemerkenswerten Ergebnissen. Zunächst bestand in beiden Episoden eine ausgeprägte Übereinstimmung bezüglich der Richtung der Gewichtsveränderung, indem Patienten, die während der ersten Episode zugenommen hatten, auch in der zweiten Episode mit hoher Wahrscheinlichkeit zunahmen, während Patienten, die während der ersten Episode abgenommen hatten, mit hoher Wahrscheinlichkeit auch während der zweiten Episode abnahmen. Zweitens bestand eine positive Korrelation zwischen dem BMI und der Gewichtsveränderung während der depressiven Episoden, indem die schwereren Patienten eher mehr an Gewicht zunahmen ($r = 0,30$, $P < 0,05$). Das legt nahe, dass der Zusammenhang zwischen

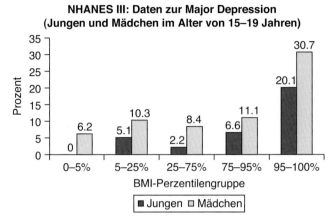

**Abbildung 7.1** Zusammenhang zwischen BMI und Major Depression bei Jungen und Mädchen zwischen 15 und 19 Jahren. Es besteht kaum ein Unterschied in der Prävalenz der Depression als Funktion des BMI, bis die 95. Perzentile erreicht wird. Dann wird die Prävalenz der Major Depression (20 % für Jungen, 30 % für Mädchen) für Jugendliche ungewöhnlich hoch. Quelle: nach Martin und Moore. Persönliche Mitteilung, 24. April 2002. Verwendung der Daten mit freundlicher Genehmigung von Shapeup America. (www.shapeup.org)

Adipositas und Depression vom initialen Gewichtsstatus eines Patienten abhängt.

Vor kurzem wurde festgestellt, dass eventuell die Verteilung des Körperfetts den Zusammenhang zwischen Adipositas und Depression beeinflusst [12]. Eine depressive Stimmung war selbst nach Kontrolle für andere Einflussfaktoren positiv mit viszeralem Fettgewebe assoziiert ($P = 0{,}007$). Allerdings bestand kein Zusammenhang mit dem subkutanen Fett. Dieser Zusammenhang scheint für

**Tabelle 7.2**  Adjustierte Odds Ratios* für kategorische und kontinuierliche Interaktionen von Gewicht und Geschlecht

|  | Major Depression, OR (95% CI) |
|---|---|
| Gehaltenes Gewicht (BMI)† | |
|    Männer | 0,55 (0,48, 0,63) |
|    Frauen | 1,22 (1,06, 1,40) |
| Adipös vs. normalgewichtig | |
|    Männer | 0,63 (0,60, 0,67) |
|    Frauen | 1,37 (1,09, 1,65) |

Abkürzungen: OR = Odds Ratio; 95% CI = 95 % Konfidenzintervall

\* Alle ORs sind nach ethnischer Herkunft, Alter, Bildung, Einkommen des letzten Jahres, Eigenanamnese und der Interaktion zwischen ethnischer Herkunft und Gewicht adjustiert.

† Die Odds Ratios werden für eine Veränderung des Body-Mass-Index (BMI) von 10 Einheiten angegeben.

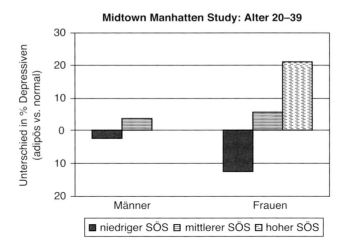

**Abbildung 7.2** Unterschiedliche Prävalenz der Depression als Funktion von Geschlecht und sozioökonomischem Status (SÖS) in der Midtown Manhattan Study (nach Moore et al., 1962). Bei Männern mit hohem sozioökonomischem Status betrug der Unterschied der Prävalenz der Depression nahezu Null, daher ist der zugehörige Balken in der Abbildung nicht dargestellt.

die Depression typisch zu sein, da BMI und Taillenumfang positiv mit dem viszeralen und dem subkutanen Fettgewebe korrelierten.

## Geschlecht

Mehrere Studien belegen Unterschiede zwischen Männern und Frauen bezüglich des Zusammenhangs zwischen Adipositas und Depression. So zeigten Istvan et al. [13] einen positiven Zusammenhang zwischen Depression und Adipositas bei Frauen, nicht jedoch bei Männern. Auch Faith et al. [14] ermittelten einen positiven Zusammenhang zwischen Neurotizismus und BMI bei Frauen, aber nicht bei Männern. Ein beeindruckendes Beispiel für die unterschiedlichen Zusammenhänge zwischen Depression und Adipositas bei Männern und Frauen zeigt Tabelle 7.2 aus Carpenter et al. [15]. Die Adipositas bei Frauen war mit einer 37%igen *Zunahme* der Major Depression assoziiert, während Adipositas bei Männern zu einer 37%igen *Abnahme* der Major Depression führte.

## Sozioökonomischer Status

Der Zusammenhang zwischen Depression und Adipositas scheint abhängig vom sozioökonomischen Status zu sein [16]. Abbildung 7.2, adaptiert nach den Daten der Midtown Manhattan Study [17], zeigt, dass der prozentuale Unterschied bezüglich Depressionen zwischen normalgewichtigen und adipösen Männern nicht mit dem sozioökonomischen Status zusammenhing. Unter den

Frauen hingegen sagte der sozioökonomische Status den Zusammenhang zwischen Depression und Adipositas voraus. Adipositas ging bei Frauen mit hohem sozioökonomischem Status vermehrt mit einer Depression einher, bei Frauen mit niedrigem sozioökonomischem Status hingegen seltener. Carpenter et al. [15] ermittelten ähnliche Zusammenhänge bei weißen und schwarzen Frauen.

## Alter

DiPietro et al.18 untersuchten den prospektiven Zusammenhang zwischen depressiven Symptomen, gemessen mit der Center for Epidemiologic Studies Depression Scale (CED-S), und Gewichtsveränderungen in einer Bevölkerungsstichprobe. Die Teilnehmer wurden zwischen 1971 und 1975 in die NHANES aufgenommen und 1982–1984 im Rahmen der National Health Epidemiologic Follow-up Study erneut untersucht. Die Ergebnisse zeigten bestimmte Muster bei den jüngeren im Vergleich zu den älteren (> 55 Jahre) Teilnehmern. Unter den jüngeren Männern nahmen diejenigen mit Depression bei Studienbeginn fast 3 kg mehr bis zur Nachuntersuchung zu als die bei Studienbeginn nicht depressiven Männer. Dieser Effekt wurde vom Bildungsstand weiter beeinflusst, indem jüngere Männer mit Depression und < 12 Jahren Schulbildung bei Studienbeginn im Laufe der Zeit stärker an Gewicht zunahmen als junge Männer mit Depression aber ≥ 12 Jahren Schulbildung bei Studienbeginn (6,2 kg vs. 1,2 kg). Im Gegensatz dazu nahmen junge Frauen mit Depression bei Studienbeginn im Laufe der Zeit etwas weniger Gewicht zu als jene ohne Depression bei Studienbeginn. Auch bei jungen Frauen wurde dieser Effekt von der Bildung beeinflusst, indem diejenigen mit < 12 Jahren Schulbildung stärker zunahmen als solche mit ≥ 12 Jahren Schulbildung bei Studienbeginn (3,2 kg vs. 0,6 kg). Bei den älteren Teilnehmern ging eine Depression zu Studienbeginn bei Männern und Frauen mit einer stärkeren Gewichtsabnahme im Laufe der Zeit einher.

## Schlechte Kindheitserfahrungen

Auch durch negative Kindheitserfahrungen kann ein Zusammenhang zwischen Adipositas und Depression entstehen, da diese mit einer deutlichen Zunahme der Adipositas assoziiert sind. Obwohl die vorhandenen Studien nicht die Komorbidität von Adipositas und Depression an sich untersucht haben, können frühkindliche negative Lebenserfahrungen die Entstehung beider Krankheitsbilder begünstigen. Betrachten wir zunächst die Adipositas. Eine prospektive Studie aus Kopenhagen von Lissau und Sorensen [19] ermittelte einen beeindruckenden Zusammenhang zwischen Vernachlässigung in der Kindheit und Adipositas im Erwachsenenalter. Die von ihren Lehrern im Alter von zehn Jahren als vernachlässigt bewerteten Kinder ($n = 756$) hatten eine 7,1-fach erhöhte Wahrscheinlichkeit für eine Adipositas im Alter von 20 Jahren ($P < 0,0001$) im Vergleich zu den anderen Kindern. Die von ihren Lehrern als „ungepflegt und vernachlässigt" identifizierten Kinder hatten sogar ein Risiko von 9,8 ($P < 0,0001$) für eine Adipositas im Erwachsenenalter. Auch Felitti und Mitarbeiter

[20–23] ermittelten in einer Studie an 13.177 Mitgliedern einer Health Maintenance Organization, dass Missbrauch in der Kindheit (sexuell, verbal oder körperliche Misshandlung sowie Angst vor körperlicher Misshandlung) mit einer Adipositas im Erwachsenenalter assoziiert war. Die Exposition gegenüber allen vier Missbrauchsformen in maximaler Ausprägung führte zu einem relativen Risiko für einen BMI ≥ 30 von 1,46 (1,16–1,85) und für einen BMI ≥ 40 von 2,54 (1,21–3,35). Bezüglich der Behandlung berichteten King et al. [24] von 22 adipösen Frauen, die in der Kindheit oder Jugend sexuell missbraucht worden waren und im selben Gewichtsreduktionsprogramm deutlich weniger Gewicht abnahmen (15,3 ± 10,1 kg) als 22 nicht sexuell missbrauchte Frauen (23,5 ± 8,8 kg; $P < 0,01$).

Hinsichtlich der Auswirkungen körperlicher Misshandlungen auf eine Depression berichtet Harris (2001) über einen Zusammenhang zwischen traumatischen Erfahrungen im Kleinkindalter und einer Depression im späteren Leben. Dabei betont er die nachteiligen Effekte von Machtlosigkeit, Ausgeliefertsein und Demütigung als wegbereitende Faktoren für eine Depression. So entwickelten Mädchen, die körperlich oder sexuell missbraucht worden waren, signifikant häufiger depressive Symptome als nicht missbrauchte Mädchen [25]. Felitti et al. [21] stellten fest, dass ein ausgeprägter Missbrauch in der Kindheit mit einem relativen Risiko von 4,6 (3,8; 5,6) für eine klinische Depression assoziiert ist. Zudem fanden sich in einer Laborstudie bei einer Gruppe von Frauen Zusammenhänge zwischen einem Missbrauch in der Vorgeschichte und der Reaktion des adrenocorticotropen Hormons (ACTH) [26].

## Gen-Umwelt-Interaktionen

Theoretisch besteht die Möglichkeit, dass der Zusammenhang zwischen Depression und Adipositas durch Interaktionen zwischen Genen und Umwelt beeinflusst wird. Diese Möglichkeit wird in Abbildung 7.3 dargestellt, welche die Kovariation von BMI und Depression auf eine weit verbreitete Gruppe beteiligter Gene und Umweltfaktoren zurückführt. Ein derartiges Modell wurde von Kendler et al. [27] für Studien zur genetischen Epidemiologie entwickelt. Die Belege für eine genetische Korrelation lassen sich von den Pfadkoeffizienten a und b ableiten, Belege für eine „Umwelt-Korrelation" von den Pfadkoeffizienten c und d. Unter Verwendung dieser Modelle stellten Kendler und Mitarbeiter fest, dass der Entstehung von Major Depression und Alkoholismus eine gemeinsame Gengruppe zugrunde liegt, während an Phobien, generalisierter Angststörung, Panikstörung und Bulimia nervosa eine andere Gengruppe beteiligt ist [27]. In der Literatur finden sich auch Belege für eine vergleichbare genetische Korrelation zwischen Depression und Körpergewicht [28].

## Mögliche Mediatoren

### Ernährung und körperliche Bewegung
Die für die Adipositas wichtigsten Faktoren sind Ernährung und körperliche Bewegung, die jeweils vermutlich auch eine wichtige Rolle bei den Zusammenhängen mit der Depression spielen. Obwohl nach DSM-IV zu den diagnostischen Kriterien der Major Depression auch eine übermäßige Nahrungsaufnahme mit Gewichtszunahme (und zu geringe Nahrungsaufnahme mit Gewichtsabnahme) gehört [29], wurden nur wenige Untersuchungen zum möglichen Einfluss von Ernährung und körperlicher Bewegung auf einen Zusammenhang zwischen Depression und Adipositas durchgeführt. Es bestehen jedoch Hinweise auf einen derartigen Zusammenhang. Bewegungsmangel ist nicht nur für viele Menschen mit Depression typisch [30, 31], sondern erlaubt auch die Vorhersage einer Gewichtszunahme. Zudem wurde körperliche Bewegung erfolgreich zur Behandlung der Depression eingesetzt [32].

### Hänseleien
Jeder hat schon einmal beobachtet, welchen Einfluss Sticheleien auf das Selbstvertrauen und Selbstwertgefühl haben können, und viele von uns haben das irgendwann auch am eigenen Leib erfahren. Adipöse Menschen sind von Kindheit an das Ziel von Hänseleien und anderen verbalen Attacken, deren Auswirkungen sich in der deutlich höheren Rate an Depressionen bei adipösen Men-

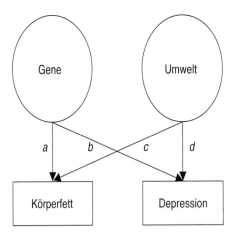

**Abbildung 7.3** Piktogramm der „genetischen Korrelation" und „Umwelt-Korrelation" von Depression und Adipositas. Die Pfade a und b beziehen sich auf eine gemeinsame Gengruppe, welche Körperfett und Depression beeinflusst und eine Abschätzung der genetischen Korrelation zwischen Körperfett und Depression erlaubt. Die Pfade c und d bezeichnen eine gemeinsame Gruppe von Umweltfaktoren, welche Körperfett und Depression beeinflussen und Rückschlüsse auf die Korrelation von Umwelteinflüssen und Körperfett bzw. Depression ermöglichen.

schen zeigen [33]. Eine vor kurzem durchgeführte Studie zeigte, dass das Stigma der Adipositas, das bereits in den 1960er Jahren ein schwere Last bedeutete, in den letzten 43 Jahren messbar zugenommen hat [34]. Eine aufschlussreiche dreijährige prospektive Studie an Jugendlichen zeigte, wie Hänseleien den Zusammenhang zwischen Adipositas und dem späteren Ausmaß der Depression bestimmen [35]. Die Adipositas dieser Jugendlichen führte zu Hänseleien und diese wiederum durch die Unzufriedenheit mit dem eigenen Aussehen zur Depression. Zudem berichteten Jackson et al. [36], dass adipöse Frauen mit Bulimie, die wegen ihres Aussehens Hänseleien ausgesetzt waren, Unzufriedenheit mit ihrem Aussehen und eine Depression entwickelten.

## Störungen des Essverhaltens

Vermutlich beeinflussen Störungen des Essverhaltens den Zusammenhang von Depression und Adipositas. So fördern Essattacken (und das damit einhergehende Gefühl des unkontrollierten Essens) vermutlich die Entwicklung einer Depression. Schon seit der Erstbeschreibung der Binge eating Disorder wird ein starker Zusammenhang mit der Depression angegeben [37–39]. Unter den Menschen mit Binge eating Disorder wiesen 54 % anamnestisch eine depressive Episode auf im Vergleich zu 14 % der adipösen Menschen ohne diese Essstörung [39]. Sherwood et al. [40] zeigten, dass bei einer Besserung der Binge eating Disorder unter anderem durch die Abnahme der depressiven Symptomatik von einer ausgeprägteren Gewichtsabnahme auszugehen ist. Das Syndrom der nächtlichen Essattacken (morgendliche Anorexie, abendliche Hyperphagie, Insomnia und nächtliches Erwachen, um zu essen) [41] geht vermutlich mit einem erhöhten Risiko für eine Depression einher. In einer Studie war bei 44 % der Probanden mit nächtlichen Essattacken eine depressive Erkrankung bekannt im Vergleich zu 18 % der Probanden ohne Essstörungen (Allison et al., unveröffentlichte Beobachtungen). Adipöse Patienten mit nächtlichen Essattacken zeigen eine durchweg ausgeprägtere Depression als Kontrollpatienten mit entsprechendem Gewicht und Alter [42] (Allison et al., unveröffentlichte Beobachtungen). Ein besonders interessantes Merkmal der Depression bei Menschen mit nächtlichen Essattacken ist die deutliche zirkadiane Rhythmik. Bei diesen Patienten ist die depressive Stimmung morgens kaum vorhanden, nimmt im Laufe von Nachmittag und Abend zu und erreicht spät in der Nacht in Verbindung mit einer ausgesprochen starken Hyperphagie ihr Maximum [41].

## Stress

Depressive Menschen stehen oft vermehrt unter Stress, der wiederum die Entstehung einer Adipositas fördert. Stress wirkt sich über psychologische und physiologische Mechanismen auf eine Adipositas aus. Gesunde Ernährung und ausreichende körperliche Aktivität sind essenziell zur Prävention einer Adipositas und zu ihrer Eindämmung. Eine der Hauptauswirkungen von Stress ist, dass er diese Gewohnheiten und Gedanken stört und damit wegbereitend für eine Adipositas ist. Zudem führt Stress auf *psychologischem Wege* zur Depression, wie durch die beeindruckenden Auswirkungen von Trauerfällen, Ehescheidung und Arbeitslosigkeit deutlich wird.

Durch seine Wirkung auf die Hypothalamus-Hypophysen-NNR-Achse (Hypothalamic-pituitary-adrenal-axis, HPA-Achse) kann Stress sowohl die Depression als auch die Adipositas beeinflussen. Erhöhte Kortisolspiegel als Zeichen einer Aktivierung der HPA-Achse sind bei adipösen Menschen nicht selten und führen vermutlich zur sogenannten abdominellen Adipositas mit Fettablagerungen überwiegend in der Bauchdecke. Diese Fettverteilung ist vor allem wegen ihrer negativen Einflüsse auf zahlreiche Körperfunktionen gefährlich. Die Aktivierung der HPA-Achse bei Depressionen scheint für die geringfügigen, aber dennoch statistisch signifikanten Zusammenhänge zwischen Depression und Bauchfett verantwortlich zu sein [43, 44]. Rosmond und Bjorntorp [45] identifizierten eine Gruppe von Patienten, die sie als „ängstlich-depressiv" bezeichneten und die hohe Werte für psychische Störungen erzielten. Die Autoren fanden heraus, dass ein Nichtansprechen auf den Dexamethason-Suppressionstest, was eine vermehrte Aktivität der Hypothalamus-Hypophysen-NNR-Achse anzeigt, signifikant mit dem BMI ($P = 0,03$), der Taille-Hüften-Relation ($P = 0,008$) und dem sagittalen Durchmesser ($P = 0,05$) assoziiert war.

Ein ähnlicher Zusammenhang fand sich bei adipösen Patienten mit nächtlichen Essattacken. In kontrollierten metabolischen Studien war der Serumkortisolspiegel bei Menschen mit nächtlichen Essattacken signifikant höher als bei entsprechenden Kontrollen [41].

## Behandlung adipöser Patienten mit Depression

Es besteht ein faszinierender Zusammenhang zwischen der Behandlung der Depression bei Adipositas und umgekehrt. Oft nimmt eine Depression bei Behandlung der Adipositas ab. Eindrucksvolles Beispiel ist die deutliche Stimmungsbesserung bei einem großen Gewichtsverlust durch Magenbypass-Operationen [46, 47]. Mäßige Gewichtsverluste reduzieren die Depression, allerdings auch nur mäßig [48]. Ebenso wie die starke, nicht jedoch die mäßige Adipositas mit einer Depression assoziiert ist, führen große, nicht jedoch mäßige Gewichtsverluste zu einer Abnahme der Depression.

Im Gegensatz zu den günstigen Auswirkungen einer Adipositastherapie auf die Depression kann sich die antidepressive Therapie negativ auf die Adipositas auswirken. Die Behandlung der Depression wirkt sich auf andere Störungen kaum so stark aus wie auf die Adipositas. Tabelle 7.3 zeigt die Effekte der Antidepressiva auf das Körpergewicht. Von den traditionellen trizyklischen Antidepressiva ist seit langem bekannt, dass sie zur Gewichtszunahme führen. Die Einführung der selektiven Serotonin-Wiederaufnahmehemmer (SSRI) schien dieses Problem zu lösen, erste Studien legten nahe, dass die meisten SSRI im Gegensatz zu trizyklischen Antidepressiva und Monoaminooxidase-Hemmern mit einer Gewichtsabnahme einhergehen. Allerdings stammten diese Belege überwiegend

**Tabelle 7.3** Effekte einer antidepressiven Medikation auf das Gewicht

| Medikation | Auswirkungen auf das Gewicht |
|---|---|
| Trizyklische Antidepressiva | Meistens Gewichtszunahme |
| SSRI: | |
| Citalopram, Fluoxetin, Fluvoxamin und Sertralin | Neutral (Kurzzeittherapie); potenzielle Gewichtszunahme (längere Therapie) |
| Paroxetin | Gewichtszunahme |
| Duloxetin | Geringe/klinisch nicht signifikante Gewichtszunahme |
| Bupropion | Gewichtsverlust |
| Mirtazapin | Gewichtszunahme |
| Venlafaxin | Neutral |

Quelle: Tabelle zusammengestellt nach Sifton [55], Fuller und Sajatovic [56], Aronne et al. [57], Raskin et al. [58], Khan et al. [59] und Schatzberg [60]

aus Studien zur Kurzzeitbehandlung. Neuere Langzeitstudien lassen vermuten, dass nach mehrmonatiger SSRI-Behandlung ebenfalls mit einer Gewichtszunahme zu rechnen ist [49]. Zudem gibt es Hinweise darauf, dass es unter Paroxetin zu einer stärkeren Gewichtszunahme kommt als unter Fluoxetin und Sertralin. In einer Studie war der Anteil der Patienten mit einer Gewichtszunahme von > 7 % gegenüber dem Ausgangswert bei den mit Paroxetin behandelten Patienten signifikant größer als bei den mit anderen Substanzen behandelten Patienten [50]. Der duale Wiederaufnahmehemmer Duloxetin führt initial zu geringfügigen Gewichtsverlusten, im Laufe der Jahre kommt es jedoch zu einer statistisch, aber nicht notwendigerweise klinisch relevanten Gewichtszunahme [51]. Ebenso fand sich in einer randomisierten klinischen Studie unter Venlafaxin, einem Serotonin-Noradrenalin-Wiederaufnahmehemmer, keine signifikante Gewichtszunahme [52]. Schließlich soll nicht unerwähnt bleiben, dass kognitiv-behaviorale Therapien bei vielen Menschen mit Depression effektiv sind. In einer Studie an 65 ambulanten Patienten mit früh einsetzender chronischer Depression war die Wirksamkeit vergleichbar derjenigen der Interpersonellen Psychotherapie (IPT) und der Gabe von Imipramin [53]. Die Depression besserte sich in den drei Behandlungsgruppen nicht signifikant unterschiedlich. Es gibt keine veröffentlichten Daten, die sich vergleichend mit Gewichtsveränderungen bei diesen Behandlungsformen der Depression befassen.

Das Problem der arzneimittelbedingten Gewichtszunahme bei Behandlung der bipolaren Störung ist ein anderes schwerwiegenderes Problem (Tab. 7.4). Einige der neueren Substanzen zur Behandlung der bipolaren Störung führen zu einer so ausgeprägten Gewichtszunahme, dass der Therapieerfolg ernsthaft gefährdet ist, ganz zu schweigen von den Folgen der starken Gewichtszunahme. Es gibt wohl kaum einen pharmakologischen Bereich, in dem ein dringlicherer Bedarf für die Entwicklung neuer Substanzen besteht als in der Therapie der

**Tabelle 7.4** Wirkungen der Pharmakotherapie bei bipolarer Störung auf das Gewicht

| Medikation | Auswirkungen auf das Gewicht |
| --- | --- |
| Lithium | Gewichtszunahme |
| Valproat | Gewichtszunahme |
| Olanzapin | Gewichtszunahme |
| Carbamazepin | Neutral |
| Lamotrigin | Neutral |
| Topiramat | Gewichtsverlust |
| Aripiprizol | Neutral oder Gewichtszunahme |
| Ziprasidon | Neutral oder Gewichtszunahme |
| Risperidon | Gewichtszunahme |
| Quetiapin | Gewichtszunahme |

Quelle: Tabelle zusammengestellt aus Sifton [55], Fuller und Sajatovic [56] sowie American Diabetes Association/American Psychiatric Association [61]

bipolaren Störung. Es sollten Substanzen verfügbar sein, die nicht zu einer erheblichen Gewichtszunahme führen.

Obwohl nur wenige Studien zum Zusammenhang zwischen „atypischer Depression" und Adipositas durchgeführt wurden, könnte dies ein wichtiger künftiger Forschungsansatz sein, da die atypische Depression in manchen Studien mit Hyperphagie einhergeht [54].

## Schlussfolgerung

Adipositas und Depression galten traditionell als eigenständige, sich bezüglich Ätiologie und Behandlung nicht überschneidende Krankheitsbilder. Die für dieses Kapitel zusammengestellten Befunde stellen diese Sichtweise in Frage. Es wird deutlich, dass weiter geklärt werden muss, warum diese beiden Erkrankungen bei bestimmten Menschen gemeinsam auftreten und dass effektivere Behandlungsoptionen und Verhaltensinterventionen entwickelt werden müssen.

# Literatur

1. Heymsfield SB, Wang Z, Baumgartner RN, et al. Human body composition: Advances in models and methods. Ann Rev Nutr 1998;17: 527–558.

2. National Heart, Lung and Blood Institute. Clinical Guidelines for the Identification, Evaluation, and Treatment of Overweight and Obesity in Adults: The Evidence Report. Bethesda, MD: National Heart, Lung and Blood Institute, 1998.

3. Flegal KM, Carroll MD, Ogden CL, et al. Prevalence and trends in obesity among US adults. JAMA 2002;288: 1723–1727.

4. Stunkard AJ, Wadden TA. Obesity. In: Kelley WN (ed.), Textbook of Internal Medicine, 3rd ed. Philadelphia, PA: Lippincott-Raven, pp. 192–198, 1997.

5. Allison DB, Kaprio J, Korkeila M, et al. The heritability of body mass index among an international sample of monozygotic twins reared apart. Int J Obes Relat Metab Disord 1996; 20(6):501–506.

6. Stunkard AJ, Harris JK, Pedersen NL, et al. The body mass index of twins who have been reared apart. N Engl J Med 1990;322:1483–1487.

7. Sobal J, Stunkard AJ. Socioeconomic status and obesity. A review of the literature. Psych Bull 1989;18:260–275.

8. Kessler RC, McGonagle KA, Zhao S, et al. Lifetime and 12-month prevalence of DSM-III-R psychiatric disorders in the United States: Results from the National Comorbidity Survey. Arch Gen Psychiatry 1994;51:8–19.

9. Kraemer HC, Wilson GT, Fairburn CG, et al. Mediators and moderators of treatment effects in randomized clinical trials. Arch Gen Psychiatry 2002;59:877–883.

10. Pine DS, Goldstein RB, Wolk S, et al. The association between childhood depression and adulthood body mass index. Pediatrics 2001;107:1049–1056.

11. Friedman MA, Brownell KD. Psychological correlates of obesity: Moving to the next research generation. Psych Bull 1995;117:3–20.

12. Woo OS, Sook LE, Sangyeoup L, et al. Depressive mood and abdominal fat distribution in premenopausal overweight women. Int J Obes 2004; 28:S54.

13. Istvan J, Zavela K, Weidner G, et al. Body weight and psychological distress in NHANES I. Int J Obes 1992; 16:999–1003.

14. Faith MS, Berman N, Heo M, et al. Effects of contingent-TV on physical activity and TV-viewing in obese children. Pediatrics 2001;107:1043–1048.

15. Carpenter KM, Hasin DS, Allison DB, et al. Relationships between obesity and DSM-IV major depressive disorder, suicide ideation, and suicide attempts: Results from a general population study. Am J Public Health 2000;90(2):251–257.

16. Faith MS, Matz PE, Jorge MA. Obesity-depression associations in the population. J Psychosom Res 2002; 53:935–942.

17. Moore ME, Stunkard A, Srole L. Obesity, social class, and mental illness. JAMA 1962;181:962–966.

18. DiPietro L, Anda RF, Williamson DF, et al. Depressive symptoms and weight change in a national cohort of adults. Int J Obes 1992;16:745–753.

19. Lissau I, Sorensen TIA. Parental neglect during childhood and increased risk of obesity in young adulthood. Lancet 1994;343:324–327.

20. Felitti VJ. Childhood sexual abuse, depression, and family dysfunction

in adult obese patients. South Med J 1993;86:732–735.

21. Felitti VJ, Anda RF, Nordenberg D, et al. Relationship of childhood abuse and household dysfunction to many of the leading causes of death in adults. The Adverse Childhood Experiences (ACE) Study. Am J Prevent Med 1998;14:245–258.

22. Felitti VJ. Long-term medical consequences of incest, rape and molestation. South Med J 1991;84:328–331.

23. Williamson DF, Thompson TJ, Anda RF, et al. Body weight and obesity in adults and self-reported abuse in childhood. Int J Obes 2002;26:1075–1082.

24. King TK, Clark MM, Pera V. History of sexual abuse and obesity treatment outcome. Addict Behav 1996; 21:283–290.

25. Diaz A, Simantov E, Rickert VI. Effect of abuse on health: Results of a national survey. Arch Pediatr Adolesc Med 2002;156(8):811–817.

26. Heim C, Newport DJ, Wagner D, et al. The role of early adverse experience and adulthood stress in the prediction of neuroendocrine stress reactivity in women: A multiple regression analysis. Depress Anxiety 2002;15 (3):117–125.

27. Kendler KS, Walters EE, Neale MC, et al. The structure of the genetic and environmental risk factors for six major psychiatric disorders in women: Phobia, generalized anxiety disorder, panic disorder, bulimia, major depression, and alcoholism. Arch Gen Psychiatry 1995;52:374–383.

28. Maes HH, Neale MC, Eaves LJ. Genetic and environmental factors for body mass index and depression in the Virginia 30,000. Behav Genet 1999;29:363.

29. American Psychiatric Association. Diagnostic and Statistical Manual of Mental Disorders, 4th ed., Text Revision. Washington, DC: American Psychiatric Association, 2000.

30. Posternak MA, Zimmerman M. Symptoms of atypical depression. Psychiatry Res 2001;104(2):175–181.

31. Camacho TC, Roberts RE, Lazarus NB, et al. Physical activity and depression: Evidence from the Alameda County Study. Am J Epidemiol 1991; 134:220–231.

32. Babyak M, Blumenthal JA, Herman S, et al. Exercise treatment for major depression: Maintenance of therapeutic benefit at 10 months. Psychosom Med 2000;62:633–638.

33. Thompson JK, Heinberg LJ, Altabe M, et al. Exacting Beauty: Theory, Assessment, and Treatment of Body Image Disturbance. Washington, DC: American Psychological Association.

34. Latner JD, Stunkard AJ. Getting worse: Stigmatization of obese children. Obes Res 2003;11:452–456.

35. Thompson JK, Coovert M, Richards KJ, et al. Development of body image and eating disturbance in young females: Covariance structure modeling and longitudinal analyses. Int J Eat Disord 1995;18:221–236.

36. Jackson TD, Grilo CM, Masheb RM. Teasing history, onset of obesity, current eating disorder psychopathology, body dissatisfaction, and psychological functioning in binge eating disorder. Obes Res 2000;8: 451–458.

37. Marcus MD, Wing RR, Ewing L, et al. Psychiatric disorders among obese binge eaters. Int J Eat Disord 1996;9: 69–77.

38. Mitchell JE, Mussell MP. Comorbidity and being eating disorder. Addict Behav 1995;20:725–732.

39. Yanovski SZ. Binge eating disorder: Current knowledge. Obes Res 1993;1: 306–324.

40. Sherwood NE, Jeffery RW, Wing RR. Binge status as a predictor of weight

loss treatment outcome. Int J Psychiatry 1999;23:485–493.

41. Birketvedt GS, Florholmen J, Sundsfjord J, et al. Behavioral and neuroendocrine characteristics of the night-eating syndrome. JAMA 1999;282:657–663.

42. Gluck ME, Geliebter A, Satov T. Night eating syndrome is associated with depression, low selfesteem, reduced daytime hunger, and less weight loss in obese out patients. Obes Res 2001; 9:264–267.

43. Bjorntorp P, Rosmond R. Obesity and cortisol. Nutrition 2000;16:924–936.

44. Larsson B, Seidell J, Svardsudd K, et al. Obesity, adipose tissue distribution and health in men – the study of men born in 1913. Appetite 1989; 13:37–44.

45. Rosmond R, Bjorntorp P. Endocrine and metabolic aberrations in men with abdominal obesity in relation to anxio-depressive infirmity. Metab Clin Exp 1998;47:1187–1193.

46. Waters GS, Pories WJ, Swanson MS, et al. Longterm studies of mental health after the Greenville gastric bypass operation for morbid obesity. Am J Surg 1991;161:154–158.

47. Dymek MP, le Grange D, Neven K, et al. Quality of life and psychosocial adjustment in patients after Roux-en-Y gastric bypass: A brief report. Obes Surg 2001;11:32–39.

48. Gladis MM, Wadden TA, Vogt R, et al. Behavioral treatment of obese binge eaters: Do they need different care? J Psychosom Res 1998;44:375–384.

49. Aronne LJ. A Practical Guide to Drug-Induced Weight Gain. New York: McGraw-Hill, 2002.

50. Fava M, Judge R, Hoog SL, et al. Fluoxetine versus sertraline and paroxetine in major depressive disorder: Changes in weight with long-term treatment. J Clin Psychiatry 2000; 61:863–867.

51. Raskin J, Goldstein DJ, Mallinckrodt CH, et al. Duloxetine in the long-term treatment of major depressive disorder. J Clin Psychiatry 2003;64: 1237–1244.

52. Kahn A, Upton GV, Rudolph RL, et al. The use of venlafaxine in the treatment of major depression and major depression associated with anxiety: A dose-response study. J Clin Psychopharmacol 1998;18:19–25.

53. Agosti V, Ocepek-Welikson K. The efficacy of imipramine and psychotherapy in early-onset chronic de pression: A reanalysis of the National Institute of Mental health Treatment of Depression Collaborative Research Program. J Affect Disord 1997;43 (3):181–186.

54. Posternak MA, Zimmerman M. Partial validation of the atypical features subtype of major depressive disorder. Arch Gen Psychiatry 2001;59:70–76.

55. Sifton DW (ed.). PDR Drug Guide for Mental Health Professionals. Montvale, NJ: Thompson Medical Economics, 2002.

56. Fuller MA, Sajatovic M. Psychotropic Drug Information Handbook, 4th ed. Hudson, OH: Lexi-Comp, American Pharmaceutical Association, 2003.

57. Aronne LJ, Allison DB, Rozen TD, et al. A Pratical Guide to Drug-Induced Weight Gain. New York: McGraw-Hill, 2002.

58. Raskin J, Goldstein DJ, Mallinckrodt CH, et al. Duloxetine in the long-term treatment of major depressive disorder. J Clin Psychiatry 2003;64 (10):1237–1244.

59. Khan A, Upton GV, Rudolph RL, et al. The use of venlafaxine in the treatment of major depression and major depression associated with anxiety: A dose-response study. J Clin Psychopharmacol 1998;18:19–25.

60. Schatzberg AF. Efficacy and Tolerability of duloxetine. A novel dual reuptake inhibitor, in the treatment of

major depressive disorder. J Clin Psychiatry 2003:64(Suppl 13):30–37.

61. American Diabetes Association/American Psychiatric Association. Consensus Development Conference on Antipsychotic Drugs and Obesity and Diabetes. Diabetes Care 2004;27: 596–601.

# 8 Major Depression und Osteoporoserisiko

GIOVANNI CIZZA
FÜR DIE DEUTSCHE AUSGABE: ANKE ROHDE

## Einleitung

Dieses Kapitel fasst das Wissen über den Zusammenhang zwischen Depression und Osteoporose zusammen. Die vorhandenen Studien waren recht unterschiedlich angelegt und setzten verschiedene diagnostische Instrumente zur Bestimmung der klinischen Schwere der Depression ein, was zu den divergierenden Ergebnissen zur Komorbidität dieser beiden Erkrankungen beigetragen haben dürfte. Trotzdem zeigen diese Studien einen starken Zusammenhang zwischen Depression und Osteoporose. Vermutlich spielen endokrine und immunologischen Faktoren wie erhöhte Zytokinspiegel, eine durch die Depression induzierte Hypersekretion von Corticotropin Releasing Hormon (CRH) und ein Hypercortisolismus eine entscheidende Rolle beim Knochenverlust, wie er bei Patienten mit major-depressiver Erkrankung (MDD) beobachtet wird.

Die Depression ist eine häufige Erkrankung, von der 5–9 % der Frauen und 1–2 % der Männer betroffen sind [1]. Dieses Krankheitsbild geht mit einer erheblichen Morbidität einher sowie mit einer doppelten bis dreifach höheren nicht suizidalen Mortalität jeder Ursache, insbesondere bei Männern [2]. Der Hypercortisolismus, ein häufiger Befund bei depressiven Patienten [3], ist vermutlich an einigen der somatischen Komplikationen der Depression beteiligt wie Knochenabbau, möglicherweise Parodontose und Veränderungen der Körperzusammensetzung [4–79].

Typisch für das Krankheitsbild der Osteoporose ist eine vermehrte Knochenbrüchigkeit mit erhöhtem Frakturrisiko [8]. Die Prävention dieser häufigen Erkrankung sollte Risikopatienten vorbehalten bleiben; allerdings besteht eine Diskussion darüber, welche Risikofaktoren als Indikation für eine weitere Abklärung mittels Messung der Knochendichte (Bone Mineral Density, BMD) gelten. Es gibt Belege dafür, dass die Diagnose einer Osteoporose immer dann in Erwägung gezogen werden sollte, wenn einer oder mehrere der allgemein akzeptierten Risikofaktoren vorliegen (wie persönliche oder Familienanamnese von Frakturen, Untergewicht oder Rauchen). Die Aufdeckung bisher unerkannter Risikofaktoren der Osteoporose ist zentral für die Diagnostik mit erheblichen klinischen Auswirkungen und nicht nur von wissenschaftlichem Interesse.

Wie vor kurzem analysiert wurde, ist die Knochendichte bei depressiven Menschen häufiger reduziert als in der Allgemeinbevölkerung [9], und seit der Veröffentlichung dieser Analyse hat sich die Anzahl der Studien zu diesem Thema verdoppelt. Da eine niedrige Knochendichte einer der wichtigsten Risikofaktoren für osteoporotische Frakturen ist [10], ist die Depression demgemäß ein signifikanter, aber weitgehend ignorierter Risikofaktor der Osteoporose. Ziel des vorliegenden Kapitels ist eine Zusammenfassung der neuesten Belege für die Depression als Risikofaktor der Osteoporose. Außerdem wird die Bedeutung der Depression gegenüber den derzeit anerkannten Risikofaktoren der Osteoporose erörtert. Dazu haben wir die zum Zusammenhang von Depression und Osteoporose veröffentlichen Studien ausgewertet. Darüber hinaus werden die endokrinen und immunologischen Faktoren, die vermutlich für den bei Menschen mit Depression beobachteten Knochenabbau verantwortlich sind, wie Hypercortisolismus, Hypogonadismus und Wachstumshormonmangel, ausführlich besprochen.

# Depression und Osteoporose

## Depression, Knochendichte und Frakturen

Es wurde eine Datenbanksuche nach Osteoporose und Depression durchgeführt. Die wichtigsten zum Verhältnis zwischen diesen beiden Krankheitsbildern gefundenen Studien sind in Tabelle 8.1 zusammengefasst.

In der ersten Studie lag die trabekuläre Knochendichte der Lendenwirbelsäule, gemessen mittels quantitativer Single-energy-Computertomographie (SE-QCT), bei 80 depressiven Männern und Frauen über 40 Jahren ungefähr 15 % niedriger als bei 57 nicht depressiven Männern und Frauen [11]. Wichtige Faktoren, welche den Knochenabbau prinzipiell beschleunigen können, wie Rauchen, exzessive oder inadäquate körperliche Betätigung im Laufe des Lebens oder Östrogenbehandlung in der Vorgeschichte, beeinflussten das Regressionsmodell nicht und wiesen somit indirekt darauf hin, dass die Depression selbst vermutlich einen Einfluss auf die Knochendichte hatte. Allerdings hatten weder das Erkrankungsalter noch die Gesamtdauer der Depression signifikante Auswirkungen auf die Knochendichte. Wie später in einem Leserbrief zur Publikation [12] betont wurde, waren die lumbalen Knochendichte-Werte bei Männern und Frauen der Kontrollgruppe ähnlich, was die Frage aufwirft, wie repräsentativ die Vergleichsgruppe für die Allgemeinbevölkerung war.

Eine an 18 depressiven Männern und Frauen sowie 21 Vergleichspersonen der Original-Kohorte durchgeführte Follow-up-Studie zeigte, dass der Knochenverlust über einen Zeitraum von mindestens 24 Monaten bei den depressiven Patienten um 10–15 % höher war als bei den Vergleichspersonen [13]. Interessanterweise war der Knochenverlust bei den depressiven Männern etwa 6 % stärker als bei den depressiven Frauen. Die kleine Population limitiert die statistische Power der Follow-up-Studie, sodass die Abgleichung der Kontrollpersonen hinsichtlich Geschlecht, Alter und Body-Mass-Index (BMI) unsicher ist.

In der dritten Studie wurde die Knochendichte bei 22 prä- und zwei postmenopausalen Frauen mit aktueller oder anamnestisch bekannter depressiver Erkrankung (Major Depression) mittels Dual-energy-Röntgenabsorptiometrie (DEXA) von Wirbelsäule, Hüfte und Radius gemessen [14]. Die 24 Kontrollen wurden mit entsprechendem Alter, Menopausenstatus, ethnischer Herkunft und BMI ausgewählt. Die Knochendichte war bei den depressiven Frauen an Wirbelsäule und Hüfte um 6–14 % niedriger als bei den Kontrollen. Bei den zehn depressiven prämenopausalen Frauen lag die Knochendichte mindestens zwei Standardabweichungen (SD) unter dem Normalwert für junge Frauen im Sinne einer schweren Osteopenie [8]. Im Gegensatz dazu fand sich bei keiner der prämenopausalen Frauen in der Kontrollgruppe ein ähnlich starker Mangel. Da das Frakturrisiko sich für je SD Knochendichte weniger um den Faktor 1,5–3 erhöhte [15], wurde bereits vor der Menopause im Zusammenhang mit der Depression ein deutliches Lebenszeitrisiko für osteoporotische Frakturen erreicht. Die Marker des Knochen-Umsatzes, Serumosteokalzin sowie Deoxypyridinolin und das N-Telopeptid von Typ-1-Kollagen, waren bei depressiven Frauen um 15–30 % niedriger als bei den Kontrollen, was für einen reduzierten Knochenumbau bei depressiven Frauen spricht. Die Konzentration des freien Cortisols im Urin war zwar bei vielen Patientinnen noch im Normbereich, lag aber etwa 40 % über derjenigen der Kontrollpatientinnen.

In einer prospektiven Multicenter-Kohortenstudie an 7414 älteren Frauen wurde der Zusammenhang zwischen Depression, Knochendichte, Stürzen und Frakturrisiko untersucht [16]. Die Studie erfolgte unter Verwendung des Geriatric Depression Score, einer 15-Punkte-Symptom-Checkliste, die zum Nachweis einer Depression bei älteren Patienten entwickelt wurde. Die Knochendichte wurde mittels DEXA von Wirbelsäule und Hüfte ermittelt. Traumatische Wirbelsäulenfrakturen wurden durch Kontroll-Röntgenaufnahmen der Wirbelsäule nachbeobachtet und bei den Follow-up-Besuchen alle angegebenen Stürze erfasst. Die Prävalenz der Depression lag bei 6 %, was mit den Befunden von anderen Autoren übereinstimmt [1]. Im Vergleich zu den Kontrollen stürzten depressive Frauen häufiger (70 % vs. 59 %) und wiesen eine höhere Inzidenz für vertebrale (11 % vs. 5 %) und nicht vertebrale (28 % vs. 21 %) Frakturen auf. In der Terzile von Frauen mit dem höchsten BMI (> 27,6 kg/m$^2$) wiesen depressive Frauen an Wirbelsäule und Hüfte eine um 3–5 % niedrigere Knochendichte auf. Allerdings fanden sich zwischen depressiven und nicht depressiven Frauen der anderen BMI-Terzilen keine Unterschiede bezüglich der Knochendichte, ebenso wenig in der gesamten Kohorte. Das erhöhte Frakturrisiko in der depressiven Gruppe lässt sich zum Teil durch eine höhere Sturzneigung erklären. Die Korrektur für die Einnahme von Antidepressiva, Sedativa und Hypnotika beeinflusste den Zusammenhang zwischen Depression und Frakturen nicht. Die Autoren stellten die Hypothese auf, dass die Stürze depressiver Frauen mit unspezifischen Faktoren zusammenhängen könnten wie einer schlechteren Anpassung an das Alter, sodass die Assoziation zwischen Depression und niedriger Knochendichte eventuell nur auf jüngere Frauen und/oder Frauen mit schwerer, länger dauernder Depression beschränkt ist. Es ist bekannt, dass Knochendichte-Messungen bei den degenerativen Knochenveränderungen älterer Menschen unzuverlässiger sind [17], was den schwachen Zusammenhang von Knochendichte und Frakturen in dieser Population teilweise erklären könnte. Trotzdem wird die Bedeutung der Depression als Risikofaktor für osteoporotische Frakturen durch diese Studie unterstrichen.

**Tabelle 8.1** Zusammenfassung der Berichte über Depression und Osteoporose

| Autoren | Probanden (mittleres Alter) | Knochendichte- und andere Messungen | Studiendesign/ -Setting | Evaluation der Depression | Ergebnisse |
|---|---|---|---|---|---|
| Amsterdam und Hooper (1998) | 6 Depressive (3 Männer, 3 Frauen) (41 Jahre alt), 5 gesunde Kontrollen (38 Jahre alt) | BMD der Wirbelsäule mittels DEXA 24-h-Sammelurin auf freies Cortisol | Querschnittstudie | DSM-III-R Hamilton Depression Score > 20 | Keine BMD-Unterschiede |
| Coelho et al. (1999) | 102 zufällig ausgewählte Frauen (58 Jahre alt) | BMD von Wirbelsäule und Hüfte mittels DEXA | Populationsbasierte Querschnittstudie | Beck Depression Inventory Hopkins Symptom Checklist-90 | 25-35 % höhere Werte für depressive Symptome und Depression bei Frauen mit Osteoporose |
| Forsén et al. (1999) | 18.612 norwegische Frauen (50–101 Jahre alt; durchschnittlich 66 Jahre) | Hüftgelenksfrakturen | Prospektive (dreijähriges Follow-up), populationsbasierte Studie zur Assoziation von psychischem Stress und Hüftfrakturen | Mental distress index. Keine spezifische Evaluation der Depression | Frauen mit der höchsten Einstufung für psychischen Stress (10 %) hatten doppelt so häufig Hüftfrakturen (CI 1,15; 3,29) nach Korrektur für Arzneimittel, Rauchen, BMI, Bewegung und andere Faktoren |
| Greendale et al. (1999) | 684 Männer und Frauen ohne Frakturen bei Studienbeginn (70–79 Jahre). Teil der MacArthur Study of Successful Aging | Selbst angegebene Frakturen 24-h-Sammelurin auf freies Cortisol bei Studienbeginn | Prospektive Studie mit siebenjährigem Follow-up | Depressive Symptome Hopkins Symptoms Checklist | 70 Frakturen in sieben Jahren bei 684 Teilnehmern. Die Patienten der höchsten Quartile der Ausgangswerte für freies Cortisol im Urin hatten ein höheres Frakturrisiko, insbesondere Männer (OR: Frauen 2,08; Männer: 5,19) |
| Herran et al. (2000) | 19 nicht mit Antidepressiva behandelte Frauen (45 Jahre) mit einer einzigen depressiven Episode 19 Kontrollen mit entsprechendem Alter, BMI und postmenopausalem Status | Osteocalcin, knochenspezifische alkalische Phosphatase, Telopeptid, Typ-I-Kollagenpropeptid, Serumcortisol | Querschnittstudie | Hamilton Depression Scale (Durchschnittswert 21) | Höhere Cortisolwerte und vermehrten Knochen-Umbau gemessen an der erhöhten Knochenbildung (Osteocalcin). Erhöhte Knochenresorption (Telopeptid und Crosslaps als Resorptionsmarker) bei depressiven Frauen |

(Fortsetzung)

**Tabelle 8.1** Zusammenfassung der Berichte über Depression und Osteoporose (Fortsetzung)

| | | | | | |
|---|---|---|---|---|---|
| Halbreich et al. (1995) | 33 Frauen (44 Jahre), 35 Männer (36 Jahre) mit unterschiedlichen psychischen Erkrankungen; 21 depressive Patienten | BMD von Wirbelsäule und Hüfte mittels DPA Testosteron (bei Männern), Estradiol (bei Frauen), Prolaktin, Cortisol | Beobachtungsstudie stationärer Patienten | DSM-III R | Niedrige BMD bei depressiven Patienten, insbesondere bei depressiven Männern. Umgekehrter Zusammenhang zwischen Plasmacortisol und BMD |
| Kavuncu et al. (2002) | 42 depressive Frauen (35 Jahre), 42 gesunde Kontrollen entsprechenden Alters | BMD mittels DEXA Biochemische Marker des Knochen-Turnover | Querschnittstudie | DSM-IV plus Hamilton Depression Score > 14 | Keine unterschiedliche BMD bei depressiven und Kontroll-Frauen. Vermehrte Knochenresorption bei depressiven Frauen |
| Michelson et al. (1996) | 24 depressive Frauen (41 Jahre), 24 Kontroll-Frauen (41 Jahre) | BMD von Wirbelsäule, Hüfte und Radius mittels DEXA Biochemische Marker des Knochen-Turnover, Cortisol, PTH, Vitamin D, IGF-I | Querschnittstudie | DSM-III R | 6–14 % niedrigere BMD der Wirbelsäule und Hüfte bei depressiven Frauen |
| Reginster (1999) | 121 gesunde postmenopausale Frauen (63 Jahre) | BMD von Wirbelsäule und Hüfte mittels DEXA | Querschnittstudie, Studie an gescreenten Patienten einer Osteoporose-Klinik | Allgemeiner Gesundheitsfragebogen | Kein Zusammenhang zwischen depressiven Symptomen und BMD |
| Robbins et al. (2001) | Zufällige Auswahl von 1566 (mindestens 65-Jährigen) für die Cardiovascular Health Study | BMD der gesamten Hüfte gemessen mittels DEXA | Querschnittstudie, Evaluation einer großen Kohorte älterer Menschen | Center for Epidemiological Studies Depression Scale (CES-Dm) | 16 % der Probanden waren depressiv (CES-Dm > 10); 25 % der Männer und 13 % der Frauen wiesen eine Osteoporose auf (T-Score < 2,5 SD). Negative Assoziation der Depression mit dem BMD der gesamten Hüfte (stärkere Assoziation bei Frauen als bei Männern). Depression-Scores erlauben Vorhersage des Knochenabbaus in zwei Jahren. Hüft-BMD 5 % niedriger bei Depression |

(Fortsetzung)

**Tabelle 8.1**  Zusammenfassung der Berichte über Depression und Osteoporose  (Fortsetzung)

| | | | | |
|---|---|---|---|---|
| Schweiger et al. (1994) | 27 depressive Männer (58 Jahre), 53 depressive Frauen (62 Jahre), 30 nicht depressive Männer (63 Jahre), 58 nicht depressive Frauen (58 Jahre) | Wirbelsäulen-BMD mittels Single-energy-Computertomographie | Querschnittstudie | DSM-III R | 15 % niedrigere Wirbelsäulen-BMD bei depressiven Patienten |
| Schweiger et al. (2000) | 10 depressive Männer (57 Jahre), 8 depressive Frauen (61 Jahre), 14 nicht depressive Männer (65 Jahre), 7 nicht depressive Frauen (63 Jahre) | Wie Studie 1 (Schweiger et al., 1994) | Longitudinalstudie, mindestens 24-monatiges Follow-up von Studie 1 | Wie Studie 1 | 10–15 % stärkerer Knochenabbau über mindestens 24 Monate bei depressiven Patienten, 6 % größerer Knochenverlust bei depressiven Männern im Vergleich zu depressiven Frauen |
| Yazici et al. (2003) | 25 prämenopausale Frauen mit Depression (31 Jahre; Krankheitsdauer 6 Monate; Hamilton Score 23), 15 Kontroll-Frauen mit entsprechendem Alter, BMI, Kalziumaufnahme, Bewegung | BMD von Wirbelsäule und Hüfte mittels DEXA Chemische Knochenmarker: alkalische Phosphatase, Osteocalcin und Urin-Deoxypyridinolin | Querschnittstudie | DSM-IV | 11–12 % niedrigerer BMD des gesamten Femurs und der Wirbelsäule bei depressiven Frauen, 50%ige Zunahme der Knochenresorption. Keine Unterschiede des Plasmacortisols oder der Knochenbildung. Kein Zusammenhang zwischen Knochenabbau und klinischen Zeichen der Depression |
| Vrkljan et al. (2001) | 31 depressive Patienten (19 Männer, 12 Frauen) (37 Jahre), 17 gesunde Männer als Kontrolle (39 Jahre) | BMD (Skelettelement nicht angegeben) Plasmacortisol, 24-h-Sammelurin auf freies Cortisol und 1-mg-Dexamethason-Suppressionstest | Querschnittstudie | Nicht angegeben | Negativer Zusammenhang zwischen T-Score und den Jahren mit antidepressiver Therapie |
| Whooley et al. (1999) | 467 depressive Frauen (75 Jahre), 6949 Kontrollen (73 Jahre) | BMD von Wirbelsäule und Hüfte mittels DEXA Stürze Frakturen | Prospektive Kohorte über 3,7 Jahre | Geriatric depression scale | Häufigere Stürze (OR 1,6) und Frakturen (OR 2,3), ohne Unterschiede des BMD bei depressiven Frauen gegenüber nicht depressiven |

BMD = **B**one **M**ineral **D**ensity (= Knochendichte); DEXA = **D**ual-**E**nergy **X**-ray **A**bsorptiometry; DPA = **D**ual-**P**hoton-**D**ensitometry

In einer Studie an 35 Männern und 33 Frauen, die nacheinander wegen psychischer Erkrankungen stationär aufgenommen wurden, wurde die BMD mittels Dual-Photonen-Densitometrie an Wirbelsäule und Hüfte gemessen [18]. Die Patienten litten unter Depression, Schizophrenie, Manie, schizoaffektiver Störung sowie unter Anpassungsstörungen. Die Patienten mit Depression und Schizophrenie wiesen eine signifikant niedrigere Knochendichte auf als die alters- und geschlechtsentsprechenden Kontrollen, wobei der allgemeine Knochenverlust bei depressiven Männern ausgeprägter war als bei depressiven Frauen. Bei depressiven Patienten beiden Geschlechts wurde ein negativer Zusammenhang zwischen den Serumcortisolspiegeln und der Knochendichte beobachtet. Bei Männern bestand eine positive Korrelation zwischen Knochendichte und den Testosteronspiegeln, während die Estradiolspiegel bei Frauen nicht mit der Knochendichte korrelierten.

In einer Bevölkerungsstichprobe von 105 ambulanten Frauen mittleren Alters wurde der Zusammenhang zwischen Osteoporose und den Indizes für Wohlbefinden bzw. Psychopathologie evaluiert [19]. Die depressiven Symptome wurden mittels Beck-Depressions-Inventar ermittelt und die Knochendichte mittels DEXA an Wirbelsäule und Hüfte gemessen. Die Prävalenz der Osteoporose lag in dieser Stichprobe bei 47 %, was mit Angaben aus epidemiologischen Studien übereinstimmt [20]. Die Depression war bei Frauen mit Osteoporose deutlich häufiger als bei jenen ohne (77 % vs. 54 %), was einer Odds Ratio der Depression bei Frauen mit Osteoporose von 2,9 entspricht (95 % CI: 1,0–7,6). Frauen mit Osteoporose wiesen um 25–35 % höhere depressive Scores auf als Frauen mit normaler Knochendichte. Der Zusammenhang zwischen Depression und Osteoporose war unabhängig von anderen Risikofaktoren der Osteoporose wie Alter oder BMI. Für die allgemeinen Gesundheitsbewertungen fanden sich keine Unterschiede, was nahe legt, dass die Depression bei diesen bezüglich Osteoporose (festgemacht an der Knochendichte) asymptomatischen Frauen mit Diagnose keine Folge von Schmerzen oder körperlichem Stress war.

Bei 121 postmenopausalen Frauen, die sich spontan zu einem Screening auf Osteoporose vorstellten, wurden die depressiven Symptome mit dem General Health Questionnaire ermittelt (GHQ) [21]. Die Knochendichte wurde mittels DEXA von Wirbelsäule und Hüfte gemessen. Wichtig ist, dass diese Studie keinen Zusammenhang zwischen den depressiven Symptomen oder einer depressiven Veranlagung und einer niedrigen Knochendichte ermittelte, sodass vermutlich nur eine voll entwickelte Depression als Risikofaktor der Osteoporose zu werten ist.

Drei kleine Querschnittstudien, die vor kurzem in Europa durchgeführt wurden, ermittelten bei depressiven Patienten einen Zusammenhang zwischen einer niedrigen Knochendichte der Lendenwirbelsäule und Hüfte und einer vermehrten Knochenresorption. Außerdem fand sich eine negative Korrelation der T-Scores und der Jahre mit Einnahme von Antidepressiva [22, 23]. Derzeit führen wir am National Institutes of Health Clinical Center (NIH CC) die P.O.W.E.R. (premenopausal, osteoporosis, women, alendronate, depression) Study durch, eine prospektive Untersuchung prämenopausaler Frauen mit

Major Depression und entsprechenden Kontrollen. In diese Studie wurden mehr als 90 Patienten und 40 Kontrollen aufgenommen, die für bis zu 24 Monate beobachtet wurden.

Vor kurzem wurde ein Zusammenhang zwischen primärem Hyperparathyreoidismus, einer sekundären Osteoporoseursache, und der Depression hergestellt [24]. In einer kontinuierlichen Serie von 360 Patienten mit Operation wegen primärem Hyperparathyreoidismus erfüllten 35 die Kriterien der Major Depression. Postoperativ gaben nur 90 % dieser Patienten an, dass die Depression sie nicht länger beim Arbeiten und dem täglichen Alltag stören würde, und viele hatten ihre Antidepressiva abgesetzt. Es ist unbekannt, wie der primäre Hyperparathyreoidismus zur Depression führt, vermutlich sind jedoch Auswirkungen der Hyperkalzämie auf das Zentralnervensystem (ZNS) verantwortlich.

Es besteht nicht nur eine Korrelation zwischen Major Depression und Osteoporose, auch „Stress" an sich geht mit einer Osteoporose und Frakturen einher. In einer großen, populationsbasierten, prospektiven Studie aus Norwegen war die Wahrscheinlichkeit für Hüftfrakturen bei Frauen mit dem höchsten Stressniveau, definiert als zusammengesetzter Index aus Lebenszufriedenheit, Nervosität, Einsamkeit und Schlafstörungen, nach Korrektur für zahlreiche Faktoren wie Pharmakotherapie um 50 % höher [25]. Insbesondere bei den 10 % Frauen mit der höchsten psychischen Belastung war das Risiko für Hüftfrakturen doppelt so hoch wie bei den 10 % Frauen mit der niedrigsten psychischen Belastung. Somit wirken sich vermutlich die psychischen Probleme, die zur Einnahme von psychotropen Medikamenten führen, unabhängig von der Art der Medikation direkt auf das Frakturrisiko aus. Die möglichen Ursachen dafür wurden in der Studie nicht untersucht. In einer anderen großen Studie an älteren Patienten wurde jedoch als eine mögliche Ursache für den Knochenabbau ein erhöhter Cortisolspiegel in Erwägung gezogen [26]. Bei 684 älteren Patienten, die im Rahmen der MacArthur Study of Successful Aging untersucht wurden, erlaubten die bei Studienbeginn erhöhten Konzentrationen von freiem Cortisol im Urin eine Vorhersage eines möglicherweise erhöhten Frakturrisikos. Interessant ist dabei, dass die Vorhersage für Männer zuverlässiger möglich war als für Frauen.

Sofern eine Depression zur Osteoporose führen kann, müsste sich eigentlich eine Art Dosisabhängigkeit zwischen diesen beiden Faktoren ermitteln lassen, indem eine stärkere Depression zu einem ausgeprägteren Knochenverlust führen würde. Ein derartiger Zusammenhang sollte in großen, prospektiven Langzeitstudien erkennbar werden. Die Cardiovascular Health Study ist eine populationsbasierte, prospektive Studie an mehr als 5000 Patienten. In einer zufällig ausgewählten Untergruppe von 1566 älteren Patienten bestand eine negative Assoziation zwischen der Depression und der Hüft-Knochendichte. Die klinische Schwere der Depression ermöglichte eine Vorhersage des in zwei Jahren zu erwartenden Knochenabbaus [27].

Der Vollständigkeit halber soll erwähnt werden, dass zwar die weitaus meisten Berichte zur Knochendichte bei Frauen mit Major Depression einen Zusammenhang dieser beiden Krankheitsbilder ermittelt haben, dies triff jedoch nicht auf alle Studien zu. In einer gut durchgeführten Querschnittstudie an 42 prämenopausalen Frauen mit affektiver Störung und 42 sehr ähnlich ausgewählten Kontrollen unterschied sich die Knochendichte nicht zwischen den beiden Gruppen. Allerdings bestand bei den Frauen mit Major Depression eine vermehrte Knochenresorption [28]. Im Rahmen einer weiteren Studie an sechs depressiven und fünf Kontrollpatienten wurden keine Unterschiede der Knochendichte beobachtet [29].

Insgesamt wurde unter zahlreichen Bedingungen und in unterschiedlichen Populationen ein Zusammenhang zwischen Depression und Osteoporose beschrieben, der daher als wirklich vorhanden betrachtet werden sollte.

## Psychotrope Arzneimittel bei Stürzen und Frakturen

Insbesondere bei älteren Menschen ist die Einnahme von Antidepressiva, Sedativa und Hypnotika mit einer höheren Inzidenz für Stürze und Frakturen verbunden [30]. Es gibt mehrere Möglichkeiten, wie diese Medikamente das Sturzrisiko erhöhen können, etwa die Auslösung einer orthostatischen Hypotonie mit Synkopen, Benommenheit, Schwindel, Sehstörungen, Ataxie und Somnolenz. In einer Fall-Kontroll-Studie wurde der Zusammenhang zwischen Hüftfrakturen, Stürzen und der Einnahme von zwei häufig verordneten Antidepressivaklassen, den trizyklischen Antidepressiva (TZA) und den selektiven Serotonin-Wiederaufnahme-Hemmern (SSRI), untersucht [31]. Jeder der 8239 älteren Männer und Frauen, die über einen Zeitraum von zwölf Monaten stationär wegen einer Hüftfraktur behandelt wurden (Fälle), wurde fünf alters- und geschlechtsentsprechenden Kontrollen zugeordnet. Begleiterkrankungen sowie das Sturzrisiko in den drei Jahren vor der Hüftfraktur wurden den Krankenhausakten entnommen. In den meisten Fällen handelte es sich um Frauen (78 %), und ein Großteil dieser Frauen war älter als 85 Jahre (40 %). Die Depression war bei Patienten mit Hüftfraktur etwa dreimal häufiger als bei den Kontrollen (14,9 % vs. 5,7 %). Unter den Patienten mit Hüftfraktur hatten 6,6 % SSRI eingenommen, 2,6 % sekundäre TZA[1] und 9,0 % tertiäre TZA[2]. Nach Kontrolle für andere Variablen betrug die OR für Hüftfrakturen bei Patienten, die tertiäre TZA eingenommen hatten, 1,5 sowie 2,4 bei den gegenüber SSRI exponierten Patienten. In gleicher Weise wiesen Patienten unter Antidepressiva-Therapie ein höheres Risiko auf als jene mit einer solchen Therapie in der Vorgeschichte. Es bestand kein Zusammenhang zwischen der Dosierung der Antidepressiva und dem Risiko für Hüftfrakturen. Da die Knochendichte in dieser Studie nicht gemessen wurde, konnte nicht ermittelt werden, ob das bei depressiven Patienten beobachtete erhöhte Frakturrisiko einen Zusammenhang zwischen einer niedrigen Knochendichte und der Depression widerspiegelt. Außerdem erlaubte das Studiendesign keine Rückschlüsse zum kausalen Zusammenhang, sodass weiterhin die Mög-

---

[1] Sekundäre TZA: Nortriptylin, Desipramin
[2] Tertiäre TZA: Imipramin, Amitriptylin, Doxepin, Clomipramin

lichkeit besteht, dass die Depression zumindest zum Teil Folge der behindernden Fraktur war.

In einer weiteren Fall-Kontroll-Studie bei älteren Bewohnern einer Langzeiteinrichtung korrelierte die Sturzinzidenz mit dem allgemeinen Gesundheitszustand der Patienten und der Medikamenteneinnahme [32]. Stürze und Medikamenteneinnahme hingen signifikant zusammen, und allgemein bestand einer stärkere Assoziation mit dem verordneten Medikament als mit der Grunderkrankung, wegen der die Verordnung initial erfolgte. Zudem erhöhte die Einnahme von drei oder mehr Substanzen gleichzeitig das Sturzrisiko. Nur Depression und Arthrose erhöhten das Sturzrisiko unabhängig davon, welche der zwölf Substanzklassen eingenommen wurde, sodass von einem unabhängigen Effekt dieser beiden Krankheitsbilder ausgegangen werden kann.

Neben der potenziellen Beeinträchtigung von Wachheit und Gleichgewicht mit Erhöhung des Sturzrisikos wirken viele gegen Depression verordnete Substanzen auf den Kalziumstoffwechsel und beeinflussen somit möglicherweise die Knochendichte. Allerdings ist unbekannt, ob dieser Effekt an den arzneimittelbedingten Stürzen beteiligt ist. Lithiumcarbonat, das überwiegend bei bipolarer und unipolarer Störung eingesetzt wird, verstärkt den hemmenden Effekt von Kalzium auf die Sekretion von Parathormon (PTH) [33]. Die Einnahme dieser Substanz wurde mit einem sekundären Hyperparathyreoidismus in Verbindung gebracht [34, 35]. In einer kleinen Querschnittstudie waren bei 23 Patienten (5 Männer und 18 Frauen), die jeweils wegen unterschiedlicher affektiver Störungen für 0,6–9,9 Jahre mit Lithium behandelt wurden, die Knochendichte von Hüfte und Wirbelsäule, das Plasmakalzium und die PTH-Spiegel normal [36]. Thyroxin in einer Dosis, die das Thyreoidea stimulierende Hormon (TSH) supprimiert, hat einen negativen Effekt auf die Knochendichte [37]. Sowohl Thyroxin als auch Triiodthyronin werden gelegentlich in Dosierungen, die zur TSH-Suppression ausreichen, als adjuvante Therapie bei Patienten mit Major Depression oder Rapid-cycling bipolarer Störung eingesetzt. Allerdings ist nur wenig über die Auswirkungen dieser Therapie auf die Knochendichte bekannt. In einer kleinen Querschnittstudie wurde die Knochendichte bei zehn (9 prä- und 1 postmenopausale) Frauen mit bipolarer Störung untersucht, die für wenigstens 18 Monate wegen einer bipolaren Störung mit Thyroxin behandelt wurden [38]. In dieser kleinen Patientenserie war die Thyroxineinnahme nirgendwo mit einer Knochendichte-Abnahme assoziiert. Eine ähnliche Studie an 26 Frauen mit affektiven Störungen, die für mindestens zwölf Monate beobachtet wurden, kam zu ähnlichen Ergebnissen [39].

Gelegentlich werden bei bestimmten Formen der schweren oder psychotischen Depression und insbesondere bei älteren Patienten Carbamazepin, Phenytoin und andere Antiepileptika eingesetzt. Eine große prospektive Studie bei älteren, allein lebenden Frauen ermittelte bei kontinuierlicher Einnahme von Phenytoin eine stärkere Abnahme der Knochendichte in Calcaneus und Hüfte. Eine derartige Abnahme erhöht das Risiko für Hüftfrakturen bei Frauen ab einem Alter von 65 Jahren in fünf Jahren um 29 % [40].

Insgesamt wurde für zahlreiche psychotrope Arzneimittelklassen eine Zunahme der Frakturrate belegt, überwiegend durch ein erhöhtes Sturzrisiko, wobei manche Substanzklassen wie Antiepileptika eventuell den Knochen-Tunover auch direkt beeinflussen. Das Frakturrisiko ist bei älteren Menschen, die psychotrope Medikamente einnehmen, besonders hoch. Daher sollten neben der Auswahl einer möglichst geringen Dosierung auch Maßnahmen ergriffen werden, die das Umfeld sturzsicherer machen (z.B. ausreichende Beleuchtung, Entfernen von Hindernissen, Gehhilfen, geeignetes Schuhwerk).

## Osteoporose durch Glukokortikoide

Die Osteoporose ist eine bekannte Komplikation der chronischen Glukokortikoideinnahme. Der Mechanismus des Knochenverlustes bei glukokortikoidbedingter Osteoporose ähnelt demjenigen bei endogenem Cushing-Syndrom und ist auch für die depressionsbedingte Osteoporose von Bedeutung, da bei depressiven Menschen oft ein Hypercortisolismus besteht [9].

## Knochenverlust bei endogenem Cushing-Syndrom

Der Knochenverlust bei Hypercortisolismus scheint überwiegend Folge einer verminderten Knochenneubildung zu sein [41], während der relative Beitrag einer erhöhten Knochenresorption unbekannt ist. Der Knochenverlust betrifft den trabekulären Knochen stärker als den kortikalen und führt häufiger zu Frakturen [42]. Das Ausmaß des Knochenverlustes korreliert mit der Schwere und Dauer und nicht mit der Ursache der Erkrankung [41]. Dazu gehören auch die iatrogene und die arzneimittelbedingte Form [43]. Nach Ausheilung der Krankheit wird die verlorene Knochenmasse nur teilweise wieder ersetzt, und selbst dieser Vorgang kann viele Jahre dauern [41].

In einer Serie von 20 Patienten, die nacheinander mit Cushing-Syndrom vorstellig wurden, wiesen die meisten einen vergleichbaren Knochenverlust von Wirbelsäule und Schenkelhals auf [42]. Bei den meisten Patienten war bis zu 60 Monate nach Korrektur des Hypercortisolismus noch immer eine eingeschränkte Knochendichte nachweisbar. Etwa drei Monate nach kurativer Operation nahmen die Spiegel von Osteocalcin und Deoxypyridinolin im Sinne einer Reaktivierung der osteoblastischen und osteoklastischen Aktivität zu. Interessanterweise war der Knochenverlust an der Hüfte bei depressiven Frauen deutlicher als bei Patienten mit Cushing-Syndrom. Somit dürften bei depressiven Patienten neben dem Hypercortisolismus noch andere biologische Faktoren zum Knochenverlust beitragen [9].

Besonders schädlich ist der endogene Hypercortisolismus für den wachsenden Knochen. Dies wurde in einer Longitudinalstudie an zwei eineiigen Zwillingsmädchen gezeigt, von denen bei einem im Alter von 14 Jahren ein Hypophysenadenom diagnostiziert wurde, das adrenocorticotropes Hormon (ACTH) sezernierte [44]. Die Wirbelsäulen-Knochendichte des betroffenen Mädchens lag um 3,2 SD unter dem altersentsprechenden Mittelwert, zudem waren die Spiegel von Osteokalzin und Deoxypyridinolin vermindert. Nach chirurgischer Entfernung des Adenoms nahm die Knochenbildung zu, wie sich anhand des Osteokalzinspiegels zeigte. Allerdings war die Knochendichte auch mehr als zwei Jahre nach der Operation nur auf ein Niveau von minus 1,9 SD angestiegen. Zudem war das betroffene Zwillingsmädchen 21 cm kleiner, hatte eine verzögerte Pubertätsentwicklung mit supprimierter Gonadotropin- und Östradiolsekretion und zeigte vermehrtes Körperfett.

Die beim Cushing-Syndrom verlorene Knochensubstanz kann durch spezifische antiosteoporotische Behandlungsansätze wiederhergestellt werden. Bisphosphonate hemmen die osteoklastische Knochenresorption [45]. In einer prospektiven Open-label-Studie erhöhte die Behandlung mit dem Bisphosphonat Alendronat die Knochendichte von Hüfte und Wirbelsäule bei Patienten mit Cushing-Syndrom [46]. Bei 39 nacheinander mit Cushing-Syndrom vorstellig werdenden Patienten (18 Frauen und 21 Männer, 29–51 Jahre alt) wurde eine selektive Adenomektomie durchgeführt. Die geheilten Patienten ($n = 21$) wurden randomisiert entweder mit Alendronat (10 mg/d) oder gar nicht behandelt. Die nicht geheilten Patienten ($n = 18$) wurden randomisiert entweder mit Ketoconazol (200–600 mg/d; $n = 8$) behandelt, einem Hemmer der adrenalen Steroidgenese, oder mit Ketoconazol plus Alendronat (10 mg/d; $n = 10$). Bei allen Patienten mit Cushing-Syndrom war die Knochendichte von Hüfte und Wirbelsäule niedriger als bei den gesunden altersentsprechenden Kontrollen mit vergleichbarem BMI. Neun Cushing-Patienten wiesen eine Osteoporose auf und 20 eine Osteopenie. Sowohl bei den geheilten Patienten als auch bei jenen mit aktiver Erkrankung erhöhte die zwölfmonatige Behandlung mit Alendronat die Knochendichte der Wirbelsäule um 1,7–2,4 % sowie die Knochendichte der Hüfte um 1,2–1,8 %. Bei den Patienten mit aktiver Erkrankung, die Ketoconazol erhielten, blieb die Knochendichte unverändert.

Bei Patienten unter Langzeit-Glukokortikoidtherapie kommt es häufig zum Knochenverlust [41]. Vor kurzem wurde eine 48-wöchige, randomisierte, doppelblinde, placebokontrollierte Studie zur Gabe von Alendronat bei 477 Männern und Frauen (17–83 Jahre alt) veröffentlicht, die wegen unterschiedlicher Krankheiten Glukokortikoide erhielten [47]. Die Patienten, bei denen eine Langzeittherapie (mindestens 1 Jahr) mit einer täglichen Dosis von mindestens 7,5 mg Prednisolon oder Äquivalent erforderlich war, wurden nach der Randomisierung zur Einnahme von Placebo oder Alendronat für 48 Wochen beobachtet. Alle Patienten erhielten täglich 800–1000 mg Kalzium und 250 500 IU Vitamin D. Bei Studienbeginn wiesen 32 % der Patienten eine Osteoporose auf und 16 % hatten asymptomatische Wirbelkörperfrakturen. Nach 48-wöchiger Behandlung mit täglich 10 mg Alendronat hatte die Knochendichte dieser Patienten an der Wirbelsäule um 2,9 % zugenommen, während sie in der Placebogruppe um 0,4 % abnahm. Ähnliche Ergebnisse wurden in einer Studie an 141 Patienten mit glukokortikoidinduzierter Osteoporose erzielt, die mit dem Bisphosphonat Etidronat behandelt wurden [48].

Der Hypercortisolismus beeinflusst den Kalziumstoffwechsel auf unterschiedlichem Wege: durch Verminderung der Kalziumabsorption, Zunahme der Kalziumausscheidung oder vorübergehende Hypokalzämie, was jeweils einen sekundären Hyperparathyreoidismus auslösen kann [48]. Auch der Umbau von Vitamin D in seine aktiven Metaboliten wird durch die Hypercortisolämie beeinträchtigt, was zu einer weiteren Verschlechterung der intestinalen Kalziumabsorption führt [49]. Die glukokortikoidinduzierte Osteoporose lässt sich durch die Behandlung mit Kalzium und Vitamin D verhindern [50]. Insgesamt 103 Patienten, bei denen eine Glukokortikoidtherapie begonnen werden sollte, wurden randomisiert folgenden Gruppen zugeteilt: einjährige Einnahme von täglich 1000 mg Kalzium, Einnahme von entweder oralem Calcitriol (0,5–1 g/d) plus intranasalem Lachscalcitonin (400 IU/d) oder Calcitriol plus Placebo-Nasenspray oder doppeltem Placebo [50]. Die Behandlung mit Calcitriol mit oder ohne Calcitonin verhinderte den vertebralen Knochenverlust effektiver als die alleinige Kalziumgabe. Der Knochenverlust an Schenkelhals und distalem Radius hingegen wurde von keinem der Therapieansätze signifikant beeinflusst.

## Mögliche Mechanismen des Knochenabbaus bei Depression

Einer der Mechanismen, über welchen die Depression vermutlich zum Knochenverlust führt, ist der Hypercortisolismus. So ist die Osteoporose eine bekannte Komplikation des Hypercortisolismus und tritt meist in einer Form auf, wie sie für das endogene Cushing-Syndrom und die chronische Glukokortikoideinnahme typisch sind. Beim Cushing-Syndrom scheint der Knochenverlust überwiegend auf einer reduzierten Knochenneubildung zu basieren [41], während der relative Beitrag der vermehrten Knochenresorption unbekannt ist. Der Knochenverlust betrifft den trabekulären mehr als den kortikalen Knochen und führt häufig zu Frakturen [42]. Das Ausmaß des Knochenverlustes korreliert mit der Schwere und Dauer des Krankheitsbildes und nicht mit der Grunderkrankung [41]. Dazu gehören auch iatrogene und arzneimittelinduzierte Formen [43]. Nach Ausheilung der Krankheit wird die Knochenmasse nur zum Teil und im Laufe mehrere Jahre wieder ersetzt [41]. Allerdings scheint die Depression in jedem Fall mit einem erhöhten Knochen-Turnover assoziiert zu sein, wie in einer kleinen Querschnittstudie an 19 Frauen mit einer leichten bin mäßigen depressiven Episode gezeigt wurde, die sowohl erhöhte Marker der Knochenneubildung als auch des Knochen-Turnover aufwiesen [51].

Hypercortisolismus, ein bekanntes biologisches Korrelat der Depression, kann Folge einer Dysregulation des CRH-Systems und der Hypothalamus-Hypophysen-Nebennierenrinden-Achse [5] sein (Abb. 8.1). CRH-Hypersekretion und Hypercortisolismus hemmen wiederum die reproduktive Achse und führen so zum Hypogonadismus. Letzterer ist bei beiden Geschlechtern ein bekannter Risikofaktor des Knochenverlusts [52]. Außerdem vermindern die CRH-Hypersekretion und der Hypercortisolismus die Aktivität der GH/IGF-1-Achse, einem wichtigen Verstärker der Knochenneubildung [53]. Bei der Depression wurde eine Fehlregulation mehrerer Entzündungsmediatoren beschrieben, einschließlich Interleukin-6 (IL-6) [54]. Dieses Zytokin ist vermutlich auch an einigen anderen medizinischen Komplikationen der Major Depression beteiligt wie der koronaren Herzkrankheit und der Insulinresistenz [55, 56]. IL-6, einer der wichtigsten Mediatoren der Knochenresorption, ist bei depressiven Patienten insbesondere in höherem Alter erhöht [57]. Die oft bei depressiven Menschen beobachtete erhöhte sympathische Aktivität [58] scheint die IL-6-Sekretion ebenfalls zu erhöhen. Wie vor kurzem aus einem Review deutlich wurde [59], ist die reproduktive Achse bei Frauen mit Major Depression verändert, allerdings ohne dass dabei eindeutige Hormonveränderungen nachgewiesen werden konnten. Es sind noch mehr Studien erforderlich, um den Einfluss der Depression auf das Alter und die Menarche, Menopause, die aktuellen Spiegel der zirkulierenden Hormone und deren richtige Rhythmik bei Frauen zu ermitteln. Die prospektive Ermittlung verlässlicher Informationen zu den klinischen Merkmalen und der Länge des Menstruationszyklus bei Frauen mit Major Depression wird von großem Nutzen sein.

Vor kurzem wurde berichtet, dass Leptin, ein vom weißen Fettgewebe sezerniertes Hormon, die Knochenbildung über einen zentralen Mechanismus hemmt, an dem eine hypothalamische Schaltstelle beteiligt ist [60, 61]. Die intrazerebroventrikuläre Gabe von Leptin führte bei Leptinmangelmäusen (ob/ob), einem Stamm mit anormal hoher Knochenmasse, nicht nur zu einer deutlich verminderten Nahrungsaufnahme, einer Zunahme des Energieverbrauchs und einem geringeren Gewichtsverlust, sondern auch zu vermehrtem Knochenverlust. Dieser Effekt wird zentral auf Niveau des Hypothalamus vermittelt, ohne einen direkten Effekt des zirkulierenden Leptins auf die Knochenzellen, da weder Osteoblasten noch andere Knochenzellen Leptinrezeptoren besitzen. Da die Leptinsekretion bei depressiven Menschen nachts erhöht ist [62], vermuteten wir als weiteren möglichen Mechanismus des Knochenverlustes bei Major Depression eine zentrale Hemmung der Knochenneubildung durch Leptin. Vor kurzem haben wir außerdem die Vermutung aufgestellt, dass jahreszeitliche Veränderungen der Leptinspiegel beim Erhalt der Knochenmasse von Tieren, die Winterschlaf halten, beteiligt sind [63]. Interessanterweise gehören zum Phänotyp der ob/ob-Maus auch Hypercortisolismus und Hypogonadismus, zwei auch bei depressiven Menschen häufige Symptome. Schließlich sind sowohl die Major Depression als auch die Osteoporose vermutlich mit mehreren Genen assoziiert, die möglicherweise an der Phospholipidregulation beteiligt sind [64]. Ob Depression und Osteoporose eine gemeinsame genetische Prädisposition aufweisen oder ob beide durch ein weit verbreitetes Genmuster vermittelt werden, muss noch geklärt werden.

Daher wurde der Zusammenhang zwischen Depression und Osteoporose anhand der neuen Sichtweise erörtert, wonach der Knochenverlust bei der Depression durch die zuvor besprochenen biologischen Mechanismen verursacht wird. Die Osteoporose kann klinisch stumm verlaufen und so für lange Zeit unerkannt bleiben, bis pathologische Frakturen auftreten. Mehrere andere Studien berichteten über Patienten mit Major Depression, bei denen der Kno-

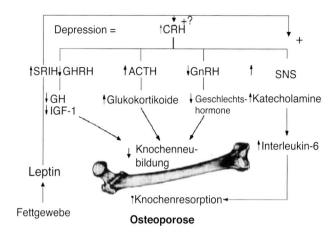

**Abbildung 8.1**  Schematische Darstellung der vermuteten Mechanismen des Knochenabbaus bei Depression.
Die Major Depression geht mit einer vermehrten Sekretion von CRH und Glukokortikoiden entlang der Hypothalamus-Hypophysen-Nebennierenrinden-Achse einher. CRH wiederum hemmt die gonadale Achse durch die Störung der hypothalamischen GnRH-Freisetzung und hemmt die GH-Achse durch Stimulation von Somatostatin und Inhibition von GHRH. Die vermehrte Cortisolsekretion, die verminderte Sekretion von GH und Insulin-like Growth Factor 1 (IGF-1) sowie die verminderte Sekretion der Geschlechtshormone führen zu einer reduzierten Knochenneubildung und vermehrter Knochenresorption. Hohe Katecholaminspiegel stimulieren die Produktion von IL-6, einem potenten Faktor der Knochenresorption. Vor kurzem wurde für Leptin, ein von den Adipozyten produziertes Hormon, gezeigt, dass es zumindest im Tierversuch eine zentral vermittelte, hemmende Wirkung auf die Knochenneubildung hat. Der gleichzeitige Effekt der verminderten Knochenbildung und erhöhten Knochenresorption führt bei Patienten mit Major Depression zu einem Nettoverlust an Knochenmasse.

chenverlust asymptomatisch und nicht diagnostiziert war. Die Behauptung, dass die Osteoporose als überwiegend asymptomatisches Krankheitsbild, dessen sich der Patient nicht bewusst ist, zu depressiven Symptomen führt, lässt sich nicht halten. Allerdings führt der Knochenabbau irgendwann zu Frakturen, und sofern diese den Schenkelhals betreffen, können sie sehr schwer und behindernd sein. So ist die Lebensqualität durch Stürze und Schenkelhalsfrakturen bei älteren Frauen stark beeinträchtigt [65]. In diesem Zusammenhang scheint es schlüssig, dass die klinische Osteoporose, insbesondere wenn sie zu Schmerzen und körperlicher Behinderung führt, zu depressiven Symptomen führen kann. Ob auf derartige depressive Symptome wiederum Veränderungen von Cortisol und anderen Hormonen folgen, muss noch geklärt werden. Insgesamt sollte der Zusammenhang zwischen Depression und Osteoporose ähnlich wie in anderen klinischen Fällen, wie Schlaganfall, rheumatoide Arthritis und anderen behindernden Krankheitsbildern, bei denen begleitend eine Depression vorliegt, als bidirektional betrachtet werden, indem beide Krankheiten – einander beeinflussend – zu einem Circulus vitiosus führen.

# Schlussfolgerungen

Die hier dargestellten Studien fanden übereinstimmend einen Zusammenhang zwischen Depression und Osteoporose und legen somit nahe, dass die Depression ein wichtiger, bislang nicht erkannter Risikofaktor der Osteoporose mit ähnlicher Relevanz wie die anderen bislang gesicherten Risikofaktoren ist, wie niedriger BMI [66], Rauchen und eine für Osteoporose positive Familienanamnese [67]. Trotz der vorhandenen Belege ist die Art des Zusammenhangs zwischen diesen beiden Krankheitsbildern bislang nur zum Teil geklärt. Daher ist es sinnvoll, einige der Einschränkungen der analysierten Literatur zu erwähnen. Zunächst einmal handelte es sich überwiegend um Querschnittstudien, die gemäß ihrem Design nur Hinweise auf Zusammenhänge liefern, aber keine kausalen Verbindungen herstellen können. Außerdem wurden unterschiedliche Kriterien verwandt, um die Depression zu diagnostizieren und ihre Schwere zu ermitteln. Diese Unterschiede können zu dem großen Prävalenzbereich der Depression bei Patienten mit Osteoporose beigetragen haben. In mehreren Studien zum Knochenverlust wurden aktuell depressive Patienten in einer Gruppe mit Patienten analysiert, bei denen nur anamnestisch eine Depression bekannt ist. Dies ist problematisch, weil unbekannt ist, ob der Einfluss auf den Knochenabbau bei aktueller Depression der gleiche ist wie bei anamnestisch zurückliegender Depression. Die retrospektive Evaluation der Depression hat im Übrigen nur einen begrenzten Wert, da sie nur auf subjektiven Erinnerungen beruht. Außerdem waren viele dieser Studien sehr klein mit heterogenem Patientengut. Es muss weiterhin erwähnt werden, dass die Studien, welche die Diagnose Major Depression verwandt haben, eine weitaus schwerere Störung als eine „depressive Symptomatik", einen deutlichen Zusammenhang zwischen Depression und Osteoporose ermittelt haben.

Schließlich soll auch noch darauf eingegangen werden, dass jede Literaturanalyse einen selektiven Publikationsbias aufweisen kann, da Studien, welche die Originalhypothese – sei es wegen mangelnder statistischer Power oder wegen einer falschen Hypothese – nicht bestätigt haben, mindestens dreimal seltener veröffentlicht werden als positive Studien; ein Phänomen, das als „Schubladen-Problem" bekannt ist [68]. Daher besteht die Möglichkeit, dass es unveröffentlichte Studien gibt, die keine Assoziation zwischen Depression und Osteoporose haben nachweisen können oder nachgewiesen haben, dass es keinen derartigen Zusammenhang gibt. Um die Möglichkeit eines derartigen Bias auszuschließen, gibt es inzwischen Institute, die Listen über alle bei ihnen durchgeführten klinischen Studien zu einem bestimmten Forschungsgebiet führen.

Mit diesen Einschränkungen werfen alle besprochenen Studien Fragen auf, die geklärt werden müssen. Der kausale Zusammenhang von Depression und Osteoporose sollte ebenso geklärt werden wie die Frage, ob der Knochenabbau nur auftritt, während der Patient depressiv ist. Außerdem sollte ermittelt werden, ob die erfolgreiche Behandlung der Depression und/oder die Einnahme von Antidepressiva einen entscheidenden Einfluss auf den Knochen-Umbau haben. Auch die Prävalenz der Osteoporose bei depressiven Patienten muss weiter untersucht werden, insbesondere ob es eine bestimmte Untergruppe depressiver Patienten gibt, bei denen ein höheres Osteoporoserisiko besteht, da bei vielen von ihnen eine Therapie erforderlich sein kann. Außerdem sind für das Verständnis einer vermeintlichen Rolle der Depression bei männlicher Osteoporose weitere Studien erforderlich, da dieses Krankheitsbild schlecht erforscht ist und bis vor kurzem vernachlässigt wurde, indem es bei etwa einem Drittel der Betroffenen als idiopathisch abgetan wurde [69, 70]. Auf mechanistischem Niveau müssen die Rollen der endokrinen und parakrinen Faktoren, die für den Knochenabbau bei Depression verantwortlich sind, und ihr relativer Beitrag zum Knochenverlust durch verminderte Knochenneubildung und erhöhte Knochenresorption geklärt werden.

Diese Fragen lassen sich nur durch prospektive Langzeitstudien mit ausreichender statistischer Power beantworten, welche auch die notwendigen Einblicke in die Pathogenese des Knochenverlustes bei Depression ermöglichen. Zusammenfassend sollte die klinische Evaluation von Patienten mit idiopathischem Knochenverlust, insbesondere bei prämenopausalen Frauen und jungen/mittelalten Männern, auch eine Depression berücksichtigen. Umgekehrt sollten anamnestisch bekannte, nicht traumatische Frakturen bei depressiven Patienten an eine nicht diagnostizierte Osteoporose denken lassen. Aus praktischer Sicht sollte bei Patienten mit aktueller oder zurückliegender Major Depression oder depressiven Symptomen zum Ausschluss einer Osteoporose mittels DEXA die spinale und femorale Knochendichte bestimmt werden oder im Blut die biochemischen Marker des Knochen-Turnover gemessen werden, falls eine Knochendichtemessung nicht durchführbar ist. Dies ist insbesondere bei depressiven Patienten mit Verlust an Körpergröße, mit unzureichender Ernährung und Kalziumaufnahme, bei Rauchern, bei Hinweisen auf einen Hypogonadismus sowie bei einer deutlich positiven Familienanamnese für Osteoporose indiziert.

# Literatur

1. Robins LN, Helzer JE, Weissman MM, et al. Lifetime prevalence of specific psychiatry disorders in three sites. Arch Gen Psychiatry 1984;41:949–958.
2. Zheng D, Ferguson JE, Macera CA, et al. Major depression and all-cause mortality among white adults in the United States. Ann Epidemiol 1997; 7:213–218.
3. Steckler T, Holsboer F, Reul JM. Glucocorticoids and depression. Baillieres Best Pract Res Clin Endocrinol Metab 1999;4:597–614.
4. Bjorntorp P, Rosmond R. The metabolic syndrome – a neuroendocrine disorder? Br J Nutr 2000;83(Suppl 1):S49–S57.
5. Chrousos GP, Gold PW. A healthy body in a healthy mind – and vice versa – the damaging power of "un controllable" stress. J Clin Endocrinol Metab 1998;83:1842–1845.
6. Genco RJ, Ho AW, Grossi SG, et al. Relationship of stress, distress and inadequate coping behaviors to periodontal disease. J Periodontol 1999; 70:711–723.
7. Rosmond R, Bjorntorp P. Endocrine and metabolic aberrations in men with abdominal obesity in relation to anxio-depressive infirmity. Metabolism 1998;10:187–193.
8. Consensus Development Conference Diagnosis: Prophylaxis and treatment of osteoporosis. Am J Med 1993;94:636–638.
9. Cizza G, Ravn P, Chrousos GP, et al. Depression: A major, unrecognized risk factor for osteoporosis? Trends Endocrinol Metab 2001;12:198–203.
10. Ross PD, Davis JW, Vogel JM, et al. A critical review of bone mass and the risk of fractures in osteoporosis. Calcif Tissue Int 1990;46:149–161.
11. Schweiger U, Deuschle M, Korner A. Low lumbar bone mineral density in patients with major depression. Am J Psychiatry 1994;151:1691–1693.
12. Hay P. Treatable risk factor for osteoporosis? Am J Psychiatry 1996;153: 140.
13. Schweiger U, Weber B, Deuschle M, et al. Lumbar bone mineral density in patients with major depression: Evidence of increased bone loss at follow-up. Am J Psychiatry 2000;157: 118–120.
14. Michelson D, Stratakis C, Hill L, et al. Bone mineral density in women with depression. N Engl J Med 1996;335: 1176–1181.
15. Schuit SC, van der Klift M, Weel AE, et al. Fracture incidence and association with bone mineral density in elderly men and women: The Rotterdam Study. Bone 2004;34:195–202.
16. Whooley MA, Kip KE, Cauley JA, et al. Depression, falls and risk of fracture in older women Study of Osteoporotic Fractures Research Group. Arch Intern Med 1999;159:484–490.
17. Drinka PJ, DeSmet AA, Bauens SF, Rogot A. The effect of overlying calcification on lumbar bone densitometry. Calcif Tissue Int 1992;50(6):507–510.
18. Halbreich U, Rojansky N, Palter S, et al. Decreased bone mineral density in medicated psychiatric patients. Psychosom Med 1995;57:485–491.
19. Coelho R, Silva C, Maia A, et al. Bone mineral density and depression: A community study in women. J Psychosom Res 1999;46:29–35.
20. Melton LJ 3rd, Chrischilles EA, Cooper C, et al. Perspective. How many women have osteoporosis? J Bone Miner Res 1992;7:1005–1010.
21. Reginster JY, Deroisy R, Paul I, et al. Depressive vulnerability is not an independent risk factor for osteoporosis in postmenopausal women. Maturitas 1999;33:133–137.

22. Vrkljan M, Thaller V, Lovricevic I, et al. Depressive disorder as possible risk factor of osteoporosis. Coll Antropol 2001;25:485–492.

23. Yazici KM, Akinci A, Sutcu A, et al. Bone mineral density in premenopausal women with major depressive disorder. Psychiatry Res 2003;117: 271–275.

24. Wilhelm SM, Lee J, Prinz RA. Major depression due to primary hyperparathyroidism: A frequent and correctable disorder. Am Surg 2004;70:175–180.

25. ForsÇn L, Meyer HE, Sogaard AJ, et al. Mental distress and risk of hip fracture. Do broken hearts lead to broken bones? J Epidemiol Community Health 1999;53:343–347.

26. Greendale GA, Unger JB, Rowe JW, et al. The relation between cortisol excretion and fractures in healthy older people: Results from the MacArthur studies-Mac. J Am Geriatr Soc 1999; 47:799–803.

27. Robbins J, Hirsch C, Whitmer R, et al. The association of bone mineral density and depression in an older population. J Am Geriatr Soc 2001;49:732–736.

28. Kavuncu V, Kuloglu M, Kaya A, et al. Bone metabolism and bone mineral density in premenopausal women with mild depression. Yonsei Med J 2002;43:101–108.

29. Amsterdam JD, Hooper MB. Bone density measurement in major depression. Prog Neuropsychopharmacol Biol Psychiatry 1998;22:267–277.

30. Leipzig RM, Cumming RG, Tinetti ME. Drugs and falls in older people: A systematic review and meta-analysis: I. Psychotropic drugs. J Am Geriatr Soc 1999;47:30–39.

31. Liu B, Anderson G, Mittmann N, et al. Use of selective serotonin-reuptake inhibitors or tricyclic antidepressants and risk of hip fractures in elderly people. Lancet 1998;351: 1303–1307.

32. Brown EM. Lithium induces abnormal calciumregulated PTH release in dispersed bovine parathyroid cells. J Clin Endocrinol Metab 1981;52: 1046–1048.

33. Granek E, Baker SP, Abbey H, et al. Medications and diagnoses in relation to falls in a long-term care facility. J Am Geriatr Soc 1987;35:503–511.

34. Bendz H, Sjodin I, Toss G, et al. Hyperparathyroidism and long-term lithium therapy: A crosssectional study and the effect of lithium withdrawal. J Intern Med 1996;240:357–365.

35. Mak TW, Shek CC, Chow CC, et al. Effects of lithium therapy on bone mineral metabolism: A two-year prospective longitudinal study. J Clin Endocrinol Metab 1998;83:3857–3859.

36. Cohen O, Rais T, Lepkifker E, et al. Lithium carbonate therapy is not a risk factor for osteoporosis. Horm Metab Res 1998;30:594–597.

37. Greenspan SL, Greenspan FS. The effect of thyroid hormone on skeletal integrity. Ann Intern Med 1999; 130:750–758.

38. Gyulai L, Jaggi J, Bauer MS, et al. Bone mineral density and L-thyroxine treatment in rapidly cycling bi polar disorder. Biol Psychiatry 1997; 41:503–506.

39. Gyulai L, Bauer M, Garcia-Espana F, et al. Bone mineral density in pre- and post-menopausal women with affective disorder treated with long-term L-thyroxine augmentation. J Affect Disord 2001;66:185–191.

40. Ensrud KE, Walczak TS, Blackwell T, et al. Antiepileptic drug use increases rates of bone loss in older women: A prospective study. Neurology 2004; 62:2051–2057.

41. Ziegler R, Kasperk C. Glucocorticoid-induced osteoporosis: Prevention and treatment. Steroids 1998;63:344–348.

42. Hermus AR, Smals AG, Swinkels LM, et al. Bone mineral density and bone turnover before and after surgical cure of Cushing's syndrome. J Clin Endocrinol Metab 1995;80:2859–2865.

43. Cizza G, Nieman LK, Doppman JL, et al. Factitious Cushing syndrome. J Clin Endocrinol Metab 1996;81:3573–3577.

44. Leong GM, Mercado-Asis LB, Reynolds JC, et al. The effect of Cushing's syndrome on bone mineral density, body composition, growth, and puberty: A report of an identical adolescent twin pair. J Clin Endocrinol Metab 1996;81:1905–1911.

45. Fleisch H. Bisphosphonates: Mechanism of action. Endocr Rev 1998;19:80–100.

46. Di Somma C, Colao A, Pivonello R, et al. Effectiveness of chronic treatment with alendronate in the osteoporosis of Cushing's disease. Clin Endocrinol (Oxf) 1998;48:655–662.

47. Saag KG, Emkey R, Schnitzer TJ, et al. Alendronate for the prevention and treatment of glucocorticoidinduced osteoporosis. Glucocorticoid-Induced Osteoporosis Intervention Study Group. N Engl J Med 1998;339:292–299.

48. Adachi JD, Bell MJ, Bensen WG, et al. Intermittent etidronate therapy to prevent corticosteroidinduced osteoporosis. N Engl J Med 1997;337:382–387.

49. Chan SD, Chiu DK, Atkins D. Mechanism of the regulation of the 1 alpha, 25-dihydroxyvitamin D3 receptor in the rat jejunum by glucocorticoids. J Endocrinol 1984;103:295–300.

50. Sambrook P, Birmingham J, Kelly P, et al. Prevention of corticosteroid osteoporosis. A comparison of calcium, calcitriol, and calcitonin. N Engl J Med 1993;328:1747–1752.

51. Herran A, Amado JA, Garcia-Unzueta MT, et al. Increased bone remodeling in first-episode major depressive disorder. Psychosom Med 2000;62:779–782.

52. Harper KD, Weber TJ. Secondary osteoporosis. Diagnostic considerations. Endocrinol Metab Clin North Am 1998;27:325–348.

53. Chrousos GP, Gold PW. The concepts of stress and stress system disorders: Overview of physical and behavioral homeostasis. JAMA 1992;267:1244–1252.

54. Cizza G, Mistry S, Eskandari F, et al. A group of 21 to 45-year old women with major depression exhibits greater plasma proinflammatory and lower anti-inflammatory cytokines: Potential implications for depression-induced osteoporosis and other medical consequences of depression. Paper presented at the annual meeting of the Endocrine Society, New Orleans, LA, 2004.

55. Papanicolaou DA, Wilder RL, Manolagas SC, et al. The pathophysiologic roles of interleukin-6 in human disease. Ann Intern Med 1998;128:127–137.

56. Licinio J, Wong ML. The role of inflammatory mediators in the biology of major depression: central nervous system cytokines modulate the biological substrate of depressive symptoms, regulate stress-responsive systems, and contribute to neurotoxicity and neuroprotection. Mol Psychiatry 1999;4:317–327.

57. Dentino AN, Pieper CF, Rao MK, et al. Association of interleukin-6 and other biological variables with depression in older people living in the community. J Am Geriatr Soc 1999;47:6–11.

58. Wong ML, Kling MA, Munson PJ, et al. Pronounced and sustained central

hypernoradrenergic function in major depression with melancholic features: Relation to hypercortisolism and corticotropinreleasing hormone. Proc Natl Acad Sci USA 2000;97:325–330.

59. Young EA, Korszun A. The hypothalamic-pituitarygonadal axis in mood disorders. Endocrinol Metab Clin North Am 2002;31:63–78.

60. Ducy P, Amling M, Takeda S, et al. Leptin inhibits bone formation through a hypothalamic relay: A central control of bone mass. Cell 2000;100:197–207.

61. Takeda S, Elefteriou F, Levasseur R, et al. Leptin regulates bone formation via the sympathetic nervous system. Cell 2002;111:305–317.

62. Antonijevic IA, Murck H, Friebos RM, et al. Elevated nocturnal profiles of serum leptin in patients with depression. J Psychiatr Res 1998;32:403–410.

63. Cizza G, Mistry S, Phillips T. Serum markers of bone metabolism show bone loss in hibernating bears. Clin Orthop 2004;422:281–283.

64. Horrobin DF, Bennett CN. Depression and bipolar disorder: Relationships to impaired fatty acid and phospolipids metabolism and to diabetes, cardiovascular disease, immunological abnormalities, cancer age-

ing, and osteoporosis. Possible candidate genes. Prostaglandins Leukot Essent Fatty Acids 1999;60:217–34.

65. Salkeld G, Cameron ID, Cummin RG, et al. Quality of life related to fear of falling and hip fracture in older women: A time trade off study. Br Med J 2000;320:241–246.

66. Ravn P, Cizza G, Bjamason NH, et al. Low body mass index is an important risk factor for low bone mass and increased bone loss in early postmenopausal women. Early Postmenopausal Intervention Cohort (EPIC) study group. J Bone Miner Res 1999;14:1622–1627.

67. Lindsay R, Meunier P. Osteoporosis: Review of the evidence for prevention, diagnosis and treatment and cost-effectiveness analysis. Osteoporos Int 1998;8:11–21.

68. Thornton A, Lee P. Publication bias in meta-analysis: Its causes and consequences. J Clin Epidemiol 2000;53:207–216.

69. Orwoll E, Ettinger M, Weiss S, et al. Alendronate for the treatment of osteoporosis in men. N Engl J Med 2000;343:604–610.

70. Ebeling PR. Osteoporosis in men: New insights into aetiology, pathogenesis, prevention and management. Drugs Aging 1998;13:421–434.

# 9 Reproduktive Endokrinologie und affektive Störungen bei Frauen

PETER J. SCHMIDT UND DAVID R. RUBINOW[1]
FÜR DIE DEUTSCHE AUSGABE: ANKE ROHDE

## Einleitung

Die Effekte des reproduktiven Systems auf die Stimmungsregulation sind dramatisch, klinisch signifikant und heuristisch unabschätzbar. In diesem Kapitel wird das reproduktive endokrine System der Frau beschrieben und dabei insbesondere auf die Veränderungen während des Menstruationszyklus, der Schwangerschaft und im Wochenbett sowie während Perimenopause und Menopause eingegangen. Anschließend werden die neurobiologischen Effekte der gonadalen Steroide und die Wirkungen beschrieben, die denen bei psychotropen Substanzen ähneln und die für die aktuellen Hypothesen zur Ätiopathogenese der Depression von Bedeutung sind. Ausführlich wird auf drei mit der reproduktiven Endokrinologie assoziierte affektive Störungen eingegangen, auf die Interaktionen dieser Krankheitsbilder sowie auf die Veränderungen der reproduktiven Funktion bei den klassischen affektiven Störungen. Thema dieses Kapitels ist eine Darstellung der affektiven Störungen und ihrer Therapieansätze auf der Grundlage des reproduktiven Systems.

## Reproduktives endokrines System

### Hypothalamus-Hypophysen-Ovarien-Achse und gonadale Steroide
(Abb. 9.1)

Gesteuert von neuralen Impulsen sezernieren die Gonadotropin-Releasinghormon(GnRH)-Neurone des Hypothalamus das Dekapeptid GnRH in das portale Hypophysenblut zur Regulation der Freisetzung des follikelstimulierenden Hormons (FSH) und des luteinisierenden Hormons (LH) aus Zellen im Hypophysenvorderlappen (gonadotrope Hormone). FSH und LH werden in den systemischen Blutkreislauf freigesetzt und wirken direkt auf die Ovarialzellen, indem sie die Freisetzung von Hormonen (Estradiol und Progesteron) aus dem Ovar stimulieren. Die GnRH-Sekretion wiederum wird durch Hypophysen- und Ovarialhormone gesteuert, zudem sind zahlreiche lokale und periphere Neuromodulatoren

---

[1] Die in diesem Buch wiedergegebenen Meinungen entsprechen nicht unbedingt den Ansichten der National Institutes of Health oder der US-Regierung.

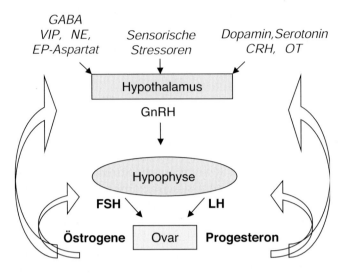

**Abbildung 9.1**  Die Hypothalamus-Hypophysen-Ovarien-Achse. Die von dieser Achse sezernierten Hormone sind fett gedruckt, die Modulatoren kursiv. Die ausgefüllten Pfeile bedeuten eine Stimulation, leere Pfeile eine Hemmung. Die Ovarialprodukte haben eine Feedback-Wirkung auf die Hypophyse und den Hypothalamus.

beteiligt (wie beta-Endorphin, Corticotropin-Releasinghormon [CRH] und Neurosteroidmetaboliten von Progesteron).

## Dynamik des Menstruationszyklus, der Schwangerschaft, des Wochenbetts und der Menopause

*Menstruationszyklus*: Der erste Tag der Menstruation ist per definitionem der erste Tag des Menstruationszyklus, an dem die Östrogen- und Progesteronspiegel niedrig sind. GnRH wird pulsatil vom Hypothalamus freigesetzt und stimuliert die FSH-Sekretion aus der Hypophyse. FSH stimuliert die Sekretion von Östrogen aus den Ovarialfollikeln, welches eine Proliferation der Uterusschleimhaut auslöst. Östrogen und andere Ovarialhormone, wie Inhibin, haben ein negatives Feedback auf die FSH-Freisetzung aus der Hypophyse. Am Ende der ersten Woche des Menstruationszyklus wird ein Follikel ausgewählt, der reift und zunehmende Östrogenmengen sezerniert.

Die Höhe und insbesondere die Frequenz der GnRH-Pulse nimmt in der zweiten Woche des Menstruationszyklus zu, wobei die immer häufigeren GnRH-Pulse zu einer schwallartigen LH-Ausschüttung führen. Etwa 35–44 Stunden nach Beginn der Freisetzung von LH löst dieses die Ausstoßung einer Eizelle aus dem Follikel aus (Ovulation). Vor der LH-Ausschüttung haben die zunehmenden Östrogenspiegel durch unbekannte Mechanismen plötzlich ein positives statt negatives Feedback auf die Gonadotropinsekretion und sind somit für die

Veränderung der GnRH-Sekretion verantwortlich, welche zur LH-Ausschüttung führt. Mit der Ovulation ist die Follikelphase beendet.

Nach der Ovulation und unter dem Einfluss der LH-Stimulation sezerniert der Überrest des Ovarialfollikels, das Corpus luteum, große Mengen Progesteron sowie in geringerem Ausmaß auch Estradiol. In dieser Phase des Menstruationszyklus, der Lutealphase, nimmt die Höhe der GnRH-Pulse durch den Einfluss von zerebralen Opiaten zu und die Frequenz stark ab. Sofern es nicht zur Befruchtung und Einnistung der Eizelle kommt, atrophiert das Corpus luteum. Etwa 12–16 Tage nach der Ovulation leitet das plötzliche Absinken der Progesteronspiegel die Abstoßung der Uterusschleimhaut ein, die Menstruation. In den letzten Tagen der Lutealphase heben die sinkenden Estradiolspiegel das negative Feedback auf die FSH-Sekretion auf, sodass die FSH-Spiegel wieder steigen und den nächsten Menstruationszyklus einleiten.

*Schwangerschaft und Wochenbett*: Die erfolgreiche Einnistung des sich entwickelnden Embryos löst eine Reihe physiologischer Ereignisse an der Uterusschleimhaut aus, wie die Bildung einer Dezidua (Reaktion der Gebärmutterschleimhaut auf die Implantation) und eines maternofetoplazentaren Gefäßsystems, die Stimulation lokaler Wachstumsfaktoren und die Sekretion von humanem Choriongonadotropin (hCG) [1]. Letzteres wiederum stimuliert an den mütterlichen Eierstöcken und dem Corpus luteum die Produktion zunehmender Mengen von Geschlechtshormonen (wie Progesteron, 17-alpha-Hydroxyprogesteron, Estradiol und Estron) sowie von anderen Hormonen (z.B. Relaxin). Die hohen Spiegel der mütterlichen Ovarialhormone unterhalten die Schwangerschaft, bis die Plazenta voll entwickelt ist und diese Hormone unabhängig von der Gelbkörperaktivität selbst produziert. Dieser Übergang vom Corpus luteum auf die Plazenta tritt für gewöhnlich in der achten oder neunten Schwangerschaftswoche auf. Nach der neunten Schwangerschaftswoche kann das Corpus luteum problemlos entfernt werden, ohne dass es zum Abort kommt [2].

Die Hormonproduktion durch die feto-plazento-maternale Einheit ist für das normale Wachstum und die Entwicklung sowie für die Geburtseinleitung verantwortlich. Im Vergleich zum erwachsenen Ovar besitzen jedoch weder die Plazenta noch die fetale Nebennierenrinde einen vollständigen Satz synthetisierender Enzyme, sodass Nebennierenrinde, Plazenta und das mütterliche System gemeinsam das für die Schwangerschaft typische Hormonprofil sezernieren.

Beim Fetus findet die Hormonproduktion grundsätzlich in drei Geweben statt. Als erstes ist das Hypothalamus-Hypophysen-System zu nennen, dass etwa in der 16.–17. Schwangerschaftswoche entwickelt ist. Die meisten Hypothalamushormone (wie CRH) des Erwachsenen sind beim Fetus in der 14.–18. Schwangerschaftswoche nachweisbar, die Hypophysenhormone in der 16. Schwangerschaftswoche. Zweitens ist die Nebennierenrinde des Fetus ein entscheidender Regulator der fetalen Entwicklung, einschließlich intrauteriner Gerinnung, Wachstum und Reifung der Organsysteme sowie vermutlich auch der Geburtseinleitung. Bei Primaten ist die fetale Zone der Nebenniere ab der 10.–12. Schwangerschaftswoche aktiv und produziert den Großteil der Nebennierenhormone. Die Cortisolsekretion findet ab der 16. Schwangerschaftswoche statt. Die fetale Zone wird vom fetalen hypophysären adrenocorticotropen Hormon (ACTH) sowie von parakrinen und autokrinen Effekten lokaler Wachstumsfaktoren gesteuert. Die von der fetalen Nebennierenzone produzierten Steroide spiegeln sich in den im Gewebe vorhanden synthetisierenden Enzymen wider. Im Einzelnen ist die fetale Zone durch hohe Spiegel von 17-alpha-Hydroxylase und Sulfotransferase sowie durch das relative Fehlen von 3-beta-Hydroxysteroiddehydrogenase gekennzeichnet. (Letzteres ist in der äußeren Nebennierenrinde vorhanden, kommt aber nie in der Fetalzone vor.) Somit wird der Steroidvorläufer Pregnenolon über den Delta-5-Weg (Abb. 9.2) in Dehydroepiandrosteron (DHEA) umgewandelt, welches sofort zu DHEA-S sulfatisiert wird. DHEA-S ist kein Substrat für die 3-beta-Hydroxysteroiddehydrogenase, deshalb verlässt es die Nebenniere und zirkuliert im fetalen Blutkreislauf. Der Fetus produziert täglich etwa 200 mg DHEA-S bis zum Termin [1, 3]. Ein Teil des DHEA-S erreicht die Plazenta, wo es durch plazentare Sulfatasen desulfatisiert und durch die plazentaren 3-beta- und 17-beta-Hydroxysteroiddehydrogenasen in Testosteron oder durch die plazentare Aromatase in Estradiol umgewandelt wird. Der Großteil des zirkulierenden DHEA-S gelangt jedoch in die Leber, das dritte wichtige synthetisierende Gewebe des Fetus. Die fetale Leber enthält typischerweise eine hohe 16-alpha-Hydroxylase-Aktivität, sodass DHEA-S in 16-alpha-Hydroxy-DHEA-S umgewandelt wird (d.h. eine zweite Hydroxygruppe zugefügt wird). Von Letzterem gelangt ein großer Teil durch die fetoplazentare Einheit, wo es in Estriol umgewandelt wird (über denselben Stoffwechselweg wie oben für DHEA-S beschrieben), ein östrogenes Steroid mit einer Struktur ähnlich dem Estradiol. Gleichzeitig mit der Vergrößerung der fetalen Zone der Nebennierenrinde steigen die Estriolkonzentrationen im mütterlichen Kreislauf bis zur 12. Schwangerschaftswoche rasch um das etwa 100-fache an. Die Entwicklung des fetalen Ovars führt zu einem Peak der Keimzellproduktion in der 16.–20. Schwangerschaftswoche, indem etwa sechs Millionen Primordialfollikel entstehen, die bis zur Entbindung auf zwei Millionen abnehmen. In der 12. Schwangerschaftswoche besitzen die ovariellen Interstitialzellen bereits die enzymatische Kapazität zur Steroidsynthese; allerdings gibt es keine Belege für eine Aktivität der fetalen Ovarien in der Schwangerschaft im Gegensatz zu den fetalen Hoden, die etwa ab der 8. Schwangerschaftswoche aktiv Androgene produzieren und aus den Leydig-Zellen freisetzen mit einem Peak in der 15.–18. Schwangerschaftswoche.

Neben der Metabolisierung riesiger Mengen von fetalem DHEA-S in Estriol spielt die Plazenta auch eine entscheidende Rolle bei der Progesteronproduktion. Die Plazenta produziert Progesteron überwiegend aus maternalem LDL-Cholesterin, das in Pregnenolon und über Delta-4-Stoffwechselwege weiter zu Progesteron umgewandelt wird. (Die Plazenta besitzt eine 3-beta-Hydroxysteroiddehydrogenase.) Bis zur Entbindung wird Progesteron in einer Menge von etwa 250 mg/d produziert, was zu mütterlichen Progesteronplasmaspiegeln von etwa 130 ng/ml führt (etwa zehnmal so hohen Spiegeln wie in der mittleren Lutealphase des normalen Menstruationszyklus). Progesteron spielt eine ent-

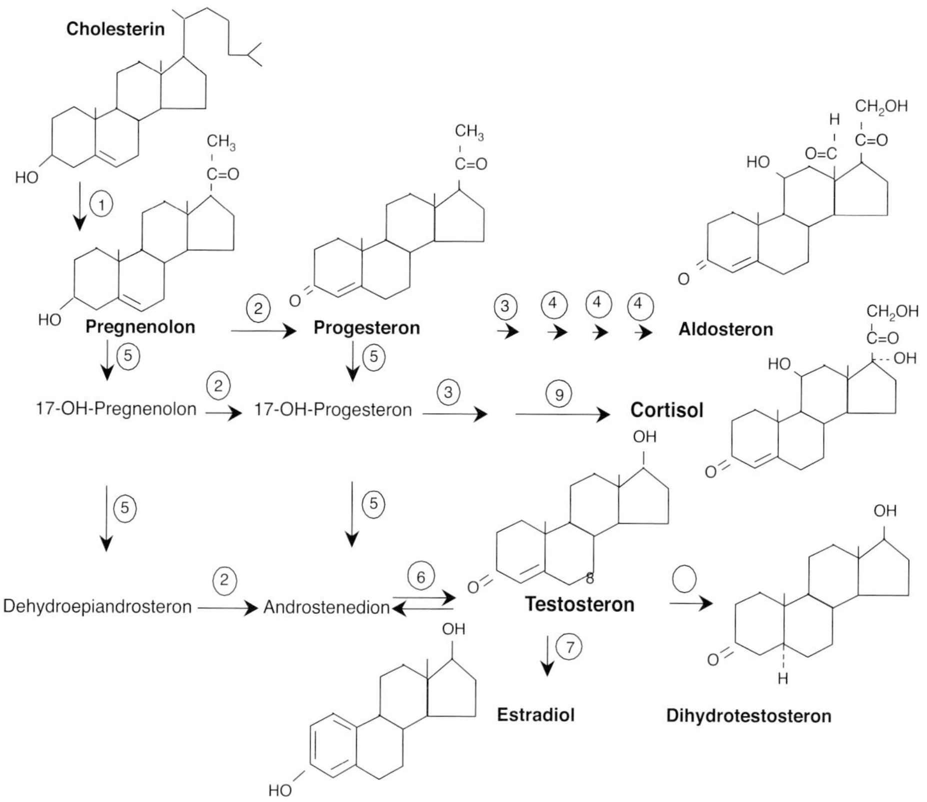

**Abbildung 9.2** Steroidhormonsynthese. Die eingekreisten Ziffern kennzeichnen die synthetisierenden Enzyme: 1 = Cytochrom P450 (CYP) 11A (Cholesterindesmolase); 2 = 3β-Hydroxysteroiddehydrogenase; 3 = CYP21 (21-Hydroxylase); 4 = CYP11B2 (11β-Hydroxylase, 18-Hydroxylase, 18-Oxidase); 5 = CYP17 (17-Hydroxylase, 17,20-Lyase); 6 = 17β-Hydroxysteroiddehydrogenase (oder Oxidoreduktase); 7 = Aromatase; 8 = 5α-Reduktase; 9 = CYP11B1 (11β-Hydroxylase).

scheidende Rolle bei der Aufrechterhaltung der Schwangerschaft, wie sich in Fehlgeburten widerspiegelt, welche durch die Gabe eines Progesteronrezeptorantagonisten ausgelöst wurden. Neben einer Hemmung der Uteruskontraktilität reduziert Progesteron vermutlich auch die zelluläre Immunantwort und trägt zur Aufrechterhaltung der Schwangerschaft bei. Im Gegensatz dazu wurde die Bedeutung der Östrogene für die Schwangerschaft infrage gestellt [3]. Wie oben beschrieben stellt Estriol 90 % der von der fetoplazentaren Einheit produzierten Östrogene. Estriol hat für alle Funktionen die 0,01-fache Potenz von Estradiol, abgesehen von der Steigerung der uteroplazentaren Durchblutung, wo es ebenso wirksam ist wie Estradiol. Sofern also Östrogene zur Schwangerschaft beitragen, dann in Form einer Durchblutungssteigerung, welche für die Gewährleistung des normalen fetalen Wachstums erforderlich ist.

Sowohl der fetale Hypothalamus als auch die Plazenta produzieren identische CRH-Formen. In den letzten fünf Schwangerschaftswochen nimmt die plazentare CRH-mRNA um das 20-fache zu. Im Gegensatz zum hypothalamischen CRH wird das plazentare CRH durch ein positives Cortisol-Feedback reguliert. Somit steigt mit der Cortisolzunahme im letzten Trimenon auch die CRH-Produktion mit progressiver Zunahme der ACTH- und Cortisolsekretion. Außerdem nimmt das CRH-bindende Protein in den letzten vier Schwangerschaftswochen immer mehr ab, sodass der Anteil des freien CRH ansteigt. Vermutlich ist die erhöhte CRH-Aktivität einer der wichtigen Auslöser der Geburt [1, 4].

Neben der plazentaren Produktion von Estriol, Progesteron und CRH, sind die Dezidua und die umgebenden Eihäute wichtige Produzenten von Prolaktin und Relaxin. Außerdem findet in diesen Geweben der Vitamin-D-Stoffwechsel statt. Somit regulieren die Plazentahormone neben der Kontraktilität der Gebärmutter (Prolaktin und Relaxin) auch den Kalziumhaushalt und die Knochenentwicklung des Fetus.

Die Schwangerschaft geht mit einer dauerhaften Zunahme der Sekretion mehrerer Steroid- und Peptidhormone einher, die in den ersten Tagen nach der Entbindung abrupt absinkt. Im dritten Trimenon beträgt der Plasmaprogesteronspiegel der Mutter etwa 130 ng/ml und Estradiol erreicht Plasmaspiegel von 10–15 ng/ml. Damit liegen die Konzentrationen 10- bzw. 50-fach über den höchsten Werten des normalen Menstruationszyklus [5]. Nach der Entbindung sinken die Progesteron- und Estradiolspiegel binnen Tagen auf das Niveau der frühen Follikelphase [6], sodass die Puerperalphase mit einem relativen Hypogonadismus einhergeht.

Während der Puerperalphase sind die Sekretion von Estradiol und Progesteron sowie die Ovulation so stark beeinträchtigt, dass sich bei fehlender Follikelreifung ein sekundärer Hypogonadismus einstellt. Die postpartal fehlende ovarielle Aktivität ist Folge der verminderten Gonadotropinsekretion. Normalerweise kehrt die LH-Pulsatilität nach sechs bis acht Wochen wieder, wobei die Laktation die hypothalamische GnRH-Sekretion und LH-Pulsatilität weiterhin einschränken kann. Der genaue Mechanismus, durch den die pulsatile hypothalamische GnRH-Sekretion postpartal und während der Stillzeit eingeschränkt ist, muss noch geklärt werden [7]. Die Dauer des postpartalen Hypogonadismus und der begleitenden Amenorrhoe vor Wiederaufnahme der normalen Follikelreifung und zyklischen ovariellen Steroidproduktion unterliegt erheblichen interindividuellen Schwankungen.

*Peri- und Postmenopause*: Als Menopause wird das permanente Ausbleiben der Menstruation durch Verlust der ovariellen Aktivität definiert. Endokrinologisch (Abb. 9.3) findet sich eine ständig erhöhte Gonadotropinsekretion (FSH, LH), dauerhaft niedrige Spiegel der ovariellen Steroide (Estradiol, Progesteron) und eine relativ niedrige Androgenproduktion (50%ige Abnahme im Vergleich zu jüngeren Altersgruppen) [8]. Die Perimenopause ist die Übergangsphase aus dem gebärfähigen in den nicht gebärfähigen Lebensabschnitt [9]. Mit Fortschreiten der Perimenopause kommt es zur Abnahme der ovariellen Follikelzahl, die Ovarien reagieren weniger sensibel auf die Gonadotropinstimulation und es entsteht ein relativer Hypoöstrogenismus. Die Gonadotropinsekretion ist über den gesamten Menstruationszyklus erhöht, es treten weniger Ovulationszyklen auf und der Menstruationszyklus wird immer unregelmäßiger. Im Gegensatz zur Postmenopause besteht jedoch eine episodische (nicht konstante) Gonadotropinsekretion und es sind sowohl eine Ovulation als auch eine normale (oder gelegentlich erhöhte) Estradiolsekretion möglich [9, 10]. Die späte Perimenopause ist endokrinologisch durch konstant erhöhte Plasmaspiegel von FSH, eine zunehmende Unregelmäßigkeit der Menstruationszyklen mit gelegentlicher Amenorrhoe sowie durch einen Hypoöstrogenismus gekennzeichnet. Auch die Spiegel einiger anderer Hormone mit möglichen Auswirkungen auf Stimmung und Verhalten sinken mit dem Alter gleichzeitig zur Veränderung der Fortpflanzungsfähigkeit: Androgene (Testosteron und Androstenedion) [8, 10], die in der dritten Lebensdekade zu sinken beginnen und in der fünften und sechsten Dekade den Tiefstwert erreichen, DHEA und Insulin-like Growth Factors (IGF) sowie Bindungsproteine.

## Gonadale Steroidhormone

Die gonadalen Steroide sind wie alle Steroidhormone Cholesterinderivate. Das Steroidogenic Acute Regulatory Protein (STAR) ist der entscheidende Regulator, der Cholesterin in den Mitochondrien zur Verfügung stellt, wo es durch das Enzym Cholesterindesmolase in Pregnenolon umgewandelt wird [3, 11]. Anschließend dient Pregnenolon als Vorläufer der Familie der Steroidhormone, deren einzelne Mitglieder durch die Aktionen einer relativ kleinen Anzahl von Enzymen mit multiplen aktiven Zentren entstehen (siehe Abb. 9.2). Das Gewebe, in dem der Stoffwechsel stattfindet, und die in diesem Gewebe vorhandenen Enzyme bestimmen die resultierenden Endprodukte dieser Kaskade. So kann als Endprodukt Testosteron entstehen, das direkt am Androgenrezeptor wirkt, oder es wird zu einer Form mit höherer Affinität für den Androgenrezeptor reduziert (Dihydrotestosteron), in einer Form mit geringerer Affinität für den Androgenrezeptor (Androsteron) oder zu Estradiol aromatisiert, sodass es über den Östrogenrezeptor wirkt.

Die klassische Wirkung der Steroidhormone tritt auf, sobald das Steroid an seinen intrazellulären Rezeptor bindet (ihn aktiviert), der nach Phosphorylierung und Freisetzung von Hitzeschockproteinen an das Hormonantwortelement auf einem Gen bindet (meist als Dimer) und zur modifizierten Transkription dieses Gens führt. Sobald der Ligand-Rezeptor-Komplex an das Hormonantwortelement bindet (das auf oder nahe bei der Promotorregion des Gens liegt), kommt es entweder zur Auslösung oder zur Unterdrückung der Transkription von Botschaften, die für einen Satz von Proteinen kodieren, einschließlich synthetisierender und metabolischer Enzyme für Neurotransmitter, Neuropeptide, Rezeptorproteine, Transporter und Second Messenger.

Die Wirkungen der gonadalen Steroide werden von mehreren Faktoren beeinflusst, die auch zu den breit gefächerten und unterschiedlichen Effekten beitra-

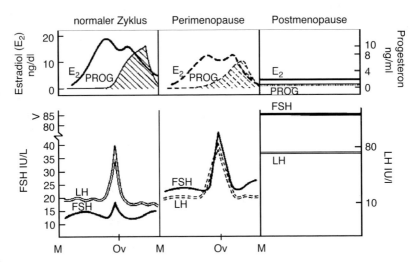

**Abbildung 9.3** Die Spiegel der ovariellen Steroide Estradiol (E$_2$) und Progesteron (PROG) (oben) und die hypophysären Gonadotropine Follikelstimulierendes Hormon (FSH) und Luteinisierendes Hormon (LH) in den drei reproduktiven Lebensphasen. Ov = Ovulation; M = Menses. Die für das Klimakterium dargestellten Hormonmuster spiegeln nicht die intra- und interindividuelle Variabilität der Ovulationshäufigkeit und Länge des Menstruationszyklus in dieser Phase wider.

gen. Erstens existieren Isoformen der Androgen- und Progesteronrezeptoren mit unterschiedlichen transkriptionellen Effekten und zwei verschiedene Östrogenrezeptoren, alpha und beta, die von Genen auf Chromosom 6 bzw. 14 kodiert werden. Diese Östrogenrezeptoren sind im Gehirn unterschiedlich verteilt, haben verschiedene transkriptionelle Wirkungen und besitzen sogar zusätzliche Isoformen (z.B. insertionale und deletionale Varianten von ER alpha und beta). Zweitens reguliert der aktivierte Steroidrezeptor die Transkription durch intermediäre Bindungsproteine, die Koregulatoren (sowohl stimulierend als auch inhibierend). Koregulatoren werden gewebespezifisch exprimiert, und ihre unterschiedliche Lokalisation trägt vermutlich zu den gegensätzlichen Effekten desselben Hormons in unterschiedlichen Geweben bei, obwohl der Hormonrezeptor in vergleichbaren Konzentrationen vorhanden ist. Drittens können aktivierte Hormonrezeptoren die Transkription von Genen ohne Hormonantwortelemente durch Interaktionen mit anderen zellulären Proteinen, den Kointegratoren, beeinflussen, welche die Hormonsignale für zahlreiche Gene ohne Hormonantwortelemente übersetzen. Viertens besitzen Hormone akute nichtgenomische Effekte, können also für die Rezeptorisoform spezifisch die Aktivität von neurotransmitterabhängigen Ionenkanälen modifizieren, direkt an die Kanäle binden und sie beeinflussen oder durch die Membran statt über zytoplasmatische oder nukleäre Rezeptoren eine Signaltransduktion initiieren. Im ZNS sollen diese membranassoziierten Steroidrezeptoren in Caveoli-ähnlichen Domänen in der Zellmembran vorliegen [12]. Fünftens können Steroidhormonrezeptoren auch in Abwesenheit von Steroidhormonen durch zahlreiche Neurotransmitter (z.B. Dopamin über den D1-Rezeptor) und Wachstumsfaktoren aktiviert werden. Dadurch können Umweltereignisse (z.B. Stressoren) die Antwort auf ein Steroidhormonsignal beeinflussen. Schließlich können Hormone durch konkurrierende Kofaktoren oder durch entgegengesetzte regulatorische Effekte auf Gene durch Integratorproteine auch wechselseitig ihre Aktivität beeinflussen.

# Reproduktive endokrine Systeme und die Pathophysiologie affektiver Störungen

Kürzliche Fortschritte in der Zellbiologie, Pharmakologie und den bildgebenden Verfahren des Zentralnervensystems haben erheblich zu den Hypothesen über die Ursachen von affektiven Störungen und möglichen Therapieansätzen beigetragen. Unser Wissen über die verworrenen zellulären Signalwege und die Transkriptionsregulation sowie über die Vorgänge der zellulären Widerstandskraft, Neuroplastizität und Apoptose des ZNS hat die Anzahl der möglichen pathophysiologischen Vorgänge erhöht, welche zu affektiven Störungen führen. Außerdem haben sowohl die Bildgebung des Gehirns als auch neuropathologische Studien eine Kartierung vieler Gehirnregionen ermöglicht, die an der Regulation von Affekt und Kognition beteiligt sind und deren Veränderungen zu affektiven Störungen führen können. In diesem Abschnitt werden die Systeme besprochen, von denen derzeit eine Beteiligung an der Pathophysiologie von affektiven Störungen angenommen wird. Anschließend werden die Auswirkungen von reproduktiven endokrinen Ereignissen (oder bestimmten Geschlechtshormonen) auf die Regulation dieser Systeme besprochen.

## Neurotransmitter

Traditionell wurde davon ausgegangen, dass affektive Störungen eine Dysregulation in einem oder mehreren zugrunde liegenden klassischen Neurotransmittersystemen widerspiegeln. Somit legten sowohl die präklinischen Studien als auch Untersuchungen an Menschen nahe, dass affektive Störungen entweder durch einen Mangel oder durch einen Überschuss von Serotonin, Dopamin, Noradrenalin, Acetylcholin oder Gammaaminobuttersäure (GABA) in den Synapsen von Gehirnregionen entstehen, welche an der Steuerung von Stimmung und Verhalten beteiligt sind. Tatsächlich wurde beschrieben, dass die bei der Depression eingesetzten Therapieverfahren als essenziellen Bestandteil ihrer Wirkung dieselben Systeme beeinflussen. Berichte über anormale Spiegel dieser Neurotransmitter und ihrer Metaboliten in Liquor, Urin, Plasma und peripheren Zellen bei Depression unterstützen dieses Konzept weiter [13]. Außerdem wiesen pharmakologische Provokationsstudien mit Substanzen, welche gezielt diese Neurotransmittersysteme angriffen, Unterschiede zwischen depressiven Patien-

ten und Kontrollpersonen für mehrere Ergebnisvariablen nach, wie neuroendokrine, Verhaltens- und Temperaturwerte. So führte der akute Mangel von Serotonin oder Noradrenalin/Dopamin bei mit Antidepressiva behandelten
Patienten zur Depression [14] und zu Veränderungen der Aktivierung im präfrontalen Kortex [15, 16]. Vor kurzem deckten bildgebende Post-mortem- und
In-vivo-Radioligandenstudien Veränderungen in der Konzentration oder Funktion von Neurotransmitterrezeptorspiegeln auf, anhand deren sich depressive
Patienten von Kontrollen unterscheiden ließen, einschließlich einer reduzierten
Konzentration von Serotonin-1A-Rezeptoren (post mortem und in vivo) und
alpha-2- sowie betaadrenergen Rezeptoren (post mortem) [17].

## Zellsignalwege

Zwar wirken die Stimmungsstabilisierer Lithium, Valproat und Carbamazepin
nicht wie Antidepressiva oder Monoaminooxidasehemmer, allerdings beeinflussen sie mehrere der Signalwege, an denen auch traditionelle Neurotransmitter
und Antidepressiva angreifen. So haben In-vitro-Studien gezeigt, dass Stimmungsstabilisierer (Lithium, Valproat) und Antidepressiva die Spiegel zahlreicher Komponenten und Ziele dieser Systeme verändern: die Spiegel von cAMP
und dem cAMP Response Element-binding Protein (CREB) (Erhöhung), Brain-
derived Neurotrophic Factor (BDNF) (Erhöhung), Entracellular Signalregulated
Kinase/mitogen-activated Protein Kinase (ERK-MAP) Kinaseaktivität (Erhöhung), bcl-2 (Erhöhung), Wnt-Kaskade – Glycogen Synthese Kinase-3-beta
(GSK-3-beta) (Reduktion) und Betacatenin (Erhöhung) [17]. Die Rolle dieser kleinen Moleküle bei der zellulären Regeneration, Neurogenese und beim Zelltod ist
inzwischen gesichert und wurde in den Hypothesen zur Pathophysiologie der
Depression berücksichtigt. Zudem wurde durch ihre Bedeutung bei der Neuroplastizität die Aufmerksamkeit wieder auf Neurotransmittersysteme gelenkt, die
bislang als nicht wichtig bei der Stimmungsregulation galten (z.B. das glutami-
nerge System) [17].

## Morphologische regionale Gehirnveränderungen

Auch Veränderungen der regionalen Gehirnaktivität stützen das Konzept,
wonach die Neurogenese vermutlich ein integraler Bestandteil von Pathophysiologie und Behandlung der affektiven Störungen ist. So haben bildgebende Verfahren bei depressiven Patienten Veränderungen (sowohl im Sinne einer Zu- als
auch einer Abnahme) der Funktion (z.B. Durchblutung) für folgende Gehirnregionen nachgewiesen: Amygdala (Zunahme); dorsomedialer und dorsoanterola-
teraler präfrontaler Kortex (Abnahme) sowie subgenuale und prägenuale Bereiche des Gyrus cinguli (Abnahme). Allerdings wurden die subgenualen Veränderungen zunächst als Abnahme beschrieben, da keine Korrektur für das bei
Depression niedrigere kortikale Volumen in dieser Region durchgeführt wurde.

Strukturelle bildgebende Verfahren haben die Veränderungen in ähnlichen Gehirnregionen bestätigt, und in Post-mortem-Studien wurden bei Patienten mit affektiven Störungen gliäre und neuronale Zellverluste in einigen dieser Gehirnregionen im Vergleich zu Kontrollen nachgewiesen. Außerdem lassen sich die funktionellen Veränderungen in einigen, jedoch nicht allen diesen Gehirnregionen durch eine erfolgreiche antidepressive Behandlung umkehren [18, 19]. Schließlich haben Studien am Menschen und Mapping-Studien des Gehirns von Tieren gezeigt, dass viele dieser Gehirnregionen an der Steuerung von Emotionen beteiligt sind, einschließlich der Integration der emotionalen, kognitiven und physiologischen Stressreaktionen, der Fähigkeit Freude zu empfinden, der Wahrnehmung innerer Signale und des vegetativen Status, dem Ansprechen auf Lob und der Entscheidungsfindung.

## Die Hypothalamus-Hypophysen-Nebennierenrinden-Achse

Stress gilt als zentrale pathophysiologische Komponente der affektiven Störungen. Zu den bei Depression am häufigsten vorhandenen neuroendokrinen Veränderungen gehören die Hypercortisolämie, eine vermehrte CRH-Sekretion, eine verminderte Feedback-Hemmung, eine verminderte ACTH-Antwort auf CRH-Gabe sowie mehrere andere Abweichungen der Regulation des Hypothalamus-Hypophysen-Nebennierenrinden-Systems.

Unter normalen Umständen werden Informationen über bestimmte Stressoren von den höheren kortikalen Zentren zum mediobasalen Hypothalamus weitergeleitet, wo CRH gemeinsam mit mehreren anderen Faktoren in den hypophysären Portalkreislauf ausgeschüttet werden. CRH wirkt über mindestens zwei CRH-Rezeptoren auf die kortikotropen Hormone des Hypophysenvorderlappens [20]. Außerdem modulieren Hormone wie Arginin-Vasopressin (AVP) die stimulierende Wirkung von CRH auf die ACTH-Sekretion. ACTH zirkuliert im Blut und stimuliert die Nebennierenrinde zur Produktion von Glukokortikoiden und dem adrenalen Androgen DHEA. Die Glukokortikoidproduktion wird durch Feedback-Systeme auf Hypophysen- und Hypothalamusniveau reguliert, welche über Typ-1- und Typ-2-Glukokortikoidrezeptoren vermittelt werden, die auch in anderen ZNS-Regionen vorkommen. Nachdem die Glukokortikoide an ihre Rezeptoren gebunden haben, durchläuft der Ligand-Rezeptor-Komplex mehrere Veränderungen und bindet schließlich Glukokortikoidantwortelemente des Genoms. Wie die anderen Mitglieder der Steroidrezeptorfamilie können auch Glukokortikoide über nicht-genomische oder membranassoziierte Mechanismen wirken. Neben ihrer Bedeutung für den Metabolismus, die Stressreaktion, die Immunität und die Entzündungsreaktion spielen Glukokortikoide vermutlich auch eine wichtige Rolle bei der zellulären Regeneration und Neuroplastizität bestimmter Gehirnregionen, wie dem Hippocampus des Erwachsenen [21].

Die vermehrte CRH-Sekretion und Hypercortisolämie bei Depression trägt möglicherweise zu vielen der Langzeitfolgen der Depression bei, wie der reduzierten neuronalen Zellzahl im Hippocampus (durch die neurotoxischen Effekte der Hypercortisolämie), der reduzierten Knochendichte und dem metabolischen Syndrom [22]. Allerdings lassen neuere Belege vermuten, dass einige der ZNS-Wirkungen, welche bislang der Hypercortisolämie zugeschrieben wurden, in Wirklichkeit hereditär sind, beispielsweise die Größe des Hippocampus [23]. Somit scheint ein kleinerer Hippocampus empfänglicher für die Auswirkungen von Stress zu sein und möglicherweise mit der Entwicklung von affektiven Störungen zusammenzuhängen, welche somit nicht durch den Stress selbst verursacht werden.

## Rolle der gonadalen Steroide bei der Modulation der an den affektiven Störungen beteiligten Systeme

Die Ergebnisse von Tierstudien zeigen, dass gonadale Steroide mehrere neuroregulatorische Systeme beeinflussen, die vermutlich zur Pathophysiologie der affektiven Störungen sowie zur Wirksamkeit der antidepressiven Behandlungsansätze beitragen [24–26].

In präklinischen Studien wurden unzählige Effekte der gonadalen Steroide auf die Aktivität von Neurotransmittersystemen nachgewiesen, einschließlich einer Steuerung der Produktion synthetischer und metabolischer Enzyme sowie der Rezeptor- und Transporterproteinaktivität. Die modulierenden Effekte der ovariellen Steroide auf das Serotoninsystem wurden intensiv untersucht, was zum Teil auf das Interesse an der höheren Prävalenz der Depression bei Frauen sowie auf die Wirksamkeit selektiver Serotonin-Wiederaufnahmeinhibitoren (SSRI) bei einigen affektiven Störungen, die mit Störungen der reproduktiven Endokrinologie zusammenhängen, zurückzuführen ist. In einigen, nicht jedoch allen (Übersicht in [27]), experimentellen Paradigmen hat Estradiol ebenso wie die Antidepressiva die Serotonintransporter- (SERT-) mRNA gehemmt [28], die Aktivität des $5\text{-HT}_{1A}$-Rezeptors reduziert (Herabregulierung und Entkopplung von seinem G-Protein) [29, 30], die $5\text{-HT}_{2A}$-Bindung [31] und -mRNA [32] vermindert und die imipramininduzierte Herabregulierung der $5\text{-HT}_2$-Rezeptoren im frontalen Kortex der Ratte erleichtert, eine Wirkung, die auch nach Gabe von Antidepressiva zu beobachten ist [33]. Die bei Depression verminderte $5\text{-HT}_{1A}$-Rezeptorbindung wird sowohl von Estradiol [34–39] als auch von Progesteron [40–43] verändert. Auch für die SERT-Message, -Protein und -Bindung, wurde in präklinischen Studien eine Veränderung durch ovarielle Steroide beschrieben [27, 28, 43–46].

Bei Tieren verursachen gonadale Steroide zahlreiche sexuelle Dimorphismen der serotonergen Funktion: Weibliche Ratten besitzen im Gehirn vermehrt Serotonin und Serotoninmetaboliten [47, 48], eine erhöhte Empfänglichkeit für das Serotonin-Syndrom [49], eine erhöhte Serotoninsynthese [50] und ein vermehrtes Ansprechen auf die Gabe des Serotonin-1A-Agonisten 8-OH-DPAT einiger (Cortisol) [51], aber nicht aller (Hyperphagie) [52, 53] Messwerte. Auch von den Östruszyklusphasen abhängige Veränderungen der serotonergen Funktion wurden beobachtet, wie ein reduziertes Ansprechen auf 8-OH-DPAT im Proöstrus

[42, 54]. Schließlich befinden sich die Progesteronrezeptoren in den dorsalen und medialen Raphekernen der Ratte an denselben Stellen wie die Serotonin-neurone, und Progesteron reguliert die Prolaktinsekretion durch seine Wirkung auf das zentrale serotonerge System [55, 56].

Beim Menschen finden sich ähnlich wie beim Tier Auswirkungen von Geschlecht und gonadalen Steroiden auf das Serotoninsystem. Erstens wurden für folgende Parameter sexuelle Dimorphismen beschrieben: die gesamte Sero-toninsynthese im Gehirn (bei Frauen vermindert) [57], die 5-$HT_2$-Rezeptorbin-dungskapazität (bei Frauen vermindert) [58], eine behaviorale Antwort auf einen Tryptophanmangel (bei Frauen erhöht) [59–61] und die Prolaktinantwort auf D-Fenfluramin und *m*-Chlorophenylpiperazin (*m*-CPP) (bei Frauen erhöht) [62–64]. Zweitens beeinflusst die Phase des Menstruationszyklus die serotonerge Sti-mulation, mit vermehrter Prolaktinsekretion in der Lutealphase nach Gabe von *m*-CPP [65] oder Buspiron [66] im Vergleich zur frühen Follikelphase und einer reduzierten Prolaktinantwort nach Gabe von L-Tryptophan [67] oder D-Fenflu-ramin [68] im Vergleich zur Zyklusmitte. Drittens führt der Hormonersatz bei Frauen in der Menopause zur vermehrten Ausscheidung von 5-Hydroxyindoles-sigsäure (5-HIAA) mit dem Urin [69, 70], zur Zunahme [71] (oder keiner Verän-derung) [72] der Imipraminbindungsstellen der Thrombozyten sowie zur ver-mehrten Stimulation von Cortisol und Prolaktin durch *m*-CPP [73]. Viertens findet sich bei Frauen mit einem Hypogonadismus durch GnRH-Antagonisten nach Gabe von Progesteron eine erhöhte Prolaktinsekretion [74]. Und schließ-lich berichtet eine nicht kontrollierte Studie bei kombiniertem Östrogen- und Gestagenersatz (nicht jedoch bei alleiniger Estradiolgabe) über eine Zunahme der 5-$HT_{2A}$-Bindung (F18-Altanserin) im anterioren Corpus cinguli, dorsolatera-len präfrontalen Kortex und lateralen orbitofrontalen Kortex, wobei der Einfluss von Östrogen auf die 5-$HT_{1A}$-Rezeptorbindung beim Menschen nicht unter-sucht wurde [75].

Wie oben erwähnt wurden mehrere nicht klassische neurale Signalwege als potenzielle therapeutische Angriffspunkte der Antidepressiva und der Elektro-krampftherapie identifiziert (z.B. CREB und BDNF [76]). Grundlage waren Be-obachtungen, wonach diese Systeme durch mehrere bei Depression wirksame Therapieverfahren beeinflusst werden (wie serotonerge und noradrenerge Sub-stanzen und Elektrokrampftherapie) und ein Störungsmuster aufweisen, das sich mit der verzögert einsetzenden Wirkung der meisten Antidepressiva in Ein-klang bringen lässt [77]. So erhöhen Antidepressiva die Expression und Aktivität von CREB in bestimmten Gehirnregionen (z.B. Hippocampus) [78] und regulie-ren (für die jeweilige Gehirnregion spezifisch) die Aktivität von Genen mit cAMP-Antwortelement [77]. Die Gene für BDNF und seinen Rezeptor trkB wur-den als mögliche Ziele der durch Antidepressiva verursachten Änderung der CREB-Aktivität vorgeschlagen [77]. Auch für Estradiol ist ein Einfluss auf viele dieser neuroregulatorischen Vorgänge beschrieben. So vermindert die Ovariek-tomie die BDNF-Spiegel in Vorderhirn und Hippocampus, während Estradiol sie erhöht [79]. Außerdem erhöht Estrogen die Aktivität von CREB [80] und trkA [81] und vermindert die Aktivität von GSK-3-beta (Wnt-Weg) [82] im Gehirn der

Ratte in einer für die Stimmungsstabilisatoren ähnlichen Richtung. Im Gegensatz dazu wurde für die estradiolbedingte BDNF-Abnahme beschrieben, dass sie die Estradiolregulation der dendritischen Säulenbildung in hippocampalen Neuronen vermittelt [83]. Somit beruht das therapeutische Potenzial der gonadalen Steroide bei der Depression vermutlich nicht nur auf ihrer breit gefächerten Wirkung auf Neurotransmittersysteme, sondern auch auf bestimmten neuroregulatorischen Effekten, die sowohl für ovarielle Steroide als auch für die klassischen antidepressiven Therapien (wie Antidepressiva, Elektrokrampftherapie) typisch sind.

Die Modulation des Überlebens von Nerven- und Gliazellen während des Alterns liefert weitere Hinweise darauf, wie die reproduktiven Steroide die Empfänglichkeit für neuropsychische Stimmungen beeinflussen, wenn man die zentrale Rolle der Neurodegeneration bei der Depression bedenkt [84–86]. Sowohl die reproduktiven Steroide als auch die stimmungsregulierenden Therapien beeinflussen Zelltod und -überleben durch Wirkung auf Zellüberlebensproteine (wie Bcl-2 und BAX), Signaltransduktion (z.B. MAPK, Wnt, Akt) und die Bildung freier Radikale [87–91].

Mehrere Studien haben mithilfe von bildgebenden Verfahren am ZNS (wie Positronenemissionstomographie, PET, und funktioneller Magnetresonanztomographie, fMRT) die Effekte der ovariellen Steroide auf die regionale Gehirndurchblutung bei kognitiver Aktivierung untersucht. Als erste ermittelten Berman et al. [92] unter Verwendung des Wisconsin Card Sort Test, einem Maß für die exekutiven Funktionen und den kognitiven Kategorienwechsel, dass der durch GnRH-Agonisten induzierte Hypogonadismus mit einem Verlust des typischen kortikalen Aktivitätsmusters in Gehirnregionen wie dem dorsolateralen präfrontalen Kortex, dem inferioren Parietallappen und dem posteroinferioren temporalen Kortex einherging. In den für die motorischen und visuellen Komponenten dieser Aufgabe verantwortlichen Gehirnregionen wurden keine Unterschiede festgestellt, daher waren die Veränderungen der regionalen zerebralen Durchblutung relativ spezifisch für die kognitive Leistung. Zudem wurde das normale kognitive Aktivitätsmuster nach dem Erreichen physiologischer Spiegel von Estradiol oder Progesteron nach jeweils zwei bis drei Wochen wiederhergestellt. Schließlich merkten Berman et al. an, dass die Hippocampusaktivität im Vergleich zum Hypogonadismus unter Estradiol zunahm und unter Progesteron abnahm [92]. Änderungen der kortikalen Aktivierung können keinen Leistungsunterschieden zugeordnet werden, da die Leistung nicht mit den hormonellen Veränderungen korrelierte. Somit regulierten Estradiol und Progesteron (sowie der Hypogonadismus) die kortikale Aktivität in Gehirnregionen (präfrontaler Kortex, parietaler und temporaler Kortex und Hippocampus), von denen bekannt ist, dass sie an der Stimmungsregulierung beteiligt sind. Zweitens beschrieben Shaywitz et al. [93] in einer randomisierten, doppelblinden, placebokontrollierten Querschnittstudie, dass postmenopausale Frauen unter Östrogenersatztherapie nicht anders abschnitten als Frauen unter Placebo, dass jedoch das funktionelle MRT unter Östrogentherapie bei der verbalen Kodierung eine signifikant stärkere Aktivität im inferioren Parietallappen und im rechten

Gyrus frontalis superior zeigte, mit deutlicher Abnahme im inferioren Parietallappen während der nonverbalen Kodierung. Drittens kam Resnick in einer Querschnitt-Beobachtungsstudie zu dem Ergebnis, dass bei Frauen unter Hormonersatztherapie die regionale zerebrale Durchblutung (PET) im rechten Gyrus parahippocampalis, im rechten Praecuneus und in den rechten Frontalregionen bei verbaler Gedächtnisleistung sowie in den rechten parahippocampalen und inferioparietalen Regionen während der visuellen Gedächtnisleistung zunahm [94]. Außerdem war die Leistung unter Hormonersatztherapie besser als ohne [94]. Schließlich erweiterten Maki und Resnick die initialen Ergebnisse aus ihrer Querschnittstudie mittels PET (sowohl bei verbalen als auch bei visuellen Gedächtnisleistungen) durch wiederholte Messungen nach zwei Jahren mit oder ohne Hormonersatztherapie. Der einzige konstante Unterschied zwischen den Patientinnen unter Östrogeneinnahme und denen ohne fand sich im rechten inferioren frontalen Kortex während der verbalen Gedächtnisaufgabe [95]. Außerdem zeigten die Patientinnen mit Östrogeneinnahme im Vergleich zu denen ohne Östrognene bei Kombination der Aktivierungsmuster in Ruhe sowie nach verbalen und visuellen Aufgaben beim Vergleich der Ergebnisse nach zwei Jahren mit den Ausgangswerten unterschiedliche Aktivierungsmuster. Die Relevanz der unterschiedlichen Muster der für die Regionen im Laufe der Zeit vorhandenen spezifischen Zunahme unter Östrogentherapie bzw. ohne Östrogene muss noch geklärt werden, da in der zweijährigen Untersuchungsphase keine Unterschiede der Leistung in den Aktivierungsaufgaben auffielen, während sich jedoch mehrere andere Aspekte der kognitiven Funktion besserten. Obwohl somit die möglicherweise östrogenabhängigen Gehirnregionen eher schlecht definiert sind, scheinen die Aktivitäten von frontalem Kortex und Hippocampus (Regionen, die an Gedächtnisfunktionen und der Affektregulierung beteiligt sind) durch ovarielle Steroide reguliert zu werden.

Ausgedehnte Tierstudien haben gezeigt, dass sowohl das Geschlecht als auch reproduktive Steroide die basale und stimulierte Aktivität des Hypothalamus-Hypophysen-Nebennierenrinden-Systems beeinflussen. Allgemein hemmt die kurzzeitige, niedrig dosierte Gabe von Estradiol die Antwort der HPA-Achse bei ovariektomierten Tieren [96–99], während die längere Gabe höherer Dosen die Reaktivität des HPA-Systems auf Stressoren verbessert [100–102]. Die regulierenden Effekte der Änderungen in der Konzentration der reproduktiven Steroide und der Phasen des Menstruationszyklus auf das HPA-System bei Frauen sind weiterhin nur unzureichend untersucht. Während einige Studien unter Verwendung psychischer Stressfaktoren erhöhte Cortisolspiegel in der Lutealphase nachgewiesen haben [103, 104], konnten andere weder unter Einsatz psychischer [105, 106] noch physiologischer (wie insulininduzierte Hypoglykämie, Sport) [107, 108] Stressoren eine in der Lutealphase erhöhte Aktivität der HPA-Achse belegen.

Altemus et al. [109] zeigten vor kurzem, dass die Reaktionen des HPA-Systems auf Sport in der mittleren Lutealphase stärker ausfielen als in der Follikelphase. Allerdings ermittelten Roca et al. [110] im Gegensatz zu den zahlreichen für Tiere vorliegenden Veröffentlichungen über die Fähigkeit von Estradiol, die

Sekretion der HPA-Achse zu erhöhen, dass Progesteron – nicht jedoch Estradiol – die bewegungsbedingte Sekretion von AVP, ACTH und Cortisol erhöhte. Der Mechanismus, über den Progesteron die Stimulation des HPA-Systems verstärkt, ist noch unbekannt. Denkbar wäre jedoch eine der folgenden Möglichkeiten: durch Modulation der Cortisol-Feedback-Hemmung des Systems [96, 111–114], durch eine neurosteroidbedingte Herabregulierung der GABA-Rezeptoren [115] oder durch eine Heraufregulation von AVP (in Übereinstimmung der Abnahme der Schwelle für die AVP-Ausschüttung in der Lutealphase) [116]. Alternativ schlugen Aguilera et al. (Ochedalski, Wynn und Aguilera, unveröffentlichtes Manuskript) vor, dass Progesteron die oxytocininduzierte CRH-Ausschüttung verstärkt.

Auch die Schwangerschaft geht mit deutlichen Veränderungen der adrenocorticalen Funktion einher. So steigen während der Gestation die Plasmaspiegel von Cortisol, Desoxycorticosteron, Aldosteron und Corticosteroid-bindende Globulin (CBG) deutlich an. Dabei erhöht sich beispielsweise der Cortisolspiegel auf das Drei- bis Vierfache der Norm, erreicht während der Entbindung seinen Maximalwert und sinkt anschließend rasch wieder in den Normalbereich ab [117], wobei post partum oft weiterhin keine Suppression im Dexamethason-Suppressionstest (DST) möglich ist [118]. Außerdem produziert die Plazenta insbesondere im dritten Trimenon große Mengen von CRH. In einer Studie an normalen Schwangeren wurde eine Zunahme des CRH-Wertes von 50 pg/ml in der 28. Schwangerschaftswoche auf mehr als 1400 pg/ml in der 40. Schwangerschaftswoche nachgewiesen [119].

Wie bereits erwähnt, kann die stressbedingte Zunahme der Glukokortikoide negative Effekte auf die zelluläre Regenerationsfähigkeit haben und neurotoxisch wirken. So sind zahlreiche neuroprotektive Faktoren wie BDNF bei Stress reduziert, was die zelluläre Verwundbarkeit erhöht. Im Gegensatz dazu stimulieren einige Antidepressiva und reproduktive Steroide (wie DHEA) nicht nur neuroprotektive Kaskaden wie BDNF, sondern wirken auch direkt auf die Zellen und schützen sie vor glukokortikoidbedingten Schäden [120–122].

# Mit dem endokrinen reproduktiven System assoziierte affektive Störungen

## Prämenstruelle Dysphorie

### Prävalenz
Die prämenstruelle Dysphorie  (PMD = Prämenstruelle Dysphorische Störung), eine schwere Form des prämenstruellen Syndroms, ist eine häufige und schwere Erkrankung, die etwa 5 % der Frauen im gebärfähigen Alter betrifft. Bevölkerungsbasierte Studien haben Häufigkeitsraten für die schwere prämenstruelle Dysphorie von 1–11 % bei Frauen im gebärfähigen Alter ermittelt, wobei ein größerer Anteil (bis zu 18 %) Symptome der prämenstruellen Dysphorie angibt,

die mit funktionellen Störungen assoziiert sind (ohne jedoch alle Syndromkriterien zu erfüllen) [123–128]. In einer bevölkerungsbasierten Studie von Angst berichteten 8 % der Frauen von beeinträchtigenden perimenstruellen Symptomen (als schwer angenommen und somit ein Surrogat der prämenstruellen Dysphorie), während menses-assoziierte Symptomänderungen insgesamt häufiger waren (44 % Reizbarkeit und 29 % depressive Stimmung) [129].

In einer großen Multicenter-Studie wurde ermittelt, dass die soziale Anpassungsfähigkeit von Frauen mit dieser Störung in der Lutealphase ähnlich stark eingeschränkt war, und zwar für alle sieben Faktoren der Social Adjustment Scale, wie bei Frauen mit Dysthymie (ausgenommen der parentale [= elterliche] Faktor, der bei Frauen mit prämenstrueller Dysphorie signifikant stärker beeinträchtigt war). Auf den sozialen/Freizeit- und parentalen Skalen unterschied sich die Einschränkung nicht von derjenigen bei Frauen mit chronischer oder rezidivierender Major Depression, wobei der Ehegattenfaktor bei Frauen mit prämenstrueller Dysphorie stärker betroffen war [128].

Noch beeindruckender wird das Ausmaß der Einschränkung, wenn gemäß des Krankheitslastmodells der Weltgesundheitsorganisation (= Burden of disease) die „Last" der prämenstruellen Dysphorie errechnet wird [130]. Dieses Modell bestimmt die „Disability Adjusted Life Years", d.h. die durch einen vorzeitigen Tod verlorenen Jahre und die Jahre, während derer eine Behinderung bestimmter Schwere und Dauer vorgelegen hat. Die Krankheitslast der prämenstruellen Dysphorie beträgt während der Lutealphase 0,36–0,5 (mit einem Todesfall), diejenige der unipolaren Depression 0,5–0,7 [128]. Unter Berücksichtigung der Prävalenz der prämenstruellen Dysphorie und der Risikojahre kann bei einer durchschnittlichen Frau von 459 Zyklen mit durchschnittlich 6,1 Tagen mit schweren Symptomen ausgegangen werden, das ergibt insgesamt 2800 Tage oder 7,67 Jahre mit Symptomen. Dies entspricht für jede Frau einem Zeitraum von 1400 Tagen oder 3,84 Jahren mit einer deutlichen Beeinträchtigung (= disability, bei einer Last von 0,5). Da mindestens 3,8 Millionen Frauen die Kriterien der prämenstruellen Dysphorie erfüllen, betragen die Disability Adjusted Life Years in den USA etwa 14,5 Millionen, eine Belastung mit erheblichen und offensichtlichen Konsequenzen [128]. Die erhöhten Raten und Odds Ratios von Suizidversuchen bei PMD stimmen mit den häufig bei diesen Frauen vorhandenen ausgeprägten Suizidgedanken überein, wobei die Daten für eine Risikoermittlung nicht ausreichen.

In unserer Klinik waren die Symptome bei mehreren Patientinnen so schwer, dass sie ihre Ovarien operativ entfernen ließen, nachdem unsere Studien einen deutlichen Zusammenhang zwischen ihren Symptomen und der reproduktiven Funktion nachgewiesen hatten. Es ist offensichtlich, dass die Entwicklung wirksamer Therapien dieser Erkrankung von erheblichem gesundheitspolitischem Interesse ist.

## Diagnostik und klinisches Bild

Im Gegensatz zu anderen Diagnosen in der Medizin ist die prämenstruelle Dysphorie eine zeitlich und nicht symptomatisch ausgerichtete Diagnose. Die Symptome sind relativ unspezifisch, daher wird die Erkrankung durch das ausschließliche Auftreten der Symptome während der Lutealphase definiert. Eine derartige Diagnose kann nicht aufgrund der Anamnese gestellt werden. Stattdessen muss prospektiv nachgewiesen werden, dass die Symptome auf die Lutealphase begrenzt sind und mit Eintritt der Menses oder unmittelbar darauf verschwinden. Während zu diesem Thema vermutlich viele Variationen existieren, war eine restriktive Definition erforderlich, um eine Homogenität der Stichproben in Studien zu gewährleisten, wie sie für einen Vergleich und eine Generalisierung der Ergebnisse unabdingbar ist. Die Einführung der beiden existierenden diagnostischen Leitlinien [131, 132] hat die Existenz der prämenstruellen Dysphorie bestätigt und viele (aber nicht alle) Kontroversen in der Literatur hinsichtlich der neurologischen Grundlage der prämenstruellen Dysphorie beendet.

## Pathophysiologie

Unter Berücksichtigung des Zusammentreffens der PMD-Symptome mit der Lutealphase forschten die ersten Untersucher ätiologisch nach einer Störung der reproduktiven endokrinen Funktion. Der Vergleich der basalen Plasmahormonspiegel bei Frauen mit prämenstrueller Dysphorie und Kontrollen erbrachte keine konsistenten diagnostisch relevanten Unterschiede, insbesondere auch nicht für die Plasmaspiegel, die Areas Under the Curve und die Hormonsekretionsmuster von Estradiol, Progesteron, FSH und LH [133–136]. Die Ergebnisse der Studien über die Androgenspiegel waren unterschiedlich und wiesen sowohl normale als auch verminderte Testosteronspiegel [137–139] sowie erhöhte und verminderte Spiegel des freien Testosterons [138, 139] nach. Außerdem konnten zwei von vier Studien keine diagnostisch relevanten Unterschiede im Muster der LH-Pulsatilität und der Gonadotropinantwort auf GnRH nachweisen [140] (Smith et al., im Druck) [136, 141]. Auch Studien zu anderen hormonellen Faktoren waren ähnlich unergiebig [139, 142–150]. Einige Studien legen jedoch nahe, dass die Spiegel von Estrogen, Progesteron und „Neurosteroiden" (wie Pregnenolonsulfat) mit der Symptomschwere bei prämenstrueller Dysphorie korrelieren [151–153].

Kürzlich wurden Studien zur Ätiologie der prämenstruellen Dysphorie durchgeführt, die sich auf die möglicherweise veränderten Neurosteroidspiegel konzentrierten. Die für diese Spekulationen essenziellen Beobachtungen sind: (1) Der GABA-Rezeptor (der vermutlich die Anxiolyse vermittelt) wird durch die 5-alpha- und beta-reduzierten Progesteronmetaboliten (Allopregnanolon und Pregnanolon) positiv moduliert [154]; (2) Bei Ratten führt das Absetzen von Progesteron durch den Entzug von Allopregnanolon mit nachfolgender Induktion von $GABA_A$-alpha-4-Subunit-Spiegeln und Hemmung der GABA-Leitung zu Angst und Unempfindlichkeit gegenüber Benzodiazepinen [155]; (3) Bei major-depressiver Erkrankung und Depression durch Alkoholentzug finden sich reduzierte Plasmaspiegel von Allopregnanolon, die nach erfolgreicher antidepressiver Behandlung in Plasma und Liquor ansteigen [156–159]; (4) Allopregnanolon wies in mehreren Tiermodellen anxiolytische Wirkungen auf [160–162] und ist vermutlich an der Stressreaktion beteiligt [163]; (5) Antidepressiva fördern vermutlich die reduktive Aktivität eines der synthetisierenden Enzyme (3-alpha-Hydroxysteroidoxidoreduktase) und begünstigen somit die Bildung von Allopregnanolon [164, 165]; (6) Patientinnen mit prämenstrueller Dysphorie unterscheiden sich von Kontrollen hinsichtlich der Pregnanolon-vermittelten Geschwindigkeit sakkadischer Augenbewegungen (= saccadic eye velocity = SEV) und der Sedierung in der Lutealphase [166] (wobei die festgestellten Unterschiede mit der SEV-Response auf das Vehikel bei prämenstrueller Dysphorie und die abgeschwächte Sedation in der Follikelphase bei den Kontrollen zurückgeführt werden können). Patientinnen mit schwerer prämenstrueller Dysphorie zeigten eine abgeschwächte SEV und Sedation auf GABA$_A$-Rezeptoragonisten – Pregnanolon [166] und Midazolam [167] – im Vergleich zu denjenigen mit leichter prämenstrueller Dysphorie. Während mehrere Untersucher bei Frauen mit prämenstrueller Dysphorie im Vergleich zu Kontrollen verminderte Serumspiegel von Allopregnanolon am 26. Zyklustag [168], nur während der Lutealphase [169] oder nur während der Follikelphase [170] beschrieben, wiesen die Patientinnen mit prämenstrueller Dysphorie in den letzten beiden Studien niedrigere Progesteronspiegel auf, was die verminderten Allopregnanolonspiegel erklären kann. Diese Erklärung wird durch eine Beobachtung von Girdler et al. [171] gestützt, wonach Frauen mit prämenstrueller Dysphorie in der Lutealphase im Vergleich zu Kontrollen höhere Progesteron- und Allopregnanolonspiegel aufwiesen. Auch andere Studien zeigten weder diagnostisch relevante Unterschiede für Allopregnanolon und Pregnanolon [172, 173] noch Unterschiede der Allopregnanolonspiegel bei Frauen mit prämenstrueller Dysphorie [174]. Wang et al. [173] stellten fest, dass bei Unterschieden in der Area Under the Curve (AUC) in zwei Zyklen für eines der Hormone von mehr als 10 % der Zyklus mit dem niedrigeren Allopregnanolonspiegel und höherem Spiegel für Estradiol, Pregnanolon und Pregnanolonsulfat mit schwereren Symptomen einherging.

Allgemein wurden keine Unterschiede der basalen Plasmacortisolspiegel, des freien Cortisols im Urin, der zirkadianen Cortisolsekretion ins Plasma und der basalen ACTH-Plasmaspiegel ermittelt [175]. (Beschrieben wurden sowohl reduzierte ACTH-Spiegel bei Patientinnen mit prämenstrueller Dysphorie während des gesamten Menstruationszyklus als auch keine Unterschiede gegenüber den Kontrollen [139, 176–178].) Im Gegensatz dazu waren die Cortisolantwort auf die Gabe des Serotonin-2C(5-HT$_{2C}$)-Agonisten/5-HT$_{2A}$-Antagonisten *m*-CPP [65], eines psychischen Stressors [171] sowie CRH [178] und Naloxon [179] bei Patientinnen mit prämenstrueller Dysphorie in der Lutealphase abgeschwächt. Schließlich beobachteten Eriksson et al. [180] in einer Liquorstudie keine Unterschiede der Monoaminmetaboliten im Liquor bei prämenstrueller Dysphorie im Vergleich zum Gesunden, ebenso wenig ließen sich zyklusabhängige Unterschiede für die Gruppen nachweisen. Auch Parry et al. [181] ermittelten keine zyklusabhängigen Unterschiede (Mittzyklus vs. prämenstruell) der Liquorkonzentrationen von ACTH, Betaendorphin, GABA, 5-HIAA, Homovanillinsäure und Noradrenalin. Allerdings fiel eine geringfügige, aber signifikante prämenstruelle Erhöhung von 3-Methoxy-4-Hydroxyphenylglykol (MHPG) im Liquor auf.

Vor kurzem berichteten Roca et al. [110], dass bei Frauen mit prämenstrueller Dysphorie in der Lutealphase keine bewegungsabhängige Aktivierung des HPA-Systems zu beobachten ist, wie sie bei normalen Frauen auftritt. Diese abweichende Reaktion der HPA-Achse auf Sport bei Frauen mit prämenstrueller Dysphorie liefert starke zusätzliche Hinweise auf eine Fehlsteuerung der physiologischen Stressreaktion bei dieser Störung. Patientinnen mit prämenstrueller Dysphorie zeigten keinen Anstieg von AVP, ACTH und Cortisol in der Lutealphase, wie er bei den Kontrollpatientinnen vorhanden war. Dabei waren bei Frauen mit prämenstrueller Dysphorie die stimulierten Hormonspiegel in der Follikelphase höher (wenn auch nicht signifikant). Die ermittelten Unterschiede ließen sich nicht auf Abweichungen der erzielten Stressniveaus zurückführen, da bei den Patientinnen und den Kontrollen in beiden Phasen des Menstruationszyklus vergleichbare stimulierte Laktatwerte gemessen wurden. Neben der anomalen Reaktion auf die Phasen des Menstruationszyklus zeigten Frauen mit prämenstrueller Dysphorie in beiden Zyklusphasen eine (tendenziell) verminderte Adrenalinreaktion nach Gabe von ACTH. Der Umstand, dass bislang in Studien keiner dieser signifikanten Unterschiede in der Funktion des HPA-Systems nachgewiesen werden konnte, spiegelt vermutlich die Art der Stimulationsparadigmen wider: Die abgestufte sportliche Stimulation ist ein robusterer Aktivator dieses Systems als die von den meisten anderen Untersuchern verwandten (wie CRH, *m*-CPP) und gewährleistet zudem ein bei allen Probanden ähnliches Stressniveau, indem die Stimulusparameter so eingestellt werden, dass sie bei 90 % der Probanden die maximale aerobe Kapazität abfordern.

Insgesamt gibt es somit keine konstant nachweisbaren endokrinen oder anderen biologischen Veränderungen bei prämenstrueller Dysphorie. Außerdem war bei der überwiegenden Mehrzahl der biologischen Faktoren, für die eine diagnostisch relevante Abweichung vorgeschlagen oder nachgewiesen wurde, diese nicht auf die Lutealphase beschränkt, sondern fand sich in Follikel- und Lutealphase [65, 67, 138, 139, 177, 178, 182–188]. Selbst wenn diese Unterschiede bestätigt würden, würde ihr Vorhandensein während des gesamten Menstruationszyklus gegen eine direkte Beteiligung an der Ausbildung einer auf die Lutealphase beschränkten Störung sprechen. Daher gibt es im Moment keine sicher nachgewiesenen physiologischen Veränderungen in der Lutealphase, welche für die prämenstruelle Dysphorie typisch sind.

Somit scheint der prämenstruellen Dysphorie keine Störung des reproduktiven endokrinen Systems zugrunde zu liegen. Wir verabreichten Frauen mit prämenstrueller Dysphorie während der frühen bis mittleren Lutealphase den Progesteronrezeptorblocker Mifepriston mit oder ohne humanes Choriongonadotropin (hCG) und wiesen nach, dass Hormongabe und gonadale Steroidspiegel der mittleren bis späten Lutealphase für die prämenstruelle Dysphorie irrelevant waren, da ihre Elimination keinen Einfluss auf das nachfolgende Auftreten von Symptomen hatte [189]. Trotzdem besteht weiterhin die Möglichkeit, dass die gonadalen Steroide der Follikelphase oder frühen Lutealphase für das Auftreten einer prämenstruellen Dysphorie entscheidend sind, eine Vermutung, welche durch Berichte über die therapeutische Wirksamkeit der ovariellen Suppression durch Arzneimittel (GnRH-Agonist; Danocrin) [190–199] oder Operation (Oophorektomie) [200, 201] bei prämenstrueller Dysphorie gestützt wird. Daher untersuchten wir die Auswirkungen einer Elimination der ovariellen Steroidsekretion auf die Symptome der prämenstruellen Dysphorie sowie den Effekt des Ersatzes ovarieller Steroide bei Patientinnen, deren Symptome auf eine Suppression der ovariellen Steroide ansprachen. Wir konnten die therapeutische Wirksamkeit der durch GnRH-Agonisten induzierten ovariellen Suppression bestätigen [202] und, in Übereinstimmung mit den Daten von Mortola und Muse [195, 203], nachweisen, dass Östrogen ebenso wie Progesteron bei Frauen mit prämenstrueller Dysphorie die typischen Symptome auslösen können [202]. Im Gegensatz dazu zeigte eine Kontrollgruppe von Frauen ohne prämenstruelle Dysphorie weder bei GnRH-Agonist-induziertem Hypogonadismus noch während der anschließenden Hormonergänzung von Progesteron oder Estradiol Stimmungsstörungen, obwohl sie Hormonspiegel vergleichbar denjenigen von Frauen mit prämenstrueller Dysphorie erreichten. Frauen mit prämenstrueller Dysphorie reagieren somit empfindlicher auf gonadale Steroide, indem bei ihnen bei bestimmten Spiegeln oder Spiegelschwankungen Stimmungsänderungen auftreten, die bei Frauen ohne bekannte prämenstruelle Dysphorie keine ähnlichen Effekte auslösen. Somit sind die gonadalen Steroide für eine prämenstruelle Dysphorie erforderlich, aber nicht ausreichend: Sie können zwar eine prämenstruelle Dysphorie auslösen, dies jedoch nur bei Frauen, die aus anderen Gründen empfänglich für Stimmungsschwankungen sind. Daher kann die prämenstruelle Dysphorie als affektive Störung betrachtet werden, welche durch hormonelle Veränderungen gefördert wird, die vor der mittleren bis späten Lutealphase des Menstruationszyklus auftreten. Trotzdem müssen die Systeme, die der Empfänglichkeit für Stimmungsschwankungen durch gonadale Steroide bei prämenstrueller Dysphorie zugrunde liegen, noch identifiziert werden. Ein möglicher Kandidat, welcher für die unterschiedliche behaviorale Sensitivität verantwortlich sein könnte, ist das zentrale serotonerge System.

Mehrere Beobachtungen weisen auf die Bedeutung von Interaktionen zwischen dem Serotoninsystem und den gonadalen Steroiden bei der Pathophysiologie der prämenstruellen Dysphorie hin. Erstens zeigte sich in einem potenziellen Tiermodell zur Reizbarkeit abhängig vom Menstruationszyklus (Resident Intruder Model) [204], dass die Aggressivität weiblicher Ratten von den ovariellen Steroiden abhängt und sich durch Serotonin-Wiederaufnahmehemmer verhindern lässt (wie bei der prämenstruellen Dysphorie) [205]. Zweitens spielt Serotonin eine Rolle bei Verhaltensformen (wie Appetit, Impulsivität, Stimmung, Schlaf, Libido), die sich bei prämenstrueller Dysphorie zyklusabhängig verändern. Drittens weisen Frauen mit prämenstrueller Dysphorie im Vergleich zu Kontrollen eine veränderte Imipraminbindung und 5-HT-Aufnahme in die Thrombozyten auf [146, 206–209] sowie eine veränderte Paroxetinbindung der Thrombozyten (die sich nach erfolgreicher Behandlung mit einem GnRH-Agonisten normalisiert [210]). Viertens legen pharmakologische Provokationsstudien trotz ihrer Einschränkung durch das Fehlen selektiver Agonisten/Antagonisten des 5-HT-Systems die Vermutung nahe, dass sich die 5-HT-Regulation bei Frauen mit und ohne prämenstrueller Dysphorie unterscheidet. So wurden bei prämenstrueller Dysphorie abgeschwächte endokrine Reaktionen auf serotonerge Agonisten (wie L-Tryptophan, $m$-CPP) beschrieben (die allerdings nicht auf die Lutealphase beschränkt waren) [65, 67, 205]. Außerdem ist das $5\text{-HT}_{1A}$-System, das in einer Studie als bei der prämenstruellen Dysphorie gestört beschrieben wird [211], an der Regulation der GABA-Aktivität beteiligt [39, 212–216], für die Abweichungen bei prämenstrueller Dysphorie beschrieben sind [115, 153, 155, 166–169, 172, 174, 217–220]. Schließlich sind Serotonin-Wiederaufnahmehemmer im Gegensatz zu nicht serotonergen Antidepressiva bei prämenstrueller Dysphorie wirksam (was eine erhöhte SERT-Aktivität bei prämenstrueller Dysphorie annehmen lässt) [221], und die therapeutische Wirkung von Serotoninagonisten kann durch Tryptophanmangel [222] und Serotoninrezeptorblockade [223] aufgehoben werden. Während demnach eine Beeinflussung der Serotoninfunktion für eine erfolgreiche Therapie der prämenstruellen Dysphorie unabdingbar ist, bleibt unklar, ob dem unterschiedlichen Ansprechen der Stimmung auf ovarielle Steroide bei prämenstrueller Dysphorie Veränderungen der Serotoninfunktion zugrunde liegen.

**Management**
Bis vor kurzem waren die Möglichkeiten der Ärzteschaft, Frauen mit prämenstrueller Dysphorie zu helfen, eingeschränkt und auf unbewiesene Ansätze (wie Progesteron) und Änderungen der Lebensführung oder Ernährung begrenzt. Manche Frauen profitieren von diätetischen, behavioralen und kognitiven Ansätzen wie regelmäßigem Sport, eingeschränkter Koffeinzufuhr und Schulungen hinsichtlich Schlafhygiene. Bei Frauen mit klinisch signifikanten Symptomen sind diese Ansätze jedoch meist wirkungslos.

Unser Behandlungsansatz basiert auf dem Prinzip, dass der Eckpfeiler einer effektiven Therapie die sorgfältige Evaluation ist. Durch eine vollständige medizinische und psychische Anamnese und Analyse der Systeme werden somatische Erkrankungen (wie eine Hypothyreose), welche sich als rezidivierende affektive Störung manifestieren können, sowie psychische Erkrankungen ausgeschlossen, deren Symptome gelegentlich menstruationsabhängig auftreten. Anschließend wird der Patientin mitgeteilt, dass es zur Evaluation und Ermittlung eines Ausgangswertes zur späteren Beurteilung des Therapieerfolges erforderlich ist, dass sie die Symptomschwere während der nächsten Zyklen täglich festhält. Das Auftreten und die Stärke häufiger Symptome oder der Symptome, welche die Patientin als für sich typisch erachtet, werden entweder auf 100-mm-Linienskalen oder auf 6-Punkt-Schweregradskalen erfasst. Aus praktischer Sicht ermöglicht das Daily Rating Form [224] der Patientin und ihrem Arzt einen Blick auf den Zusammenhang zwischen dem Auftreten der Symptome und den Phasen des Menstruationszyklus. Diese täglichen Einstufungen erfüllen mehrere Aufgaben. Zunächst zeigen sie, ob die Symptome ausschließlich während der Lutealphase auftreten oder chronisch mit prämenstrueller Exazerbation oder ob keine menstruationsabhängigen Schwankungen bestehen (z.B. Depression oder rezidivierende kurze Depression). Zweitens liefern sie ausführliche Informationen über Faktoren, die das Leben und die Symptome der Patientin unabhängig von der Diagnose beeinflussen. Drittens haben sie einen erheblichen therapeutischen Nutzen: Die Patientin wird nicht nur in der Selbstbeobachtung geschult, was ihr während der Behandlung zugute kommt, sondern empfindet es oft auch als Erleichterung, dass sie die Symptome durch die Einstufung validieren, vorhersagen und kontrollieren kann.

Bei den meisten Frauen mit prämenstrueller Dysphorie reichen Änderungen der Lebensführung nicht aus, sodass für gewöhnlich Arzneimittel verordnet werden. Zahlreiche Vitamine und Mineralstoffe, wie Pyridoxin (Vitamin $B_6$), Vitamin E, Vitamin A und Magnesium, wurden zur Behandlung der prämenstruellen Dysphorie untersucht. Dabei wurden jeweils unterschiedliche Ergebnisse erzielt, und für keine der Substanzen konnte eine Überlegenheit gegenüber Placebo nachgewiesen werden. Weitere Substanzen, wie Diuretika, Betablocker, Prostaglandinhemmer und Prolaktinhemmer, sind bei spezifischen Symptomen von begrenztem Nutzen, sind jedoch allgemein nicht wirksam bei der Therapie der prämenstruellen Dysphorie [225–228]. Thys-Jacobs wies eine symptomatische Linderung durch Kalziumgabe nach, wobei diese Ergebnisse noch überprüft werden müssen [229]. Die beiden Therapieansätze mit derzeit reproduzierbarer Wirksamkeit sind die SSRI [227, 228, 230–233] und die ovarielle Suppression [190–195, 197, 234]. Somit ist bei Frauen mit prämenstrueller Dysphorie ein Therapieversuch mit SSRI indiziert, entweder als Langzeitgabe oder intermittierend von (etwa) Ovulation bis zum Beginn der Menses. Die SSRI sind nur bei 50–60 % der Patientinnen mit prämenstrueller Dysphorie wirksam, wobei bislang keine Vorhersagemöglichkeiten existieren [205]. In den meisten Studien lag die effektive Dosis der SSRI bei prämenstrueller Dysphorie unter der für die Behandlung der Major Depression erforderlichen Dosis. Außerdem ist oft eine Dosisanpassung (nach oben oder unten) oder Änderung der Einnahmezeiten (morgens oder abends) erforderlich, um eine maximale Wirksamkeit zu erzielen oder die Nebenwirkungen gering zu halten (insbesondere Schlafstörungen). Bei Limitierung durch Nichtansprechen oder zu starken Nebenwirkungen (wie sexueller Dysfunktion) kann jede der anderen vermutlich wirksamen Therapien versucht werden, obwohl die Erfolgsaussichten noch geringer sind. Die Suppression der Ovarfunktion sollte Frauen mit schwerer prämenstruellen Dysphorie und jenen Frauen vorbehalten werden, für die potenziell eine Oophorektomie infrage kommt (z.B. bei beendeter Familienplanung). Obwohl sie eine Herausforderung für die medizinische Kunst und Wissenschaft sind, gehören die zyklusabhängigen affektiven Störungen zu den behandelbaren Krankheitsbildern.

## Prognose

Die prämenstruelle Dysphorie ist eine chronische Erkrankung, die bei den meisten Frauen bis zum Beginn der Menopause immer wieder auftritt. Zwei neuere Studien [235, 236] haben belegt, dass die Diagnose der prämenstruellen Dysphorie in den meisten Fällen über die Zeit stabil bleibt und nicht in eine andere psychische oder somatische Krankheit übergeht. Zudem wiesen Bloch et al. nach, dass das Symptomprofil der prämenstruellen Dysphorie kurzzeitig von Monat zu Monat betrachtet ausgesprochen stabil ist [237]. Auch die in mehreren Studien belegte erhöhte Lebenszeitprävalenz von affektiven Störungen bei Frauen mit prämenstrueller Dysphorie lässt vermuten, dass bei diesen Frauen ein erhöhtes Risiko für die Entwicklung von major- oder minor-depressiven Episoden besteht, die unabhängig von der Lutealphase auftreten [238–240].

## Psychische Erkrankungen im Wochenbett

### Prävalenz

Affektive Syndrome, die in der Postpartalphase auftreten, werden traditionell in drei Formen unterteilt: (1) „Baby-Blues," (2) postpartale Depression und (3) postpartale Psychose (= puerperale Psychose). Die postpartale Depression geht mit länger andauernden Symptomen und einer höheren Morbidität einher als der „Baby-Blues" und ist weniger schwer (leichte bis mäßige Depression) als die postpartale Psychose. Die Prävalenz der postpartalen Depression lag in Studien unter Verwendung konventioneller diagnostischer Kriterien (Research Diagnostic Criteria, RDC, Diagnostic and Statistical Manual of Mental Disorders – Version 3, DSM-III) binnen zwei bis drei Monaten postpartal bei 8,2–14,9 % [241–244]. Einige Studien [242, 245, 246] haben ermittelt, dass die Inzidenz der Depressionen verglichen mit der Zeit während der Schwangerschaft oder der Phase nach dem ersten postpartalen Jahr in den ersten drei Monaten nach der Entbindung signifikant erhöht ist. Andere haben diesen Zusammenhang mit dem Argument angezweifelt, dass die Prävalenz der Depression in der postpartalen Phase nicht höher ist als bei Frauen gleichen Alters, die nicht entbunden haben [247–251]. Vor kurzem wurde im Rahmen epidemiologischer Studien [248, 249] ermittelt, dass die Prävalenz der Depression im letzten Trimenon der Schwangerschaft vergleichbar hoch war wie postpartal, zu beiden Zeitpunkten aber nicht signifikant erhöht im Vergleich zu Frauen, die nicht entbunden hatten. Somit geht die Peripartalphase (letztes Trimenon und frühes Wochenbett) nicht mit einer erhöhten Prävalenz der Major oder Minor Depression einher. Trotzdem ist dieses Krankheitsbild nicht durch die erhöhte Prävalenz von Depressionen, sondern durch den Beginn der Depression in einer Phase mit bestimmten reproduktiven Veränderungen gekennzeichnet.

## Diagnostik und klinisches Bild

Das DSM-IV umfasst das Wochenbett als Einflussfaktor für den Verlauf der Major Depression. Somit erfüllen Patienten, auf welche die Kriterien der Major Depression zutreffen und bei denen die Depression binnen vier Wochen nach der Entbindung auftritt, die DSM-Kriterien der postpartalen Depression [131]. Obwohl sie im DSM-IV formal nicht anerkannt ist, würde ein ähnliches zeitliches Kriterium auf mindestens 50 % der postpartalen Depressionen zutreffen, bei denen es sich um Minor Depressionen handelt. Mehrere Studien haben das vierwöchige Zeitfenster, in dem Depressionen auftreten müssen, auf drei bis sechs Monate nach der Entbindung ausgeweitet [252]. Wie vom DSM-IV festgestellt, unterscheiden sich die Hauptsymptome der postpartalen Depression nicht von denjenigen bei anderen Formen der Depression und umfassen Schlafstörungen, Übermüdung sowie Traurigkeit und Anhedonie, übermäßige Schuldgefühle sowie psychomotorische und kognitive Störungen. Klinisch werden Frauen mit postpartaler Depression oft mit ausgeprägtem Grübeln (wiederum ähnlich wie Depressionen zu anderen Lebenszeitpunkten bei Frauen) [253] und Zwangsymptomen vorstellig.

## Pathophysiologie

Mehrere Studien haben versucht, den Zusammenhang zwischen postpartalen affektiven Symptomen und Veränderungen der gonadalen Steroidspiegel durch Untersuchung der Basalwerte und der Veränderungen der Werte während der Schwangerschaft und in der Postpartalphase zu ermitteln. O'Hara et al. zeigten, dass sich Frauen mit postpartaler Depression (diagnostiziert in der 9. Woche post partum durch Selbsteinschätzung mittels Beck-Depressions-Inventar) von Kontrollen weder bezüglich der basalen Plasmaestradiol- und Progesteronspiegel unterschieden (ausgenommen dem niedrigeren Plasmaestradiolspiegel in der 36. Schwangerschaftswoche und am 2. Tag postpartal) [247] noch peripartale Unterschiede bezüglich der Änderungsraten von Estradiol oder Progesteron bestanden. Auch Harris et al. [254] beobachteten keine Assoziationen zwischen den Progesteronspiegeln im Speichel und der postpartalen Depression in der Peripartalphase. Im Gegensatz dazu wies eine andere Studie bei Frauen, die sechs bis zehn Wochen nach der Entbindung eine postpartale Depression entwickelten, am siebten Tag postpartal zwar einen höheren Progesteronwert, nicht jedoch Estradiolwert nach als bei Müttern der Kontrollgruppe, die keine postpartale Depression entwickelten [255].

Neben den Spiegeln von Estradiol und Progesteron haben sich die Studien auf Parameter konzentriert, welche die Empfänglichkeit von Frauen für eine durch gonadale Steroide verursachte Depression erhöhen. Beispiele für solche Parameter sind die Apomorphin-induzierte Growth-hormone-Antwort und Änderungen der Neurosteroidspiegel bei postpartaler psychischer Krankheit. Wieck et al. [256] zeigten, dass eine verstärkte Growth-hormone-Antwort auf Apomorphin am vierten Tag postpartal (bevor die Erkrankung normalerweise beginnt) mit einem erhöhten Risiko für rezidivierende depressive Episoden einherging. Die

Autoren mutmaßten, dass diese Ergebnisse die erhöhte Sensitivität der zentralen Dopaminrezeptoren widerspiegeln, die durch den raschen Abfall der zirkulierenden Östrogenkonzentrationen nach der Entbindung ausgelöst wird. (Estradiol entkoppelt D2-Rezeptoren [257] mit akuter Heraufregulierung der D2-Rezeptoren, was vermutlich nach dem postpartal abrupten Absinken der Estradiolspiegel nach der Entbindung zu psychischen Störungen führt.) Wie oben beschrieben, ist von den Neurosteroidmetaboliten der gonadalen Steroide bekannt, dass sie akute, nongenomische modulierende Effekte auf GABA- und Glutamatrezeptoren haben. Die Spiegel eines dieser potenten Progesteronmetaboliten, Allopregnanolon, steigen während der Schwangerschaft kontinuierlich an [258] und sinken nach der Entbindung abrupt (da die Spiegel eng mit den Plasmaprogesteronspiegeln zusammenhängen [172]). Vorläufige Daten (Daly, unveröffentlichte Daten) lassen vermuten, dass bei Frauen mit bekannter postpartaler Depression eine signifikante Korrelation zwischen den abnehmenden Spiegeln dieses anxiolytischen Neurosteroids und affektiven Symptomen besteht. Auch Pearson-Murphy vermutete wegen der bei depressiven Patienten im Vergleich zu Kontrollen im letzen Trimenon beobachteten höheren Spiegel von $5\alpha$-Dihydroprogesteron eine Rolle von Progesteronmetaboliten bei der postpartalen Depression [259].

Schließlich wiesen auch Bloch et al. [260] in einem Modell zu Schwangerschaft und Wochenbett nach, dass bei Frauen mit Zustand nach postpartaler Depression, nicht jedoch bei solchen ohne eine entsprechende Anamnese, depressive Symptome nach verblindetem Absetzen vorher erzeugter supraphysiologischer Estradiol- und Progesteronwerte rezidivierten. Während die maximale Stimmungsänderung nach dem Absetzen auftrat, begannen die affektiven Symptome bei manchen Frauen mit postpartaler Depression bereits vorher unter supraphysiologischen Spiegeln der gonadalen Steroide (ähnlich dem Beginn einer postpartalen Depression bereits vor der Geburt) [248, 249]. Daher schlugen Bloch et al. vor, dass die Symptome der postpartalen Depression ähnlich wie bei der prämenstruellen Dysphorie eine unterschiedliche Sensitivität gegenüber den stimmungsstörenden Effekten der Konzentrationsänderungen gonadaler Steroide widerspiegeln, in diesem Fall der deutlichen Zunahme oder dem Entzug von Estradiol und Progesteron.

Zusammenfassend haben die vorgenannten Daten keine konstant nachweisbaren Unterschiede der gonadalen Steroidspiegel in der Schwangerschaft oder im Wochenbett zwischen Frauen mit und solchen ohne postpartale Depression belegt, sodass die Erkrankung vermutlich nicht einfach einem gonadalen Steroidexzess oder -mangel entspricht. Unsere Daten legen jedoch trotzdem die Vermutung nahe, dass Änderungen im Spiegel der gonadalen Steroide an der Entwicklung dieses Krankheitsbildes beteiligt sind, entweder in der Phase der erhöhten Spiegel oder während des Entzugs von derartig hohen Spiegeln.

Für höhere Cortisolspiegel am Schwangerschaftsende wurde ein Bezug zu einem schwereren „Baby-Blues" hergestellt. Außerdem wurde gezeigt, dass die Cortisolspiegel bei stillenden Müttern in den ersten Wochen postpartal mit der Stimmung korrelieren [261]. Die meisten Studien konnten jedoch keinen

Zusammenhang zwischen Blues bzw. postpartaler Depression mit den Cortisol-konzentrationen in Plasma und Speichel oder mit den Urinmetaboliten herstellen [255, 262–265]. In gemischten Stichproben mit postpartaler Depression und Blues wurden Änderungen des CRH-stimulierten ACTHs (nicht jedoch Cortisols) beschrieben [266]. Magikou et al. [267] zeigten, dass die hypothalamische CRH-Sekretion bei Frauen mit Blues oder postpartaler Depression postpartal stärker und langdauernder supprimiert war als bei euthymen Müttern. Außerdem beobachteten Bloch et al. (JCEM, in Druck) während einer Hormonsteigerungs-phase ähnlich einer Schwangerschaft bei euthymen Frauen mit anamnestisch bekannter postpartaler Depression höhere CRH-stimulierte Cortisolwerte als bei Kontrollen. Diese dynamischen Veränderungen des Hypothalamus-Hypophy-sen-Nebennierenrinden-Systems legen den Schluss nahe, dass die adaptive Stressreaktion bei Frauen mit postpartaler Depression oder einer Neigung für diese Stimmungsstörung beeinträchtigt ist.

Schließlich besteht auch kein deutlicher Zusammenhang zwischen der Schild-drüsenfunktion und der postpartalen Depression. Obwohl Schilddrüsenfunkti-onsstörungen zu postpartalen affektiven Störungen beitragen können, spielen andere Faktoren sicher eine entscheidendere Rolle bei der Entwicklung dieses Krankheitsbildes.

Insgesamt scheinen gonadale Steroide eine Schlüsselrolle bei der Entwicklung der postpartalen Depressionen zu spielen, wobei diese noch nicht vollständig verstanden ist. Nur bei einer Untergruppe der Frauen scheint eine biologische Sensitivität vorzuliegen, die sich schließlich als postpartale Depression manifes-tiert.

**Management**
Zur Behandlung der postpartalen Depression gehören die sorgfältige Überwa-chung von Frauen mit erhöhtem Risiko sowie die gewissenhafte Suche nach per-sistierenden affektiven Symptomen im dritten Trimenon oder in der Peripartal-phase. Somit umfassen die Behandlungsansätze bei Frauen mit erhöhtem Risiko eine Prophylaxe sowie bei jeder Frau mit Symptomen eine sofortige Evaluation und Versorgung. Frauen mit bekannter postpartaler Depression sollten vor wei-teren Schwangerschaften über ihr erhöhtes Depressionsrisiko aufgeklärt werden. Außerdem sollte ein Plan aufgestellt werden, wonach jegliche Hinweise auf Stimmungsstörungen mit dem Behandlungsteam besprochen werden müssen. Besondere Aufmerksamkeit sollte Strategien gelten, die den Schlaf der Patientin schützen. Psychotische Symptome, Suizidgedanken oder -ankündigungen, wel-che auf die Gefahr einer Kindstötung hinweisen, sollten wie medizinische Not-fälle behandelt werden und sofort einer Versorgung zugeführt werden. Zudem muss alles unternommen werden, um die Sicherheit von Mutter und Kind zu gewährleisten. Es gibt einige wenige randomisierte, kontrollierte Studien zu The-rapieansätzen bei postpartaler Depression. Ausgenommen von einer Studie, wel-che die Wirksamkeit der interpersonellen Therapie im Vergleich zu Placebo belegte [268], gab es jedoch keine doppelblinden, placebokontrollierten Studien

zur psychotropen Monotherapie zur Behandlung oder Prophylaxe der postpartalen Depression. Trotzdem belegte eine nicht placebokontrollierte Studie die Wirksamkeit eines SSRI im Vergleich zu einer psychotherapeutischen Intervention [269], zudem war Estradiol unter doppelblinden Bedingungen bei Frauen mit postpartaler Depression Placebo überlegen, wobei die meisten zusätzlich ein Antidepressivum einnahmen [270]. So haben mehrere Studien [271, 272] gezeigt, dass die Open-label-Behandlung der postpartalen Depression mit Estradiol zum raschen Wirkbeginn (2–3 Wochen) der antidepressiven Medikation führt, ähnlich dem zeitlichen Verlauf bei der Behandlung perimenopausaler Depressionen [273]. Schließlich zeigte eine offene Studie, dass die perinatale Estradiolgabe bei Frauen mit hohem Risiko für eine postpartale Depression die Erkrankungsrate an Depressionen im Vergleich zu Hochrisikofrauen ohne prophylaktische Östrogeneinnahme deutlich reduzierte [274]. Eine ähnliche Abnahme der postpartalen Depression wurde bei Frauen, die postpartal Sertralin erhielten (Erstgabe am 1.–2. Tag postpartal), im Vergleich zu denen unter Placebo beobachtet [275]. Neben den möglichen prophylaktischen Effekten von Östrogen und Sertralin bei postpartaler Depression wurde in Studien der Effekt nicht pharmakologischer Interventionen untersucht. Eine vor kurzem durchgeführte Metaanalyse zeigte, dass der Kontakt mit einer Hebamme, Beratung und eine Kurzzeit-Psychotherapie eine messbare präventive Wirkung haben [276]. Schließlich lassen einige, wenn auch nicht alle Studien vermuten, dass bei Frauen mit Risiko für Rezidive ihrer bipolaren Störung im Wochenbett eine Lithiumprophylaxe wirksam ist [277], wobei eine neuere Studie nicht bestätigen konnte, dass Natriumvalproat (bei Einnahme binnen 48 Stunden nach der Entbindung) bei Frauen mit bekannter bipolarer Störung die Rezidivrate im Wochenbett reduziert [278].

Die Entscheidung über eine Medikamentengabe im Wochenbett muss natürlich berücksichtigen, ob die Mutter stillen will oder nicht. Von den meisten derzeit erhältlichen Antidepressiva einschließlich SSRI ist bekannt, dass sie in die Muttermilch übergehen [279] und somit das sich entwickelnde Gehirn des Kindes beeinflussen können. Diese Möglichkeit wird von der Beobachtung gestützt, dass Säuglinge von Müttern, die während der Schwangerschaft SSRI eingenommen haben, Störungen mehrerer neurobehavioraler Messwerte aufweisen [280]. Während die Sicherheit der SSRI während der Stillzeit noch geklärt werden muss, gibt es aber nachhaltige Hinweise auf unerwünschte Auswirkungen einer unbehandelten postpartalen Depression auf die kindliche Entwicklung, sodass eine Behandlung mit SSRI weiterhin klinisch gerechtfertigt ist. Die besten therapeutischen Ergebnisse dürften gemäß den Ergebnissen der wenigen Studien zur postpartalen Depression und der weitaus umfangreicheren Literatur zu den nicht postpartal auftretenden Depressionen bei einer Kombination aus einem SSRI und der Interpersonellen Psychotherapie zu erwarten sein. Entscheidend ist die soziale Unterstützung der Frauen, und es gibt Einzelfallberichte über den Nutzen von Selbsthilfegruppen. Frauen, die erstmalig unter einer postpartalen Depression leiden, sollten über die im nächsten Abschnitt besprochenen Risiken für die Entwicklung weiterer Depressionen hingewiesen werden, die entweder mit dem Wochenbett bei nachfolgenden Schwangerschaften oder unabhängig von Änderungen der reproduktiven Funktion auftreten.

## Prognose

Mehrere Studien haben gezeigt, dass eine anamnestisch bekannte postpartale Depression vermutlich für weitere Episoden einer postpartalen Depression bei nachfolgenden Schwangerschaften prädisponiert. In prospektiven Verlaufsstudien [281–283] hatten Frauen mit Zustand nach postpartaler Depression in nachfolgenden Schwangerschaften signifikant häufiger postpartale Depressionen (28–40 %) als Frauen ohne eine postpartale Depression in der Vorgeschichte (10 %). Diese Ergebnisse werden durch erste Ergebnisse einer prospektiven longitudinalen Studie am Massachusetts General Hospital gestützt, wonach bei Frauen mit einer vorausgegangen Episode einer postpartalen Depression bei nachfolgenden Schwangerschaften ein höheres relatives Risiko für eine postpartale Depression besteht (Lee Cohen, persönliche Mitteilung). Außerdem wurden in Studien mögliche negative Auswirkungen der postpartalen Depression auf das sich entwickelnde Kind festgestellt [284]. Die Mediatoren dieser Effekte sind unbekannt, denkbar wären Umgebungsfaktoren (beeinträchtige Mutter), physiologische (Cortisolerhöhung) und pharmakologische (psychotrope Arzneimittel) Faktoren.

## Perimenopausale Depression

### Prävalenz

Während nicht belegt werden konnte, dass die Postmenopause für Frauen mit einem erhöhten Depressionsrisiko einhergeht [285–287], wurden in einigen longitudinalen, bevölkerungsbasierten Studien bei perimenopausalen Frauen häufiger Depressionen beobachtet als bei postmenopausalen [288, 289]. In ähnlicher Weise wurden depressive Symptome bei perimenopausalen Frauen in gynäkologischen Kliniken evaluiert [290–292], wobei eine Studie bei bis zu 45 % der Studienpopulation auf standardisierten Beurteilungsskalen für Depressionen hohe Werte ermittelte (im Sinne einer klinisch signifikanten Depression) [292]. In zwei weiteren Studien aus gynäkologischen Kliniken gaben die perimenopausalen Frauen deutlich mehr Symptome an als die postmenopausalen [290, 291]. Somit weisen sowohl klinikbasierte Untersuchungen als auch epidemiologische Studien bei einer erheblichen Anzahl von Frauen auf eine Bedeutung der Perimenopause bei Stimmungsstörungen hin.

Bevölkerungsbasierte Untersuchungen zur Prävalenz affektiver Syndrome (Störungen, welche standardisierte diagnostische Kriterien erfüllen, wie Minor und Major Depression) haben Morbiditätsmuster aufgedeckt, wie sie auch aus den Studien zu affektiven Symptomen bekannt sind. Mehrere epidemiologische Studien zur Untersuchung von geschlechts- und altersspezifischen Unterschieden der 6-Monats- bis 1-Jahres-Prävalenz der Major Depression ermittelten keine erhöhte Prävalenz der Major Depression bei Frauen mittleren Alters (Altersbereich etwa 45–55 Jahre) [293, 294]. Trotzdem haben einige neuere Studien zur Erfassung des reproduktiven Status der Patientinnen belegt, dass in der Perimenopause vermehrt depressive Syndrome auftraten. Die Study of Women's Health Across the Nation (SWAN) [295] entwickelte ein Maß für den „psychischen Stress" als Surrogat für das Syndrom der Depression, indem die depressiven Hauptsymptome (Traurigkeit, Angst und Reizbarkeit) für mindestens zwei Wochen bestehen mussten. Ähnlich wie in den Studien zu depressiven Symptomen wurde in der initialen SWAN-Querschnittstudie beobachtet, dass perimenopausale Frauen deutlich häufiger über psychischen Stress klagten als prä- und postmenopausale Frauen (definiert anhand des von den Frauen angegebenen Status des Menstruationszyklus) [295]. Zudem schien der vermehrte psychische Stress unabhängig vom Vorhandensein vasomotorischer Symptome zu sein [296]. Zwei vor kurzem durchgeführte Studien kamen zu ähnlichen Ergebnissen wie die SWAN-Daten. Erstens ermittelten Freeman et al. [297] in der Perimenopause ein im Vergleich zu Prä- und Postmenopause erhöhtes Risiko für eine signifikante Depression (definiert durch erhöhte CES-D-Scale-Werte und die Primary Care Evaluation of Mental Disorders [PRIME MD] [298]). Dieser Zusammenhang blieb auch nach Anpassung für mehrere Variablen nachweisbar, wie anamnestisch bekannte Depression, schweres prämenstruelles Syndrom, Schlafstörungen und Hitzewallungen. Die Depression war stärker ausgeprägt als bei den postmenopausalen Frauen, wobei nur 3 % der Studienpopulation (etwa zehn Frauen) auch postmenopausal begleitet wurden. Wir (Schmidt et al., AJP, im Druck) untersuchten 29 asymptomatische, prämenopausale Frauen 6–12 Monate nach ihrer letzten Menstruationsblutung und konnten belegen, dass die späte Perimenopause mit einem im Vergleich zu einer Phase von 31 Jahren vor der Perimenopause 14-fach erhöhten Risiko für eine Major und Minor Depression einherging. Somit liefern diese Daten weitere Belege für die Bedeutung der Perimenopause (der Zeit mit Veränderung der ovariellen Hormonspiegel), nicht jedoch der Postmenopause, bei manchen Frauen in der Entwicklung von affektiven Störungen.

In der Perimenopause treten (ebenso wie postpartal) sowohl Episoden der Major als auch der Minor Depression auf. Major Depressionen sind gut definierte Krankheitsbilder, während selbst in der psychiatrischen Fachwelt die klinische Relevanz von Minor Depressionen mitunter infrage gestellt wird. Minor Depression gehen per definitionem mit weniger und leichteren Symptomen einher als Major Depressionen [299, 300]. Trotzdem sind sie ähnlich einschränkend wie Major Depressionen [301–303]. Oft unterscheiden sich mäßig starke Major Depressionen bezüglich Familienanamnese [304, 305], Verlauf (so treten Major und Minor Depressionen im Laufe des Lebens bei denselben Patienten auf) [299, 304] und biologischen Merkmalen [306, 307] nicht von Minor Depressionen. Zu guter Letzt wird die Prognose mehrerer somatischer Krankheitsbilder, wie der koronaren Herzkrankheit [308, 309], durch begleitende depressive Symptome (unabhängig davon ob als Minor oder Major Depression) verschlechtert. So erhöhten depressive Symptome die Letalität der koronaren Herzkrankheit um

Letzte Menstruationsblutung
(FMP)

| Stadien: | -5 | -4 | -3 | -2 | -1 | 0 | +1 | +2 |
|---|---|---|---|---|---|---|---|---|
| Terminologie: | Gebärfähiges Alter | | | Menopausaler Übergang | | Postmenopause | | |
| | Frühes | Peak | Spätes | Früher | Später* | Frühe* | | Späte |
| | | | | Perimenopause | | | | |
| Dauer des Stadiums: | Variabel | | | Variabel | | 1 Jahr (a) | 4 Jahre (b) | Bis zum Tod |
| Menstruationszyklen: | Variabel bis regelmäßig | Regelmäßig | | Variable Zykluslänge (> 7 Tage Unterschied im Vergleich zu normal) | ≥ 2 ausgelassene Zyklen und amenorrhoische Intervalle (≥ 60 Tage) | Amenorrhoe x 12 Monate | Keine | |
| Endokrin: | Normales FSH | | ↑FSH | ↑FSH | | ↑FSH | | |

*Stadien gehen höchstwahrscheinlich mit vasomotorischen Symptomen einher* ↑ = erhöht

**Abbildung 9.4**  Stadieneinteilung des Reproductive Aging Workshop (STRAW). (Quelle: Soules et al., Executive summary: stages of reproductive aging workshop (STRAW). Fertility and Sterility, 2001;76:874–878, mit freundlicher Genehmigung der American Society for Reproductive Medicine.).

50 % auch nach Berücksichtigung einer umfassenden Liste von anderen Risikofaktoren.

### Diagnostik und klinisches Bild

Die perimenopausale Depression ist durch einen Beginn der Depression im mittleren Lebensalter im Zusammenhang mit ersten Unregelmäßigkeiten des Menstruationszyklus oder einer Amenorrhöe gekennzeichnet. Der perimenopausale reproduktive Status wird durch einen unregelmäßigen Menstruationszyklus (oder eine Amenorrhoe seit maximal einem Jahr) sowie durch Hormonwerte im Sinne einer ovariellen Dysfunktion belegt. Letzteres Kriterium wurde unterschiedlich operationalisiert, einmal im Sinne eines einmalig erhöhten FSH-Plasmaspiegels oder auch als andauernde Erhöhung des FSH-Plasmaspiegels (z.B. drei von vier Bestimmungen  zwei Standardabweichungen über den durchschnittlichen FSH-Spiegeln bei Frauen im gebärfähigen Alter) [310]. Auf einem vor kurzem durchgeführten Workshop wurden ausführliche Kriterien zur Definition der unterschiedlichen Stadien des reproduktiven Alterungsprozesses definiert (Abb. 9.4), um den perimenopausalen Übergang besser charakterisieren zu können [311].

Das DSM-IV [132] umfasst weder die perimenopausale Depression als eigenständige affektive Störung noch die Perimenopause als Einflussfaktor des Verlaufs (wie post partum). Perimenopausale Depressionen werden anhand von Phänomenologie, Verlauf und Familien- sowie persönlicher Anamnese für affektive Störungen nicht von anderen Major und Minor Depressionen unterschieden. Wie bereits erwähnt findet sich jedoch die Besonderheit im Zusammenhang mit dem Beginn der Depression in einer Phase von Veränderungen der reproduktiven Endokrinologie.

## Pathophysiologie

Bei Frauen mit perimenopausaler Depression wurden im Vergleich zu Kontrollen keine konsistenten Abweichungen der reproduktiven oder Nebennierenhormone nachgewiesen. Trotzdem wird die Bedeutung der Veränderungen in der Hypophysen-Ovarien-Funktion für die Depression während der Perimenopause dadurch belegt, dass sich die affektiven Symptome abhängig von den FSH-Spiegeln [312] verändern und eine Estradiolbehandlung bei perimenopausalen Frauen mit Depression akut stimmungsaufhellend wirkt [274, 313].

Mehrere weitere Studien unterstützen indirekt die Bedeutung der reproduktiven Hormone bei der Depression während der Perimenopause: Bei hypogonadalen Frauen wirkt sich ein Hormonersatz positiv auf Hitzewallungen und Stimmung aus [314–318], und bei depressiven postmenopausalen Frauen finden sich im Vergleich zu asymptomatischen Vergleichsgruppen niedrigere Gonadotropinspiegel [319–322]. Die beobachtete Verbesserung der depressiven Symptome nach Hormonersatz lässt einen Beitrag des Hypoöstrogenismus zu den Stimmungsstörungen vermuten, was die Spekulation erlaubt, dass depressive perimenopausale Frauen einen relativ größeren Östrogenmangel aufweisen als nichtdepressive perimenopausale Frauen. So wurde beschrieben, dass perimenopausale Frauen mit depressiven Symptomen niedrigere Plasma-Estronspiegel (E1) [323] aufwiesen als nicht depressive perimenopausale Frauen. Zudem wurde ein Zusammenhang zwischen erhöhten FSH-Plasmaspiegeln und Depression [324] beschrieben (als Widerspruch zu den vorab zitierten Studien). Im Gegensatz dazu wurden in drei Studien an perimenopausalen und postmenopausalen Frauen keine diagnoseabhängigen Unterschiede von Plasmaestradiol (E2) und FSH [325] sowie keine Korrelationen zwischen den Plasmaspiegeln von Östrogenen und Androgenen und der Schwere der depressiven Symptome beobachtet [326, 327].

In einer Studie an 21 Frauen mit erster Episode einer Depression während der Perimenopause und 21 asymptomatischen perimenopausalen Kontrollen [328] konnten wir Berichte über niedrigere Plasmabasalspiegel von LH [319–322] oder $E_1$ [323] bei perimenopausalen und postmenopausalen Frauen mit Depression im Vergleich zu gematchten Kontrollen nicht bestätigen. Außerdem stellten wir keine diagnoseabhängigen Unterschiede der basalen Plasmaspiegel von FSH, $E_2$, Testosteron und freiem Testosteron fest. Unsere Daten stimmen mit denen von Barrett-Connor et al. [326] und Cawood et al. [327] überein, die keinen Zusammenhang zwischen affektiven Symptomen und den Plasmaspiegeln von $E_1$, $E_2$ und Testosteron ermittelten. Unabhängig von den Einschränkungen der Bestimmung basaler Hormonwerte lassen die Daten vermuten, dass depressive perimenopausale Frauen sich nicht durch einen „stärkeren" Östrogenmangel von nicht depressiven perimenopausalen Frauen unterscheiden.

Sowohl bei Tieren als auch bei Menschen wurden altersabhängige Unterschiede der Funktionen mehrerer physiologischer Systeme beobachtet. Einige dieser Unterschiede können zufällig während der Perimenopause auftreten und damit möglicherweise zu den Stimmungsstörungen in dieser Lebensphase beitragen. Während bei postmenopausalen Frauen im Vergleich zu prämenopausalen Frauen erhöhte stressinduzierte Plasma-Noradrenalinwerte beschrieben wurden [288], beschrieb nur eine neuere Studie [323] bei perimenopausalen Frauen mit depressiven Symptomen im Vergleich zu asymptomatischen Kontrollen erhöhte Cortisolwerte im Urin. Leider wurde bislang keine systematische Untersuchung zum Hypothalamus-Hypophysen-Nebennieren-System bei perimenopausalen Frauen mit einem depressiven Syndrom durchgeführt.

Wegen seiner Wirkungen auf die neurale Physiologie [329–331] und einer Synthese vermutlich auch im Zentralnervensystem [332, 333] wurde eine Beteiligung des adrenalen Androgens DHEA und seines sulfatisierten Metaboliten (DHEA-S) an der Stimmungsregulierung postuliert. Außerdem wurde in klinischen Studien ermittelt, dass die Gabe von DHEA bei manchen Patientinnen die Stimmung verbesserte [334–337], nicht jedoch bei allen [338]. Außerdem wurden bei depressiven Erkrankungen Störungen der DHEA-Sekretion im Vergleich zu nicht-depressiven Kontrollen beobachtet, sowohl im Sinne erhöhter als auch verminderter Spiegel [339–342]. Die mögliche Rolle von DHEA beim Auslösen einer Depression könnte im mittleren Lebensalter besonders groß sein, da die DHEA-Produktion mit dem Alter immer weiter abnimmt und bei Frauen, nicht jedoch Männern, im mittleren Lebensalter eine beschleunigte Abnahme der DHEA-Spiegel beschrieben ist [343, 344]. Die Plasmaspiegel von DHEA und DHEA-S nehmen von der dritten Lebensdekade an progressiv mit einer Rate von 2–3 % pro Jahr ab [345] und erreichen während der fünften und sechsten Lebensdekade etwa 50 % des Spitzenniveaus [346–348]. Somit ist es möglich, dass die abnehmende Sekretion (oder anormal niedrige Sekretion) von DHEA bei einigen Frauen gemeinsam mit perimenopausalen Veränderungen der Ovarialfunktion eine Depression auslöst. Sowohl bei perimenopausalen als auch bei postmenopausalen Frauen korreliert die Stimmung mit den DHEA(S)-Spiegeln, indem niedrige DHEA-Spiegel mit einer ausgeprägteren Depression assoziiert sind und höhere Spiegel mit einer geringeren Depression [326, 327]. Wir erfassten die morgendlichen Plasmaspiegel von DHEA, DHEA-S und Cortisol bei einer Gruppe von Frauen mit erstmaliger Depression während der Perimenopause sowie bei nicht depressiven Frauen gleichen Alters und mit gleichem Status des reproduktiven Systems. Depressive perimenopausale Frauen wiesen im Vergleich zu Kontrollen signifikant niedrigere Spiegel von DHEA und DHEA-S im Plasma auf, nicht jedoch von Cortisol [328]. Somit unterschied sich bei depressiven und nicht-depressiven perimenopausalen

Frauen nur die Sekretion von DHEA, nicht jedoch diejenige von adrenalem Glukokortikoid.

Abschließend ist trotz der antidepressiven Wirkung von Estradiol und dem Zusammenhang der perimenopausalen Depression mit einer Phase des Östrogenentzugs weiterhin unbekannt, über welchen Mechanismus die abnehmenden Estradiolspiegel oder der akute Estradiolentzug zu Änderungen der ZNS-Funktion führen, welche die Empfänglichkeit einer Frau für eine Depression erhöhen.

## Management

Die therapeutische Wirksamkeit von Estradiol bei perimenopausaler Depression wurde in zwei randomisierten, kontrollierten Studien mit ähnlicher Methodik zur Definition von Depressionen und Perimenopause belegt. Wir untersuchten unter doppelblinden, placebokontrollierten Bedingungen die Wirksamkeit der Estradiolbehandlung bei 34 Frauen (von denen etwa bei der Hälfte anamnestisch keine Depression bekannt war) mit perimenopausaler Depression [274]. Bei 80 % der Patientinnen unter Estradiol sowie bei 22 % unter Placebo war ein komplettes oder partielles Ansprechen auf die Therapie zu beobachten, was mit der Effektgröße für die Estradiolbehandlung in einer Metaanalyse von Studien übereinstimmt, welche den Effekt von Östrogen auf die Stimmung [349] untersuchten, sowie mit nachfolgenden Berichten zur Wirksamkeit von Estradiol bei der perimenopausalen [314, 350], nicht aber bei der postmenopausalen [351] Depression. Weder anhand der Estradiolwerte bei Studienbeginn noch anhand derer nach Behandlung ließ sich das therapeutische Ansprechen voraussagen. Zudem war bei Frauen mit Hitzewallungen eine antidepressive Wirkung vorhanden (was einen Östrogeneffekt auf die Depression vermuten lässt, der nicht nur Folge seiner Fähigkeit ist, den Stress durch Hitzewallungen zu reduzieren). Außerdem betonen diese Ergebnisse, dass das Stadium des reproduktiven Alters die Reaktion auf Östrogen voraussagen kann, wie es bereits von Appleby et al. [352] beschrieben wurde. Daher sprechen perimenopausale Frauen, die eine Änderung der reproduktiven Funktion durchlaufen, vermutlich besser auf Östrogen an als postmenopausale Frauen, deren hormonelle Veränderungen sich bereits stabilisiert haben.

Zu den Differenzialdiagnosen der perimenopausalen Depression gehören: eine sekundäre Dysphorie durch Schlafstörungen wegen der Hitzewallungen, eine sekundäre Depression aufgrund belastender Lebensereignisse sowie somatische Ursachen einer Depression. Somit sollte zur Abklärung einer perimenopausalen Depression sowohl aus wissenschaftlicher als auch aus klinischer Sicht eine sorgfältige Anamnese gehören, welche auf folgende Bereiche abzielt: (1) das Vorhandensein somatischer Symptome wie Hitzewallungen oder Scheidentrockenheit, (2) das Überwiegen affektiver und behavioraler Symptome im Vergleich zu somatischen Symptomen wie Hitzewallungen oder Scheidentrockenheit; (3) eine anamnestisch bekannte Depression oder Hypomanie, um die Art der aktuellen Symptome mit denen vorausgegangener Episoden zu vergleichen;

(4) mögliche komorbide oder vorausgegangene Erkrankungen; (5) den zeitlichen Zusammenhang zwischen der Schwere der affektiven Symptome und etwaigen Veränderungen des Menstruationszyklus (von regelmäßig zu unregelmäßig); (6) aktueller sozialer und beruflicher Status; (7) mögliche Risikofaktoren für Osteoporose, die auf den möglichen Nutzen einer Estradiolbehandlung hinweisen, und (8) das Vorliegen von Kontraindikationen einer Estradiolbehandlung, wie Brustkrebs in der eigenen oder der Familienanamnese. Der reproduktive Status lässt sich durch serielle Bestimmungen der FSH- und Estradiolspiegel im Plasma bestimmen, um die Perimenopause zu bestätigen und ggf. Stimmungsbesserungen dahingehend zu beurteilen, ob sie im Zusammenhang mit Funktionsänderungen des Hypothalamus-Hypophysen-Ovarien-Systems auftreten.

Neben der möglichen antidepressiven Wirksamkeit von Östrogenen bei perimenopausaler Depression wurde in einigen, aber nicht allen [353], Studien die Vermutung aufgestellt, dass das Ansprechen der perimenopausalen (Soares et al., persönliche Mitteilung) und postmenopausalen Frauen [354, 355] auf bestimmte Antidepressiva (wie SSRI) durch eine Östrogensubstitution verstärkt werden kann. Sofern somit keine Kontraindikationen bestehen, ist die Östrogenaugmentation oft bei der Behandlung depressiver perimenopausaler Frauen von Nutzen, die scheinbar Nonresponder der antidepressiven Therapie sind [356].

Die Entscheidung zur Verordnung von Estradiol bei perimenopausaler Depression muss unter Berücksichtigung der damit einhergehenden Risiken und unter Abwägung etwaiger Alternativen erfolgen. Das möglicherweise erhöhte Risiko einer kardiovaskulären Morbidität, von Brustkrebs, Gerinnungsstörungen und Demenz nach prolongierter Estradiolbehandlung scheint den Nutzen der Estradiolbehandlung als Therapie der ersten Wahl bei Depression aufzuwiegen [357–361]. Außerdem stehen mehrere geeignete Behandlungsformen der Depression zur Verfügung, sodass zur Erstbehandlung einer perimenopausalen Frau mit Depression ein traditionelles Antidepressivum, beispielsweise ein SSRI, gegeben wird. Trotzdem kann unter folgenden Umständen eine Behandlung der Depression mit Estradiol in Erwägung gezogen werden: (1) als Alternative bei den etwa 50 % ambulanten Patientinnen, die nicht auf die konventionelle Behandlung der ersten Wahl ansprechen [361], (2) bei Frauen, welche die Einnahme psychotroper Medikamente verweigern oder aus anderen Gründen eine Estradioleinnahme vorziehen; (3) Frauen, die wegen anderer akuter Symptome Estradiol einnehmen müssen (wie Hitzewallungen) und die daher eine Behandlung mit Antidepressiva hinauszögern können, bis feststeht, ob die Estradiolbehandlung ausreicht. Während eine Estradiolbehandlung nicht mehr als Prophylaxe empfehlenswert ist, ist sie weiterhin bei akuten Symptomen und Syndromen indiziert, einschließlich der Depression [363, 364]. Auch Gestagen kann bei manchen Frauen unter Estradiolbehandlung einen dysphorischen Zustand verursachen, allerdings treten gestageninduzierte Dysphorien weder bei allen Frauen auf, noch sind Vorhersageparameter der dysphorischen Reaktionen bekannt. Somit sind Gestagene bei depressiven perimenopausalen Frauen, bei denen Estradiol antidepressiv wirkt, nicht kontraindiziert.

## Prognose

Der Langzeitverlauf der perimenopausalen Major und Minor Depressionen ist unbekannt. Allerdings haben zwei epidemiologische Studien [294, 365] für Frauen mit Beginn der Depression im mittleren bis späten Lebensalter (über 45 Jahren) ein schlechteres Outcome und einen eher chronischen Verlauf im Vergleich zu depressiven Männern beschrieben.

# Komorbidität und Krankheitsmodifikation

## Auf der reproduktiven Endokrinologie basierende affektive Störungen

Nur wenige Studien haben systematisch das gemeinsame Auftreten von prämenstrueller Dysphorie, postpartaler Depression und perimenopausaler Depression untersucht. Trotzdem weisen mehrere Beobachtungen darauf hin, dass diese Erkrankungen häufiger als vermutet gemeinsam auftreten. Erstens berichteten klinikbasierte Studien, dass Frauen mit perimenopausaler Depression oder postpartaler Depression häufiger über eine prämenstruelle Dysphorie klagten, als es anhand der Bevölkerungsprävalenz für die prämenstruelle Dysphorie zu erwarten wäre [366–368]. Zweitens legen longitudinale Studien die Vermutung nahe, dass die prämenstruelle Dysphorie ein Risikofaktor für die Entwicklung einer postpartalen Depression und einer perimenopausalen Depression ist [369–371]. Schließlich haben mehrere Autoren die Vermutung aufgestellt, dass diese Störungsbilder pathophysiologische Gemeinsamkeiten besitzen, da es Berichte über eine Wirksamkeit von Estradiol bei allen drei Erkrankungen gibt [372–374]. Trotzdem wäre es aufgrund von Interpretationsschwierigkeiten bei diesen Studien noch verfrüht, davon auszugehen, dass es sich tatsächlich um unterschiedliche Ausprägungen derselben Grunderkrankung handelt. So erfolgten die Definitionen der prämenstruellen Dysphorie und der postpartalen Depression in diesen Studien oft anhand einer retrospektiven Selbsteinschätzung, von der bekannt ist, dass sie mit einem erheblichen Erinnerungs-Bias einhergeht. Außerdem umfasste die Definition der perimenopausalen Depression in vielen dieser Studien weder den perimenopausalen Hormonstatus noch eine standardisierte Definition der Depression, sodass der Zusammenhang zwischen diesen Störungsbildern überschätzt wird (vs. primäre affektive Störungen). So ermittelten wir in einer vor kurzem durchgeführten Studie (Richards et al., im Druck) anhand prospektiver täglicher Einstufungen zur Erfassung einer signifikanten prämenstruellen Dysphorie, dass Frauen, die während der Perimenopause eine Depression entwickeln, sich nicht durch häufigere prospektiv gesicherte prämenstruelle Dysphorien von asymptomatischen perimenopausalen Frauen unterschieden.

Die Häufung von affektiven Störungen im Zusammenhang mit der reproduktiven Endokrinologie bei einer bestimmten Gruppe von Frauen könnte eine extreme Empfindlichkeit gegenüber möglichen stimmungsdestabilisierenden

Effekten der Veränderungen der gonadalen Steroide widerspiegeln. Trotzdem treten affektive Störungen im Zusammenhang mit Änderungen der reproduktiven Endokrinologie nicht grundsätzlich gemeinsam auf, viele Frauen weisen nur eines dieser Störungsbilder auf. Somit lässt sich aus dem Vorhandensein einer Störung kein erhöhtes Risiko für die anderen ableiten. Solange außerdem nicht mehr über die relative Komorbidität dieser Störungsbilder und anderer, nicht mit der reproduktiven Endokrinologie zusammenhängender Depressionen bekannt ist, ist es reine Spekulation, von einem Phänotyp auszugehen, für den affektive Störungen durch bestimmte Veränderungen der reproduktiven Endokrinologie typisch sind. Die Co-Prävalenz dieser Krankheitsbilder kann einfach die hohe Rate von Komorbidität bei primären (nicht mit der reproduktiven Endokrinologie zusammenhängenden) Depressionen widerspiegeln.

## Auf der reproduktiven Endokrinologie basierende affektive Störungen und primäre affektive Störungen

Mehrere Studien haben eine erhöhte Prävalenz von affektiven und Angststörungen bei Frauen mit affektiven Störungen im Zusammenhang mit ihrer reproduktiven Endokrinologie belegt. Außerdem lassen Ähnlichkeiten im Symptomprofil, der Familienanamnese, des Erbgangs und des Therapieansprechens vermuten, dass affektive Störungen im Zusammenhang mit der reproduktiven Endokrinologie einer Variante der primär affektiven Störungen entsprechen [375–376]. Die Komorbidität psychischer Erkrankungen ist nicht ungewöhnlich. So beschrieb die National Comorbidity Survey, dass mehr als 56 % der Responder mit wenigstens einer Lebenszeiterkrankung zwei oder mehr derartige Störungen aufwiesen. Außerdem bedeutet eine Komorbidität einen schwereren Krankheitsverlauf und die stärkere Inanspruchnahme des Gesundheitssystems [379].

Die prämenstruelle Dysphorie ist eine stabile Diagnose und nur selten Vorläufer einer primär affektiven Störung [236]. Allerdings wurde in Studien ermittelt, dass 30–60 % der Frauen mit prämenstrueller Dysphorie im Laufe ihres Lebens eine weitere, nicht mit der repdroduktiven Endokrinologie zusammenhängende Depression entwickelten (mit erhöhter Komorbiditätsrate für Angststörungen und somatoforme Erkrankungen) [241, 380]. Auch die postpartale Depression geht mit einem erhöhten Risiko für die Entwicklung einer Depression sowohl in späteren postpartalen Phasen als auch in nicht puerperalen Lebensphasen einher [282, 381, 382]. Zudem wurde in Studien ein deutlicher Zusammenhang zwischen der Erblichkeit der bipolaren Störung und der postpartalen Depression belegt [383]. Das Risiko für eine postpartale Psychose ist bei bipolaren Frauen mit einer Angehörigen, die an einer Wochenbettpsychose erkrankte, höher als bei Frauen mit bipolarer Störung und diesbezüglich leerer Familienanamnese (74 % vs. 30 %) [383]. Somit ist neben der bipolaren Störung selbst auch der puerperale Auslöser einer Episode der bipolaren Störung ein erbliches Phänomen.

Studien zur systematischen Untersuchung affektiver Störungen im Zusammenhang mit der reproduktiven Endokrinologie bei Frauen mit primären affektiven Störungen weisen auf eine erhebliche Überschneidung hin. Durch das Vorliegen begleitender Symptome ist es schwierig, unabhängig von der primären psychischen Erkrankung eine mit der reproduktiven Endokrinologie zusammenhängende affektive Störung aufzudecken. In einer Studie [384] lag die Prävalenz der prämenstruellen Dysphorie bei Frauen mit saisonaler affektiver Störung (bei denen sich die saisonale affektive Störung im Sommer zurückbildete) bei 46 %, weit oberhalb der für die Allgemeinbevölkerung veröffentlichten Prävalenz der prämenstruellen Dysphorie (5–11 %). Diese erhöhte Prävalenz der prämenstruellen Dysphorie bei saisonaler affektiver Störung ist mit der Möglichkeit vereinbar, dass das Vorliegen einer primären affektiven Störung in Phasen mit Veränderungen der reproduktiven Endokrinologie für die Entwicklung von depressiven Episoden prädisponiert. Wie bereits erwähnt, erhöht eine bekannte rezidivierende unipolare oder bipolare Störung das Risiko für eine postpartale Depression. Mehrere Studien lassen vermuten, dass eine Depression in der Vorgeschichte auch das Risiko für eine Depression in der Perimenopause erhöht. Vor kurzem durchgeführte longitudinale Studien zeigen, dass eine Depression in der Vorgeschichte nicht in jedem Fall die Vorhersage einer Depression in der Perimenopause erlaubt. Bei vielen Frauen tritt die Depression erstmals während der Perimenopause auf [297, 385].

## Einfluss der reproduktiven Endokrinologie auf den Verlauf primärer affektiver Störungen

Zahlreiche Beobachtungen lassen vermuten, dass Änderungen der reproduktiven Funktionen die Manifestation von Symptomen bei primären psychischen Erkrankungen beeinflussen. Zunächst wurde eine vom Menstruationszyklus abhängige Symptomexazerbation beobachtet. So gibt es mehrere Berichte über psychiatrische Patientinnen (manische oder schizophrene Patientinnen), deren Symptome sich vor der Menses verschlechterten und nach der Menses besserten [386]. Beispielsweise beschrieben Malikian et al. [386] die prämenstruelle Verschlechterung der depressiven Symptome bei einer Gruppe von Frauen mit chronischer depressiver Erkrankung. Auch ein möglicher Einfluss des Menstruationszyklus auf die Manifestation der Symptome psychischer Krankheiten wurde aus zahlreichen Berichten über die Häufung von Suizidversuchen und/oder psychiatrischen Einweisungen in der prämenstruellen Phase abgeleitet [388–391]. Allerdings konnte in einer Post-Mortem-Studie mit Endometriumbiopsien zur Bestimmung der Phase des Menstruationszyklus keine Häufung der Suizide im Prämenstruum nachgewiesen werden [392].

Eine veränderte reproduktive Funktion kann die Symptomatik (im Gegensatz zur Schwere) einer psychischen Störung verändern. Die episodischen Symptome bestimmter psychischer Erkrankungen (wie Angststörungen) sind in der Schwangerschaft meist vermindert und nehmen postpartal [393] sowie postmenopausal [394] wieder zu. Andererseits konnten prospektive Studien bei Patienten mit Panikstörung keine mit dem Menstruationszyklus zusammenhängende Exazerbation oder Häufung der Panik- und Angstsymptome nachweisen [395–397].

Es gibt mehrere Möglichkeiten, wie eine Schwangerschaft den Verlauf affektiver Störungen beeinflussen kann. So setzen viele Frauen die Medikamente im ersten Trimenon ab, wobei das Rezidivrisiko für affektive Störungen in den sechs Moanten nach Absetzen der antidepressiven Behandlung auf bis zu 50 % geschätzt wird [398–400]. Während die Auswirkungen des Absetzens einer antidepressiven Medikation während oder vor der Schwangerschaft kontrovers beurteilt werden, ermittelte eine vor kurzem durchgeführte prospektive Studie Rezidivraten von 75 % (überwiegend im ersten Trimenon) nach Absetzen der Antidepressiva unmittelbar nach Konzeption [401]. Ebenfalls ist unklar, ob die Schwangerschaft das Rezidivrisiko bipolarer Störungen bei Frauen, welche die Stimmungsstabilisatoren absetzen, vermindert oder erhöht; es gibt Einzelfallberichte, die beides belegen [402]. Trotzdem haben Studien die negativen Auswirkungen des Absetzens von Stimmungsstabilisatoren bei nicht-schwangeren Patientinnen belegt, sodass vermutlich auch während der Schwangerschaft nach dem Absetzen der stimmungsstabilisierenden Behandlung mit einem erhöhten Rezidivrisiko zu rechnen ist [403, 404]. Sicher ist, dass für Frauen mit bipolarer Störung ein postpartal erhöhtes Rezidivrisiko besteht (33–50 %) [253, 405]. Altschuler et al. [405] wiesen darauf hin, dass die Auswirkungen der Schwangerschaft auf Plasmavolumen, hepatische mikrosomale Enzymaktivität und/oder renale Clearance die Plasmaspiegel von Antidepressiva beeinflussen können. Welche Schlussfolgerungen sich bezüglich einer Wahrscheinlichkeit für depressive Rezidive in der Schwangerschaft daraus ergeben, ist jedoch noch unbekannt.

Der zweite Erkrankungsgipfel der bipolaren Störung im mittleren Lebensalter, der erstmals von Angst beschrieben wurde (bei Frauen, nicht hingegen bei Männern), wurde vor kurzem für beide Geschlechter nachgewiesen, sodass ein Zusammenhang mit spezifischen Effekten der abnehmenden Ovarfunktion in der Perimenopause unwahrscheinlich ist [407, 408]. Laut Kukopulos bedeuten Perimenopause und mittleres Lebensalter für Frauen jedoch ein erhöhtes Risiko für die Entwicklung einer bipolaren Störung mit Rapid-Cycling-Verlauf, einem bei Frauen häufigeren Krankheitsbild [409]. Freeman et al. postulierten, dass bei Frauen mit bipolarer Störung und ohne menopausale Hormonersatztherapie in der Perimenopause ein erhöhtes Rezidivrisiko besteht [410].

# Schlussfolgerungen

Aus zahlreichen Gründen ist es wichtig, die Bedeutung des reproduktiven Systems bei der Regulation und Dysregulation von Affekten zu kennen. Ein großer Teil der Frauen leidet irgendwann im Laufe des Lebens unter affektiven Störungen, die durch reproduktive Ereignisse ausgelöst werden. Diese Störungsbilder, die mit Behinderung und Leidensdruck einhergehen, werden oft übersehen und fehldiagnostiziert. Bei diesen Störungsbildern sind Hormonersatztherapien hilfreich, die entweder als primäre oder als augmentierende Therapie hier eine wichtige Ergänzung des psychotherapeutischen Arzneimittelarsenals darstellen. Da reproduktive Steroide bei manchen Frauen affektive Störungen begünstigen, sind sie eine neurobiologische Sonde oder ein Tracer, der zur Klärung der neuralen Verschaltungen und molekularen Physiologie der Stimmungsregulation beitragen kann, da im Gegensatz zu den klassischen affektiven Störungen der biologische Auslöser bekannt ist. Die affektiven Störungen im Zusammenhang mit der reproduktiven Funktion entstehen durch die konvergierenden Effekte eines reproduktiven Auslösers und einer Prädisposition für eine affektive Dysregulation, da derselbe biologische Auslöser die Stimmungslage von Frauen ohne entsprechende Prädisposition nicht beeinflusst. Somit bieten diese Störungsbilder die unvergleichbare Möglichkeit, biologische Grundlagen und Umweltfaktoren aufzudecken, die für die Prädisposition zur affektiven Dysregulation verantwortlich sind.

# Literatur

1. Yen SSC, Jaffe RB, Barbieri RL. Reproductive Endocrinology: Physiology, Pathophysiology, and Clinical Management. Philadelphia, PA: W.B. Saunders, 1999.

2. Csapo AI, Pulkkinen MO, Wiest WG. Effects of luteectomy and progesterone replacement therapy in early pregnant patients. Am J Obstet Gynecol 1973;115:759–765.

3. Miller WL. Steroid hormone biosynthesis and actions in the materno-feto-placental unit. Clin Perinatol 1998;25:799–817.

4. Weiss G. Endocrinology of parturition. J Clin Endocrinol Metab 2000; 85:4421–4425.

5. Tulchinsky D, Hobel CJ, Yeager EM. Plasma estrone, estradiol, estriol, progesterone and 17-hydroxyprogesterone in human pregnancy. Am J Obstet Gynecol 1972;112:1095–1100.

6. Speroff L, Glass RH, Kase NG. Clinical Gynecologic Endocrinology and Infertility. Baltimore, MD: Williams & Wilkins, 1983.

7. McNeilly AS. Lactational endocrinology: The biology of lam. Adv Exp Med Biol 2002;503:199–205.

8. Couzinet B, Meduri G, Lecce MG, et al. The postmenopausal ovary is not a major androgen-producing gland. J Clin Endocrinol Metab 2001;86: 5060–5066.

9. Santoro N, Brown JR, Adel T, et al. Characterization of reproductive hormonal dynamics in the perimenopause. J Clin Endocrinol Metab 1996;81:1495–1501.

10. Burger HG, Dudley EC, Hopper JL, et al. The endocrinology of the menopausal transition: A cross-sectional study of a population-based sample. J Clin Endocrinol Metab 1995;80: 3537–3545.

11. Miller WL. Androgen biosynthesis from cholesterol to DHEA. Mol Cell Endocrinol 2002;198:7–14.

12. Huang C, Zhou J, Feng AK, et al. Nerve growth factor signaling in caveolae-like domains at the plasma membrane. J Biol Chem 1999; 274:36707–36714.

13. Potter WZ, Manji HK. Catecholamines in depression: An update. Clin Chem 1994;40:279–287.

14. Booij L, Van der Does AJW, Riedel WJ. Monoamine depletion in psychiatric and healthy populations: Review. Mol Psychiatry 2003;8:951–973.

15. Neumeister A, Nugent AC, Waldeck T, et al. Neural and behavioral responses to tryptophan depletion in unmedicated patients with remitted major depressive disorder and controls. Arch Gen Psychiatry 2004;61: 765–773.

16. Bremner JD, Vythilingam M, Ng CK, et al. Regional brain metabolic correlates of a-methylparatyrosine-induced depressive symptoms: Implications for the neural circuitry of depression. J Am Med Assoc 2003; 289:3125–3134.

17. Manji HK, Drevets WC, Charney DS. The cellular neurobiology of depression. Nat Med 2001;7:541–547.

18. Drevets WC. Neuroimaging studies of mood disorders. Biol Psychiatry 2000;48:813–829.

19. Drevets WC. Neuroimaging and neuropathological studies of depression: Implications for the cognitive-emotional features of mood disorders. Curr Opin Neurobiol 2001;11:240–249.

20. Plotsky PM, Owens MJ, Nemeroff CB. Psychoneuroendocrinology of depression: Hypothalamicpituitary-adrenal axis. Psychoneuroendocrinology 1998;21:293–307.

21. Gallagher M, Landfield PW, McEwen B, et al. Hippocampal neurodegene-

ration in aging. Science 1996;274: 484–485.

22. Brown ES, Varghese FP, McEwen BS. Association of depression with medical illness: Does cortisol play a role? Biol Psychiatry 2004;55:1–9.

23. Gilbertson MW, Shenton ME, Ciszewski A, et al. Smaller hippocampal volume predicts pathologic vulnerability to psychological trauma. Na Neurosci 2002;5:1242–1247.

24. Woolley CS, Schwartzkroin PA. Hormonal effects on the brain. Epilepsia 1998;39:S2–S8.

25. McEwen BS, Alves SE, Bulloch K, et al. Ovarian steroids and the brain: Implications for cognition and aging. Neurology 1997;48(Suppl 7):S8–S15.

26. Rachman IM, Unnerstall JR, Pfaff DW, et al. Estrogen alters behavior and forebrain c-fos expression in ovariectomized rats subjected to the forced swim test. Proc Natl Acad Sci USA 1998;95:13941–13946.

27. Rubinow DR, Schmidt PJ, Roca CA. Estrogenserotonin interactions: Implications for affective regulation. Biol Psychiatry 1998;44:839–850.

28. Pecins-Thompson M, Brown NA, Bethea CL. Regulation of serotonin re-uptake transporter mRNA expression by ovarian steroids in rhesus macaques. MolBrain Res 1998;53: 120–129.

29. Clarke WP, Maayani S. Estrogen effects on 5-HT1A receptors in hippocampal membranes from ovariectomized rats: Functional and binding studies. Brain Res 1990;518:287–291.

30. Thomas ML, Bland DA, Clarke CH, et al. Estrogen regulation of serotonin (5-HT) transporter and 5-HT1A receptor mRNA in female rat brain. Abstr Soc Neurosci 1997;23:1501.

31. Sumner BEH, Fink G. Estrogen increases the density of 5-hydroxytryptamine2A receptors in cerebral cortex and nucleus accumbens in the female rat. J Steroid Biochem Molec Biol 1995;54:15–20.

32. Sumner BEH, Fink G. Effects of acute estradiol on 5-hydroxytryptamine and dopamine receptor subtype mRNA expression in female rat brain. Mol Cell Neurosci 1993;4:83–92.

33. Kendall DA, Stancel GM, Enna SJ. Imipramine: Effect of ovarian steroids on modifications in serotonin receptor binding. Science 1981;211: 1183–1185.

34. Wissink S, van der Burg B, Katzenellenbogen BS, et al. Synergistic activation of the serotonin-1A receptor by nuclear factor-KB and estrogen. Molecular Endocrinol 2001;15:543–552.

35. Bethea CL, Mirkes SJ, Su A, et al. Effects of oral estrogen, raloxifene and arzoxifene on gene expression in serotonin neurons of macaques. Psychoneuroendocrinology 2002;27:431–445.

36. Gundlah C, Pecins-Thompson M, Schutzer WE, et al. Ovarian steroid effects on serotonin 1A, 2A and 2C receptor mRNA in macqaque hypothalamus. Mol Brain Res 1999;63: 325–339.

37. McEwen BS, Alves SE. Estrogen actions in the central nervous system. Endocr Rev 1999;20:279–307.

38. Osterlund MK, Halldin C, Hurd YL. Effects of chronic 17-estradiol treatment on the serotonin 5-HT1A receptor mRNA and binding levels in the rat brain. Synapse 2000;35:39–44.

39. Krezel W, Dupont S, Krust A, et al. Increased anxiety and synaptic plasticity in estrogen receptor -deficient mice. Proc Natl Acad Sci USA 2001; 98:12278–12282.

40. Lu NZ, Bethea CL. Ovarian steroid regulation of 5-HT$_{1A}$ receptor binding and G protein activation in female monkeys. Neuropsychopharmacology 2002;27:12–24.

41. Hery M, Becquet D, Francois-Bellan AM, et al. Stimulatory effects of 5HT1A receptor agonists on luteinizing hormone-releasing hormone release from cultured fetal rat hypothalamic cells: Interactions with progesterone. Neuroendocrinology 1995;61:11–18.

42. Maswood S, Stewart G, Uphouse L. Gender and estrous cycle effects of the 5-HT1A agonist, 8-OH-DPAT, on hypothalamic serotonin. Pharmacol Biochem Behav 1995;51:807–813.

43. Bethea CL, Lu NZ, Gundlah C, et al. Diverse actions of ovarian steroids in the serotonin neural system. Front Neuroendocrinol 2002;23:41–100.

44. Sumner BEH, Grant KE, Rosie R, et al. Effects of tamoxifen on serotonin transporter and 5-hydroxytryptamine2A receptor binding sites and mRNA levels in the brain of ovariectomized rats with or without acute estradiol replacement. Mol Brain Res 1999;73:119–128.

45. Fink G, Sumner BEH. Oestrogen and mental state. Nature 1996;383:306.

46. McQueen JK, Wilson H, Dow RC, et al. Oestradiol-17 increases serotonin transporter (SERT) binding sites and SERT mRNA expression in discrete regions of female rat brain. J Physio 1996;495.P:114P.

47. Carlsson M, Svensson K, Ericksson E, et al. Rat brain serotonin: Biochemical and functional evidence for a sex difference. J Neural Transm 1985;63:297–313.

48. Carlsson M, Carlsson A. A regional study of sex differences in rat brain serotonin. Prog Neuropsychopharmacol Biol Psychiatry 1988;12:53–61.

49. Fischette CT, Biegon A, McEwen BS. Sex steroid modulation of the serotonin behavioral syndrome. Life Sci 1984;35:1197–1206.

50. Haleem DJ, Kennett GA, Curzon G. Hippocampal 5-hydroxytryptamine synthesis is greater in female rats than in males and more decreased by 5-HT1A agonist 8-OH-DPAT. J Neural Transm 1990;79:93–101.

51. Haleem DJ, Kennett GA, Whitton PS, et al. 8-OHDPAT increases corticosterone but not other 5-HT1A receptor-dependent responses more in females. Eur J Pharmacol 1989;164:435–443.

52. Ebenezer IS, Tite R. Sex difference in the feeding responses of non-deprived rats to the 5-HT$_{1A}$ agonists 8-OH-DPAT and gepirone. Methods Find Exp Clin Pharmacol 1997;16:91–96.

53. Salamanca S, Uphouse L. Estradiol modulation of the hyperphagia induced by the 5-HT$_{1A}$ agonist, 8-OH-DPAT. Pharmacol Biochem Behav 1992;43:953–955.

54. Uphouse L, Salamanca S, Caldarola-Pastuszka M. Gender and estrous cycle differences in the response to the 5-HT$_{1A}$ agonist 8-OH-DPAT. Pharmacol Biochem Behav 1991;40:901–906.

55. Bethea CL. Colocalization of progestin receptors with serotonin in raphe neurons of macaque. Neuroendocrinology 1993;57:1–6.

56. Bethea CL. Regulation of progestin receptors in raphe neurons of steroid-treated monkeys. Neuroendocrinology 1994;60:50–61.

57. Nishizawa S, Benkelfat C, Young SN, et al. Differences between males and females in rates of serotonin synthesis in human brain. Proc Natl Acad Sci USA 1997;94:5308–5313.

58. Biver F, Lotstra F, Monclus M, et al. Sex difference in 5HT2 receptor in the living human brain. Neurosci Lett 1996;204:25–28.

59. Ellenbogen MA, Young SN, Dean P, et al. Mood response to acute tryptophan depletion in healthy volunteers: Sex differences and temporal stability. Neuropsychopharmacology 1996;15:465–474.

60. Anderson IM, Parry-Billings M, Newsholme EA, et al. Dieting reduces plasma tryptophan and alters brain 5-HT function in women. Psychol Med 1990;20:785–791.

61. Walsh AES, Oldman AD, Franklin M, et al. Dieting decreases plasma tryptophan and increases the prolactin response to d-fenfluramine in women but not men. J Affect Disord 1995;33:89–97.

62. Goodwin GM, Murray CL, Bancroft J. Oral d-fenfluramine and neuroendocrine challenge: Problems with the 30 mg dose in men. J Affect Disord 1994;30:117–122.

63. Charney DS, Woods SW, Goodman WK, et al. Serotonin function in anxiety: II. Effects of the serotonin agonist MCPP in panic disorder patients and healthy subjects. Psychopharmacology 1987;92:14–24.

64. Murphy DL, Mueller EW, Hill JL, et al. Comparative anxiogenic, neuroendocrine, and other physiologic effects of m-chlorophenylpiperazine given intravenously or orally to healthy volunteers. Psychopharmacology 1989;98:275–282.

65. Su T-P, Schmidt PJ, Danaceau M, et al. Effect of menstrual cycle phase on neuroendocrine and behavioral responses to the serotonin agonist m-chlorophenylpiperazine in women with premenstrual syndrome and controls. J Clin Endocrinol Metab 1997;82:1220–1228.

66. Dinan TG, Barry S, Yatham LN, et al. The reproducibility of the prolactin response to buspirone: Relationship to the menstrual cycle. Int Clin Psychopharmacol 1990;5:119–123.

67. Bancroft J, Cook A, Davidson D, et al. Blunting of neuroendocrine responses to infusion of L-tryptophan in women with perimenstrual mood change. Psychol Med 1991;21:305–312.

68. O'Keane V, O'Hanlon M, Webb M, et al. d-Fenfluramine/prolactin response throughout the menstrual cycle: Evidence for an oestrogen-induced alteration. Clin Endocrinol 1991;34:289–292.

69. Lippert TH, Filshie M, Möck AO, et al. Serotonin metabolite excretion after postmenopausal estradiol therapy. Maturitas 1996;24:37–41.

70. Mueck AO, Seeger H, Kabpohl-Butz S, et al. Influence of norethisterone acetate and estradiol on the serotonin metabolism of postmenopausal women. Horm Metab Res 1997; 29:80–83.

71. Sherwin BB, Suranyi-Cadotte BE. Up-regulatory effect of estrogen on platelet 3H-imipramine binding sites in surgically menopausal women. Biol Psychiatry 1990;28:339–348.

72. Best NR, Barlow DH, Rees MP, et al. Lack of effect of oestradiol implant on platelet imipramine and 5-HT2 receptor binding in menopausal subjects. Psychopharmacology 1989;98: 561.

73. Halbreich U, Rojansky N, Palter S, et al. Estrogen augments serotonergic activity in postmenopausal women. Biol Psychiatry 1995;37:434–441.

74. Schmidt PJ, Raju J, Danaceau M, et al. The effects of gender and gonadal steroids on the neuroendocrine and temperature response to m-chlorophenylpiperazine in leuprolide-induced hypogonadism in women and men. Neuropsychopharmacology 2002;27:900–812.

75. Moses EL, Drevets WC, Smith G, et al. Effects of estradiol and progesterone administration on human serotonin 2A receptor binding: A PET study. Biol Psychiatry 2000;48:854–860.

76. Nestler EJ, Terwilliger RZ, Duman RS. Chronic antidepressant administration alters the subcellular distribution of cyclic AMP-dependent pro-

tein kinase in rat frontal cortex. J Neurochem 1989;53:1644–1647.

77. Duman RS, Heninger GR, Nestler EJ. A molecular and cellular theory of depression. Arch Gen Psychiatry 1997;54:597–606.

78. Nibuya M, Nestler EJ, Duman RS. Chronic antidepressant administration increases the expression of cAMP response element-binding protein (CREB) in rat hippocampus. J Neurosci 1996;16:2365–2372.

79. Sohrabji F, Miranda RC, Toran-Allerand CD. Estrogen differentially regulates estrogen and nerve growth factor receptor mRNAs in adult sensory neurons. J Neurosci 1994;14:459–471.

80. Zhou Y, Watters JJ, Dorsa DM. Estrogen rapidly induces the phosphorylation of the cAMP response element binding protein in rat brain. Endocrinology 1996;137:2163–2166.

81. Sohrabji F, Greene LA, Miranda RC, et al. Reciprocal regulation of estrogen and NGF receptors by their ligands in PC12 cells. J Neurobiol 1994;25:974–988.

82. Cardona-Gomez P, Perez M, Avila J, et al. Estradiol inhibits GSK3 and regulates interaction of estrogen receptors, GSK3, and beta-catenin in the hippocampus. Mol Cell Neurosci 2004;25:363–373.

83. Murphy DD, Cole NB, Segal M. Brain-derived neurotrophic factor mediates estradiol-induced dendritic spine formation in hippocampal neurons. Proc Natl Acad Sci USA 1998;95:11412–11417.

84. Ongur D, Drevets WC, Price JL. Glial reduction in the subgenual prefrontal cortex in mood disorders. Proc Natl Acad Sci USA 1998;95:13290–13295.

85. Rajkowska G, Miguel-Hidalgo JJ, Wei J, et al. Morphometric evidence for neuronal and glial prefrontal cell pathology in major depression. Biol Psychiatry 1999;45:1085–1098.

86. Rajkowska G. Postmortem studies in mood disorder indicate altered numbers of neurons and glial cells. Biol Psychiatry 2000;48:766–777.

87. Watters JJ, Campbell JS, Cunningham MJ, et al. Rapid membrane effects of steroids in neuroblastoma cells: Effects of estrogen on mitogen activated protein kinase signalling cascade and c-fos immediate early gene transcription. Endocrinology 1997;138:4030–4033.

88. Garcia-Segura LM, Cardona-Gomez P, Naftolin F, et al. Estradiol upregulates Bcl-2 expression in adult brain neurons. Neuroendocrinology 1998;9:593–597.

89. Gouras GK, Xu H, Gross RS, et al. Testosterone reduces neuronal secretion of Alzheimer betaamyloid peptides. Proc Natl Acad Sci USA 2000;97:1202–1205.

90. Zhang L, Li B, Zhao W, et al. Sex-related differences in MAPKs activation in rat astrocytes: Effects of estrogen on cell death. Mol Brain Res 2002;103:1–11.

91. Zhang L, Li B, Ma W, et al. Dehydroepiandrosterone (DHEA) and its sulfated derivative (DHEAS) regulate apoptosis during neurogenesis by triggering the Akt signaling pathway in opposing ways. Mol Brain Res 2002;98:58–66.

92. Berman KF, Schmidt PJ, Rubinow DR, et al. Modulation of cognition-specific cortical activity by gonadal steroids: A positron-emission tomography study in women. Proc Natl Acad Sci USA 1997;94:8836–8841.

93. Shaywitz SE, Shaywitz BA, Pugh KR, et al. Effect of estrogen on brain activation patterns in postmenopausal women during working memory tasks. J Am Med Assoc 1999;281:1197–1202.

94. Resnick SM, Maki PM, Golski S, et al. Effects of estrogen replacement therapy on PET cerebral blood flow and neuropsychological performance. Horm Bchav 1998;34:171–182.

95. Maki PM, Resnick SM. Longitudinal effects of estrogen replacement therapy on PET cerebral blood flow and cognition. Neurobiol Aging 2000; 21:373–383.

96. Redei E, Li L, Halasz I, et al. Fast glucocorticoid feedback inhibition of ACTH secretion in the ovariectomized rat: Effect of chronic estrogen and progesterone. Neuroendocrinology 1994;60:113–123.

97. Young EA, Altemus M, Parkinson V, et al. Effects of estrogen antagonists and agonists on the ACTH response to restraint stress in female rats. Neuropsychopharmacology 2001;25:881–891.

98. Dayas CV, Xu Y, Buller KM, et al. Effects of chronic oestrogen replacement on stress-induced activation of hypothalamic-pituitary-adrenal axis control pathways. J Neuroendocrinol 2000;12:784–794.

99. Komesaroff PA, Esler M, Clarke IJ, et al. Effects of estrogen and estrous cycle on glucocorticoid and catecholamine responses to stress in sheep. Am J Physiol 1998;275:E671–E678.

100. Burgess LH, Handa RJ. Chronic estrogen-induced alterations in adrenocorticotropin and corticosterone secretion, and glucocorticoid receptor-mediated functions in female rats. Endocrinology 1992;131:1261–1269.

101. Carey MP, Deterd CH, de Koning J, et al. The influence of ovarian steroids on hypothalamicpituitary-adrenal regulation in the female rat. J Endocrinol 1995;144:311–321.

102. Viau V, Meaney MJ. Variations in the hypothalamic-pituitary-adrenal response to stress during the estrous cycle in the rat. Endocrinology 1991;129:2503–2511.

103. Marinari KT, Leschner AI, Doyle MP. Menstrual cycle status and adrenocortical reactivity to psychological stress. Psychoneuroendocrinology 1976;1:213.

104. Kirschbaum C, Kudielka BM, Gaab J, et al. Impact of gender, menstrual cycle phase, and oral contraceptives on the activity of the hypothalamic-pituitary-adrenal axis. Psychosom Med 1999;61:154–162.

105. Collins A, Eneroth P, Landgren B. Psychoneuroendocrine stress responses and mood as related to the menstrual cycle. Psychosom Med 1985;47:512–527.

106. Ablanalp JM, Livingston L, Rose RM, et al. Cortisol and growth hormone responses to psychological stress during the menstrual cycle. Psychosom Med 1977;39:158–177.

107. Long TD, Ellingrod VL, Kathol RG, et al. Lack of menstrual cycle effects on hypothalamicpituitary-adrenal axis response to insulin-induced hypoglycaemia. Clin Endocrinol (Oxford) 2000;52:781–787.

108. Galliven EA, Singh A, Michelson D, et al. Hormonal and metabolic responses to exercise across time of day and menstrual cycle phase. J Appl Physiol 1997;83:1822–1831.

109. Altemus M, Roca C, Galliven E, et al. Increased vasopressin and adrenocorticotropin responses to stress in the midluteal phase of the menstrual cycle. J Clin Endocrinol Metab 2001;86:2525–2530.

110. Roca CA, Schmidt PJ, Altemus M, et al. Differential menstrual cycle regulation of hypothalamicpituitary-adrenal axis in women with premenstrual syndrome and controls. J Clin Endocrinol Metab 2003;88:3057–3063.

111. Keller-Wood M, Silbiger J, Wood CE. Progesterone attenuates the inhibition of adrenocorticotropin respon-

ses by cortisol in nonpregnant ewes. Endocrinology 1988;123:647–651.

112. Turner BB. Influence of gonadal steroids on brain corticosteriod receptors: A minireview. Neurochem Res 1997;22:1375–1385.

113. Patchev VK, Almeida OFX. Gonadal steroids exert facilitating and "buffering" effects on glucocorticoid-mediated transcriptional regulation of corticotropin-releasing hormone and corticosteroid receptor genes in rat brain. J Neurosci 1996;16:7077–7084.

114. Young EA. The role of gonadal steroids in hypothalamic-pituitary-adrenal axis regulation. Crit Rev Neurobiol 1995;9:371–381.

115. Smith SS, Gong QH, Hsu F-C, et al. GABAA receptor alpha-4 subunit suppression prevents withdrawal properties of an endogenous steroid. Nature 1998;392:926–930.

116. Spruce BA, Baylis PH, Burd J, et al. Variation in osmoregulation of arginine vasopressin during the human menstrual cycle. Clin Endocrinol 1985;22:37–42.

117. Smith R, Thomson M. Neuroendocrinology of the hypothalamo-pituitary-adrenal axis in pregnancy and the puerperium. Baillieres Clin Endocrinol Metab 1991;5:167–186.

118. Wisner KL, Stowe ZN. Psychobiology of postpartal mood disorders. Semin Reprod Endocrinol 1997;15:77–89.

119. Campbell EA, Linton EA, Wolfe CD, et al. Plasma corticotropin-releasing hormone concentrations during pregnancy and parturition. J Clin Endocrinol Metab 1987;64:1054–1059.

120. Kalimi M, Shafagoj Y, Loria R, et al. Anti-glucocorticoid effects of dehydroepiandrosterone (DHEA). Mol Cell Biochem 1994;131:99–104.

121. Adams MR, Kaplan JR, Manuck SB, et al. Inhibition of coronary artery atherosclerosis by 17-beta estradiol in ovariectomized monkeys: Lack of an effect of added progesterone. Arteriosclerosis 1990;10:1051–1957.

122. Coyle JT, Duman RS. Finding the intracellular signaling pathways affected by mood disorder treatments. Neuron 2003;38:157–160.

123. Ramcharan S, Love EJ, Fick GH, et al. The epidemiology of premenstrual symptoms in a population-based sample of 2650 urban women: Attributable risk and risk factors. J Clin Epidemiol 1992;45:377–392.

124. Campbell EM, Peterkin D, O'Grady K, et al. Premenstrual symptoms in general practice patients: Prevalence and treatment. J Reprod Med 1997;42:637–646.

125. Hylan TR, Sundell K, Judge R. The impact of premenstrual symptomatology on functioning and treatment-seeking behavior: Experience from the United States, United Kingdom, and France. JWomens Health Gend Based Med 1999;8:1043–1052.

126. Gehlert S, Hartlage S. A design for studying the DSM-IV research criteria of premenstrual dysphoric disorder. J Psychosom Obstet Gynaecol 1997;18:36–44.

127. Deuster PA, Adera T, South-Paul J. Biological, social, and behavioral factors associated with premenstrual syndrome. Arch Fam Med 1999;8:122–128.

128. Halbreich U, Borenstein J, Pearlstein T, et al. The prevalence, impairment, impact, and burden of premenstrual dysphoric disorder (PMS/PMDD). Psychoneuroendocrinology 2003;28:1–23.

129. Angst J, Sellaro R, Stolar M, et al. The epidemiology of perimenstrual psychological symptoms. Acta Psychiatr Scand 2001;104:110–116.

130. Lopez AD, Murray CCJL. The global burden of disease, 1990-2020. Nat Med 1998;4:1241–1243.

131. Diagnostic and Statistical Manual of Mental Disorders, 4th ed. Washing-

ton, DC: American Psychiatric Association, 1994.

132. NIMH Premenstrual Syndrome Workshop Guidelines. Rockville, MD: National Institute of Mental Health, (not published), 1983.

133. Rubinow DR, Hoban MC, Grover GN, et al. Changes in plasma hormones across the menstrual cycle in patients with menstrually related mood disorder and in control subjects. Am J Obstet Gynecol 1988;158:5–11.

134. Backstrom T, Sanders D, Leask R, et al. Mood, sexuality, hormones, and the menstrual cycle: II. Hormone levels and their relationship to the premenstrual syndrome. Psychosom Med 1983;45:503–507.

135. Redei E, Freeman EW. Daily plasma estradiol and progesterone levels over the menstrual cycle and their relation to premenstrual symptoms. Psychoneuroendocrinology 1995;20:259–267.

136. Facchinetti F, Genazzani AD, Martignoni E, et al. Neuroendocrine changes in luteal function in patients with premenstrual syndrome. J Clin Endocrinol Metab 1993;76:1123–1127.

137. Backstrom T, Aakvaag A. Plasma prolactin and testosterone during the luteal phase in women with premenstrual tension syndrome. Psychoneuroendocrinology 1981;6:245–251.

138. Eriksson E, Sundblad C, Lisjo P, et al. Serum levels of androgens are higher in women with premenstrual irritability and dysphoria than in controls. Psychoneuroendocrinology 1992;17:195–204.

139. Bloch M, Schmidt PJ, Su T-P, et al. Pituitaryadrenal hormones and testosterone across the menstrual cycle in women with premenstrual syndrome and controls. Biol Psychiatry 1998; 43:897–903.

140. Reame NE, Marshall JC, Kelch RP. Pulsatile LH secretion in women with premenstrual syndrome (PMS): Evidence for normal neuroregulation of the menstrual cycle. Psychoneuroendocrinology 1992;17:205–213.

141. Facchinetti F, Genazzani AD, Martignoni E, et al. Neuroendocrine correlates of premenstrual syndrome: Changes in the pulsatile pattern of plasma LH. Psychoneuroendocrinology 1990; 15:269–277.

142. Schmidt PJ, Grover GN, Roy-Byrne PP, et al. Thyroid function in women with premenstrual syndrome. J Clin Endocrinol Metab 1993;76:671–674.

143. Facchinetti F, Martignoni E, Petraglia F, et al. Premenstrual fall of plasma B-endorphin in patients with premenstrual syndrome. Fertil Steril 1987; 47:570–573.

144. Chuong CJ, Coulam CB, Kao PC, et al. Neuropeptide levels in premenstrual syndrome. Fertil Steril 1985;44: 760–765.

145. Taylor DL, Mathew RJ, Ho BT, et al. Serotonin levels and platelet uptake during premenstrual tension. Neuropsychobiology 1984;12:16–18.

146. Ashby CR Jr, Carr LA, Cook CL, et al. Alteration of platelet serotonergic mechanisms and monoamine oxidase activity in premenstrual syndrome. Biol Psychiatry 1988;24:225–233.

147. Malmgren R, Collins A, Nilsson CG. Patelet serotonin uptake and effects of vitamin B6-treatment in premenstrual tension. Neuropsychobiology 1987;18:83–88.

148. Veeninga AT, Westenberg HGM. Serotonergic function and late luteal phase dysphoric disorder. Psychopharmacology 1992;108:153–158.

149. Tulenheimo A, Laatikainen T, Salminen K. Plasma b-endorphin immunoreactivity in premenstrual tension. Br J Obstet Gynaecol 1987;94:26–29.

150. Hamilton JA, Gallant S. Premenstrual symptom changes and plasma b-endorphin/b-lipotropin throughout

the menstrual cycle. Psychoneuroendocrinology 1988;13:505–514.

151. Schechter D, Strasser TJ, Endicott J, et al. Role of ovarian steroids in modulating mood in premenstrual syndrome. Abstracts of the Society of Biological Psychiatry 51st Annual Meeting 1996;646.

152. Halbreich U, Endicott J, Goldstein S, et al. Premenstrual changes and changes in gonadal hormones. Acta Psychiatr Scand 1986;74:576–586.

153. Wang M, Seippel L, Purdy RH, et al. Relationship between symptom severity and steroid variation in women with premenstrual syndrome: Study on serum pregnenolone, pregnenolone sulfate, 5-pregnane-3,20-dione and 3-hydroxy-5-pregnan-20-one. J Clin Endocrinol Metab 1996;81: 1076–1082.

154. Majewska MD, Harrison NL, Schwartz RD, et al. Steroid hormone metabolites are barbituratelike modulators of the GABA receptor. Science 1986;232:1004–1007.

155. Smith SS, Gong QH, Li X, et al. Withdrawal from 3-OH-5-pregnan-20-one using a pseudopregnancy model alters the kinetics of hippocampal $GABA_A$-gated current and increases the $GABA_A$ receptor 4 subunit in association with increased anxiety. J Neurosci 1998;18:5275–5284.

156. Ströhle A, Romeo E, Hermann B, et al. Concentrations of 3-reduced neuroactive steroids and their precursors in plasma of patients with major depression and after clinical recovery. Biol Psychiatry 1999;45:274–277.

157. Romeo E, Brancati A, de Lorenzo A, et al. Marked decrease of plasma neuroactive steroids during alcohol withdrawal. Clin Neuropharmacol 1996; 19:366–369.

158. Romeo E, Strohle A, Spalletta G, et al. Effects of antidepressant treatment on neuroactive steroids in major

depression. Am J Psychiatry 1998; 155:910–913.

159. Uzunova V, Sheline Y, Davis JM, et al. Increase in the cerebrospinal fluid content of neurosteroids in patients with unipolar major depression who are receiving fluoxetine or fluvoxamine. Proc Natl Acad Sci USA 1998; 95:3239–3244.

160. Bitran D, Purdy RH, Kellogg CK. Anxiolytic effect of progesterone is associated with increases in cortical allopregnanolone and $GABA_A$ receptor function. Pharmacol Biochem Behav 1993;45:423–428.

161. Bitran D, Hilvers RJ, Kellogg CK. Anxiolytic effects of 3-hydroxy-5[]-pregnan-20-one: Endogenous metabolites of progesterone that are active at the GABAA receptor. Brain Res 1991;561:157–161.

162. Wieland S, Lan NC, Mirasedeghi S, et al. Anxiolytic activity of the progesterone metabolite 5-pregnan-3-ol-one. Brain Res 1991;565:263–268.

163. Purdy RH, Morrow AL, Moore PH Jr, et al. Stressinduced elevations of gamma-aminobutyric acid type A receptor-active steroids in the rat brain. Proc Natl Acad Sci USA 1991;88:4553–4557.

164. Uzunov DP, Cooper TB, Costa E, et al. Fluoxetine-elicited changes in brain neurosteroid content measured by negative ion mass fragmentography. Proc Natl Acad Sci USA 1996;93: 12599–13604.

165. Griffin LD, Mellon SH. Selective serotonin reuptake inhibitors directly alter activity of neurosteroidogenic enzymes. Proc Natl Acad Sci USA 1999;96:13512–13517.

166. Sundstrom I, Andersson A, Nyberg S, et al. Patients with premenstrual syndrome have a different sensitivity to a neuroactive steroid during the menstrual cycle compared to control subjects. Neuroendocrinology 1998; 67:126–138.

167. Sundstrom I, Nyberg S, Backstrom T. Patients with premenstrual syndrome have reduced sensitivity to midazolam compared to control subjects. Neuropsychopharmacology 1997;17:370–381.

168. Rapkin AJ, Morgan M, Goldman L, et al. Progesterone metabolite allopregnanolone in women with premenstrual syndrome. Obstet Gynecol 1997;90:709–714.

169. Monteleone P, Luisi S, Tonetti A, et al. Allopregnanolone concentrations and premenstrual syndrome. Eur J Endocrinol 2000;142:269–273.

170. Bicikova M, Dibbelt L, Hill M, et al. Allopregnanolone in women with premenstrual syndrome. Horm Metab Res 1998;30:227–230.

171. Girdler SS, Straneva PA, Light KC, et al. Allopregnanolone levels and reactivity to mental stress in premenstrual dysphoric disorder. Biol Psychiatry 2001;49:788–797.

172. Schmidt PJ, Purdy RH, Moore PH Jr, et al. Circulating levels of anxiolytic steroids in the luteal phase in women with premenstrual syndrome and in control subjects. J Clin Endocrinol Metab 1994;79:1256–1260.

173. Wang G-J, Volkow ND, Overall J, et al. Reproducibility of regional brain metabolic responses to lorazepam. J Nucl Med 1996;37:1609–1613.

174. Sundstrom I, Backstrom T. Citalopram increases pregnanolone sensitivity in patients with premenstrual syndrome: An open trial. Psychoneuroendocrinology 1998;23:73–88.

175. Rubinow DR, Schmidt PJ. The neuroendocrinology of menstrual cycle mood disorders. Ann N Y Acad Sci 1995;771:648–659.

176. Redei E, Freeman EW. Preliminary evidence for plasma adrenocorticotropin levels as biological correlates of premenstrual symptoms. Acta Endocrinol 1993;128:536–542.

177. Rosenstein DL, Kalogeras KT, Kalafut M, et al. Peripheral measures of arginine vasopressin, atrial natriuretic peptide and adrenocorticotropic hormone in premenstrual syndrome. Psychoneuroendocrinology 1996;21:347–359.

178. Rabin DS, Schmidt PJ, Campbell G, et al. Hypothalamic-pituitary-adrenal function in patients with the premenstrual syndrome. J Clin Endocrinol Metab 1990;71:1158–1162.

179. Facchinetti F, Fioroni L, Martignoni E, et al. Changes of opioid modulation of the hypothalamo-pituitaryadrenal axis in patients with severe premenstrual syndrome. Psychosom Med 1994;56:418–422.

180. Eriksson E, Alling C, Andersch B, et al. Cerebrospinal fluid levels of monoamine metabolites: A preliminary study of their relation to menstrual cycle phase, sex steroids, and pituitary hormones in healthy women and in women with premenstrual syndrome. Neuropsychopharmacology 1994;11:201–213.

181. Parry BL, Gerner RH, Wilkins JN, et al. CSF and endocrine studies of premenstrual syndrome. Neuropsychopharmacology 1991;5:127–137.

182. Roy-Byrne PP, Rubinow DR, Hoban MC, et al. TSH and prolactin responses to TRH in patients with premenstrual syndrome. Am J Psychiatry 1987;144:480–484.

183. Lee KA, Shaver JF, Giblin EC, et al. Sleep patterns related to menstrual cycle phase and premenstrual affective symptoms. Sleep 1990;13:403–409.

184. Howard R, Mason P, Taghavi E, et al. Brainstem auditory evoked responses (BAERs) during the menstrual cycle in women with and without premenstrual syndrome. Biol Psychiatry 1992;32:682–690.

185. Parry BL, Berga SL, Kripke DF, et al. Altered waveform of plasma noctur-

nal melatonin secretion in premenstrual syndrome. Arch Gen Psychiatry 1990;47:1139–1146.

186. Parry BL, Mendelson WB, Duncan WB, et al. Longitudinal sleep EEG, temperature, and activity measurements across the menstrual cycle in patients with premenstrual depression and in age-matched controls. Psychiatry Res 1989;30:285–303.

187. Sherwood RA, Rocks BF, Stewart A, et al. Magnesium and the premenstrual syndrome. Ann Clin Biochem 1986; 23:667–670.

188. Rosenstein DL, Elin RJ, Hosseini JM, et al. Magnesium measures across the menstrual cycle in premenstrual syndrome. Biol Psychiatry 1994;35:557–561.

189. Schmidt PJ, Nieman LK, Grover GN, et al. Lack of effect of induced menses on symptoms in women with premenstrual syndrome. N Engl J Med 1991;324:1174–1179.

190. Muse KN, Cetel NS, Futterman LA, et al. The premenstrual syndrome: Effects of "medical ovariectomy". N Engl J Med 1984;311:1345–1349.

191. Hammarback S, Backstrom T. Induced anovulation as a treatment of premenstrual tension syndrome: A double-blind cross-over study with GnRH-agonist versus placebo. Acta Obstet Gynecol Scand 1988;67:159–166.

192. Brown CS, Ling FW, Andersen RN, et al. Efficacy of depot leuprolide in premenstrual syndrome: Effect of symptom severity and type in a controlled trial. Obstet Gynecol 1994;84:779–786.

193. West CP, Hillier H. Ovarian suppression with the gonadotrophin-releasing hormone agonist goserelin (Zoladex) in management of the premenstrual tension syndrome. Hum Reprod 1994;9:1058–1063.

194. Hussain SY, Massil JH, Matta WH, et al. Buserelin in premenstrual syndrome. Gynecol Endocrinol 1992;6: 57–64.

195. Mortola JF, Girton L, Fischer U. Successful treatment of severe premenstrual syndrome by combined use of gonadotropin-releasing hormone agonist and estrogen/progestin. J Clin Endocrinol Metab 1991;71: 252A–252F.

196. Bancroft J, Boyle H, Warner P, et al. The use of an LHRH agonist, buserelin, in the long-term management of premenstrual syndromes. Clin Endocrinol 1987;27:171–182.

197. Mezrow G, Shoupe D, Spicer D, et al. Depot leuprolide acetate with estrogen and progestin add-back for long-term treatment of premenstrual syndrome. Fertil Steril 1994;62:932–937.

198. Sarno AP, Miller EJ Jr, Lundblad EG. Premenstrual syndrome: Beneficial effects of periodic, lowdose danazol. Obstet Gynecol 1987;70:33–36.

199. Halbreich U, Rojansky N, Palter S. Elimination of ovulation and menstrual cyclicity (with danazol) improves dysphoric premenstrual syndromes. Fertil Steril 1991;56:1066–1069.

200. Casson P, Hahn PM, VanVugt DA, et al. Lasting response to ovariectomy in severe intractable premenstrual syndrome. Am J Obstet Gynecol 1990;162:99–105.

201. Casper RF, Hearn MT. The effect of hysterectomy and bilateral oophorectomy in women with severe premenstrual syndrome. Am J Obstet Gynecol 1990;162:105–109.

202. Schmidt PJ, Nieman LK, Danaceau MA, et al. Differential behavioral effects of gonadal steroids in women with and in those without premenstrual syndrome. N Engl J Med 1998; 338:209–216.

203. Muse K. Gonadotropin-releasing hormone agonist-suppressed premenstrual syndrome (PMS): PMS symptom induction by estrogen, progestin, or

both. Abstr Soc Gynecol Investig 1989;118.

204. Ho HP, Olsson M, Westberg L, et al. The serotonin reuptake inhibitor fluoxetine reduces sex steroid-related aggression in female rats: An animal model of premenstrual irritability? Neuropsychopharmacology 2001;24:502–510.

205. Dimmock PW, Wyatt KM, Jones PW, et al. Efficacy of selective serotonin-reuptake inhibitors in premenstrual syndrome: A systematic review. Lancet 2000;356:1131–1136.

206. Steege JF, Stout AL, Knight DL, et al. Reduced platelet tritium-labeled imipramine binding sites in women with premenstrual syndrome. Am J Obstet Gynecol 1992;167:168–172.

207. Rojansky N, Halbreich U, Zander K, et al. Imipramine receptor binding and serotonin uptake in platelets of women with premenstrual changes. Gynecol Obstet Invest 1991;31:146–152.

208. Rapkin AJ, Edelmuth E, Chang LC, et al. Wholeblood serotonin in premenstrual syndrome. Obstet Gynecol 1987;70:533–537.

209. Ashby CR Jr, Carr LA, Cook CL, et al. Alteration of 5-HT uptake by plasma fractions in the premenstrual syndrome. J Neural Transm 1990;79:41–50.

210. Bixo M, Allard P, Backstrom T, et al. Binding of [3H]paroxetine to serotonin uptake sites and of [3H]lysergic acid diethylamide to 5-HT2A receptors in platelets from women with premenstrual dysphoric disorder during gonadotropin releasing hormone treatment. Psychoneuroendocrinology 2001;26:551–564.

211. Yatham LN. Is 5HT1A receptor subsensitivity a trait marker for late luteal phase dysphoric disorder? A pilot study. Can J Psychiatry 1993; 38:662–664.

212. Adell A, Celada P, Abellan MT, et al. Origin and functional role of the extracellular serotonin in the midbrain raphe nuclei. Brain Res Rev 2002;39:154–180.

213. Sibille E, Pavlides C, Benke D, et al. Genetic inactivation of the serotonin1A receptor in mice results in downregulation of major GABA$_A$ receptor subunits, reduction of GABAA receptor binding and benzodiazepine-resistant anxiety. J Neurosci 2000;20:2758–2765.

214. Kishimoto K, Koyama S, Akaike N. Presynaptic modulation of synaptic gamma-aminobutyric acid transmission by tandospirone in rat basolateral amygdala. Eur J Pharmacol 2000; 407:257–265.

215. Koyama S, Kubo C, Rhee J-S, et al. Presynaptic serotonergic inhibition of GABAergic synaptic transmission in mechanically dissociated rat basolateral amygdala neurons. J Physiol 1999;518(2):525–538.

216. Stutzmann GE, LeDoux JE. GABAergic antagonists block the inhibitory effects of serotonin in the lateral amygdala: A mechanism for modulation of sensory inputs related to fear conditioning. J Neurosci 1999;19: RC8 1–RC8 4.

217. Gulinello M, Gong QH, Li X, et al. Short-term exposure to a neuroactive steroid increases 4 GABA$_A$ receptor subunit levels in association with increased anxiety in the female rat. Brain Res 2001;910:55–66.

218. Halbreich U, Petty F, Yonkers K, et al. Low plasma gamma-aminobutyric acid levels during the late luteal phase of women with premenstrual dysphoric disorder. Am J Psychiatry 1996;153:718–720.

219. Smith MJ, Adams LF, Schmidt PJ, et al. Effects of ovarian hormone on human cortical excitability. Ann Neurol 2002;51:599–603.

220. Sundstrom I, Ashbrook D, Backstrom T. Reduced benzodiazepine sensitivity in patients with premenstrual syndrome: A pilot study. Psychoneuroendocrinology 1997;22:25–38.

221. Freeman EW. Premenstrual syndrome: Current perspectives on treatment and etiology. Curr Opin Obstet Gynecol 1997;9:147–153.

222. Menkes DB, Coates DC, Fawcett JP. Acute tryptophan depletion aggravates premenstrual syndrome. J Affect Disord 1994;32:37–44.

223. Roca CA, Schmidt PJ, Smith MJ, et al. Effects of metergoline on symptoms in women with premenstrual dysphoric disorder. Am J Psychiatry 2002;159:1876–1881.

224. Endicott J, Halbreich U. Retrospective report of premenstrual depressive changes: Factors affecting confirmation by daily ratings. Psychopharmacol Bull 1982;18:109–112.

225. Altshuler LL, Hendrick V, Parry B. Pharmacological management of premenstrual disorder. Harv Rev Psychiatry 1995;2:233–245.

226. Rausch JL, Parry BL. Treatment of premenstrual mood symptoms. Psychiatr Clin North Am 1993;16:829–839.

227. Steiner M, Steinberg S, Stewart D, et al. Fluoxetine in the treatment of premenstrual syndrome. N Engl J Med 1995;332:1529–1534.

228. Yonkers KA, Halbreich U, Freeman E, et al. Symptomatic improvement of premenstrual dysphoric disorder with sertraline treatment: A randomized controlled trial. J Am Med Assoc 1997;278:983–988.

229. Thys-Jacobs S, Starkey P, Bernstein D, et al. Calcium carbonate and the premenstrual syndrome: Effects on premenstrual and menstrual symptoms. Premenstrual Syndrome Study Group. Am J Obstet Gynecol 1998; 179:444–452.

230. Stone AB, Pearlstein TB, Brown WA. Fluoxetine in the treatment of late luteal phase dysphoric disorder. J Clin Psychiatry 1991;52:290–293.

231. Su T-P, Schmidt PJ, Danaceau MA, et al. Fluoxetine in the treatment of premenstrual dysphoria. Neuropsychopharmacology 1997;16:346–356.

232. Sundblad S, Modigh K, Andersch B, et al. Clomipramine effectively reduces premenstrual irritability and dysphoria: A placebo-controlled trial. Acta Psychiatr Scand 1992;85:39–47.

233. Wood SH, Mortola JF, Chan Y-F, et al. Treatment of premenstrual syndrome with fluoxetine: A double-blind, placebo-controlled, crossover study. Obstet Gynecol 1992;80:339–344.

234. Freeman EW, Sondheimer SJ, Rickels K, et al. Gonadotropin-releasing hormone agonist in treatment of premenstrual symptoms: With and without comorbidity of depression: A pilot study. J Clin Psychiatry 1993; 54:192–195.

235. Roca CA, Schmidt PJ, Rubinow DR. A follow-up study of premenstrual syndrome. J Clin Psychiatry 1999; 60:763–766.

236. Wittchen H-U, Becker E, Lieb R, et al. Prevalence, incidence and stability of premenstrual dysphoric disorder in the community. Psychol Med 2002; 32:119–132.

237. Bloch M, Schmidt PJ, Rubinow DR. Premenstrual syndrome—evidence for symptom stability across cycles. Am J Psychiatry 1997;154:1741–1746.

238. Stout AL, Steege JF, Blazer DG, et al. Comparison of lifetime psychiatric diagnoses in premenstrual syndrome clinic and community samples. J Nerv Ment Dis 1986;174:517–522.

239. Hartlage SA, Arduino KE, Gehlert S. Premenstrual dysphoric disorder and risk for major depressive disorder: A preliminary study. J Clin Psychiatry 2001;57:1571–1578.

240. DeJong R, Rubinow DR, Roy-Byrne PP, et al. Premenstrual mood disorder and psychiatric illness. Am J Psychiatry 1985;142:1359–1361.

241. Cutrona CE. Causal attributions and perinatal depression. J Abnorm Psychol 1983;92:161–172.

242. Kumar R, Mordecai Robson K. A prospective study of emotional disorders in childbearing women. Br J Psychiatry 1984;144:35–47.

243. O'Hara MW. Social support, life events, and depression during pregnancy and the puerperium. Arch Gen Psychiatry 1986;43:569–573.

244. Wisner KL, Parry BL, Piontek CM. Postpartal depression. N Engl J Med 2002;347:194–199.

245. Brockington IF, Winokur G, Dean C. Puerperal psychosis. In: Brockington IF, Kumar R (eds.), Motherhood and Mental Illness. London: Academic Press, 1982, pp. 37–69.

246. Cox JL, Murray D, Chapman G. A controlled study of the onset, duration and prevalence of postnatal depression. Br J Psychiatry 1993; 163:27–31.

247. O'Hara MW, Schlechte JA, Lewis DA, et al. Controlled prospective study of postpartal mood disorders: Psychological, environmental, and hormonal variables. J Abnorm Psychol 1991;100:63–73.

248. Josefsson A, Berg G, Nordin C, et al. Prevalence of depressive symptoms in late pregnancy and postpartal. Acta Obstet Gynecol Scand 2001; 80:251–255.

249. Evans J, Heron J, Francomb H, et al. Cohort study of depressed mood during pregnancy and after childbirth. Br Med J 2001;323:257–260.

250. Yonkers KA, Ramin SM, Rush AJ, et al. Onset and persistence of postpartal depression in an inner-city maternal health clinic system. Am J Psychiatry 2001;158:1856–1863.

251. Halbreich U. Prevalence of mood symptoms and depressions during pregnancy: Implications for clinical practice and research. CNS Spectr 2004;9:177–184.

252. Kendell RE, Chalmers JC, Platz C. Epidemiology of puerperal psychoses. Br J Psychiatry 1987;150:662–673.

253. Nolen-Hoeksema S, Grayson C, Larson J. Explaining the gender difference in depressive symptoms. J Person Soc Psychol 1999;77:1061–1072.

254. Harris B, Lovett L, Smith J, et al. Cardiff puerperal mood and hormone study. III. Postnatal depression at 5 to 6 weeks postpartal, and its hormonal correlates across the peripartum period. Br J Psychiatry 1996;168:739–744.

255. Abou-Saleh MT, Ghubash R, Karim L, et al. Hormonal aspects of postpartal depression. Psychoneuroendocrinology 1998;23:465–475.

256. Wieck A, Kumar R, Hirst AD, et al. Increased sensitivity of dopamine receptors and recurrence of affective psychosis after childbirth. Br Med J 1991;303:613–616.

257. Maus M, Bertrand P, Drouva S, et al. Differential modulation of D1 and D2 dopamine-sensitive adenylate cyclases by 17-estradiol in cultured striatal neurons and anterior pituitary cells. J Neurochem 1989;52:410–418.

258. Luisi S, Petraglia F, Benedetto C, et al. Serum allopregnanolone levels in pregnant women: Changes during pregnancy, at delivery, and in hypertensive patients. J Clin Endocrinol Metab 2000;85:2429–2433.

259. Pearson Murphy BE, Steinberg SI, Hu FY, et al. Neuroactive ring A-reduced metabolites of progesterone in human plasma during pregnancy: Elevated levels of 5-dihydroprogesterone in depressed patients during the latter half of pregnancy. J Clin

Endocrinol Metab 2001;86:5981–5987.

260. Bloch M, Schmidt PJ, Danaceau M, et al. Effects of gonadal steroids in women with a history of postpartal depression. Am J Psychiatry 2000; 157:824–930.

261. Bonnin F. Cortisol levels in saliva and mood changes in early puerperium. J Affect Disord 1992;26:231–240.

262. O'Hara MW, Schlechte JA, Lewis DA, et al. Prospective study of postpartal blues: Biologic and psychosocial factors. Arch Gen Psychiatry 1991; 48:801–806.

263. Kuevi V, Causon R, Dixson AF, et al. Plasma amine and hormone changes in "post-partum blues". Clin Endocrinol 1983;19:39–46.

264. Harris B, Lovett L, Newcombe RG, et al. Maternity blues and major endocrine changes: Cardiff puerperal mood and hormone study II. Br Med J 1994;308:949–953.

265. Feksi A, Harris B, Walker RF, et al. "Maternity blues" and hormone levels in saliva. J Affect Disord 1984; 6:351–355.

266. Magiakou MA, Mastorakos G, Rabin D, et al. The maternal hypothalamic-pituitary-adrenal axis in the third trimester of human pregnancy. Clin Endocrinol 1996;44:419–428.

267. Magiakou MA, Mastorakos G, Rabin D, et al. Hypothalamic cortico-releasing hormone suppression during the postpartal period: Implications for the increase in psychiatric manifestations at this time. J Clin Endocrinol Metab 1996;81:1912–1917.

268. O'Hara MW, Stuart S, Gorman LL, et al. Efficacy of interpersonal psychotherapy for postpartal depression. Arch Gen Psychiatry 2000;57:1039–1045.

269. Appleby L, Warner R, Whitton A, et al. A controlled study of fluoxetine and cognitive-behavioural counselling in the treatment of postnatal depression. Br Med J 1997;314:932–936.

270. Gregoire AJP, Kumar R, Everitt B, et al. Transdermal oestrogen for treatment of severe postnatal depression. Lancet 1996;347:930–933.

271. Ahokas A, Aito A, Rimon R. Positive treatment effect of estradiol in postpartal psychosis: A pilot study. J Clin Psychiatry 2000;61:166–169.

272. Ahokas A, Kaukoranta J, Wahlbeck K, et al. Estrogen deficiency in severe postpartal depression: Successful treatment with sublingual physiologic 17-estradiol: A preliminary study. J Clin Psychiatry 2001;62:332–336.

273. Schmidt PJ, Nieman L, Danaceau MA, et al. Estrogen replacement in perimenopause-related depression: A preliminary report. Am J Obstet Gynecol 2000;183:414–420.

274. Sichel DA, Cohen LS, Robertson LM, et al. Prophylactic estrogen in recurrent postpartal affective disorder. Biol Psychiatry 1995;38:814–818.

275. Wisner KL, Perel JM, Piendl KS, et al. Prevention of postpartal depression: A pilot randomized clinical trial. Am J Psychiatry 2004;161:1290–1292.

276. Ogrodniczuk JS, Piper WE. Preventing postnatal depression: A review of research findings. Harv Rev Psychiatry 2003;11:291–307.

277. Yonkers KA, Wisner KL, Stowe Z, et al. Management of bipolar disorder during pregnancy and the postpartal period. Am J Psychiatry 2004;161:608–620.

278. Wisner KL, Hanusa BH, Peindl KS, et al. Prevention of postpartal episodes in women with bipolar disorder. Biol Psychiatry 2004;56:592–596.

279. Burt VK, Suri R, Altschuler L, et al. The use of psychotropic medications during breast-feeding. Am J Psychiatry 2001;158:1001–1009.

280. Zeskind PS, Stephens LE. Maternal selective serotonin reuptake use during pregnancy and new born neu-

robehavior, Pediatrics 2004;113:368–375.

281. Marks MN, Wieck A, Checkley SA, et al. Contribution of psychological and social factors to psychotic and non-psychotic relapse after childbirth in women with previous histories of affective disorders. J Affect Disord 1992;29:253–263.

282. Davidson J, Robertson E. A follow-up study of post partum illness, 1946–1978. Acta Psychiatr Scand 1985; 71:451–457.

283. Garvey MJ, Tuason VB, Lumry AE, et al. Occurrence of depression in the postpartal state. J Affect Disord 1983; 5:97–101.

284. Grace SL, Evindar A, Stewart DE. The effect of postpartal depression on child cognitive development and behavior: A review and critical analysis of the literature. Arch Womens Men Health 2003;6:263–274.

285. McKinlay JB, McKinlay SM, Brambilla D. The relative contributions of endocrine changes and social circumstances to depression in midaged women. J Health Soc Behav 1987;28: 345–363.

286. Kaufert PA, Gilbert P, Tate R. The Manitoba project: A re-examination of the link between menopause and depression. Maturitas 1992;14:143–155.

287. Avis NE, Brambilla D, McKinlay SM, et al. A longitudinal analysis of the association between menopause and depression: Results from the Massachusetts Women's Health Study. Ann Epidemiol 1994;4:214–220.

288. Matthews KA. Myths and realities of the menopause. Psychosom Mcd 1992;54:1–9.

289. Hunter M. The South-East England longitudinal study of the climacteric and postmenopause. Maturitas 1992; 14:117–126.

290. Stewart DE, Boydell K, Derzko C, et al. Psychologic distress during the menopausal years in women attending a menopause clinic. Int J Psychiatry Med 1992;22:213–220.

291. Dennerstein L, Smith AMA, Morse C, et al. Menopausal symptoms in Australian women. Med J Aust 1993; 159:232–236.

292. Hay AG, Bancroft J, Johnstone EC. Affective symptoms in women attending a menopause clinic. Br J Psychiatry 1994;164:513–516.

293. Weissman MM, Leaf PJ, Tischler GL, et al. Affective disorders in five United States communities. Psychol Med 1988;18:141–153.

294. Kessler RC, McGonagle KA, Swartz M, et al. Sex and depression in the National Comorbidity Survey I: Lifetime prevalence, chronicity and recurrence. J Affect Disord 1993;29:85–96.

295. Bromberger JT, Meyer PM, Kravitz HM, et al. Psychologic distress and natural menopause: A multiethnic community study. Am J Publ Health 2001;91:1435–1442.

296. Avis NE, Stellato R, Crawford S, et al. Is there a menopausal syndrome? Menopausal status and symptoms across racial/ethnic groups. Soc Sci Med 2001;52:345–356.

297. Freeman EW, Sammel MD, Liu L, et al. Hormones and menopausal status as predictors of depression in women in transition to menopause. Arch Gen Psychiatry 2004;61:62–70.

298. Spitzer RL, Williams JBW, Kroenke K, et al. Utility of a new procedure for diagnosing mental disorders in primary care: The PRIME-MD 100 study. J Am Med Assoc 1994;272:1749–1756.

299. Judd LL, Rapaport MH, Paulus MP, et al. Subsyndromal symptomatic depression: A new mood disorder? J Clin Psychiatry 1994;55:18–28.

300. Rapaport MH, Judd LL, Schettler PJ, et al. A descriptive analysis of minor depression. Am J Psychiatry 2002; 159:637–643.

301. Judd LL, Schettler PJ, Akiskal HS. The prevalence, clinical relevance, and public health significance of subthreshold depressions. Psychiatr Clin North Am 2002;25:685–698.

302. Broadhead WE, Blazer DG, George LK, et al. Depression, disability days, and days lost from work in a prospective epidemiologic survey. J Am Med Assoc 1990;264:2524–2528.

303. Judd LL, Paulus MP, Wells KB, et al. Socioeconomic burden of subsyndromal depressive symptoms and major depression in a sample of the general population. Am J Psychiatry 1996; 153:1411–1417.

304. Angst J. Minor and recurrent brief depression. In: Akiskal HS, Cassano GB (eds.), Dysthymia and the Spectrum of Chronic Depressions. New York: The Guilford Press, 1997, pp. 183–190.

305. Kendler KS, Gardner CO Jr. Boundaries of major depression: An evaluation of DSM-IV criteria. Am J Psychiatry 1998;155:172–177.

306. Akiskal HS, Judd LL, Gillin C, et al. Subthreshold depressions: Clinical and polysomnographic validation of dysthymic, residual and masked forms. J Affect Disord 1997;45:53–63.

307. Kumar A, Jin Z, Bilker W, et al. Late-onset minor and major depression: Early evidence for common neuroanatomical substrates detected by using MRI. Proc Natl Acad Sci USA 1998;95:7654–7658.

308. Carney RM, Rich MW, Freedland KE, et al. Major depressive disorder predicts cardiac events in patients with coronary artery disease. Psychosom Med 1988;50:627–633.

309. Frasure-Smith N, Lesperance F, Talajic M. Depression following myocardial infarction: Impact on 6-month survival. J Am Med Assoc 1993;270:1819–1825.

310. Schmidt PJ, Rubinow DR. Mood and the perimenopause. Contemp Ob Gyn 1994;39:68–75.

311. Soules MR, Sherman S, Parrott E, et al. Stages of Reproductive Aging Workshop (STRAW). J Womens Health Gend Based Med 2001;10: 843–848.

312. Daly RC, Danaceau MA, Rubinow DR, et al. Concordant restoration of ovarian function and mood in perimenopausal depression. Am J Psychiatry 2003;160:1842–1846.

313. Soares CD, Almeida OP, Joffe H, et al. Efficacy of estradiol for the treatment of depressive disorders in perimenopausal women: A doubleblind, randomized, placebo-controlled trial. Arch Gen Psychiatry 2001;58:529–534.

314. Steingold KA, Laufer L, Chetkowski RJ, et al. Treatment of hot flashes with transdermal estradiol administration. J Clin Endocrinol Metab 1985;61:627–632.

315. Brincat M, Studd JWW, O'Dowd T, et al. Subcutaneous hormone implants for the control of climacteric symptoms: A prospective study. Lancet 1984;1:16–18.

316. Montgomery JC, Brincat M, Tapp A, et al. Effect of oestrogen and testosterone implants on psychological disorders in the climacteric. Lancet 1987;1:297–299.

317. Ditkoff EC, Crary WG, Cristo M, et al. Estrogen improves psychological function in asymptomatic postmenopausal women. Obstet Gynecol 1991;78:991–995.

318. Sherwin BB, Gelfand MM. Differential symptom response to parenteral estrogen and/or androgen administration in the surgical menopause. Am J Obstet Gynecol 1985;151:153–160.

319. Brambilla F, Maggioni M, Ferrari E, et al. Tonic and dynamic gonadotropin secretion in depressive and normo-

thymic phases of affective disorders. Psychiatry Res 1990;32:229–239.

320. Amsterdam JD, Winokur A, Lucki I, et al. Neuroendocrine regulation in depressed postmenopausal women and healthy subjects. Acta Psychiatr Scand 1983;67:43–49.

321. Altman N, Sachar EJ, Gruen PH, et al. Reduced plasma LH concentration in postmenopausal depressed women. Psychosom Med 1975;37:274–276.

322. Guicheney P, Léger D, Barrat J, et al. Platelet serotonin content and plasma tryptophan in peri- and post-menopausal women: Variations with plasma oestrogen levels and depressive symptoms. Eur J Clin Investig 1988;18:297–304.

323. Ballinger S. Stress as a factor in lowered estrogen-levels in the early post-menopause. Ann N Y Acad Sci 1990;592:95–113.

324. Huerta R, Mena A, Malacara JM, et al. Symptoms at perimenopausal period: Its association with attitudes toward sexuality, life-style, family function, and FSH levels. Psychoneuroendocrinology 1995;20:135–148.

325. Saletu B, Brandstatter N, Metka M, et al. Hormonal, syndromal and EEG mapping studies in menopausal syndrome patients with and without depression as compared with controls. Maturitas 1996;23:91–105.

326. Barrett-Connor E, von Muhlen D, Laughlin GA, et al. Endogenous levels of dehydroepiandrosterone sulfate, but not other sex hormones, are associated with depressed mood in older women: The Rancho Bernardo study. J Am Geriatr Soc 1999; 47:685 691.

327. Cawood EHH, Bancroft J. Steroid hormones, the menopause, sexuality and well-being of women. Psychol Med 1996;26:925–936.

328. Schmidt PJ, Murphy JH, Haq N, et al. Basal plasma hormone levels in depressed perimenopausal women. Psychoneuroendocrinology 2002;27:907–920.

329. Majewska MD, Demirgören S, Spivak CE, et al. The neurosteroid dehydroepiandrosterone sulfate is an allosteric antagonist of the $GABA_A$ receptor. Brain Res 1990;526:143–146.

330. Compagnone NA, Mellon SH. Dehydroepiandrosterone: A potential signalling molecule for neocortical organization during development. Proc Natl Acad Sci USA 1998;95:4678–4683.

331. Baulieu E-E, Robel P. Dehydroepiandrosterone (DHEA) and dehydroepiandrosterone sulfate (DHEAS) as neuroactive neurosteroids. Proc Natl Acad Sci USA 1998;95:4089–4091.

332. Robel P, Baulieu E-E. Neurosteroids, biosynthesis and function. Trends Endocrinol Metab 1994;5:1–8.

333. Zwain IH, Yen SSC. Dehydroepiandrosterone: Biosynthesis and metabolism in the brain. Endocrinology 1999;140:880–887.

334. Morales AJ, Nolan JJ, Nelson JC, et al. Effects of replacement dose of dehydroepiandrosterone in men and women of advancing age. J Clin Endocrinol Metab 1994;78:1360–1367.

335. Wolkowitz OM, Reus VI, Keebler A, et al. Double-blind treatment of major depression with dehydroepiandrosterone. Am J Psychiatry 1999;156:646–649.

336. Wolkowitz OM, Reus VI, Roberts E, et al. Dehydroepiandrosterone (DHEA) treatment of depression. Biol Psychiatry 1997;41:311–318.

337. Bloch M, Schmidt PJ, Danaceau MA, et al. Dehydroepiandrosterone treatment of mid-life dysthymia. Biol Psychiatry 1999;45:1533–1541.

338. Wolf OT, Neumann O, Hellhammer DH, et al. Effects of a two-week physiological dehydroepiandrosterone substitution on cognitive performance and well-being in healthy

elderly women and men. J Clin Endocrinol Metab 1997;82:2363–2367.

339. Goodyer IM, Herbert J, Altham PME, et al. Adrenal secretion during major depression in 8- to 16-year-olds, I. Altered diurnal rhythms in salivary cortisol and dehydroepiandrosterone (DHEA) at presentation. Psychol Med 1996;26:245–256.

340. Goodyer IM, Herbert J, Altham PME. Adrenal steroid secretion and major depression in 8- to 16-year-olds, III. Influence of cortisol/DHEA ratio at presentation on subsequent rates of disappointing life events and persistent major depression. Psychological Medicine 1998;28:265–273.

341. Ferrari E, Locatelli M, Arcaini A, et al. Chronobiological study of some neuroendocrine features of major depression in elderly people. Abstracts of the 79th Annual Meeting of the Endocrine Society, 1997.

342. Heuser I, Deuschle M, Luppa P, et al. Increased diurnal plasma concentrations of dehydroepiandrosterone in depressed patients. J Clin Endocrinol Metab 1998;83:3130–3133.

343. Laughlin GA, Barrett-Connor E. Sexual dimorphism in the influence of advanced aging on adrenal hormone levels: The Rancho Bernardo study. J Clin Endocrinol Metab 2000; 85:3561–3568.

344. Cumming DC, Rebar RW, Hopper BR, et al. Evidence for an influence of the ovary on circulating dehydroepiandrosterone sulfate levels. J Clin Endocrinol Metab 1982;54:1069–1071.

345. Gray A, Feldman HA, McKinlay JB, et al. Age, disease and changing sex hormone levels in middle-aged men: Results of the Massachusetts male aging study. J Clin Endocrinol Metab 1991;73:1016–1023.

346. Orentreich N, Brind JL, Rizer RL, et al. Age changes and sex differences in serum dehydroepiandrosterone sulfate concentrations throughout adulthood. J Clin Endocrinol Metab 1984;59:551–555.

347. Orentreich N, Brind JL, Vogelman JH, et al. Longterm longitudinal measurements of plasma dehydroepiandrosterone sulfate in normal men. J Clin Endocrinol Metab 1992;75:1002–1004.

348. Belanger A, Candas B, Dupont A, et al. Changes in serum concentrations of conjugated and unconjugated steroids in 40- to 80-year-old men. J Clin Endocrinol Metab 1994;79:1086–1090.

349. Zweifel JE, O'Brien WH. A meta-analysis of the effect of hormone replacement therapy upon depressed mood. Psychoneuroendocrinology 1997;22:189–212.

350. Rasgon NL, Altshuler LL, Fairbanks LA, et al. Estrogen replacement therapy in the treatment of major depressive disorder in perimenopausal women. J Clin Psychiatry 2002;63:45–48.

351. Morrison MF, Kallan MJ, Ten Have T, et al. Lack of efficacy of estradiol for depression in postmenopausal women: A randomized, controlled trial. Biol Psychiatry 2004;55:406–412.

352. Appleby L, Montgomery J, Studd J. Oestrogens and affective disorders. In: Studd J (ed.), Progress in Obstetrics and Gynaecology. Edinburgh: Churchill Livingstone, 1981, pp. 289–302.

353. Amsterdam J, Garcia-Espana F, Fawcett J, et al. Fluoxetine efficacy in menopausal women with and without estrogen replacement. J Affect Disord 1999;55:11–17.

354. Schneider LS, Small GW, Hamilton SH, et al. Estrogen replacement and response to fluoxetine in a multicenter geriatric depression trial. Am J Geriatr Psychiatry 1997;5:97–106.

355. Schneider LS, Small GW, Clary CM. Estrogen replacement therapy and antidepressant response to sertraline in older depressed women. Am J Geriatr Psychiatry 2001;9:393–399.

356. Cohen LS, Soares CN, Poitras JR, et al. Shortterm use of estradiol for depression in perimenopausal and postmenopausal women: A preliminary report. Am J Psychiatry 2003; 160: 1519–1522.

357. Writing Group for the Women's Health Initiative Investigators: Risks and benefits of estrogen plus progestin in healthy postmenopausal women: Principal results from the Women's Health Initiative randomized controlled trial. J Am Med Assoc 2002;288:321–333.

358. Shumaker SA, Legault C, Kuller L, et al. Conjugated equine estrogens and incidence of probable dementia and mild cognitive impairment in postmenopausal women: Women's health initiative memory study. J Am Med Assoc 2004;291:2947–2958.

359. Espeland MA, Rapp SR, Shumaker SA, et al. Conjugated equine estrogens and global cognitive function in postmenopausal women: Women's health initiative memory study. J Am Med Assoc 2004;291:2959–2968.

360. Shumaker SA, Legault C, Rapp SR, et al. Estrogen plus progestin and the incidence of dementia and mild cognitive impairment in postmenopausal women: The Women's Health Initiative Memory Study: A randomized controlled trial. J Am Med Assoc 2003;289:2651–2662.

361. The Women's Health Initiative Steering Committee: Effects of conjugated equine estrogen in postmenopausal women with hysterectomy. The women's health initiative randomized controlled trial. J Am Med Assoc 2004;291:1701–1712.

362. Fava M, Abraham M, Alpert J, et al. Gender differences in Axis I comorbidity among depressed outpatients. J Affect Disord 1996;38:129–133.

363. Rubinow DR, Schmidt PJ. Hormone replacement therapy: The last waltz or a new step? Science SAGE [Online]. 2004.

364. Naftolin F, Taylor HS, Karas R, et al. The women's health initiative could not have detected cardioprotective effects of starting hormone therapy during the menopausal transition. Fertil Steril 2004;81:1498–1501.

365. Sargeant JK, Bruce ML, Florio LP, et al. Factors associated with 1-year outcome of major depression in the community. Arch Gen Psychiatry 1990;47:519–526.

366. Stewart DE, Boydell KM. Psychologic distress during menopause: Associations across the reproductive cycle. Int J Psychiatry Med 1993;23:157–162.

367. Collins A, Landgren B-M. Reproductive health, use of estrogen and experience of symptoms in perimenopausal women: A population-based study. Maturitas 1995;20:101–111.

368. Soares CD, Almeida OP. Depression during the perimenopause. Arch Gen Psychiatry 2001;58:306.

369. Dennerstein L, Lehert P, Burger H, et al. Mood and the menopausal transition. J Nerv Ment Dis 1999;187:685–691.

370. Harlow BL, Cohen LS, Otto MW, et al. Prevalence and predictors of depressive symptoms in older premenopausal women: The Harvard study of mood and cycles. Arch Gen Psychiatry 1999;56:418–424.

371. Warner P, Bancroft J, Dixson A, et al. The relationship between perimenstrual depressive mood and depressive illness. J Affect Disord 1991;23:9–23.

372. Smith RNJ, Studd JWW, Zamblera D, et al. A randomised comparison over 8 months of 100 g and 200 g twice weekly doses of transdermal oestradiol in the treatment of severe pre-

menstrual syndrome. Br J Obstet Gynecol 1995;102:475–484.

373. Watson NR, Savvas M, Studd JWW, et al. Treatment of severe premenstrual syndrome with oestradiol patches and cyclical oral norethisterone. Lancet 1989;2:730–732.

374. Arpels JC. The female brain hypoestrogenic continuum from the premenstrual syndrome to menopause: A hypothesis and review of supporting data. J Reprod Med 1996;41:633–639.

375. Schmidt PJ, Rubinow DR. Parallels between premenstrual syndrome and psychiatric illness. In: Smith S, Schiff I (eds.), Modern Management of Premenstrual Syndrome. New York: W.W. Norton & Company, 1993, pp. 71–81.

376. Endicott J, Amsterdam J, Eriksson E, et al. Is premenstrual dysphoric disorder a distinct clinical entity? J Womens Health Gend Based Med 1999;8:663–679.

377. Endicott J. The menstrual cycle and mood disorders. J Affect Disord 1993;29:193–200.

378. Yonkers KA. Anxiety symptoms and anxiety disorders: How are they related to premenstrual disorders? J Clin Psychiatry 1997;58(Suppl 3):62–67.

379. Kessler RC, McGonagle KA, Zhao S, et al. Lifetime and 12-month prevalence of DSM-III-R psychiatric disorders in the United States: Results from the National Comorbidity Survey. Arch Gen Psychiatry 1994;51:8–19.

380. Kim DR, Gyulai L, Freeman EW, et al. Premenstrual dysphoric disorder and psychiatric co-morbidity. Arch Womens Ment Health 2004;7:37–47.

381. Philipps LHC, O'Hara MW. Prospective study of postpartal depression: 4 1/2-year follow-up of women and children. J Abnorm Psychol 1991;100:151–155.

382. Wisner KL, Perel JM, Peindl KS, et al. Timing of depression recurrence in the first year after birth. J Affect Disord 2004;78:249–252.

383. Jones I, Craddock N. Familiality of the puerperal trigger in bipolar disorder: Results of a family study. Am J Psychiatry 2001;158:913–917.

384. Praschak-Rieder N, Willeit M, Neumeister A, et al. Prevalence of premenstrual dysphoric disorder in female patients with seasonal affective disorder. J Affect Disord 2001;63:239–242.

385. Smith PJ, Haq MA, Rubinow DR. A longitudinal evaluation of the relationship between reproductive status and mood in perimenopausal women. Am J Psychiatry, in press.

386. Rubinow DR, Roy-Byrne PP. Premenstrual syndromes: Overview from a methodologic perspective. Am J Psychiatry 1984;141:163–172.

387. Malikian JE, Hurt S, Endicott J, et al. Premenstrual dysphoric changes in depressed patients. Abstracts of the American Psychiatric Association 142nd Annual Meeting 1989;128.

388. Dalton K. Comparative trials of new oral progestogenic compounds in treatment of premenstrual syndrome. Br Med J 1959;5162:1307–1309.

389. Janowsky DW, Gorney R, Castelnuovo-Tedesco P, et al. Premenstrualmenstrual increases in psychiatric admission rates. Am J Obstet Gynecol 1969;103:189–191.

390. Mandell AJ, Mandell MP. Suicide and the menstrual cycle. J Am Med Assoc 1967;200:792–793.

391. Tonks CM, Rack PH, Rose MJ. Attempted suicide in the menstrual cycle. J Psychosom Res 1968;11:319–323.

392. Vanezis P. Deaths in women of reproductive age and relationship with menstrual cycle phase. An autopsy

study of cases reported to the coroner. Forensic Sci Int 1990;47:39–57.

393. Metz A, Sichel DA, Goff DC. Postpartal panic disorder. J Clin Psychiatry 1988;49:278–279.

394. Smoller JW, Pollack MH, Wassertheil-Smoller S, et al. Prevalence and correlates of panic attacks in postmenopausal women: Results from an ancillary study to the Women's Health Initiative. Arch Intern Med 2003; 163:2041–2050.

395. Cameron OG, Kuttesch D, McPhee K, et al. Menstrual fluctuation in the symptoms of panic anxiety. J Affect Disord 1988;15:169–174.

396. Cook BL, Noyes R Jr, Garvey MJ, et al. Anxiety and the menstrual cycle in panic disorder. J Affect Disord 1990; 19:221–226.

397. Stein MB, Schmidt PJ, Rubinow DR, et al. Panic disorder and the menstrual cycle: Panic disorder patients, healthy control subjects, and patients with premenstrual syndrome. Am J Psychiatry 1989;146:1299–1303.

398. Kupfer DJ, Frank E, Perel JM, et al. Five-year outcome for maintenance therapies in recurrent depression. Arch Gen Psychiatry 1992;49:769–773.

399. Frank E, Kupfer DJ, Perel JM, et al. Three-year outcomes for maintenance therapies in recurrent depression. Arch Gen Psychiatry 1990;47: 1093–1099.

400. Prien RF, Kupfer DJ. Continuation drug therapy for major depressive episodes: How long should it be maintained? Am J Psychiatry 1986; 143:18–23.

401. Cohen LS, Nonacs RM, Bailey JW, et al. Relapse of depression during pregnancy following antidepressant discontinuation: A preliminary prospective study. Arc Womens Ment Health 2004;7:217–221.

402. Grof P, Robbins W, Alda M, et al. Protective effect of pregnancy in women with lithium-responsive bipolar disorder. J Affect Disord 2000;61:31–39.

403. Viguera AC, Nonacs R, Cohen LS, et al. Risk of recurrence of bipolar disorder in pregnant and nonpregnant women after discontinuing lithium maintenance. Am J Psychiatry 2000; 157:179–184.

404. Viguera AC, Cohen LJ, Tondo L, et al. Protective effect of pregnancy in women with lithiumresponsive bipolar disorder: Letter to the editor. J Affect Disord 2002;72:107–108.

405. Reich T, Winokur G. Postpartal psychoses in patients with manic depressive disease. J Nerv Ment Dis 1970;151:60–68.

406. Altshuler LL, Hendrick V, Cohen LS. Course of mood and anxiety disorders during pregnancy and the postpartal period. J Clin Psychiatry 1998;59(Suppl 2):29–33.

407. Angst J, Preisig M. Course of a clinical cohort of unipolar, bipolar and schizoaffective patients: results of a prospective study from 1959 to 1985. Schweizer Archiv Fur Neurologie und Psychiatrie 1995;146:5–16.

408. Angst J. The course of affective disorders. II: Typology of bipolar manic-depressive illness. Archiv Psychiatrie und Nervenkrankheiten 1978;226: 65–73.

409. Kukopulos A, Reginaldi D, Laddomada P, et al. Course of the manic-depressive cycle and changes caused by treatments. Pharmako-psychiatr Neuropsychopharmakol 1980;13:156–167.

410. Freeman MP, Wosnitzer Smith K, Freeman SA, et al. The impact of reproductive events on the course of bipolar disorder in women. J Clin Psychiatry 2002;63:284–287.

# Abschnitt III:

# Kardiovaskuläre und zerebrovaskuläre Erkrankungen

# 10 Kardiovaskuläre Krankheit und affektive Störungen

Karen E. Joynt, K. R. R. Krishnan und Christopher M. O'Connor
Für die deutsche Ausgabe: Andreas Marneros

## Einleitung

Depression und kardiovaskuläre Krankheit (KVK) sind die beiden am häufigsten vorkommenden Krankheiten. Daten aus den USA zeigen, dass Depressionen, an denen jährlich 18,8 Millionen erwachsene Amerikaner leiden [1], direkte und indirekte Kosten von insgesamt mehr als 40 Milliarden US-Dollar jährlich verursachen [2]. Die kardiovaskuläre Krankheit betrifft jährlich 64,4 Millionen Amerikaner und ist in den USA die führende Todesursache und der häufigste Grund für eine stationäre Behandlung. So war sie im Jahre 2001 für 931.108 Todesfälle, 6,2 Millionen Krankenhausaufenthalte und Ausgaben in Höhe von 368,4 Milliarden US-Dollar verantwortlich [4]. Sie ist weltweit die häufigste Ursache für Behinderungen [3].

Die Prävalenz der Depression ist bei Menschen mit KVK höher als in der Allgemeinbevölkerung. Eine Depression prädisponiert oft für eine KVK und ist bei kardiovaskulären Patienten ein unabhängiger negativer prognostischer Prädiktor [5, 6]. Dieses Kapitel soll einen Überblick über die epidemiologischen Zusammenhänge zwischen KVK und Depression geben sowie die vorhandenen Forschungsergebnisse darlegen, die Licht auf den möglichen gemeinsamen Unterbau dieser Verknüpfung werfen können. Außerdem wird in diesem Kapitel die komplizierte Diagnostik der Depression bei Patienten mit KVK dargestellt, und es werden Studien analysiert, die sich mit der Behandlung der Depression bei Patienten mit KVK befassen. Am Schluss dieses Kapitels werden einige Bereiche aufgezeigt, die Gegenstand künftiger Studien sein werden, um den Zusammenhang zwischen diesen beiden häufigen und wichtigen Krankheitsbildern besser zu verstehen.

## Darstellung des Zusammenhangs von kardiovaskulärer Krankheit und Depression

Mehrere Studien haben belegt, dass Depressionen bei Patienten mit kardiovaskulärer Krankheit häufiger vorkommen als in der Allgemeinbevölkerung. Nach Angaben des amerikanischen National Institute of Mental Health leiden jährlich 5 % der erwachsenen Bevölkerung an einer Major Depression (MDD) [1]. Im Gegensatz dazu ermittelten Studien, die im letzten Jahrzehnt durchgeführt wurden, für Patienten mit KVK eine relativ konsistente Prävalenz von Depressionen

**Tabelle 10.1** Prävalenz der Depression bei kardiovaskulärer Erkrankung

| Autor (Jahr) | N | Patientenpopulation | Diagnostisches Instrument | Prävalenz der Depression |
|---|---|---|---|---|
| Burg et al. (2003) [7] | 89 | Aufnahme zur nicht notfallmäßigen koronaren Bypassoperation | BDI | 28,1 % |
| Bush et al. (2001) [8] | 271 | Aufnahme wegen akuten Myokardinfarkts | BDI, Interview | 19,9 % im BDI, 9,5 % Major im Interview |
| Connerney et al. (2001) [9] | 309 | Zustand nach koronarer Bypassoperation | BDI, DIS | 20 % Major im DIS |
| Frasure-Smith et al. (1993) [10] | 222 | Aufnahme wegen akuten Myokardinfarkts | DIS | 16 % |
| Frasure-Smith et al. (1995) [11] | 222 | Aufnahme wegen akuten Myokardinfarkts | BDI | 16 % |
| Kaufmann et al. (1999) [12] | 391 | Aufnahme wegen akuten Myokardinfarkts | DIS | 27,2 % |
| Lane et al. (2001) [13] | 288 | Aufnahme wegen akuten Myokardinfarkts | BDI | 30,9 % |
| Lane et al. (2002) [14] | 288 | Aufnahme wegen akuten Myokardinfarkts | BDI | 29,9 % |
| Lesperance et al. (2000) [15] | 430 | Aufnahme wegen instabiler Angina pectoris | BDI | 41,4 % % |
| Lesperance et al. (2002) [16] | 896 | Aufnahme wegen akuten Myokardinfarkts | BDI | 23,5 % leicht, 8,8 % mäßig/schwer |
| Mayou et al. (2000) [17] | 344 | Aufnahme wegen akuten Myokardinfarkts | HAD | 7,6 % vermutet, 9,9 % Borderline |
| Penninx et al. (2001) [18] | 2847 | Bevölkerungsstichprobe | CES-D, Interview | 17,8 % Minor, 2,4 % Major unter denjenigen mit Herzkrankheit |
| Strik et al. (2003) [19] | 318 | Ein Monat nach dem ersten Myokardinfarkt | SCL-90 | 47,1 % |

Abkürzungen: BDI = Beck Depressionsinventar; KHK = koronare Herzkrankheit; CES-D = Center for Epidemiological Studies Depression Scale; DIS = Diagnostic Interview Schedule; HAD = Hospital Anxiety and Depression Scale; NS = nicht signifikant; SCL-90 = 90-item Symptom Check List; SDS = Self-Rating Depression Scale.

von 16–30 % [7–19] (Tab. 10.1). Offensichtlich ist die Depression bei Patienten mit KVK ein häufiges und ernst zu nehmendes Problem. Allerdings muss erwähnt werden, dass der Vergleich von Studien immer schwierig ist, weil sich Methoden, Population und eingesetzte Instrumente unterscheiden. Besondere Erwähnung verdienen die unterschiedlichen Prävalenzen bei stationären und ambulanten Patienten mit KVK. Während Studien an stationär behandelten Patienten mit KVK für Major und Minor Depression eine Prävalenz zwischen 8 und 20 % ermittelten [8, 9, 16], wurde die Häufigkeit der Major Depression bei KVK-Patienten in einer großen Bevölkerungsstudie mit nur 2,4 % angegeben (die Häufigkeit der sog. Minor Depression jedoch mit 17,8 %) [18].

Vermutlich noch wichtiger sind neuere Studien, wonach eine Depression das Risiko für die Entwicklung einer kardiovaskulären Krankheit im späteren Leben erhöht [18, 20–32] (Tab. 10.2). Die Studie mit dem längsten Follow-up erfolgte an 1190 männlichen Medizinstudenten, die über 37 Jahre beobachtet wurden. Diese Untersuchung zeigte, dass die selbst angegebene Depression mit einem relativen Risiko von 2,12 für einen Myokardinfarkt einherging [25]. In einer Studie von Ferketich et al. an fast 8000 Patienten mit einem Durchschnittsalter von 55 Jahren trug die Depression bei Männern und Frauen mit einem relativen Risiko von etwa 1,7 zur KVK-Inzidenz bei, wobei sich nur bei Männern ein erhöhtes Risiko für die KVK-Mortalität fand (relatives Risiko = 2,34) [24]. Dies könnte zum Teil darauf zurückzuführen sein, dass die KVK bei Frauen später im Leben auftritt als bei Männern, sodass ihre Erkrankungsfälle eventuell nicht in der Follow-up-Phase erfasst wurden. Eine Studie von Whooley und Browner an 7518 Frauen, die älter als 67 Jahre waren, ergab ein relatives Risiko für 2,14 für die Mortalität jeder Ursache und von 1,8 für die Mortalität durch KVK bei den depressiven Frauen [32]. Allerdings sind die Ergebnisse uneinheitlich. So ermittelten Wasserthiel-Smoller et al. bei Frauen, nicht jedoch bei Männern, einen signifikanten Zusammenhang [31], Penninx et al. dagegen für Männer, nicht jedoch für Frauen, und lediglich bei neu aufgetretener, nicht jedoch bei chronischer Depression [27]. Bei den meisten dieser epidemiologischen Studien wurden Selbstbeurteilungsinstrumente zur Erfassung der Depression verwendet, die oft nicht so hochspezifisch sind wie diagnostische Interviews. Der wichtigste Vorteil dieser Studien ist ihre Größe; damit nimmt die Wahrscheinlichkeit für den Nachweis eines Effektes zu. Außerdem sollte erwähnt werden, dass solche Studien oft unter einem anderen Nachteil leiden: Es werden vorzugsweise Analysen veröffentlicht, die einen signifikanten Zusammenhang nachweisen, und nicht diejenigen, die keine Verbindung finden.

Außerdem kann eine Depression die Prognose von Patienten mit kardiovaskulärer Krankheit verschlechtern [7–19] (Tab. 10.3). Obwohl viele dieser Studien durch kleine Zahlen eingeschränkt sind, wird über eine 1,5- bis 4-fache Zunahme des Mortalitätsrisikos durch die Depression berichtet. Bush et al. ermittelten an einer Gruppe von 271 chirurgischen Patienten in den ersten vier Monaten nach einer koronaren Bypassoperation ein relatives Mortalitätsrisiko bei Depression von 3,5 [8]. Lesperance et al. untersuchten 896 wegen akuten Myokardinfarkts aufgenommene Patienten und wiesen bei fünfjährigem Follow-up nach, dass sowohl eine leichte Depression (relatives Risiko = 2,35) als auch eine mäßige bis schwere Depression (relatives Risiko = 3,57) die Mortalität durch KVK erhöhten [16]. Allerdings gibt es auch hier negative Studienergebnisse. Lane et al. berichteten z.B., dass eine Depression bei 288 Patienten mit Zustand nach Myokardinfarkt nach zwölf Monaten [13] und drei Jahren [14] kei-

Tabelle 10.2 Auswirkungen der Depression auf die Entwicklung einer kardiovaskulären Krankheit

| Autor (Jahr) | N | Patientenpopulation | Diagnostisches Instrument | Follow-up (Mittelwert oder Median) | Primäre Ergebnisvariable | Relatives Risiko (sofern möglich adjustiert) der primären Ergebnisvariable, vs. ohne Depression. P-Werte 0,05 soweit nicht anders angegeben |
|---|---|---|---|---|---|---|
| Anda et al. (1993) [20] | 2832 | Alter 45–77 | GWS | 12,4 Jahre | Tod und kein Tod | KHK 1,50 |
| Ariyo et al. (2000) [21] | 4493 | Alter 65 und älter | CES-D | 6 Jahre | Entwicklung einer kardiovaskulären Krankheit, Mortalität jeder Ursache | 1,15 für kardiovaskuläre Krankheit, 1,16 für Mortalität |
| Aromaa et al. (1994) [22] | 5355 | Alter 40–64 | PSE | 6,6 Jahre | Tödlicher und nicht tödlicher Myokardinfarkt | 2,62 bei Männern, 1,90 bei Frauen |
| Barefoot and Schroll (1996) [23] | 730 | 1914 geboren | MMPI | Max. 27 Jahre | Tödlicher und nicht tödlicher Myokardinfarkt I | 1,7 für einen Unterschied von 2-SD des Depressions-Score |
| Ferketich et al. (2000) [24] | 7893 | NHANES-I-Teilnehmer, Durchschnittsalter 55 | CES-D | 8,3 Jahre | KHK-Inzidenz und -Mortalität | 1,73 bei Frauen und 1,71 bei Männern für KHK-Inzidenz, NS bei Frauen und 2,34 bei Männern für KHK-Mortalität |
| Ford et al. (1998) [25] | 1190 | Nur Männer, Durchschnittsalter bei Aufnahme 26 | Self-reported depression | 37 Jahre | KHK-Inzidenz, Myokardinfarkt | 2,12 für KHK-Inzidenz, 2,12 für Myokardinfarkt |
| Mendes de Leon et al. (1998) [26] | 2812 | Alter 65 und älter | CES-D | Max. 9 Jahre | KHK-Inzidenz und -Mortalität | 1,03 per Unit Abnahme des CES-D-Wertes bei Frauen für Inzidenz und Mortalität, NS bei Männern |
| Penninx et al. (1998) [27] | 3701 | Alter 70 und älter | CES-D | 4 Jahre | Kardiovaskuläre Erkrankungen und Mortalität | Neue Depression: 2,07 für kardiovaskuläre Erkrankungen und 1,74 für kardiovaskuläre Mortalität bei Männern, NS bei Frauen; chronische Depression: NS |
| Penninx et al. (2001) [18] | 2847 | Alter 55 und älter | CES-D, DIS | 4,2 Jahre | Kardiovaskuläre Mortalität | NS für Minor Depression, 3,9 für Major Depression |

(Fortsetzung)

**Tabelle 10.2** Auswirkungen der Depression auf die Entwicklung einer kardiovaskulären Krankheit (Fortsetzung)

| Studie | N | Population | Instrument | Dauer | Outcome | Ergebnis |
|---|---|---|---|---|---|---|
| Pratt et al. (1996) [28] | 1551 | Alter 18 und älter | DIS | Max. 12 Jahre | Myokardinfarkt | OR = 4,54 |
| Schwartz et al. (1998) [29] | 2960 | Alter 65 und älter | CES-D | 3 Jahre | Myokardinfarkt | 2,23 |
| Sesso et al. (1998) [30] | 1305 | Nur Männer, Alter 40–90 | MMPI-2 | 7 Jahre | Gesamt KHK, Gesamt-KHK und Angina pectoris | NS für Gesamt-KHK, 2,07 für Gesamt-KHK und Angina pectoris |
| Wasserthiel-Smoller et al. (1996) [31] | 4736 | Alter 60 und älter, hypertensiv | CES-D | Max. 5 Jahre | Myokardinfarkt oder Schlaganfall | Ausgangs CES-D NS, 1,2 für Zunahme des CES-D in um 5 Units bei Frauen, NS bei Männern |
| Whooley and Browner (1998) [32] | 7518 | Nur Frauen, Alter 67 und mehr | GDS | 6 Jahre | Mortalität jeder Ursache, kardiovaskuläre Mortalität | 2,14 für Mortalität jeder Ursache, 1,8 für kardiovaskuläre Mortalität |

Abkürzungen: BDI = Beck Depressionsinventar; KHK = koronare Herzkrankheit; CES-D = Center for Epidemiological Studies Depression Scale; DIS = Diagnostic Interview Schedule; GDS = Geriatric Depression Scale; GWS = General Well-being Scale; MMPI = Minnesota Multiphasic Personality Inventory; NS = nicht signifikant; PSE = Present State Examination.

nen Einfluss auf die Mortalität hatte, und Mayou et al. ermittelten bei 344 Patienten mit Zustand nach Myokardinfarkt nach sechsmonatiger Beobachtung keinen Einfluss von Depressions-Angst-Scores auf die Mortalität [17]. Da sich die Überlebenschancen unmittelbar nach dem Myokardinfarkt immer weiter verbessern und die Anzahl der jährlichen KVK-Ereignisse bei den Patienten nach Myokardinfarkt abnimmt, sind vermutlich größere Studienpopulationen und längere Beobachtungszeiträume erforderlich, um möglichst zuverlässige und vollständige Daten zum Ausmaß des negativen prognostischen Einflusses der Depression bei kardiovaskulärer Krankheit zu erhalten.

Insgesamt lässt die vorhandene Evidenz vermuten, dass Depressionen bei Patienten mit kardiovaskulärer Krankheit häufig sind, das Risiko für eine kardiovaskuläre Krankheit erhöhen können und ein unabhängiger Risikofaktor für einen schlechteren Ausgang bei kardiovaskulärer Krankheit sind.

Die logische nächste Frage lautet somit, warum dies der Fall ist.

## Biologische Zusammenhänge zwischen kardiovaskulärer Krankheit und Depression

Trotz der ausreichenden Evidenz für einen epidemiologischen Zusammenhang von kardiovaskulärer Krankheit und Depression ist das biologische Wechselspiel zwischen beiden noch nicht geklärt. Es gibt jedoch mehrere potenzielle Faktoren, die untersucht werden müssen, um Wege zur Besserung der Prognose von Patienten mit Depression, kardiovaskulärer Krankheit oder beiden zu finden. So spielt vermutlich eine biologische Ebene eine Rolle, indem die Depression zu pathophysiologischen Veränderungen führt, wie Aktivierung des Nervensystems, Herzrhythmusstörungen, systemischen und lokalisierten Entzündungsreaktionen und einer Hyperkoagulabilität, die alle das kardiovaskuläre System negativ beeinflussen. Außerdem tragen vermutlich psychosoziale Faktoren wie Compliance, soziale Unterstützung und Stress zur Verbindung dieser beiden Krankheitsbilder bei. Schließlich stellen z.B. Rauchen und Hypertonie kardiovaskuläre Risikofaktoren für eine Depression dar.

Dieser Abschnitt beschreibt die drei Hauptmechanismen des Zusammenhangs zwischen Depression und kardiovaskulärer Krankheit (Abb. 10.1).

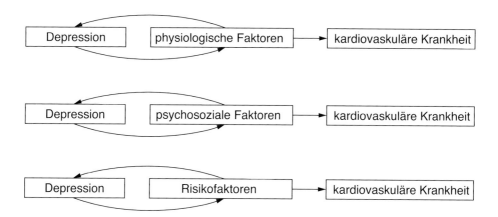

**Abbildung 10.1** Mögliche biologische Beziehungen zwischen Depression und kardiovaskulärer Krankheit. Die Depression kann die kardiovaskuläre Krankheit über eine Veränderung physiologischer und psychosozialer Faktoren sowie durch Risikofaktoren beeinflussen. Umgekehrt beeinflussen bestimmte physiologische Zustände, psychosoziale Einflüsse und Risikofaktoren-Cluster sowohl die Depression als auch die kardiovaskuläre Krankheit.

## Pathophysiologische Faktoren

Obwohl die Depression zu den psychischen Krankheiten gehört, gibt es inzwischen eine Vielzahl von Forschungsergebnissen, die zeigen, dass sie auch erhebliche körperliche Auswirkungen haben kann. Zu den körperlichen Korrelaten der Depression gehören die neurohormonale Aktivierung, Herzrhythmusstörungen, systemische und lokalisierte Entzündungsreaktionen sowie eine Hyperkoagulabilität. Jeder dieser Faktoren kann sich wiederum negativ auf das kardiovaskuläre System auswirken und somit eine Rolle bei der Erklärung der beobachteten Zusammenhänge zwischen Depression und kardiovaskulärer Krankheit spielen (Tab. 10.4).

### Neurohormonale Aktivierung

Bei depressiven Patienten wurde in zahlreichen Studien eine Hyperaktivität des Hypothalamus-Hypophyse-Nebennieren-Systems nachgewiesen. Depressive Patienten weisen eine Hyperkortisolämie auf, einen erhöhten Corticotropin-Releasingfaktor (CRF) im Liquor, vermindertes Ansprechen des adrenocorticotropen Hormons (ACTH) auf CRF-Provokation sowie eine Vergrößerung der Hypophyse und der Nebenniere [33–35]. Außerdem finden sich bei depressiven Patienten nicht zirkadiane, gestörte Muster der Kortisolausschüttung [36] und eine fehlende Suppression der Kortisolsekretion im Dexamethason-Suppressionstest [33–35], der bei 80 % der depressiven Patienten verändert ist [37]. Zudem hängt

**Tabelle 10.3** Prognostischer Wert der Depression bei kardiovaskulärer Krankheit

| Autor (Jahr) | N | Patientenpopulation | Diagnostisches Instrument | Follow-up (Mittelwert oder Median) | Primäre Ergebnisvariable | Relatives Risiko (möglichst adjustiert) für primäre Ergebnisvariable vs. keine Depression, P-Werte 0,05, sofern nicht anders angegeben |
|---|---|---|---|---|---|---|
| Burg et al. (2003) [7] | 89 | Aufnahme zur nicht notfallmäßigen koronaren Bypassoperation | BDI | 2 Jahre | Kardiale Mortalität | 23,16 |
| Bush et al. (2001) [8] | 271 | Aufnahme wegen akuten Myokardinfarkts | BDI, Interview | 4 Monate | Mortalität jeder Ursache | 3,5 für jede Form der Depression |
| Connerney et al. (2001) [9] | 309 | Zustand nach koronarer Bypassoperation | BDI, DIS | 12 Monate | Kardiale Ereignisse | 2,3 |
| Frasure-Smith et al. (1993) [10] | 222 | Aufnahme wegen akuten Myokardinfarkts | DIS | 6 Monate | Mortalität jeder Ursache | 4,29 |
| Frasure-Smith et al. (1995) [11] | 222 | Aufnahme wegen akuten Myokardinfarkts | BDI | 18 Monate | Kardiale Mortalität | OR = 6,64 |
| Kaufmann et al. (1999) [12] | 391 | Aufnahme wegen akuten Myokardinfarkts | DIS | 12 Monate | Mortalität jeder Ursache | 4,29 nach 6 Monaten, NS nach 12 Monaten |
| Lane et al. (2001) [13] | 288 | Aufnahme wegen akuten Myokardinfarkts | BDI | 12 Monate | Mortalität jeder Ursache | NS |
| Lane et al. (2002) [14] | 288 | Aufnahme wegen akuten Myokardinfarkts | BDI | 3 Jahre | Kardiale Mortalität, Mortalität jeder Ursache | NS |
| Lesperance et al. (2000) [15] | 430 | Aufnahme wegen instabiler Angina pectoris | BDI | 12 Monate | Herztod oder Myokardinfarkt | OR = 6,73 |
| Lesperance et al. (2002) [16] | 896 | Aufnahme wegen akuten Myokardinfarkts | BDI | 5 Jahre | Kardiale Mortalität | 2,35 leicht, 3,57 mäßig/schwer |
| Mayou et al. (2000) [17] | 344 | Aufnahme wegen akuten Myokardinfarkts | HAD | 6 Monate | Mortalität jeder Ursache | NS für kombinierte Depression und Angst |

(Fortsetzung)

338

**Tabelle 10.3** Prognostischer Wert der Depression bei kardiovaskulärer Krankheit  (Fortsetzung)

| | | | | | |
|---|---|---|---|---|---|
| Penninx et al. (2001) [18] | 2847 | Bevölkerungsprobe | CES-D, Interview | 4 Jahre | Mortalität jeder Ursache | 1,6 Minor, 3,0 Major unter denen mit Herzkrankheit |
| Strik et al. (2003) [19] | 3−8 | Ein Monat nach erstem Myokardinfarkt | SCL-90 | 3,4 Jahre | Fataler und nicht fataler Myokardinfarkt | 2,32 |

Abkürzungen: BDI = Beck Depressionsinventar; KHK = koronare Herzkrankheit; CES-D = Center for Epidemiological Studies Depression Scale; DIS = Diagnostic Interview Schedule; HAD = Hospital Anxiety and Depression Scale; NS = nicht signifikant; SCL-90 = 90-item Symptom Check List; SDS = Self-Rating Depression Scale.

**Tabelle 10.4** Physiologische Parameter, welche Depression und kardiovaskuläre Krankheit verbinden

| Mit einer Depression assoziierte physiologische Parameter | Physiologische Veränderungen | Auswirkungen auf das kardiovaskuläre System |
|---|---|---|
| Neurohormonale Aktivierung | Hyperkortisolämie<br>Keine Suppression im Dexamethason-Test<br>Erhöhtes Plasma-Noradrenalin | Beschleunigte Arteriosklerose<br>Hypertonus<br>Beschleunigte Herzfrequenz |
| Herzrhythmusstörungen | Reduzierte Herzfrequenzvariabilität<br>Verminderte baroreflektorische Herzsteuerung<br>Vermehrte QT-Streuung<br>Häufigere ventrikuläre Tachykardien | Erhöhte Empfindlichkeit für Arrhythmien<br>Erhöhtes Risiko des plötzlichen Herztodes |
| Entzündungsreaktionen | Erhöhte Plasmakonzentration der inflammatorischen Moleküle (IL-1, IL-6, TNF)<br>Erhöhte Plasmakonzentration der Akut-Phase-Werte (CRP) | Beschleunigte Arteriosklerose<br>Instabilität arteriosklerotischer Plaques<br>Erhöhtes Risiko für Myokardinfarkt und Schlaganfall |
| Hyperkoagulabilität | Vermehrte Thrombozytenaktivierung und -aggregation<br>Erhöhte Plasmakonzentration der Gerinnungsfaktoren | Mikrovaskuläre und/oder makrovaskuläre Gerinnselbildung<br>Erhöhtes Risiko für Myokardinfarkt und Schlaganfall |

Abkürzungen: CRP = C-reaktives Protein; IL-1 = Interleukin-1; IL-6 = Interleukin-6; TNF = Tumor-Nekrose-Faktor.

das Ausmaß der fehlenden Suppression vermutlich mit der Schwere der Erkrankung zusammen, insbesondere mit der Schwere der vegetativen Symptome [38].

Die Hyperaktivität des Hypothalamus-Hypophyse-Nebennieren-Systems wiederum verstärkt über zentrale Signalwege die sympathische Hyperaktivität. Diese sympathische Hyperaktivität, die sich in einem erhöhten Plasmanoradrenalin, erhöhten Katecholaminmetaboliten im Urin sowie in einer Hypersekretion von Katecholaminen bei orthostatischer Provokation widerspiegelt, wurde bei Patienten mit Depression nachgewiesen [39, 40]. So zeigten Wong et al., dass depressive Patienten signifikant höhere Plasmanoradrenalinwerte aufweisen als Kontrollen (137,46 pg/ml vs. 102,36 pg/ml, $P < 0,02$), ebenso signifikant höhere Plasmacortisolwerte (11,6 µg/dl vs. 8,7 µg/dl, $P < 0,02$), und dass die Noradrenalin- und Kortisolspiegel korrelieren [41]. Außerdem weisen diese Patienten gemessen an ihren überhöhten Kortisolspiegeln zu hohe ACTH-Werte auf, was eine Dysregulation der normalen Feedback-Schleifen des Hypothalamus-Hypophyse-Nebennieren-Systems vermuten lässt. Veith et al. beschrieben bei depressiven Patienten im Vergleich zu Kontrollen höhere Noradrenalinwerte bei gleicher Clearance [42]. Allerdings wurde diese Assoziation nicht in allen Studien gefunden. Carney et al. etwa ermittelten in einer Studie an 89 Patienten mit

KHK keinen Zusammenhang zwischen Noradrenalinspiegel und Depression (Noradrenalinspiegel für depressive vs. nicht depressive Patienten: 280 pg/ml vs. 323 pg/ml, Werte $\log_{10}$-transformiert, $P = 0{,}36$) [43].

Es wurde gezeigt, dass die neurohormonale Aktivierung die Entwicklung einer kardiovaskulären Krankheit beschleunigt. Eine Kortisolerhöhung begünstigt die Entwicklung von Arteriosklerose und Hypertonie und beschleunigt die Verletzung der Gefäßendothelzellen [44, 45]. Erhöhte Plasmakatecholaminspiegel verursachen eine Vasokonstriktion, Thrombozytenaktivierung und Tachykardie, die jeweils das kardiovaskuläre System schädigen [46]. Matthews et al. zeigten, dass sich bei 254 initial gesunden Frauen das Auftreten einer Arteriosklerose an den Karotiden durch das Ausmaß der stressinduzierten Blutdruckveränderungen voraussagen ließ, was ein weiterer Beleg dafür ist, dass eine sympathische Überaktivierung die Entwicklung und Progression der kardiovaskulären Krankheit beeinflussen kann [47].

Inwieweit sich die neurohormonalen Parameter durch eine Behandlung der Depression beeinflussen lassen, ist unbekannt. Veith et al. berichteten, dass die Gabe von Desipramin bei einer Gruppe von 17 depressiven Patienten sowohl mit einer geringeren Ausschüttung von Noradrenalin ins Plasma als auch mit einer erhöhten Clearance-Rate einherging [42]. In einer kleinen Crossover-Studie an gesunden freiwilligen Probanden ermittelten Shores et al., dass eine Kurzzeittherapie mit dem Selektiven Serotonin-Wiederaufnahmehemmer (SSRI) Sertralin auch die Noradrenalinausschüttung ins Plasma reduzierte [48].

*Somit ist die Schlussfolgerung möglich, dass die Depression mit einer Verstärkung des Hypothalamus-Hypophyse-Nebennieren-Systems und der sympathischen Aktivität einhergeht, welche wiederum das kardiovaskuläre System schädigen, was zumindest teilweise erklärt, wie die Depression mit der Entwicklung einer kardiovaskulären Krankheit und dem schlechten Ausgang bei gesicherter kardiovaskulärer Krankheit zusammenhängt. Allerdings müssen die Beziehung zwischen Nervensystemaktivierung und Prognose sowie der Einfluss einer pharmakologischen und behavioralen Therapie der Depression auf die neurohormonalen Parameter noch weiter untersucht werden.*

### Herzrhythmusstörungen

Das Krankheitsbild der Depression geht – wie bereits besprochen – mit einer autonomen Dysregulation einher. Durch Messung der Herzfrequenzvariabilität und Bestimmung der Standardabweichung normaler RR-Intervalle (SDNN) lässt sich das Gleichgewicht der sympathischen und parasympathischen Einflüsse auf das Herz quantifizieren. Eine reduzierte Herzfrequenzvariabilität weist auf eine im Verhältnis zu niedrige vagale Modulation des Herzens und somit auf einen geringeren parasympathischen Schutz vor Arrhythmien hin [46, 49]. Die Kombination aus reduziertem parasympathischem Schutz und erhöhter sympathischer Aktivität erhöht die Gefahr für Arrhythmien, die durch eine unangemessene entgegengerichtete sympathische Stimulation ausgelöst werden [50].

Depressive Patienten weisen signifikante Herzrhythmusstörungen auf, was ein Ungleichgewicht zwischen parasympathischer Kardioprotektion und sympathischer Stimulation vermuten lässt [51]. Sowohl hinsichtlich linearer als auch nicht linearer Parameter weisen depressive Patienten eine geringere Herzfrequenzvariabilität auf [51, 52]. Zudem haben einige Untersucher eine Beziehung zur Schwere der Depression festgestellt: Patienten mit schwererer Depression weisen eine niedrigere Herzfrequenzvariabilität auf [53]. Carney et al. zeigten in einer Studie an 674 Patienten mit Zustand nach Myokardinfarkt, dass depressive Patienten, gemessen an vier Herzfrequenzvariabilitätsindices, eine geringere Herzfrequenzvariabilität aufwiesen als nicht depressive Patienten [54], während Stein et al. für KHK-Patienten mit mäßiger bis schwerer Depression eine mittlere Standardabweichung normaler RR-Intervalle von 99 ms ermittelten, bei Patienten ohne Depression hingegen eine mittlere Standardabweichung normaler RR-Intervalle von 119 ms [55]. Guinjoan et al. stellten fest, dass eine Depression bei einer Gruppe älterer Patienten mit akutem Koronarsyndrom eine signifikant geringere Hochfrequenz-Herzfrequenzvariabilität aufwies, die besonders spezifisch für den reduzierten parasympathischen Einfluss auf das Herz ist [56].

Bei depressiven Patienten wurden noch weitere Rhythmusstörungen festgestellt. So zeigten Watkins et al., dass die depressiven Symptome mit einer 30%igen Abnahme der baroreflektorischen Herzkontrolle einhergingen, einem Maß für die Fähigkeit des Körpers, die Herzfrequenz an geänderte Blutdruckbedingungen anzupassen [57]. Auch Yeragani et al. zeigten, dass die QT-Variabilität bei depressiven Patienten ausgeprägter ist (was bei Patienten mit gleichzeitig reduzierter Herzfrequenzvariabilität ein vermutlich besonders schlechtes prognostisches Zeichen ist) als bei Kontrollen [58]. Nahshoni et al. wiesen an einer kleinen Gruppe älterer Patienten mit Depression im Gegensatz zu älteren Kontrollen eine vermehrte frequenzkorrigierte QT-Variabilität nach (81 ms vs. 43 ms, P = 0,001) [59]. Normalerweise schwanken die QT-Intervalle bei gesunden Menschen zwischen 20 und 50 ms sowie bei Herzkranken zwischen 60 und 80 ms [59]. In einer Studie an 176 Patienten mit kürzlich erfolgter Implantation eines internen Kardioverter-Defibrillators (ICD) ermittelten Dunbar et al., dass Stimmungsstörungen ein signifikanter Vorhersagefaktor für Arrhythmien nach drei und sechs Monaten sind, auch nach Kontrolle für die linksventrikuläre Ejektionsfraktion (LVEF), Arrhythmieanamnese und Arzneimitteleinnahme [60]. Carney et al. zeigten, dass bei KHK-Patienten mit Depression unter ambulanter Überwachung signifikant häufiger Episoden einer ventrikulären Tachykardie auftraten als bei denjenigen ohne Depression (RR = 8,2, 95 % CI 2,14, 31,70) [61].

Rhythmusstörungen haben bei Patienten mit kardiovaskulärer Krankheit eine schlechte Prognose. Der plötzliche Herztod ist für 50 % der Todesfälle bei Patienten mit kardiovaskulärer Krankheit verantwortlich [62–64], und die meisten plötzlichen Todesfälle bei Patienten mit kardiovaskulärer Krankheit sind Folge ventrikulärer Arrhythmien [65, 66]. Auch von der verminderten Herzfrequenzvariabilität ist bekannt, dass sie bei Patienten mit kardiovaskulärer Krankheit ein

Risikofaktor des plötzlichen Herztodes ist [49, 50]. So stellten Kleiger et al. fest, dass Patienten mit kardiovaskulärer Krankheit und niedriger Herzfrequenzvariabilität, definiert als eine SDNN von weniger als 50 ms, mit 5,3-fach höherer Wahrscheinlichkeit innerhalb der 31 Monate langen Follow-up-Phase verstarben als die Patienten der Gruppe mit normaler Herzfrequenzvariabilität (SDNN > 100 ms) [67]. La Rovere et al. ermittelten in einer Gruppe von 1284 Patienten mit Zustand nach Myokardinfarkt für eine SDNN < 70 ms ein relatives Risiko für eine kardiale Mortalität von 3,2 [68]. Außerdem zeigten La Rovere et al., dass eine niedrige baroreflektorische Sensitivität (< 3,0 ms/mmHg) mit einem relativen Risiko für eine kardiale Mortalität von 2,8 einhergeht [68]. Auch die QT-Variabilität ist ein negatives prognostisches Zeichen. De Bruyne et al. beobachteten eine Gruppe von 5812 älteren Patienten und stellten für diejenigen auf der höchsten Terzile der QT-Variabilität ein im Vergleich zu denjenigen auf der niedrigsten Terzile doppelt so hohes Risiko für den Herztod (RR = 2,5, $P < 0,05$) und den plötzlichen Herztod (RR = 1,9, $P < 0,05$) fest [69]. Ähnliche Ergebnisse wurden auch bei Patienten mit bekannter kardiovaskulärer Krankheit ermittelt [70], wobei diese Feststellung nicht von allen Studien gestützt wurde [71].

Rhythmusstörungen können sich erheblich auf die Mortalität von Patienten auswirken, die sowohl an einer Depression als auch an einer kardiovaskulären Krankheit leiden. Frasure-Smith et al. stellten bei der Beobachtung von mehr als 200 Patienten nach Myokardinfarkt fest, dass depressive Patienten im Vergleich zu nicht depressiven Patienten eine Odds Ratio für Mortalität von 6,64 aufwiesen und depressive Patienten mit sehr häufigen ventrikulären Extrasystolen eine Odds Ratio für Mortalität von 29,1 [11]. Das erhöhte Mortalitätsrisiko spiegelte sich überwiegend im plötzlichen Tod wider. Die Autoren vermuteten, dass dies das Ergebnis der verminderten Herzfrequenzvariabilität bei den depressiven Patienten ihrer Studienpopulation war [11].

Es gibt Hinweise dafür, dass sich die antidepressive Behandlung der Depression auch auf die Rhythmusparameter auswirkt. Für die trizyklischen Antidepressiva (TZA) sind kardiale Wirkungen – einschließlich einer verminderten Herzfrequenzvariabilität – bekannt. Daher sind sie bei Patienten mit QT-Verlängerung, AV-Block oder akutem Myokardinfarkt kontraindiziert [72, 73]. Verschiedene Studien haben dagegen gezeigt, dass sich die SSRI entweder neutral [74, 75] oder sogar positiv [76] auf den Rhythmus auswirken, einschließlich einer Erhöhung der Herzfrequenzvariabilität. In einer Studie an KHK-Patienten mit Depression stellten Roose et al. fest, dass das TZA Nortriptylin die Herzfrequenz erhöhte und die Herzfrequenzvariabilität verminderte, während das SSRI Paroxetin keinen Effekt auf diese Messwerte hatte [74]. McFarlane et al. ermittelten bei zwölf depressiven Patienten mit Zustand nach Myokardinfarkt eine Erholung der Herzfrequenzvariabilität bei Behandlung mit dem SSRI Sertralin, die ähnlich ausgeprägt war wie in der Gruppe mit Zustand nach Myokardinfarkt ohne Depression, während bei 15 depressiven Patienten mit Zustand nach Myokardinfarkt, die Placebo erhalten hatten, die Herzfrequenzvariabilität im Laufe der Studie kontinuierlich abnahm. Es bestand keine Korrelation zwischen einer Besserung der depressiven Symptome und einer Besserung der Parameter für die

Herzfrequenzvariabilität [76]. Im Gegensatz dazu zeigte eine an 369 depressiven Patienten mit Zustand nach Myokardinfarkt durchgeführte Studie mit Sertralin keine signifikanten Effekte auf die ventrikulären Arrhythmien, das QT-Intervall und die Herzfrequenzvariabilität. Allerdings traten in der Verumgruppe weniger kardiovaskuläre Ereignisse auf als in der Kontrollgruppe (14,5 % vs. 22,4 %), wobei der Unterschied jedoch keine statistische Signifikanz erreichte [75]. Agelink et al. berichteten, dass eine Behandlung mit Nefazodon die mittlere Herzruhefrequenz und den Blutdruck senkte, aber keinen Einfluss auf die Herzfrequenzvariabilität hatte [77]. Interessanterweise zeigten Khaykin et al., dass die Patienten, die auf die antidepressive Therapie ansprachen, unter dem TZA Doxepin oder dem SSRI Fluoxetin eine bessere Herzfrequenzvariabilität aufwiesen, während diese bei Nonrespondern geringfügig abnahm [78]. Dieses Ergebnis wirft die Frage auf, ob die Antidepressiva nicht eher über die Symptomremission als über pharmakologische Effekte auf die Herzfrequenzvariabilität wirken. Diese Hypothese wird von Carney et al. gestützt, die bei schwer depressiven Patienten mit stabiler KHK nach 16 Sitzungen mit kognitiver Verhaltenstherapie eine niedrigere Herzfrequenz und signifikant höhere Kurzzeit-Herzfrequenzvariabilität nachwiesen [79].

*Zusammengenommen zeigen diese Ergebnisse, dass die mit der Depression assoziierten Rhythmusstörungen zu Arrhythmien prädisponieren und zumindest teilweise für den negativen Effekt der Depression auf die Prognose der kardiovaskulären Krankheit verantwortlich sind. Die weitere Forschung muss zeigen, ob es eine Verbindung zwischen Herzrhythmusveränderungen und der Langzeitprognose bei depressiven Patienten mit kardiovaskulärer Krankheit gibt und inwieweit sich die antidepressive Behandlung auf die durch Arrhythmien verursachte Mortalität auswirkt.*

**Entzündungsreaktionen**
Typisch für Depressionen sind erhöhte Plasmaspiegel der proinflammatorischen Zytokine [80–84]. Diese Zytokine, wie Interleukin (IL-1, IL-6) und Tumor-Nekrose-Faktor (TNF-$\alpha$), spiegeln die Reaktion des Körpers auf akuten oder chronischen, lokalisierten oder generalisierten Stress wider, der über betaadrenerge Rezeptormechanismen vermittelt wird [82, 85]. Daher könnten die bei depressiven Patienten erhöhten Spiegel der inflammatorischen Moleküle einer Reaktion auf akuten oder chronischen psychischen Stress entsprechen [86]. Maes et al. wiesen in einer Studie an 115 Patienten bei den depressiven Patienten mehr als doppelt so hohe Plasmakonzentrationen von IL-6 nach als bei den Kontrollen (5,52 pg/ml vs. 2,50 pg/ml, $P = 0,00002$) [87]. Diese Ergebnisse wurden von Sluzewska et al. in einer Studie an 64 Probanden (4,28 pg/ml vs. 1,24 pg/ml, $P < 0,0001$) [80] sowie von Miller et al. bei KHK-Patienten mit Depression im Vergleich zu KHK-Patienten ohne Depression (3,0 pg/ml vs. 1,9 pg/ml, $P = 0,007$) reproduziert [88]. Interessant ist eine Studie über 53 Männer ohne klinisch manifeste Major Depression, die zeigte, dass selbst leichte bis mäßige depressive

Symptome mit erhöhten inflammatorischen Parametern korrelierten, sodass die Depression vermutlich bereits vor ihrer klinischen Manifestation schädliche Auswirkungen hat [89]. Musselman et al. zeigten, dass die IL-6-Spiegel von depressiven Karzinompatienten signifikant höher waren als diejenigen nicht depressiver Kontrollprobanden und nicht depressiver Kontrollen mit Karzinom, aber vergleichbar mit denjenigen von depressiven, aber sonst gesunden Patienten [90]. Appels et al. stellten fest, dass Depression bei Patienten nach Angioplastie mit erhöhten IL-1-Werten korreliert [84], und auch Owen et al. ermittelten bei Major und postviraler Depression erhöhte IL-1-Werte im Vergleich zu gesunden und postviralen nicht depressiven Kontrollen [91]. Über erhöhte TNF-Konzentrationen bei depressiven Patienten berichteten Mikova et al. [92], Seidel et al. berichteten über ein erhöhtes Gamma-Interferon [93]. Allerdings konnten diese Studien keinen Zusammenhang zwischen der Schwere der Depression und dem Ausmaß der Zytokinerhöhung feststellen, weswegen es auch möglich ist, dass erhöhte proinflammatorische Zytokine eher ein Verlaufsparameter als ein Statusmarker der aktuellen Depression sind [87, 90, 91].

Umgekehrt können nach Ansicht mancher Autoren Interleukine und andere Zytokine zu einer Depression führen [86]. Patienten unter Immuntherapie mit IL-1, IL-2, TNF oder Alpha-Interferon wegen Krebs oder chronischen Virusinfektionen entwickeln oft Symptome wie depressive Verstimmung, Angst, Anorexie und Müdigkeit, die unabhängig von der Grunderkrankung sind [82, 94]. Stimmung und kognitive Aspekte dieses Syndroms sprechen auf eine SSRI-Behandlung an, Anorexie und Müdigkeit dagegen nicht. Dies lässt vermuten, dass Zytokine über bestimmte Mechanismen zu einzelnen Symptomen der Depression beitragen [94].

Daneben könnten Interleukine und andere Zytokine das Auftreten und die Verschlechterung einer Depression über einen lokalen Endothelschaden und eine Ischämie beeinflussen statt über systemische Effekte. Es wurde vermutet, dass eine entzündliche Überempfindlichkeit am Endothelschaden der Gehirngefäße beteiligt ist und somit zur Entwicklung einer besonderen Form der Depression beiträgt, die als „vaskuläre Depression" bezeichnet wird. Die vaskuläre Depression geht mit Apathie, psychomotorischen Veränderungen und kognitiven Beeinträchtigungen einher. Sie ist bei älteren Menschen häufiger und ist seltener mit einer für Depressionen positiven Familienanamnese assoziiert [95]. Außerdem korrelieren diese vaskulären Veränderungen mit dem Ausmaß der Arteriosklerose, was für eine gemeinsame Ursache spricht [95]. Taylor et al. wiesen nach, dass die Verschlechterung der MR-Läsionen mit der Wahrscheinlichkeit einer schlechteren Prognose der Depression korreliert [96]. Thomas et al. zeigten, dass im dorsolateralen präfrontalen Kortex depressiver Patienten vermehrt interzelluläres Adhäsionsmolekül-1 exprimiert wird, ein Marker der Ischämie-induzierten Entzündung [97]. Taylor et al. ermittelten, dass MR-Läsionen im frontalen Kortex häufiger bei depressiven Patienten als bei nicht depressiven Patienten auftreten [98]. Diese Ergebnisse legen den Schluss nahe, dass eine zerebrovaskuläre Krankheit und die resultierende Ischämie zu entzündlichen Veränderungen in Gehirnbereichen führen können, die an der Depression beteiligt sind [97]. Derzeit gibt es keine Belege dafür, dass die vaskuläre Depression bei Patienten mit kardiovaskulärer Krankheit häufiger vorkommt als bei denjenigen ohne. Eine Korrelation wäre dann ein weiterer Hinweis darauf, dass die gemeinsame Pathologie von Depression und kardiovaskulärer Krankheit eine entzündlich-potenzierte Arteriosklerose sein könnte.

Zudem wurde vermutet, dass proinflammatorische Zytokine an der Pathogenese der Arteriosklerose und somit auch der kardiovaskulären Krankheit beteiligt sind [99–101]. Der Schaden am Endothel der Koronargefäße führt zur Freisetzung proinflammatorischer Zytokine wie IL-1, IL-6 und TNF-α. Diese Zytokine induzieren eine Leukozyten-Chemoattraktion, während Adhäsionsmoleküle die Entzündungszellen am Endothel adhärieren lassen [102]. Anschließend dringen Makrophagen und T-Zellen in die Gefäßwand ein und verstärken die Aktivierung der Zytokinkaskade und die Ausschüttung von Wachstumsfaktor. Als Reaktion darauf proliferieren die glatten Muskelzellen der Intima, und die Arteriosklerose schreitet schneller voran. Durch die kontinuierliche Degradation der Plaquematrix durch Makrophagen werden die Plaques instabil, die Thrombenbildung wird gefördert, und somit werden Gefäßverschlüsse begünstigt [99, 100]. Die proinflammatorischen Zytokine verstärken die Produktion von Akutphaseproteinen in der Leber wie C-reaktivem Protein (CRP), Fibrinogen, Haptoglobin und saurem Alpha-1-Glykoprotein (AGP). Auch die Depression ist mit dieser Akutphasereaktion assoziiert. Kop et al. stellten bei 4268 Patienten ohne kardiovaskuläre Krankheit fest, dass eine Depression mit einer geringfügigen Erhöhung der Spiegel von CRP und Fibrinogen einherging [83], während Maes et al. bei depressiven Patienten im Vergleich zu Kontrollen und unabhängig von der Schwere der Erkrankung erhöhte Spiegel von Haptoglobin, Fibrinogen und AGP ermittelten [103]. Seidel et al. beobachteten bei Patienten mit Major Depression im Vergleich zu Kontrollen erhöhte CRP-Werte (0,45 mg/dl vs. 0,31 mg/dl, P < 0,05) [93], und Lanquillon et al. veröffentlichten ähnliche Ergebnisse (5,45 mg/l vs. 1,95 mg/l, P < 0,001) [104]. Sluzewska et al. wiesen bei depressiven Patienten ein signifikant erhöhtes AGP nach, das direkt mit den IL-6-Spiegeln korrelierte und belegt, dass IL-6 die Ausschüttung von Akutphaseproteinen triggert [80].

Durch das Ausmaß dieser proinflammatorischen Akutphasereaktion auf den Endothelschaden lassen sich vermutlich Progression und Prognose der koronaren Herzkrankheit voraussagen. Bei Patienten mit akuter Ischämie und/oder Myokardinfarkt wurde ein erhöhtes Plasma-CRP beschrieben, ein Surrogat-Aktionsmarker für IL-6 [85], anhand dessen sich rezidivierende Ischämien und Myokardinfarkte bei Patienten mit instabiler Angina pectoris vorhersagen ließen [102, 105, 106]. Ridker et al. zeigte, dass das Myokardinfarkt- und Schlaganfallrisiko bei zunächst gesunden Männern mit erhöhten Ausgangswerten für CRP höher war als bei Männern mit normalen CRP-Werten. Bei Männern in der höchsten CRP-Quartile war das Myokardinfarktrisiko während der achtjährigen Follow-up-Phase dreimal höher als bei denjenigen auf der niedrigsten Quartile [106]. Auch das Antiphlogistikum Acetylsalicylsäure senkte das Myokardinfarktrisiko bei Männern mit den höchsten CRP-Werten am ausgeprägtesten

[106]. Diese Daten lassen vermuten, dass das Ausmaß der Entzündung zu Beginn des arteriosklerotischen Prozesses die Reaktion des Körpers darauf beeinflusst.

Zu den *Auswirkungen der antidepressiven Therapie* auf die Entzündung liegen unterschiedliche Daten vor. Die verschiedenen Antidepressivaklassen wirken durch die Wiederherstellung der Feedback-Kontrolle des Hypothalamus-Hypophyse-Nebennieren-Systems, die Normalisierung der sympathischen Hyperaktivität oder eine direkte Hemmung der Ausschüttung proinflammatorischer Zytokine aus den Monozyten antiinflammatorisch [86]. Allerdings berichteten Maes et al., dass die Langzeitbehandlung mit SSRI keine Auswirkungen auf die Akutphase- und inflammatorischen Moleküle hatte, was ein weiterer Hinweis darauf ist, dass es sich hierbei eher um eine Eigenschaft als um einen Marker für das Stadium der Depression handelt [87]. Mikova et al. wiesen bei Respondern auf die Arzneimitteltherapie (definiert durch eine Reduktion der depressiven Symptome) eine verminderte Entzündung nach, die bei Nichtrespondern unverändert blieb [92], und Lanquillon et al. beobachteten unter den Respondern auf eine Amitriptylinbehandlung eine ähnliche Abnahme des TNF-α [104].

Aufgrund mangelnder Daten zum Einfluss von Stressreduktion und *kognitivbehavioraler Therapie* auf die Entzündung lässt sich nur schwer bestimmen, ob Letztere durch die Symptomremission oder die Pharmakologie beeinflusst wird. Zudem wurden keine Studien durchgeführt, welche gleichzeitig die kardiovaskuläre Krankheit, die Depression und die Entzündung messen, und es gibt keine Daten, welche vermuten ließen, dass eine durch Antidepressiva induzierte Abnahme der Entzündung das Ergebnis depressiver oder herzkranker Patienten verbessern würde.

> *Somit legt die Evidenz den Schluss nahe, dass die Depression mit erhöhten Serumspiegeln der inflammatorischen Mediatoren und Marker einhergeht, einschließlich der Akutphaseproteine. Die bei depressiven Patienten beobachtete verstärkte Entzündungsreaktion trägt vermutlich zur Entwicklung einer kardiovaskulären Krankheit bei prädisponierten Patienten sowie zur Progression der kardiovaskulären Krankheit bei gesicherter Erkrankung bei. Allerdings erlauben die Korrelationsdaten keine Aussage darüber, ob die bei depressiven Patienten beobachteten Entzündungsreaktionen ein Merkmal der Depression sind oder ob sie an der Pathogenese der Depression beteiligt sind. Es sind weitere Untersuchungen erforderlich, um diesen Prozess prospektiv zu untersuchen.*

### Hyperkoagulabilität

Mehrere Studien mit unbehandelten depressiven Patienten haben übereinstimmend zahlreiche Veränderungen der Thrombozytenfunktion gezeigt, die zu einer vermehrten Thrombozytenaggregation führen [107–109]. In Studien an depressiven Patienten war die Thrombozytenreaktivität um bis zu 40 % höher als bei Kontrollen, gemessen an den Plasmaspiegeln von β-TG, Thrombozytenfaktor 4 (PF4) und Anti-ligandinduced Binding Site (LIBS) Antibody [110–112]. Die Aktivierung ist dabei ähnlich stark wie bei Patienten mit arteriosklerotischer

Erkrankung der großen Gefäße [113, 114]. Allerdings erbrachten Studien zur Thrombozytenaggregation bei depressiven Patienten als Reaktion auf Thrombin, Adenosindiphosphat und Kollagen unterschiedliche Ergebnisse [114, 115].

Es wurde gezeigt, dass die Depression mit einer erhöhten Dichte von Serotonin-5-HT2A-Rezeptoren auf den Thrombozyten assoziiert ist [116–118]. Diese Ergebnisse sind vor allem wegen der Beteiligung von Serotoninveränderungen an der Pathophysiologie der Depression interessant [119]. Der Einfluss der erhöhten Rezeptordichte ist unklar. Viele Studien haben berichtet, dass die Thrombozytenaggregation bei depressiven Patienten nach Serotoningabe reduziert ist [120], wobei Shimbo et al. vor kurzem eine signifikant erhöhte Thrombozytenreaktivität auf Serotonin bei depressiven Patienten feststellten, während die Reaktivität auf Adenosindiphosphat bei depressiven Patienten und entsprechenden Kontrollen identisch war [121]. Whyte et al. wiesen für depressive Patienten mit dem „serotonin-transporter-linked promoter region *l/l* genotype" (der mit einer höheren Anzahl von Serotonintransportern assoziiert ist) eine stärkere Thrombozytenaktivierung im Vergleich zu nicht depressiven Kontrollen und depressiven Patienten ohne den l/l-Genotyp nach, was vermuten lässt, dass der Effekt der depressionsbedingten Serotonindysregulation der Thrombozytenaktivierung durch genetische Unterschiede beeinflusst wird [122].

Weitere Erkenntnisse über den Zusammenhang zwischen Depression und Thrombozytenfunktion stammen aus Behandlungsstudien. Eine In-vitro-Studie zum SSRI Sertralin und zu seinem Metaboliten N-Desmethylsertralin ermittelte, dass beide dosisabhängig und signifikant die Thrombozytenaktivität hemmen [123]. In einer Studie an 126 KHK-Patienten, die zu einer Revaskularisierung in Behandlung kamen, zeigte Serebruany, dass diejenigen mit vorausgegangener SSRI-Behandlung gemessen an zahlreichen Markern zu Beginn eine geringere Thrombozytenaktivierung aufwiesen als jene ohne SSRI-Einnahme [124]. Pollock belegte, dass die Gabe des SSRI Paroxetin bei depressiven Patienten mit ischämischer Herzkrankheit und erhöhtem PF4/β-TG diese signifikant reduzierte, während Nortriptylin die Thrombozytenmarker nicht beeinflusste [125]. Auch Musselman et al. kamen zu dem Ergebnis, dass die Thrombozytenaktivierung nach sechswöchiger Behandlung mit Paroxetin auf ein Niveau vergleichbar demjenigen von Kontrollen reduziert war [126]. Serebruany et al. stellten fest, dass die Gabe von Sertralin die Thrombozytenaktivierung im Vergleich zu Placebo auch bei gleichzeitiger Gabe von Acetylsalicylsäure und Clopidogrel verminderte [127].

Allerdings ist weiterhin nicht bekannt, ob die Normalisierung der Thrombozytenfunktion nach Gabe von SSRI auf einer Verminderung der depressiven Symptome beruht oder einer direkten Wirkung auf die Thrombozyten entspringt [126].

Studien zu gerinnungsfördernden Plasmafaktoren bei Depression brachten nur begrenzte Evidenz für eine Hyperkoagulabilität bei depressiven Patienten [128]. Die Coronary Artery Risk Development in Young Adults (CARDIA) Study kam zu dem Ergebnis, dass die Fibrinogenspiegel positiv mit dem Vorliegen depressiver Symptome assoziiert sind, wobei die Zunahme aber nur gering ausfiel [129]. Kop et al. stellten in einer Studie an 4268 Patienten ohne KHK für depressive Patienten auch nach Parallelisierung nach demographischen und klinischen Variablen erhöhte Werte von Fibrinogen und Faktor VIIc fest, wobei diese Zusammenhänge nicht signifikant waren, sobald das Modell um körperliche Faktoren wie Greifkraft und Aktivitätsniveau erweitert wurde [83]. Die Beziehung zwischen gerinnungsfördernden Faktoren und Depression wird vermutlich durch das Hypothalamus-Hypophyse-Nebennieren-System oder eine sympathische Hyperaktivität vermittelt, da beide nachweislich die Blutgerinnung stimulieren. Hyperkortisolismus geht mit einer Zunahme von Faktor VIII und des Willebrand-Faktors sowie mit einer Abnahme der fibrinolytischen Aktivität einher, während eine erhöhtes Noradrenalin mit der gleichzeitigen Zunahme von Koagulation und Fibrinolyse einhergeht [128].

Auch bei der kardiovaskulären Krankheit spielt die Thrombozytenaktivierung eine Rolle. Thaulow et al. führten an 487 offensichtlich gesunden Männern eine prospektive Studie durch und kamen zu dem Ergebnis, dass die Thrombozytenkonzentration und -aggregabilität bei Studienbeginn über einen fast 14-jährigen Beobachtungszeitraum die Vorhersage künftiger koronarer Ereignisse ermöglichten [130]. Eine neuere Untersuchung von Heeschen et al. an einer Gruppe von Patienten mit instabiler KHK ermittelte für erhöhte Spiegel des löslichen CD40-Liganden ein erhöhtes Risiko für kardiovaskuläre Ereignisse (RR = 2,71, $P$ < 0,001), das durch eine Antithrombozytentherapie signifikant reduziert wurde [131]. Außerdem stützt die Fähigkeit von Antithrombozytentherapien, wie Acetylsalicylsäure und Glykoprotein-IIb/IIIa-Inhibitoren, zur Verbesserung des Langzeitüberlebens von Patienten mit drohendem Myokardinfarkt oder instabiler Angina pectoris die zentrale Bedeutung der Thrombozyten für die kardiovaskuläre Prognose [132].

Neben der Thrombozytenaktivität sind auch die Plasmagerinnungsfaktoren und die Fibrinolyse entscheidend für das Erstellen einer Prognose für die kardiovaskuläre Krankheit [133]. Bei einer Fehlregulierung dieser Komponenten kann eine Hyperkoagulabilität entstehen. Die nachfolgende Förderung von Fibrinablagerungen im Gefäßbett begünstigt die Progression der kardiovaskulären Krankheit. Es wurde bewiesen, dass erhöhte Plasmaspiegel gerinnungsfördernder Marker (wie Fibrinogen, Faktor-VII-Aktivität, Faktor-VIII-Aktivität, von-Willebrand-Faktor-Antigen, Tissue-type Plasminogen Activator Antigen, Type 1 Tissue-type Plasminogen Activator Inhibitor Antigen, D-Dimer und Plasmin-≠2-Antiplasmin-Komplex) sowohl bei Patienten mit kardiovaskulärer Krankheit als auch bei Gesunden die Vorhersage von Koronarsyndromen wie instabiler Angina pectoris, Myokardinfarkt und plötzlichem Herztod ermöglichen [134]. Die Bedeutung der Hyperkoagulabilität für die Prognose der kardiovaskulären Krankheit wird zudem durch den therapeutischen Nutzen der Antikoagulanzien und der fibrinolytischen Therapie bei der Behandlung von Patienten mit akuten und chronischen Koronarsyndromen gestützt [135, 136].

*In der Zusammenschau lässt die verfügbare Evidenz vermuten, dass die Depression mit Gerinnungsstörungen einhergeht, welche die Mikrovaskulatur bei prädisponierten Menschen sowie bei KHK-Patienten negativ beeinflussen. Hier sind prospektive Studien zur gleichzeitigen Erfassung von depressiven Symptomen, Gerinnungsfaktoren und kardiovaskulärer Prognose erforderlich.*

## Psychosoziale Faktoren

Auch psychosoziale Faktoren wie Compliance, soziale Unterstützung und Stress können das Verhältnis zwischen kardiovaskulärer Krankheit und Depression beeinflussen (Tab. 10.5).

### Compliance

Zur Compliance bei medizinischen Anordnungen gehören die korrekte Medikamenteneinnahme, das Befolgen von Ernährungsvorschriften, das Durchhalten etwaiger Bewegungsprogramme, das Einhalten von Terminen und die gesunde Lebensführung [137]. Gemäß einer Metaanalyse von DiMatteo et al. aus dem Jahre 2000 haben depressive Patienten bei zahlreichen körperlichen Krankheiten wie terminaler Niereninsuffizienz, Krebs und rheumatoider Arthritis eine Odds Ratio für eine Noncompliance von 3,03 (95 % CI 1,96, 4,89) im Vergleich zu nicht depressiven Patienten mit ähnlichen Erkrankungen [137]. Zudem ermittelte eine an 496 aufgrund einer Hypertonie behandelten Patienten durchgeführte Studie die Depression als einzige unabhängige Variable, die mit einer höheren Odds Ratio für eine Noncompliance assoziiert war [138]. Andere Untersuchungen haben gezeigt, dass depressive Patienten nach einem Myokardinfarkt seltener dauerhaft an kardialen Rehabilitationsprogrammen teilnehmen [139, 140]. Eine Studie zu psychosozialen Variablen und Compliance bei Herzinsuffizienz ermittelte, dass eine bessere psychische Gesundheit eine Voraussage

**Tabelle 10.5** Psychosoziale Faktoren, die eine Verbindung zwischen Depression und kardiovaskulärer Krankheit herstellen

| Mit einer Depression assoziierte psychosoziale Faktoren | Art der Veränderung | Einfluss auf das kardiovaskuläre System oder Ergebnis |
|---|---|---|
| Compliance | Reduzierte Compliance bei Therapie- und Rehabilitationsprogrammen | Seltener Anwendung evidenzbasierter Therapien Schlechter Ausgang durch Noncompliance |
| Soziale Unterstützung | Reduzierte soziale Unterstützung | Erhöhte kardiovaskuläre Mortalität |
| Stress | Durch psychischen Stress induzierte Myokardischämie Hyperaktivität des Nervensystems Entzündungen | Häufiger Myokardischämien |

zur Compliance insgesamt ermöglicht [141]. Somit besteht bei depressiven Patienten möglicherweise ein höheres Risiko für die Missachtung von pharmakologischen Anordnungen und Empfehlungen zu Verhaltensänderungen.

Die Behandlung der kardiovaskulären Krankheit ist oft mit komplizierten Pharmakotherapien und signifikanten Änderungen der Lebensführung verbunden. Es wurden zahlreiche randomisierte, placebokontrollierte Studien bei Patienten mit Zustand nach Myokardinfarkt durchgeführt. Metaanalysen lassen vermuten, dass das Risk Ratio für die Mortalität durch die Einnahme von Acetylsalicylsäure um 20–25 % abnimmt, durch die Einnahme von Betablockern um 20–30 %, durch die Einnahme von ACE-Hemmern um 20–25 % und durch HMG-CoA-Reduktasehemmer (Statine) um 25–40 % [135]. Sofern diese vier Medikamentenklassen gleichzeitig von KHK-Patienten eingenommen werden, wird von einer Risk-Ratio-Reduzierung für rezidivierende kardiale Ereignisse von insgesamt 70–75 % ausgegangen [142]. Allerdings kommen Patienten, welche sich nicht an die verordnete Medikamenteneinnahme und die Empfehlungen zur Lebensführung halten, nicht in den Genuss der erwiesenen Vorteile dieser Maßnahmen. Es gibt Hinweise, dass viele dieser Medikamente tatsächlich selten eingenommen werden. So berichteten Butler et al., dass weniger als die Hälfte von 846 Patienten mit Zustand nach Myokardinfarkt auf Betablocker eingestellt entlassen wurden. Von den Patienten, die bei Krankenhausentlassung Betablocker einnahmen, benötigten 30 Tage nach der Entlassung 85 % ein neues Rezept. Nach sechs Monaten nahmen jedoch nur noch 63 % das Medikament ein und nach einem Jahr lediglich 61 % [143]. Eine populationsbasierte Studie an mehr als 100.000 älteren Erwachsenen in Kanada zeigte, dass die Compliance für die Statinbehandlung nach zwei Jahren bei Patienten mit kürzlichem akutem Koronarsyndrom und initialer Verordnung bei nur 40,1 % lag sowie für Patienten mit chronischer KHK bei 36,1 % [144].

Interessant ist, dass sich die Noncompliance auch selbst negativ auf die Prognose auswirkt. Die Coronary Drug Project Research Group ermittelte bei Patienten mit Noncompliance bezüglich der Einnahme von Clofibrate und Placebo ein relatives Mortalitätsrisiko von 1,7 beziehungsweise von 1,9 im Vergleich zu Patienten mit Compliance ($P < 0,001$ für jeden Vergleich) [145], während der Betablocker Heart Attack Trial zeigte, dass Patienten mit Noncompliance für die Einnahme von Propranolol oder Placebo Odds Ratios für die Mortalität von 2,6 ($P = 0,03$) aufwiesen [146]. Obwohl nicht alle Studien diesen Zusammenhang belegen konnten, legt eine Metaanalyse von McDermott die Vermutung nahe, dass Noncompliance zur Einnahme von Placebo oder Verum mit einem höheren Risiko sowohl für erneute Krankenhausaufenthalte als auch für die Mortalität einhergeht [147].

Bislang wurden nur einige wenige Studien veröffentlicht, die den Einfluss antidepressiver pharmakologischer und behavioraler Interventionen auf die Compliance untersuchten. Zwei kleine Studien untersuchten depressive Patienten mit Diabetes. Die Patienten der einen Studie erhielten Nortriptylin [148], die Behandlung der anderen Patienten erfolgte mittels einer kognitiv-behavioralen Therapie [149]. Beide wiesen eine Besserung der Depression und verbesserte

Blutzuckerwerte nach, das Glukosemonitoring besserte sich allerdings nicht. Rich et al. zeigten, dass die Compliance von Patienten mit Herzinsuffizienz erfolgreich durch eine multidisziplinäre Intervention verbessert werden konnte [150]. Obwohl diese Berichte vermuten lassen, dass behaviorale Interventionen die Compliance verbessern und somit die Häufigkeit und Dauer von stationären Behandlungen und die Mortalität verringern, gibt es keine direkten Belege dafür, sodass die Schlussfolgerungen nur unter Vorbehalt getroffen werden können.

*Es erscheint wahrscheinlich, dass die Compliance bei der Interaktion zwischen Depression und kardiovaskulärer Krankheit eine Rolle spielt, wobei die derzeitige Evidenz keine verlässlichen Rückschlüsse erlaubt. Um diese Beziehung genauer zu untersuchen, sind prospektive Studien mit Erfassung von depressiven Symptomen, Compliance und Ergebnissen erforderlich.*

## Soziale Unterstützung

Soziale Unterstützung kann die Depression deutlich beeinflussen. In einer Studie an 2819 älteren Patienten mit chronischer Krankheit wurde gezeigt, dass eine soziale Unterstützung mit einem niedrigeren Risiko für eine Depression korrelierte [151]. Querschnitts-Zwillings-Studien legen den Schluss nahe, dass mangelnde soziale Unterstützung mit einer Depression korreliert, wobei longitudinale Zwillings-Daten die fehlende soziale Unterstützung nicht als prospektiven Risikofaktor für die Entwicklung einer Depression ermittelten [152]. Soziale Unterstützung kann den Verlauf einer Depression beeinflussen. In einer Studie an 166 älteren Patienten wurde für die subjektive soziale Unterstützung eine OR von 1,21 (95 % CI 1,09, 1,35) für die Nichtremission der Depression festgestellt [153]. Zudem wurde nachgewiesen, dass die soziale Unterstützung die funktionelle Verschlechterung abfängt, die bei älteren Patienten im Rahmen einer Depression zu beobachten ist [154].

Fehlende soziale Unterstützung wurde bei zahlreichen Krankheitsbildern mit schlechteren Ergebnissen in Verbindung gebracht, so auch bei Schlaganfall [155, 156] und Herzkrankheit [157–161]. So zeigten Berkman et al., dass die fehlende emotionale Unterstützung vor einem Myokardinfarkt ein nahezu dreifach höheres Sterblichkeitsrisiko in den sechs Monaten nach dem Infarkt bedeutete (OR 2,9, $P < 0,05$) [157]. Eine Studie an fast 2000 KHK-Patienten zeigte, dass mangelnde emotionale Ressourcen mit einem Risk Ratio für die fünfjährige Mortalität von 3,34 einhergehen ($P < 0,0001$) [159]. Auch bei den 1234 von Case et al. untersuchten Patienten bestand bei den Alleinstehenden ein Risk Ratio von 1,54 für ein kardiales Rezidiv in den nachfolgenden zwei Jahren [160]. Kawachi et al. wiesen bei einer initial gesunden Gruppe von 32.624 Männern nach, dass die soziale Isolation über einen Beobachtungszeitraum von mehr als 120.000 Patientenjahren mit einem RR von 1,90 für die kardiovaskuläre Mortalität einherging ($P < 0,05$) [161]. Außerdem wirkt sich soziale Unterstützung positiv auf die Patienten-Compliance aus [141].

Einige wenige Studien an kardiovaskulär erkrankten Patienten mit Depression haben versucht, die Auswirkungen einer besseren sozialen Unterstützung zu erfassen. Krumholz et al. berichteten, dass ein Edukations- und Unterstützungsprogramm bei herzinsuffizienten Patienten die stationären Aufenthalte und die Mortalität verringerte (RR = 0,69, 95 % CI 0,52, 0,92, P = 0,01), wobei der zugrunde liegende Mechanismus, sei es eine bessere Compliance, die Einbeziehung des Patienten oder beides, nicht spezifisch abgeklärt wurde [162]. Multidisziplinäre Interventionen bei depressiven KHK-Patienten mit Unterstützung durch Krankenschwestern, Ernährungsberater und Psychologen haben hinsichtlich einer Beeinflussung von Morbidität und Mortalität gemischte Ergebnisse erzielt [163] und werden später im Kapitel ausführlicher besprochen.

*Die verfügbare Evidenz lässt vermuten, dass eine fehlende soziale Unterstützung verheerende Folgen für den Verlauf von kardiovaskulärer Krankheit und Depression hat. Obwohl diese Beobachtung die hohe Prävalenz der Depression bei kardiovaskulärer Krankheit nicht erklären kann, trägt sie doch zum negativen Einfluss der Depression auf die Prognose der gesicherten kardiovaskulären Krankheit bei.*

## Stress

Gemäß der biologischen Definition handelt es sich bei Stress um „einen Zustand der homöostatischen Alarmbereitschaft durch einen psychischen, umweltbezogenen oder physiologischen Stressor" [164]. Die Definition von „Stress" ist weniger eng gefasst, wenn statt kontrollierter Laborexperimente Beobachtungen aus dem realen Leben herangezogen werden, und viele Studien verwenden selbst eingestuften „Stress" – ein weitaus unzuverlässigeres Maß –, um die Auswirkungen von Stress auf die Depression zu ermitteln. Unter Berücksichtigung dieser Einschränkung gibt es Belege dafür, dass Alltagsstress Ausbruch und Verlauf der Depression beeinflussen kann [165–167]. In Bevölkerungs- und klinischen Stichproben korrelierten belastende Lebensereignisse mit Ausbruch und Verlauf depressiver Erkrankungen [168–171]. Eine Longitudinalstudie an 680 Zwillingspaaren untersuchte die Variablen genetische Einflüsse, Lebensereignisse sowie Temperament und ermittelte, dass ein belastendes Erlebnis im vorausgegangenen Jahr der wichtigste Risikofaktor für eine Depression ist [172]. Es wurde gezeigt, dass eine Stress verursachende Arbeitsumgebung mit depressiven Symptomen korreliert [173] sowie eine longitudinale Zunahme der depressiven Symptome vorhersagt [174]. Bosworth et al. evaluierten 335 stationäre Patienten mit koronarer Herzkrankheit und stellten fest, dass auch nach Parallelisierung nach demographischen Faktoren selbst angegebene „negative Lebensereignisse" eine Depression voraussagen konnten (OR = 4.30, 95 % CI 1,39, 13,27, P < 0,05) [175]. Allerdings sind viele der Daten in der hierzu vorliegenden Literatur Beobachtungsdaten, sodass Schlussfolgerungen schwierig sind [167].

Außerdem wurde eine Beteiligung von Stress an der Entwicklung und Prognose der kardiovaskulären Krankheit nachgewiesen. So zeigte eine prospektive

Studie an 73.424 Männern und Frauen in Japan, dass Frauen, die „viel Stress"
angaben, ein RR von 2,58 (95 % CI 1,21, 5,47, $P < 0,05$) für Myokardinfarkte und
von 2,28 (95 % CI 1,17, 4,43, $P < 0,05$) für koronare Herzkrankheit aufwiesen,
auch nachdem nach demographischen, medizinischen und psychischen Faktoren parallelisiert wurde, während diese Zusammenhänge bei Männern nicht signifikant waren [176]. Eine prospektive Studie von Tennant et al. an Patienten
mit Zustand nach Myokardinfarkt legt den Schluss nahe, dass akuter und chronischer Stress mit einem RR für weitere Infarkte von 2,5 bzw. 2,3 einhergehen
[177], während zwei weitere Studien keinen Zusammenhang zwischen der allgemeinen Stressbelastung und der Mortalität nach Myokardinfarkt ermitteln
konnten [178, 179].

Stress kann den kardiovaskulären Zustand in mehrfacher Hinsicht beeinflussen. So kann psychischer Stress bei KHK-Patienten eine Myokardischämie auslösen und somit zur Verschlechterung des kardialen Status beitragen [164, 180–
182]. Es wurde gezeigt, dass Rechenaufgaben unter Stress bei Patienten mit arteriosklerotischer Erkrankung eine paradoxe Konstriktion der Koronararterien
auslösen, während gesunde Kontrollen mit einer Dilatation reagieren [183]. Blumenthal et al. [184] und Jiang et al. [185] führten bei 132 Patienten mit nachgewiesener kardiovaskulärer Krankheit eine ambulante 48-h-Langzeit-EKG-Un-
tersuchung durch sowie anschließend eine Radionuklid-Ventrikulographie während mental anspruchsvoller Aufgaben (öffentliches Reden, mathematische
Berechnungen, seitenverkehrtes Zeichnen) und körperlicher Belastung [184].
Die fünfjährige Beobachtungszeit ergab, dass bei Patienten mit „positivem" Test-
ergebnis für eine durch psychischen Stress induzierte Ischämie mit höherer
Wahrscheinlichkeit ein kardiales Ereignis auftrat (Tod, Myokardinfarkt oder
Revaskularisierung), auch nach Anpassung nach Alter, anamnestischen Myokardinfarkt und die Ejektionsfraktion bei Studienbeginn (OR = 2,8, 95 % CI 1,0,
7,7). Die Umwandlung der Abnahme der Ejektionsfraktion in eine kontinuierliche Variable erbrachte eine standardisierte Risk Ratio (RR) für kardiale Ereignisse
von 2,4 [185]. Sheps et al. erfassten bei 196 Patienten mit bekannter kardiovaskulärer Krankheit mittels Radionuklid-Ventrikulographie die Reaktion auf psychischen Stress (im Rahmen eines öffentlichen Vortrags) und stellten fest, dass
neue Wandbewegungsstörungen bei der psychischen Stresstestung während
einer fünfjährigen Beobachtungszeit mit einer RR von 2,95 für Mortalität einhergingen [186]. Bei Patienten mit Ischämie während der ambulanten Langzeit-
EKG-Messung bestand jedoch in keiner der Studien ein erhöhtes Risiko für kardiale Ereignisse, was nahelegt, dass eine stressinduzierte Ischämie ein Marker für
einen schlechten Ausgang ist. Und dies nicht wegen einer chronischen Ischämie, sondern über einen anderen Mechanismus, über autonome Übererregbar-
keit, eine augmentierte neurohormonale Reaktion oder Änderungen anderer
biologischer Korrelate für psychischen Stress, die das kardiale Ergebnis beeinflussen [185].

Außerdem muss erwähnt werden, dass auch die autonome Funktion und die
Entzündungsreaktion, zwei bereits besprochene Systeme, zum Effekt von Stress
auf das kardiovaskuläre System beitragen. Die Stressreaktion wird vom Hypotha-

lamus-Hypophyse-Nebennieren-System und vom sympathischen Nervensystem vermittelt, sodass vermutlich viele der negativen Effekte einer Hyperaktivität dieser Systeme auf das kardiovaskuläre System durch Stress ausgelöst oder verstärkt werden [164, 187]. Zudem haben mehrere Studien Hinweise darauf ergeben, dass die Entzündungen ein zwischengeschalteter Faktor sind; es ist bekannt, dass psychischer Stress die Zytokinproduktion induziert [188, 189], welche wiederum negative Auswirkungen auf die kardiovaskuläre Gesundheit haben kann.

Einige wenige Studien haben Interventionen untersucht, die sich gezielt gegen die stressinduzierte Ischämie richten. Sowohl Atenolol als auch Nifedipin erwiesen sich dabei als wirksam, indem sie bei einer kleinen Gruppe von Patienten mit stabiler Angina pectoris die Entwicklung von Wandbewegungsstörungen als Reaktion auf psychischen Stress verminderten [190]. Eine an 121 Männern mit stressinduzierter Ischämie durchgeführte Studie randomisierte die Patienten nach Stress-Managementprogramm, Sport oder übliche Behandlung und ermittelte, dass das Stress-Managementprogramm während eines fünfjährigen Beobachtungszeitraums mit einer Abnahme der Anzahl von kardialen Ereignissen einherging ($P = 0,037$) [191]. Allgemeine Interventionen bei Stress werden später in diesem Kapitel ausführlicher besprochen.

*Obwohl er schwer zu definieren und noch schwieriger zu quantifizieren ist, spielt Stress vermutlich eine Rolle bei der Pathogenese sowohl der Depression als auch der kardiovaskulären Krankheit. Es sind weitere Studien erforderlich, um die Richtung dieser Beziehung sowie die möglichen Auswirkungen der Reduktion stressinduzierter Ischämien auf die Prognose der kardiovaskulären Krankheit aufzuklären.*

## Risikofaktorenhäufung

Das Risiko für eine kardiovaskuläre Krankheit wird durch zahlreiche Faktoren erhöht. Solche Risikofaktoren sind z.B. Rauchen, Hypertonie, Diabetes, Hypercholesterinämie und Adipositas [192, 193]. Zudem wurden „neuartige" Risikofaktoren, wie Homocystein, identifiziert [194].

*Depressive Patienten weisen mit höherer Wahrscheinlichkeit als nicht depressive einen oder mehrere dieser Risikofaktoren auf, weshalb der Zusammenhang zwischen Depression und kardiovaskulärer Krankheit vermutlich zum Teil auf einer Häufung von Risikofaktoren beruht (Tab. 10.6). Obwohl die meisten Studien zur Untersuchung dieser Beziehung nach Risikofaktoren parallelisiert waren, kann das Vorliegen multipler Risikofaktoren wegen der zu starken Auswirkungen nur unzureichend kontrolliert werden.*

## Rauchen

Rauchen geht mit einem erhöhten Risiko für eine kardiovaskuläre Krankheit einher. Das RR für die Mortalität aufgrund einer kardiovaskulären Krankheit, das mit jeder am Tag gerauchten Schachtel einhergeht, liegt bei etwa 1,39 [195]. Depressive Patienten rauchen häufiger als der Rest der Bevölkerung. In den USA rauchen 49 % der depressiven Patienten im Vergleich zu nur 20–30 % der Allgemeinbevölkerung [196]. Eine Studie aus dem Jahre 1996 lässt vermuten, dass eine anamnestisch bekannte Major Depression mit einem dreifach erhöhten Risiko einherging, mit dem Rauchen anzufangen [197]. Auch der umgekehrte Schluss scheint zuzutreffen, indem die Lebenszeitprävalenz der Depression bei Rauchern mit 30–45 % signifikant höher ist als die 5–10 % der Allgemeinbevölkerung [198, 199]. Es wurde wiederholt belegt, dass depressive Raucher schlechter mit dem Rauchen aufhören können und dabei mit höherer Wahrscheinlichkeit eine Entzugssymptomatik durchlaufen [196, 198, 199].

## Hypertonus

Patienten mit Hypertonie entwickeln signifikant häufiger eine kardiovaskuläre Krankheit. Eine dauerhafte Erhöhung des diastolischen Druckes um 10 mmHg gegenüber dem Normalwert erhöht das Risiko um 37 % [193]. Mehrere Studien haben den Zusammenhang zwischen Depression und Blutdruck untersucht und die Vermutung aufgestellt, dass sich die bei Patienten mit Angst oder Depression

**Tabelle 10.6** Kardiovaskuläre Risikofaktoren, die einen Zusammenhang zwischen Depression und kardiovaskulärer Krankheit herstellen

| Risikofaktor der kardiovaskulären Krankheit | Assoziation mit Depression | Einfluss auf das kardiovaskuläre System oder Ergebnis |
|---|---|---|
| Rauchen | Erhöhtes Risiko für eine Depression Erhöhtes Risiko für Rauchen bei Depression Geringere Wahrscheinlichkeit des Aufhörens bei Depression | Risiko der kardiovaskulären Mortalität 1,39 je täglich gerauchter Schachtel |
| Hypertonie | Höheres Risiko für die Entwicklung einer Hypertonie bei langjähriger Depression | Dosisabhängige Zunahme des Risikos für eine kardiovaskuläre Krankheit bei erhöhtem Blutdruck |
| Diabetes | Erhöhtes Risiko für eine Depression | Erhöhte kardiovaskuläre Mortalität |
| Hypercholesterinämie | Depression geht mit niedrigem Cholesterin einher | Möglicherweise positiv |
| Adipositas | Adipöse Frauen entwickeln häufiger eine Depression Kein Zusammenhang zwischen Depression und Adipositas bei Männern | Risiko für eine kardiovaskuläre Krankheit um 64 % erhöht |
| Homocystein | Höhere Spiegel bei depressiven Patienten | Hoher Spiegel ist mit einem erhöhten kardiovaskulären Risiko assoziiert |

beobachtete autonome Hyperaktivität (siehe unten) auf den Blutdruck auswirkt, wobei prospektive Studien zu unterschiedlichen Ergebnissen gekommen sind. Shinn et al. beobachteten 508 Erwachsene über vier Jahre und fanden keinen Zusammenhang zwischen Blutdruck und Angst oder Depression [200]. Jonas et al. hingegen beobachteten 3310 initial normotone Patienten im Rahmen der National Health and Nutrition Examination Study (NHANES) I Study und stellten fest, dass die Symptome der Depression und der Angst bei Studienbeginn mit einem höheren Risiko für eine Hypertonie in den nachfolgenden 20 Jahren einhergingen (RR [weiße Frauen] = 1,73, RR [schwarze Frauen] = 3,12, RR [alle Männer] = 1,56), wobei nach demographischen und behavioralen Risikofaktoren der Hypertonie wie Alter, Raucherstatus und Body-Mass-Index (BMI) parallelisiert war [201]. Davidson et al. beobachteten 3340 Teilnehmer der CARDIA-Studie und stellten fest, dass jene mit CES-D-Werten ≥ 16 signifikant häufiger während des fünfjährigen Beobachtungszeitraums eine Hypertonie entwickelten, auch hier bei Parallelisierung nach demographischen und behavioralen Faktoren. Am deutlichsten war der Effekt bei den schwarzen Studienteilnehmern (OR = 2,70, 95 % CI 1,49, 4,92) [202].

### Diabetes

Diabetes geht mit einem 3- bis 4-fach erhöhten Risiko für eine kardiovaskuläre Krankheit und kardiovaskuläre Mortalität einher [203]. Die Prävalenz der Depression ist bei Diabetikern höher als in der Allgemeinbevölkerung. Eine Metaanalyse von 39 Studien zu Depression und Diabetes ermittelte eine zusammengesetzte Odds Ratio für die Depression von 2,0 (95 % CI 1,8, 2,2) [204]. Daten der Epidemiologic Catchment Area Study geben ein RR von 2,23 für die Entwicklung eines Diabetes während eines 13-jährigen Beobachtungszeitraumes bei sonst gesunden Individuen mit Depression im Vergleich zu Kontrollen an, wobei die Daten statistisch nicht signifikant waren ($P = 0,11$, 95 % CI 0,90, 5,55) [205]. Es wurde gezeigt, dass die Depression die Blutzuckerwerte von Diabetikern negativ beeinflusst [206] und das Risiko für Komplikationen wie Nephropathie, Neuropathie und Retinopathie erhöht [207].

### Hypercholesterinämie

Auch die Hypercholesterinämie ist ein etablierter Risikofaktor der kardiovaskulären Krankheit. Die Mortalität von Patienten mit kardiovaskulärer Krankheit nimmt für jede 10 mg/dl Zunahme des Plasmacholesterins um 9 % zu [208]. Außerdem ist das Risiko, an einer kardiovaskulären Krankheit zu sterben, bei denjenigen, die auf der höchsten Quartile des Plasmacholesterinspiegels anzusiedeln sind, dreimal höher als bei denjenigen auf der untersten Quartile [195]. Allerdings wurde keine Verbindung zwischen hohen Cholesterinspiegeln und einer Depression hergestellt, wohl aber zwischen niedrigen Cholesterinspiegeln und Depression [209–212]. Zudem ist von cholesterinsenkenden Substanzen bekannt, dass sie depressive Symptome auslösen [213]. Steegmans et al. wiederholten vorausgegangene kleinere Studien und stellten fest, dass Männer mit chronisch niedrigen Cholesterinwerten häufiger unter depressiven Symptomen litten als Kontrollen, auch nach Parallelisierung nach potenziell ebenfalls beitragenden Faktoren wie Alter, Alkoholgenuss und chronische Erkrankungen (RR = 7,0, 95 % CI 1,7, 29,5) [212]. Olusi et al. zeigten, dass die klinische Erholung von einer Depression mit einer Zunahme des Serumcholesterins auf normale Werte einherging [210]. Eine mögliche Erklärung für diese Befunde ist eine Änderung des Serotoninmetabolismus: Fettsäuren konkurrieren mit Tryptophan, einem Serotoninvorläufer, um die Albuminbindung; bei weniger freien Fettsäuren im Blut kann ein größerer Teil des Albumins an Tryptophan binden und somit den Anteil des freien Tryptophans reduzieren, der im Gehirn für die Umwandlung in Serotonin zur Verfügung steht [211]. Diese Hypothese wird weiter dadurch unterstützt, dass in einer Studie mit 100 Teilnehmern ein Zusammenhang zwischen einem verminderten Plasmaserotonin und niedrigen Cholesterinspiegeln gefunden wurde [211]. Interessanterweise legen Daten der Framingham-Studien nahe, dass sinkende Cholesterinspiegel in den ersten 14 Beobachtungsjahren, wie sie bei 14 % der Männer und 20 % der Frauen nachweisbar waren, mit einem erhöhten Risiko, in den nachfolgenden 18 Jahren an einer kardiovaskulären Krankheit zu sterben, einhergingen, wobei aus dieser Studie keine Daten zur Depression verfügbar sind [208].

## Adipositas

Die Adipositas ist ein weiterer bekannter Risikofaktor der kardiovaskulären Krankheit. Eine Evaluierung der Framingham-Daten zeigte, dass Übergewicht (BMI 25,0–29,9) und Adipositas (BMI $\geq$ 30) mit einem RR für eine kardiovaskuläre Krankheit von 1,2 bzw. 1,64 im Vergleich zu normalgewichtigen Probanden (BMI 18,5–24,9) einhergingen [214]. Vermutlich existieren geschlechtsspezifische Unterschiede für die Beziehung zwischen Depression und Adipositas. In einer Studie an 2853 NHANES-I-Teilnehmern wurde gezeigt, dass Adipositas das Risiko für eine Depression bei Frauen erhöhte (OR = 1,38, 95 % CI 1,07, 1,69), nicht jedoch bei Männern [215]. Im Jahre 2000 nahmen Carpenter et al. mehr als 42.000 Teilnehmer in ihre Studie auf und zeigten, dass Adipositas das Risiko der Depression bei Frauen erhöhte (OR = 1,37, 95 % CI 1,09, 1,73) bei Männern hingegen reduzierte (OR = 0,63, 95 % CI 0,60, 0,67) [216].

## Homocystein

Ein erhöhtes Plasmahomocystein ist ein neuartiger kardiovaskulärer Risikofaktor. Eine vor kurzem durchgeführte Metaanalyse zeigte, dass ein um 25 % niedrigerer Homocysteinspiegel mit einem um 11 % niedrigeren Risiko für eine kardiovaskuläre Krankheit einhergeht [217]. Zudem wurde belegt, dass eine Reduktion des Homocysteinspiegels mittels Gabe von B-Vitamin die vaskuläre Ereignisrate nach perkutaner Koronarintervention reduzieren konnte [218]. Außerdem wurde vor kurzem gezeigt, dass mit der kardiovaskulären Krankheit ein genetischer Polymorphismus zusammenhängt, der das Plasmahomocystein erhöht [219]. Die Homocysteinspiegel sind bei depressiven Patienten höher als bei gesunden Kontrollen, wobei 20–50 % der depressiven Patienten Homocystein-spiegel aufweisen, die gemäß den Ergebnissen von Studien an Patienten mit kardiovaskulärer Krankheit zum erhöhten Risiko für die Mortalität an kardiovaskulärer Krankheit beitragen [194]. Außerdem kann die Gabe von Folsäure, von der bekannt ist, dass sie die Plasmahomocysteinspiegel senkt, die antidepressive Wirkung von Fluoxetin bei Frauen verstärken [220], und auch Folat allein hatte in einer kleinen Studie an älteren Patienten antidepressive Eigenschaften [20].

# Diagnostik der Depression bei Patienten mit kardiovaskulärer Krankheit

*Bei Patienten mit kardiovaskulärer Krankheit ist der Nachweis einer Depression von besonderer Bedeutung, da deren Prävalenz hoch ist und sie erhebliche negative Auswirkungen auf die Prognose hat. Allerdings unterliegen die dahingehenden klinischen Bemühungen erheblichen Einschränkungen.*

Die erste Einschränkung ist die *fehlende Sensibilisierung* gegenüber einer Depression in weiten Teilen der medizinischen Fachwelt. Oft wird die Erkrankung, vermutlich zum Teil wegen uniformierter Angaben über die Symptome einer Depression, übersehen. So wurde geschätzt, dass 30–50 % der Depressionen in der Allgemeinbevölkerung niemals von einem Arzt erkannt werden [222–224]. Oft denken Ärzte nicht an die Möglichkeit einer Depression, weil sie unzureichend fortgebildet sind, um die typischen und atypischen depressiven Symptome zu erkennen; oder weil in hochfrequentierten Kliniken dafür zu wenig Zeit zur Verfügung steht; oder weil sie nicht wissen, wie sie mit diesem Krankheitsbild am besten umgehen sollen [225]. Die Patienten wollen oft ihren Ärzten gegenüber keine emotionalen Störungen zugeben, weil sie Angst vor der Stigmatisierung haben, weil sie davon ausgehen, dass ihre Emotionen Teil ihrer körperlichen Erkrankung sind, oder weil sie nicht wollen, dass in ihren medizinischen Unterlagen eine psychiatrische Diagnose auftaucht [225, 226]. Daten der National Comorbidity Survey Replication, einer Studie mit Direktbefragung von 9090 Probanden, geben an, dass nur 57,3 % derjenigen, welche die Kriterien der Depression erfüllten, in den letzten zwölf Monaten vor der Befragung dagegen behandelt wurden, und nur 64,3 % davon erhielten eine Therapie, die einigermaßen (wenn auch auf niedrigem Niveau) als adäquat zu bezeichnen wäre [227]. Trotz der laufenden öffentlichen Aufklärungskampagnen zum besseren Verständnis der Depression und der immer größer werdenden Zahl amerikanischer Einwohner, die wegen einer Depression behandelt werden [228], stellt die unzureichende Diagnostik ein erhebliches Problem dar [229]. Es ist entscheidend, dass sowohl Ärzte als auch Patienten erkennen, dass man bei einer kardiovaskulären Krankheit nicht unbedingt auch mit einer Major Depression leben muss.

Während es völlig normal ist, dass man besorgt und traurig ist, weil man an einer schweren Krankheit leidet, ist eine Major Depression keine solche normale Reaktion auf eine Krankheit und sollte als eine behindernde und chronische, aber therapierbare Erkrankung erkannt werden [226].

Die zweite Einschränkung besteht in den bei der Diagnose der Depression typischen Schwierigkeiten im Rahmen einer körperlichen Erkrankung, insbesondere bei älteren Patienten [230, 231], und vor allem, wenn gleichzeitig eine Erkrankung mit ähnlichen Symptomen wie bei einer Depression vorliegt. Die Depression ist bekanntlich durch eine getrübte Stimmung, Interessenverlust bei den normalen Aktivitäten, Gewichtszu- oder -abnahme, Schlafstörungen, Energielosigkeit, Gefühle der Wertlosigkeit und Konzentrationsstörungen gekennzeichnet, während die kardiovaskuläre Krankheit, insbesondere bei komplizierender Herzinsuffizienz, oft mit Müdigkeit, allgemeinem Krankheitsgefühl und Schlaflosigkeit einhergeht [233]. Zudem täuscht auch die Pharmakotherapie oft depressive Symptome vor oder verstärkt sie. So wurde berichtet, dass die Gabe von Betablockern mit einem erhöhten Risiko für eine Depression einhergeht [234, 235]. Eine vor kurzem durchgeführte Metaanalyse [236] sowie mehrere Fachberichte [237, 238] konnten dies nicht bestätigen, aber sowohl Ärzte als auch Patienten führen depressive Symptome eher auf eine Arzneimitteltherapie als auf eine zugrunde liegende affektive Störung zurück.

Auch die unterschiedlichen Screening-Instrumente zur Aufdeckung von Erkrankungsfällen mit Depression gestalten die Diagnose schwierig. Koenig et al. zeigten, dass die Prävalenz der Major Depression in einer Population von 460 organisch kranken, alten stationären Patienten abhängig vom angewandten diagnostischen Instrument um den Faktor 2 variierte – von 10 bis 21 % [239]. Diese Schwierigkeit wird weiter verstärkt, wenn sich die Symptome der organischen Krankheit mit denjenigen der Depression überschneiden, da die meisten Depressions-Inventare derartige Überschneidungen nicht berücksichtigen [240]. Für die Forschung wurde das Depression Interview and Structured Hamilton (DISH) zur Diagnostik und Schweregradeinstufung der Depression per Interview im Rahmen einer organischen Erkrankung entwickelt, das bei der Enhancing Recovery in Coronary Heart Disease (ENRICHD) Trial eingesetzt und als valide sowie effizient in der Anwendung eingestuft wurde [188]. Im Rahmen von künftigen Studien zur Depression bei Herzinsuffizienz sollte der Einsatz des DISH oder anderer Instrumente erwogen werden, die speziell für die Diagnostik der Depression bei organisch Kranken entwickelt wurden.

Im Gegensatz dazu ist im klinischen Alltag die Aufdeckung einer Depression wichtiger als die präzise Quantifizierung der depressiven Symptome. Derzeit wird ein Depression-Screening von der U.S. Preventive Services Task Force als Teil der routinemäßigen ärztlichen Versorgung empfohlen, allerdings findet es oft wegen Zeitmangel oder fehlender Vertrautheit mit den verfügbaren Instrumenten nicht statt [241]. In einer Studie, die sieben Depressionsfragebögen an einer Population von 590 Patienten in einer Notfallklinik untersuchte, wurden für ein aus zwei Fragen bestehendes Casefinding-Instrument bei Depression eine Sensitivität von 96 % und eine Spezifität von 57 % für die Depression ermittelt, ähnlich wie für die anderen sechs, weitaus längeren Instrumente [232]. Die beiden Fragen lauteten: „Haben Sie sich im letzten Monat oft niedergeschlagen, depressiv oder hoffnungslos gefühlt?" und „Hatten Sie im letzten Monat oft nur wenig Interesse und Freude an Beschäftigungen?" [232]. Durch die Anwendung selbst dieses einfachen Instrumentes, das insbesondere im hektischen klinischen Alltag mit deutlichem Zeitmangel hilfreich ist, können Erkrankungsfälle der Depression aufgedeckt werden, die bislang bei Patienten mit kardiovaskulärer Krankheit übersehen werden.

# Behandlung der Depression bei Patienten mit kardiovaskulärer Krankheit

Während der Zusammenhang zwischen Depression und kardiovaskulärer Krankheit zunehmend erkannt und in der medizinischen Fachwelt akzeptiert wird, haben mehrere Studien damit begonnen, den Einfluss der pharmakologischen und nicht pharmakologischen Behandlung der Depression bei Patienten mit Herzerkrankungen zu untersuchen. Theoretisch müsste die Behandlung der Depression deren negativen prognostischen Einfluss auf das kardiovaskuläre System beheben, sofern dieser denn besteht. Allerdings haben die bislang zu dieser Fragestellung durchgeführten Studien unterschiedliche Ergebnisse erbracht [75, 163, 242, 243]. Ein ausgesprochen wichtiger Aspekt der kontinuierlichen therapeutischen Fortschritte auf diesem Gebiet wird die Fähigkeit sein, einen überzeugenden Zusammenhang zwischen der Behandlung der Depression bei herzkranken Patienten und einer Abnahme der Morbidität und Mortalität bei gleichzeitigem Vorliegen dieser Erkrankungen herzustellen.

Ziel dieses Abschnittes ist es, die wichtigsten pharmakologischen und nicht pharmakologischen Behandlungsstudien bei Depression und kardiovaskulärer Krankheit zusammenzutragen sowie zu besprechen, was sich aus diesen Studien ableiten lässt. Außerdem widmet sich dieser Abschnitt der methodischen Komplexität, die sich oft bei Studien zu Depression und kardiovaskulärer Krankheit findet, und zeigt Wege auf, wie künftige Studien Licht auf die Beziehung zwischen Depression und kardiovaskulärer Morbidität und Mortalität werfen können.

## Pharmakologische Behandlung der Depression

### SADHART
Die erste Studie zur Untersuchung von Sicherheit und Wirksamkeit von Sertralin in der Behandlung der MDD bei Patienten mit kardiovaskulärer Krankheit, einer bislang bei Studien zur pharmakologischen Therapie der Depression nicht berücksichtigten Population, war der Sertraline Anti-Depressant Heart Attack Trial (SADHART). Die SADHART-Untersucher nahmen 369 Patienten mit MDD

und entweder akutem Myokardinfarkt oder instabiler Angina pectoris in eine randomisierte, doppelblinde, placebokontrollierte Studie auf. Nach zweiwöchiger einfach verblindeter Placebo-Einleitungsphase wurden die Patienten so randomisiert, dass sie für 24 Wochen Sertralin in flexiblen Dosen von 50–200 mg oder Placebo erhielten [75].

Vom Sicherheitsstandpunkt aus erreichte SADHART seine Ziele, indem keine Veränderungen der mittleren LVEF, der verlängerten QTc-Intervalle und anderer kardialer Messwerte auftraten [75]. Im Vergleich zu den TZA, die bekanntermaßen schädlich auf das Herz wirken können und allgemein bei Patienten mit bekannten Herzkrankheiten kontraindiziert sind [72], belegte die Studie, dass Sertralin bei Patienten mit ischämischer Herzkrankheit sicher angewandt werden kann.

Bezüglich der Wirksamkeit waren die Ergebnisse hingegen gemischt. Überraschenderweise war Sertralin in dieser Population nicht besonders wirksam bei der Behandlung der Depression. Bezüglich der Clinical Global Impression Improvement (CGI-I) Scale (gemessen über 24 Wochen, 2,57 vs. 2,75, $P = 0,049$) war Sertralin bei allen Patienten statistisch überlegen gegenüber Placebo, nicht jedoch bezüglich des Hamilton Depression (HAM-D) Change Score (gemessen über 16 Wochen, 8,4 vs. 7,6, $P = 0,14$). In der vorab festgelegten Subgruppenanalyse von Patienten mit rezidivierender oder schwerer Depression war Sertralin jedoch sowohl hinsichtlich der CGI-I als auch der HAM-D wirksamer als Placebo [75]. Zudem führte Sertralin in dieser Gruppe zu signifikant verbesserter Lebensqualität und Leistungsfähigkeit [244]. Eine mögliche Einschränkung war die bei der gesamten Studienpopulation auffällige Ansprechrate auf Placebo von 53 %, die deutlich höher lag als die sonst typischerweise in antidepressiven Studien beobachteten Raten von 25–35 %.

Das vermutlich interessanteste Ergebnis der SADHART-Untersuchungen war, dass schwere kardiale Ereignisse (Tod, Myokardinfarkt, Herzinsuffizienz, Schlaganfall und rezidivierende Angina pectoris) bei den Patienten unter Sertralin seltener vorkamen als bei denjenigen unter Placebo (14,5 % vs. 22,4 %, RR 0,77, 95 % CI 0,51–1,16), wobei diese Ergebnisse keine statistische Signifikanz erreichten [75]. In einer SADHART-Substudie ermittelten die Untersucher, dass Sertralin mit verminderten Thrombozyten- und Endothel-Aktivierungsfaktoren assoziiert war, was einen Mechanismus vermuten lässt, über den Sertralin einen Vorteil hinsichtlich Morbidität und Mortalität bergen könnte [245]. Diese Substudie ist zwar klein, aber dennoch wichtig, weil sie psychische, kardiovaskuläre und pharmakologische Daten in einer Datenbank vereint, sodass die Untersucher einen besseren Überblick über die Mechanismen bekommen, welche für die Ergebnisse der größeren Studie verantwortlich sind. Da SADHART nicht ausreichend statistische Aussagekraft besaß, um in dieser relativ kleinen Patientenpopulation einen Unterschied zwischen Morbidität und Mortalität nachzuweisen, bleibt der Einfluss der Sertralinbehandlung und der Major Depression auf den Ausgang der ischämischen Herzkrankheit unklar. Allerdings liegt der Hauptbeitrag von SADHART darin, dass die Sicherheit einer derartigen Behandlung belegt und somit die Tür für weitere Untersuchungen von Morbiditäts- und Mortalitätsendpunkten geöffnet wurde.

## Nicht pharmakologische Behandlung der Depression

Obwohl reichlich Literatur existiert, welche die Wirksamkeit nicht pharmakologischer Therapien bei der Behandlung der Depression belegt, wurde auf diesem Gebiet nur wenig Forschung speziell bei Patienten mit kardiovaskulärer Krankheit durchgeführt. Somit können wir nur extrapolieren, indem wir den Einfluss breiter angelegter psychosozialer Interventionen bei einer größeren Patientengruppe betrachten: multidisziplinäre Therapieprogramme bei Patienten mit kardiovaskulärer Krankheit, einschließlich Unterstützung durch Krankenschwestern, Ernährungsberater, Psychologen und andere.

Diese Interventionen haben jedoch unterschiedliche Ergebnisse zur Beeinflussung von Morbidität und Mortalität erbracht. So stellten Frasure-Smith und Prince fest, dass die kardiale Mortalität bei 229 Patienten mit Zustand nach Myokardinfarkt, bei denen stressreduzierende Interventionen erfolgten, um 50 % abnahm (4,5 % vs. 9 %), wobei die Häufigkeit erneuter stationärer Aufnahmen nicht beeinflusst wurde [163]. Blumenthal et al. wiesen bei 40 Patienten mit Zustand nach Myokardinfarkt in einem Stress-Management-Programm ein RR für kardiale Ereignisse von 0,26 im Vergleich zu 33 Kontrollen nach [246]. Der Montreal Heart Attack Readjustment Trial (M-HART) hingegen ermittelte bei 684 Frauen unter einer nicht pharmakologischen angstreduzierenden Intervention nach Myokardinfarkt eine höher Sterblichkeit (RR = 1,39) im Vergleich zu 692 Kontrollen, wobei die erhöhte Mortalität überwiegend auf einen plötzlichen Herztod durch Arrhythmien zurückzuführen war [243]. Eine Metaanalyse von 1996 lässt vermuten, dass zusätzliche psychosoziale Interventionen im Rahmen der Standardversorgung von KHK-Patienten mit einer allgemeinen Reduzierung der Krankheitsrezidivrate und -mortalität einhergehen. Allerdings waren viele der in der Analyse berücksichtigten Studien durch die Probengröße und die Länge des Beobachtungszeitraumes eingeschränkt [247]. Interessant ist hierbei, dass die drei größten bislang durchgeführten Studien zu psychosozialen Interventionen bei Patienten mit kardiovaskulärer Krankheit [243, 248, 249] keinen Unterschied beim psychosozialen oder kardiovaskulären Ergebnis zwischen den Interventions- und den Kontrollgruppen ermitteln konnten. Allerdings soll nicht unerwähnt bleiben, dass die überwiegende Zahl dieser Interventionen an heterogenen Patientengruppen erfolgte und nicht an Patientenpopulationen, die ausdrücklich wegen einer Depression ausgewählt wurden.

### ENRICHD

ENRICHD war die erste Studie, die sich speziell mit der nicht pharmakologischen Behandlung der Depression bei Patienten mit kardiovaskulärer Krankheit beschäftigte. Als erste Studie der Verhaltensmedizin, die vom National Heart, Lung, and Blood Institute (NHLBI) finanziert wurde, rekrutierte ENRICHD 2481 Patienten mit Myokardinfarkt sowie Depression und/oder mit niedrig empfundener sozialer Unterstützung [242]. Es wurde eine individuell zugeschnittene CBT-basierte Intervention untersucht, mit der zwei bis drei Wochen nach dem Myokardinfarkt begonnen wurde, und die in durchschnittlich elf Sitzungen über sechs Monate fortgeführt wurde. Zudem erhielten Patienten mit einem Wert von mehr als 24 auf der Hamilton Rating Scale for Depression (HRSD) oder mit einer weniger als 50%igen Abnahme der Werte des Beck-Depressionsinventars (BDI) nach fünf Wochen zusätzlich einen SSRI [242].

Die ENRICHD-Studie kam zu gemischten Ergebnissen. Der antidepressive Effekt war bei der Evaluation nach sechs Monaten bei Patienten mit dieser Intervention besser als bei der Kontrollgruppe, mit einem mittleren BDI-Wert in der Interventionsgruppe von 9,1 und in der Kontrollgruppe von 12,2 (P < 0,001), wobei diese Effekte bei der Evaluation nach 30 Monaten nicht mehr nachweisbar waren. Es gab keinen Unterschied im ereignisfreien Überleben zwischen den beiden Gruppen (75,9 % vs. 75,8 %, P = ns) [242]. In einer Follow-up-Analyse zeigten die Untersucher bei dem Versuch, diese Ergebnisse zu erklären, dass die Depression ein unabhängiger Risikofaktor für den Tod nach Myokardinfarkt war (HR 2,4, 95 % CI 1,2–4,7) [250], obwohl die erfolgreiche Behandlung der Depression dieses Risiko nicht reduzieren konnte. Ein möglicher, bei dieser Studie verwirrender Faktor war die gleichzeitige Einnahme eines Antidepressivums, die bis zum Ende des Beobachtungszeitraums in der Kontrollgruppe eine Prävalenz von 20,6 % und in der Interventionsgruppe eine Prävalenz von 28 % erreichte. Interessanterweise reduzierte die Einnahme des Antidepressivums das Risiko für Tod und nicht tödliche Myokardinfarkte signifikant (adjustierte HR, 0,57; 95 % CI, 0,38–0,85) [242].

## Methodische Komplexität von Studien zu Depression und kardiovaskulärer Krankheit

*Bei herzkranken Patienten ist eine Behandlung der Depression von besonderer Bedeutung. Die erfolgreiche Behandlung der Depression kann die Lebensqualität von Patienten, die an dieser einschränkenden und oft chronischen Krankheit leiden, signifikant verbessern [244, 251, 252].*

Die SADHART-Studie zeigte, dass die Einnahme von Sertralin bei Patienten mit ischämischer Herzkrankheit sicher ist und zur Remission der schweren oder rezidivierenden Depression führt. Die ENRICHD-Studie belegte, dass auch nicht pharmakologische Behandlungsverfahren die depressiven Symptome von Patienten mit Zustand nach Myokardinfarkt positiv beeinflussen können. Allerdings konnte bislang noch kein überzeugender Zusammenhang zwischen der Behandlung der Depression und der nachfolgenden Besserung von Morbidität und Mortalität hergestellt werden. Warum ist das so?

Zunächst sollte bedacht werden, dass die Depression ein komplexer Zustand ist, deren Definition und Messung per se schon schwierig sind. Nicht alle depressiven Patienten sind gleich. Viele gehen spontan in Remission, viele andere entwickeln eine lebenslang bestehende, chronische Depression. Bei vielen Patienten mit kardiovaskulärer Krankheit tritt eine leichte Depression auf, die sich nur schwer von einer normalen Traurigkeit unterscheiden lässt, während bei vielen anderen eine mäßige bis schwere Depression auftritt. Wie bereits erwähnt ist die Diagnose der Depression im Rahmen einer kardiovaskulären Krankheit und anderer organischer Krankheiten ebenfalls schwierig.

Zudem ist die Durchführung von Studien zur Untersuchung antidepressiver Therapien kompliziert. Aufgrund der hohen Standardabweichung bei den psychosozialen Parametern muss die Probengröße bei Studien zur Depression oft unverhältnismäßig groß sein, damit eine ausreichende Aussagekraft zum Nachweis von Zusammenhängen zwischen Veränderungen der psychosozialen Parameter und der Endergebnisse besteht. Trotz der hohen Prävalenz von Depression und kardiovaskulärer Krankheit kann die Suche nach geeigneten Patienten schwierig sein. So wurden für die SADHART-Studie insgesamt 11.456 Patienten erfasst, um dann eine endgültige Studienpopulation von 269 zu erhalten, ein unglaublicher zeitlicher Aufwand für eine Studie mit einem relativ einfachen Design [75]. Die ENRICHD-Untersucher mussten zudem die Komplexität einer behavioralen Intervention berücksichtigen und versuchen, die Behandlung in acht klinischen Zentren zu standardisieren [242]. Beide Studiengruppen koordinierten Untersucher in mindestens zwei klinischen Abteilungen (Psychiatrie und Kardiologie), was in den heutigen großen Universitätskliniken oft eine Herausforderung ist. Oft tauchen noch ethische Fragen auf. Gelegentlich wird die Anwendung eines Placeboarmes bei Studien zur Depression angezweifelt, da eine bekanntermaßen wirksame Behandlung verfügbar ist, andererseits wird argumentiert, dass placebokontrollierte Studien für eine zuverlässige wissenschaftliche Methodik unabdingbar sind und so durchgeführt werden können, dass die Sicherheit des Patienten an oberster Stelle steht. Auch ein Crossover ist ein wichtiger einschränkender Faktor. So beginnen Patienten der Placebogruppe nach Rücksprache mit ihrem Hausarzt möglicherweise eine antidepressive Behandlung oder fordern von ihrem Studienarzt entsprechende Medikamente ein. Wird diese Möglichkeit bei den Berechnungen der Aussagekraft vor Studienbeginn nicht ausreichend berücksichtigt, kann die erforderliche Probengröße, die für den Nachweis einer bestimmten Korrelation erforderlich ist, erheblich zu niedrig eingeschätzt werden.

Auch die Interpretation selbst der am besten geplanten Studien zu Depression und kardiovaskulärer Krankheit kann schwierig sein. Wegen der hohen Ansprechraten auf Placebo in den meisten Studien zur Wirksamkeit antidepressiver Therapien ist es of schwierig, die genauen Auswirkungen einer bestimmten Intervention auf die depressiven Symptome zu erkennen. Die Quantifizierung von Dosis-Wirkungs-Beziehungen ist in der Verhaltensforschung nicht ohne weiteres möglich. So muss bei der kognitiv-behavioralen Therapie die Einzeltherapie mit Häufigkeit und Dauer der Sitzungen auf eine andere Art und Weise als die Gruppentherapie in die Berechnung einfließen, um die für ein bestimmtes Ergebnis erforderliche „Dosis" zu ermitteln.

Durch das Hinzufügen von Ergebnisvariablen wie Morbidität und Mortalität wird die Studienmethodik weiter verkompliziert, insbesondere wenn der Zusammenhang zwischen Depression und kardiovaskulärem Ergebnis betrachtet werden soll. Selbst bei einer Besserung der depressiven Symptome müssen sich nachfolgend nicht zwangsweise auch Morbidität und Mortalität verbessern. Sofern die untersuchte Behandlung nicht gezielt gegen die zugrunde liegende Pathophysiologie gerichtet ist, welche die erhöhte Morbidität und Mortalität im Rahmen der Depression bei Patienten mit kardiovaskulärer Krankheit erklärt, wird eine Besserung der Depression nicht mit diesen Ergebnisvariablen korrelieren. Wäre beispielsweise eine Hyperkoagulabilität der für die Prädisposition depressiver Patienten für eine kardiovaskuläre Krankheit verantwortliche Mechanismus, würde eine kognitiv-behaviorale Therapie wohl kaum die Bildung von Blutgerinnseln verhindern können. Andererseits können sich Acetylsalicylsäure und Clopidogrel bei depressiven Patienten mit kardiovaskulärer Krankheit als ebenso nützlich erweisen wie bei nicht depressiven Patienten mit kardiovaskulärer Krankheit.

*Da der Zusammenhang zwischen Depression und kardiovaskulärer Krankheit auf pathophysiologischer Ebene bislang noch nicht vollständig geklärt ist, lässt sich nicht vorhersagen, welche bei der Depression effektiven Behandlungsansätze Ergebnisvariablen wie Morbidität und Mortalität beeinflussen können.*

In Kombination mit der komplexen und variablen kardiovaskulären Pathophysiologie bei vielen Patienten mit KVK überrascht es kaum, dass es extrem schwer sein kann, eine Korrelation der Veränderungen der Depression mit Veränderungen des kardiovaskulären Ergebnisses nachzuweisen.

## Schlussfolgerungen

*Die Depression ist bei Patienten mit kardiovaskulärer Krankheit häufig, trägt vermutlich zur Entwicklung einer kardiovaskulären Krankheit bei prädisponierten Patienten bei und ist ein unabhängiger Prädiktor für ein schlechtes Ergebnis, einschließlich erneuter Krankenhausaufenthalte und Mortalität. Dieser Effekt entsteht möglicherweise durch pathophysiologische Vorgänge, die der kardiovaskulären Krankheit und der Depression gemeinsam sind, wie neurohormonale Aktivierung, Herzrhythmusstörungen, Entzündungsreaktion und Hyperkoagulabilität. Der Einfluss der Depression auf die Noncompliance mit medizinischen Verordnungen, die Korrelation zwischen Depression und fehlender sozialer Unterstützung sowie der starke Einfluss von Stress auf die psychische und physische Gesundheit spielen vermutlich ebenfalls eine Rolle. Jeder dieser Bereiche bildet einen potenziellen therapeutischen Angriffspunkt zur Verbesserung des Ergebnisses der kardiovaskulären Krankheit. Der Einfluss der behavioralen und pharmakologischen Behandlung der Depression bei Patienten mit kardiovaskulärer Krankheit bleibt trotzdem unzureichend untersucht. Zum Verständnis der Zusammenhänge zwischen Depression und kardiovaskulärer Krankheit sind groß angelegte Untersuchungen erforderlich, die gleichzeitig physiologische und Ergebnisvariablen erfassen. Es ist erforderlich, dass der Arzt für die Möglichkeit einer Depression bei kardiovaskulärer Krankheit sensibilisiert ist, da die Beeinflussung dieses wichtigen prognostischen Faktors bei Patienten mit kardiovaskulärer Krankheit und gleichzeitiger Depression die Lebensqualität bessern, die stationären Aufenthalte verringern und die Mortalität senken kann.*

# Literatur

1. National Institute of Mental Health. The Numbers Count: Mental Disorders in America. NIH Publication 01-4584. Bethesda, MD: National Institutes of Health, 2001.

2. American Psychiatric Association. Let's Talk Facts About Depression. Washington, DC: American Psychiatric Association, 1998.

3. Murray CJL, Lopez AD (eds.), The Global Burden of Disease and Injury Series, Volume 1: A Comprehensive Assessment of Mortality and Disability from Diseases, Injuries, and Risk Factors in 1990 and Projected to 2020. Cambridge, MA: Harvard School of Public Health on behalf of the World Health Organization and the World Bank, Harvard University Press, 1996.

4. American Heart Association. Heart Disease and Stroke Statistics—2004 Update. Dallas, TX: American Heart Association, 2003.

5. Joynt KE, Whellan DJ, O'Connor CM. Depression and cardiovascular disease: Mechanisms of interaction. Biol Psychiatry 2003;54:248–261.

6. Musselman DL, Evans DL, Nemeroff CB. The relationship of depression to cardiovascular disease: Epidemiology, biology, and treatment. Arch Gen Psychiatry 1998;55:580–592.

7. Burg MM, Benedetto MC, Soufer R. Depressive symptoms and mortality two years after coronary artery bypass graft surgery (CABG) in men. Psychosom Med 2003;65:508–510.

8. Bush DE, Ziegelstein RC, Tayback M, et al. Even minimal symptoms of depression increase mortality risk after acute myocardial infarction. Am J Cardiol 2001;88:337–341.

9. Connerney I, Shapiro PA, McLaughlin JS, et al. Relation between depression after coronary artery bypass surgery and 12-month outcome: A prospective study. Lancet 2001; 358:1766–1771.

10. Frasure-Smith N, Lesperance F, Talajic M. Depression following myocardial infarction. Impact on 6-month survival. JAMA 1993;270:1819–1825.

11. Frasure-Smith N, Lesperance F, Talajic M. Depression and 18-month prognosis after myocardial infarction. Circulation 1995;91:999–1005.

12. Kaufmann MW, Fitzgibbons JP, Sussman EJ, et al. Relation between myocardial infarction, depression, hostility, and death. Am Heart J 1999; 138:549–554.

13. Lane D, Carroll D, Ring C, et al. Mortality and quality of life 12 months after myocardial infarction: Effects of depression and anxiety. Psychosom Med 2001;63:221–230.

14. Lane D, Carroll D, Ring C, et al. In-hospital symptoms of depression do not predict mortality 3 years after myocardial infarction. Int J Epidemiol 2002;31:1179–1182.

15. Lesperance F, Frasure-Smith N, Juneau M, et al. Depression and 1-year prognosis in unstable angina. Arch Intern Med 2000;160:1354–1360.

16. Lesperance F, Frasure-Smith N, Talajic M, et al. Five-year risk of cardiac mortality in relation to initial severity and one-year changes in depression symptoms after myocardial infarction. Circulation 2002;105:1049–1053.

17. Mayou RA, Gill D, Thompson DR, et al. Depression and anxiety as predictors of outcome after myocardial infarction. Psychosom Med 2000; 62:212–219.

18. Penninx BW, Beekman AT, Honig A, et al. Depression and cardiac mortality: Results from a community-based longitudinal study. Arch Gen Psychiatry 2001;58:221–227.

19. Strik JJ, Denollet J, Lousberg R, et al. Comparing symptoms of depression

and anxiety as predictors of cardiac events and increased health care consumption after myocardial infarction. J Am Coll Cardiol 2003;42: 1801–1807.

20. Anda R, Williamson D, Jones D, et al. Depressed affect, hopelessness, and the risk of ischemic heart disease in a cohort of U.S. adults. Epidemiology 1993;4:285–294.

21. Ariyo AA, Haan M, Tangen CM, et al. Depressive symptoms and risks of coronary heart disease and mortality in elderly Americans. Cardiovascular Health Study Collaborative Research Group. Circulation 2000;102:1773–1779.

22. Aromaa A, Raitasalo R, Reunanen A, et al. Depression and cardiovascular diseases. Acta Psychiatr Scand Suppl 1994;377:77–82.

23. Barefoot JC, Schroll M. Symptoms of depression, acute myocardial infarction, and total mortality in a community sample. Circulation 1996;93: 1976–1980.

24. Ferketich AK, Schwartzbaum JA, Frid DJ, et al. Depression as an antecedent to heart disease among women and men in the NHANES I study. National Health and Nutrition Examination Survey. Arch Intern Med 2000; 160:1261–1268.

25. Ford DE, Mead LA, Chang PP, et al. Depression is a risk factor for coronary artery disease in men: The precursors study. Arch Intern Med 1998; 158:1422–1426.

26. Mendes de Leon CF, Krumholz HM, Seeman TS, et al. Depression and risk of coronary heart disease in elderly men and women: New Haven EPESE, 1982–1991. Established Populations for the Epidemiologic Studies of the Elderly. Arch Intern Med 1998; 158:2341–2348.

27. Penninx BW, Guralnik JM, Mendes de Leon CF, et al. Cardiovascular events and mortality in newly and

chronically depressed persons > 70 years of age. Am J Cardiol 1998; 81:988–994.

28. Pratt LA, Ford DE, Crum RM, et al. Depression, psychotropic medication, and risk of myocardial infarction. Prospective data from the Baltimore ECA follow-up. Circulation 1996;94:3123–3129.

29. Schwartz SW, Cornoni-Huntley J, Cole SR, et al. Are sleep complaints an independent risk factor for myocardial infarction? Ann Epidemiol 1998;8:384–392.

30. Sesso HD, Kawachi I, Vokonas PS, et al. Depression and the risk of coronary heart disease in the Normative Aging Study. Am J Cardiol 1998; 82:851–856.

31. Wassertheil-Smoller S, Applegate WB, Berge K, et al. Change in depression as a precursor of cardiovascular events. SHEP Cooperative Research Group (Systoloc Hypertension in the elderly). Arch Intern Med 1996; 156:553–561.

32. Whooley MA, Browner WS. Association between depressive symptoms and mortality in older women. Study of Osteoporotic Fractures Research Group. Arch Intern Med 1998; 158: 2129–2135.

33. Arborelius L, Owens MJ, Plotsky PM, et al. The role of corticotropin-releasing factor in depression and anxiety disorders. J Endocrinol 1999;160:1–12.

34. Ehlert U, Gaab J, Heinrichs M. Psychoneuroendocrinological contributions to the etiology of depression, posttraumatic stress disorder, and stress-related bodily disorders: The role of the hypothalamus-pituitary-adrenal axis. Biol Psychol 2001;57: 141–152.

35. Plotsky PM, Owens MJ, Nemeroff CB. Psychoneuroendocrinology of depres-sion. Hypothalamic-pituitary-adrenal axis. Psychiatr Clin North Am 1998;21:293–307.

36. Yehuda R, Teicher MH, Trestman RL, et al. Cortisol regulation in posttraumatic stress disorder and major depression: A chronobiological analysis. Biol Psychiatry 1996;40:79–88.

37. Heuser I, Yassouridis A, Holsboer F. The combined dexamethasone/CRH test: A refined laboratory test for psychiatric disorders. J Psychiatr Res 1994;28:341–356.

38. Kunzel HE, Binder EB, Nickel T, et al. Pharmacological and nonpharmacological factors influencing hypothalamic-pituitary-adrenocortical axis reactivity in acutely depressed psychiatric in-patients, measured by the Dex-CRH test. Neuropsychopharmacology 2003;28:2169–2178.

39. Gold PW, Gabry KE, Yasuda MR, et al. Divergent endocrine abnormalities in melancholic and atypical depression: Clinical and pathophysiologic implications. Endocrinol Metab Clin North Am 2000;31:37–62.

40. Maas JW, Katz MM, Koslow SH, et al. Adrenomedullary function in depressed patients. J Psychiatr Res 1994;28:357–367.

41. Wong ML, Kling MA, Munson PJ, et al. Pronounced and sustained central hypernoradrenergic function in major depression with melancholic features: Relation to hypercortisolism and corticotropinreleasing hormone. Proc Natl Acad Sci USA 2000;97:325–330.

42. Veith RCM, Catecholamines, depressive disorder. Sympathetic nervous system activity in major depression: Basal and desipramine-induced alterations in plasma norepinephrine kinetics.[Article]. Arch Gen Psychiatry 1994;51:411–422.

43. Carney RM, Freedland KE, Veith RC, et al. Major depression, heart rate, and plasma norepinephrine in patients with coronary heart disease. Biol Psychiatry 1999;45:458–463.

44. Colao A, Pivonello R, Spiezia S, et al. Persistence of increased cardiovascular risk in patients with Cushing's disease after five years of successful cure. J Clin Endocrinol Metab 1999;84:2664–2672.

45. Troxler RG, Sprague EA, Albanese RA, et al. The association of elevated plasma cortisol and early atherosclerosis as demonstrated by coronary angiography. Atherosclerosis 1977;26:151–162.

46. Remme WJ. The sympathetic nervous system and ischaemic heart disease. Eur Heart J 1998;19(Suppl F):F62–F71.

47. Matthews KA, Owens JF, Kuller LH, et al. Stressinduced pulse pressure change predicts women's carotid atherosclerosis. Stroke 1998;29:1525–1530.

48. Shores MM, Pascualy M, Lewis NL, et al. Shortterm sertraline treatment suppresses sympathetic nervous system activity in healthy human subjects. Psychoneuroendocrinology 2001;26:433–439.

49. Huikuri HV, Makikallio TH. Heart rate variability in ischemic heart disease. Auton Neurosci 2001;90:95–101.

50. Curtis BM, O'Keefe JH Jr. Autonomic tone as a cardiovascular risk factor: The dangers of chronic fight or flight. Mayo Clin Proc 2002;77:45–54.

51. Gorman JM, Sloan RP. Heart rate variability in depressive and anxiety disorders. Am Heart J 2000;140:77–83.

52. Yeragani VK, Rao KA, Smitha MR, et al. Diminished chaos of heart rate time series in patients with major depression. Biol Psychiatry 2002;51:733–744.

53. Agelink MW, Boz C, Ullrich H, et al. Relationship between major depression and heart rate variability. Clinical consequences and implications for antidepressive treatment. Psychiatry Res 2002;113:139–149.

54.  Carney RM, Blumenthal JA, Stein PK, et al. Depression, heart rate variability, and acute myocardial infarction. Circulation 2001;104:2024–2028.

55.  Stein PK, Carney RM, Freedland KE, et al. Severe depression is associated with markedly reduced heart rate variability in patients with stable coronary heart disease. J Psychosom Res 2000;48:493–500.

56.  Guinjoan SM, de Guevara MS, Correa C, et al. Cardiac parasympathetic dysfunction related to depression in older adults with acute coronary syndromes. J Psychosom Res 2004;56:83–88.

57.  Watkins LL, Grossman P. Association of depressive symptoms with reduced baroreflex cardiac control in coronary artery disease. Am Heart J 1999;137:453–457.

58.  Yeragani VK, Pohl R, Jampala VC, et al. Increased QT variability in patients with panic disorder and depression. Psychiatry Res 2000;93:225–235.

59.  Nahshoni E, Aizenberg D, Strasberg B, et al. QT dispersion in the surface electrocardiogram in elderly patients with major depression. J Affect Disord 2000;60:197–200.

60.  Dunbar SB, Kimble LP, Jenkins LS, et al. Association of mood disturbance and arrhythmia events in patients after cardioverter defibrillator implan-tation. Depress Anxiety 1999;9:163–168.

61.  Carney RM, Freedland KE, Rich MW, et al. Ventricular tachycardia and psychiatric depression in patients with coronary artery disease. Am J Med 1993;95:23–28.

62.  Buxton AE, Lee KL, Hafley GE, et al. Relation of ejection fraction and inducible ventricular tachycardia to mode of death in patients with coronary artery disease: An analysis of patients enrolled in the multicenter unsustained tachycardia trial. Circulation 2002;106:2466–2472.

63.  Goldstein S, Friedman L, Hutchinson R, et al. Timing, mechanism and clinical setting of witnessed deaths in postmyocardial infarction patients. J Am Coll Cardiol 1984;3:1111–1117.

64.  Rouleau JL, Talajic M, Sussex B, et al. Myocardial infarction patients in the 1990s—their risk factors, stratification and survival in Canada: The Canadian Assessment of Myocardial Infarction (CAMI) Study. J Am Coll Cardiol 1996;27:1119–1127.

65.  Bayes dL, Coumel P, Leclercq JF. Ambulatory sudden cardiac death: Mechanisms of production of fatal arrhythmia on the basis of data from 157 cases. Am Heart J 1989;117:151–159.

66.  Pires LA, Lehmann MH, Steinman RT, et al. Sudden death in implantable cardioverterdefibrillator recipients: Clinical context, arrhythmic events and device responses. J Am Coll Cardiol 1999;33:24–32.

67.  Kleiger RE, Miller JP, Bigger JT Jr, et al. Decreased heart rate variability and its association with increased mortality after acute myocardial infarction. Am J Cardiol 1987;59:256–262.

68.  La Rovere MT, Bigger JT Jr, Marcus FI, et al. Baroreflex sensitivity and heart-rate variability in prediction of total cardiac mortality after myocardial infarction. ATRAMI (Autonomic Tone and Reflexes After Myocardial Infarction) Investigators. Lancet 1998;351:478–484.

69.  de Bruyne MC, Hoes AW, Kors JA, et al. QTc dispersion predicts cardiac mortality in the elderly: The Rotterdam Study. Circulation 1998;97:467–472.

70.  Dabrowski A, Kramarz E, Piotrowicz R, et al. Predictive power of increased QT dispersion in ventricular extrasystoles and in sinus beats for risk strati-

fication after myocardial infarction. Circulation 2000;101:1693–1697.

71. Zabel M, Klingenheben T, Franz MR, et al. Assessment of QT dispersion for prediction of mortality or arrhythmic events after myocardial infarction: Results of a prospective, long-term follow-up study. Circulation 1998;97:2543–2550.

72. Glassman AH, Bigger JT Jr. Cardiovascular effects of therapeutic doses of tricyclic antidepressants. A review. Arch Gen Psychiatry 1981;38:815–820.

73. Tulen JHM. Cardiovascular variability in major depressive disorder and effects of imipramine or mirtazapine (Org 3770). J Clin Psychopharmacol 1996;16:135–145.

74. Roose SP, Laghrissi-Thode F, Kennedy JS, et al. Comparison of paroxetine and nortriptyline in depressed patients with ischemic heart disease. JAMA 1998;279:287–291.

75. Glassman AH, O'Connor CM, Califf RM, et al. Sertraline treatment of major depression in patients with acute MI or unstable angina. Sertraline Antidepressant Heart Attack Randomized Trial. JAMA 2002;288:701–709.

76. McFarlane AM. Effect of sertraline on the recovery rate of cardiac autonomic function in depressed patients after acute myocardial infarction. Am Heart J 2001;142:617–623.

77. Agelink MW, Majewski T, Wurthmann C, et al. Autonomic neurocardiac function in patients with major depression and effects of antidepressive treatment with nefazodone. J Affect Disord 2001;62:187–198.

78. Khaykin Y, Dorian P, Baker B, et al. Autonomic correlates of antidepressant treatment using heartrate variability analysis. Can J Psychiatry 1998; 43:183–186.

79. Carney RM, Freedland KE, Stein PK, et al. Change in heart rate and heart rate variability during treatment for depression in patients with coronary heart disease. Psychosom Med 2000; 62:639–647.

80. Sluzewska A, Rybakowski J, Bosmans E, et al. Indicators of immune activation in major depression. Psychiatry Res 1996;64:161–167.

81. Anisman H, Merali Z. Cytokines, stress, and depressive illness. Brain Behav Immun 2002;16:513–524.

82. Maes M, Bosmans E, Meltzer HY, et al. Interleukin-1 beta: A putative mediator of HPA axis hyperactivity in major depression? Am J Psychiatry 1993;150:1189–1193.

83. Kop WJ, Gottdiener JS, Tangen CM, et al. Inflammation and coagulation factors in persons > 65 years of age with symptoms of depression but without evidence of myocardial ischemia. Am J Cardiol 2002;89:419–424.

84. Appels A, Bar FW, Bar J, et al. Inflammation, depressive symptomtology, and coronary artery disease. Psychosom Med 2000;62:601–605.

85. Papanicolaou DA, Wilder RL, Manolagas SC, et al. The pathophysiologic roles of interleukin-6 in human disease. Ann Intern Med 1998;128:127–137.

86. Leonard BE. The immune system, depression and the action of antidepressants. Prog Neuropsychopharmacol Biol Psychiatry 2001;25:767–780.

87. Maes M, Meltzer HY, Bosmans E, et al. Increased plasma concentrations of interleukin-6, soluble interleukin-6, soluble interleukin-2 and transferrin receptor in major depression. J Affect Disord 1995;34:301–309.

88. Miller GE, Stetler CA, Carney RM, et al. Clinical depression and inflammatory risk markers for coronary heart disease. Am J Cardiol 2002;90:1279–1283.

89. Suarez EC, Krishnan RR, Lewis JG. The relation of severity of depressive

symptoms to monocyte-associated proinflammatory cytokines and chemokines in apparently healthy men. Psychosom Med 2003;65:362–368.

90. Musselman DL, Miller AH, Porter MR, et al. Higher than normal plasma interleukin-6 concentrations in cancer patients with depression: Preliminary findings. Am J Psychiatry 2001;158:1252–1257.

91. Owen BM, Eccleston D, Ferrier IN, et al. Raised levels of plasma interleukin-1beta in major and postviral depression. Acta Psychiatr Scand 2001;103:226–228.

92. Mikova O, Yakimova R, Bosmans E, et al. Increased serum tumor necrosis factor alpha concentrations in major depression and multiple sclerosis. Eur Neuropsychopharmacol 2001; 11:203–208.

93. Seidel A, Arolt V, Hunstiger M, et al. Cytokine production and serum proteins in depression. Scand J Immunol 1995;41:534–538.

94. Capuron L, Gumnick JF, Musselman DL, et al. Neurobehavioral effects of interferon-alpha in cancer patients: Phenomenology and paroxetine responsiveness of symptom dimensions. Neuropsychopharmacology 2002;26:643–652.

95. Manolio TA, Kronmal RA, Burke GL, et al. Magnetic resonance abnormalities and cardiovascular disease in older adults. The Cardiovascular Health Study. Stroke 1994;25:318–327.

96. Taylor WD, Steffens DC, MacFall JR, et al. White matter hyperintensity progression and late-life depression outcomes. Arch Gen Psychiatry 2003;60:1090–1096.

97. Thomas AJ, Ferrier IN, Kalaria RN, et al. Elevation in late-life depression of intercellular adhesion molecule-1 expression in the dorsolateral prefrontal cortex. Am J Psychiatry 2000; 157:1682–1684.

98. Taylor WD, MacFall JR, Steffens DC, et al. Localization of age-associated white matter hyperintensities in late-life depression. Prog Neuropsychopharmacol Biol Psychiatry 2003;27: 539–544.

99. Koenig W. Inflammation and coronary heart disease: An overview. Cardiol Rev 2001;9:31–35.

100. Mulvihill NT, Foley JB. Inflammation in acute coronary syndromes. Heart 2002;87:201–204.

101. Robbins M, Topol EJ. Inflammation in acute coronary syndromes. Cleve Clin J Med 2002;69(Suppl 2):SII130–SII142.

102. Thompson SG, Kienast J, Pyke SD, et al. Hemostatic factors and the risk of myocardial infarction or sudden death in patients with angina pectoris. European Concerted Action on Thrombosis and Disabilities Angina Pectoris Study Group. N Engl J Med 1995;332:635–641.

103. Maes M, Delange J, Ranjan R, et al. Acute phase proteins in schizophrenia, mania and major depression: Modulation by psychotropic drugs. Psychiatry Res 1997;66:1–11.

104. Lanquillon S, Krieg JC, Bening-Abu-Shach U, et al. Cytokine production and treatment response in major depressive disorder. Neuropsychopharmacology 2000;22:370–379.

105. Liuzzo G, Biasucci LM, Gallimore JR, et al. The prognostic value of C-reactive protein and serum amyloid a protein in severe unstable angina.[comment]. N Engl J Med 1994;331:417–424.

106. Ridker PM, Cushman M, Stampfer MJ, et al. Inflammation, aspirin, and the risk of cardiovascular disease in apparently healthy men. N Engl J Med 1997;336:973–979.

107. Markovitz JH, Matthews KA. Platelets and coronary heart disease: Potential psychophysiologic mechanisms. Psychosom Med 1991;53:643–668.

108. Nair GV, Gurbel PA, O'Connor CM, et al. Depression, coronary events, platelet inhibition, and serotonin reuptake inhibitors. Am J Cardiol 1999;84:321–323.

109. Nemeroff CB, Musselman DL. Are platelets the link between depression and ischemic heart disease? Am Heart J 2000;140:S57–S62.

110. Kuijpers PM, Hamulyak K, Strik JJ, et al. Betathromboglobulin and platelet factor 4 levels in post-myocardial infarction patients with major depression. Psychiatry Res 2002; 109:207–210.

111. Laghrissi-Thode F, Wagner WR, Pollock BG, et al. Elevated platelet factor 4 and beta-thromboglobulin plasma levels in depressed patients with ischemic heart disease. Biol Psychiatry 1997;42:290–295.

112. Musselman DL, Tomer A, Manatunga AK, et al. Exaggerated platelet reactivity in major depression. Am J Psychiatry 1996;153:1313–1317.

113. Musselman DL, Marzec U, Davidoff M, et al. Platelet activation and secretion in patients with major depression, thoracic aortic atherosclerosis, or renal dialysis treatment. Depress Anxiety 2002;15:91–101.

114. Lederbogen F, Gilles M, Maras A, et al. Increased platelet aggregability in major depression? Psychiatry Res 2001;102:255–261.

115. Maes M, Van der Planken M, Van Gastel A, et al. Blood coagulation and platelet aggregation in major depression. J Affect Disord 1996;40:35–40.

116. Hrdina PD, Bakish D, Chudzik J, et al. Serotonergic markers in platelets of patients with major depression: Upregulation of 5-HT2 receptors. J Psychiatry Neurosci 1995;20:11–19.

117. Neuger J, El Khoury A, Kjellman BF, et al. Platelet serotonin functions in untreated major depression. Psychiatry Res 1999;85:189–198.

118. Sheline YI, Bardgett ME, Jackson JL, et al. Platelet serotonin markers and depressive symptomatology. Biol Psychiatry 1995;37:442–447.

119. Leonard BE. Evidence for a biochemical lesion in depression. J Clin Psychiatry 2000;61(Suppl 6):12–17.

120. Mendelson SD. The current status of the platelet 5-HT(2A) receptor in depression. J Affect Disord 2000; 57:13–24.

121. Shimbo D, Child J, Davidson K, et al. Exaggerated serotonin-mediated platelet reactivity as a possible link in depression and acute coronary syndromes. Am J Cardiol 2002;89:331–333.

122. Whyte EM, Pollock BG, Wagner WR, et al. Influence of serotonin-transporter-linked promoter region polymorphism on platelet activation in geriatric depression. Am J Psychiatry 2001;158:2074–2076.

123. Serebruany VL, Gurbel PA, O'Connor CM. Platelet inhibition by sertraline and N-desmethylsertraline: A possible missing link between depression, coronary events, and mortality benefits of selective serotonin reuptake inhibitors. Pharmacol Res 2001;43:453–462.

124. Serebruany VL, O'Connor CM, Gurbel PA. Effect of selective serotonin reuptake inhibitors on platelets in patients with coronary artery disease. Am J Cardiol 2001;87:1398–1400.

125. Pollock BG, Laghrissi-Thode F, Wagner WR. Evaluation of platelet activation in depressed patients with ischemic heart disease after paroxetine or nortriptyline treatment. J Clin Psychopharmacol 2000;20:137–140.

126. Musselman DL, Marzec UM, Manatunga A, et al. Platelet reactivity in depressed patients treated with paroxetine: Preliminary findings. Arch Gen Psychiatry 2000;57:875–882.

127. Serebruany VL, Glassman AH, Malinin AI, et al. Platelet/endothelial

function in depressed patients treated with a selective serotonin reuptake inhibitor after acute coronary events: The Sertaline AntiDepressant Heart Attack Randomized Trial (SADHART) platelet substudy. Circulation 2003;108(8):939–944.

128. von Kanel R, Mills PJ, Fainman C, et al. Effects of psychological stress and psychiatric disorders on blood coagulation and fibrinolysis: A biobehavioral pathway to coronary artery disease? Psychosom Med 2001;63: 531–544.

129. Folsom AR, Qamhieh HT, Flack JM, et al. Plasma fibrinogen: Levels and correlates in young adults. The Coronary Artery Risk Development in Young Adults (CARDIA) Study. Am J Epidemiol 1993;138:1023–1036.

130. Thaulow E, Erikssen J, Sandvik L, et al. Blood platelet count and function are related to total and cardiovascular death in apparently healthy men. Circulation 1991;84:613–617.

131. Heeschen C, Dimmeler S, Hamm CW, et al. Soluble CD40 ligand in acute coronary syndromes. N Engl J Med 2003;348:1104–1111.

132. Antithrombotic Trialists' Collaboration: Collaborative meta-analysis of randomised trials of antiplatelet therapy for prevention of death, myocardial infarction, and stroke in high risk patients. Br Med J 2002;324:71–86.

133. Fuster V, Badimon L, Badimon JJ, et al. The pathogenesis of coronary artery disease and the acute coronary syndromes (1). N Engl J Med 1992; 326:242–250.

134. Davies MJ. The contribution of thrombosis to the clinical expression of coronary atherosclerosis. Thromb Res 1996;82:1–32.

135. Braunwald E, Antman EM, Beasley JW. et al. ACC/AHA 2002 guideline update for the management of patients with unstable angina and non-ST-segment elevation myocardial infarction: A report of the American College of Cardiology/American Heart Association Task Force on Practice Guidelines (Committee on the Management of Patients With Unstable Angina). Am Coll Cardiol 2003;2:27.

136. Gibbons RJ, Abrams J, Chatterjee K, et al. ACC/AHA 2002 guideline update for the management of patients with chronic stable angina—summary article: A report of the American College of Cardiology/ American Heart Association Task Force on Practice Guidelines (Committee on the Management of Patients With Chronic Stable Angina). Circulation 2003;107:149–158.

137. DiMatteo MR, Lepper HS, Croghan TW. Depression is a risk factor for noncompliance with medical treatment: Meta-analysis of the effects of anxiety and depression on patient adherence. Arch Intern Med 2000; 160:2101–2107.

138. Wang PS, Bohn RL, Knight E, et al. Noncompliance with antihypertensive medications: The impact of depressive symptoms and psychosocial factors. J Gen Intern Med 2002;17:504–511.

139. Blumenthal JA, Williams RS, Wallace AG, et al. Physiological and psychological variables predict compliance to prescribed exercise therapy in patients recovering from myocardial infarction. Psychosom Med 1982; 44:519–527.

140. Glazer KM, Emery CF, Frid DJ, et al. Psychological predictors of adherence and outcomes among patients in cardiac rehabilitation. J Cardiopulm Rehabil 2002;22:40–46.

141. Evangelista LS, Berg J, Dracup K. Relationship between psychosocial variables and compliance in patients with heart failure. Heart Lung 2001; 30:294–301.

142. Yusuf S. Two decades of progress in preventing vascular disease. Lancet 2002;360:2–3.

143. Butler J, Arbogast PG, BeLue R, et al. Outpatient adherence to beta-blocker therapy after acute myocardial infarction. J Am Coll Cardiol 2002; 40:1589–1595.

144. Jackevicius CA, Mamdani M, Tu JV. Adherence with statin therapy in elderly patients with and without acute coronary syndromes. JAMA 2002;288:462–467.

145. Influence of adherence to treatment and response of cholesterol on mortality in the coronary drug project. N Engl J Med 1980;303:1038–1041.

146. Horwitz RI, Viscoli CM, Berkman L, et al. Treatment adherence and risk of death after a myocardial infarction. Lancet 1990;336:542–545.

147. McDermott MM, Schmitt B, Wallner E. Impact of medication nonadherence on coronary heart disease outcomes. A critical review. Arch Intern Med 1997;157:1921–1929.

148. Lustman PJ, Griffith LS, Clouse RE, et al. Effects of nortriptyline on depression and glycemic control in diabetes: Results of a double-blind, placebocontrolled trial. Psychosom Med 1997;59:241–250.

149. Lustman PJ, Griffith LS, Freedland KE, et al. Cognitive behavior therapy for depression in type 2 diabetes mellitus. A randomized, controlled trial. Ann Intern Med 1998;129:613–621.

150. Rich MW, Gray DB, Beckham V, et al. Effect of a multidisciplinary intervention on medication compliance in elderly patients with congestive heart failure. Am J Med 1996;101: 270–276.

151. Penninx BW, van Tilburg T, Boeke AJ, et al. Effects of social support and personal coping resources on depressive symptoms: Different for various chronic diseases? Health Psychol 1998;17:551–558.

152. Wade TD, Kendler KS. The relationship between social support and major depression: Crosssectional, longitudinal, and genetic perspectives. J Nerv Ment Dis 2000;188:251–258.

153. Bosworth HB, Hays JC, George LK, et al. Psychosocial and clinical predictors of unipolar depression outcome in older adults. Int J Geriatr Psychiatry 2002;17:238–246.

154. Hays JC, Steffens DC, Flint EP, et al. Does social support buffer functional decline in elderly patients with unipolar depression? Am J Psychiatry 2001;158:1850–1855.

155. Colantonio A, Kasl SV, Ostfeld AM, et al. Psychosocial predictors of stroke outcomes in an elderly population. J Gerontol 1993;48:S261–S268.

156. Kwakkel G, Wagenaar RC, Kollen BJ, et al. Predicting disability in stroke: A critical review of the literature. Age Ageing 1996;25:479–489.

157. Berkman LF, Leo-Summers L, Horwitz RI. Emotional support and survival after myocardial infarction. A prospective, population-based study of the elderly. Ann Intern Med 1992; 117:1003–1009.

158. Gorkin L, Schron EB, Brooks MM, et al. Psychosocial predictors of mortality in the Cardiac Arrhythmia Suppression Trial-1 (CAST-1). Am J Cardiol 1993;71:263–267.

159. Williams RB, Barefoot JC, Califf RM, et al. Prognostic importance of social and economic resources among medically treated patients with angiographically documented coronary artery disease. JAMA 1992;267:520–524.

160. Case RB, Moss AJ, Case N, et al. Living alone after myocardial infarction. Impact on prognosis. JAMA 1992; 267:515–519.

161. Kawachi I, Colditz GA, Ascherio A, et al. A prospective study of social networks in relation to total mortality

and cardiovascular disease in men in the USA. J Epidemiol Community Health 1996;50:245–251.

162. Krumholz HM, Amatruda J, Smith GL, et al. Randomized trial of an education and support intervention to prevent readmission of patients with heart failure. J Am Coll Cardiol 2002; 39:83–89.

163. Frasure-Smith N, Prince R. Long-term followup of the Ischemic Heart Disease Life Stress Monitoring Program. Psychosom Med 1989;51:485–513.

164. Black PH, Garbutt LD. Stress, inflammation and cardiovascular disease. J Psychosom Res 2002;52:1–23.

165. Brown GW, Harris TO. Social Origins of Depression: A Study of Psychiatric Disorder in Women. New York: Free Press. 1978.

166. Harris T. Recent developments in understanding the psychosocial aspects of depression. Br Med Bull 2001;57:17–32.

167. Kessler RC. The effects of stressful life events on depression. Annu Rev Psychol 1997;48:191–214.

168. Lora A, Fava E. Provoking agents, vulnerability factors and depression in an Italian setting: A replication of Brown and Harris's model. J Affect Disord 1992;24:227–235.

169. Monroe SM, Bellack AS, Hersen M, et al. Life events, symptom course, and treatment outcome in unipolar depressed women. J Consult Clin Psychol 1983;51:604–615.

170. Monroe SM, Harkness K, Simons AD, et al. Life stress and the symptoms of major depression. J Nerv Ment Dis 2001;189:168–175.

171. Ravindran AV, Griffiths J, Waddell C, et al. Stressful life events and coping styles in relation to dysthymia and major depressive disorder: Variations associated with alleviation of symptoms following pharmacotherapy.

Prog Neuropsychopharmacol Biol Psychiatry 1995;19:637–653.

172. Kendler KS, Kessler RC, Neale MC, et al. The prediction of major depression in women: Toward an integrated etiologic model. Am J Psychiatry 1993;150:1139–1148.

173. Chevalier A, Bonenfant S, Picot MC, et al. Occupational factors of anxiety and depressive disorders in the French National Electricity and Gas Company. The Anxiety-Depression Group. J Occup Environ Med 1996; 38:1098–1107.

174. Paterniti S, Niedhammer I, Lang T, et al. Psychosocial factors at work, personality traits and depressive symptoms. Longitudinal results from the GAZEL Study. Br J Psychiatry 2002; 181:111–117.

175. Bosworth HB, Steffens DC, Kuchibhatla M, et al. The relationship of social support, social networks and negative events with depression in patients with coronary artery disease. Aging Ment Health 2000;4:253–258.

176. Iso H, Date C, Yamamoto A, et al. Perceived mental stress and mortality from cardiovascular disease among Japanese men and women: The Japan Collaborative Cohort Study for Evaluation of Cancer Risk Sponsored by Monbusho (JACC Study). Circulation 2002;106:1229–1236.

177. Tennant CC, Palmer KJ, Langeluddecke PM, et al. Life event stress and myocardial reinfarction: A prospective study. Eur Heart J 1994;15:472–478.

178. Jenkinson CM, Madeley RJ, Mitchell JR, et al. The influence of psychosocial factors on survival after myocardial infarction. Public Health 1993; 107:305–317.

179. Welin C, Lappas G, Wilhelmsen L. Independent importance of psychosocial factors for prognosis after myocardial infarction. J Intern Med 2000; 247:629–639.

180. Bairey Merz CN, Dwyer J, Nordstrom CK, et al. Psychosocial stress and cardiovascular disease: Pathophysiological links. Behav Med 2002;27:141–147.
181. Chrousos GP, Gold PW. The concepts of stress and stress system disorders. Overview of physical and behavioral homeostasis. JAMA 1992;267:1244–1252.
182. Esch T, Stefano GB, Fricchione GL, et al. Stress in cardiovascular diseases. Med Sci Monit 2002;8:RA93–RA101.
183. Yeung AC, Vekshtein VI, Krantz DS, et al. The effect of atherosclerosis on the vasomotor response of coronary arteries to mental stress. N Engl J Med 1991;325:1551–1556.
184. Blumenthal JA, Jiang W, Waugh RA, et al. Mental stress-induced ischemia in the laboratory and ambulatory ischemia during daily life. Association and hemodynamic features. Circulation 1995;92:2102–2108.
185. Jiang W, Babyak M, Krantz DS, et al. Mental stress-induced myocardial ischemia and cardiac events. JAMA 1996;275:1651–1656.
186. Sheps DS, McMahon RP, Becker L, et al. Mental stress-induced ischemia and all-cause mortality in patients with coronary artery disease: Results from the Psychophysiological Investigations of Myocardial Ischemia study. Circulation 2002;105:1780–1784.
187. McEwen BS. The neurobiology of stress: From serendipity to clinical relevance. Brain Res 2000;886:172–189.
188. Song C, Kenis G, Van Gastel A, et al. Influence of psychological stress on immune-inflammatory variables in normal humans. Part II. Altered serum concentrations of natural anti-inflammatory agents and soluble membrane antigens of monocytes and T lymphocytes. Psychiatry Res 1999;85:293–303.
189. Uchakin PN, Tobin B, Cubbage M, et al. Immune responsiveness following academic stress in first-year medical students. J Interferon Cytokine Res 2001;21:687–694.
190. Andrews TC, Parker JD, Jacobs S, et al. Effects of therapy with nifedipine GITS or atenolol on mental stress-induced ischemic left ventricular dysfunction. J Am Coll Cardiol 1998;32:1680–1686.
191. Blumenthal JA, Babyak M, Wei J, et al. Usefulness of psychosocial treatment of mental stressinduced myocardial ischemia in men. Am J Cardiol 2002;89:164–168.
192. Fuster V, Gotto AM, Libby P, et al. 27th Bethesda Conference: Matching the intensity of risk factor management with the hazard for coronary disease events. Task Force 1. Pathogenesis of coronary disease: The biologic role of risk factors. [Review] [82 refs]. J Am Coll Cardiol 1996;27:964–976.
193. Wilson PW, D'Agostino RB, Levy D, et al. Prediction of coronary heart disease using risk factor categories. Circulation 1998;97:1837–1847.
194. Severus WE, Littman AB, Stoll AL. Omega-3 fatty acids, homocysteine, and the increased risk of cardiovascular mortality in major depressive disorder. Harv Rev Psychiatry 2001; 9:280–293.
195. Multiple Risk Factor Intervention Trial Research Group: Relationship between baseline risk factors and coronary heart disease and total mortality in the Multiple Risk Factor Intervention Trial. Prev Med 1986; 15:254–273.
196. Quattrocki E, Baird A, Yurgelun-Todd D. Biological aspects of the link between smoking and depression. Harv Rev Psychiatry 2000;8:99–110.
197. Breslau N, Peterson EL, Schultz LR, et al. Major depression and stages of smoking. A longitudinal investigation. Arch Gen Psychiatry 1998;55: 161–166.

198. Anda RF, Williamson DF, Escobedo LG, et al. Depression and the dynamics of smoking. A national perspective. JAMA 1990;264:1541–1545.

199. Hall SM, Munoz RF, Reus VI, et al. Nicotine, negative affect, and depression. J Consult Clin Psychol 1993;61:761–767.

200. Shinn EH, Poston WS, Kimball KT, et al. Blood pressure and symptoms of depression and anxiety: A prospective study. Am J Hypertens 2001;14:660–664.

201. Jonas BS, Lando JF. Negative affect as a prospective risk factor for hypertension. Psychosom Med 2000;62:188–196.

202. Davidson K, Jonas BS, Dixon KE, et al. Do depression symptoms predict early hypertension incidence in young adults in the CARDIA study? Coronary Artery Risk Development in Young Adults. Arch Intern Med 2000;160:1495–1500.

203. Garcia MJ, McNamara PM, Gordon T, et al. Morbidity and mortality in diabetics in the Framingham population. Sixteen year follow-up study. Diabetes 1974;23:105–111.

204. Anderson RJ, Freedland KE, Clouse RE, et al. The prevalence of comorbid depression in adults with diabetes: A meta-analysis. Diabetes Care 2001;24:1069–1078.

205. Eaton WW, Armenian H, Gallo J, et al. Depression and risk for onset of type II diabetes. A prospective population-based study. Diabetes Care 1996;19:1097–1102.

206. Lustman PJ, Anderson RJ, Freedland KE, et al. Depression and poor glycemic control: A metaanalytic review of the literature. Diabetes Care 2000;23:934–942.

207. de Groot M, Anderson R, Freedland KE. Association of depression and diabetes complications: A meta-analysis. Psychosom Med 2001;63:619–630.

208. Anderson KM, Castelli WP, Levy D. Cholesterol and mortality. 30 years of follow-up from the Framingham study. JAMA 1987;257:2176–2180.

209. Horsten M, Wamala SP, Vingerhoets A, et al. Depressive symptoms, social support, and lipid profile in healthy middle-aged women. Psychosom Med 1997;59:521–528.

210. Olusi SO, Fido AA. Serum lipid concentrations in patients with major depressive disorder. Biol Psychiatry 1996;40:1128–1131.

211. Steegmans PH, Fekkes D, Hoes AW, et al. Low serum cholesterol concentration and serotonin metabolism in men. Br Med J 1996;312:221.

212. Steegmans PH, Hoes AW, Bak AA, et al. Higher prevalence of depressive symptoms in middleaged men with low serum cholesterol levels. Psychosom Med 2000;62:205–211.

213. Hyyppa MT, Kronholm E, Virtanen A, et al. Does simvastatin affect mood and steroid hormone levels in hypercholesterolemic men? A randomized double-blind trial. Psychoneuroendocrinology 2003;28:181–194.

214. Wilson PW, D'Agostino RB, Sullivan L, et al. Overweight and obesity as determinants of cardiovascular risk: The Framingham experience. Arch Intern Med 2002;162:1867–1872.

215. Istvan J, Zavela K, Weidner G. Body weight and psychological distress in NHANES I. Int J Obes Relat Metab Disord 1992;16:999–1003.

216. Carpenter KM, Hasin DS, Allison DB, et al. Relationships between obesity and DSM-IV major depressive disorder, suicide ideation, and suicide attempts: Results from a general population study. Am J Public Health 2000;90:251–257.

217. Homocysteine Studies Collaboration: Homocysteine and risk of ischemic heart disease and stroke: A meta-analysis. JAMA 2002;288:2015–2022.

218. Schnyder G, Flammer Y, Roffi M, et al. Plasma homocysteine levels and late outcome after coronary angioplasty. J Am Coll Cardiol 2002;40:1769–1776.

219. Klerk M, Verhoef P, Clarke R, et al. MTHFR 677C→T polymorphism and risk of coronary heart disease: A meta-analysis. JAMA 2002;288:2023–2031.

220. Coppen A, Bailey J. Enhancement of the antidepressant action of fluoxetine by folic acid: A randomised, placebo controlled trial. J Affect Disord 2000;60:121–130.

221. Guaraldi GP, Fava M, Mazzi F, et al. An open trial of methyltetrahydrofolate in elderly depressed patients. Ann Clin Psychiatry 1993;5:101–105.

222. Ormel J, Koeter MW, van den Brink W, et al. Recognition, management, and course of anxiety and depression in general practice. Arch Gen Psychiatry 1991;48:700–706.

223. Simon GE, VonKorff M. Recognition, management, and outcomes of depression in primary care. Arch Fam Med 1995;4:99–105.

224. Spitzer RL, Williams JB, Kroenke K, et al. Utility of a new procedure for diagnosing mental disorders in primary care. The PRIME-MD 1000 study. JAMA 1994;272:1749–1756.

225. Davidson JR, Meltzer-Brody SE. The underrecognition and undertreatment of depression: What is the breadth and depth of the problem? J Clin Psychiatry 1999;60(Suppl 7):4–9.

226. Goldman LS, Nielsen NH, Champion HC. Awareness, diagnosis, and treatment of depression. J Gen Intern Med 1999;14:569–580.

227. Kessler RC, Berglund P, Demler O, et al. The epidemiology of major depressive disorder: Results from the National Comorbidity Survey Replication (NCS-R). JAMA 2003;289:3095–3105.

228. Olfson M, Marcus SC, Druss B, et al. National trends in the outpatient treatment of depression. JAMA 2002;287:203–209.

229. Hirschfeld RM, Keller MB, Panico S, et al. The National Depressive and Manic-Depressive Association consensus statement on the undertreatment of depression. JAMA 1997;277:333–340.

230. Alexopoulos GS, Borson S, Cuthbert BN, et al. Assessment of late life depression. Biol Psychiatry 2002;52:164–174.

231. Charlson M, Peterson JC. Medical comorbidity and late life depression: What is known and what are the unmet needs? Biol Psychiatry 2002;52:226–235.

232. Whooley MA, Avins AL, Miranda J, et al. Casefinding instruments for depression. Two questions are as good as many. J Gen Intern Med 1997;12:439–445.

233. Juenger J, Schellberg D, Kraemer S, et al. Health related quality of life in patients with congestive heart failure: Comparison with other chronic diseases and relation to functional variables. Heart 2002;87:235–241.

234. Avorn J, Everitt DE, Weiss S. Increased antidepressant use in patients prescribed beta-blockers. JAMA 1986;255:357–360.

235. Thiessen BQ, Wallace SM, Blackburn JL, et al. Increased prescribing of antidepressants subsequent to beta-blocker therapy. Arch Intern Med 1990;150:2286–2290.

236. Ko DT, Hebert PR, Coffey CS, et al. Beta-blocker therapy and symptoms of depression, fatigue, and sexual dysfunction. JAMA 2002;288:351–357.

237. Bright RA, Everitt DE. Beta-blockers and depression. Evidence against an association. JAMA 1992;267:1783–1787.

238. Kohn R. Beta-blockers an important cause of depression: A medical myth without evidence. Med Health R I 2001;84:92–95.

239. Koenig HG, George LK, Peterson BL, et al. Depression in medically ill hospitalized older adults: Prevalence, characteristics, and course of symptoms according to six diagnostic schemes. Am J Psychiatry 1997; 154:1376–1383.

240. Freedland KE. The Depression Interview and Structured Hamilton (DISH): Rationale, development, characteristics, and clinical validity. Psychosom Med 2002;64:897–905.

241. Pignone MP, Gaynes BN, Rushton JL, et al. Screening for depression in adults: A summary of the evidence for the U.S. Preventive Services Task Force. Ann Intern Med 2002;136: 765–776.

242. Writing Committee for the ENRICHD Investigators: The Effects of Treating Depression and Low Perceived Social Support on Clinical Events After Myocardial Infarction: The Enhancing Recovery in Coronary Heart Disease Patients (ENRICHD) Randomized Trial. JAMA 2003;289:3106–3116.

243. Frasure-Smith N, Lesperance F, Prince RH, et al. Randomised trial of home-based psychosocial nursing intervention for patients recovering from myocardial infarction. Lancet 1997; 350:473–479.

244. Swenson JR, O'Connor CM, Barton D, et al. Influence of depression and effect of treatment with sertraline on quality of life after hospitalization for acute coronary syndrome. Am J Cardiol 2003;92:1271–1276.

245. Serebruany VL, Glassman AH, Malinin AI, et al. Platelet/endothelial biomarkers in depressed patients treated with the selective serotonin reuptake inhibitor sertraline after acute coronary events: The Sertraline AntiDepressant Heart Attack Randomized Trial (SADHART) Platelet Substudy. Circulation 2003;108:939–944.

246. Blumenthal JA, Jiang W, Babyak MA, et al. Stress management and exercise training in cardiac patients with myocardial ischemia. Effects on prognosis and evaluation of mechanisms. Arch Intern Med 1997;157: 2213–2223.

247. Linden W, Stossel C, Maurice J. Psychosocial interventions for patients with coronary artery disease: A meta-analysis. Arch Intern Med 1996; 156:745–752.

248. Jones DA, West RR. Psychological rehabilitation after myocardial infarction: Multicentre randomised controlled trial. Br Med J 1996;313: 1517–1521.

249. Maeland JG, Havik OE. The effects of an inhospital educational programme for myocardial infarction patients. Scand J Rehabil Med 1987; 19:57–65.

250. Carney RM, Blumenthal JA, Catellier D, et al. Depression as a risk factor for mortality after acute myocardial infarction. Am J Cardiol 2003;92:1277–1281.

251. Heiligenstein JH, Ware JE Jr, Beusterien KM, et al. Acute effects of fluoxetine versus placebo on functional health and well-being in late-life depression. Int Psychogeriatr 1995;7 (Suppl):125–137.

252. Fortner MR, Brown K, Varia IM, et al. Effect of bupropion SR on the quality of life of elderly depressed patients with comorbid medical disorders. Prim Care Companion J Clin Psychiatry 1999;1:174–179.

253. Puzynski S. Placebo in the investigation of psychotropic drugs, especially antidepressants. Sci Eng Ethics 2004; 10:135–142.

254. Baldwin D, Broich K, Fritze J, et al. Placebo-controlled studies in depression: Necessary, ethical and feasible. Eur Arch Psychiatry Clin Neurosci 2003;253:22–28.

# 11 Affektive Störungen nach Schlaganfall

Oladipo A. Kukoy I und Robert G. Robinson
Für die deutsche Ausgabe: Andreas Marneros

## Einleitung

Der Schlaganfall ist ein wichtiges Problem des öffentlichen Gesundheitswesens vieler Länder weltweit. In den USA treten jährlich etwa 500.000 neue Schlaganfälle und 200.000 Schlaganfallrezidive auf, und damit handelt es sich um die häufigste neurologische Erkrankung und die dritthäufigste Todesursache [1]. Der Schlaganfall ist führende Ursache für signifikante Behinderungen: Bis zu ein Drittel der Überlebenden weist relevante Langzeiteinschränkungen auf, und 20 % müssen in den ersten drei Monaten nach dem Schlaganfall in einer Rehabilitationseinrichtung betreut werden [2]. Lediglich die Demenz ist noch häufiger Grund für die Versorgung in einer Einrichtung der Langzeitpflege. Es wird davon ausgegangen, dass die Häufigkeit von Schlaganfällen zunehmen wird, da sich der Anteil älterer Menschen vergrößert. Zudem verdoppelt sich die Schlaganfallinzidenz für jede Dekade jenseits eines Alters von 55 Jahren. Etwa 62 % der Schlaganfälle treten bei Menschen über 65 Jahren auf [3]. Die American Heart Association schätzt, dass es in den USA derzeit etwa 4,8 Millionen Menschen mit Zustand nach Schlaganfall gibt [4].

Seit mehr als 20 Jahren wird in systematischen Studien die hohe Inzidenz von affektiven Störungen nach Schlaganfall sowie deren Einfluss auf Genesung und Überleben belegt. In diesem Kapitel werden Prävalenz, Diagnostik, Differenzialdiagnosen, Pathogenese und Behandlung von Depression und bipolarer Störung nach Schlaganfall dargestellt.

## Postapoplektische Depression

### Prävalenz

Die Prävalenz der postapoplektischen Depression wurde in zahlreichen Studien untersucht, die in Tabelle 11.1 zusammengetragen sind. Wie aus der Tabelle deutlich wird, schwankt die geschätzte Prävalenz der postapoplektischen Major Depression stark. Sie ist überwiegend von folgenden Faktoren abhängig:
– ob die Patienten in einer Klinik oder in Bevölkerungsstudien untersucht wurden,
– ob sie in der akuten postapoplektischen Phase untersucht wurden oder erst Monate später,
– ob eine Minor Depression eingeschlossen war und

– ob Schweregradeinstufungen vorgenommen wurden, um eine postapoplektische Depression zu verifizieren.

Anhand der Daten dieser Studien ergab sich bei Patienten, die wegen eines
Schlaganfalls stationär oder in Rehabilitationszentren behandelt wurden, eine
mittlere Prävalenz für eine Major Depression von 22 %, während die Minor
Depression (subsyndromale Major Depression anhand der DSM-IV-Kriterien) bei
17 % der Patienten auftrat. Bei ambulanten Schlaganfallpatienten betrug die
mittlere Prävalenz der Major Depression 23 % und der Minor Depression 35 %.

## Diagnose

Die Diagnose der postapoplektischen Depression ist oft schwierig. So erschweren Sprach- oder Sprechstörungen (Aphasie), relevante kognitive Einschränkungen, eine Nichtwahrnehmung trauriger Gefühle (Anosognosie) oder eine Unfähigkeit, die Gesichtsmuskulatur zu bewegen, die zuverlässige Feststellung einer
Depression. Patienten mit Aprosodie (also einem Mangel an emotionalem
Gehalt der Sprache) etwa haben Schwierigkeiten, Wortklang und Emotionalität
aufeinander abzustimmen. Durch eine rezeptive Aprosodie, die bei Läsionen des
rechten Parietallappens auftritt, kann der Patient nicht beurteilen, ob ein Satz
fröhlich, traurig oder ärgerlich klingt. Expressive Aprosodien, die bei Läsionen
des rechten Frontallappens auftreten, führen zu einem emotional unflektierten
Wortklang, sodass der Patient nicht mit dem Klang seiner Worte ausdrücken
kann, dass er verärgert, traurig oder glücklich ist. Seine Sprache bleibt flach und
spiegelt keine Emotionen wider.
   Laut DSM-IV-TR [5] ist eine postapoplektische affektive Störung charakterisiert durch
– depressive Merkmale,
– Episoden ähnlich einer Major Depression,
– manische Merkmale und
– gemischte Merkmale.

Einige Untersucher stellen jedoch dar, dass mehrere somatische bzw. vegetative
Symptome, die vom DSM-IV-TR für die Diagnose einer Major Depression herangezogen werden, wie Energieverlust, Appetitlosigkeit, Gewichtsabnahme und
Schlaflosigkeit, auch bei Schlaganfallpatienten ohne Depressionen vorkommen.
Ursächlich sind hier die Krankenhausumgebung, die Medikamenteneinnahme,
körperliche Begleiterkrankungen oder der Schlaganfall selbst [6].
   Ungeachtet der Empfehlungen des DSM-IV-TR diskutieren zahlreiche Forscher auf dem Gebiet der Psychosomatik über die besten Verfahren zur Diagnose
der Depression, wenn einige der Symptome (wie Schlaf-, Energie- oder Appetitstörungen) auch Folge einer körperlichen Erkrankung sein können. Es wurden
vier Ansätze zur Beurteilung der Depression bei körperlich Kranken vorgeschlagen [6]:

– Der *„inklusive Ansatz"*, bei dem die diagnostisch relevanten depressiven Symptome berücksichtigt werden, unabhängig davon, ob sie auch mit der körperlichen Krankheit zusammenhängen könnten,
– der *„ätiologische Ansatz"*, bei dem ein Symptom nur gewertet wird, wenn der Untersucher der Ansicht ist, dass es nicht somatischen Ursprungs ist,
– der *„Substitutionsansatz"*, bei dem andere psychische Symptome der Depression die vegetativen Symptome ersetzen, und
– der *„exklusive Ansatz"*, bei dem die Symptome als diagnostische Kriterien ausgeschlossen werden, wenn sie bei depressiven Patienten nicht häufiger als bei nicht depressiven Patienten auftreten.

Paradiso et al. untersuchten diese vier verschiedenen Ansätze bei der Diagnostik der Depression in den ersten zwei Jahren nach einem Schlaganfall [7]. Unter den 142 in der Klinik untersuchten Patienten, bei denen 3, 6, 12 und 24 Monate nach dem Schlaganfall Follow-up-Untersuchungen erfolgten, gaben 60 (42 %) eine depressive Verstimmung an, während sie im Krankenhaus waren. Die restlichen 82 Patienten waren nicht depressiv. Es gab keine signifikanten Unterschiede hinsichtlich der soziobiographischen Parameter der depressiven und nicht depressiven Patienten, abgesehen davon, dass die depressiven Patienten jünger waren und häufiger psychische Vorerkrankungen aufwiesen. Während der zweijährigen Nachbeobachtungsphase zeigten sich bei den depressiven Patienten häufiger vegetative und psychische Symptome im Vergleich zu den nicht depressiven Patienten (Tab. 11.2). Die Symptome, die bei den depressiven Patienten nicht häufiger auftraten als bei den nicht depressiven, waren: Gewichtsabnahme und Früherwachen bei der Ausgangsuntersuchung; Gewichtsabnahme und Früherwachen bei der Untersuchung nach sechs Monaten; Gewichtsabnahme, Früherwachen, ängstliche Befürchtungen und Libidoverlust nach einem Jahr; Gewichtsverlust und Libidoverlust nach zwei Jahren.

Während der gesamten zweijährigen Beobachtungsphase waren psychische Symptome bei den depressiven Patienten insgesamt häufiger. Die psychischen Symptome, die bei den depressiven Patienten nicht signifikant häufiger waren als bei den nicht depressiven, waren Suizidgedanken, einfache Beziehungsideen und Schuldgefühle nach drei Monaten; Schuldgefühle nach sechs Monaten; Schuldgefühle, Suizidgedanken und Reizbarkeit nach einem Jahr sowie Schuldgefühle und Selbstanschuldigungen nach zwei Jahren [7].

Auch die Anwendung der unterschiedlichen Verfahren zur Diagnostik der postapoplektischen Depression anhand der DSM-IV-Kriterien wurde untersucht. Im Vergleich zum Goldstandard, bei dem die Diagnosen nur dann gestellt wurden, wenn fünf oder mehr spezifische Symptome existierten, also Symptome zur Diagnostik der DSM-IV-Major Depression, die bei depressiven Patienten signifikant häufiger auftraten als bei nicht depressiven, hatten Diagnosen, die auf einer unmodifizierten Symptomliste (einschließlich Früherwachen und Gewichtsabnahme) basierten, eine Spezifität von 98 % und eine Sensitivität von 100 %. Ähnliche Ergebnisse wurden bei den Untersuchungen nach 3, 6, 12 und 24 Monaten ermittelt. Die Diagnosen nach der unmodifizierten DSM-IV-Kriterienliste zeigten konsistent eine Sensitivität von 100 % und eine Spezifität zwi-

**Tabelle 11.1** Prävalenzstudien zur postapoplektischen Depression

| Untersucher | Patienten-population | N | Kriterien | % Major | % Minor | Gesamt (%) |
|---|---|---|---|---|---|---|
| Wade et al. (1987) [35] | Bevölkerung | 379 | Cutoff-Wert | | | 30 |
| House et al. (1991) [52] | Bevölkerung | 89 | PSE-DSM-III | 11 | 12 | 23 |
| Burvill et al. (1995) [53] | Bevölkerung | 294 | PSE-DSM-III | 15 | 8 | 23 |
| Kotila et al. (1998) [54] | Bevölkerung | 321 | Cutoff-Wert | | | 44 |
| Mittelwerte der gepoolten Daten für die Bevölkerungsstudien Gesamt-N = 1083 | | | | 14,1 | 9,1 | 31,8 |
| Robinson et al. (1983) [22] | Akute stationäre Behandlung | 103 | PSE-DSM-III | 27 | 20 | 47 |
| Ebrahim et al. (1987) [55] | Akute stationäre Behandlung | 149 | Cutoff-Wert | | | 23 |
| Fedoroff et al. (1991) [56] | Akute stationäre Behandlung | 205 | PSE-DSM-III | 22 | 19 | 41 |
| Castillo et al. (1995) [57] | Akute stationäre Behandlung | 291 | PSE-DSM-III | 20 | 18 | 38 |
| Starkstein et al. (1992) [58] | Akute stationäre Behandlung | 80 | PSE-DSM-III | 16 | 13 | 29 |
| Astrom et al. (1993) [13] | Akute stationäre Behandlung | 80 | DSM-III | 25 | NR | 25* |
| Herrmann et al. (1993) [59] | Akute stationäre Behandlung | 21 | RDC | 24 | 14 | 38 |
| Singh et al. (2000) [60] | Akute stationäre Behandlung | 81 | Cutoff-Wert | | | 36 |
| Andersen et al. (1994) [61] | Akute stationäre Behandlung oder ambulant | 285 | HDRS-Cutoff-Wert | 10 | 11 | 21 |
| Gainotti et al. (1999) [62] | Akute stationäre Behandlung oder Reha | 153 | PSDRS | | | 31 |
| | < 2 Monate | 27% | | | | |
| | 2–4 Monate | 27% | | | | |
| | > 4 Monate | 40% | | | | |
| Folstein et al. (1977) [63] | Stationäre Reha | 20 | PSE & Items | | | 45 |
| Finklestein et al. (1982) [64] | Stationäre Reha | 25 | Cutoff-Wert | | | 48 |
| Sinyor et al. (1986) [65] | Stationäre Reha | 35 | Cutoff-Wert | | | 36 |
| Finset et al. (1989) [66] | Stationäre Reha | 42 | Cutoff-Wert | | | 36 |
| Eastwood et al. (1989) [19] | Stationäre Reha | 87 | SADS-RDC | 10 | 40 | 50 |

(Fortsetzung)

**Tabelle 11.1** Prävalenzstudien zur postapoplektischen Depression (Fortsetzung)

| | | | | | | |
|---|---|---|---|---|---|---|
| Morris et al. (1990) [11] | Stationäre Reha | 99 | CIDI-DSM-III | 14 | 21 | 35 |
| Schubert et al. (1992) [26] | Stationäre Reha | 18 | DSM-III-R | 28 | 44 | 72 |
| Schwartz et al. (1993) [67] | Stationäre Reha | 91 | DSM-III | 40 | | 40* |
| Geppoolte Daten aller akuten und Reha-stationären Studien | | | | 19,3 | 18,5 | 35,5† |
| Pohjasvaara et al. (1998) [23] | Ambulant | 277 | PSE-DSMIIIR | 26 | 14 | 40 |
| Feibel et al. (1982) [68] | Ambulant (6 Monate) | 91 | Pflegeevaluation | | | 26 |
| Robinson et al. (1982) [69] | Ambulant (6 Monate bis 10 Jahre) | 103 | Cutoff-Wert | | | 29 |
| Herrmann et al. (1998) [24] | Ambulant (3 Monate) | 150 | Cutoff-Wert | | | 27 |
| | (1 Jahr) | 136 | Cutoff-Wert | | | 22 |
| Vataja et al. (2001) [70] | Ambulant (3 Monate) | 275 | PSE-DSMIIIR | 26 | 14 | 40 |
| Collin et al. (1987) [71] | Ambulant | 111 | Cutoff-Wert | | | 42 |
| Astrom et al. (1993) [13] | Ambulant (3 Monate) | 77 | DSM-III | 31 | NR | 31 |
| | (1 Jahr) | 73 | DSM-III | 16 | NR | 16 |
| | (2 Jahre) | 57 | DSM-III | 19 | NR | 19 |
| | (3 Jahre) | 49 | DSM-III | 29 | NR | 29 |
| Castillo et al. (1995) [57] | Ambulant (3 Monate) | 77 | PSE-DSM-III | 20 | 13 | 33 |
| | (6 Monate) | 80 | PSE-DSM-III | 21 | 21 | 42 |
| | (1 Jahr) | 70 | PSE-DSM-III | 11 | 16 | 27 |
| | (2 Jahre) | 67 | PSE-DSM-III | 18 | 17 | 35 |
| Gepoolte Daten für ambulante Studien | | | | 23,3 | 15,0 | 32,9† |

Abkürzungen: PSE = Present State Examination; RDC = Research Diagnostic Criteria; HDRS = Hamilton Depression Rating Scale; SADS = Schedule for Affective Disorders and Schizophrenia; CIDI = Composite International Diagnostic Interview; PSDRS = Poststroke Depression Rating Scale; NR = not reported.
* Diese Werte können niedrig sein, weil die Minor Depression nicht eingeschlossen wurde.
† Der gemittelte Gesamtwert ist niedrig, da einige Studien die Häufigkeit der Minor Depression ausgeschlossen haben.

**Tabelle 11.2** Anzahl der Patienten mit vegetativen depressiven Symptomen an jedem Untersuchungszeitpunkt nach dem Schlaganfallereignis

| | Initiale Untersuchung | | Kontrolluntersuchung nach 3 Monaten | | Kontrolluntersuchung nach 6 Monaten | | Kontrolluntersuchung nach 1 Jahr | | Kontrolluntersuchung nach 2 Jahren | |
|---|---|---|---|---|---|---|---|---|---|---|
| | Depressive Stimmungslage | Nicht depressive Stimmungslage | Depressive Stimmungslage | Nicht depressive Stimmungslage | Depressive Stimmungslage | Nicht depressive Stimmungslage | Depressive Stimmungslage | Nicht depressive Stimmungslage | Depressive Stimmungslage | Nicht depressive Stimmungslage |
| Autonome Angst | 23 (39) | 4 (5) | 15 (52) | 5 (11)* | 18 (58) | 7 (15)* | 9 (45) | 6 (12)* | 16 (64) | 8 (20)* |
| Ängstliche Vorahnung | 21 (36) | 8 (10)* | 13 (46) | 3 (6)* | 9 (29) | 7 (15) | 4 (20) | 4 (8) | 11 (44) | 2 (5) |
| Morgendepression | 38 (63) | 4 (5)* | 17 (67) | 2 (4)* | 20 (65) | 2 (4)* | 11 (55) | 2 (4)* | 17 (68) | 0 (0) |
| Gewichtsabnahme | 20 (34) | 16 (20) | 6 (22) | 3 (6) | 10 (32) | 11 (24) | 4 (20) | 2 (4) | 7 (28) | 6 (15) |
| Einschlafstörungen | 24 (40) | 12 (15)* | 10 (36) | 9 (19) | 15 (48) | 7 (15)* | 8 (40) | 5 (10)* | 11 (44) | 2 (5) |
| Subjektive Antriebslosigkeit | 35 (58) | 16 (20)* | 17 (61) | 12 (28)* | 19 (61) | 10 (22)* | 10 (50) | 8 (16)* | 15 (60) | 10 (24) |
| Früherwachen | 16 (27) | 13 (16) | 9 (32) | 8 (17) | 4 (13) | 7 (15) | 3 (15) | 3 (6) | 11 (44) | 5 (12) |
| Libidoverlust | 16 (27) | 7 (9)* | 12 (46) | 12 (11)* | 12 (39) | 6 (14)* | 5 (25) | 7 (14) | 11 (44) | 10 (24) |

* Anzahl und prozentualer Anteil (in Klammern) der Patienten mit und ohne depressive Verstimmung mit spezifischen depressiven Symptomen.

Quelle: nach Paradiso et al., Int J Psychiatry Med 1997, mit freundlicher Genehmigung

schen 95 und 98 % im Vergleich zu den Kriterien, die nur spezifische Symptome heranzogen [7]. Somit ist die Schlussfolgerung erlaubt, dass wegen Vorliegens einer zerebrovaskulären Erkrankung keine Modifikation der DSM-IV-TR-Kriterien für Depression erforderlich ist [8].

Obwohl die DSM-IV-TR-Minor-Depression eine Forschungsdiagnose ist, ähnelt sie der „affektiven Störung nach Schlaganfall mit depressiven Merkmalen." Allerdings ist die Minor Depression präziser definiert als die „affektive Störung bei Schlaganfall mit depressiven Markmalen". Für die Diagnose einer Minor Depression müssen eine depressive Verstimmung oder ein Interessenverlust und wenigstens ein weiteres Symptom vorliegen, jedoch weniger als fünf Symptome der Major Depression. Es handelt sich um eine subsyndromale Form der Major Depression, die mit mehreren allgemeinen somatischen Krankheitsbildern assoziiert ist, wie Schlaganfall, Krebs und Diabetes. Familienstudien legen nahe, dass die Inzidenz der Minor Depression bei Verwandten von MDD-Patienten erhöht ist [5].

Um zu ermitteln, ob die Minor Depression ein eigenständiges Krankheitsbild ist oder Teil eines Kontinuums, verglichen Paradiso und Robinson [9] Patienten mit Major- und Minorformen der postapoplektischen Depression ($n = 30$) mit Patienten mit Major Depression ($n = 24$) und Patienten ohne affektive Störung ($n = 87$). Die Minor Depression war häufiger mit Schäden der linken Hemisphäre assoziiert (67 %) im Vergleich zu nicht depressiven Patienten (37 %). Patienten mit Minor Depression wiesen seltener psychische Vorerkrankungen (3 %) und mehr posteriore Läsionen (43 %) auf als Patienten mit Major Depression (30 % bzw. 17 %). Außerdem korrelierte der Abstand der posterioren Läsionsgrenze vom frontalen Pol bei Patienten mit Minor Depression und denen ohne affektive Störungen signifikant mit der Schwere der Depression, gemessen an der Hamilton Depression Scale (Spearman-Rho = 0,27, $P < 0,005$).

Eine im Jahre 2000 veröffentliche Studie veranschaulicht den *Effekt der depressiven Symptome auf das Schlaganfallrisiko* [10]. Diese prospektive Kohortenstudie beobachtete 6095 gesunde Erwachsene im Alter von 25–74 Jahren in den frühen 1970er-Jahren über durchschnittlich 16 Jahre. Während dieser Zeit wurden sie regelmäßig mit Instrumenten untersucht, die ausführliche Fragen zur medizinischen und psychischen Anamnese stellten. Auch nach Parallelisierung nach bekannten Risikofaktoren wie Alter, Geschlecht, Ausbildungsstand, Raucherstatus, Body-Mass-Index, Alkoholgenuss, Blutdruck, körperliche Aktivität und Cholesterinspiegel zeigt der Vergleich von depressiven und nicht depressiven Menschen folgendes:

– eine 73%ige Zunahme von Schlaganfällen bei Patienten mit dem höchsten depressiven Niveau,
– eine 25%ige Zunahme von Schlaganfällen bei Patienten mit mittlerem depressivem Niveau und
– eine 160%ige Risikozunahme bei Schwarzen mit dem höchsten depressiven Niveau, während weiße Männer und Frauen um 68 % bzw. 52 % erhöhte Risiken aufwiesen.

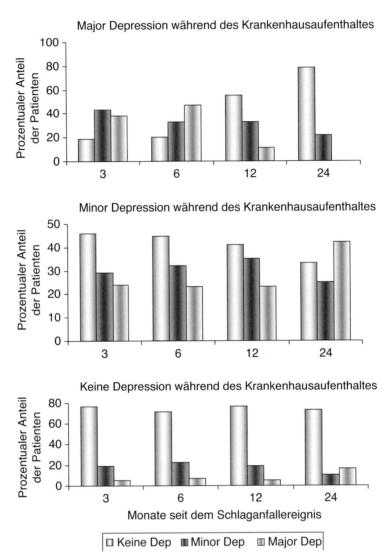

**Abbildung 11.1** Diagnostischer Ausgang bei Verlaufsuntersuchungen nach 3, 6, 12 und 24 Monaten bei 142 Patienten mit DSM-IV-Major Depression ($n = 27$) während des Krankenhausaufenthaltes, mit DSM-IV-Minor-Depression ($n = 36$) während des Krankenhausaufenthaltes oder ohne affektive Störung ($n = 79$). Beachte die Zunahme des Anteils der Patienten ohne Depression nach 12 und 24 Monaten unter denjenigen mit Major Depression bei der Untersuchung im Krankenhaus (oberes Diagramm). Bei den Patienten mit Minor Depression während des Krankenhausaufenthaltes lässt sich dies nicht beobachten (mittleres Diagramm). Etwa 25 % der initial nicht depressiven Patienten wiesen während der Beobachtungsphase eine Depression auf. (Quelle: Robinson RG. The Clinical Neuropsychiatry of Stroke. Cambridge: Cambridge University Press, 1998, p. 79; mit freundlicher Genehmigung.)

## Dauer

Mehrere prospektive Studien haben die Dauer der depressiven Episoden in der postapoplektischen Population untersucht [11]. Robinson beobachtete 142 Patienten nach akutem Schlaganfall über 3, 6, 12 und 24 Monate [12]. Von den 27 Patienten mit Major Depression während des Krankenhausaufenthaltes hatten 38 % nach drei Monaten und 47 % nach sechs Monaten weiterhin eine Major Depression, aber nur 10 % nach zwölf Monaten und keiner nach 24 Monaten (Abb. 11.1). Somit scheint die Major Depression einen natürlichen Verlauf zu haben, bei dem die meisten Patienten sechs bis zwölf Monate nach dem Schlaganfall genesen. Allerdings persistierte die Minor Depression in der Studienpopulation stärker. Obwohl 70 % der Patienten mit Minor Depression während des stationären Aufenthaltes diese nach drei Monaten nicht mehr aufwiesen, entwickelten 25 % von ihnen eine Major Depression, und nach zwölf Monaten hatten 35 % eine Minor Depression und 25 % eine Major Depression. Bei der Verlaufsuntersuchung nach zwei Jahren wiesen 25 % eine Minor Depression und 43 % eine Major Depression auf.

Morris et al. [11] stellten fest, dass die postapoplektische Major Depression durchschnittlich 34 Wochen dauerte, die Minor Depression dagegen durchschnittlich nur 13 Wochen. Auch Aström et al. [13] ermittelten, dass die meisten Fälle von postapoplektischen Major Depressionen nach einjähriger Beobachtungszeit abklangen. Allerdings waren 30 % der Patienten mit einer Major Depression während des Krankenhausaufenthaltes auch nach einem Jahr noch depressiv, 25 % nach zwei Jahren und 20 % noch nach drei Jahren.

Obwohl die Major Depression somit durchschnittlich neun Monate zu dauern schien, waren etwa 20 % der Patienten mit einer Major Depression während des Krankenhausaufenthaltes auch drei Jahre nach dem Schlaganfall noch depressiv. Die Minor Depression schien variabler zu sein, indem mehr als die Hälfte der Patienten mit einer Minor Depression während des Krankenhausaufenthaltes nach zwei Jahren eine Major oder Minor Depression aufwiesen. Andere Untersucher wiesen für die Minor Depression eine geringere Persistenz nach.

## Anatomische und klinische Korrelate

### Läsionsorte

Es gibt mehrere interessante Hypothesen, warum depressive Syndrome bei Patienten nach Schlaganfall so häufig sind. Eine ist, dass der Ort der ischämischen Läsion sowohl mit dem Entstehen als auch mit der Schwere der Depression assoziiert ist. So stellten Robinson et al. 1984 fest, dass Patienten mit linksanterioren Läsionen (linksfrontaler Kortex oder linke Basalganglien) in der akuten postapoplektischen Phase am häufigsten eine Depression entwickelten, die umso schwerer ausfiel, je näher die Läsion am Frontalpol lag [14]. Obwohl der Zusammenhang zwischen einer Depression und linkshemisphärischen Läsionen von anderen Autoren reproduziert wurde, konnten zahlreiche Studien keine derartige Beziehung zwischen Läsionsort und Depression nachweisen. Longitudinalstudien zur postapoplektischen Depression und dem Läsionsort haben allgemein gezeigt, dass die Effekte der Lateralisierung nur in den ersten beiden Monaten nach dem Schlaganfall vorliegen. Außerdem wurde eine Metaanalyse aller veröffentlichen Daten erstellt zur Testung der Hypothese, dass die Major Depression in den ersten beiden Monaten nach Schlaganfall nach einem linksfrontalen Insult oder Schädigung der linken Basalganglien häufiger ist als nach vergleichbaren Läsionen der rechten Hemisphäre oder posterioren Läsionen der linken Hemisphäre [15]. Die Auswertung von sieben Studien an insgesamt 128 Patienten erbrachte ein relatives Risiko für eine Major Depression nach linksanterioren versus linksposterioren Läsionen von 2,29 (95 % CI 1,6–3,4) ($P < 0,001$) und von linksanterioren versus rechtsanterioren Läsionen von 2,18 (95 % CI 1,4–3,3) ($P < 0,001$) [15].

*Obwohl diese Ergebnisse somit nicht von allen Untersuchern repliziert werden konnten, rechtfertigen die Daten in der Zusammenschau die Schlussfolgerung, dass linksfrontale Läsionen oder Läsionen der linken Basalganglien in den ersten beiden Monaten nach einem Schlaganfall signifikant häufiger zu einer Major Depression führen als vergleichbare Läsionen der rechten Hemisphäre oder posteriore Läsionen der linken Hemisphäre.*

Außerdem legt diese Reanalyse nahe, dass die fehlende Reproduktion der Beziehung zwischen linksanterioren Läsionen und einer häufigeren Depression vermutlich meistens mit der seit dem Schlaganfall vergangenen Zeit zusammenhängt [16].

**Prämorbide Risikofaktoren**
Die eben dargestellten Studien zeigen, dass zwar ein signifikanter Anteil der Patienten mit linksanterioren Läsionen eine postapoplektische Depression entwickelte, aber nicht jeder Patient mit einer derartigen Läsion bekam eine Major Depression. Diese Beobachtung wirft die Frage auf, worauf diese klinische Variabilität beruht und warum einige, aber nicht alle Patienten mit Läsionen an diesen Stellen eine Depression entwickeln.

Starkstein et al. [17] untersuchten diese Frage durch den Vergleich von 13 Patienten mit postapoplektischer Major Depression mit 13 Schlaganfallpatienten ohne Depression, die jeweils Läsionen gleicher Größe und Lokalisation aufwiesen. Elf Patientenpaare hatten linkshemisphärische und zwei Paare rechtshemisphärische Läsionen. Bei zehn Paaren lagen kortikale Schäden vor und bei drei Paaren subkortikale. Die Gruppen unterschieden sich nicht hinsichtlich wichtiger demographischer Variablen wie Alter, Geschlecht, sozioökonomischer Status oder Ausbildungsstand. Außerdem unterschieden sie sich nicht bezüglich familiärer und eigener psychischer Vorerkrankungen oder neurologischer Defizite. Patienten mit postapoplektischer Major Depression wiesen jedoch eine signifikant stärkere subkortikale Atrophie auf ($P < 0,05$), gemessen am Verhältnis des dritten Ventrikels zum Gehirn (die Fläche des dritten Ventrikels geteilt durch die Fläche des Gehirns auf derselben Ebene) und am Verhältnis des lateralen Ventrikels zum Gehirn (der Fläche des Körpers des Seitenventrikels kontralateral der Gehirnläsion geteilt durch die Gehirnfläche auf derselben Ebene). Vermutlich ging die subkortikale Atrophie dem Schlaganfall voraus, da ein akuter Schlaganfall die Ventrikelgröße nicht nur bei Patienten mit Depression, sondern auch bei anderen Patienten mit identischen Schlaganfällen, aber ohne Depression vergrößern würde. Somit dürfte eine leichte *subkortikale Atrophie* ein prämorbider Risikofaktor sein, der das Risiko für eine Major Depression nach einem Schlaganfall erhöht.

Unter Patienten mit rechtshemisphärischen Läsionen stellten Starkstein et al. [18] fest, dass diejenigen, die nach dem Auftreten rechtshemisphärischer Läsionen eine Major Depression entwickelten, signifikant häufiger eine *für psychische Störungen positive Familienanamnese* aufwiesen als nicht depressive Patienten mit rechtshemisphärischen Läsionen oder als Patienten mit einer Major Depression nach dem Auftreten linkshemisphärischer Läsionen.

*Diese Ergebnisse legen nahe, dass vermutlich eine genetische Prädisposition für eine Depression nach dem Auftreten rechtshemisphärischer Läsionen eine entscheidende Rolle spielt.*

Auch Eastwood et al. [19] und Morris et al. [11] berichteten, dass depressive Patienten häufiger als nicht depressive Patienten entweder selbst oder in der Familie psychische Vorerkrankungen aufwiesen. Weitere prämorbide Risikofaktoren der postapoplektischen Depression sind eine hochneurotische Persönlichkeit [11, 20] und einschneidende Lebensereignisse in den letzten sechs Monaten vor dem Schlaganfall [21].

## Alltagsaktivitäten

Obwohl die Beziehung zwischen postapoplektischer Depression und Alltagsaktivitäten durch viele Variablen verkompliziert wird, konnten die meisten Untersucher einen signifikanten Bezug herstellen. So wurde berichtet, dass die Schwere der depressiven Symptome, gemessen mit der Zung Self-rating Depression Scale (ZDS), der Hamilton Depression Rating Scale (HDRS) und der Present State Examination (PSE), signifikant mit dem Ausmaß der Beeinträchtigung von Alltagsaktivitäten korrelierte, also der Fähigkeit des Patienten, sich anzukleiden und Speisen zu sich zu nehmen, zu gehen, sich zurechtzufinden, Bedürfnisse zu formulieren, zu lesen, zu schreiben und Ordnung zu halten [22]. Die Korrelation war jedoch in den meisten Studien nicht besonders stark und reichte von etwa 0,2 bis 0,4. Dies würde nicht mehr als 16 % der Varianz in der Schwere der Depression erklären.

Mehrere Untersuchungen beschäftigen sich mit den Auswirkungen der postapoplektischen Depression auf die Wiedererlangung der Alltagsaktivitäten [23, 24]. Im Jahre 1990 beobachteten Parikh et al. [25] 63 neurologisch vergleichbare

Schlaganfallpatienten und verglichen den Erholungsverlauf von 28 Patienten mit postapoplektischer Depression mit demjenigen von 35 Patienten ohne Depression. Nach zweijähriger Beobachtung waren sowohl körperliche Aktivitäten als auch Sprachfunktionen in der depressiven Gruppe noch stärker eingeschränkt als in der nicht depressiven Gruppe (Abb. 11.2).

Eine logistische Regressionsanalyse zeigte, dass die Schwere der während des Krankenhausaufenthaltes vorhandenen Depression ein signifikanter unabhängiger Risikofaktor für die Wiedererlangung der Alltagsaktivitäten nach zwei Jahren war, auch nachdem andere Risikofaktoren, wie Alter, Ausbildungsstand, Läsionsumfang, intellektuelle Beeinträchtigung, soziale Kontakte, Stunden Rehabilitationstherapie, Schwere der Beeinträchtigung der Alltagsaktivitäten während des Krankenhausaufenthaltes und Art des Schlaganfalls, ausgeschlossen wurden ($r = 0{,}42$, $P < 0{,}05$).

Das einzige weitere signifikante Korrelat waren die Scores der Alltagsaktivitäten während des Krankenhausaufenthaltes. Interessanterweise korrelierten die Scores der Alltagsaktivitäten während des Krankenhausaufenthaltes nicht signifikant mit den Depression-Scores nach zweijähriger Beobachtungszeit [12]. Schubert et al. [26] untersuchten 21 Patienten mit postapoplektischer Depression und berichteten, dass die Schwere der Depression, gemessen mittels Beck-Depressionsinventar (BDI), mit der Schwere der Einschränkung der Alltagsaktivitäten, gemessen am Barthel-Index (BI), assoziiert war und dass die Wiederherstellung der Alltagsaktivitäten bei Patienten mit postapoplektischer Depression langsamer ablief als bei nicht depressiven Patienten [26].

*Diese Befunde legen den Schluss nahe, dass die Depression während des Krankenhausaufenthaltes einer der stärksten Vorhersagefaktoren für die Wiedererlangung der Alltagsaktivitäten im Laufe von zwei Jahren ist und dass die initiale Einschränkung der Alltagsaktivitäten keine Auswirkungen auf die zwei Jahre nach Schlaganfall bestehende Depression hat.*

*Da die postapoplektische Depression die Wiedererlangung der Alltagsaktivitäten erschwert, ist die Schlussfolgerung gerechtfertigt, dass eine Erholung von der postapoplektischen Depression auch die Alltagsfähigkeiten verbessern würde.*

Mehrere Studien haben gezeigt, dass eine *antidepressive Behandlung* die Alltagsfähigkeiten von Patienten mit Zustand nach Schlaganfall besserte [27–29]. Reding et al. [27] untersuchten 27 Schlaganfallpatienten und stellten fest, dass sich der Barthel-Index von Patienten mit pathologischem Dexamethason-Suppressionstest (DST) bei Gabe von Trazodon über vier bis fünf Wochen signifikant deutlicher verbesserte als unter Placebo. Gonzales-Torrecillas et al. [28] berichteten bei 37 Patienten mit postapoplektischer Depression, die Open-label-Antidepressiva erhielten (26 Fluoxetin, 11 Nortriptylin), im Vergleich zu elf unbehandelten Patienten mit apoplektischer Depression ähnliche Ergebnisse. Sowohl Nortriptylin als auch Fluoxetin besserten die Depression gemessen an den HAM-D, die Alltagsaktivitäten gemessen am Barthel-Index und die neurologische Funktion

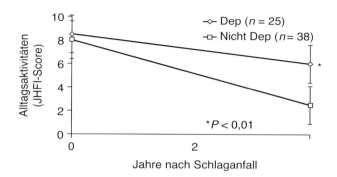

**Abbildung 11.2** Werte des Johns Hopkins Functioning Inventory (JHFI) bei Patienten mit akuter postapoplektischer Major oder Minor Depression oder ohne affektive Störung während des Krankenhausaufenthaltes. Höhere Werte (Mittelwert + SEM abgebildet) bedeuten eine ausgeprägtere Einschränkung. Es bestand eine signifikante Gruppe-nach-Zeit-Interaktion, die zeigte, dass depressive Patienten sich bezüglich ihrer Alltagsfähigkeiten schlechter erholten als nicht depressive. (Quelle: Robinson RG. The Clinical Neuropsychiatry of Stroke. Cambridge: Cambridge University Press, 1998, p. 217; mit freundlicher Genehmigung.)

gemessen anhand der Orgogozo-Skala. Diese Unterschiede zwischen behandelten und unbehandelten Patienten waren ab der dritten Woche bis zum Ende der sechswöchigen Therapiestudie statistisch signifikant.

Chemerinski et al. kamen zu ähnlichen Ergebnissen [30]. Bei 21 depressiven Patienten, deren Stimmung sich zwischen der Untersuchung während des Krankenhausaufenthaltes und drei bis sechs Monate nach dem Schlaganfall besserte, zeigten sich bei den Kontrolluntersuchungen auch signifikant verbesserte Alltagsfähigkeiten, im Gegensatz zu 34 Patienten, deren Stimmung sich nicht besserte (Abb. 11.3) [29]. Interessanterweise besserten sich die Alltagsaktivitäten bei Patienten mit Major oder Minor Depression in vergleichbarem Ausmaß. Die Feststellung, dass sich die Alltagsfähigkeiten unabhängig davon besserten, ob eine Major oder Minor Depression vorliegt, legt nahe, dass der Effekt nicht durch biologische oder physiologische, sondern durch psychische Faktoren vermittelt wird.

Außerdem führten Chemerinski et al. [29] eine Gruppenanalyse von Patienten durch, die in einer von zwei Doppelblindstudien zu Nortriptylin versus Placebo wegen postapoplektischer Depression behandelt wurden. Bei zehn Patienten sprach die Depression auf die Behandlung an. Sie wurden anhand der Schwere der initialen Einschränkung der Alltagsfunktionen in Paaren mit zehn weiteren Patienten verglichen, die nicht auf die Behandlung ansprachen. Bei einer Dosis von 100 mg/d waren die Scores für Alltagsaktivitäten bei den Patienten, die auf die Behandlung ansprachen, nach sechs und neun Wochen Therapiedauer signifikant niedriger (die Patienten waren also weniger eingeschränkt) als bei den zehn Patienten, die nicht auf die Behandlung in gleicher Dosis und Dauer ansprachen [30].

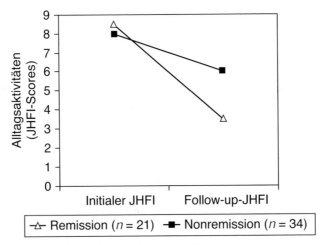

**Abbildung 11.3** Bei postapoplektischen Patienten mit Remission der Depression besserten sich die Alltagsfähigkeiten nach drei- und sechsmonatiger Beobachtung signifikant stärker als bei Patienten ohne Remission ($F = 6{,}37$; df = 1; 53, $P = 0{,}015$). (Quelle: Chemerinski E, Robinson RG, Kosier JT. Improved recovery in activities of daily living associated with remission of poststroke depression. Stroke 2001;32:113–117; mit freundlicher Genehmigung.).

## Kognitive Beeinträchtigung

Eine der häufigsten Schlaganfallfolgen ist die kognitive Beeinträchtigung. Auch die Depression führt bei Patienten ohne fassbaren Gehirnschaden zu einer kognitiven Beeinträchtigung. Der Zusammenhang zwischen postapoplektischer Depression und dem Ausmaß der kognitiven Beeinträchtigung wurde in zahlreichen Studien untersucht.

Im Abschnitt „Prämorbide Risikofaktoren" wurde die Studie von Starkstein et al. [17] vorgestellt, in der 13 Patienten, die innerhalb von zwei Jahren nach einem Schlaganfall eine Depression entwickelten, mit 13 Patienten verglichen wurden, die im gleichen Zeitraum nicht depressiv wurden. Der Vergleich erfolgte bezüglich Läsionsgröße und -ort, war jedoch auf die depressive Gruppe abgestimmt. Die depressive Gruppe wies einen signifikant niedrigeren durchschnittlichen Wert auf der Minimental State Examination (MMSE) und häufiger anormale MMSE-Werte auf (einen MMSE-Wert von 23 oder weniger) als die nicht depressive Gruppe mit entsprechenden Läsionen.

*Diese Befunde erlauben die Schlussfolgerung, dass die postapoplektische Depression unabhängig von der Schlaganfallläsion selbst zu einer intellektuellen Beeinträchtigung führt.*

In einer weiteren Studie wandten Bolla-Wilson et al. [31] eine umfassende neuropsychologische Testbatterie an und stellten fest, dass Patienten mit Major

Depression und linkshemisphärischen Läsionen signifikant stärker kognitiv beeinträchtigt waren als nicht depressive Patienten mit vergleichbaren linkshemisphärischen Läsionen ($P < 0,05$). Diese kognitiven Defizite betrafen die zeitliche Orientierung, die Sprache und die exekutiven motorischen und Frontallappenfunktionen (Abb. 11.4). Andererseits unterschieden sich bei den Patienten mit rechtshemisphärischen Läsionen jene mit Major Depression nicht von nicht depressiven Patienten hinsichtlich der Messwerte für die kognitive Beeinträchtigung. Dieses Ergebnis legt den Schluss nahe, dass demenzielle Symptome bei postapoplektischen Major Depressionen mit Mechanismen zusammenhängen, die durch einen linkshemisphärischen Schaden entstehen, nicht hingegen durch einen rechtshemisphärischen.

Der Zusammenhang zwischen postapoplektischer Depression und kognitiven Beeinträchtigungen wurde auch von anderen Untersuchern belegt [32]. Kauhanen et al. untersuchten 106 Patienten mit Schlaganfall nicht nur mittels MMSE, sondern auch mit anderen neuropsychologischen Testverfahren (wie zwei Subtests der Wechsler-Gedächtnisskala und dem Visual Recognition Memory Task). In dieser Studie ging die postapoplektische Depression mit einer Einschränkung von Erinnerungsvermögen, nonverbaler Problemlösung, Aufmerksamkeit und psychomotorischer Geschwindigkeit einher. Ein Zusammenhang zwischen postapoplektischer Depression und kognitiver Beeinträchtigung wurde für die akute Schlaganfallphase [12], für den Kurzzeitverlauf [32], aber auch für den Langzeitverlauf [32] berichtet.

In mehreren Studien wurden die Auswirkungen einer postapoplektischen Depression auf die Erholung von einer kognitiven Beeinträchtigung untersucht. Downhill et al. [33] untersuchten 309 Patienten mit akutem Schlaganfall und erfassten prospektiv über zwei Jahre den longitudinalen Verlauf der kognitiven Beeinträchtigung von 142 Patienten, die eine postapoplektische Major Depression entwickelt hatten. Patienten mit einer Major Depression während eines Krankenhausaufenthaltes wegen eines linkshemisphärischen Schlaganfalls waren nach 3, 6 und 24 Monaten Beobachtungszeit kognitiv deutlich stärker beeinträchtigt als initial nicht depressive Patienten. Nach 24 Monaten unterschieden sich jedoch die nicht depressiven und diejenigen mit Major Depression jeweils mit rechts- oder linkshemisphärischen Läsionen nicht mehr hinsichtlich der kognitiven Einschränkungen. Diese Ergebnisse lassen vermuten, dass die kognitive Beeinträchtigung durch einen linkshemisphärischen Schlaganfall und eine Major Depression für ein Jahr andauert, was dem normalen Verlauf einer Major Depression entspricht.

In einer kombinierten Analyse von Therapiestudien wurde die Behandlung der kognitiven Beeinträchtigung nach einem Schlaganfall untersucht [34]. Es wurden 47 Patienten mit postapoplektischer Depression (Major $n = 33$; Minor $n = 14$) untersucht, aufgeteilt nach jenen, die auf die antidepressive Behandlung ansprachen ($n = 24$), und jenen, die nicht darauf ansprachen ($n = 23$). Zwar gab es zwischen den Respondern und Nonrespondern keine signifikanten Unterschiede in den Ausgangswerten für die Depression, die wiederholte ANOVA-Messung der MMSE-Werte zeigte jedoch eine signifikante Zeit-Response-Inter-

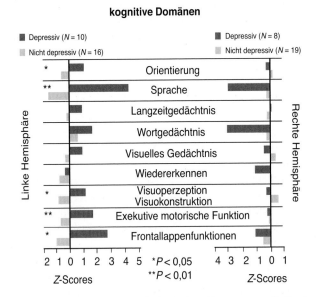

**kognitive Domänen**

**Abbildung 11.4** Ergebnisse der neuropsychologischen Testung von Patienten mit Major Depression (Dep) oder ohne affektive Störungen (Nondep) durch eine vereinzelte Läsion der linken oder rechten Hemisphäre. Die Werte für jede kognitive Domäne wurden in Z-Werte umgewandelt, um die Domänen untereinander vergleichen zu können. Ein höherer positiver Z-Wert bedeutet eine ausgeprägtere Einschränkung. Beachte, dass unter den Patienten mit linkshemisphärischen Schlaganfällen diejenigen mit Major Depression für jede der kognitiven Domänen stärker beeinträchtigt waren als nicht depressive. Fünf dieser Domänen erreichten statistische Signifikanz, was durch Sternchen gekennzeichnet ist. Bei den Patienten mit rechtshemisphärischem Schlaganfall erreichte keine der Domänen statistische Signifikanz. (Quelle: Robinson RG. The Clinical Neuropsychiatry of Stroke. Cambridge: Cambridge University Press, 1998, p. 157; mit freundlicher Genehmigung.).

aktion (Die MMSE-Werte in der Responder-Gruppe verbesserten sich im Laufe der doppelblinden Behandlung stärker als in der Nonresponder-Gruppe.) (Abb. 11.5). Die Responder-Gruppe besserte sich sowohl bezüglich der Aufmerksamkeits-Rechen-Aufgaben als auch hinsichtlich der Gedächtnisaufgaben stärker als die Nonresponder-Gruppe.

## Mortalität

In einer Studie an 976 Patienten mit akutem Schlaganfall wurde festgestellt, dass Patienten mit Depression, die drei Wochen nach einem Schlaganfall mittels Wakefield Self-Assessment Depression Inventory untersucht wurden, nach einem Jahr eine um 50 % höhere Mortalität aufwiesen als nicht depressive, sonst klinisch vergleichbare Patienten [35]. Zudem wurde dieses Ergebnis bei 103 Patienten mit akutem Schlaganfall unter 10-jähriger Beobachtung repliziert und erweitert [36]. Obwohl sich die depressiven und nicht depressiven Patienten hinsichtlich ihres stationär-medizinischen Hintergrundes nicht signifikant unterschieden, bestand ein signifikanter Zusammenhang zwischen einer Major oder Minor Depression während des Krankenhausaufenthaltes und einer erhöhten Mortalitätsrate in den nächsten sechs bis sieben Jahren. Für die Patienten mit Major oder Minor Depression betrug die Mortalitätsrate 71 % bzw. 70 % und war damit signifikant höher als bei Patienten ohne Depression mit einer Mortalitätsrate von 41 %. Das relative Mortalitätsrisiko bei Depression betrug 3,4 (95 % CI 1,4–8,4, $P = 0,007$). Unter Verwendung einer logistischen Regression zur Erfassung der Auswirkungen von Depression, sozialen Kontakten, somatischen Krankheiten, Alter, Geschlecht, sozialem Status, körperlicher und kognitiver Beeinträchtigung sowie der Schlaganfallgröße und -lokalisation wurde ermittelt, dass die Depression ein unabhängiger Risikofaktor blieb mit einer Odds Ratio (3,7, 95 % CI 1,1–12,2, $P = 0,03$) (Abb. 11.6). Über ähnliche Ergebnisse berichteten auch Morris et al. [37] in einer australischen Studie an 93 Patienten über 15 Monate sowie House et al. [38], die 448 hospitalisierte Patienten mittels General Health Questionnaire (GHQ) untersuchten. Die logistische Regression zeigte, dass eine schwerere Depression nach dem GHQ, ein höheres Alter, ein niedrigerer Mini-mental-Wert und eine höhere Beeinträchtigung bei Alltagsaktivitäten jeweils mit einer erhöhten Mortalität assoziiert waren.

Wenn die postapoplektische Depression mit einer erhöhten Mortalität einhergeht, dann müsste eine Behandlung oder Prävention der Depression die Mortalität reduzieren können. Diese Hypothese wurde durch Beobachtung über neun Jahre im Rahmen einer Behandlungsstudie zur postapoplektischen Depression, die im Abschnitt „Behandlung" ausführlicher besprochen wird, untersucht [39]. In dieser Studie wurde festgestellt, dass die aktive Behandlung mit Nortriptylin oder Fluoxetin über zwölf Wochen ($n = 53$) innerhalb der ersten drei Monate nach einem Schlaganfall die Überlebenswahrscheinlichkeit im Vergleich zu Placebo erhöhte ($n = 28$) ($P = 0,005$) (Abb. 11.7). Dies traf auch noch zu nach Berücksichtigung der Auswirkungen von Alter, Diabetes, Schwere der Einschränkung bei Alltagsaktivitäten und Volumen der Schlaganfallläsion. Von den Patienten, die mindestens zwölf Wochen lang mit einem der Medikamente behandelt wurden, lebten bei der Nachuntersuchung (durchschnittlich nach 7,1 + 1,2 Jahren) noch 67,9 %. Von den Patienten, die ein Placebo erhalten hatten, und von denen, die zwar das Verum, aber nur für einen Zeitraum von weniger als zwei Wochen erhalten hatten, lebten zum Zeitpunkt der Nachuntersuchung dagegen nur noch 35,7 %. Die logistische Regression zur Untersuchung von Alter, Schlaganfalltyp, begleitendem Diabetes, rezidivierender Depression und Einnahme von Antidepressiva ergab, dass die antidepressive Medikation ($P = 0,03$) und der Diabetes ($P = 0,02$) unabhängige Prädiktoren für Mortalität nach sieben- bis neunjähriger Beobachtung sind.

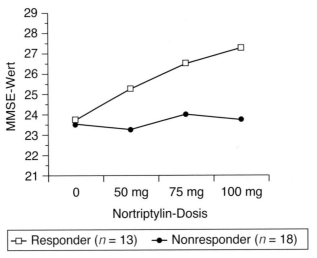

**Abbildung 11.5** Änderung der MMSE-Werte bei Patienten mit postapoplektischer Major Depression während der Therapiestudie. Die kognitiven Funktionen der Therapie-Responder ($n = 13$) besserten sich signifikant stärker als diejenigen der Nonresponder ($n = 18$) (F3; 126 = 4,98, Gruppe nach Zeitinteraktion $P = 0,002$, bei 25 mg Gruppenunterschied $P = 0,036$, bei 100 mg Gruppenunterschied $P = 0,024$). Die Fehlerbalken entsprechen dem Standardfehler der Mittelwerte (SE). (Quelle: Kimura et al. Treatment of cognitive impairment after post stroke depression. Stroke, 2004;31(7):1482–1486,2000; mit freundlicher Genehmigung.)

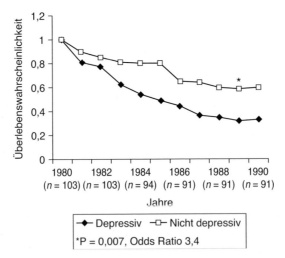

**Abbildung 11.6** Überlebenskurven über zehn Jahre für 37 Patienten mit Major oder Minor Depression zum Zeitpunkt der stationären Evaluation nach dem Schlaganfall im Vergleich zu 54 Patienten ohne eine stationär diagnostizierte Depression. Nach zehnjähriger Beobachtung waren 14 der 20 Patienten mit Major Depression und 12 der 17 Patienten mit Minor Depression verstorben im Vergleich zu nur 22 der 54 nicht depressiven Patienten (Odds Ratio = 3,4, CI 1,4–8,4). (Quelle: Morris PLP et al. [36], mit freundlicher Genehmigung.)

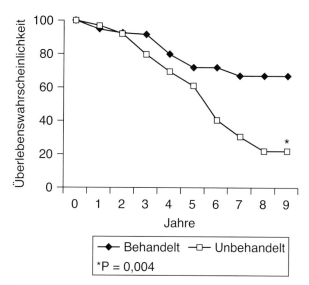

**Abbildung 11.7** Überlebensraten während einer neunjährigen Beobachtungsphase bei Patienten mit akutem Schlaganfall, die zwölf Wochen lang nach dem Schlaganfall Antidepressiva oder Placebo erhielten. Die Überlebenswahrscheinlichkeit war bei den Patienten, die Antidepressiva erhielten, signifikant höher ($x^2$ = 8,2, df = 1, $P$ = 0,004, Kaplan-Meier-Überlebensanalyse, Log-rank-Test). (Quelle: Jorge RE, Robinson RG, Arndt S, et al. Mortality and poststroke depression: A placebo-controlled trial of antidepressants. Am J Psychiatry 2003;160:1823–1829; mit freundlicher Genehmigung.)

## Einfluss der Depression auf den Ausgang von Schlaganfällen

In Anbetracht der starken Auswirkungen einer antidepressiven Behandlung auf die Alltagsaktivitäten, die kognitiven Funktionen und die Mortalität stellt sich die Frage, wie die Depression die Genesung und das Überleben nach einem Schlaganfall beeinflusst. Zwar gibt es auf diese Frage noch keine definitive Antwort, nachfolgende Liste fasst jedoch Faktoren zusammen, die zur Genesung oder Mortalität beitragen können:

1.  Verhaltensfaktoren: Depressive Patienten sind seltener konsequent hinsichtlich Therapievorgaben, Kontrolluntersuchungen, Rehabilitation oder gesundheitsfördernden Verhaltens. Dadurch besteht bei ihnen ein Risiko für einen schlechteren Ausgang.

2.  Begleiterkrankungen: Depressive Patienten haben häufiger somatische Begleiterkrankungen als nicht depressive Patienten. So ist beispielsweise bekannt, dass depressive Patienten durchschnittlich 3,4-mal mehr an

chronischen Krankheiten leiden als nicht depressive. Dazu gehörenKrankheitsbilder wie Hypertonie und koronare Herzkrankheit, die bekannte Risikofaktoren für Schlaganfälle und ein nachfolgend schlechtes Heilungsergebnis darstellen.

3.  Reduzierter Parasympathikotonus: Es besteht ein verminderter Parasympathikotonus, wodurch die Herzschlagvariabilität reduziert und die Empfindlichkeit für Arrhythmien und plötzlichen Tod erhöht wird.

4.  Aktivierung des sympathischen Nervensystems: Dadurch kommt es zur Freisetzung von Katecholaminen mit nachfolgender Zunahme der Vasokonstriktion in den Blutgefäßen.

5.  Veränderte Funktion des Hypothalamus-Hypophyse-Nebennieren-Systems: Die Depression geht häufig mit einer signifikanten Zunahme der Kortisolproduktion einher, wodurch es zu Arteriosklerose, Hypertonie, Hyperlipidämie und schlechten Blutzuckerwerten (bei Diabetikern) kommt.

6.  Veränderte Thrombozytenfunktion: Durch den erhöhten Spiegel von Platelet-derived Growth Factor kommt es zu einer vermehrten Thrombozytenaktivierung und -aggregation. Durch die Zunahme der Gerinnungsfaktoren erhöht sich auch die Gefahr der Bildung von Thromben, sodass sich das Risiko für tödliche Myokardinfarkte oft vergrößert.

## Behandlung

Einige Doppelblindstudien haben sich mit der Wirksamkeit einer antidepressiven Behandlung bei postapoplektischer Depression befasst (Tab. 11.3).

Die erste kontrollierte Behandlungsstudie zur postapoplektischen Depression wurde im Jahre 1984 veröffentlicht [40]. Insgesamt wurden 39 Patienten mit Schlaganfall, welche die diagnostischen Kriterien der Major oder Minor Depression erfüllten, in diese doppelblinde, placebokontrollierte Studie zur Untersuchung der Wirksamkeit von Nortriptylin aufgenommen. Von den 39 Patienten bei Studienbeginn brachen fünf innerhalb von einer Woche die Teilnahme ab. Von den 34 verbleibenden Patienten erhielten 14 Nortriptylin (20 mg in Woche 1, 50 mg in den Wochen 2 und 3, 70 mg in Woche 4, 100 mg in den Wochen 5 und 6), die restlichen 20 Patienten erhielten ein Placebo. Es zeigte sich, dass sich die Nortriptylingruppe nach vier- und sechswöchiger Behandlung signifikant deutlicher besserte als die Placebogruppe. In statistischen Untersuchungen wurden bei 82 % der Patienten unter Nortriptylin ein Ansprechen auf die Therapie (> 50%ige Reduktion des HAM-D-Wertes) und eine Remissionsrate (HAM-D-Score) < 8 ermittelt, während die Ansprechrate und Remissionsrate unter Placebo 36 % betrugen ($P = 0{,}002$).

In einer kontrollierten Studie von Reding et al. [27] verringerten sich die Beeinträchtigungen bei den Alltagsaktivitäten bei sieben Patienten mit postapoplektischer Depression und pathologischem Dexamethason-Suppressionstest unter Behandlung mit Trazodon zwei bis drei Monate nach dem Schlaganfall signifikanter, gemessen mit der Barthel-Alltagsaktivitäten-Skala, als bei neun vergleichbaren Patienten unter Placebo.

Andersen et al. [41] bestimmten in einer kontrollierten Studie an 66 Schlaganfallpatienten die Wirksamkeit und Verträglichkeit des selektiven Serotonin-Wiederaufnahmehemmers Citalopram. Die Werte auf der HAM-D und der Melancholie-Skala (MES) waren nach drei und sechs Wochen bei den mit Citalopram behandelten Patienten (20 mg bei Patienten < 65 Jahren, 10 mg bei Patienten 65 Jahren) deutlich besser als bei Patienten unter Placebo.

In einer Therapiestudie wurden Nortriptylin und Fluoxetin verglichen [42]. Insgesamt wurden 56 Patienten mit akutem Schlaganfall und Major Depression so randomisiert, dass sie für jeweils zwölf Wochen Nortriptylin, Fluoxetin oder Placebo erhielten. Der HDRS-Wert nahm nach zwölfwöchiger Therapie bei den mit Nortriptylin behandelten Patienten (25 mg Woche 1, 50 mg Woche 2, 75 mg Wochen 3–6 und 100 mg Wochen 7–12) signifikant stärker ab als bei den mit Fluoxetin (10 mg Wochen 1–3, 20 mg Wochen 4–6, 30 mg Wochen 7–9 und 40 mg Wochen 10–12) oder mit Placebo ($F = 3,73$, df = 2,53; $P < 0,031$) behandelten Patienten (Abb. 11.8). Zwischen den mit Fluoxetin und Placebo behandelten Patienten bestanden keine signifikanten Unterschiede. Statistische Analysen ergaben eine Ansprechrate für Nortriptylin von 63 % und eine Remissionsrate von 50 %, während die Ansprechraten für Fluoxetin und Placebo bei 9 % und 24 % sowie die Remissionsraten bei 0 % und 6 % lagen (Fisher's Exact Test, $P = 0,0012$ für das Ansprechen und $P = 0,0003$ für Remission).

Gastrointestinale Nebenwirkungen, Schlaflosigkeit und Kopfschmerzen waren bei den mit Fluoxetin behandelten Patienten signifikant häufiger. Außerdem führte Fluoxetin zu einem durchschnittlichen Gewichtsverlust von 7 kg über zwölf Wochen, nicht jedoch die anderen Therapieverfahren [42].

Während diese Studie keine signifikante antidepressive Wirkung von Fluoxetin belegen konnte, behandelten Wiart et al. [43] damit im Rahmen einer Studie für sechs Wochen 16 Patienten mit postapoplektischer Major Depression. 15 Patienten, die ebenfalls eine postapoplektische Major Depression hatten, bekamen ein Placebo. Die Fluoxetinpatienten wiesen eine signifikant stärkere Abnahme des Montgomery-Asberg-Depression-Wertes auf als die mit Placebo behandelten Patienten. Die Ansprechrate betrug in der Fluoxetingruppe 62 % und in der Placebogruppe 33 % ($P = 0,1$–NS).

Daraus lässt sich ableiten, dass aus placebokontrollierten, randomisierten Studien Belege für eine Wirksamkeit von Citalopram bei postapoplektischer Depression vorliegen. Bei älteren Patienten sollten niedrigere Dosen eingesetzt werden. Für Nortriptylin wurden die größten Behandlungserfolge nachgewiesen, sodass es laut unseren Daten die Substanz der ersten Wahl zu sein scheint. Allerdings muss betont werden, dass es Kontraindikationen für den Einsatz von Nortriptylin gibt wie AV-Block, Arrhythmien, Engwinkelglaukom sowie selten die koronare Herzkrankheit.

**Tabelle 11.3** Randomisierte Doppelblindstudien zur Behandlung der postapoplektischen Depression

| Studie | Einschluss-diagnose | Arzneimittel | Patienten-zahl | Kardiovaskuläre Nebenwirkungen | Ergebnisse |
|---|---|---|---|---|---|
| Fruehwald et al. (2003) [72] | Mäßige bis schwere Depression im Standard-fragebogen | Fluoxetin vs. Placebo | 50 | Keine angegeben | Besserung der Depressions-Werte nach vier Wochen in beiden Gruppen. Fluoxetin im open-label Follow-up überlegen |
| Wiart et al. (2000) [43] | Major Depression | Fluoxetin vs. Placebo | 31 | Keine schweren kardiovaskulären Nebenwirkungen angegeben | Fluoxetin bei Depression signifikant effektiver als Placebo |
| Robinson et al. (2000) [42] | Major und Minor Depression | Fluoxetin vs. Nortriptylin vs. Placebo | 56 | Unter Nortriptylin signifikant stärker erhöhte Herzfrequenz als unter Placebo | Nortriptylin bei Depression signifikant effektiver als Placebo und Fluoxetin |
| Dam et al. (1996) [73] | Depressive und nicht depressive Patienten | Fluoxetin vs. Maprotilin vs. Placebo | 52 | Keine kardiovaskulären Nebenwirkungen angegeben | Signifikante Besserung der Depression durch Fluoxetin und Maprotilin |
| Grade et al. (1998) [44] | Depressive und nicht depressive Patienten | Methylpheni-dat vs. Placebo | 21 | Keine schweren kardiovaskulären Nebenwirkungen angegeben | Fluoxetingruppe bezüglich der funktionellen Indizes der Maprotilin- und Placebogruppe überlegen |
| Andersen et al. (1994) [74] | Mäßige bis schwere Depression im Standard-fragebogen | Citalopram vs. Placebo | 66 | Keine schweren kardiovaskulären Nebenwirkungen angegeben | Stärkere Abnahme des HAM-D-Wertes bei den mit Methylphenidat behandelten Patienten |
| Reding et al. (1986) [27] | Depressive Patienten mit verändertem Dexametha-son-Suppres-sionstest | Trazodon vs. Placebo | 16 | Keine | Bessere Ergebnisse in der Citalopram-gruppe |
| Lipsey et al. (1984) [40] | Major oder Minor Depression | Nortriptylin vs. Placebo | 39 | | Nortriptylin war Placebo überlegen |

Quelle: Davies et al. Treatment of anxiety and depressive disorders in patients with cardiovascular disease. Br Med J, 2004;328:939–943.

Es gibt eine doppelblinde Studie zum Vergleich von Methylphenidat und Placebo [44]. Die Patienten, die für drei Wochen täglich bis zu 30 mg Methylphenidat erhielten ($N = 100$), wiesen eine signifikant stärkere Reduktion der HAM-D-Werte auf als die für drei Wochen mit Placebo behandelten Patienten ($N = 11$). Ansprech- und Remissionsraten wurden jedoch nicht angegeben.

Es gibt auch Berichte über die Wirksamkeit der Elektrokrampftherapie [45]. Zwei retrospektive Studien ermittelten Ansprechraten von 86–95 %, und eine 20 Jahre alte Analyse berichtete über etwa 50 Einzelfälle mit erfolgreicher Anwendung der Elektrokrampftherapie bei postapoplektischer Depression [45]. Komplikationen waren laut dieser retrospektiven Studien selten.

Obwohl es keine allgemeinen Kontraindikationen gegen die Elektrokrampftherapie gibt, bestehen bei postapoplektischen Patienten bestimmte relative Risikofaktoren, die berücksichtigt werden müssen, wenn die Entscheidung für eine Elektrokrampftherapie getroffen wird. Dazu gehören intrakranielle Raumforderungen und Hämorrhagien sowie frische Myokardinfarkte. Es wurde jedoch auch schon über eine erfolgreiche Elektrokrampftherapie bei Patienten mit diesen Risikofaktoren berichtet, sodass auch diese Patienten bei entsprechend schwerer Depression einer Elektrokrampftherapie zugeführt werden können.

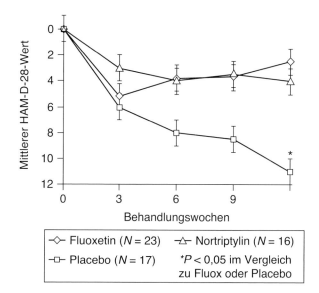

**Abbildung 11.8** Veränderung des Wertes auf der (28-Punkte-)Hamilton Rating Scale for Depression nach zwölfwöchiger Behandlung bei allen in die Studie aufgenommenen Patienten. Das ANOVA der wiederholten Messungen zeigte eine signifikante Interaktion zwischen Zeit und Behandlung ($F = 3,45$, df = 8,212, $P = 0,004$), wobei die mit Nortriptylin behandelten Patienten signifikant besser abschnitten als die mit Fluoxetin oder Placebo behandelten. (Quelle: Robinson RG, Schultz SK, Castillo C, et al. Nortriptyline vs. fluoxetine in the treatment of depression and in short-term recovery after stroke: A placebo-controlled, double-blind study. Am J Psychiatry 2000;157:351–359; mit freundlicher Genehmigung.)

Zur psychotherapeutischen Behandlung der postapoplektischen Depression gibt es nur eine große Studie [46]. Sie erfolgte an 123 Patienten, von denen bei 39 über drei Monate zehn Sitzungen einer kognitiv-behavioralen Therapie erfolgten. 43 Patienten trafen sich mit den Untersuchern, und 41 Patienten hatten keinen Kontakt. Von den 123 Patienten litten 60 unter einer Depression. Die Änderung des Beck-Depressionswertes im Laufe von drei Monaten unterschied sich bei den drei Gruppen nicht signifikant. Die Autoren schlussfolgerten daraus, dass die kognitiv-behaviorale Therapie bei postapoplektischer Depression nicht wirksam ist.

## Prävention

Aufgrund der negativen Auswirkungen der postapoplektischen Depression auf die kognitive und körperliche Genesung nach einem Schlaganfall sind Gedanken über Möglichkeiten zur Prävention der postapoplektischen Depression die logische Konsequenz. In einer derartigen Studie wurden 137 nicht depressive Patienten mit akutem ischämischem Schlaganfall so randomisiert, dass sie zwölf Monate lang doppelblind entweder mit Sertralin oder mit Placebo behandelt wurden [47]. Sertralin wurde zunächst in einer Dosis von 50 mg/d gegeben und konnte nach zwei Wochen in 50-mg-Schritten erhöht werden (Höchstdosis 150 mg/d). Ausschlusskriterien waren ein Schlaganfall, der mehr als vier Wochen vor der Einweisung aufgetreten ist, eine aktuelle Major Depression, eine kardiovaskuläre Erkrankung, eine signifikante Aphasie oder Demenz, eine bekannte Schizophrenie, eine andere Psychose, Drogenmissbrauch, neurologische Vorerkrankungen sowie eine antidepressive Behandlung in den vorausgegangenen vier Wochen.

Die mittlere Sertralindosis betrug 62,9 mg/d, wobei mehr als 75 % der Patienten nur 50 mg/d erhielten. Die Abbruchquote lag bei etwa 50 %, war aber in beiden Gruppen vergleichbar. Unter Heranziehung eines HDRC-Wertes von mindestens 18 zur Definition einer Depression betrug die Inzidenz der Depression nach 52 Wochen in der Sertralingruppe 8,2 % (95 % CI 2,2–13,9) und in der Placebogruppe 22,8 % (95 % CI 13,7–32,0) ($P$ = NS). Zwischen Woche 21 und 52 waren die HAM-D-Werte jedoch in der Sertralingruppe signifikant niedriger als in der Placebogruppe. Außerdem waren kardiovaskuläre Nebenwirkungen und erneute stationäre Aufnahmen wegen somatischer Erkrankungen bei den mit Placebo behandelten Patienten signifikant häufiger als unter Sertralin. Die Substanz wurde gut vertragen und zeigte bei beiden Gruppen die gleichen Nebenwirkungen [47].

*Diese Daten belegen, dass eine Vorbehandlung mit dem SSRI Sertralin zur Prophylaxe einer postapoplektischen Depression geeignet ist, und lassen vermuten, dass Patienten mit akutem Schlaganfall von einer derartigen Prophylaxe profitieren.*

# Manie

## Prävalenz

Eine Manie tritt nach einem Schlaganfall weitaus seltener auf als eine Depression. (In einer konsekutiven Serie an mehr als 300 Patienten mit akutem Schlaganfall einschließlich 143 Patienten mit longitudinaler Beurteilung wurden nur drei Patienten identifiziert [12].) Zwar haben zahlreiche Fallberichte und empirische Studien belegt, dass Schlaganfälle mit Manien assoziiert sind, allerdings gibt es keine epidemiologischen Studien zur Inzidenz und Prävalenz dieses Krankheitsbildes. Etwa die Hälfte der beschriebenen Fälle betrifft vereinzelte oder wiederholte manische Episoden ohne Major Depression. Eine Manie tritt vermutlich bei weniger als 1 % aller Schlaganfälle auf. Die Symptome ähneln denen der primären Manie mit Hyperthymie, Ablenkbarkeit, Redefluss, leichtsinnigem Verhalten, vermindertem Schlafbedürfnis, Ideenflucht, Größenwahn und Hypersexualität.

*Meist tritt die Manie als einzige Erscheinung eines sonst klinisch stummen Schlaganfalls auf. Bei Patienten über 50 Jahren, die mit einer ersten manischen Episode vorstellig werden, ist daher eine sorgfältige Abklärung der Ursachen einer sekundären Manie erforderlich, einschließlich zerebraler Bildgebung zum Schlaganfallausschluss.*

## Anatomische Korrelate

In einer Studie an 17 Patienten mit einer Manie infolge von Hirnschäden [48] wiesen zwölf Patienten unilaterale rechtshemisphärische Läsionen auf, die signifikant größer waren als die rechtshemisphärischen Läsionen der 31 Patienten mit Major Depression, bei denen eher der linke Frontallappen oder die linken Basalganglien betroffen waren, sowie der 28 Patienten ohne affektive Störung nach Schlaganfall (Abb. 11-9). Die mit der Manie assoziierten Läsionen lagen entweder kortikal (basotemporaler Kortex oder orbitofrontaler Kortex) oder subkortikal (frontale weiße Substanz, Basalganglien oder Thalamus). Bei drei Patienten mit einer Manie nach Gehirnschaden wurde eine Positronen-Emissionstomographie (PET) mit [18F]-Fluorodeoxyglucose (FDG) durchgeführt und die Ergebnisse mit sieben altersentsprechenden normalen Kontrollen verglichen [49]. Die Ergebnisse zeigten bei allen drei Patienten mit rechtsseitigen subkortikalen Läsionen einen fokalen Hypometabolismus im rechten basotemporalen Kortex, nicht hingegen bei den Kontrollen.

Somit scheint die Manie durch die Schädigung bestimmter Strukturen in der rechten Hemisphäre ausgelöst zu werden, die eine Verbindung zum limbischen System haben. Dabei ist vermutlich der rechte basotemporale Kortex von besonderer Bedeutung, da direkte Läsionen sowie entferntere hypometabolische Effekte (Diaschisis) dieser kortikalen Region mit einer sekundären Manie assozi-

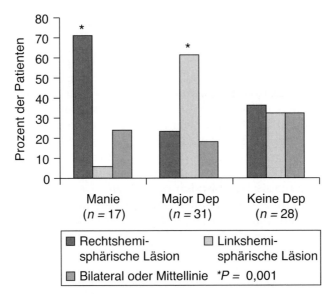

**Abbildung 11.9** Häufigkeit rechts- und linkshemisphärischer Läsionen bei Patienten mit post-apoplektischer Manie (*n* = 9), Tumoren (*n* = 6) und traumatischem Hirnschaden (*n* = 2) im Vergleich zu Patienten mit akuter postapoplektischer Major Depression (Major Dep) oder ohne affektive Störungen (Nondep) nach Schlaganfall. Es bestand eine ausgeprägte Assoziation zwischen einer Manie und rechtshemisphärischen Läsionen, während die postapoplektische Major Depression mit links-hemisphärischen Läsionen assoziiert war. Der Zusammenhang zwischen der Diagnose und dem Läsionsort war hochsignifikant (*P* = 0,0001). (Quelle: Robinson RG. The Clinical Neuropsychiatry of Stroke. Cambridge: Cambridge University Press, 1998, p. 308; mit freundlicher Genehmigung.)

iert waren. Allerdings entwickeln nicht alle Patienten mit einer Läsion im limbi-schen Bereich der rechten Hemisphäre eine sekundäre Manie. Somit muss es weitere Risikofaktoren für diese Erkrankung geben. Die bereits genannte Studie zum Vergleich von Depression und Manie [50] stellte fest, dass Patienten mit sekundärer Manie signifikant häufiger eine für affektive Störungen positive Familienanamnese aufwiesen als depressive Patienten oder Patienten ohne affektive Störungen (Abb. 11.10).

Ein weiterer Risikofaktor der postapoplektischen Manie wurde durch den Ver-gleich von Patienten mit sekundärer Manie und solchen ohne affektive Störun-gen ermittelt, die hinsichtlich Größe, Lokalisation und Ätiologie der Gehirnlä-sionen abgestimmt waren [51]. Patienten mit sekundärer Manie wiesen eine signifikant ausgeprägtere subkortikale Atrophie auf, gemessen am bifrontalen Gehirnratio und der Ratio des dritten Ventrikels. Die subkortikale Atrophie bestand vermutlich schon vor den Schlaganfallläsionen und der Manie, da sie auf beiden Gehirnseiten bestand, während die Läsion jeweils eine Seite betraf. Außerdem bestand unter den Patienten mit sekundärer Manie bei denjenigen mit einer für psychische Erkrankungen positiven Familienanamnese eine signi-fikant geringere Atrophie als bei jenen ohne eine derartige Familienanamnese,

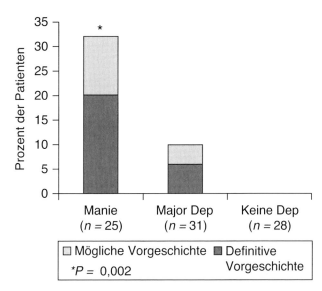

**Abbildung 11.10** Häufigkeit der familiären Vorgeschichte (definitiv oder vermutlich) von affektiven Störungen bei den Verwandten ersten Grades von Patienten mit postapoplektischer Manie ($n$ = 15), Tumoren ($n$ = 6) und Trauma ($n$ = 4) im Vergleich zu postapoplektischer Major Depression (Major Dep) oder ohne affektive Störungen (Keine Dep) nach dem Schlaganfall. Manische Patienten hatten mit signifikant höherer Wahrscheinlichkeit eine für affektive Störungen positive Familienanamnese als diejenigen der anderen beiden Diagnosegruppen. (Quelle: Robinson RG. The Clinical Neuropsychiatry of Stroke. Cambridge: Cambridge University Press, 1998, p. 305; mit freundlicher Genehmigung.)

was eine genetische Prädisposition für affektive Störungen nahelegt, sodass die Atrophie vermutlich zu den unabhängigen Risikofaktoren einer postapoplektischen Manie gehört.

## Mechanismus

Obwohl der Mechanismus derw sekundären Manie weiterhin unbekannt ist, legen sowohl Läsionsstudien als auch metabolische Studien de Schluss nahe, dass der rechte basotemporale Kortex eine wichtige Rolle spielt. Der basotemporale Kortex hat ausgeprägte efferente Verbindungen zum orbitofrontalen Kortex, womit vermutlich der laterale orbitofrontale Schaltkreis in der rechten Hemisphäre an der Ätiologie der Manie beteiligt ist. Möglicherweise kommt es durch die Kombination aus einer Störung des biogenen Aminsystems und der Ausschüttung tonisch-inhibitorischer Impulse im orbitofrontalen Schaltkreis zur Manie.

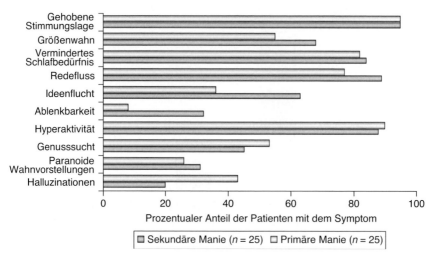

**Abbildung 11.11** Häufigkeit manischer Symptome bei Patienten mit Manie nach traumatischem Hirnschaden (sekundär) im Vergleich zu Patienten mit einer Manie unbekannter Ätiologie (primär). Da keine signifikanten Unterschiede hinsichtlich der Häufigkeit der Symptome bestanden, scheint das klinische Bild der sekundären Manie weitestgehend demjenigen der primären Manie zu entsprechen. (Quelle: Robinson RG. The Clinical Neuropsychiatry of Stroke. Cambridge: Cambridge University Press, 1998, p. 299; mit freundlicher Genehmigung.)

## Symptome

Die Symptome der Manie wurden an 25 konsekutiven Patienten untersucht, welche die DSM-IV-Kriterien für eine affektive Störung nach Gehirnschaden mit manischen Merkmalen erfüllten. Diese Patienten, die nach einem Schlaganfall, einem traumatischen Hirnschaden oder Tumoren eine Manie entwickelten, wurden mit 25 Patienten mit primärer Manie (ohne fassbare Neuropathologie) verglichen (Abb. 11.11) [12]. Beide Patientengruppen wiesen mit ähnlicher Häufigkeit eine gehobene Stimmungslage, Redefluss, Ideenflucht, Größenwahngedanken, Schlaflosigkeit, Halluzinationen und paranoide Wahnvorstellungen auf.

## Dauer und Behandlung

Der Verlauf der postapoplektischen Manie wurde bislang nicht systematisch untersucht. Einzelfallberichte geben an, dass bei diesen Patienten rezidivierende manische Episoden auftreten [51]. Der Verlauf dieser Krankheit beim einzelnen Patienten mit einer oder mit rezidivierenden manischen Episoden lässt vermuten, dass die meisten Patienten auf Lithium ansprechen, wobei es auch einige gibt, die weder auf Lithium noch auf Carbamazepin ansprechen [51]. Auch die

Gabe von Depakote und Neuroleptika ist möglich, wobei dafür jedoch keine kontrollierten Studien existieren.

## Schlussfolgerungen

*Seit vielen Jahren ist die postapoplektische Depression als eine der wichtigsten Komplikationen des Schlaganfalls bekannt. Bei Schlaganfallpatienten werden zwei Formen der Depression diagnostiziert: die affektive Störung durch den Schlaganfall mit einer Episode ähnlich einer Major Depression und eine subsyndromale Form der Major Depression, die als Minor Depression bezeichnet wird. Studien zur postapoplektischen Depression haben gezeigt, dass die Prävalenz davon abhängt, ob hospitalisierte oder ambulante Patienten untersucht werden. Die mittlere weltweite Prävalenz der Major Depression beträgt 20 %, diejenige der Minor Depression 18 %. Während der akuten postapoplektischen Phase besteht eine signifikante Assoziation zwischen der Major Depression und linksfrontalen Läsionen sowie Läsionen der linken Basalganglien, prämorbider leichter Gehirnatrophie sowie mit psychischen Vorerkrankungen des Patienten oder seiner Familie. In zahlreichen Studien wurde gezeigt, dass die Wiedererlangung der Alltagsaktivitäten von einer postapoplektischen Depression behindert wird. Auch das Ausmaß der kognitiven Beeinträchtigung wird durch eine Major Depression verstärkt. Zahlreiche Studien haben belegt, dass Patienten mit akuter postapoplektischer Depression häufiger in einem Zeitraum von zwölf Monaten bis zehn Jahren nach dem Ereignis versterben als Patienten, die akut nicht depressiv sind. Außerdem haben zahlreiche Studien gezeigt, dass die postapoplektische Depression mit mehreren unterschiedlichen Antidepressivaklassen effektiv behandelt werden kann, wie z.B. Nortriptylin, Trazodon und Citalopram. Neuere Daten weisen außerdem darauf hin, dass die postapoplektische Depression durch die Gabe von Sertralin verhindert werden kann, was einen ersten Schritt zur Primärprävention in der Psychiatrie darstellt.*

*Obwohl die Manie nicht so häufig ist wie die postapoplektische Depression, betrifft sie etwa 1 % der Schlaganfallpatienten und scheint auf einer Dysfunktion des rechten basotemporalen Kortex in Kombination mit einer für affektive Störungen positiven Familienanamnese oder einer leichten subkortikalen Atrophie zu beruhen. Zwar stehen keine kontrollierten Therapiestudien zur Verfügung, die vorhandene Literatur über kleinere Fallserien legt jedoch nahe, dass Stimmungsstabilisatoren wie Lithium und Depakote auch bei der postapoplektischen Manie erfolgreich eingesetzt werden können. Die weitere Forschung sollte sich auf die Mechanismen der postapoplektischen Depression und Manie konzentrieren, um gezieltere Therapieansätze für diese Krankheitsbilder entwickeln zu können. Außerdem sind weitere Untersuchungen erforderlich, um die effektivste derzeit verfügbare Behandlung zur Prävention oder frühzeitigen Behandlung dieser Erkrankungen, die die Genesung hinauszögern und die Mortalität erhöhen, zu ermitteln.*

# Literatur

1. Hachinski V, Norris JW. The Acute Stroke. Philadelphia, PA: F.A. Davis, 1985.
2. Broderick J, Brott T, Kothari R, et al. The greater Cincinnati/Northern Kentucky Stroke Study: Preliminary first-ever and total incidence rates of stroke among blacks. Stroke 1998; 29:415–421.
3. Bonita R. Epidemiology of stroke. Lancet 1992;339:342–344.
4. Kelly-Hayes M, Robertson JT, Broderick JP, et al. The American Heart Association stroke outcome classification: Executive summary. Circulation 1998;97: 2474–2478.
5. American Psychiatric Association. Diagnostic and Statistical Manual of Mental Disorder-DSM-IV-TR. Washington, DC: American Psychiatric As-sociation, 2000.
6. Cohen-Cole SA, Kauffman KG. Major depression in physical illness: Diagnosis, prevalence, and antidepressant treatment. Depression 1993;2:281–294.
7. Paradiso S, Ohkubo T, Robinson RG. Vegetative and psychological symptoms associated with depressed mood over the first two years after stroke. Int J Psychiatry Med 1997; 27:137–157.
8. Harrington C, Salloway S. The diagnosis and treatment of post-stroke depression. Med Health 1997;80: 181–187.
9. Paradiso S, Robinson RG. Minor depression after stroke. An initial validation of the DSM-IV construct. Am J Geriatr Psychiatry 1999;7:244–251.
10. Jonas BS, Mussolino ME. Symptoms of depression as a prospective risk factor for stroke. Psychosom Med 2000;62: 463–471.
11. Morris PLP, Robinson RG, Raphael B. Prevalence and course of depressive disorders in hospitalized stroke patients. Intl J Psychiatr Med 1990; 20:349–364.
12. Robinson RG. The Clinical Neuropsychiatry of Stroke. Cambridge: Cambridge University Press, 1998, p. 491.
13. Astrom M, Adolfsson R, Asplund K. Major depression in stroke patients: A 3-year longitudinal study. Stroke 1993; 24:976–982.
14. Robinson RG, Kubos KL, Starr LB, et al. Mood disorders in stroke patients: Importance of location of lesion. Brain 1984;107:81–93.
15. Robinson RG. The controversy over post-stroke depression and lesion location. Psychiatr Times 2003;20: 39–40.
16. Carson AJ, MacHale S, Allen K, et al. Depression after stroke and lesion location: A systematic review. Lancet 2000;356:122–126.
17. Starkstein SE, Robinson RG, Price TR. Comparison of patients with and without post-stroke major depression matched for size and location of lesion. Arch Gen Psychiatry 1988; 45:247–252.
18. Starkstein SE, Robinson RG, Honig MA, et al. Mood changes after right hemisphere lesion. Br J Psychiatry 1989; 155:79–85.
19. Eastwood MR, Rifat SL, Nobbs H, et al. Mood disorder following cerebrovascular accident. Br J Psychiatry 1989; 154:195–200.
20. Aben I, Verhey F, Lousberg R, et al. Validity of the Beck depression inventory, Hospital anxiety and depression scale, SCL-90, and Hamilton depression rating scale as screening instruments for depression in stroke patients. Psychosomatics 2002;43:386–393.
21. Bush BA. Major life events as risk factors for poststroke depression. Brain Inj 1999;13:131–137.

22. Robinson RG, Starr LB, Kubos KL, et al. A two year longitudinal study of post-stroke mood disorders: Findings during the initial evaluation. Stroke 1983;14:736–744.

23. Pohjasvaara T, Leppavuori A, Siira I, et al. Frequency and clinical determinants of poststroke depression. Stroke 1998;29:2311–2317.

24. Herrmann N, Black SE, Lawrence J, et al. The Sunnybrook stroke study. A prospective study of depressive symptoms and functional outcome. Stroke 1998;29:618–624.

25. Parikh RM, Robinson RG, Lipsey JR, Starkstein et al. The impact of post-stroke depression on recovery in activities of daily living over two year follow-up. Arch Neurol 1990;47:785–789.

26. Schubert DSP, Taylor C, Lee S, et al. Physical consequences of depression in the stroke patient. Gen Hosp Psychiatry 1992;14:69–76.

27. Reding MJ, Orto LA, Winter SW, Fortuna IM, DiPonte P, McDowell FH. Antidepressant therapy after stroke: A double-blind trial. Arch Neurol 1986; 43:763–765.

28. Gonzalez-Torrecillas JL, Mendlewicz J, Lobo A. Effects of early treatment of poststroke depression on neuropsychological rehabilitation. Int Psychogeriatr 1995;7:547–560.

29. Chemerinski E, Robinson RG, Kosier JT. Improved recovery in activities of daily living associated with remission of post-stroke depression. Stroke 2001;32:113–117.

30. Chemerinski E, Robinson RG, Arndt S, et al. The effect of remission of poststroke depression on activities of daily living in a double-blind randomized treatment study. J Nerv Ment Dis 2001;189:421–425.

31. Bolla-Wilson K, Robinson RG, Starkstein SE, et al. Lateralization of dementia of depression in stroke patients. Am J Psychiatry 1989; 146:627–634.

32. Kauhanen M, Korpelainen JT, Hiltunen P, et al. Poststroke depression correlates with cognitive impairment and neurological deficits. Stroke 1999;30: 1875–1880.

33. Downhill JE, Jr, Robinson RG. Longitudinal assessment of depression and cognitive impairment following stroke. J Nerv Ment Dis 1994;182: 425–431.

34. Kimura M, Robinson RG. Treatment of poststroke generalized anxiety disorder comorbid with poststroke depression. Merged analysis of nortriptyline trials. Am J Geriatr Psychiatry 2003;11:320–327.

35. Wade DT, Legh-Smith J, Hewer RA. Depres- sed mood after stroke, a community study of its frequency. Br J Psychiatry 1987;151:200–205.

36. Morris PLP, Robinson RG, Andrezejewski P, et al. Association of depression with 10-year post-stroke mortality. Am J Psychiatry 1993;150:124–129.

37. Morris PL, Robinson RG, Samuels J. Depression, introversion and mortality following stroke. Aust N Z J Psychiatry 1993;27:443–449.

38. House A, Knapp P, Bamford J, et al. Mortality at 12 and 24 months after stroke may be associated with depressive symptoms at 1 month. Stroke 2001; 32:696–701.

39. Jorge RE, Robinson RG, Arndt S, et al. Mortality and post-stroke depression: A placebo controlled trial of antidepressants. Am J Psychiatry 2003; 160:1823–1829.

40. Lipsey JR, Robinson RG, Pearlson GD, et al. Nortriptyline treatment of post-stroke depression: A double-blind study. Lancet 1984;i:297–300.

41. Andersen G, Vestergaard K, Riis J. Citalopram for post-stroke pathological crying. Lancet 1993;342(8875): 837–839.

42. Robinson RG, Schultz SK, Castillo C, et al. Nortriptyline versus fluoxetine in the treatment of depression and in short term recovery after stroke: A placebo controlled, double-blind study. Am J Psychiatry 2000;157: 351–359.

43. Wiart L, Petit H, Joseph PA, et al. Fluoxetine in early poststroke depression: A double-blind placebocontrolled study. Stroke 2000;31:1829–1832.

44. Grade C, Redford B, Chrostowski J, et al. Methylphenidate in early poststroke recovery: A doubleblind, placebo-controlled study. Arch Phys Med Rehabil 1998;79:1047–1050.

45. Huffman J, Stern TA. Acute psychiatric manifestations of stroke: A clinical case conference. Psychosomatics 2003;44:65–75.

46. Lincoln NB, Flannaghan T. Cognitive behavioral psychotherapy for depression following stroke: A randomized controlled trial. Stroke 2003;34:111–115.

47. Rasmussen A, Lunde M, Poulsen DL, et al. A double-blind, placebo-controlled study of sertraline in the prevention of depression in stroke patients. Psychosomatics 2003;44:216–21.

48. Robinson RG, Boston JD, Starkstein SE, et al. Comparison of mania with depression following brain injury: Causal factors. Am J Psychiatry 1988; 145:172–178.

49. Starkstein SE, Mayberg HS, Berthier ML, et al. Mania after brain injury: Neuroradiological and metabolic findings. Ann Neurol 1990;27:652–659.

50. Starkstein SE, Pearlson GD, Boston J, et al. Mania after brain injury: A controlled study of causative factors. Arch Neurol 1987;44:1069–1073.

51. Starkstein SE, Fedoroff JP, Berthier MD, et al. Manic depressive and pure manic states after brain lesions. Biol. Psychiatry 1991;29:149–158.

52. House A, Dennis M, Mogridge L, et al. Mood disorders in the year after first stroke. Br J Psychiatry 1991;158:83–92.

53. Burvill PW, Johnson GA, Jamrozik KD, et al. Prevalence of depression after stroke: The Perth Community Stroke Study. Br J Psychiatry 1995; 166:320–327.

54. Kotila M, Numminen H, Waltimo O, et al. Depression after stroke. Results of the FINNSTROKE study. Stroke 1998; 29:368–372.

55. Ebrahim S, Barer D, Nouri F. Affective illness after stroke. Br J Psychiatry 1987;151:52–56.

56. Fedoroff JP, Starkstein SE, Parikh RM, et al. Are depressive symptoms nonspecific in patients with acute stroke? Am J Psychiatry 1991;148:1172–1176.

57. Castillo CS, Schultz SK, Robinson RG. Clinical correlates of early-onset and late-onset poststroke generalized anxiety. Am J Psychiatry 1995;152: 1174–1179.

58. Starkstein SE, Fedoroff JP, Price TR, et al. Anosognosia in patients with cerebrovascular lesions. A study of causative factors. Stroke 1992;23:1446–1453.

59. Herrmann M, Bartles C, Wallesch C-W. Depression in acute and chronic aphasia: Symptoms, pathoanatomical-clinical correlations and functional implications. J Neurol Neurosurg Psychiatry 1993;56:672–678.

60. Singh A, Black SE, Herrmann N, et al. Functional and neuroanatomic correlations in poststroke depression: The Sunnybrook Stroke Study. Stroke 2000;31:637–644.

61. Andersen G, Vestergaard K, Riis JO, et al. Incidence of post-stroke depression during the first year in a large unselected stroke population determined using a valid standardized rating scale. Acta Psychiatr Scand 1994; 90:190–195.

62. Gainotti G, Azzoni A, Marra C. Frequency, phenomenology and anatomical-clinical correlates of major post-stroke depression. Br J Psychiatry 1999; 175:163–167.

63. Folstein MF, Maiberger R, McHugh PR. Mood disorder as a specific complication of stroke. J Neurol Neurosurg Psychiatry 1977;40:1018–1020.

64. Finklestein S, Benowitz LI, Baldessarini RJ, et al. Mood, vegetative disturbance, and dexamethasone suppression test after stroke. Ann Neurol 1982; 12: 463–468.

65. Sinyor D, Amato P, Kaloupek P. Post-stroke depression: Relationship to functional impairment, coping strategies, and rehabilitation outcome. Stroke 1986;17:112–117.

66. Finset A, Goffeng L, Landro NI, et al. Depressed mood and intra-hemispheric location of lesion in right hemisphere stroke patients. Scand J Rehabil Med 1989;21:1–6.

67. Schwartz JA, Speed NM, Brunberg JA, et al. Depression in stroke rehabilitation. Biol Psychiatry 1993;33:694–699.

68. Feibel JH, Springer CJ. Depression and failure to resume social activities after stroke. Arch Phys Med Rehabil 1982; 63:276–278.

69. Robinson RG, Price TR. Post-stroke depressive disorders: A follow-up study of 103 outpatients. Stroke 1982;13:635–641.

70. Vataja R, Pohjasvaara T, Leppavuori A, et al. Magnetic resonance imaging correlates of depression after ischemic stroke. Arch Gen Psychiatry 2001;58: 925–931.

71. Collin SJ, Tinson D, Lincoln NB. Depression after stroke. Clin Rehabil 1987; 1:27–32.

72. Fruehwald S, Gatterbauer E, Rehak P, et al. Early fluoxetine treatment of post-stroke depression – a three-month double-blind placebo-controlled study with an open-label long-term follow up. J Neurol 2003; 250:347–351.

73. Dam M, Tonin P, De Boni A, et al. Effects of fluoxetine and maprotiline on functional recovery in poststroke hemiplegic patients undergoing rehabilitation therapy.[comment]. Stroke 1996;27:1211–1214.

74. Andersen G, Vestergaard K, Lauritzen L. Effective treatment of poststroke depression with the selective serotonin reuptake inhibitor citalopram. Stroke 1994;25:1099–1104.

# Abschnitt IV:

# Neurologische Erkrankungen

# 12 Depression bei der Demenz vom Alzheimertyp

PAUL B. ROSENBERG UND CONSTANTINE G. LYKETSOS
FÜR DIE DEUTSCHE AUSGABE: VJERA A. HOLTHOFF

## Einleitung

Die Depression gehört zu den häufigsten neuropsychiatrischen Symptomen im Verlauf der Demenz vom Alzheimertyp. Ferner zählen zu den Verhaltensauffälligkeiten der Erkrankung beispielsweise Apathie, Angst, psychomotorische Erregung, Halluzinationen, Wahnvorstellungen und Umkehr des Tag-Nacht-Rhythmus. Die Depression führt bei den Patienten und ihren pflegenden Angehörigen zu einer deutlichen Minderung der Lebensqualität. Die Symptome der Depression im Rahmen der Demenz unterscheiden sich von denen einer typischen Majoren Depression. In diesem Kapitel werden wissenschaftliche Studien diskutiert, die unterschiedliche Behandlungsansätze der Depression bei Demenzen untersucht haben, sowie die aktuellen Erkenntnisse zum klinischen Bild, der Ätiologie, Diagnostik und Behandlung aufgezeigt.

## Demenz vom Alzheimertyp

### Epidemiologie

Die Demenz vom Alzheimertyp ist eine altersassoziierte kognitive Störung. In Deutschland leiden gegenwärtig 1,1 Millionen Menschen an leichten bis schweren Demenzen. Durch die zunehmende Lebenserwartung und Alterung der geburtenstarken Jahrgänge wird in den nächsten 20 Jahren mit einer Verdoppelung der Betroffenen in Deutschland gerechnet [5]. Die Lebenserwartung der Demenzkranken ist verkürzt und die Lebensqualität durch einen zunehmenden Kompetenzverlust bestimmt. Neben den Demenzpatienten leiden Millionen pflegender Angehöriger, bei denen die Lebenssituation mit dem Demenzkranken zu einer erheblichen psychischen und physischen Belastung führt [6].

### Klinischer Verlauf

Die Demenz vom Alzheimertyp ist vorwiegend eine Erkrankung des höheren Alters. Schätzungen der Prävalenz belaufen sich auf 1 % im Alter von 60–64 Jahren bis zu 43–68 % im Alter > 95 Jahren [7, 8]. Die Untersuchung einer großen Bevölkerungsstichprobe ergab eine niedrigere Prävalenz von 28 % für Einwohner in einem Alter über 90 Jahren [9], und es gibt Hinweise darauf, dass die Inzidenz jenseits des 90. Lebensjahres wieder abnimmt [10]. Die Demenz vom Alzheimertyp ist eine chronisch progrediente Erkrankung mit einem schleichenden Verlauf. Die kognitiven Einbußen sind insbesondere durch Defizite im Bereich des verbalen Kurzzeitgedächtnisses und der Exekutivfunktion charakterisiert [11, 12]. Mit fortschreitender Erkrankung treten weitere kognitive Defizite auf, wie Wortfindungsstörungen, Apraxie, visokonstruktive Störungen und Abnahme des Sprachverständnisses und der Sprachproduktion.

## Neurobiologische Befunde

Das Gehirn von Alzheimer-Patienten weist makroskopisch häufig eine symmetrische kortikale Atrophie, tiefe kortikale Sulci, vergrößerte Ventrikel und eine Abnahme der Gesamtgehirnmasse auf [15, 16]. Ferner ist die Erkrankung gekennzeichnet durch ausgedehnte kortikale *extrazelluläre* Ablagerung von β-Amyloidfibrillen sowie durch *intraneuronale* Akkumulation von Neurofibrillenbündeln [17]. β-Amyloidfibrillen sind unlösliche Aggregate von Amyloid-β-, einem Peptid aus 40–42 Aminosäuren, das als Stoffwechselprodukt aus dem Amyloid-Precursor-Protein (APP) entsteht. Letzteres kann durch eine -β oder α-Sekretase gespalten werden sowie in einem weiteren Schritt weiter durch eine γ-Sekretase. Das Produkt der β-Sekretase-Spaltung ist Amyloid-β-1-42, aus dem sich vorwiegend unlösliche Aggregate bilden können. Es gibt seltene familiäre autosomal-dominante Varianten der Demenz vom Alzheimertyp, bei denen das APP-Gen eine Mutation in einem Basenpaar aufweist, sodass die Verstoffwechselung von Amyloid-β-1-42 so verändert ist, dass der Anteil im Verhältnis zu Amyloid-β-1-40 zunimmt [17]. Heute weiß man, dass die Ablagerungen der β-Amyloidplaques zu Beginn der Erkrankungspathologie in temporalen und parietalen Assoziationskortices nachweisbar sind und sich in späteren Stadien der Erkrankung im gesamten Kortex verteilen.

Bislang ist nicht abschließend geklärt, ob die toxischen Äquivalente der Alzheimer-Erkrankung die β-Amyloidaggregate, die Amyloid-β-Monomere oder Oligomere sind [17]. Es gibt zunehmend Hinweise darauf, dass lösliche Amyloid-β-Oligomere neurotoxisch aktiver sind als Aggregate und dass der neuronale Schaden zu dem Zeitpunkt, an dem die Plaques auftauchen, bereits bestehen könnte [18]. Neurofibrillenbündel bestehen aus intraneuronalen Ablagerungen von phosphoryliertem Tau-Protein und finden sich zu Erkrankungsbeginn im Hippocampus, entorhinalem Kortex und limbischen Bereichen, breiten sich jedoch bei fortschreitender Erkrankung auf viele kortikale Bereiche aus [19, 20]. In den Frühstadien der Alzheimer-Erkrankung korreliert die Dichte der Bündel besser mit der kognitiven Beeinträchtigung als die Dichte der Plaques [19].

Die Entdeckung familiärer autosomal-dominanter Mutationen des APP-Gens bei Patienten mit einer Demenz vom Alzheimertyp, die bereits im jüngeren Lebensalter auftreten, hat die Entwicklung transgener Mausmodelle der Alzheimer-Erkrankung ermöglicht, die mutante humane APP-Gene exprimieren [21]. Diese Mäuse entwickeln mit dem Alter Plaques und eine kognitive Beeinträchtigung, nicht jedoch Neurofibrillenbündel, sodass es sich in dieser Hinsicht um ein unvollständiges Modell der Alzheimer-Erkrankung handelt. In diesen Modellen scheint ein neurotoxischer Mechanismus in der Aktivierung von zerebraler Mikroglia durch Amyloid-β zu bestehen, wodurch proinflammatorische Zytokine wie Interleukin (IL)-1-β, IL-6 und Tumor-Nekrose-Faktor alpha (TNF-α) ausgeschüttet werden [22]. Außerdem besteht eine nicht durch Antikörper vermittelte Aktivierung der Komplement-Kaskade [23]. Diese Befunde lassen vermuten, dass die Neurotoxizität bei der Demenz vom Alzheimertyp auch auf einem entzündlichen Prozess beruhen könnte. Daher sind Studien zur Wirksamkeit von Antiphlogistika als mögliche Therapien der Alzheimer-Erkrankung durchgeführt worden [19, 20, 22, 24, 25].

Ferner ist erwiesen, dass bei der Demenz vom Alzheimertyp Funktionseinbußen in mehreren Neurotransmittersystemen vorliegen. Allen voran steht die ausgeprägte Abnahme cholinerger Neurone im Nucleus basalis Meynert, von dem die exzitatorische Innervation des gesamten Kortex ausgeht [25, 26]. Der letztgenannte Befund liefert die Grundlage für die derzeitige Behandlung der Demenz vom Alzheimertyp mit Acetylcholinesterasehemmern. Im Verlauf der Erkrankung kommt es zu einer zunehmenden Funktionsstörung in der serotonergen und dopaminergen Neurotransmission, die insbesondere für die neuropsychiatrischen Symptome der Alzheimer-Erkrankung verantwortlich gemacht werden [27].

## Neuropsychiatrische Symptome und Syndrome bei der Demenz vom Alzheimertyp

Bei der Demenz vom Alzheimertyp stehen die kognitiven Einbußen im Vordergrund. Die neuropsychiatrischen Symptome werden weniger selbstverständlich zum Symptomprofil gezählt, obwohl sie sehr häufig bestehen und sich klinisch bei der Erkrankung weitaus besser behandeln lassen als die kognitiven Defizite. Daher ist es in der ärztlichen Betreuung der Alzheimer-Patienten von großer Bedeutung, diese zu erkennen und zu therapieren. In zwei neueren epidemiologischen Studien ist die Häufigkeit neuropsychiatrischer Symptome bei der Demenz vom Alzheimertyp erhoben worden. In der Cache-County-Studie wiesen 56 % der demenziellen Studienteilnehmer und 53 % der Patienten mit einer Demenz vom Alzheimertyp innerhalb des letzten Monats mindestens eine neuropsychiatrische Störung auf [32]. Zu den Symptomen gehörten (mit abnehmender Prävalenz) Apathie, Wahnvorstellungen, Agitiertheit/Aggression und Depression. Vergleichbare Ergebnisse erbrachte die Cardiovascular Health Study [33], in der unter allen neuropsychiatrischen Symptomen die Depression mit der höchsten Prävalenz nachgewiesen wurde (32,3 %), so wie es bereits in einer Studie aus Großbritannien ermittelt werden konnte [34]. In der 18-monatigen Beobachtungszeit der Cache-County-Studie war die *Inzidenz* der Depression vergleichbar hoch (18 %). Die Frage nach dem Zusammenhang der Demenzschwere und dem Anstieg neuropsychiatrischer Symptome wird kontrovers diskutiert. In den oben aufgeführten Studien zeigte sich ein Störungsprofil, das sich zwischen den Demenztypen unterschied, jedoch eine vergleichbare Prävalenz in den unterschiedlichen Demenzstadien aufwies. Eine weitere Studie demonstrierte hingegen, dass mit einer Zunahme neuropsychiatrischer Symptome mit fortschreitender Demenz gerechnet werden muss [35].

Die neuropsychiatrischen Symptome bei der Demenz vom Alzheimertyp führen zu einer insgesamt noch größeren funktionellen Einschränkung der Patienten und sind daher mit einer erheblichen Minderung der Lebensqualität von Patienten und Pflegepersonen verbunden. Daher sollte der Behandlung neuropsychiatrischer Symptome eine kontinuierliche Aufmerksamkeit geschenkt werden. Sie stellt einen wesentlichen therapeutischen Baustein bei der Betreuung von Alzheimer-Patienten und ihren Familien dar.

Dazu ist eine differenzierte Diagnose der einzelnen Symptome für eine darauf abgezielte Behandlung erforderlich. Die unterschiedlichen neuropsychiatrischen Symptome werden in zwei Störungsgruppen unterteilt: die Gruppe mit überwiegend affektiven Symptomen und eine mit überwiegend psychotischen Symptomen (Wahnvorstellungen und Halluzinationen) [37]. Die häufigeren affektiven Symptome sind für die Pflegepersonen besonders belastend, insbesondere in frühen Demenzstadien [36]. Die affektiven Symptome werden oft mit dem Begriff „Depression" beschrieben, obwohl sich das Symptomprofil von der Depression im Rahmen primär affektiver Störungen bei älteren Patienten unterscheidet. So überwiegen bei dementen Patienten Symptome wie Angst und Agitation, und sie weisen weniger Schuldgefühle oder Selbstvorwürfe auf und sind selten suizidal.

## Epidemiologie der Depression bei der Demenz vom Alzheimertyp

Affektive Störungen sind die häufigsten neuropsychiatrischen Komplikationen der Demenz. Schätzungen zur Prävalenz depressiver Symptome bei Demenz reichen von 1,3 bis 50 % mit Modellschätzungen von etwa 20 % für ein depressives Syndrom und > 50 % für jedes depressive Symptom (Tab. 12.1). Risikofaktoren für eine Depression bei der Demenz vom Alzheimertyp sind depressive Episoden in der Vorgeschichte [38, 39], eine positive Familienanamnese für affektive Erkrankungen [40, 41], ein präseniler Beginn der Demenz [42] sowie möglicherweise ein niedriger Bildungsstatus [43]. Depressive Symptome bei der Alzheimerdemenz können lange persistieren und waren in einer Untersuchung bei 55 % der depressiven Demenzpatienten auch nach zwölf Monaten noch vorhanden [39].

**Tabelle 12.1**  Prävalenz der Depression bei Demenz

| Quelle | Geschätzte Prävalenz der depressiven Symptome bei Demenz (%) | Methodische Anmerkungen |
|---|---|---|
| Garre-Olmo et al. (2003) [39] | 50 | Depressive Symptome (Neuropsychiatrisches Inventar, NPI, 57) 55%ige Persistenz nach 12 Monaten Follow-Up Klinische Stichprobe |
| Migliorelli et al. (1995) [38] | 51 | 28 % Dysthymie 23 % Majore Depression Klinische Stichprobe |
| Weiner et al. (1994) [133] | 1,3–1,5 | Kriterien der Majoren Depression nach DSM-III-R) Klinische Stichprobe |
| Cache County (2000) [32] | 24 (20 für Alzheimer-Erkrankung) | Depressive Symptome (NPI) Bevölkerungsstichprobe |
| Cardiovascular Health Study (2002) [33] | 32 | Depressive Symptome (NPI) Bevölkerungsstichprobe |
| Burns et al. (2004) [34] | 24 | Geschulte Beobachter 43 % von Angehörigen als depressiv eingestuft 63 % mit mindestens einem depressiven Symptom Fallregister-Stichprobe |

# Diagnose der Depression bei der Demenz vom Alzheimertyp

## Diagnostische Schwierigkeiten

In der Tabelle 12.1 wird deutlich, wie sehr methodische Unterschiede in der Erfassung der Depression bei Demenzen zu unterschiedlichen Prävalenzangaben führen können. Insbesondere die Studien, die die Depression mit den Kriterien des Diagnostischen und Statistischen Manuals Psychischer Störungen (DSM)-III-R ermittelten, fanden sehr viel niedrigere Prävalenzraten von < 2 % als die übrigen Studien. Durch die Anwendung der engen DSM-Kriterien für eine Majore Depression werden viele Alzheimer-Patienten mit klinisch signifikanten depressiven Symptomen nicht erkannt. Das liegt daran, dass die DSM-Kriterien beispielsweise beinhalten, dass die Symptome „für den überwiegenden Teil des Tages an fast jedem Tag" vorhanden sein müssen, während sich bei Patienten mit einer Demenz vom Alzheimertyp affektive Symptome im Laufe des Tages verändern können. Darüber hinaus leiden depressive Alzheimer-Patienten eher geringfügig an neurovegetativen Symptomen, wie Schlaflosigkeit, Inappetenz und Gewichtsabnahme, so wie es für die Diagnose der Majoren Depression nach

DSM-Kriterien erforderlich wäre. Auch in der Anamnese der Patienten ist die Depression oft schwer zu explorieren. Die kognitiven Einbußen führen dazu, dass sie eine depressive Verstimmung nur schwer in Worte fassen können und die Fragen nach ihrer Stimmungslage möglicherweise nicht umfassend beantworten können [45, 46]. In dieser Situation ist daher die Fremdanamnese durch die pflegenden Angehörigen oder Pflegekräfte entscheidend. Ein weiterer Faktor, der die Diagnose der Depression bei Alzheimer-Patienten erschwert, ist die erhöhte Prävalenz chronischer Erkrankungen bei älteren Menschen, die wiederum gemeinsame Symptomprofile mit der Depression aufweisen können. Dazu zählen die Schlafstörungen, Inappetenz, Gewichtsabnahme, Müdigkeit oder psychomotorische Verlangsamung. In der DSM-IV und der Hamilton-Depressions-Skala (HAM-D) werden diese Symptome stark gewichtet. Obwohl die Testbeschreibungen Hinweise auf die mögliche Differenzierung zwischen physischen und psychischen Ursachen für die Depression liefern, bleibt es in der Praxis eine große Schwierigkeit, die spezifische Diagnose einer Depression bei der Demenz vom Alzheimertyp mit diesen Diagnoseinstrumenten zu stellen [47, 48].

## Unterschiedliches Symptomspektrum der Depression bei der Demenz vom Alzheimertyp und älteren Menschen ohne Demenz

Die Depression im Rahmen der Alzheimer-Erkrankung stellt sich in einer anderen Symptomkonstellation dar als die Majore Depression nach den Kriterien der DSM-IV. Mehrere Studien haben die Symptomprofile bei depressiven Patienten mit und ohne Demenz verglichen (Tab. 12.2). Janzing et al. [49] stellten fest, dass Demenzpatienten bei vergleichbarer Schwere der Depression häufiger „Motivations"-Symptome aufwiesen und seltener „Stimmungs"-Symptome als die Gruppe ohne Demenz. Zum sogenannten ‚Motivationsfaktor' gehörten Müdigkeit, psychomotorische Verlangsamung, Interessenverlust, Abnahme der Alltagsaktivitäten und reduzierte affektive Resonanzfähigkeit auf positive Reize. Zum ‚Stimmungsfaktor' zählten die Autoren Sorgen, depressive Stimmungslage, affektive Labilität, Hoffnungslosigkeit und Suizidgedanken. Ihre Kohorte umfasste Patienten mit subsyndromaler Depression und war repräsentativ für das typische klinische Patientengut.

Auch Li et al. [50] stellten fest, dass unter den depressiven Symptomen bei der Alzheimer-Erkrankung Veränderungen der Motivation häufig im Vordergrund stehen können. Zubenko et al. [51] ermittelten, dass bei depressiven Alzheimer-Patienten häufiger als bei nicht depressiven Patienten Wahnvorstellungen, Halluzinationen und Konzentrationsstörungen vorliegen, seltener hingegen Schuldgefühle oder Suizidgedanken. Es spricht einiges dafür, dass Wahnvorstellungen und Depression bei Patienten mit einer Demenz vom Alzheimertyp häufig gemeinsam auftreten [52, 54]. Rubin et al. [56] zeigten, dass das Vorliegen von Symptomen wie Ambivalenz und Müdigkeit für die Unterscheidung zwischen depressiven und euthymen Alzheimer-Patienten besonders hilfreich sein kann.

**Tabelle 12.2** Symptomprofil der Depression bei Demenz vom Alzheimertyp

| Häufigere Symptome der Depression bei Demenz vom Alzheimertyp | Seltenere Symptome der Depression bei Demenz vom Alzheimertyp |
|---|---|
| Anhedonie | Depressive Stimmung |
| Angst | Schulderleben |
| Reizbarkeit | Hoffnungslosigkeit |
| Motivationsmangel | Suizidalität |
| Agitiertheit | |
| Wahnvorstellungen | |
| Halluzinationen | |

Zusammenfassend entwickeln depressive Alzheimer-Patienten demnach seltener die typischen affektiven Beschwerden wie Gefühle der Traurigkeit, Hoffnungslosigkeit, Schuld oder Suizidgedanken. Stattdessen überwiegen bei ihnen die Angst, Apathie, Teilnahmslosigkeit und die Störung der Konzentration. Das hat dazu geführt, dass inzwischen spezifische diagnostische Kriterien für die Diagnose der Depression bei Alzheimer-Erkrankung vorliegen.

## Beurteilungsskalen

In der Tabelle 12.3 sind die wichtigsten Diagnostikinstrumente für das Vorliegen einer Depression bei der Demenz vom Alzheimertyp zusammengefasst. Es handelt sich um die Behavioral Pathology in Alzheimer's Disease Rating Scale (BEHAVE-AD) [57], das Neuropsychiatrische Inventar (NPI) [58] und die Consortium to establish a register for Alzheimer's Disease (CERAD) Behavior Rating Scale for AD [59]. Diese Skalen sind insbesondere deshalb im klinischen Alltag nützlich, weil sie breit die möglichen neuropsychiatrischen Symptomprofile abfragen und die pflegenden Angehörigen einbeziehen.

Eine zweite Möglichkeit ist die Anwendung von Beurteilungsskalen, die für die Majore Depression entwickelt worden sind, wie die Hamilton-Depressions-Skala (HAM-D) [60–62], die Geriatrische Depressions Skala (GDS) [63], die Zung Skala [64], die Montgomery-Asberg-Depressions-Skala (MADRS) [65, 66] und das Beck-Depressionsinventar (BDI) [67]. Jede der aufgeführten Skalen verfügt über eine nachgewiesene Validität und Reliabilität bei der Diagnose der Depression bei leichter bis mäßiger Demenz vom Alzheimertyp. Die Nachteile für den klinischen Gebrauch sind im Einzelnen: (1) diese Skalen sind überwiegend Selbstbeurteilungsskalen und könnten die Symptome unterschätzen [68, 69]; (2) in die HAM-D gehen deutlich auch somatische Beschwerden im Rahmen der Depression in die Bewertung ein, die jedoch auch oft bei körperlichen Erkrankungen älterer Patienten auftreten können und in diesem Fall dann nicht spezifisch für die Depression wären; (3) die Fragen (insbesondere HAM-D und BDI) sind in verhältnismäßig langen Sätzen und abstrakt formuliert, sodass sie für Alzheimer-Patienten nicht leicht zu beantworten sind [70]. Naarding et al. empfahlen, zur

**Tabelle 12.3** Instrumente zur Beurteilung der Depression bei Demenz vom Alzheimertyp

| Instrument | Beurteilung | Befragte | Anzahl der Fragen | Bereich | Psychometrische Eigenschaften bei Alzheimer-Erkrankung | Anmerkungen |
|---|---|---|---|---|---|---|
| Hamilton Depression Scale (HAM-D) | Schwere der Depression | Patient, Interviewer | 17 oder 21 | 0–50 | Reliabilität etwa 0,9 [64]. Sensitivität 90 %, aber Angabe der Spezifität von 9–63 % für die Diagnose einer Depression bei Alzheimer-Erkrankung [134, 135] | Weit verbreitete Skala, keine Berücksichtigung der Angaben von Pflegepersonen. Optimaler Cut-Off-Wert für Depression bei Alzheimer-Erkrankung ist > 9 |
| Cornell Depression Scale | Schwere der Depression | Patient, Pflegeperson, Interviewer | 19 | 0–38 | Reliabilität 0,63–0,84 [75]. Korrelation mit HAM-D 0,86 [134]. Sensitivität 90 % und Spezifität 75 % für die Diagnose einer Depression bei Alzheimer-Erkrankung [134] | Weit verbreitete Skala bei der Diagnose der Depression bei Alzheimer-Erkrankung und Einbezug der Pflegeperson |
| Geriatrische Depressions-Skala (GDS) | Schwere der Depression | Patient | 15 (kurze Version) 30 (lange Version) | 0–15 (kurze Version) 0–30 (lange Version) | Reliabilität > 0,9. Korrelation mit HAM-D > 0,8 [135] | Leicht anzuwenden, jedoch sehr abhängig vom Sprachverständnis des Patienten |
| Montgomery-Asberg Depression Scale (MADRS) | Schwere der Depression | Patient, Interviewer | 10 | 0–60 | Reliabilität 0,86. Korrelation mit HAM-D 0,82 [136] (allerdings nicht speziell bei demenziellen Patienten) | Unzureichende Datenlage zur Validität bei der Diagnose der Depression bei Alzheimer-Erkrankung |
| Zung Depression | Schwere der Depression | Patient (Selbstbeurteilung) | 20 | 0–80 | Reliabilität 0,8–0,9 [64]. Signifikante Korrelation mit HAM-D, jedoch nur in Frühstadien der Demenz | Selbsteinstufungsskala fraglicher Validität bei der Demenz, da die Patienten die Symptome eher unterbewerten |
| Clinical Assessment of Depression in Dementia (CADD) | Schwere der Depression, lebenslanger Verlauf einer affektiven Störung | Patient, Pflegeperson, Interviewer | Nicht angegeben | Nicht angegeben | Reliabilität und Validität > 0,9 für die Diagnose der Major Depression. Korrelation mit HAM-D 0,94 [51] | Kombinierte Beurteilung von Schwere und Diagnose |

Steigerung der Spezifität und Sensitivität unterschiedliche Cut-Off-Werte beim HAM-D je nach Erkrankungsart einzusetzen, und unterschieden dabei die Depression bei der Alzheimer-Erkrankung von der Depression bei Schlaganfall und idiopathischem Parkinson-Syndrom [71]. Die MADRS wurde zur Verlaufsbeurteilung, auch bei Arzneimittelstudien, entwickelt, bei der Alzheimer-Erkrankung ist der Nutzen dieses Tests jedoch nicht endgültig nachgewiesen [65, 66].

Die dritte Möglichkeit besteht in der Entwicklung von spezifischen Skalen für die Depression bei Demenz. Am weitesten verbreitet ist die Cornell-Depressions-Skala, in die sowohl Informationen des Untersuchers, des Patienten und der pflegenden Bezugsperson eingehen [72]. Somatische Symptome werden mit sieben von 19 Punkten eher wenig gewichtet, und der Test hat sich als effektiv in der Dokumentation von Verlaufsbeobachtungen zur Kognition [60, 65, 73] sowie als Screening-Instrument bei Heimbewohnern erwiesen [74]. Für eine Majore Depression wird ein Cut-Off-Wert von mindestens 13 Punkten vorgeschlagen, während zur Diagnose der Depression bei Alzheimer-Erkrankung ein niedriger Cut-Off von 6–7 Punkten als ausreichend erachtet wird. Die Clinical Assessment for Depression in Dementia (CADD) [51] ist ein neues Instrument, das sowohl das Vorliegen als auch die Schwere der Depression diagnostiziert, Elemente der HAM-D und des NPI einschließt und für die eine gute Interrater-Reliabilität nachgewiesen worden ist.

## Beitrag der Pflegeperson bei der Beurteilung der Depression

Die Angaben der Pflegeperson sind für die Diagnose der Depression bei Alzheimer-Demenz unverzichtbar, da der Patient selbst aufgrund seiner kognitiven Defizite, insbesondere für kurz Zurückliegendes, auch unvollständige Aussagen treffen wird. In den beiden Erhebungsinstrumenten CSDD und NPI ist die Fremdbeurteilung fester Bestandteil der Skala. Allerdings sind auch die Angaben der Pflegepersonen durch die erhebliche psychophysische Belastung, unter der diese stehen, möglicherweise ebenfalls nicht frei von subjektiven Einflussfaktoren. Burke et al. konnten nachweisen, dass die Pflegepersonen eher dazu neigten, die depressiven Symptome als zu stark einzustufen [69]. Daher sollte der Arzt vorzugsweise neben seinem eigenen klinischen Eindruck *sowohl* Angaben der Pflegeperson *als auch* der Patienten in die Beurteilung der affektiven Symptome bei Alzheimer-Erkrankung einfließen lassen. Insgesamt ist daher die Diagnose der Depression bei der Demenz vom Alzheimertyp zeitlich aufwendiger als die einer Majoren Depression ohne Demenz. Wir werden weiter unten auf Möglichkeiten eingehen, zur Diagnose der Depression bei Alzheimer-Erkrankung spezifische Kriterien anzuwenden.

### Apathie versus Depression
Die Apathie ist ein Symptom, das Zustände beschreibt, in denen die Patienten durch *Teilnahmslosigkeit*, mangelnde *Erregbarkeit* und *Unempfindlichkeit* gegen-

über äußeren *Reizen* gekennzeichnet sind, ohne jedoch traurig oder depressiv zu wirken. Die Apathie erschwert den täglichen Umgang mit den Patienten erheblich, und Pflegende beklagen ihre Frustration und Verärgerung darüber, dass die Patienten so wirkten, als wollten sie „einfach gar nichts machen." In Pflegeeinrichtungen hingegen bleiben die Patienten undiagnostiziert, da sie passiv sind und die Gefahr besteht, dass sie nicht weiter auffallen. Die Abgrenzung der Apathie von der Depression ist weniger eindeutig. In der Praxis wird Apathie oft eher als Symptom einer affektiven Störung als ein eigenständiges Syndrom behandelt. In der Cache-County-Studie war sie das häufigste neuropsychiatrische Symptom der Demenz und lag oft auch in Abwesenheit anderer typischer Symptome der Depression bei Patienten mit Demenz vom Alzheimertyp vor [76]. Starkstein et al. berichteten, dass 37 % der Alzheimer-Patienten in einer großen klinischen Stichprobe unter einer signifikanten Apathie litten [77]. Bei vielen (24 %) bestand begleitend zu einer Majoren Depression eine Apathie. Marin et al. berichteten, dass Apathie und depressive Symptome bei Patienten mit einer Demenz vom Alzheimertyp stärker korrelierten als bei Majorer Depression oder Schlaganfällen [78]. Ferner geht die Apathie mit einer beeinträchtigten kognitiven Funktion und einer stärkeren Einschränkung der Alltagsfähigkeiten einher [79]. Es wird diskutiert, ob es sich möglicherweise auch um ein Symptom der präklinischen Erkrankungsphase der Demenz vom Alzheimertyp handeln könnte [80].

## Diagnostische Kriterien der Depression bei Demenz vom Alzheimertyp

In Anbetracht der wissenschaftlichen Hinweise, dass die Depression bei der Demenz vom Alzheimertyp eine einzigartige Symptomkonstellation aufweist, beriefen die National Institutes of Mental Health eine Konsensuskonferenz von Experten auf diesem Gebiet ein, um geeignete diagnostische Diagnosekriterien zu erarbeiten [82, 83]. Tabelle 12.4 enthält die Empfehlungen der NIMH-Kriterien zur Diagnose der Depression bei Demenz vom Alzheimertyp. Darin werden die oben erwähnte Phänomenologie berücksichtigt und Kriterien vermieden, die sich mit kognitiven Defiziten und/oder chronischen somatischen Krankheiten überschneiden können [84].

**Tabelle 12.4** Operationalisierte Kriterien der Depression bei Demenz vom Alzheimertyp

| Kriterium | | Kommentar |
|---|---|---|
| 1. | Klinisch signifikante depressive Stimmung (depressiv, traurig, hoffnungslos, entmutigt, weinerlich) | Der Befragende muss unterscheiden zwischen „egal sein" (Apathie) und akuter/quälender trauriger Stimmung (Depression) und muss die Angaben des Patienten mit fremdanamnestischen Angaben gemeinsam bewerten. Eine vorübergehende affektive Labilität im Rahmen einer emotionalen Inkontinenz sollte nicht zu einer positiven Beurteilung führen, sofern nicht auch eine gedrückte Stimmung außerhalb dieser Phasen mit Affektinkontinenz vorliegt. |

(Fortsetzung)

**Tabelle 12.4** Operationalisierte Kriterien der Depression bei Demenz vom Alzheimertyp (Forts.)

| | | |
|---|---|---|
| 2. | Reduzierter positiver Affekt und Freude bei sozialen Kontakten und gewohnten Aktivitäten | Zur Veranschaulichung dieses Punktes erfragt der Untersucher vom Patienten und der Pflegeperson beispielhafte Tätigkeiten, die dem Patienten in der Vergangenheit Spaß gemacht haben oder die allgemein als angenehm empfunden werden (wie eine wohlschmeckende Mahlzeit, der Besuch der Enkelkinder, der Besuch einer Familienfeier usw.). Am wichtigsten sind dabei die fremdanamnestischen Angaben zu seinem Verhalten, das durchaus im Widerspruch zu der Beschreibung des Patienten selbst stehen kann. Mögliche Fragen könnten sein, ob der Patient weiterhin „so viel Spaß daran hat wie früher", „Spaß am Leben hat" oder „Lebensfreude empfindet." |
| 3. | Soziale Isolation oder Rückzug | Der Untersucher beurteilt das Bestreben des Patienten, Kontakt zu anderen Menschen aufzunehmen, und seine Geselligkeit/Unbefangenheit innnerhalb einer sozialen Gruppe. Soziale Isolation/Rückzug werden nicht positiv eingestuft, wenn es sich um bekannte Persönlichkeitsmerkmale handelt oder wenn sie als Vermeidung von Situationen gewertet werden, in denen die kognitiven Defizite ins Gewicht fallen würden und daher vom Patienten gezielt vermieden werden. |
| 4. | Appetitstörungen | Da die kognitiven Defizite des Patienten, insbesondere sein Erinnerungsvermögen, einen Einfluss auf seine Bewertung von Appetit und möglichem Gewichtsverlust ausüben können, sind hier die fremdanamnestischen Angaben durch die Pflegepersonen unverzichtbar, und es wird die Dokumentation einer Gewichtskurve empfohlen. |
| 5. | Schlafstörungen | Der Untersucher fragt nach Veränderungen der normalen Schlafgewohnheiten und/oder einer subjektiv schlechteren Schlafqualität. Die präzise Erfassung kann schwierig sein, wenn der Patient allein schläft. Nächtliches Erwachen wegen Toilettengängen werden normalerweise nicht verwertet, sofern der Patient anschließend schnell (innerhalb von 30 min) wieder einschläft. |
| 6. | Psychomotorische Veränderungen | Agitiertheit: Dazu können gehören die Unfähigkeit, still zu sitzen, Auf- und Abgehen und/oder Händeringen. Es schließt jedoch nicht aggressives und verweigerndes Verhalten ein. Agitiertheit und Reizbarkeit (Kriterium 7) treten häufig gemeinsam auf. Wichtig ist die Differenzierung zwischen Agitiertheit und Ängstlichkeit, da Letztere zwar häufig ist, aber kein spezifisches Symptom der Dignosekriterien der Depression bei der Demenz vom Alzheimertyp darstellt. Beachte, dass Agitiertheit gleichzeitig mit Erschöpfung/Energieverlust auftreten kann. <br> Retardierung: Hier muss der Untersucher abwägen, inwieweit somatische Erkrankungen zu diesem Symptom beitragen. |
| 7. | Reizbarkeit | Reizbarkeit wird gewertet, wenn sie eine Veränderung der bekannten Persönlichkeitsmerkmale des Patienten darstellt. Typische Beschreibungen sind: unbeherrscht sein, „an die Decke gehen" oder „wegen Kleinigkeiten aufregen." Dieser Punkt erfordert eine besondere Berücksichtigung möglicher kultureller Unterschiede und unterschiedliche Formulierungen. Es handelt sich dabei nicht um die Frustration durch die erlebten kognitiven Defizite oder Schwierigkeiten bei den Alltagsaktivitäten. Ein Delir kann dieses Symptom vortäuschen. |

(Fortsetzung)

**Tabelle 12.4** Operationalisierte Kriterien der Depression bei Demenz vom Alzheimertyp (Forts.)

| 8. | Müdigkeit oder Energieverlust | Dieses Symptom kann im Rahmen der klinischen Untersuchung greifbar werden und wird oft von somatischen Krankheiten vorgetäuscht. Der Untersucher muss beurteilen, ob die Müdigkeit über das hinausgeht, was die somatische Erkrankung erwarten lässt. |
|---|---|---|
| 9. | Gefühle der Wertlosigkeit, Hoffnungslosigkeit oder übermäßiger oder unangemessener Schuld | Gefühle wie Pessimismus, Negativismus, Gefühl der Minderwertigkeit, Selbstvorwürfe, vermindertes Selbstvertrauen und Schuldwahn können in diesem Punkt gewertet werden. Diese Symptome werden oft greifbar, wenn der Patient während der Untersuchung mit seinen kognitiven Defiziten konfrontiert wird. Das Symptom muss allerdings auch außerhalb der Untersuchungssituation berichtet werden, um es von der situationsgebundenen Frustration abzugrenzen. |
| 10. | Rezidivierende Todesgedanken, Suizidgedanken, -plan oder -versuch | Zu diesem Symptom gehört der Wunsch, zu sterben, auch unabhängig davon, ob es einen Plan dazu gibt. Wichtig ist es, den Wunsch, zu sterben, von der Verweigerung einer maximalen medizinischen Behandlung aus religiösen, moralischen oder ethischen Überzeugungen zu unterscheiden. |

# Ursachen der Depression bei Demenz vom Alzheimertyp

Die Depression wird durch multiple Faktoren hervorgerufen. Bei Alzheimer-Patienten ist das Risiko, an einer Depression zu erkranken, wie auch bei anderen Patienten signifikant von psychosozialen und biologischen Faktoren abhängig. Die Kenntnis dieser Risikofaktoren ermöglicht eine frühzeitige Intervention und Aufklärung über die Depression bei der Demenz vom Alzheimertyp.

## Psychosoziale Faktoren

„Wer wäre nicht deprimiert, wenn er an einer Alzheimer-Erkrankung leidet?" Oft wird angenommen, dass die Diagnose selbst schon eine Depression auslöst, insbesondere dann, wenn sich die Patienten der Diagnose bewusst sind. Nimmt man die höchsten Schätzungen für die Prävalenz der Depression bei der Demenz vom Alzheimertyp mit 50 % an, entwickeln die anderen 50 % keine affektive Störung. Es wird angenommen, dass das Erleben der eigenen Defizite ein Hauptrisikofaktor für die Entwicklung einer Depression ist und die Minderung der Einsicht in diese Defizite bei fortgeschrittener Erkrankung vor einer Depression schützen könnte. Alzheimer-Patienten können ihre kognitiven Defizite im frühen Krankheitsverlauf wahrnehmen [85], dennoch konnten mehrere Studien keinen Zusammenhang zwischen Wahrnehmung der eigenen Erkrankung und Depression belegen [86], während zwei Studien einen Zusammenhang mit Depression [87] und Hoffnungslosigkeit [88] beschrieben haben. Die Frage nach einem möglichen Zusammenhang von Depression mit der Wahrnehmung eigener Defizite ist daher noch nicht endgültig geklärt.

Alzheimer-Patienten sind im frühen Krankheitsverlauf einem starken sozialen Stress ausgesetzt, beispielsweise durch den Verlust ihrer Arbeitsfähigkeit und ihrer Beeinträchtigung im sozialen Umgang durch ihre kognitiven Defizite. Innerhalb der Familie kann häufig über lange Zeit eine Dissimulation der Symptome beobachtet werden, indem einfach Aufgaben des Erkrankten übernommen werden, ohne dass das bekannt wird. Auch unter den Patienten kommt es vor, dass diese trotz signifikanter kognitiver Defizite täglichen Ritualen nachgehen, die mit ihrem Berufsleben in Verbindung stehen, wie beispielsweise täglich am alten Schreibtisch zu sitzen und „zur Arbeit" zu gehen. Ferner ist der Patient stark durch das Wissen um seine zunehmende Abhängigkeit in der Alltagsbewältigung belastet. Das kann auch dazu führen, dass Patienten in fortgeschrittenen Stadien der Demenz vom Alzheimertyp pflegerische Maßnahmen verweigern, weil sie ihre funktionelle Abhängigkeit verleugnen und darüber verärgert sind.

Neben diesen allgemeinen Stressoren wie Abhängigkeit und Defizite in der Alltagsbewältigung führen spezifische kognitive Symptome besonders zu Einbußen im Selbstbild und beim Selbstvertrauen. Dazu gehören insbesondere die Sprachfunktionen, sodass Defizite in der Sprachflüssigkeit und Wortfindung zu einer sozialen Isolierung führen können [45, 46]. In den fortgeschritteneren Demenzstadien leiden viele der Alzheimer-Patienten unter einer Agnosie [46]. Zusätzlich kann die zeitliche, örtliche und situative Desorientierung zu erheblichen Stimmungsschwankungen führen. Selbst Patienten im fortgeschritteneren Erkrankungsstadium können sich durchaus bewusst sein, dass sie in einer geschlossenen Einrichtung leben und sich dadurch entmutigt fühlen. Die spezifische Lebenssituation in einer geschlossenen Einrichtung kann zur Entmutigung eines Alzheimer-Patienten führen, weil er sich möglicherweise nicht erklären kann, warum er an einem solchen Ort leben sollte.

## Biologische Faktoren

### Neurochemie

Mehrere pathologische Studien weisen darauf hin, dass die neuronale Degeneration der monoaminergen (serotonergen und noradrenergen) Hirnstammkerne mit der Depression bei der Demenz vom Alzheimertyp assoziiert ist. Zubenko et al. untersuchten 37 Gehirne von Patienten mit der späteren pathologischen Bestätigung einer Demenz vom Alzheimertyp und stellten fest, dass die depressiven Symptome bei diesen Patienten mit einer reduzierten Anzahl von pigmentierten Zellen im Locus coeruleus (LC) und der Substantia nigra (SN) einhergingen, zwei für die monoaminerge Innervation des Gehirns verantwortliche Kerngebiete [89]. Diese Veränderungen der Zellzahl gingen auch mit einer deutlichen Abnahme von Noradrenalin in Neocortex und Hippocampus einher [90]. Es gibt zwei weitere Studien, die diese Ergebnisse für den Locus coeruleus, nicht aber für die Substantia nigra bestätigen konnten [91, 92], und die Frage wird insgesamt auch weiterhin kontrovers diskutiert [93].

## Genetik

Kognitive und affektive Symptome bei der Demenz vom Alzheimertyp scheinen einer anderen genetischen Vulnerabilität und einem anderen genetischen Risiko zu unterliegen, als es für die Depression im jüngeren Lebensalter angenommen wird. Das 4-Allel des Apolipoprotein-E-Gens ist ein anerkannter Risikofaktor für die Entwicklung und den frühzeitigeren Beginn einer Demenz vom Alzheimertyp [94, 95]. Für das Apo-4-Allele wird angenommen, dass es einen Effekt auf die Response antidepressiver Pharmakotherapie bei nicht dementen älteren Patienten hat, sodass Träger rascher auf Mirtazapin und langsamer auf Paroxetin ansprachen [96]. Allerdings scheint bei Patienten mit einer Demenz vom Alzheimertyp, die Apo-4-Allele-Träger sind, keine erhöhte Vulnerabilität für die Entwicklung einer Depression zu bestehen [97, 98, 99]. Obwohl angenommen wird, dass das Apo-2-Allel sowohl vor der Erkrankung an einer Demenz vom Alzheimertyp als auch vor einer unipolaren Depression schützen könnte, ist es bei der Alzheimer-Erkrankung eher mit einer erhöhten Anfälligkeit für eine Depression assoziiert [100].

## Bildgebung

Ergebnisse aus der funktionellen Bildgebung bei Depression im Rahmen neurologischer Erkrankungen weisen darauf hin, dass depressive Symptome mit Stoffwechselminderungen im Frontalkortex assoziiert sein könnten [102, 103]. O'Brien et al. wies eine Korrelation zwischen frontalen Dichteminderungen in der weißen Substanz und der Depression bei Alzheimer-Erkrankung nach [101].

## Entzündungsmarker

Ein möglicher Zusammenhang zwischen Entzündungsmarkern und Depression bei Alzheimer-Erkrankung ist bislang als rein spekulativ zu werten. Es gibt jedoch Hinweise dafür, dass die Neurotoxizität bei der Demenz vom Alzheimertyp durch Entzündungsmechanismen im Gehirn vermittelt wird und beispielsweise die Ausschüttung von proinflammatorischen Zytokinen durch aktivierte Mikroglia hervorruft [22]. Es sind erhöhte Serumspiegel für spezifische Zytokine bei bestehender depressiver Stimmung in einer großen Stichprobe älterer Probanden nachgewiesen worden [107]. Daher könnte es sein, dass die Synthese und Ausschüttung von Zytokinen im Zentralnervensystem und in der Peripherie zukünftig ein weiterer Ansatz zur Behandlung der Demenz vom Alzheimertyp werden könnte.

# Diagnostik und Behandlung der Depression bei Alzheimer-Krankheit

## Diagnostik

Patienten mit einer Demenz vom Alzheimertyp und einer Depression weisen eine Vielfalt von möglichen Symptomen auf. Diese schließen beispielsweise Depression, Angst, Nervosität, Gedächtnisstörungen, Defizite in der Motivation und Interessensverlust ein. Wie bereits oben ausgeführt, werden die Beschwerden eher von den pflegenden Angehörigen berichtet, sodass der behandelnde Arzt sich neben den kognitiven Symptomen auch die Verhaltensauffälligkeiten dezidiert anschauen sollte.

Die Fremdanamnese stellt eine zentrale Informationsquelle für die Diagnose und Therapieplanung dar, sodass sie in jeder Exploration aufgeführt werden sollte, auch wenn das damit verbunden sein sollte, die Pflegenden außerhalb der Klinik oder Sprechstunde zu befragen (Betreutes Wohnen, Tagesstätte etc.). Dabei sollte auch erwogen werden, ob Patienten und Pflegepersonen getrennt exploriert werden sollten, um beiden Gelegenheit zur offenen Thematisierung ihrer Gefühle und Sorgen zu geben. Es kommt nicht selten vor, dass beispielsweise pflegende Angehörige es vermeiden, in Anwesenheit ihrer jeweiligen Partner Auffälligkeiten anzusprechen, wie entwürdigende Beschimpfungen, unangemessene Sexualisierung, Tätlichkeiten oder Inkontinenz, obwohl sie dadurch eine erhebliche Belastung erleben. Einige Patienten und ihre Angehörigen verwenden Begriffe wie „Depression" und „Angst" in einem anderen Sinne als der Arzt, sodass dieser oft klären muss, was damit genau gemeint ist. Patienten mit einer Demenz vom Alzheimertyp und einer Depression können Symptome aufweisen, wie sie bei Patienten mit einer Majoren Depression vorkommen können. Dazu gehören depressive Verstimmung, Anhedonie, Appetitverlust, Gewichtsabnahme, Müdigkeit, psychomotorische Agitiertheit oder Retardierung, Konzentrationsstörungen, reduziertes Selbstwertgefühl sowie Suizidgedanken. Andererseits können Alzheimer-Patienten jedoch auch depressive Symptomprofile aufweisen, bei denen die primär affektiven Symptome im Hintergrund stehen. So können Symptome wie Angst, Agitiertheit, Apathie, Anhedonie, reduzierte Motivation und Konzentrationsstörungen im Vordergrund stehen [76].

Zu beachten ist ferner, dass durchaus auch somatische und neurologische Krankheitsbilder sowie Arzneimittelnebenwirkungen die Diagnose der Depression bei Alzheimer-Erkrankung erschweren können, da sie ebenfalls zu depressiven Symptomen führen können (Tab. 12.5). Häufige neurologische Differenzialdiagnosen sind die Affektabflachung, Bradykinesie und Bradyphrenie des Parkinson-Syndroms, die pathologische Weinerlichkeit der Pseudobulbärparalyse bei Multipler Sklerose und die fehlende Motivation bei Apraxie oder exekutive Dysfunktion bei anderen Demenzformen. Eine psychomotorische Verlangsamung ist bei einer Reihe von internistischen Erkrankungen wie Herz-

**Tabelle 12.5** Somatische Krankheitsbilder und Arzneimittel, die eine Depression bei der Demenz vom Alzheimertyp vortäuschen können

| Somatisches Krankheitsbild | Arzneimittel |
|---|---|
| Parkinson-Syndrom | Glukokortikoide |
| Multiple Sklerose | Benzodiazepine |
| Hypothyreose | Chemotherapeutika |
| Neurosyphilis | Lithiumintoxikation |
| Konsumierendes Malignom | Digitalisintoxikation |
| Herzinsuffizienz | Phenytoinintoxikation |
| Chronisch-obstruktive Lungenerkrankung | Opioidanalgetika |
| Delir | Carbamazepin |
| Hyper- oder Hypoglykämie | Trizyklische Antidepressiva |
| Urämie | Anticholinerge Substanzen |
| Hypernatriämie | |

insuffizienz, chronisch-obstruktive Lungenerkrankung, Malignomen und Arzneimittelnebenwirkungen zu beobachten. Es ist sehr wichtig, die Symptome eines Delirs sowohl in Hinblick auf die Diagnose als auch auf die Therapie von denen einer Depression zu unterscheiden (Tab. 12.6). Eine gründliche körperliche und neurologische Untersuchung ist ebenso unverzichtbar wie eine genaue Arzneimittelanamnese. Dabei sollte der Arzt insbesondere auf die kognitiven Nebenwirkungen anticholinerger Substanzen achten [108, 109] sowie auf die Sedierung durch Benzodiazepine und Opioidanalgetika. Bei relativ akuter Stimmungsveränderung müssen häufige Ursachen des Delirs bei Demenzpatienten ausgeschlossen werden, wie Harnwegsinfektionen, Pneumonie, metabolische Störungen und kürzlich zurückliegende Änderungen in der individuellen Medikation.

**Tabelle 12.6** Diagnostische Abklärung bei Verdacht auf Depression bei Demenz vom Alzheimertyp

| Diagnostisches Verfahren | Indikation |
|---|---|
| MRT oder CT des Gehirns | Ausschluss zerebrovaskulärer Ereignisse oder einer Raumforderung |
| Lumbalpunktion | Nur bei Verdacht auf Infektion (z.B. Tbc, HIV, Herpes-Enzephalitis) |
| Elektroenzephalographie | Ausschluss eines Anfallsleidens |
| Metabolische Werte | Ausschluss einer Hyperglykämie, Hypernatriämie, Urämie |
| Blutbild | Ausschluss einer Anämie (als Ursache der Müdigkeit) |
| Schilddrüsenwerte | Ausschluss einer Hypothyreose |
| Serum-$B_{12}$ | Ausschluss eines Vitamin-$B_{12}$-Mangels (bei älteren Menschen meist durch verminderte Absorption) |
| Arzneimittelspiegel im Serum | Ausschluss einer Intoxikation (z.B. Lithium, Phenytoin, Carbamazepin, Digoxin, Sedativa, Hypnotika) |

# Behandlung

## Arzneimittel

Die Ergebnisse kontrollierter Studien zur antidepressiven Behandlung der Depression bei der Demenz vom Alzheimertyp sind in Tabelle 12.7 zusammengefasst. Der Nachweis für die antidepressive Wirksamkeit fällt abhängig von den einzelnen Studien sehr unterschiedlich aus, was einmal auf den hohen Placeboeffekt zurückzuführen sein könnte und nicht zuletzt auch auf die unterschiedlichen Kriterien, die in den Studien zur Diagnose der Depression bei den Alzheimer-Patienten zur Anwendung gekommen sind. Oft waren es die modifizierten DSM-IV-Kriterien für affektive Störungen, die bei Patienten mit einer Demenz vom Alzheimertyp nicht geeignet erscheinen. Es gibt zwar einen Wirksamkeitsnachweis für eine Reihe von Antidepressiva, allerdings reichen diese nicht aus, um ein Antidepressivum der ersten Wahl zu benennen. Studien mit trizyklischen Antidepressiva (TZA) brachten über das anticholinerge Nebenwirkungsprofil eine Verschlechterung der Kognition bei Alzheimer-Patienten mit sich, während das bei den selektiven Serotonin-Wiederaufnahmehemmern (SSRI) nicht beobachtet wurde. Beide Substanzklassen scheinen einen durchaus vergleichbaren Effekt auf die Depression auszuüben, die SSRI verfügen jedoch über eine bessere Verträglichkeit bei den Patienten mit der Demenz vom Alzheimertyp. Für viele neuere antidepressive Substanzen liegen keine Daten vor.

Anhand dieser Ergebnisse wird folgender Therapieleitfaden zur antidepressiven Therapie der Demenz vom Alzheimertyp empfohlen [110, 111] (Zusammenfassung in Tab. 12.8):

1. Initial Gabe eines SSRI. Es liegen mehr Studien zur Wirksamkeit und Sicherheit von SSRI bei der Behandlung der Depression bei der Alzheimer-Erkrankung vor als für eine andere antidepressive Wirkstoffgruppe. Innerhalb der Gruppe der SSRI kann kein spezifisches Antidepressivum evidenzbasiert bevorzugt empfohlen werden. Die Autoren schlagen ein Prozedere vor, bei dem zunächst die Gabe von Sertralin, Citalopram oder Escitalopram eingesetzt werden soll. Die kürzlich aufgestellte Therapieempfehlung durch eine Konsensuskonferenz [110] rät, die Dosierungen einzusetzen, die auch für den jungen Erwachsenen aufgeführt werden. Diese sind in Tabelle 12.8 dargestellt. Da Paroxetin auch eine anticholinerge Aktivität entfaltet, besteht eine erhöhte Gefahr eines Delirs, obwohl die Substanz auch eine gut sedierende Wirkung entfalten kann, was insbesondere bei ängstlichen Patienten besonders hilfreich sein könnte. Fluoxetin weist die längste Halbwertszeit auf, mit dem Nachteil einer möglicherweise anhaltenden Sedierung.
2. Auftitrieren der Anfangsdosis bis zur maximal vertragenen Dosis möglichst über vier Wochen. Bei alten, gebrechlichen Patienten kann auch ein langsameres Vorgehen gerechtfertigt sein. Sofern nach vierwöchiger Gabe der Höchstdosis keine Wirkung zu beobachten ist, muss die Umstellung der Medikation oder die zusätzliche Gabe eines Neuroleptikums oder Antiepileptikums

**Tabelle 12.7** Kontrollierte Studien zur Behandlung der Depression bei Demenz vom Alzheimertyp

| Quelle | Design | N (gesamt) | Diagnose der Depression | Behandlung | Effekt der Behandlung auf das affektive Ergebnis | Effekt der Behandlung auf nicht affektive Ergebnisse | Befunde zur Sicherheit |
|---|---|---|---|---|---|---|---|
| Reifler et al. (1989) [137] | 8-wöchige, verblindete randomisierte, kontrollierte Studie | 61 | DSM-III Major Depression HAM-D > 14 | Imipramin (durchschnittlich 82–83 mg/d) Placebo | 0 | – Verschlechterung der kognitiven Funktion durch das Verum | Benommenheit und Schwindel in beiden Gruppen gleich häufig |
| Nyth und Gottfries (1990) [66] | 4-wöchige, verblindete randomisierte, kontrollierte Studie | 98 | Keine Ausgangswerte MADRS = 8,0 | Citalopram (max. 30 mg/d) Placebo | 0 | + Besserung der Reizbarkeit durch das Verum | Unter Citalopram häufiger leichte, typische Nebenwirkungen |
| Nyth et al. (1992) [138] | 6-wöchige, verblindete randomisierte, kontrollierte Studie | 149 (aber nur 29 mit Depression and Alzheimer-Erkrankung) | HAM-D > 13; 74 % erfüllten DSM-III-Kriterien der Major Depression (Gesamtprobe) | Citalopram (max. 30 mg/d) Placebo | + | + Besserung der kognitiven Funktion durch das Verum | Nebenwirkungen > 10 % bei allen Patienten: Erschöpfung, Sedierung, Anspannung |
| Petracca et al. (1996) [62] | 12-wöchige, randomisierte, kontrollierte Studie | 21 | DSM-III-R Major Depression oder Dysthymie HAM-D > 10 | Clomipramin (max. 100 mg/d) Placebo | + | – Verschlechterung der kognitiven Funktion durch das Verum | In der Clomipramingruppe häufiger Mundtrockenheit, Benommenheit, Schlafstörungen, Tremor |

(Fortsetzung)

**Tabelle 12.7** Kontrollierte Studien zur Behandlung der Depression bei Demenz vom Alzheimertyp (Fortsetzung)

| Studie | N | Studiendesign | Diagnose | Medikation | Effekt | Kognition | Bemerkungen |
|---|---|---|---|---|---|---|---|
| Roth et al. (1996) [61] | 726 | 6-wöchige, verblindete randomisierte, kontrollierte Studie | DSM-III major-depressive Episode HAM-D > 13 | Moclobemid (max. 400 mg/d) Placebo | + | + Besserung der kognitiven Funktion durch das Verum | Keine signifikanten Unterschiede der Nebenwirkungen, des EKGs und der Vitalfunktionen |
| Magai et al. (2000) [139] | 31 | 8-wöchige, verblindete randomisierte, kontrollierte Studie | DSM-IV Major oder Minor Depression CSSD > 2 Gestalt-Skala > 0 | Sertralin (max. 100 mg/d) Placebo | 0 | + „Knit-brow face" besserte sich unter dem Verum (Trend) | Nicht angegeben |
| Petracca et al. (2001) [62] | 41 | 6-wöchige, verblindete randomisierte, kontrollierte Studie | DSM-IV Major oder Minor Depression HAM-D > 13 | Fluoxetin (max. 40 mg/d) Placebo | 0 | 0 | Häufiger leichter Tremor durch Fluoxetin |
| Lyketsos et al. (2003) [60] | 44 | 12-wöchige, verblindete randomisierte, kontrollierte Studie | DSM-IV major-depressive Episode | Sertralin (max. 150 mg/d) Placebo | + | + Verschlechterung der ADLs unter Placebo stärker (Trend) | Kein Unterschied zwischen Sertralin und Placebo |
| Taragano et al. (1997) [140] | 37 | 45-tägige, verblindete randomisierte, kontrollierte Studie | DSM-III major-depressive Episode | Fluoxetin (max. 25 mg/d) Amitriptylin (max. 10 mg/d) | + (Kein Unterschied zwischen den Substanzen) | + Die kognitive Funktion besserte sich in beiden Gruppen | 42 % Studie beendet unter Amitriptylin; 78 % Studie beendet unter Fluoxetin |
| Katona et al. (1998) [65] | 198 | 8-wöchige, verblindete randomisierte, kontrollierte Studie | RDC Major oder Minor Depression MADRS > 19 | Paroxetin (max. 40 mg/d) Imipramin (max. 100 mg/d) | + (Kein Unterschied zwischen den Substanzen) | N/A | Paroxetin besser verträglich, allerdings nur marginal |

(Fortsetzung)

**Tabelle 12.7** Kontrollierte Studien zur Behandlung der Depression bei Demenz vom Alzheimertyp  (Fortsetzung)

| Teri et al. (1997) [118] | Randomisierte, kontrollierte Studie | 72 | DSM-III-R major-depressive Erkrankung oder minor-depressive Erkrankung | (1) Patientenintervention: „Angenehme Ereignisse" (2) Intervention Pflegeperson: „Problemlösung" (3) Wartelistenkontrolle (4) Typische Versorgung | + Verhaltenstherapeutische Verfahren besser als Warteliste oder typische Versorgung | + Die depressiven Symptome der Pflegeperson besserten sich durch beide Verhaltenstherapien | 0 |
| Teri et al. (2003) [73] | Randomisierte, kontrollierte Studie | Insgesamt 153 mit Alzheimer-Erkrankung Unbekannte Anzahl in depressiver Subgruppe | CSDD > 5 | Verhaltenstherapeutische Intervention mit Pflegepersonen + Sportprogramm vs. übliche Versorgung | + | N/A | 0 |

Abkürzungen: ADLs = Alltagsaktivitäten

erwogen werden. Spricht der Patient nach vierwöchiger Gabe der Höchstdosis partiell auf die Behandlung an, kann das volle Ansprechen bis zu zwölf Wochen dauern.

3. Die Symptome der Depression bei Alzheimer-Erkrankung weichen vom Symptomspektrum der Majoren Depression ab, sodass die Beurteilung der initialen pharmakologischen Wirksamkeit nicht immer aus den Aussagen der Patienten und ihrer Angehörigen abgeleitet werden kann. Die Autoren empfehlen hier die Anwendung einer Beurteilungsskala wie der CSDD oder des NPI zur Einstufung der Symptome.

4. Bei unzureichendem Ansprechen nach zwölf Wochen empfehlen die Autoren das Ausschleichen der initialen Medikation über zwei Wochen und die Gabe einer anderen Substanz von der Liste in Tabelle 12.8.

5. Sofern sich zwar die Stimmung bessert, aber Patienten weiterhin deutlich agitiert sind, sollte die zusätzliche Gabe eines niedrigpotenten Neuroleptikums oder eines Benzodiazepins oder eines Antiepileptikums wie Carbamazepin erwogen werden.

6. Bei Angabe gleichzeitig bestehender Wahnvorstellungen oder Halluzinationen kann schon die antidepressive Pharmakotherapie möglicherweise zu einer Behandlung der Symptome ausreichen und eine neuroleptische Zusatzmedikation erübrigen. Eine randomisierte klinische Studie mit Vergleich von Citalopram und Perphenazin wies eine vergleichbare Wirksamkeit gegen die Agitiertheit und Psychose bei demenziellen Pflegeheimbewohnern nach [113].

7. Die Elektrokrampftherapie kann bei therapierefraktärer Depression bei Alzheimer-Patienten wirksam sein. In einer Fallserie mit 31 depressiven, dementen Patienten besserte die Elektrokrampftherapie die Stimmung signifikant. Darunter kam es zu einer minimalen Verschlechterung der Kognition und wenig verlängertem postiktalem Delir [114].

## Verhaltenstherapeutische und kognitive Therapieverfahren

Die Kombination von verhaltenstherapeutischen Interventionen beim Patienten und der Vermittlung von Problemlösestrategien an Pflegepersonen stellt eine bewährte Methode unter den nicht-medikamentösen Therapieverfahren der Depression bei der Demenz vom Alzheimertyp dar [116].

Tabelle 12.7 fasst die Befunde aus zwei kontrollierten Studien zur verhaltenstherapeutischen Behandlung der Depression bei Alzheimer-Erkrankung zusammen. Teri et al. stellten fest, dass zwei verhaltenstherapeutische Behandlungsprogramme, eines basierend auf Problemlösestrategien und das andere unter Verwendung des ‚Pleasant Events Schedule' [117], bei Patienten zu einer deutlichen Stimmungsverbesserung führten [118]. Vergleichbare Ergebnisse wurden mit einer Intervention aus individualisiertem Sportprogramm für den Alzheimer-Patienten und der Vermittlung von Problemlösestrategien an die Pflegepersonen erzielt [73].

**Tabelle 12.8** Antidepressiva zur Behandlung der Depression bei Demenz vom Alzheimertyp

| Substanz | Initialdosis | Höchstdosis | Anmerkungen |
|---|---|---|---|
| Fluoxetin | 10 mg | 20–40 mg | SSRI allgemein: Wegen günstigen Sicherheitsprofils und anxiolytischer Wirkung viel eingesetzt. Nebenwirkungen sind Magendarmstörungen, Angst, Schlaflosigkeit, Arzneimittelwechselwirkungen. Fluoxetin besitzt eine lange Halbwertszeit und kann mit lang anhaltender Sedierung einhergehen. |
| Sertralin | 25 mg | 150 mg | (siehe Fluoxetin) |
| Paroxetin | 10 mg | 20–40 mg | (siehe Fluoxetin) Kann beruhigend und schlaffördernd wirken. Anticholinerge Nebenwirkung. |
| Citalopram | 10 mg | 20–40 mg | (siehe Fluoxetin) |
| Escitalopram | 5 mg | 20 mg | (siehe Fluoxetin) Enantiomer von Citalopram |
| Venlafaxin | 75 mg | 225 mg | Nebenwirkung ist Hypertonie (3 %). Stimulierender SSRI |
| Mirtazapin | 7,5 mg | 30 mg | Nebenwirkungen sind Gewichtszunahme, Sedierung. Gabe zur Nacht. |
| Nortriptylin | 10 mg | 100 mg | Nebenwirkungen sind Obstipation, Mundtrockenheit. Wegen günstigen Nebenwirkungsprofils am besten geeignet von den trizyklischen Antidepressiva. |
| Duloxetin | 2 x 20 mg/d | 2 x 40–60 mg/d | Nebenwirkungen sind Hypertonie (seltener als unter Venlafaxin), sexuelle Nebenwirkungen (seltener als unter SSRI). Oft bei Schmerzen und Somatisierungssyndromen hilfreich. |

Diese Ergebnisse sprechen dafür, dass bei der Behandlung der Depression bei Alzheimer-Erkrankten die therapeutische Aktivierung, wie Erinnerungstherapie, Aufmerksamkeitsausrichtung auf positiv besetzte Erlebnisse mittels der ‚Pleasant Events Schedule' [117] oder Musik, eine wertvolle Ergänzung zur antidepressiven Pharmakotherapie darstellen. Diese Interventionen lassen sich vorzugsweise in einem teilstationären Setting einer Tagesklinik oder ambulant in einer Tagesstätte oder Begegnungsstätte sowie in Heimen durchführen. Dabei sollte immer die Aktivierung auf die Ressourcen der Patienten abgestimmt sein, und Defizite sollten erkannt und umgangen werden. (Beispielsweise sprechen Patienten mit Sprachstörungen meist besser auf nonverbale Aktivierungsprogramme an.) Bei den hier aufgeführten Verfahren schloss die Behandlung jeweils auch die pflegenden Angehörigen ein. Die Schulung und psychische Unterstützung der Pflegepersonen trägt wesentlich zum Therapieerfolg aller Verhaltensauffälligkeiten bei der Demenz bei. Hier werden im Folgenden einige Punkte aufgeführt, die in den Beratungsgesprächen enthalten sein sollten:

1. Wertschätzung des Engagements und des Altruismus der Pflegeperson.
2. Vermittlung realistischer Erwartungen im Rahmen der Erkrankung.
3. Erörterung von Sicherheitsfragen, wie psychomotorische Unruhe, gefährdende Fehlhandlungen wie das Anlassen der Herdplatte. Die Einsicht entwi-

ckeln, dass Alzheimer-Patienten mit zunehmender Demenz zu einem Sicherheitsrisiko werden können, wenn sie selbst hinter dem Steuer eines Autos sitzen [119], und Entscheidung mit der Pflegeperson, ob die Fahrtauglichkeit noch besteht oder eine Fahrtauglichkeitsprüfung indiziert ist, um diese zu überprüfen.

4. Angebot an die Pflegeperson, ihre Gefühle, Sorgen, Enttäuschung und Wut im Rahmen eines therapeutischen Gespräches zu äußern.

5. Information und wenn erforderlich Initiierung von ambulanten Pflegehilfen, Aufnahme in eine Tagesstätte oder auch in ein Pflegeheim. Bei der überwiegenden Anzahl von pflegenden Angehörigen löst der Gedanke an eine Pflegehilfe oder gar Heimeinweisung sehr ambivalente Gefühle aus, verbunden mit Selbstvorwürfen, die Pflege nicht mehr allein zu bewältigen, nachdem sie über Jahre mit nichts anderem mehr beschäftigt waren. Daher bringt für sehr viele Pflegepersonen die Unterbringung des Patienten in ein Pflegeheim keine wesentliche psychische Entlastung mit sich, auch wenn sie physisch entlastet werden [120]. Es ist Aufgabe des Arztes, die Angehörigen in diesem Entscheidungsprozess zu begleiten, zu beraten und auch zu entlasten.

# Besondere Überlegungen für Pflegeeinrichtungen

## Betreutes Wohnen und Pflegeheime

Die meisten Bewohner stationärer Einrichtungen leiden unter kognitiven Einschränkungen. Die Prävalenz der Demenz liegt sowohl im betreuten Wohnen als auch in Pflegeheimen bei 65–70 % [121, 122]. Affektive Störungen können im stationären Umfeld besonders verheerende Folgen für die funktionellen Fähigkeiten haben, da die Patienten bereits hochgradig unselbstständig sind. Aus praktischer Sicht ist in Einrichtungen immer eine multidisziplinäre Herangehensweise besonders wichtig, welche bei der Beurteilung der Störung auch die Angaben von Pflegepersonal, Hilfskräften, Angehörigen sowie Ergotherapeuten berücksichtigt.

Eine Multicenter-Studie zum Design von Demenzstationen konnte demonstrieren, dass weniger Patienten in Einrichtungen an depressiven Symptomen litten, wenn die Ausgänge aus der Einrichtung für die Patienten nicht erkennbar waren. Als mögliche Erklärung für diese Beobachtung wurde aufgeführt, dass dieses Umgebungsmerkmal die Angst des Pflegeteams minderte, dass die Patienten unbeobachtet die Station verlassen könnten, und dadurch den Patienten entspannter entgegentraten und den Patienten das Gefühl eines größeren Bewegungsfreiraums vermitteln konnten. Damit wurde den Bewohnern möglicherweise ein Gefühl von mehr Eigenständigkeit und Entscheidungsfähigkeit ermöglicht. Insgesamt sollte eine Pflegeeinrichtung, Tagesstätte oder Tagesklinik das Gefühl der Autonomie verstärken und dazu die Vorgabe eines strukturierten Tagesplans nutzen, der den Tag für den Patienten effizient gestaltet.

## Beurteilung der Depression bei Alzheimer-Erkrankung in stationären Einrichtungen

Für mehrere Beurteilungsskalen wurde für die Populationen von Pflegeheimbewohnern eine gute Reliabilität und Validität belegt. Dazu gehören die GDS, der CSDD und die HAM-D [124, 125]. Ziel ist die Erarbeitung eines umfassenden Bildes davon, wie der Patient auf die Ereignisse und Anforderungen eines typischen Tages reagiert. Insbesondere interessiert dabei sein spontanes Interesse an eigenen Tätigkeiten und die Notwendigkeit gezielter Aufforderungen durch das Pflegeteam und seine Freude an sozialen und entspannenden Tätigkeiten. Es kann der Einsatz von kognitiv-verhaltenstherapeutischen Therapien notwendig werden, um Patienten in einer Verweigerungshaltung zu motivieren. Diese sind nicht nur notwendig, um die Depression bei Alzheimer-Erkrankten zu therapieren, sondern sie entfalten insgesamt einen therapeutischen Effekt, da sie die Fähigkeiten der Patienten fördern, längerfristig zielgerichtet zu handeln. Es ist notwendig, einen Konsens im Behandlungsteam zu entwickeln, von welchem funktionellen Niveau bei jedem Patienten ausgegangen werden sollte, um beurteilen zu können, ob der Patient versucht, die für ihn maximal mögliche funktionelle Leistung zu erbringen.

## Behandlung

Verhaltenstherapeutische Interventionen, für die in kontrollierten Studien eine Besserung der Stimmungslage von depressiven Pflegeheimbewohnern belegt ist, sind die freiwillige Teilnahme an Selbsthilfegruppen unter Supervision [126], kognitive Gruppeninterventionen [127], Sporttherapie mit Rollstuhlfahren [128] sowie allgemeine Entspannungstherapien [129, 130]. Aus diesen sehr unterschiedlichen Ansätzen wird deutlich, dass ein ganzheitliches Vorgehen erforderlich ist, welches die besonderen Stärken des Patienten und das Angebot der Einrichtung berücksichtigen kann.

In einer randomisierten kontrollierten Studie führte ein verbessertes Screening von Verhaltensauffälligkeiten zu der häufigeren Diagnose der Depression und der Initiierung der spezifischen antidepressiven Pharmakotherapie [131]. Die Frage nach der Länge einer antidepressiven Pharmakotherapie nach Remission der affektiven Symptome ist nicht abschließend geklärt. Grundsätzlich wird im klinischen Alltag allerdings davon ausgegangen, dass eine auf wenige Monate beschränkte Therapie ausreichend ist und sich daher deutlich von der Behandlung der primär affektiven Erkrankung unterscheidet.

# Schlussfolgerungen

Die Depression ist eine der wichtigsten neuropsychiatrischen Komplikationen der Alzheimer-Erkrankung und für Patienten und Pflegepersonen gleichermaßen belastend. Bei der Depression im Rahmen der Demenz vom Alzheimertyp besteht eine spezifische Symptomkonstellation, die sich von derjenigen der Depression anderer Populationen unterscheidet, indem mehr Defizite in der Motivation als im Affekt im Vordergrund stehen können. Von besonderer Bedeutung sind die Angaben der Pflegeperson bei der Diagnostik. Die neurobiologischen Grundlagen der Depression bei Alzheimer-Erkrankung unterscheiden sich von den Ursachen der kognitiven Symptome. Antidepressiva zeigen vielversprechende Erfolge bei der Verbesserung der Stimmungslage von Alzheimer-Patienten mit Depression. Psychosoziale Interventionen entfalten eine zusätzliche und entscheidende Wirksamkeit und sollten daher immer auch Teil des Behandlungsansatzes sein.

# Literatur

1. Hebert LE, Scherr PA, Bienias JL, et al. Alzheimer's disease in the US population: Prevalence estimates using the 2000 census. Arch Neurol 2003;60: 1119–1122.
2. Schumock GT. Economic considerations in the treatment and management of Alzheimer's disease. Am J Health Syst Pharm 1998;55(Suppl 2):17–21.
3. Fillit HM. The pharmacoeconomics of Alzheimer's disease. Am J Manag Care 2000;6:S1139–1144.
4. Souetre E, Thwaites RM, Yeardley HL. Economic impact of Alzheimer's disease in the United Kingdom. Cost of care and disease severity for noninstitutionalised patients with Alzheimer's disease. Br J Psychiatry 1999;174:51–55.
5. Bickel H. Epidemiologie der Demenzen. In: Alzheimer Demenz. Grundlagen, Klinik und Therapie, S. 9–32. H. Förstl, H. Bickel, A. Kurz (Hrsg.). Berlin, Heidelberg: Springer, 1999.
6. Rabins PV, Lyketsos CG, Steele CD. Practical Dementia Care. New York, NY: Oxford University Press, 1999.
7. Kukull WA, Bowen JD. Dementia epidemiology. Med Clin North Am 2002;86:573–590.
8. Franceschi M, Colombo B, Rossi P, et al. Headache in a population-based elderly cohort. An ancillary study to the Italian Longitudinal Study of Aging (ILSA). Headache 1997;37:79–82.
9. Breitner JC, Wyse BW, Anthony JC, et al. APOEepsilon4 count predicts age when prevalence of AD increases, then declines: The Cache County Study. Neurology 1999;53:321–331.
10. Miech RA, Breitner JC, Zandi PP, et al. Incidence of AD may decline in the early 90s for men, later for women: The Cache County study. Neurology 2002;22:209–218.
11. Collie A, Maruff P. The neuropsychology of preclinical Alzheimer's disease and mild cognitive impairment. Neurosci Biobehav Rev 2000;24:365–374.
12. Binetti G, Magni E, Padovani A, et al. Executive dysfunction in early Alzheimer's disease. J Neurol Neurosurg Psychiatry 1996;60:91–93.
13. Petersen RC, Smith GE, Waring SC, et al. Mild cognitive impairment: Clinical characterization and outcome. Arch Neurol 1999;56:303–308.
14. Wolfson C, Wolfson DB, Asgharian M, et al. Clinical Progression of Dementia Study Group. A reevaluation of the duration of survival after the onset of dementia. N Engl J Med 2001;344:1111–1116.
15. Petrella JR, Coleman RE, Doraiswamy PM. Neuroimaging and early diagnosis of Alzheimer's disease: A look to the future. Radiology 2003;226:315–336.
16. Rombouts SA, Barkhof F, Witter MP, et al. Unbiased whole-brain analysis of gray matter loss in Alzheimer's disease. Neurosci Lett 2000;19 (285):231–233.
17. Selkoe DJ. Deciphering the genesis and fate of amyloid b-protein yields novel therapies for Alzheimer's disease. J Clin Invest 2002;110:1375–1381.
18. Kim HJ, Chae SC, Lee DK, et al. Selective neuronal degeneration induced by soluble oligomeric amyloid beta protein. FASEB J 2003;17:118–120.
19. Guillozet AL, Weintraub S, Mash DC, et al. Neurofibrillary tangles, amyloid, and memory in aging and mild cognitive impairment. Arch Neurol 2003;60:729–736.
20. Haroutunian V, Purohit DP, Perl DP, et al. Neurofibrillary tangles in nondemented elderly subjects and mild Alzheimer's disease. Arch Neurol 1999;56:713–718.

21. Gotz J, Streffer JR, David D, et al. Transgenic animal models of Alzheimer's disease and related disorders: Histopathology, behavior and therapy. Mol Psychiatry 2004;9:664–683.

22. McGeer PL, McGeer EG. Inflammation, autoxicity, and Alzheimer's disease. Neurobiol Aging 2001;22:799–809.

23. McGeer PL, McGeer EG. Inflammation of the brain in Alzheimer's disease: Implications for therapy. J Leukoc Biol 1999;65:409–415.

24. Szekely CA, Thorne JE, Zandi PP, et al. Nonsteroidal anti-inflammatory drugs for the prevention of Alzheimer's disease: A systematic review. Neuroepidemiology 2004;23:159–169.

25. Gomez-Isla T, Hollister R, West H, Mui et al. Neuronal loss correlates with but exceeds neurofibrillary tangles in Alzheimer's disease. Ann Neurol 1997;41:17–24.

26. Terry AV Jr, Buccafusco JJ. The cholinergic hypothesis of age and Alzheimer's diseaserelated cognitive deficits: Recent challenges and their implications for novel drug development. J Pharmacol Exp Ther 2003; 306:821–827.

27. Meltzer CC, Price JC, Mathis CA, et al. PET imaging of serotonin type 2A receptors in late-life neuropsychiatric disorders. Am J Psychiatry 1999; 156: 1871–1878.

28. Good DC. Dementia and aging. Br Med Bull 2003;65:159–168.

29. Albert MS. Detection of very early Alzheimer's disease through neuroimaging. Alz Dis Assoc Dis 2003; 17:S63–S65.

30. Jelic V, Nordberg A. Early diagnosis of Alzheimer's disease with positron emission tomography. Alz Dis Assoc Disord 2000;14:S109–S113.

31. Small GW, Komo S, La Rue A, et al. Early detection of Alzheimer's disease by combining apolipoprotein E and neuroimaging. Ann N Y Acad Sci 1996;802:70–78.

32. Lyketsos CG, Steinberg M, Tschantz J, et al. Mental and behavioral disturbances in dementia: Findings from the Cache County Study on Memory in Aging. Am J Psychiatry 2000; 157:708–714.

33. Lyketsos CG, Lopez O, Jones B, et al. Prevalence of neuropsychiatric symptoms in dementia and mild cognitive impairment: Results from the cardiovascular health study. JAMA 2002;288:1475–1483.

34. Burns A, Jacoby R, Levy R. Psychiatric phenomena in Alzheimer's disease III: Disorders of mood. Br J Psychiatry 1990;157:81–86.

35. Lopez OL, Becker JT, Sweet RA, et al. Psychiatric symptoms vary with the severity of dementia in probable Alzheimer's disease. J Neuropsychiatry Clin Neurosci 2003;15:346–353.

36. Schulz R, Martire LM. Family caregiving of persons with dementia: Prevalence, health effects, and support strategies. Am J Geriatr Psychiatry 2004;12:240–249.

37. Lyketsos CG, Sheppard JM, Steinberg M, et al. Neuropsychiatric disturbance in Alzheimer's disease clusters into three groups: The Cache County study. Int J Geriatr Psychiatry 2001; 16:1043–1053.

38. Migliorelli R, Teson A, Sabe L, et al. Prevalence and correlates of dysthymia and major depression among patients with Alzheimer's disease. Am J Psychiatry 1995;152:37–44.

39. Garre-Olmo J, Lopez-Pousa S, Vilalta-Franch J, et al. Evolution of depressive symptoms in Alzheimer's disease: One-year follow-up. Alz Dis Assoc Disord 2003;17:77–85.

40. Pearlson GD, Ross CA, Lohr WD, et al. Association between family history of affective disorder and the depressive syndrome of Alzheimer's

disease. Am J Psychiatry 1990;147: 452–456.

41. Lyketsos CG, Tune LE, Pearlson G, et al. Major depression in Alzheimer's disease. An interaction between gender and family history. Psychosomatics 1996;37:380–384.

42. Loreck DJ, Folstein MF. Depression in Alzheimer's disease. In: Starkstein SC, Robinson RG (eds.), Depression in Neurologic Disease. Baltimore, MD: Johns Hopkins University Press, 1993.

43. Hargrave R, Reed B, Mungas D. Depressive syndromes and functional disability in dementia. J Geriatr Psychiatry Neurol 2000;13:72–77.

44. Cohen CI, Magai C. Racial differences in neuropsychiatric symptoms among dementia outpatients. Am J Geriatr Psychiatry 1999;7:57–63.

45. Cerhan JH, Ivnik RJ, Smith GE, et al. Diagnostic utility of letter fluency, category fluency, and fluency difference scores in Alzheimer's disease. Clin Neuropsychol 2002;16:35–42.

46. Storey E, Slavin MJ, Kinsella GJ. Patterns of cognitive impairment in Alzheimer's disease: Assessment and differential diagnosis. Front Biosci 2002;7:155–184.

47. Buysse DJ. Insomnia, depression and aging. Assessing sleep and mood interactions in older adults. Geriatrics 2004;59:47–51.

48. Grimby A, Svanborg A. Morbidity and healthrelated quality of life among ambulant elderly citizens. Aging (Milano) 1997;9:356–364.

49. Janzing JG, Hooijer C, van't Hof MA, et al. Depression in subjects with and without dementia: A comparison using GMS-AGECAT. Int J Geriatr Psychiatry 2002;17:1–5.

50. Li YS, Meyer JS, Thornby J. Longitudinal followup of depressive symptoms among normal versus cognitively impaired elderly. Int J Geriatr Psychiatry 2001;16:718–727.

51. Zubenko GS, Zubenko WN, McPherson S, et al. A collaborative study of the emergence and clinical features of the major depressive syndrome of Alzheimer's disease. Am J Psychiatry 2003;160:857–66.

52. Tractenberg RE, Weiner MF, Patterson MB, et al. Comorbidity of psychopathological domains in community-dwelling persons with Alzheimer's disease. J Geriatr Psychiatry Neurol 2003;16:94–99.

53. Bassiony MM, Warren A, Rosenblatt A, et al. The relationship between delusions and depression in Alzheimer's disease. Int J Geriatr Psychiatry 2002;17:549–56.

54. Lyketsos CG, Breitner JC, Rabins PV. An evidence-based proposal for the classification of neuropsychiatric disturbance in Alzheimer's disease. Int J Geriatr Psychiatry 2001;16:1037–1042.

55. Purandare N, Burns A, Craig S, et al. Depressive symptoms in patients with Alzheimer's disease. Int J Geriatr Psychiatry 2001;16:960–964.

56. Rubin EH, Veiel LL, Kinscherf DA, et al. Clinically significant depressive symptoms and very mild to mild dementia of the Alzheimer type. Int J Geriatr Psychiatry 2001;16;694–701.

57. Reisberg B, Auer SR, Monteiro M. Behavioral pathology in Alzheimer's disease (BEHAVEAD) rating scale. Int Psychogeriatr 1996;3:301–308.

58. Cummings JL, Mega M, Gray K, et al. The Neuropsychiatric Inventory: Comprehensive assessment of psychopathology in dementia. Neurology 1994;44:2308–2314.

59. Weiner MF, Doody RS, Sairam R, et al. Prevalence and incidence of major depressive disorder in Alzheimer's disease: Findings from two databases. Dement Geriatr Cogn Disord 2002; 13:8–12.

60. Lyketsos CG, DelCampo L, Steinberg M, et al. Treating depression in Alz-

heimer's disease. Efficacy and safety of sertraline therapy and the benefits of depression reduction: The DIADS. Arch Gen Psychiatry 2003;60:737–746.

61. Roth M, Mountjoy CQ, Amrein R, and the International Collaborative Study Group. Moclobemide in elderly patients with cognitive decline and depression. Br J Psychiatry 1996;168:149–157.

62. Petracca GM, Chemerinski E, Starkstein SE. A double-blind, placebo-controlled study of fluoxetine in depressed patients with Alzheimer's disease. Int Psychogeriatr 2001;13: 233–240.

63. Parmelle, PA, Lawton MP, Katz IR. Psychometric properties of the Geriatric Depression Scale among the institutionalized aged. Psychol Asses 1989;1:331–338.

64. Gottlieb Gl, Gur RE, Gur RC. Reliability of psychiatric scales in patients with dementia of the Alzheimer type. Am J Psychiatry 1988;145:857–860.

65. Katona CL, Hunter BN, Bray J. A double-blind comparison of the efficacy and safely of paroxetine and imipramine in the treatment of depression with dementia. Int J Geriatr Psychiatry 1998;13:100–108.

66. Nyth AL, Gottfries CG. The clinical efficacy of citalopram in treatment of emotional disturbances in dementia disorders. A Nordic multicentre study. Br J Psychiatry 1990;157:894–901.

67. Wagle AC, Ho LW, Wagle SA, et al. Psychometric behaviour of BDI in Alzheimer's disease patients with depression. Int J Geriatr Psychiatry 2000;15:63–69.

68. Teri L, Truax P. Assessment of depression in dementia patients: Association of caregiver mood with depression ratings. Gerontologist 1994;34: 231–234.

69. Burke WJ, Roccaforte WH, Wengel SP, et al. Disagreement in the reporting of depressive symptoms between patients with dementia of the Alzheimer type and their collateral sources. Am J Geriatr Psychiatry 1998;6:308–319.

70. Padovani A, Di Piero V, Bragoni M, et al. Patterns of neuropsychological impairment in mild dementia: A comparison between Alzheimer's disease and multi-infarct dementia. Acta Neurol Scand 1995;92:433–442.

71. Naarding P, Leentjens AFG, van Kooten F, et al. Disease-specific properties of the Hamilton rating scale for depression in patients with stroke, Alzheimer's dementia, and Parkinson's disease. J Neuropsychiatry Clin Neurosci 2002;14:329–334.

72. Alexopoulos GS, Abrams RC, Young RC, et al. Cornell scale for depression in dementia. Biol Psychiatry 1988; 23:271–284.

73. Teri L, Gibbons LE, McCurry SM, et al. Exercise plus behavioral management in patients with Alzheimer's disease: A randomized controlled trial. JAMA 2003;290:2015–2022.

74. Kurlowicz LH, Evans LK, Strumpf NE, et al. A psychometric evaluation of the Cornell Scale for Depression in Dementia in a frail, nursing home population. Am J Geriatr Psychiatry 2002;10:600–608.

75. Sunderland T, Alterman IS, Yount D, et al. A new scale for the assessment of depressed mood in demented patients. Am J Psychiatry 1988;145:955–959.

76. Steinberg MS, Sheppard JM, Tschumg JT, et al. The incidence of mental and behavioral disturbances in dementia: The Cache County Study. J Neuropsychiatry Clin Neurosci 2003;15: 340–345.

77. Starkstein SE, Petracca G, Chemerinski E, et al. Syndromic validity of apa-

thy in Alzheimer's disease. Am J Psychiatry 2001;158:872–877.

78. Marin RS, Firinciogullari S, Biedrzycki RC. Group differences in the relationship between apathy and depression. J Nerv Ment Dis 1994;182:235–239.

79. Landes AM, Sperry SD, Strauss ME, et al. Apathy in Alzheimer's disease. J Am Geriatri Soc 2001;49:1700–1707.

80. Berger AK, Fratiglioni L, Forsell Y, et al. The occurrence of depressive symptoms in the preclinical phase of AD: A population-based study. Neurology 1999;53:1998–2002.

81. Stout JC, Wyman MF, Johnson SA, et al. Frontal behavioral syndromes and functional status in probable Alzheimer's disease. Am J Geriatr Psychiatry 2003;11:683–686.

82. Olin JT, Katz IR, Meyers BS, et al. Provisional diagnostic criteria for depression of Alzheimer's disease: Rationale and background. Am J Geriatr Psychiatry 2002;10:129–141.

83. Olin JT, Schneider LS, Katz IR, et al. Provisional diagnostic criteria for depression of Alzheimer's disease. Am J Geriatr Psychiatry 2002;10:125–128.

84. Rosenberg PB, Onyike CU, Katz I, et al for the Depression in Alzheimer's Disease Study-2. Clinical application of operationalized criteria for Depression of Alzheimer's Disease. Int J Geriatric Psychiatry, in press.

85. McDaniel KD, Edland SD, Heyman A. Relationship between level of insight and severity of dementia in Alzheimer's disease. CERAD Clinical Investigators. Consortium to establish a registry for Alzheimer's disease. Alz Dis Assoc Disord 1995;9:101–104.

86. Verhey FR, Ponds RW, Rozendaal N, et al. Depression, insight, and personality changes in Alzheimer's disease and vascular dementia. J Geriatr Psychiatry Neurol 1995;8:23–27.

87. Harwood DG, Sultzer DL, Wheatley MV. Impaired insight in Alzheimer's disease: Association with cognitive deficits, psychiatric symptoms, and behavioral disturbances. Neuropsychiatry Neuropsychol Behav Neurol 2000;13:83–88.

88. Harwood DG, Sultzer DL. Life is not worth living: Hopelessness in Alzheimer's disease. J Geriatr Psychiatry Neurol 2002;15:38–43.

89. Zubenko GS, Moosy J. Major depression in primary dementia: Clinical and neuropathological correlates. Arch Neurol 1988;45:1182–1186.

90. Zubenko GS, Moossy J, Kopp U. Neurochemical correlates of major depression in primary dementia. Arch Neurol 1990;47:209–214.

91. Forstl H, Burns A, Luthert P, et al. Clinical and neuropathological correlates of depression in Alzheimer's disease. Psychol Med 1992;22;877–884.

92. Zweig RM, Ross CA, Hedreen JC, et al. The neuropathology of aminergic nuclei in Alzheimer's disease. Ann Neurol 1988;24:233–242.

93. Hoogendijk WJ, Sommer IE, Pool CW, et al. Lack of association between depression and loss of neurons in the locus coeruleus in Alzheimer's disease. Arch Gen Psychiatry 1999; 56:45–51.

94. Tanzi RE, Bertram L. New frontiers in Alzheimer's disease genetics. Neuron 2001;32:181–184.

95. Khachaturian AS, Corcoran CD, Mayer LS, et al. Cache County Study Investigators. Apolipoprotein E epsilon4 count affects age at onset of Alzheimer's disease, but not lifetime susceptibility: The Cache County Study. Arch Gen Psychiatry 2004; 61:518–524.

96. Murphy GM, Kremer C, Rodrigues H, et al. Mitrazapine versus paroxetine Study Group. The apolipoprotein E epsilon4 allele and antidepressant

efficacy in cognitively intact elderly depressed patients. Biol Psychiatry 2003;54:665–673.

97. Butters MA, Sweet RA, Mulsant BH, et al. APOE is associated with age-of-onset, but not cognitive functioning, in late-life depression. Int J Geriatr Psychiatry 2003;18:1075–1081.

98. Hirono N, Mori E, Yasuda M, et al. Lack of effect of apolipoprotein E E4 allele on neuropsychiatric manifestations in Alzheimer's disease. J Neuropsychiatry Clin Neurosci 1999; 11:66–70.

99. Cacabelos R, Rodriguez B, Carrera C, et al. Behavioral changes associated with different apolipoprotein E genotypes in dementia. Alz Dis Assoc Disord 1997;11:S27–S34.

100. Holmes C, Russ C, Kirov G, et al. Depressive illness, depressive symptoms, and Alzheimer's disease. Biol Psychiatry 1998;43:159–164.

101. O'Brien J, Perry R, Barber R, et al. The association between white matter lesions on magnetic resonance imaging and noncognitive symptoms. Ann N Y Acad Sci 2000;903:482–489.

102. Hirono N, Mori E, Ishii K, et al. Frontal lobe hypometabolism and depression in Alzheimer's disease. Neurology 1998;50:380–383.

103. Holthoff V, Beuthien-Baumann B, Kalbe E, et al. Regional cerebral metabolism in early Alzheimer's Disease with clinically significant apathy or depression. Biol Psychiatry 2005; 57:412–421.

104. Migneco O, Benoit M, Koulibaly PM, et al. Perfusion brain SPECT and statistical parametric mapping analysis indicate that apathy is a cingulate syndrome: A study in Alzheimer's disease and nondemented patients. Neuroimage 2001;13:896–902.

105. Lai T, Payne ME, Byrum CE, et al. Reduction of orbital frontal cortex volume in geriatric depression. Biol Psychiatry 2000;48:971–975.

106. Sewards TV, Sewards MA. Representations of motivational drives in mesial cortex, medial thalamus, hypothalamus and midbrain. Brain Res Bull 2003;61:25–49.

107. Penninx BW, Kritchevsky SB, Yaffe K, et al. Inflammatory markers and depressed mood in older persons: Results from the health, aging and body composition study. Biol Psychiatry 2003;54:566–572.

108. Mulsant BH, Pollock BG, Kirshner M, et al. Serum anticholinergic activity in a communitybased sample of older adults: Relationship with cognitive performance. Arch Gen Psychiatry 2003;60:198–203.

109. Sunderland T, Tariot PN, Cohen RM, et al. Anticholinergic sensitivity in patients with dementia of the Alzheimer type and age-matched controls. A dose-response study. Arch Gen Psychiatry 1987;44:418–426.

110. Alexopoulos GS, Katz IR, Reynolds CF, et al. Pharmacotherapy of depressive disorders in older adults. A Postgraduate Medicine Special Report. Minneapolis, Minn: McGraw-Hill 2001.

111. Lyketsos CG, Lee HB. Diagnosis and treatment of depression in Alzheimer's disease. Dement Geriatr Cogn Disord 2004;17:55–64.

112. Porsteinsson AP, Tariot PN, Jakimovich LJ, et al. Valproate therapy for agitation in dementia: Open-label extension of a double-blind trial. Am J Geriatr Psychiatry 2003;11:434–440.

113. Pollock BG, Mulsant BH, Rosen J, et al. Comparison of citalopram, perphenazine, and placebo for the acute treatment of psychosis and behavioral disturbances in hospitalized, demented patients. Am J Psychiatry 2002;159:460–465.

114. Rao V, Lyketsos CG. The benefits and risks of ECT for patients with primary dementia who also suffer from

depression. Int J Geriatr Psychiatry 2000;15:729–735.

115. Stevens T, Katona C, Manela M, et al. Drug treatment of older people with affective disorders in the community: Lessons from an attempted clinical trial. Int J Geriatr Psychiatry 1999;14:467–472.

116. Teri L, Logsdon RG, McCurry SM. Nonpharmacologic treatment of behavioral disturbance in dementia. Med Clin North Am 2002;86:641–656.

117. Logsdon RG, Teri L. The Pleasant Events Schedule-AD: Psychometric properties and relationship to depression and cognition in Alzheimer's disease patients. Gerontologist 1997; 37:40–45.

118. Teri L, Logsdon RG, Uomoto J, et al. Behavioral treatment of depression in dementia patients: A controlled clinical trial. J Gerontol B Psychol Sci Soc Sci 1997;52:159–166.

119. Dubinsky RM, Stein AC, Lyons K. Practice parameter: Risk of driving and Alzheimer's disease (an evidence-based review): Report of the quality standards subcommittee of the American Academy of Neurology. Neurology 2000;54:2205–2211.

120. Schulz R, Belle SH, Czaja SJ, et al. Long-term care placement of dementia patients and caregiver health and well-being. JAMA 2004;292:961–967.

121. Rosenblatt A, Samus QM, Steele CD, et al. The Maryland Assisted Living Study: Prevalence, recognition, and treatment of dementia and other psychiatric disorders in the assisted living population of central Maryland. J Am Geriatr Soc 2004;52:1618–1625.

122. Rovner BW, German PS, Broadhead J, et al. The prevalence and management of dementia and other psychiatric disorders in nursing homes. Int Psychogeriatr 1990;2:13–24.

123. Zeisel J, Silverstein NM, Hyde J, et al. Environmental correlates to behavioral health outcomes in Alzheimer special care units. Gerontologist 2003;43:697–711.

124. McGivney SA, Mulvihill M, Taylor B. Validating the GDS depression screen in the nursing home. J Am Geriatr Soc 1994;42:490–492.

125. Gerety MB, Williams JW, Mulrow CD, et al. Performance of case-finding tools for depression in the nursing home: Influence of clinical and functional characteristics and selection of optimal threshold scores. J Am Geriatr Soc 1994;42:1103–1109.

126. McCurren C, Dowe D, Rattle D, et al. Depression among nursing home elders: Testing an intervention strategy. Appl Nurs Res 1999;12:185–195.

127. Zerhusen JD, Boyle K, Wilson W. Out of the darkness: Group cognitive therapy for depressed elderly. J Psychosoc Nurs Ment Health Serv 1991; 29:16–21.

128. Fitzsimmons S. Easy rider wheelchair biking. A nursing-recreation therapy clinical trial for the treatment of depression. J Gerontol Nurs 2001; 5:14–23.

129. Rosen J, Rogers JC, Marin RS, et al. Controlrelevant intervention in the treatment of minor and major depression in a long-term care facility. Am J Geriatr Psychiatry 1997;5:247–257.

130. Snowden M, Sato K, Roy-Byrne P. Assessment and treatment of nursing home residents with depression or behavioral symptoms associated with dementia: A review of the literature. J Am Geriatr Soc 2003;51:1305–1317.

131. Cohen CI, Hyland K, Kimhy D. The utility of mandatory depression screening of dementia patients in nursing homes. Am J Psychiatry 2003;160:2012–2017.

132. Ulfvarson J, Adami J, Wredling R, et al. Controlled withdrawal of selective serotonin reuptake inhibitor drugs in elderly patients in nursing homes with no indication of depression. Eur J Clin Pharmacol 2003;59:735–740.

133. Weiner MF, Edland SD, Luszczynski H. Prevalence and incidence of major depression in Alzheimer's disease. Am J Psychiatry 1994;151:1006–1009.

134. Vida S, Des Rosiers P, Carrier L, et al. Depression in Alzheimer's disease: Receiver operating characteristic analysis of the Cornell scale for depression in dementia and the Hamilton depression scale. J Geriatr Psychiatry Neurol 1994;7:159–162.

135. Lichtenberg PA, Marcopulos BA, Steiner DA, et al. Comparison of the Hamilton depression rating scale and the geriatric depression scale: Detection of depression in dementia patients. Psychol Rep 1992;70:515–521.

136. Korner A, Nielsen BM, Eschen F, et al. Quantifying depressive symptomatology: Inter-rater reliability and inter-item correlations. J Affect Disord 1990;20:143–149.

137. Reifler BV, Teri L, Raskind M, et al. Double-blind trial of imipramine in Alzheimer's disease patients with and without depression. Am J Psychiatry 1989;146;45–49.

138. Nyth AL, Gottfries CG, Lyby K, et al. A controlled multicenter clinical study of citalopram and placebo in elderly depressed patients with and without comcomitant dementia. Acta Psychiatr Scand 1992;86:138–145.

139. Magai C, Kennedy G, Cohen CI, et al. A controlled clinical trial of sertraline in the treatment of depression in nursing home patients with late-stage Alzheimer's disease. Am J Geriatr Psychiatry 2000;8:66–74.

140. Taragano FE, Lyketsos CG, Mangone CA, et al. A double-blind, randomized, fixed-dose trial of fluoxetine vs. amitriptyline in the treatment of major depression complicating Alzheimer's disease. Psychosomatics 1997;38:246–252.

141. Mace NL, Rabins PV. The 36-Hour Day: A Family Guide to Caring for Persons with Alzheimer's Disease, Related Dementing Illnesses, and Memory Loss in Later Life, 3rd ed. Baltimore, MD: Johns Hopkins University Press, 1999.

# 13 Diagnostik und Behandlung von affektiven Störungen bei idiopathischem Parkinson-Syndrom

PAUL E. HOLTZHEIMER III., WILLIAM M. MCDONALD UND MAHLON R. DELONG
FÜR DIE DEUTSCHE AUSGABE: VJERA A. HOLTHOFF

## Einleitung

Affektive Störungen treten beim idiopathischen Parkinson-Syndrom (IPS) mit der höchsten Prävalenz aller psychiatrischen Begleitsymptome auf und tragen maßgeblich zu den mit dieser Erkrankung assoziierten Beschwerden und Behinderungen bei. Die hohe Prävalenz der Depression spiegelt möglicherweise eine gemeinsame pathophysiologische Ursache affektiver Symptome und des IPS wider. Da die Depression und das IPS überlappende Symptomprofile aufweisen können und kein spezifischer depressiver Symptomkomplex für das IPS zu existieren scheint [234], ist es im klinischen Alltag eine diagnostische Herausforderung, ein depressives Syndrom im Rahmen des IPS zu differenzieren. Obwohl neben den motorischen Beeinträchtigungen insbesondere depressive und kognitive Symptome die Aktivitäten des täglichen Lebens der Patienten mit IPS einschränken [231] und die Lebensqualität bestimmen [232], bleibt die Depression bei IPS unterdiagnostiziert [12]. Zudem können depressive Symptome eine mögliche Nebenwirkung der Medikation des IPS darstellen oder durch eine somatische Komorbidität hervorgerufen werden.

Die Behandlung der affektiven Störungen beim IPS ist nicht minder schwierig, da es unter der antidepressiven Pharmakotherapie zu einer Verschlechterung der motorischen Symptome des IPS kommen kann. Bislang sind randomisierte und kontrollierte Studien zum Einsatz einer antidepressiven Pharmakotherapie beim IPS nur begrenzt verfügbar und eine Leitlinie zur Behandlung der affektiven Störungen bei IPS fehlt.

In diesem Kapitel werden die Prävalenz der affektiven Störungen bei IPS und die damit verbundene hohe klinische Relevanz für die körperliche Beeinträchtigung und Minderung der Lebensqualität von Patienten mit IPS diskutiert. Es folgt eine Analyse von Ätiologie und Pathophysiologie der affektiven Störungen beim IPS, unter besonderer Berücksichtigung neuroanatomischer Veränderungen und ihrer Bedeutung für die Entwicklung klinischer Symptome beim IPS. Ferner werden die differenzialdiagnostischen Überlegungen, die bei der Diagnose Depression bei IPS erwogen werden sollten, diskutiert. Es folgt abschließend eine klinische Therapieempfehlung für den Praxisalltag.

# Epidemiologie

## Depression

Depressive Symptome im Rahmen des IPS sind bekannt, seit James Parkinson die Depression 1817 als eines der Kardinalsymptome der Krankheit beschrieb. Die Analyse eines nationalen Gesundheitsregisters ergab, dass Patienten mit IPS mehr als doppelt so oft an einer Depression litten als eine vergleichbare, in Alter und Geschlecht angepasste Kontrollgruppe ohne IPS [1]. Die für die Depression bei IPS erhobenen Prävalenzraten reichen von 2,7 bis hoch zu 70 % [2]. Die unterschiedlichen Prävalenzraten sind nicht zuletzt auf die fehlende Validierung und Standardisierung von Depressionsskalen beim IPS sowie auf differierende Patientenpopulationen, die leichte bis schwere depressive Krankheitsbilder berücksichtigten, zurückzuführen. Die Erfassung depressiver Symptome mittels Depressionsskalen birgt die Schwierigkeit in sich, somatische Symptome im Rahmen der Depression von Symptomen der zugrunde liegenden Parkinsonerkrankung zu unterscheiden.

Eine Metaanalyse von Studien zur Prävalenz der Depression bei IPS, unter Einschluss aller Studien unabhängig von diagnostischen Erhebungsinstrumenten, ermittelte eine durchschnittliche Prävalenzrate von 31 % [4]. Bei Untersuchungen, die die Major Depression nach DSM-Kriterien bei Patienten mit IPS diagnostizierten, lagen die Prävalenzraten bei 2,7–39,6 % [2], während das Vorliegen depressiver Symptome mit einer Häufigkeit von 22,6–53,6 % nachgewiesen werden konnte [7]. Im klinischen Alltag bedeutet das, dass depressive Patienten mit IPS neben den Symptomen der Major Depression häufiger die Kriterien einer Minoren Depression erfüllen werden [230].

Im Unterschied zu primären affektiven Erkrankungen treten Depressionen beim IPS bei Frauen nicht häufiger auf als bei Männern [8]. Bei der Suche nach möglichen prädisponierenden Faktoren für eine Depression beim IPS sind widersprüchliche Ergebnisse berichtet worden [234]. Neben dem akinetisch-rigiden Symptomkomplex, der Demenz und Fluktuationen motorischer Funktionen unter der Pharmakotherapie (*On-Off*-Phänomene) wurden besonders eine positive Familienanamnese für depressive Erkrankungen oder die eigene Vorgeschichte einer Depression sowie eine rechtsseitige Betonung der Symptomatik bei Krankheitsbeginn diskutiert. Kontrovers bleibt die Diskussion darüber, ob Depressionen bevorzugt bei jüngeren oder älteren Patienten mit IPS auftreten [18]. Offenbar kann nicht von einem linearen Zusammenhang zwischen Erkrankungsdauer und depressiver Symptomatik ausgegangen werden. Bei interindividuell unterschiedlichen Progressionsraten im Krankheitsverlauf treten depressive Symptome einmal besonders im Frühstadium (Hoehn und Yahr Stadium 1,5) und dann wieder im fortgeschrittenen Stadium (Hoehn und Yahr 3–5) auf [235]. Depression und Angstsymptome werden in retrospektiven Untersuchungen auch als mögliche Prodromalsymptome der motorischen Kardinalsymptome diskutiert [60]. Darauf beruht die Empfehlung, bei Patienten mit Major Depression ein besonderes Augenmerk auf die Motorik zu richten.

## Bipolare Störungen

Es gibt keine Hinweise dafür, dass IPS mit einer erhöhten Rate von manischen oder submanischen Affektlagen assoziiert ist. Patienten mit bipolarer Erkrankung können im Laufe ihres Lebens auch ein IPS entwickeln, und nur vereinzelte Fallberichte beschreiben das Auftreten einer Manie bei Patienten mit IPS [23]. Nach subthalamischer Tiefenhirnstimulation wurde bei Patienten mit IPS die Induktion manischer Symptome beobachtet [24–26].

## Verlauf

Die wenigen Langzeitstudien zum Verlauf der Depression bei IPS sprechen dafür, dass die Depression bei IPS oft chronisch verläuft [28]. Eine Studie untersuchte den klinischen Verlauf von Patienten mit IPS über neun Jahre und wies nach, dass sich die Symptome lediglich bei 35 % der Patienten seit Studienbeginn besserten [12] und die Depression bei 65 % unverändert nachweisbar war oder sich sogar verschlechtert hatte. Diese Studienergebnisse sind jedoch unter dem Vorbehalt zu werten, dass die Studie nicht die Effizienz der antidepressiven Pharmakotherapie (beispielsweise Dosis, Wahl des Präparates) mit in die Auswertung einfließen ließ.

Patienten mit IPS und Major Depression weisen einen stärkeren kognitiven Abbau auf und damit verbunden eine deutlichere Einschränkung ihrer Alltagsfähigkeiten sowie ein rascheres Fortschreiten des IPS als Patienten mit Minorer Depression oder ohne Depression [28].

Die mit der Depression assoziierte psychomotorische Verlangsamung verstärkt klinisch die Bradykinese und Feinmotorik und beeinträchtigt erheblich die Lebensqualität der Patienten [36, 39] und ihrer pflegenden Angehörigen [41–42].

# Ätiologie und Pathophysiologie

Beim depressiven Syndrom im Rahmen eines IPS wird diskutiert, ob zwischen einer sogenannten ‚reaktiven' Depression (psychische Reaktion auf die psychosoziale Belastung und körperliche Einschränkung durch das IPS) und der ‚biologisch' bedingten Depression, die sich aus den neurodegenerativen Veränderungen in spezifischen und funktionell relevanten Schaltkreisen ableiten lässt, unterschieden werden kann. Gegen die Verallgemeinerung der Hypothese einer reaktiven Genese der Depression bei IPS spricht, dass die Prävalenz depressiver Symptome bei den Patienten höher ist als bei Patienten mit vergleichbarer Behinderung durch andere Krankheitsbilder [45]. Möglicherweise erklären Anteile beider Ansatzpunkte depressive Symptome beim IPS, sodass eine ausführliche Aufklärung und intensive Begleitung der Patienten und ihrer Angehörigen neben der Pharmakotherapie als wesentlicher Bestandteil der Therapie dieser Erkrankung gelten muss.

Das IPS geht mit dem Verlust dopaminerger Neurone in der Substantia nigra und dem ventralen Tegmentum einher sowie mit einer Degeneration und Dysfunktion der Neurone in zahlreichen anderen subkortikalen Kerngebieten [46]. Neuere Erkenntnisse lassen vermuten, dass die pathophysiologischen Veränderungen beim IPS zunächst in den anterioren olfaktorischen und unteren Hirnstammkernen (Nervi glossopharyngeus und vagus) auftreten, mit aufsteigender Hirnstammbeteiligung den Locus coeruleus, Nucleus gigantocellularis und die Raphekerne ergreifen, gefolgt von einem Befall der Riesenzellkerne des basalen Frontalhirns, des Nucleus amygdale centralis und der Substantia nigra [47]. Daher wird angenommen, dass schon vor dem Befall der Substantia nigra beim IPS zahlreiche andere subkortikale Kerngebiete betroffen sind, die möglicherweise für die sogenannten nicht-motorischen Funktionsstörungen, wie Störungen der autonomen Funktionen, der Schlafregulation, des Affekts und der Kognition, verantwortlich gemacht werden können. Für einige dieser Kerngebiete ist auch eine funktionelle Bedeutung bei der Entstehung der Major Depression bei Patienten ohne IPS nachgewiesen worden [48].

Die funktionelle Beeinträchtigung in einem neuronalen Netzwerk, das Regionen wie den frontalen Kortex, Hippocampus, Thalamus, Amygdala und Basalganglien verbindet und aus mesolimbischen und limbischen Projektionen in das Frontalhirn besteht, wird als Ursache für Störungen der Affektregulation diskutiert [51]. Darauf weisen auch In-vivo-Untersuchungen mittels Positronen-Emissions-Tomographie (PET) hin, die regionale Funktionsminderungen im Bereich des frontalen Kortex bei depressiven Patienten mit IPS nachweisen konnten [52].

# Diagnostik

## Klinisches Bild der affektiven Störungen bei IPS

Depressive Patienten mit IPS weisen eine vermehrte Ängstlichkeit, Negativismus, Reizbarkeit sowie Suizidgedanken (ohne erhöhtes suizidales Verhalten) auf [4]. Angststörungen, insbesondere panikartige Angstanfälle, sind bei Patienten mit IPS häufig [56–58], sodass die Symptome Depression und Angst häufiger gemeinsam bei den Patienten vorliegen [51], als das bei depressiven Patienten im Rahmen einer primären affektiven Erkrankung vorkommt [60]. Seltener als bei der Depression ohne IPS werden jedoch Schuldgefühle und Selbstvorwürfe beobachtet.

Das Suizidrisiko muss bei jedem depressiven Patienten sorgfältig geprüft werden. Bei Patienten mit IPS treten Suizidgedanken im Rahmen der Depression häufiger auf als bei der primären Depression ohne IPS [4], ohne dass jedoch dabei die Suizidrate steigt [61]. Bei der Exploration der Patienten ist im klinischen Alltag daher relevant, dass die Patienten explizit nach Suizidgedanken gefragt werden, damit sie entlastet und geschützt werden können.

## Diagnostische Schwierigkeiten

Die Diagnose der Depression bei Patienten mit IPS ist durch gemeinsame Symptome, die im Rahmen beider Erkrankungen auftreten können, erschwert. So weisen euthyme Patienten mit IPS regelmäßig auch Schlafstörungen, eine psychomotorische Verlangsamung, Müdigkeit, Apathie und eine Hypomimie auf, die klinisch als Maskengesicht imponieren kann. Der soziale Rückzug bei Patienten mit IPS muss nicht zwangsläufig auf eine Depression hinweisen, da sich Patienten mit IPS aufgrund motorischer und kognitiver Einbußen aus sozialen und beruflichen Aktivitäten zurückziehen können. Ferner kann die komplexe und differenzierte Pharmakotherapie des IPS zu affektiven Nebenwirkungen führen, so wie es beispielsweise während de Behandlung in *On-off*-Perioden auftreten kann, die weiter unten ausgeführt werden.

## Anwendung spezifischer diagnostischer Kriterien für affektive Störungen

Die Erfassung depressiver Symptome mittels Depressionsskalen birgt die Schwierigkeit in sich, somatische Symptome im Rahmen der Depression von Symptomen der zugrunde liegenden Parkinsonerkrankung zu unterscheiden. Neuere Untersuchungen haben inzwischen eine gute Validität für die Hamilton-Depressions-Skala (HAM-D), die Montgomery-Asberg-Depressions-Skala (MADS) [67] sowie für das Neuropsychiatrische Inventar (NPI) [233], das Beck-Depressionsinventar (BDI) [63], und die Geriatric Depression Scale (GDS) [65] für die Diagnose depressiver Störungen beim IPS nachweisen können.

## Behandlung des IPS und mögliche Auswirkungen auf Stimmung und Verhalten

Bei der Diagnostik affektiver Symptome beim IPS sollte bedacht werden, dass sowohl die Pharmakotherapie als auch operative Verfahren im Rahmen der Behandlung des IPS Stimmung und Verhalten des einzelnen Patienten erheblich beeinflussen können.

### Pharmakotherapie
Die zur Behandlung des IPS eingesetzte Pharmakotherapie führt nicht selten zu Veränderungen in der Stimmung und im Verhalten. Dopaminagonisten üben eine schwache antidepressive Wirksamkeit aus [72–74], können jedoch gleich-

zeitig zu anderen psychiatrischen Symptomen führen, wie psychotischen, agitierten oder deliranten Zustandsbildern. Im Rahmen der Behandlung mit Levodopa kann es vermehrt zu psychotischen oder deliranten Symptomen kommen, eine antidepressive Wirksamkeit ist nicht bekannt [75]. Bei Selegilin, einem Monoaminooxidase-Type-B-(MAO-B-)Hemmer, wird von einer leichten antidepressiven Wirksamkeit ausgegangen. Dopaminagonisten wie Bromocriptin [72] und insbesondere Pramipexole haben eine antidepressive Begleitwirkung [237, 238] und zeigen eine deutliche Wirksamkeit auch gegenüber der Anhedonie [237].

Depression und Angst können symptomatisch während der *On-Off*-Fluktuationen auftreten und sich unter einer effizienten Parkinsontherapie wieder zurückbilden [73]. Solche affektiven Fluktuationen unterstreichen die mögliche Rolle eines dopaminergen Defizits in mesolimbischen Dopaminprojektionen als neurobiologische Basis der Parkinson-Depression. *On*-Phasen sind durch ein vermehrtes Ansprechen auf Levodopa mit verminderter Bradykinese und weniger Rigor gekennzeichnet, können jedoch auch mit einer arzneimittelinduzierten Dyskinesie einhergehen. Für *Off*-Phasen sind ein vermehrter Rigor und eine stärkere Bradykinese charakteristisch. Viele nicht depressive Patienten mit IPS berichten von einer isolierten depressiven Verstimmung während der *Off*-Phasen. Bei depressiven Patienten mit IPS ist beobachtet worden, dass sich die Stimmung während der *On*-Phase bessern kann. Mit zunehmender Erkrankung und fortschreitender Schwere des IPS werden *On*- und *Off*-Phasen meist häufiger und ausgeprägter und können somit zu dramatischen Schwankungen mit Depression und Angst in der *Off*-Phase und Euphorie und Agitiertheit in der *On*-Phase führen [82]. Es hat sich gezeigt, dass durch eine frühzeitige Gabe von Dopaminagonisten im Behandlungsverlauf und der Reduktion des Bedarfs für Levodopa die Entwicklung des *On-off*-Phänomens beeinflusst werden kann.

**Tiefenhirnstimulation**
Ein wichtiger Fortschritt bei der Behandlung des IPS ist die Entwicklung der Tiefenhirnstimulation subkortikaler Strukturen. Zu den Zielen der Tiefenhirnstimulation bei Patienten mit IPS gehören der Nucleus subthalamicus, der Globus pallidus medialis und der Nucleus ventralis intermedius thalami. Die thalamische Tiefenhirnstimulation reduziert vorwiegend den Tremor bei Patienten mit IPS [92], während die Tiefenhirnstimulation des Nucleus subthalamicus und Globus pallidus medialis die Akinese und Dyskinesien während der *Off*-Phasen reduzieren soll [93]. Bei der Tiefenhirnstimulation des Nucleus subthalamicus wurden zahlreiche psychische Nebenwirkungen wie Depression, Manie, Psychose und Delir beschrieben [94, 95]. Bei einem Patienten wurden nach Tiefenhirnstimulation des Globus pallidus medialis auch rezidivierende manische Episoden beschrieben [96].

## Somatische Begleiterkrankungen

Bei der Untersuchung depressiver Patienten mit IPS sollte das Vorliegen einer Demenz sowie eine Reihe von internistischen Erkrankungen ausgeschlossen werden. Dazu gehören Hypothyreose, Vitamin-$B_{12}$- und Folsäuremangel, erhöhte Homocystein-Plasmaspiegel und Testosteronmangel. Es wird angenommen, dass eine Hypothyreose, Vitamin-$B_{12}$- und Folsäuremangel sowie Testosteronmangel zu einer geminderten Wirksamkeit antidepressiver Pharmakotherapie führen können.

### Demenz

Bei Patienten mit IPS und zusätzlicher Demenz besteht ein erhöhtes Risiko für eine Depression, und umgekehrt haben Patienten mit IPS und einer Depression ein erhöhtes Risiko, eine Demenz zu entwickeln [18, 97]. Daher ist es notwendig, bei der Untersuchung der Patienten mit IPS sorgfältig auf affektive und kognitive Symptome zu achten. Der Mini-Mental Status-Test (MMST) ist ein international weit verbreitetes und effizientes Screening-Verfahren für das Vorliegen einer Demenz und hat den Vorteil, schnell und einfach durchführbar zu sein. Im deutschsprachigen Raum hat sich seit kurzer Zeit im klinischen Alltag der PANDA(Parkinson Neurospsychometric Dementia Assessment)-Test etabliert (3). Wie bei der Klärung jedes demenziellen Syndroms ist auch bei Patienten mit IPS neben einer ausführlichen Exploration (auch hinsichtlich eines möglichen Substanzmissbrauchs) und körperlichen Untersuchung die Diagnostik zum Ausschluss sekundärer Demenzen notwendig. Diese schließen eine strukturelle Bildgebung (Computertomographie oder Magnet-Resonanz-Tomographie) sowie laborchemische und serologische Untersuchungen ein.

### Hypothyreose

Eine Hypothyreose kann zu einer Depression führen. Die Diagnose der Hypothyreose kann bei Patienten mit IPS klinisch schwer zu stellen sein, da die Symptomprofile beider Erkrankungen Gemeinsamkeiten aufweisen können [99], sodass eine Bestimmung der Schilddrüsenwerte immer erfolgen sollte. Einige Parkinson-Medikamente, wie beispielweise Levodopa, können die Ausschüttung des Thyroidea-stimulierenden Hormons (TSH) hemmen [100], sodass die klinische Untersuchung und laborchemische Diagnostik (TSH und freies T4) gemeinsam berücksichtigt werden müssen, um eine sekundäre Depression auszuschließen.

### Vitamin-$B_{12}$-Mangel

Ein Vitamin-$B_{12}$-Mangel wird bei älteren Menschen häufig diagnostiziert [106] und kann wie bei der Depression mit neuropsychiatrischen Symptomen einhergehen [104]. Daher sollte der Vitamin-$B_{12}$-Status in der Routinediagnostik bei Patienten mit IPS erhoben werden.

## Homocysteinämie

Bei Patienten mit Depression [107], Demenz [108] und IPS [109] sind erhöhte Homocysteinspiegel nachgewiesen worden. Bei Patienten mit IPS wird angenommen, dass der Homocysteinspiegel durch die Langzeitbehandlung mit Levodopa (L-Dopa) ansteigen kann [112].

Erhöhte Blutkonzentrationen der Substanz Homocystein stellen einen Risikofaktor für Herz-Kreislauf-Erkrankungen, Schlaganfall und Demenz dar. Folsäure spaltet in Zusammenarbeit mit Vitamin $B_{12}$ das Homocystein und macht es somit unwirksam (1). Die Senkung des Homocysteinspiegels um ein Viertel vermindert das Risiko einer ischämischen Herzkrankheit um 11–16 %, das Risiko eines Schlaganfalls um 19–22 % (2).

## Testosteronmangel

Die Symptome des Testosteronmangels (Anhedonie, Energielosigkeit, sexuelle Funktionsstörungen, gesenkte Stimmungslage) können sich mit den Symptomen der Depression und des IPS überschneiden. Depressive Symptome bei Patienten ohne IPS wurden unter Testosteronmangel beobachtet [117] und Testosterongabe führte zu einer Symptombesserung. Der Hypogonadismus führt vorwiegend zu Libidoabnahme, erektiler Dysfunktion und Müdigkeit. Bei Männern mit IPS und Testosteronmangel können sich die nicht motorischen Symptome unter Testosterongabe bessern [119], sodass die Erfassung des Testosteronstatus bei Männern mit IPS wichtig sein könnte.

## Diagnostische Herangehensweise

Am Anfang der Diagnostik steht neben der körperlichen Untersuchung der Patienten die ausführliche Eigen- und Fremdanamnese. Wie bei vielen Patienten mit chronischen Erkrankungen, werden auch Patienten mit IPS möglicherweise nicht unaufgefordert von depressiven Symptomen berichten. Eher ist zu erwarten, dass die Patienten mit IPS affektive Symptome als Bestandteil ihrer Parkinsonkrankheit werten („Wer wäre bei der Diagnose nicht depressiv?"). Es ist daher wichtig, gezielt nach bestimmten Symptomen zu fragen. Das Spektrum affektiver Symptome bei Patienten mit IPS ist mit den Symptomen der Major Depression vergleichbar. Im Vordergrund der Symptomatik stehen Niedergeschlagenheit, Hoffnungslosigkeit, negative Zukunftsideen, Reizbarkeit, Angst und Suizidideen, gefolgt von Schulderleben, Selbstvorwürfen und Suizidhandlungen [234]. Depressive Patienten mit IPS können jedoch auch als vorrangiges Symptom eine erhöhte Erschöpfbarkeit und erhebliche Schlafstörungen beklagen. Ferner können eine Vernachlässigung der körperlichen Pflege, der regelmäßigen Medikamenteneinnahme oder Freizeitbeschäftigung sowie der soziale Rückzug auf eine Depression hinweisen. Aus der Fremdanamnese kann in Erfahrung gebracht werden, ob die Patienten reizbarer geworden sind, insbesondere wenn sie von ihren Angehörigen zur aktiven Teilnahme am Alltagsgeschehen ermutigt werden. Kliniker empfehlen, die Diagnose der Depression bei IPS nicht erst durch den Nachweis einer spezifischen Anzahl von Symptomen zu stellen, so wie es für die Diagnose der Major Depression in den Klassifikationssystemen oder in den Depressionsskalen erforderlich ist. Vielmehr sollte während der Exploration auch den Veränderungen psychophysischer Belastbarkeit und der emotionalen Erlebnisfähigkeit ausreichend Beachtung geschenkt werden [236].

Ferner gehört zur Klärung der Depression bei IPS die sorgfältige Erhebung der Medikamentenanamnese, da beispielsweise bei Medikamenten zur Behandlung der motorischen Defizite bei IPS depressive Symptome im Rahmen der *On-Off*-Fluktuationen auftreten und sich unter einer effizienten Parkinsontherapie wieder zurückbilden können [73].

Zur Erfassung und Verlaufsbeobachtung depressiver Symptome beim IPS haben sich Depressionsskalen als effizient erwiesen. Neuere Untersuchungen haben inzwischen eine gute Validität für die Hamilton-Depressions-Skala (HAM-D), die Montgomery-Asberg-Depressions-Skala (MADS) [67] sowie für das Neuropsychiatrische Inventar (NPI, [233]) nachweisen können. Leentjens et al. wiesen darauf hin, dass Cut-off-Werte von 11/12 für die HAM-D, 14/15 für die MADRS [67] und 8/9 für das BDI [68] eine gute Sensitivität im Depressions-Screening erreichten. Cut-off-Werte von 16/17 für die HAM-D, 17/18 für die MADRS [67] und 16/17 für das BDI [68] ergaben die höchste Spezifität bei der Unterscheidung depressiver von nicht depressiven Patienten mit IPS. Bei der Geriatrischen Depressions Skala (GDS) wird empfohlen, Punktwerte von 11–20 als Hinweis für eine leichte bis mäßige Depression und Werte über 20 als Hinweis für eine schwere Depression zu werten [12].

Zur diagnostischen Klärung, ob eine Demenz vorliegen könnte, ist international der MMST (Mini-Mental Status-Test) als Screening-Methode anerkannt, für den deutschsprachigen Raum hat sich der PANDA-Test (Parkinson Neuropsychometric Dementia Assessment) gut etabliert (3).

Das Gespräch mit dem Patienten und seinen Angehörigen sollte neben der Erfassung depressiver Symptome und der Planung einer antidepressiven Pharmakotherapie auch der Einschätzung seiner aktuellen Lebenssituation und möglicher Belastungsfaktoren dienen, um eine ganzheitliche Beratung zu ermöglichen [236].

## Behandlung

Eine suffiziente antidepressive Pharmakotherapie ist notwendig, da die Depression bei IPS zu einer nachweisbaren Reduktion der kognitiven Leistungsfähigkeit, einer Beeinträchtigung der Aktivitäten des täglichen Lebens und Minderung der Lebensqualität führen kann (65).

Die Pharmakotherapie der Depression bei IPS und die Erfahrungen zur Wirksamkeit in der klinischen Routine beruhen auf den Ergebnissen offener Studien, während nur wenige randomisierte und kontrollierte Studien zur Anwendung von Antidepressiva bei IPS vorliegen (200). Es wird ein deutlicher Placeboeffekt in dieser Patientengruppe diskutiert und eine mögliche Ursache in der funktionellen Störung des dopaminergen *Reward*-Systems gesehen [152].

Im klinischen Alltag sollte über den Einsatz einzelner Substanzklassen in Abhängigkeit von der Sicherheit der Antidepressiva bei IPS, vom Nebenwirkungsprofil motorischer Verschlechterungen und von den Interaktionen mit Parkinsonmedikamenten entschieden werden.

## Somatische Therapieverfahren bei affektiven Störungen

### Antidepressive Pharmakotherapie

Eine kurze Zusammenfassung der gegenwärtig verfügbaren Daten findet sich in Tabelle 13.1. Trizyklische Antidepressiva (TZA) üben bei depressiven Patienten ohne IPS eine signifikante antidepressive Wirksamkeit aus, gehen jedoch mit anticholinergen Nebenwirkungen wie Mundtrockenheit, Obstipation, Sedierung und Verwirrtheit einher [124]. Außerdem können unter der Gabe von TZA kardiovaskuläre Nebenwirkungen wie orthostatische Hypotonie und Überleitungsstörungen auftreten. Bei Überdosierung mit TZA kann es zu tödlichen Komplikationen durch Überleitungsstörungen (beispielsweise AV-Block III. Grades) oder Arrhythmien kommen.

Selektive Serotonin-Wiederaufnahmehemmer (SSRI) haben die TZA als Substanzen der ersten Wahl bei der Behandlung der Depression bei Patienten ohne IPS abgelöst. Obwohl sie nicht wirksamer sind als die TZA, werden die SSRI deutlich besser vertragen, auch wenn bei der Einnahme von SSRIs ebenfalls Nebenwirkungen wie Schlafstörungen, sexuelle Funktionsstörungen, Agitiertheit, Angst, Kopfschmerzen, Gewichtszunahme und gastrointestinale Symptome beobachtet werden können. Einige der Nebenwirkungen (wie Agitiertheit, Angst, Kopfschmerzen und gastrointestinale Symptome) können durch langsames Aufdosieren der Medikation bis zur Zieldosis gemildert werden. Bei der Behandlung von Patienten mit IPS und Depression ist besonders zu beachten, dass SSRI zu einer Exazerbation der motorischen Symptome führen können [126], was möglicherweise mit Veränderungen der Serotonin-vermittelten Dopaminausschüttung in den nigrostriatalen Netzwerken zusammenhängen könnte [127, 128]. Für die SSRI werden in seltenen Fällen extrapyramidale Nebenwirkungen bei depressiven Patienten ohne IPS beschrieben [141].

**Tabelle 13.1** Offene und kontrollierte Studien zur antidepressiven Therapie bei depressiven IPS-Patienten

| Substanz | Studie | Design | Ergebnis |
|---|---|---|---|
| **Selektive Serotonin-Wiederaufnahmehemmer** | | | |
| Citalopram | Rampello et al. (2002) [148] | Offen (N = 18 Patienten mit Depression [von 46 gesamt]) | Besserung der Depression bei 15 von 18 Patienten |
| | Menza et al. (2004) [153] | Offen (N = 10) | Deutliche Besserung von Depression, Angst und funktioneller Kapazität |
| | Dell'Agnello et al. (2001) [145] | Citalopram vs. Fluoxetin vs. Fluvoxamin vs. Sertralin (N = 62) | Deutliche Besserung der Depression in allen Gruppen; kein signifikanter Unterschied zwischen den Gruppen |
| | Wermuth et al. (1998) [151] | Citalopram vs. Placebo (N = 37) | Deutliche Besserung der Depression in beiden Gruppen nach 6 und 52 Wochen; kein signifikanter Unterschied zwischen den Gruppen |
| Fluoxetin | Serrano-Duenas et al. (2002) [124] | Niedrig dosiertes Fluoxetin vs. niedrig dosiertes Amitriptylin (N = 77) | Amitriptylin nach 3, 6, 9 und 12 Monaten Fluoxetin überlegen; signifikant höhere Abbruchrate in der Amitriptylingruppe |
| | Fregni et al. (2004) [200] | Fluoxetin vs. repetitive transkranielle Magnetstimulation (N = 42) | Besserung der Depression in beiden Gruppen; kein signifikanter Unterschied zwischen den Gruppen |
| | Avila et al. (2003) [158] | Fluoxetin vs. Nefazodon (N = 16) | Deutliche Besserung der Depression in beiden Gruppen; kein signifikanter Unterschied zwischen den Gruppen |
| | Dell'Agnello et al. (2001) [145] | Citalopram vs. Fluoxetin vs. Fluvoxamin vs. Sertralin (N = 62) | Deutliche Besserung der Depression in allen Gruppen; kein signifikanter Unterschied zwischen den Gruppen |
| Fluvoxamin | McCance-Katz et al. (1992) [154] | Fallbericht (N = 1) | Besserung der Depression |
| | Rabey et al. (1996) [123] | Fluvoxamin vs. Amitriptylin (N = 47) | Ansprechrate von 60 % in der Fluvoxamingruppe und von 55 % in der Amitriptylingruppe; kein statistischer Unterschied zwischen den Gruppen angegeben |
| | Dell'Agnello et al. (2001) [145] | Citalopram vs. Fluoxetin vs. Fluvoxamin vs. Sertralin (N = 62) | Deutliche Besserung der Depression in allen Gruppen; kein signifikanter Unterschied zwischen den Gruppen |
| Paroxetin | Ceravolo et al. (2000) [144] | Offen (N = 33) | Signifikante Besserung der Depression nach 1, 3 und 6 Monaten |
| | Tesei et al. (2000) [138] | Offen (N = 65) | Signifikante Besserung der Depression bei 52 Patienten, die durchschnittlich 125,3 (SD 89,6) Behandlungstage vollendeten |

(Fortsetzung)

**Tabelle 13.1** Offene und kontrollierte Studien zur antidepressiven Therapie bei depressiven IPS-Patienten  (Fortsetzung)

| | | | |
|---|---|---|---|
| Sertralin | Hauser and Zesiewicz (1997) [146] | Offen (N = 15) | Signifikante Besserung der Depression nach sieben Wochen |
| | Dell'Agnello et al. (2001) [145] | Citalopram vs. Fluoxetin vs. Fluvoxamin vs. Sertralin (N = 62) | Deutliche Besserung der Depression in allen Gruppen; kein signifikanter Unterschied zwischen den Gruppen |
| | Leentjens et al. (2002) [152] | Sertralin vs. Placebo (N = 12) | Deutliche Besserung der Depression in beiden Gruppen; kein signifikanter Unterschied zwischen den Gruppen |
| Trizyklische Antidepressiva | | | |
| Amitriptylin | Rabey et al. (1996) [123] | Fluvoxamin vs. Amitriptylin (N = 47) | Ansprechrate von 60 % in der Fluvoxamingruppe und von 55 % in der Amitriptylingruppe; kein statistischer Unterschied zwischen den Gruppen |
| | Serrano-Duenas et al. (2002) [124] | Niedrig dosiertes Fluoxetin vs. niedrig dosiertes Amitriptylin (N = 77) | Amitriptylin nach 3, 6, 9 und 12 Monaten Fluoxetin überlegen; signifikant höhere Abbruchrate in der Amitriptylingruppe |
| Nortriptylin | Andersen et al. (1980) [125] | Nortriptylin vs. Placebo (N = 22) | Signifikante Besserung der Depression in der Nortriptylingruppe; kein statistischer Unterschied |

Die Kombination serotonerger Wirkkomponenten durch gleichzeitige Gabe von Antidepressiva und dem Monoaminooxidase(MAO)-B-Hemmer (Selegilin) führte in einer umfangreichen Studie bei 0,24 % der 4568 Patienten mit IPS zu einem zentralen Serotonin-Syndrom, der Anteil mit einer als ernst einzustufenden Symptomatik wurde mit 0,04 % der Patienten angegeben [239].

Eine Metaanalyse zur Wirksamkeit antidepressiver Pharmakotherapie beim IPS stellte fest, dass lediglich drei von 43 Studien signifikante Aussagen erlaubten [150]. Die häufigsten Ausschlusskriterien waren das Fehlen einer Kontrollgruppe und der Einschluss euthymer Patienten mit IPS. Eine der drei Studien wies nach, dass Nortriptylin effektiver als Placebo wirkte, ohne dass jedoch die statistische Signifikanz angegeben wurde [125]. In der zweiten Studie konnte keine statistisch signifikante Überlegenheit von Citalopram im Vergleich zu Placebo nachgewiesen werden [151]. Die dritte Studie schloss keine Placebogruppe ein, zeigte jedoch eine vergleichbare Besserung der Depression sowohl nach der Gabe von Fluvoxamin als auch unter Amitriptylin [123]. Eine vierte Studie, die nach Abschluss der Metaanalyse veröffentlich wurde, wies keinen statistisch signifikanten Vorteil von Sertralin gegenüber Placebo bei depressiven Patienten mit IPS nach und wurde wegen der geringen Rekrutierungsrate vorzeitig beendet [152].

Allerdings weisen mehrere offene Studien auf eine gewisse antidepressive Wirkung der SSRI hin [150].

Nur wenige Daten aus Fallberichten stützen den Einsatz anderer Antidepressiva bei IPS. Zu den antidepressiven Substanzen Mirtazapin [159] und Reboxetin [240] liegen gegenwärtig Einzelfallbeschreibungen oder offene Studien mit begrenzter Patientenzahl vor. In einem Fallbericht wird beschrieben, dass Mirtazapin, ein Alpha-2-Rezeptorantagonist und Serotonin-Rezeptoragonist und -antagonist, bei IPS möglicherweise zu einer Besserung der Levodopa-assoziierten Dyskinesien führen kann [159]. Zum Einsatz der Antidepressiva Venlafaxin, Duloxetin und Escitalopram bei Patienten mit IPS liegen derzeit keine veröffentlichten Daten vor. Trotz begrenzter Daten aus randomisierten, placebokontrollierten Studien scheint Modafinil, das in Deutschland für die Behandlung von Narkolepsie und Schlafapnoe zugelassen ist, einen günstigen therapeutischen Effekt auf die Müdigkeit und Tagesschläfrigkeit bei Patienten mit IPS und Depression auszuüben [165].

### Pharmakotherapie der Psychose

Auch psychotische Symptome können bei Patienten mit IPS auftreten, besonders bei kognitiv beeinträchtigten Patienten mit IPS. Ferner sind psychotische Symptome häufig als Nebenwirkung von Dopaminagonisten zu beobachten. Es ist daher für die Behandlung wichtig, dass Patienten und ihre Angehörigen darüber informiert sind, dass eine effiziente Parkinsonmedikation auch zu Halluzinationen und anderen psychotischen Symptomen führen kann und dann sofort der Arzt aufgesucht werden sollte. Die psychotischen Symptome können therapieinduziert sein. Sollte die Psychose am ehesten auf die Parkinsonmedikation zurückzuführen sein, wird eine bestimmte Reihenfolge der Dosisreduktion und des Absetzens der Therapie empfohlen [166]: (1) Anticholinergika und Amantadin, (2) erst bei Persistenz der psychotischen Symptome Reduktion der Dopaminagonisten und des Selegilin, (3) nächtliche Gabe der Dopaminagonisten, (4) Tagesdosen der Dopaminagonisten und (4) Tagesdosen von Carbidopa/Levodopa.

Sofern es unter Reduktion der dopaminergen Pharmakotherapie zu einer Verschlechterung der motorischen Parkinsonsymptome kommen sollte, ist der Einsatz von Neuroleptika indiziert. Bei Psychosen im Rahmen des IPS sind atypische Neuroleptika aufgrund ihres Rezeptorprofils mit geringer bis keiner Dopamin-D2-Rezeptorblockade die Substanzen der ersten Wahl. Der Einsatz von Clozapin ist am umfangreichsten im Hinblick auf Wirksamkeit und Sicherheit bei IPS untersucht worden. Bei der Anwendung ist die Gefahr der Agranulozytose zu beachten, zudem sind regelmäßige Blutbildkontrollen durchzuführen [168]. Ferner weisen Daten auch eine Wirksamkeit von Quetiapin nach, allerdings sind darunter auch Verschlechterungen der motorischen Symptome der Patienten mit IPS und Demenz beobachtet worden [170, 175]. Olanzapin und Risperidon entfalten bei Patienten mit IPS ebenfalls eine antipsychotische Wirksamkeit, können jedoch gleichzeitig zu einer erheblichen Verschlechterung der Motorik führen [166]. Zu den Substanzen Ziprasidon und Aripiprazol liegen keine ausreichenden Daten bei psychotischen Patienten mit IPS vor [177–178]. Sollten Patienten mit IPS und Demenz zusätzlich psychotische Symptome entwickeln, dann ist auch eine Wirksamkeit von Acetylcholinesterasehemmern auf nicht-kognitive Symptome wie die Psychose nachgewiesen worden [180, 182].

## Elektrokrampftherapie
Der erfolgreiche Einsatz der Elektrokrampftherapie bei Symptomen wie Depression und Psychose bei Patienten mit IPS ist wiederholt nachgewiesen worden [184, 187]. Ferner ist die Elektrokrampftherapie bei der Behandlung arzneimittelinduzierter Psychosen bei Patienten, die mit Levodopa behandelt werden, effektiv [188]. Obwohl die Elektrokrampftherapie als sicheres und wirksames Therapieverfahren gilt, kann sie mit deutlichen Nebenwirkungen einhergehen, wie Verwirrtheit, Gedächtnisstörungen, Kopfschmerzen, Müdigkeit und kardiovaskulären Komplikationen [190]. Bei älteren Patienten kann die Elektrokrampftherapie zudem mit einem erhöhten Sturzrisiko und interiktalen Delirien einhergehen [193]. Auch unter Berücksichtigung dieser Einschränkungen sollte die Elektrokrampftherapie bei Patienten mit IPS und mit schwerer und/oder therapierefraktärer Depression als sehr effektive Behandlungsoption erwogen werden.

## Repetitive transkranielle Magnetstimulation
Bei Patienten ohne IPS hat die repetitive transkranielle Magnetstimulation eine statistisch signifikante antidepressive Wirkung [198]. Eine kleine offene Studie lässt vermuten, dass die repetitive transkranielle Magnetstimulation auch bei Patienten mit IPS antidepressiv wirksam sein könnte [199], und eine weitere Stu-

die ermittelte für die repetitive transkranielle Magnetstimulation eine mit Fluoxetin vergleichbare Wirkung bei dieser Patientengruppe [200], sowie eine gute Wirksamkeit auf die motorischen Symptome [202–206, 208], obwohl diese Ergebnisse nicht unumstritten sind [210]. Interessanterweise ist in Tieren und Menschen nachgewiesen worden, dass die repetitive transkranielle Magnetstimulation eine subkortikale Dopaminausschüttung induziert [215–217].

## Psychotherapie bei IPS

Die kognitiv-behaviorale Therapie (CBT) und die interpersonelle Psychotherapie (IPT) gelten als etablierte und wirksame Verfahren bei der Behandlung depressiver Episoden im Rahmen affektiver Erkrankungen [219, 222]. Gegenwärtig liegen keine Studien zur Psychotherapie bei depressiven Patienten mit IPS vor. Es ist klinisch jedoch denkbar, dass diese Verfahren auch bei depressiven Patienten mit IPS eine Wirksamkeit entfalten könnten.

## Therapeutisches Vorgehen

Trotz fehlender doppelblinder, placebokontrollierter Daten ist die initiale Gabe von SSRI bei der Behandlung der Depression bei Patienten mit IPS klinisch zu empfehlen. Mögliche Nebenwirkungen lassen sich durch das langsame Aufdosieren reduzieren. Nach dem Erreichen der Zieldosis sollte die antidepressive Pharmakotherapie etwa 4–6 Wochen beibehalten werden. Bei fehlender Wirksamkeit sollte die Substanzklasse der Antidepressiva gewechselt werden. Eine Elektrokrampftherapie ist bei mangelnder Wirksamkeit der antidepressiven Pharmakotherapie indiziert. Sollten auch psychotische Symptome auftreten, ist nach Überprüfung der Antiparkinsonmedikation und möglicher Dosisreduktion die Gabe eines atypischen Neuroleptikums notwendig. Ferner ist eine enge therapeutische Begleitung des Patienten und seiner Familie erforderlich.

# Schlussfolgerung

Affektive Störungen und insbesondere die Depression sind bei IPS-Patienten häufig. Sie bedeuten für die Patienten und ihre pflegenden Angehörigen eine erhebliche Belastung und Einschränkung der Lebensqualität. Die Diagnostik und Behandlung affektiver Störungen beim IPS ist schwierig. Zu einer effektiven Diagnostik gehören die Erhebung einer ausführlichen Eigen- und Fremdanamnese, eine körperliche Untersuchung sowie laborchemische, serologische Untersuchungen und eine strukturelle Bildgebung. Obwohl zur Behandlung affektiver Störungen bei IPS gegenwärtig nur wenige Daten für den Einsatz von Antidepressiva existieren, zeichnet sich klinisch eine Wirksamkeit der SSRI sowie der Elektrokrampftherapie bei Patienten mit Therapieresistenz ab.

# Literatur

1.  Leentjens AF, Van den Akker M, Metsemakers JF, et al. Higher incidence of depression preceding the onset of Parkinson's disease: A register study. Mov Disord 2003;18(4):414–418.

2.  Hantz P, Caradoc-Davies G, Caradoc-Davies T, et al. Depression in Parkinson's disease. Am J Psychiatry 1994; 151(7):1010–1014.

3.  Cummings JL. Depression and Parkinson's disease: A review. Am J Psychiatry 1992;149(4):443–454.

4.  Slaughter JR, Slaughter KA, Nichols D, et al. Prevalence, clinical manifestations, etiology, and treatment of depression in Parkinson's disease. J Neuropsychiatry Clin Neurosci 2001; 13(2):187–196.

5.  Sano M, Stern Y, Williams J, et al. Coexisting dementia and depression in Parkinson's disease. Arch Neurol 1989;46(12):1284–1286.

6.  Cole SA, Woodard JL, Juncos JL, et al. Depression and disability in Parkinson's disease. J Neuropsychiatry Clin Neurosci 1996;8(1):20–25.

7.  Starkstein SE, Petracca G, Chemerinski E, et al. Depression in classic versus akinetic-rigid Parkinson's disease. Mov Disord 1998;13(1):29–33.

8.  Tandberg E, Larsen JP, Aarsland D, et al. The occurrence of depression in Parkinson's disease. A community-based study. Arch Neurol 1996;53 (2):175–179.

9.  Lyness JM, Bruce ML, Koenig HG, et al. Depression and medical illness in late life: Report of a symposium. J Am Geriatr Soc 1996;44(2):198–203.

10. Horwath E, Johnson J, Klerman GL, et al. Depressive symptoms as relative and attributable risk factors for first-onset major depression. Arch Gen Psychiatry 1992;49(10):817–823.

11. Meara J, Mitchelmore E, Hobson P. Use of the GDS-15 geriatric depression scale as a screening instrument for depressive symptomatology in patients with Parkinson's disease and their carers in the community. Age Ageing 1999;28(1):35–38.

12. Rojo A, Aguilar M, Garolera MT, et al. Depression in Parkinson's disease: Clinical correlates and outcome. Parkinsonism Relat Disord 2003;10 (1):23–28.

13. Mayeux R, Stern Y, Rosen J, et al. Depression, intellectual impairment, and Parkinson's disease. Neurology 1981;31(6):645–650.

14. Starkstein SE, Preziosi TJ, Bolduc PL, et al. Depression in Parkinson's disease. J Nerv Ment Dis 1990;178(1):27–31.

15. Starkstein SE, Berthier ML, Bolduc PL, et al. Depression in patients with early versus late onset of Parkinson's disease. Neurology 1989;39(11): 1441–1445.

16. Santamaria J, Tolosa E, Valles A. Parkinson's disease with depression: A possible subgroup of idiopathic parkinsonism. Neurology 1986;36(8): 1130–1133.

17. Kostic VS, Filipovic SR, Lecic D, et al. Effect of age at onset on frequency of depression in Parkinson's disease. J Neurol Neurosurg Psychiatry 1994; 57(10):1265–1267.

18. Tandberg E, Larsen JP, Aarsland D, et al. Risk factors for depression in Parkinson's disease. Arch Neurol 1997; 54(5):625–630.

19. Ehmann TS, Beninger RJ, Gawel MJ, et al. Depressive symptoms in Parkinson's disease: A comparison with disabled control subjects. J Geriatr Psychiatry Neurol 1990;3(1):3–9.

20. Kostic VS, Djuricic BM, Covickovic-Sternic N, et al. Depression and Parkinson's disease: Possible role of serotonergic mechanisms. J Neurol 1987; 234(2):94–96.

21. Vogel HP. Symptoms of depression in Parkinson's disease. Pharmacopsychiatria 1982;15(6):192–196.

22. Keshavan MS, David AS, Narayanen HS, et al. „On-off" phenomena and manic-depressive mood shifts: Case report. J Clin Psychiatry 1986;47 (2): 93–94.

23. Cannas A, Spissu A, Floris GL, et al. Bipolar affective disorder and Parkinson's disease: A rare, insidious and often unrecognized association. Neurol Sci 2002;23(Suppl 2):S67–68.

24. Kulisevsky J, Berthier ML, Gironell A, et al. Mania following deep brain stimulation for Parkinson's disease. Neurology 2002;59(9):1421–1424.

25. Romito LM, Raja M, Daniele A, et al. Transient mania with hypersexuality after surgery for high frequency stimulation of the subthalamic nucleus in Parkinson's disease. Mov Disord 2002;17(6):1371–1374.

26. Herzog J, Reiff J, Krack P, et al. Manic episode with psychotic symptoms induced by subthalamic nucleus stimulation in a patient with Parkinson's disease. Mov Disord 2003; 18(11):1382–1384.

27. Okun MS, Bakay RA, DeLong MR, et al. Transient manic behavior after pallidotomy. Brain Cogn 2003;52 (2):281–283.

28. Starkstein SE, Mayberg HS, Leiguarda R, et al. A prospective longitudinal study of depression, cognitive decline, and physical impairments in patients with Parkinson's disease. J Neurol Neurosurg Psychiatry 1992; 55(5):377–382.

29. Stern Y, Marder K, Tang MX, et al. Antecedent clinical features associated with dementia in Parkinson's disease. Neurology 1993;43(9):1690–1692.

30. Giladi N, Treves TA, Paleacu D, et al. Risk factors for dementia, depression and psychosis in long-standing Parkinson's disease. J Neural Transm 2000;107(1):59–71.

31. Starkstein SE, Bolduc PL, Mayberg HS, et al. Cognitive impairments and depression in Parkinson's disease: A follow up study. J Neurol Neurosurg Psychiatry 1990;53(7):597–602.

32. Starkstein SE, Rabins PV, Berthier ML, et al. Dementia of depression among patients with neurological disorders and functional depression. J Neuropsychiatry Clin Neurosci 1989;1(3): 263–268.

33. Starkstein SE, Preziosi TJ, Berthier ML, et al. Depression and cognitive impairment in Parkinson's disease. Brain 1989;112(Pt 5):1141–1153.

34. Troster AI, Stalp LD, Paolo AM, et al. Neuropsychological impairment in Parkinson's disease with and without depression. Arch Neurol 1995;52 (12):1164–1169.

35. Kuhn W, Heye N, Muller T, et al. The motor performance test series in Parkinson's disease is influenced by depression. J Neural Transm 1996; 103(3):349–354.

36. Kuopio AM, Marttila RJ, Helenius H, et al. The quality of life in Parkinson's disease. Mov Disord 2000;15(2):216–223.

37. Phillips P. Keeping depression at bay helps patients with Parkinson's disease. JAMA 1999;282(12):1118–1119.

38. Troster AI, Fields JA, Wilkinson S, et al. Effect of motor improvement on quality of life following subthalamic stimulation is mediated by changes in depressive symptomatology. Stereotact Funct Neurosurg 2003;80(1–4):43–47.

39. Global Parkinson's Disease Study Steering Committee. Factors impacting on quality of life in Parkinson's disease: Results from an international survey. Mov Disord 2002;17(1):60–67.

40. Thommessen B, Aarsland D, Braek-hus A, et al. The psychosocial burden on spouses of the elderly with stroke, dementia and Parkinson's disease. Int J Geriatr Psychiatry 2002;17(1):78–84.

41. Carter JH, Stewart BJ, Archbold PG, et al. Living with a person who has Parkinson's disease: The spouse's perspective by stage of disease. Parkinson's Study Group. Mov Disord 1998;13(1):20–28.

42. Aarsland D, Larsen JP, Karlsen K, et al. Mental symptoms in Parkinson's disease are important contributors to caregiver distress. Int J Geriatr Psychiatry 1999;14(10):866–874.

43. Caap-Ahlgren M, Dehlin O. Factors of importance to the caregiver burden experienced by family caregivers of Parkinson's disease patients. Aging Clin Exp Res 2002;14(5):371–377.

44. Pal PK, Thennarasu K, Fleming J, et al. Nocturnal sleep disturbances and daytime dysfunction in patients with Parkinson's disease and in their caregivers. Parkinsonism Relat Disord 2004;10(3):157–168.

45. Menza MA, Mark MH. Parkinson's disease and depression: The relationship to disability and personality. J Neuropsychiatry Clin Neurosci 1994; 6(2):165–169.

46. Jellinger KA. Post mortem studies in Parkinson's disease—is it possible to detect brain areas for specific symptoms? J Neural Transm Suppl 1999; 56:1–29.

47. Braak H, Del Tredici K, Rub U, et al. Staging of brain pathology related to sporadic Parkinson's disease. Neurobiol Aging 2003;24(2):197–211.

48. Mayberg HS. Modulating dysfunctional limbiccortical circuits in depression: Towards development of brain-based algorithms for diagnosis and optimised treatment. Br Med Bull 2003;65:193–207.

49. Lisanby SH, McDonald WM, Massey EW, et al. Diminished subcortical nuclei volumes in Parkinson's disease by MR imaging. J Neural Transm Suppl 1993;40:13–21.

50. McDonald WM, Krishnan KR. Magnetic resonance in patients with affective illness. Eur Arch Psychiatry Clin Neurosci 1992;241(5):283–290.

51. Sheline YI. Neuroimaging studies of mood disorder effects on the brain. Biol Psychiatry 2003;54(3):338–352.

52. Mayberg HS, Starkstein SE, Sadzot B, et al. Selective hypometabolism in the inferior frontal lobe in depressed patients with Parkinson's disease. Ann Neurol 1990;28(1):57–64.

53. Richard IH, Schiffer RB, Kurlan R. Anxiety and Parkinson's disease. J Neuropsychiatry Clin Neurosci 1996; 8(4):383–392.

54. Menza MA, Robertson-Hoffman DE, Bonapace AS. Parkinson's disease and anxiety: Comorbidity with depression. Biol Psychiatry 1993;34(7):465–470.

55. Nuti A, Ceravolo R, Piccinni A, et al. Psychiatric comorbidity in a population of Parkinson's disease patients. Eur J Neurol 2004;11(5):315–320.

56. Marinus J, Leentjens AF, Visser M, et al. Evaluation of the hospital anxiety and depression scale in patients with Parkinson's disease. Clin Neuropharmacol 2002;25(6):318–324.

57. Shulman LM, Taback RL, Bean J, et al. Comorbidity of the nonmotor symptoms of Parkinson's disease. Mov Disord 2001;16(3):507–510.

58. Lauterbach EC, Freeman A, Vogel RL. Correlates of generalized anxiety and panic attacks in dystonia and Parkinson's disease. Cogn Behav Neurol 2003;16(4):225–233.

59. Lauterbach EC, Freeman A, Vogel RL. Differential DSM-III psychiatric disorder prevalence profiles in dystonia and Parkinson's disease. J Neuropsy-

chiatry Clin Neurosci 2004;16(1):29–36.

60. Shiba M, Bower JH, Maraganore DM, et al. Anxiety disorders and depressive disorders preceding Parkinson's disease: A case-control study. Mov Disord 2000;15(4):669–677.

61. Stenager EN, Wermuth L, Stenager E, et al. Suicide in patients with Parkinson's disease. An epidemiological study. Acta Psychiatr Scand 1994; 90(1):70–72.

62. Hamilton M, White J. Factors related to the outcome of depression treated with ECT. J Ment Sci 1960;106:1031–1041.

63. Beck AT, Ward CH, Mendelsohn M, et al. An inventory for measuring depression. Arch Gen Psychiatry 1961; 4:561–571.

64. Montgomery SM. Depressive symptoms in acute schizophrenia. Prog Neuropsychopharmacol 1979;3(4):429–433.

65. Yesavage JA, Brink TL, Rose TL, et al. Development and validation of a geriatric depression screening scale: A preliminary report. J Psychiatr Res 1982;17(1):37–49.

66. Leentjens AF, Marinus J, Van Hilten JJ, et al. The contribution of somatic symptoms to the diagnosis of depressive disorder in Parkinson's disease: A discriminant analytic approach. J Neuropsychiatry Clin Neurosci 2003; 15(1):74–77.

67. Leentjens AF, Verhey FR, Lousberg R, et al. The validity of the Hamilton and Montgomery-Asberg depression rating scales as screening and diagnostic tools for depression in Parkinson's disease. Int J Geriatr Psychiatry 2000;15(7):644–649.

68. Leentjens AF, Verhey FR, Luijckx GJ, et al. The validity of the Beck Depression Inventory as a screening and diagnostic instrument for depression in patients with Parkinson's disease. Mov Disord 2000;15(6):1221–1224.

69. Errea JM, Ara JR. Depression and Parkinson's disease. Rev Neurol 1999; 28(7):694–698.

70. Caap-Ahlgren M, Dehlin O. Insomnia and depressive symptoms in patients with Parkinson's disease. Relationship to health-related quality of life. An interview study of patients living at home. Arch Gerontol Geriatr 2001;32(1):23–33.

71. American Psychiatric Association. Diagnostic and Statistical Manual of Mental Disorders. 4th ed. Washington, DC: APA press; 1994.

72. Jouvent R, Abensour P, Bonnet AM, et al. Antiparkinsonian and antidepressant effects of high doses of bromocriptine. An independent comparison. J Affect Disord 1983;5(2):141–145.

73. Maricle RA, Nutt JG, Valentine RJ, et al. Doseresponse relationship of levodopa with mood and anxiety in fluctuating Parkinson's disease: A double-blind, placebo-controlled study. Neurology 1995;45(9):1757–1760.

74. Rektorova I, Rektor I, Bares M, et al. Pramipexole and pergolide in the treatment of depression in Parkinson's disease: A national multicentre prospective randomized study. Eur J Neurol 2003;10(4):399–406.

75. Young BK, Camicioli R, Ganzini L. Neuropsychiatric adverse effects of antiparkinsonian drugs. Characteristics, evaluation and treatment. Drugs Aging 1997;10(5):367–383.

76. Biglan KM, Holloway RG. A review of pramipexole and its clinical utility in Parkinson's disease. Expert Opin Pharmacother 2002;3(2):197–210.

77. Lattanzi L, Dell'Osso L, Cassano P, et al. Pramipexole in treatment-resistant depression: A 16-week naturalistic study. Bipolar Disord 2002;4 (5):307–314.

78. Friedenberg DL, Cummings JL. Parkinson's disease, depression, and the

on-off phenomenon. Psychosomatics 1989;30(1):94–99.

79. Lees AJ. The on-off phenomenon. J Neurol Neurosurg Psychiatry 1989; (Suppl):29–37.

80. Hardie RJ, Lees AJ, Stern GM. On-off fluctuations in Parkinson's disease. A clinical and neuropharmacological study. Brain 1984;107(Pt 2):487–506.

81. Nissenbaum H, Quinn NP, Brown RG, et al. Mood swings associated with the 'on-off' phenomenon in Parkinson's disease. Psychol Med 1987;17(4):899–904.

82. Racette BA, Hartlein JM, Hershey T, et al. Clinical features and comorbidity of mood fluctuations in Parkinson's disease. J Neuropsychiatry Clin Neurosci 2002;14(4):438–442.

83. Menza MA, Sage J, Marshall E, et al. Mood changes and „on-off" phenomena in Parkinson's disease. Mov Disord 1990;5(2):148–151.

84. Maricle RA, Nutt JG, Carter JH. Mood and anxiety fluctuation in Parkinson's disease associated with levodopa infusion: Preliminary findings. Mov Disord 1995;10(3):329–332.

85. Shults CW. Treatments of Parkinson's disease: Circa 2003. Arch Neurol 2003;60(12):1680–1684.

86. Vitek JL, Bakay RA, Freeman A, et al. Randomized trial of pallidotomy versus medical therapy for Parkinson's disease. Ann Neurol 2003;53(5):558–569.

87. Burchiel KJ. Thalamotomy for movement disorders. Neurosurg Clin North Am 1995;6(1):55–71.

88. York MK, Levin HS, Grossman RG, et al. Neuropsychological outcome following unilateral pallidotomy. Brain 1999;122(Pt 12):2209–2220.

89. Alegret M, Valldeoriola F, Tolosa E, et al. Cognitive effects of unilateral posteroventral pallidotomy: A 4-year follow-up study. Mov Disord 2003; 18(3):323–328.

90. Green J, Barnhart H. The impact of lesion laterality on neuropsychological change following posterior pallidotomy: A review of current findings. Brain Cogn 2000;42(3):379–398.

91. Green J, McDonald WM, Vitek JL, et al. Neuropsychological and psychiatric sequelae of pallidotomy for PD: Clinical trial findings. Neurology 2002;58(6):858–865.

92. Limousin P, Speelman JD, Gielen F, et al. Multicentre European study of thalamic stimulation in parkinsonian and essential tremor. J Neurol Neurosurg Psychiatry 1999;66(3): 289–296.

93. The Deep Brain Stimulation for Parkinson's Disease Study Group. Deep-brain stimulation of the subthalamic nucleus or the pars interna of the globus pallidus in Parkinson's disease. N Engl J Med 2001;345(13):956–963.

94. Bejjani BP, Damier P, Arnulf I, et al. Transient acute depression induced by high-frequency deep-brain stimulation. N Engl J Med 1999;340 (19):1476–1480.

95. Herzog J, Volkmann J, Krack P, et al. Two-year follow-up of subthalamic deep brain stimulation in Parkinson's disease. Mov Disord 2003;18 (11): 1332–1337.

96. Miyawaki E, Perlmutter JS, Troster AI, et al. The behavioral complications of pallidal stimulation: A case report. Brain Cogn 2000;42(3):417–434.

97. Hughes TA, Ross HF, Musa S, et al. A 10-year study of the incidence of and factors predicting dementia in Parkinson's disease. Neurology 2000;54 (8):1596–1602.

98. Haggerty JJ, Jr., Prange AJ, Jr. Borderline hypothyroidism and depression. Annu Rev Med 1995;46:37–46.

99. Garcia-Moreno JM, Chacon-Pena J. Hypothyroidism and Parkinson's disease and the issue of diagnostic confusion. Mov Disord 2003;18(9): 1058–1059.

100. Tandeter HB, Shvartzman P. Parkinson's disease camouflaging early signs of hypothyroidism. Postgrad Med 1993;94(5):187–190.

101. Otake K, Oiso Y, Mitsuma T, et al. Hypothalamic dysfunction in Parkinson's disease patients. Acta Med Hung 1994;50(1–2):3–13.

102. Lefebvre J, Loeuille GA, Steinling M, et al. [Comparative action of L-dopa and bromocriptine on thyreostimulating hormone (T.S.H.) in primary hypothyroidism (author's transl)]. Nouv Presse Med 1979;8(38):3033–3036.

103. Lindenbaum J, Healton EB, Savage DG, et al. Neuropsychiatric disorders caused by cobalamin deficiency in the absence of anemia or macrocytosis. N Engl J Med Jun 30 1988; 318(26):1720–1728.

104. Dharmarajan TS, Norkus EP. Approaches to vitamin B12 deficiency. Early treatment may prevent devastating complications. Postgrad Med Jul 2001;110(1):99–105; quiz 106.

105. Dharmarajan TS, Ugalino JT, Kanagala M, et al. Vitamin B12 status in hospitalized elderly from nursing homes and the community. J Am Med Dir Assoc Jan-Feb 2000;1(1):21–24.

106. Dharmarajan TS, Adiga GU, Norkus EP. Vitamin B12 deficiency. Recognizing subtle symptoms in older adults. Geriatrics Mar 2003;58(3):30–34, 37–38.

107. Bottiglieri T, Laundy M, Crellin R, et al. Homocysteine, folate, methylation, and monoamine metabolism in depression. J Neurol Neurosurg Psychiatry 2000;69(2):228–232.

108. Reutens S, Sachdev P. Homocysteine in neuropsychiatric disorders of the elderly. Int J Geriatr Psychiatry 2002; 17(9):859–864.

109. Kuhn W, Roebroek R, Blom H, et al. Hyperhomocysteinaemia in Parkinson's disease. J Neurol 1998;245 (12):811–812.

110. Kuhn W, Roebroek R, Blom H, et al. Elevated plasma levels of homocysteine in Parkinson's disease. Eur Neurol 1998;40(4):225–227.

111. Muller T, Werne B, Fowler B, et al. Nigral endothelial dysfunction, homocysteine, and Parkinson's disease. Lancet 1999;354(9173):126–127.

112. Muller T, Woitalla D, Hauptmann B, et al. Decrease of methionine and S-adenosylmethionine and increase of homocysteine in treated patients with Parkinson's disease. Neurosci Lett 2001;308(1):54–56.

113. Hankey GJ, Eikelboom JW. Homocysteine and vascular disease. Lancet 1999;354(9176):407–413.

114. Di Rocco A, Rogers JD, Brown R, et al. S-Adenosyl-Methionine improves depression in patients with Parkinson's disease in an open-label clinical trial. Mov Disord 2000;15(6):1225–1229.

115. Mischoulon D, Fava M. Role of S-adenosyl-Lmethionine in the treatment of depression: A review of the evidence. Am J Clin Nutr 2002;76 (5):1158S–1161S.

116. Barrett-Connor E, Von Muhlen DG, Kritz-Silverstein D. Bioavailable testosterone and depressed mood in older men: The Rancho Bernardo Study. J Clin Endocrinol Metab 1999; 84(2):573–577.

117. Okun MS, McDonald WM, DeLong MR. Refractory nonmotor symptoms in male patients with Parkinson's disease due to testosterone deficiency: A common unrecognized comorbidity. Arch Neurol 2002;59 (5):807–811.

118. Seidman SN, Rabkin JG. Testosterone replacement therapy for hypogonadal men with SSRIrefractory depression. J Affect Disord 1998; 48(2–3):157–161.

119. Okun MS, Walter BL, McDonald WM, et al. Beneficial effects of testosterone replacement for the nonmotor symptoms of Parkinson's disease. Arch Neurol 2002;59(11):1750–1753.

120. Ehmann TS, Beninger RJ, Gawel MJ, et al. Coping, social support, and depressive symptoms in Parkinson's disease. J Geriatr Psychiatry Neurol 1990;3(2):85–90.

121. Alexopoulos GS, Abrams RC, Young RC, et al. Cornell Scale for Depression in Dementia. Biol Psychiatry 1988; 23(3):271–284.

122. Kurlowicz LH, Evans LK, Strumpf NE, et al. A psychometric evaluation of the Cornell Scale for Depression in Dementia in a frail, nursing home population. Am J Geriatr Psychiatry 2002;10(5):600–608.

123. Rabey JM, Orlov E, Korczyn AD. Comparison of fluvoxamine versus amitriptyline for treatment of depression in Parkinson's disease. Neurology 1996;46:A374.

124. Serrano-Duenas M. [A comparison between low doses of amitriptyline and low doses of fluoxetin used in the control of depression in patients suffering from Parkinson's disease]. Rev Neurol Dec 1–15 2002;35 (11):1010–1014.

125. Andersen J, Aabro E, Gulmann N, et al. Antidepressive treatment in Parkinson's disease. A controlled trial of the effect of nortriptyline in patients with Parkinson's disease treated with L-DOPA. Acta Neurol Scand 1980; 62(4):210–219.

126. Richard IH, Kurlan R. A survey of antidepressant drug use in Parkinson's disease. Parkinson's Study Group. Neurology 1997;49(4):1168–1170.

127. Jimenez-Jimenez FJ, Tejeiro J, Martinez-Junquera G, et al. Parkinsonism exacerbated by paroxetine. Neurology 1994;44(12):2406.

128. Meltzer HY, Young M, Metz J, et al. Extrapyramidal side effects and increased serum prolactin following fluoxetine, a new antidepressant. J Neural Transm 1979;45(2):165–175.

129. Lambert MT, Trutia C, Petty F. Extrapyramidal adverse effects associated with sertraline. Prog Neuropsychopharmacol Biol Psychiatry 1998;22 (5):741–748.

130. Leo RJ. Movement disorders associated with the serotonin selective reuptake inhibitors. J Clin Psychiatry 1996;57(10):449–454.

131. Jones-Fearing KB. SSRI and EPS with fluoxetine. J Am Acad Child Adolesc Psychiatry 1996;35(9):1107–1108.

132. Simons JA. Fluoxetine in Parkinson's disease. Mov Disord 1996;11(5):581–582.

133. Coulter DM, Pillans PI. Fluoxetine and extrapyramidal side effects. Am J Psychiatry 1995;152(1):122–125.

134. Bouchard R, Pourcher E, Vincent P. Fluoxetine and extrapyramidal side effects. Am J Psychiatry 1989; 146(10):1352–1353.

135. Hesselink JM. Serotonin and Parkinson's disease. Am J Psychiatry 1993; 150(5):843–844.

136. Steur EN. Increase of Parkinson's disability after fluoxetine medication. Neurology 1993;43(1):211–213.

137. Tate JL. Extrapyramidal symptoms in a patient taking haloperidol and fluoxetine. Am J Psychiatry 1989; 146(3):399–400.

138. Tesei S, Antonini A, Canesi M, et al. Tolerability of paroxetine in Parkinson's disease: A prospective study. Mov Disord 2000;15(5):986–989.

139. Schillevoort I, van Puijenbroek EP, de Boer A, et al. Extrapyramidal syndromes associated with selective serotonin reuptake inhibitors: A case-control study using spontaneous reports. Int Clin Psychopharmacol 2002;17(2):75–79.

140. Lane RM. SSRI-induced extrapyramidal sideeffects and akathisia: Implications for treatment. J Psychopharmacol 1998;12(2):192–214.

141. Gony M, Lapeyre-Mestre M, Montastruc JL. Risk of serious extrapyramidal symptoms in patients with Parkinson's disease receiving antidepressant drugs: A pharmacoepidemiologic study comparing serotonin reuptake inhibitors and other antidepressant drugs. Clin Neuropharmacol 2003;26(3):142–145.

142. Mamo DC, Sweet RA, Mulsant BH, et al. Effect of nortriptyline and paroxetine on extrapyramidal signs and symptoms: A prospective double-blind study in depressed elderly patients. Am J Geriatr Psychiatry 2000;8(3):226–231.

143. Caley CF, Friedman JH. Does fluoxetine exacerbate Parkinson's disease? J Clin Psychiatry. 1992;53(8):278–282.

144. Ceravolo R, Nuti A, Piccinni A, et al. Paroxetine in Parkinson's disease: Effects on motor and depressive symptoms. Neurology 2000;55(8):1216–1218.

145. Dell'Agnello G, Ceravolo R, Nuti A, et al. SSRIs do not worsen Parkinson's disease: Evidence from an open-label, prospective study. Clin Neuropharmacol 2001;24(4):221–227.

146. Hauser RA, Zesiewicz TA. Sertraline for the treatment of depression in Parkinson's disease. Mov Disord 1997;12(5):756–759.

147. Montastruc JL, Fabre N, Blin O, et al. Does fluoxetine aggravate Parkinson's disease? A pilot prospective study. Mov Disord 1995;10(3):355–357.

148. Rampello L, Chiechio S, Raffaele R, et al. The SSRI, citalopram, improves bradykinesia in patients with Parkinson's disease treated with L-dopa. Clin Neuropharmacol 2002;25(1):21–24.

149. Richard IH, Maughn A, Kurlan R. Do serotonin reuptake inhibitor antidepressants worsen Parkinson's disease? A retrospective case series. Mov Disord 1999;14(1):155–157.

150. Chung TH, Deane KH, Ghazi-Noori S, et al. Systematic review of antidepressant therapies in Parkinson's disease. Parkinsonism Relat Disord 2003;10(2):59–65.

151. Wermuth L, Sorensen PS, Timm B, et al. Depression in idiopathic Parkinson's disease treated with citalopram - a placebo controlled trial. Nord J Psychiatry 1998;52(2):163–169.

152. Leentjens AF, Vreeling FW, Luijckx GJ, et al. SSRIs in the treatment of depression in Parkinson's disease. Int J Geriatr Psychiatry 2003;18(6):552–554.

153. Menza M, Marin H, Kaufman K, et al. Citalopram treatment of depression in Parkinson's disease: The impact on anxiety, disability, and cognition. J Neuropsychiatry Clin Neurosci Summer 2004;16(3):315–319.

154. McCance-Katz EF, Marek KL, Price LH. Serotonergic dysfunction in depression associated with Parkinson's disease. Neurology Sep 1992;42(9):1813–1814.

155. Meara J, Hobson P. Sertraline for the treatment of depression in Parkinson's disease. Mov Disord 1998;13(3):622.

156. Vaswani M, Linda FK, Ramesh S. Role of selective serotonin reuptake inhibitors in psychiatric disorders: A comprehensive review. Prog Neuropsychopharmacol Biol Psychiatry 2003;27(1):85–102.

157. Zohar J, Westenberg HG. Anxiety disorders: A review of tricyclic antidepressants and selective serotonin reuptake inhibitors. Acta Psychiatr Scand Suppl 2000;403:39–49.

158. Avila A, Cardona X, Martin-Baranera M, et al. Does nefazodone improve both depression and Parkinson's dis-

ease? A pilot randomized trial. J Clin Psychopharmacol 2003;23(5):509–513.

159. Meco G, Fabrizio E, Di Rezze S, et al. Mirtazapine in L-dopa-induced dyskinesias. Clin Neuropharmacol 2003;26(4):179–181.

160. Goetz CG, Tanner CM, Klawans HL. Bupropion in Parkinson's disease. Neurology 1984;34(8):1092–1094.

161. Rabinstein A, Shulman LM, Weiner WJ. Modafinil for the treatment of excessive daytime sleepiness in Parkinson's disease: A case report. Oct 2001;7(4):287–288.

162. Happe S, Pirker W, Sauter C, et al. Successful treatment of excessive daytime sleepiness in Parkinson's disease with modafinil. J Neurol Jul 2001;248(7):632–634.

163. Nieves AV, Lang AE. Treatment of excessive daytime sleepiness in patients with Parkinson's disease with modafinil. Clin Neuropharmacol Mar-Apr 2002;25(2):111–114.

164. Hogl B, Saletu M, Brandauer E, et al. Modafinil for the treatment of daytime sleepiness in Parkinson's disease: A double-blind, randomized, crossover, placebo-controlled polygraphic trial. Sleep Dec15 2002;25(8):905–909.

165. Adler CH, Caviness JN, Hentz JG, et al. Randomized trial of modafinil for treating subjective daytime sleepiness in patients with Parkinson's disease. Mov Disord Mar 2003;18 (3):287–293.

166. Fernandez HH, Trieschmann ME, Friedman JH. Treatment of psychosis in Parkinson's disease: Safety considerations. Drug Saf 2003;26(9):643–659.

167. Trosch RM, Friedman JH, Lannon MC, et al Clozapine use in Parkinson's disease: A retrospective analysis of a large multicentered clinical experience. Mov Disord 1998;13(3):377–382.

168. The Parkinson's Study Group. Low-dose clozapine for the treatment of drug-induced psychosis in Parkinson's disease. N Engl J Med March 11, 1999 1999;340(10):757–763.

169. The French Clozapine Parkinson's Study Group. Clozapine in drug-induced psychosis in Parkinson's disease. Lancet 1999;353(9169): 2041–2042.

170. Fernandez HH, Trieschmann ME, Burke MA, et al. Long-term outcome of quetiapine use for psychosis among Parkinsonian patients. Mov Disord 2003;18(5):510–514.

171. Reddy S, Factor SA, Molho ES, et al. The effect of quetiapine on psychosis and motor function in parkinsonian patients with and without dementia. Mov Disord 2002;17(4):676–681.

172. Bullock R, Saharan A. Atypical antipsychotics: Experience and use in the elderly. Int J Clin Pract 2002;56 (7):515–525.

173. Morgante L, Epifanio A, Spina E, et al. Quetiapine versus clozapine: A preliminary report of comparative effects on dopaminergic psychosis in patients with Parkinson's disease. Neurol Sci 2002;23(Suppl 2):S89–90.

174. Wijnen HH, van der Heijden FM, van Schendel FM, et al. Quetiapine in the elderly with parkinsonism and psychosis. Eur Psychiatry 2003;18(7): 372–373.

175. Juncos JL, Roberts VJ, Evatt ML, et al. Quetiapine improves psychotic symptoms and cognition in Parkinson's disease. Mov Disord 2004;19 (1):29–35.

176. Connemann BJ, Schonfeldt-Lecuona C. Ziprasidone in Parkinson's disease psychosis. Can J Psychiatry 2004;49 (1):73.

177. Schonfeldt-Lecuona C, Connemann BJ. Aripiprazole and Parkinson's disease psychosis. Am J Psychiatry Feb 2004;161(2):373–374.

178. Fernandez HH, Trieschmann ME, Friedman JH. Aripiprazole for drug-induced psychosis in Parkinson's disease: Preliminary experience. Clin

Neuropharmacol Jan-Feb 2004;27
(1):4–5.

179. McKeith IG, Grace JB, Walker Z, et al.
Rivastigmine in the treatment of
dementia with Lewy bodies: Preliminary findings from an open trial. Int
J Geriatr Psychiatry 2000;15(5):387–
392.

180. Bullock R, Cameron A. Rivastigmine
for the treatment of dementia and
visual hallucinations associated with
Parkinson's disease: A case series.
Curr Med Res Opin 2002;18(5):258–
264.

181. Bergman J, Lerner V. Successful use of
donepezil for the treatment of psychotic symptoms in patients with
Parkinson's disease. Clin Neuropharmacol 2002;25(2):107–110.

182. Fabbrini G, Barbanti P, Aurilia C, et
al. Donepezil in the treatment of hallucinations and delusions in Parkinson's disease. Neurol Sci 2002;23
(1):41–43.

183. Reading PJ, Luce AK, McKeith IG.
Rivastigmine in the treatment of parkinsonian psychosis and cognitive
impairment: Preliminary findings
from an open trial. Mov Disord
2001;16(6):1171–1174.

184. Pridmore S, Pollard C. Electroconvulsive therapy in Parkinson's disease:
30 month follow up. J Neurol Neurosurg Psychiatry 1996;60(6):693.

185. Friedman J, Gordon N. Electroconvulsive therapy in Parkinson's
disease: A report on five cases. Con-
vuls Ther 1992;8(3):204–210.

186. Fall PA, Ekman R, Granerus AK, et al.
ECT in Parkinson's disease. Changes
in motor symptoms, monoamine
metabolites and neuropeptides. J
Neural Transm Park Dis Dement Sect
1995;10(2–3):129–140.

187. Moellentine C, Rummans T, Ahlskog
JE, et al. Effectiveness of ECT in
patients with parkinsonism. J Neuropsychiatry Clin Neurosci 1998;10
(2):187–193.

188. Factor SA, Molho ES, Brown DL.
Combined clozapine and electrocon-

vulsive therapy for the treatment of
drug-induced psychosis in Parkinson's disease. J Neuropsychiatry Clin
Neurosci 1995;7(3):304–307.

189. Hurwitz TA, Calne DB, Waterman K.
Treatment of dopaminomimetic psychosis in Parkinson's disease with
electroconvulsive therapy. Can J
Neurol Sci 1988;15(1):32–34.

190. van der Wurff FB, Stek ML, Hoogendijk WJ, et al. The efficacy and safety
of ECT in depressed older adults: A
literature review. Int J Geriatr
Psychiatry 2003;18(10):894–904.

191. Datto CJ. Side effects of electroconvulsive therapy. Depress Anxiety
2000;12(3):130–134.

192. Zielinski RJ, Roose SP, Devanand DP,
et al. Cardiovascular complications
of ECT in depressed patients with cardiac disease. Am J Psychiatry 1993;
150(6):904–909.

193. Salzman C, Wong E, Wright BC. Drug
and ECT treatment of depression in
the elderly, 1996–2001: A literature
review. Biol Psychiatry 2002/8/1
2002;52(3):265–284.

194. Figiel GS, Hassen MA, Zorumski C, et
al. ECTinduced delirium in depressed
patients with Parkinson's disease. J
Neuropsychiatry Clin Neurosci
1991;3(4):405–411.

195. Holtzheimer PE, IIIrd, Russo J, et al. A
metaanalysis of repetitive transcranial magnetic stimulation in the
treatment of depression. Psychopharmacol Bull 2001;35(4):149–169.

196. Burt T, Lisanby SH, Sackeim HA. Neuropsychiatric applications of transcranial magnetic stimulation: A
meta-analysis. Int J Neuropsychopharmacol 2002;5(1):73–103.

197. Kozel FA, George MS. Meta-analysis
of left prefrontal repetitive transcranial magnetic stimulation (rTMS) to
treat depression. J Psychiatr Pract
2002;8(5):270–275.

198. Martin JL, Barbanoj MJ, Schlaepfer
TE, et al. Repetitive transcranial magnetic stimulation for the treatment of
depression: Systematic review and

meta-analysis. Br J Psychiatry 2003; 182:480–491.

199. Dragasevic N, Potrebic A, Damjanovic A, et al. Therapeutic efficacy of bilateral prefrontal slow repetitive transcranial magnetic stimulation in depressed patients with Parkinson's disease: An open study. Mov Disord 2002;17(3):528–532.

200. Fregni F, Santos CM, Myczkowski ML, et al. Repetitive transcranial magnetic stimulation is as effective as fluoxetine in the treatment of depression in patients with Parkinson's disease. J Neurol Neurosurg Psychiatry 2004;75(8):1171–1174.

201. Pascual-Leone A, Valls-Sole J, Brasil-Neto JP, et al. Akinesia in Parkinson's disease. II. Effects of subthreshold repetitive transcranial motor cortex stimulation. Neurology 1994;44(5): 892–898.

202. Siebner HR, Mentschel C, Auer C, et al. Repetitive transcranial magnetic stimulation has a beneficial effect on bradykinesia in Parkinson's disease. Neuroreport 1999;10(3):589–594.

203. Siebner HR, Rossmeier C, Mentschel C, et al. Short-term motor improvement after sub-threshold 5-Hz repetitive transcranial magnetic stimulation of the primary motor hand area in Parkinson's disease. J Neurol Sci 2000;178(2):91–94.

204. de Groot M, Hermann W, Steffen J, et al. Contralateral and ipsilateral repetitive transcranial magnetic stimulation in Parkinson's patients. Nervenarzt 2001;72(12):932–938.

205. Sommer M, Kamm T, Tergau F, et al. Repetitive paired-pulse transcranial magnetic stimulation affects corticospinal excitability and finger tapping in Parkinson's disease. Clin Neurophysiol 2002;113(6):944–950.

206. Shimamoto H, Takasaki K, Shigemori M, et al. Therapeutic effect and mechanism of repetitive transcranial magnetic stimulation in Parkinson's

disease. J Neurol 2001;248(Suppl 3): III48–52.

207. Mally J, Stone TW. Therapeutic and „dosedependent" effect of repetitive microelectroshock induced by transcranial magnetic stimulation in Parkinson's disease. J Neurosci Res 1999;57(6):935–940.

208. Mally J, Stone TW. Improvement in Parkinsonian symptoms after repetitive transcranial magnetic stimulation. J Neurol Sci 1999;162(2):179–184.

209. Boylan LS, Pullman SL, Lisanby SH, et al. Repetitive transcranial magnetic stimulation to SMA worsens complex movements in Parkinson's disease. Clin Neurophysiol 2001;112 (2):259–264.

210. Okabe S, Ugawa Y, Kanazawa I. 0.2-Hz repetitive transcranial magnetic stimulation has no add-on effects as compared to a realistic sham stimulation in Parkinson's disease. Mov Disord 2003;18(4):382–388.

211. Tergau F, Wassermann EM, Paulus W, et al. Lack of clinical improvement in patients with Parkinson's disease after low and high frequency repetitive transcranial magnetic stimulation. Electroencephalogr Clin Neurophysiol Suppl 1999;51:281–288.

212. Ghabra MB, Hallett M, Wassermann EM. Simultaneous repetitive transcranial magnetic stimulation does not speed fine movement in PD. Neurology 1999;52(4):768–770.

213. Ohnishi T, Hayashi T, Okabe S, et al. Endogenous dopamine release induced by repetitive transcranial magnetic stimulation over the primary motor cortex: An [11C]raclopride positron emission tomography study in anesthetized macaque monkeys. Biol Psychiatry 2004;55(5):484–489.

214. Kanno M, Matsumoto M, Togashi H, et al. Effects of acute repetitive transcranial magnetic stimulation on dopamine release in the rat dorsola-

teral striatum. J Neurol Sci 2004;217 (1):73–81.

215. Strafella AP, Paus T, Fraraccio M, et al. Striatal dopamine release induced by repetitive transcranial magnetic stimulation of the human motor cortex. Brain 2003;22:22.

216. Keck ME, Welt T, Muller MB, et al. Repetitive transcranial magnetic stimulation increases the release of dopamine in the mesolimbic and mesostriatal system. Neuropharmacology 2002;43(1):101–109.

217. Strafella AP, Paus T, Barrett J, et al. Repetitive transcranial magnetic stimulation of the human prefrontal cortex induces dopamine release in the caudate nucleus. J Neurosci 2001;21(15):RC157.

218. DeRubeis RJ, Gelfand LA, Tang TZ, et al. Medications versus cognitive behavior therapy for severely depressed outpatients: Mega-analysis of four randomized comparisons. Am J Psychiatry 1999;156(7):1007–1013.

219. Scott J. Cognitive therapy for depression. Br Med Bull 2001;57:101–113.

220. Gloaguen V, Cottraux J, Cucherat M, et al. A meta-analysis of the effects of cognitive therapy in depressed patients. J Affect Disord 1998;49 (1):59–72.

221. Thase ME, Greenhouse JB, Frank E, et al. Treatment of major depression with psychotherapy or psychotherapy-pharmacotherapy combinations. Arch Gen Psychiatry 1997;54 (11):1009–1015.

222. Browne G, Steiner M, Roberts J, et al. Sertraline and/or interpersonal psychotherapy for patients with dysthymic disorder in primary care: 6-month comparison with longitudinal 2-year follow-up of effectiveness and costs. J Affect Disord 2002;68(2–3):317–330.

223. Reynolds CF 3rd, Frank E, Perel JM, et al. Nortriptyline and interpersonal psychotherapy as maintenance therapies for recurrent major depression: A randomized controlled trial in patients older than 59 years. JAMA 1999;281(1):39–45.

224. Frank E, Kupfer DJ, Wagner EF, et al. Efficacy of interpersonal psychotherapy as a maintenance treatment of recurrent depression. Contributing factors. Arch Gen Psychiatry 1991;48 (12):1053–1059.

225. Cole MG, Elie LM, McCusker J, et al. Feasibility and effectiveness of treatments for depression in elderly medical inpatients: A systematic review. Int Psychogeriatr 2000;12(4):453–461.

226. Miller MD, Cornes C, Frank E, et al. Interpersonal psychotherapy for late-life depression: Past, present, and future. J Psychother Pract Res 2001; 10(4):231–238.

227. Homocysteine Lowering Trialists` Collaboration: Dose-dependent effects of folic acid on blood concentrations of homocysteine: a meta-analysis of the randomized trials. Am J Clin Nutr 2005;82:806–12

228. The Homocysteine Studies Collaboration: Homocysteine and risk of ischaemic heart disease and stroke. A meta-analysis. JAMA 2002;288:2015–22

229. Kalbe E, Riedel O, Kohn N, Dodel R, Calabrese P, Kessler J. Sensitivität und Spezifität des ,Parkinson Neurospsychometric Dementia Assessment' (PANDA): Ergebnisse der GEPAD-Studie. Akt Neurol 2007;34:140–146

230. Poewe W, Luginger E. Depression in Parkinson's disease: impediments to recognition and treatment options. Neurology 1999;52(7 Suppl 3):S2–6.

231. Weintraub D, Moberg PJ, Duda JE, Katz IR, Stern MB. Effect of psychiatric and other nonmotor symptoms on disability in Parkinson's disease. J Am Geriatr Soc 2004;52(5):784–788.

232. Cubo E, Rojo A, Ramos S, et al. The importance of educational and psy-

chological factors in Parkinson's disease quality of life. Eur J Neurol 2002; 9(6):589–593.

233. Cummings JL. The Neuropsychiatric Inventory: assessing psychopathology in dementia patients. Neurology 1997;48(5 Suppl 6):S10–16.

234. Burn DJ. Beyond the iron mask: towards better recognition and treatment of depression associated with Parkinson's disease. Mov Disord 2002;17(3):445–454.

235. Schrag A, Jahanshahi M, Quinn NP. What contributes to depression in Parkinson's disease? Psychol Med 2001;31(1):65–73.

236. Okun MS, Watts RL. Depression associated with Parkinson's disease: clinical features and treatment. Neurology 2002;58(4 Suppl 1):S63–70.

237. Reichmann H, Brecht MH, Koster J, Kraus PH, Lemke MR. Pramipexole in routine 2003;17(13):965–973.

238. Lemke MR, Brecht HM, Koester J, Kraus PH, Reichmann H. Anhedonia, depression, and motor functioning in Parkinson's disease during treatment with pramipexole. J Neuropsychiatry Clin Neurosci 2005;17 (2):214–220.

239. Richard IH, Kurlan R, Tanner C, et al. Serotonin syndrome and the combined use of deprenyl and an antidepressant in Parkinson's disease. Parkinson Study Group. Neurology 1997;48(4):1070–1077.

240. Lemke MR. Effect of reboxetine on depression in Parkinson's disease patients. J Clin Psychiatry 2002;63 (4):300–304.

241. Holthoff V, Herting B. Therapie der Depression beim idiopathischen Parkinson-Syndrom. Psychopharmakotherapie 2005;12:26–29.

# 14 Depression bei Epilepsie

ANDRES M. KANNER

FÜR DIE DEUTSCHE AUSGABE: ANDREAS MARNEROS

## Einleitung

Depressive Erkrankungen sind die häufigsten psychischen Begleitzustände bei Epilepsie [1], deren Inzidenz und Prävalenz jedoch noch ermittelt werden müssen. Derzeit fehlen noch Daten aus überwiegend drei Gründen:
- der unterschiedlichen Methodik und Studienpopulationen,
- der zu seltenen Angabe depressiver Symptome durch Betroffene und Angehörige und
- der Unterdiagnose durch die Ärzte.

Allerdings besteht dahingehend Übereinkunft unter den verschiedenen Autoren, dass die Prävalenz der Depression bei der Epilepsie höher ist als in einer entsprechenden Population gesunder Kontrollen, etwa zwischen 3 und 9 % bei Patienten mit kontrollierten Anfällen und 20–55 % bei Patienten mit rezidivierenden Krampfanfällen [1–5].

## Epidemiologische Aspekte

Untersuchungen zu allgemeinen Lebensbelangen von Epileptikern zeigten, dass etwa ein Drittel der Patienten spontan ihre Stimmungslage als signifikantes Thema angeben [6]. Um typische Daten zu präsentieren, werden nachfolgend vier der größten Studien kurz dargestellt. Jacoby et al. [2] berichteten in einer bevölkerungsbasierten Studie unter Verwendung der Hospital Anxiety and Depression Scale, dass von 168 Patienten mit rezidivierenden Krampfanfällen 21 % depressiv waren. Mithilfe derselben Skala zeigten O'Donoghue et al. [3], dass unter 155 Patienten, die in zwei großen Einrichtungen zur Primärversorgung in Großbritannien rekrutiert wurden, 33 % der Patienten mit rezidivierenden Krampfanfällen und 6 % derjenigen in Remission an einer Depression litten. Edeh und Toone [4] wiesen mittels Clinical Interview Schedule bei 22 % von 88 Epilepsiepatienten aus allgemeinmedizinischen Praxen in Großbritannien eine depressive Erkrankung nach. In einer populationsbasierten Untersuchung zur Lebenszeitprävalenz von Depression, Epilepsie, Diabetes und Asthma bei fast 181.000 Studienteilnehmern fanden Blum et al. unter den 2281 Epileptikern 29 % mit wenigstens einer depressiven Episode [5]. Dies steht im Gegensatz zu einer Prävalenz von 8,7 % bei gesunden Probanden und 17 % bzw. 16 % bei Diabetikern bzw. Asthmatikern. Beachtenswert ist der fehlende Geschlechterunterschied bei den Prävalenzraten der Depression unter den Epileptikern.

Außerdem geben 9,8 % dieser Patienten die Symptome einer bipolaren (manisch-depressiven) Erkrankung an.

Die höhere Prävalenz der Depression bei Patienten mit Epilepsie im Vergleich zu gesunden Kontrollen steht außer Frage, allerdings wird weiterhin diskutiert, ob die Depression bei Epileptikern häufiger ist als bei Patienten mit anderen neurologischen Erkrankungen. So ermittelten kontrollierte Studien zum Vergleich der Prävalenz der Depression bei Patienten mit Epilepsie und mit anderen neurologischen Erkrankungen – einschließlich traumatischer Hirnschädigung, neuromuskulären Erkrankungen und Multipler Sklerose – keine unterschiedliche Häufigkeit [6–9], obwohl bei beiden Gruppen ein allgemein höheres Risiko zu bestehen schien als bei gesunden Kontrollen. Andererseits führen kontrollierte Studien ins Feld, dass Epileptiker häufiger an einer Depression erkranken als Patienten mit nicht epileptischen neurologischen Erkrankungen [10–12]. In einer Literaturanalyse untersuchten Dodrill und Batzel die Prävalenzraten der Depression unter Patienten mit Epilepsie sowie mit neurologischen (nicht epileptischen) und nicht neurologischen Erkrankungen und ermittelten höhere Raten bei epileptischen im Vergleich zu nicht epileptischen Erkrankungen, jedoch ähnliche Raten bei Epilepsie und anderen neurologischen Erkrankungen [13, 19].

Die begleitende Depression bei Patienten mit Epilepsie ist wichtig, da sie mit einem erhöhten Suizidrisiko bei diesen Patienten einhergeht. In einer Literaturanalyse kamen Gilliam and Kanner zu dem Ergebnis, dass der Suizid eine der höchsten standardisierten Mortalitätsraten (SMR) unter den Todesursachen bei Epileptikern besitzt [14, 20]. In einer Analyse von 17 Studien zur Mortalität bei Epilepsie ermittelte Robertson, dass der Suizid zehnmal häufiger war als in der Allgemeinbevölkerung [15, 21]. Auch Rafnsson et al. [16] berichteten in einer populationsbasierten Kohortenstudie zur Inzidenz aus Island, dass der Suizid bei Epileptikern unter allen Todesursachen die höchste SMR (5,8) aufweist. Eine schwedische Studie ermittelte eine SMR von 3,5 unter 9000 zuvor hospitalisierten Patienten mit Epilepsie [17, 23]. Allerdings konnten diese Ergebnisse von anderen populationsbasierten Studien nicht bestätigt werden.

## Das abweichende klinische Bild der Depression bei Epilepsie

Epileptiker können unter denselben Formen depressiver Erkrankungen leiden wie nicht epileptische Patienten. Allerdings zeigte eine Literaturanalyse zu depressiven Erkrankungen bei Epilepsie deutlich, dass bei einem signifikanten Anteil dieser Patienten ein atypisches klinisches Bild vorliegt, das sich nicht in die Achse-I-Kategorien (sei es III, III-R oder IV) des Diagnostic and Statistical Manual (DSM) einordnen lässt [18]. Man kam zu dem Schluss, dass sich depressive Erkrankungen bei vielen Patienten mit Epilepsie von denjenigen nicht epileptischer Patienten unterscheiden [19, 93].

Zum besseren Verständnis der unterschiedlichen klinischen Symptome der Depression und depressiver Erkrankungen müssen sie gemäß ihrem zeitlichen

Zusammenhang mit dem Krampfgeschehen klassifiziert werden. Dabei lassen sich unterscheiden [1]:

- depressive Symptome vor dem Krampfgeschehen (präiktale Phase),
- depressive Symptome nach dem Krampfereignis (in der postiktalen Phase, bis zu 120 Stunden nach dem Krampfanfall),
- depressive Symptome als Ausdruck des Krampfanfalls (iktale Depression) und
- nicht mit dem Anfallsgeschehen zusammenhängende, interiktale depressive Symptome.

Wie nachfolgend gezeigt, können die Symptome der Depression periiktal und interiktal auftreten.

Symptome, die vor oder nach einem Krampfanfall auftreten, werden als *periiktale Symptome* bezeichnet. Sie werden von den Ärzten oft übersehen, weswegen unter anderem so wenige Daten zur Prävalenz dieser Symptome und zu ihrem Ansprechen auf die Behandlung vorliegen.

### Periiktale Depression: Wenn man nicht fragt, erzählen sie es es nicht!

*Präiktale Symptome der Depression* manifestieren sich überwiegend als eine Anhäufung von dysphorischen Symptomen, die Stunden oder ein bis drei Tage vor dem Beginn eines Krampfanfalls auftreten. Bei Kindern äußert sich diese dysphorische Verstimmung meist als Reizbarkeit, schlechte Frustrationstoleranz und aggressives Verhalten.

*Iktale Symptome der Depression* sind die klinische Manifestation eines einfach-fokalen Krampfanfalls. Schätzungen lassen vermuten, dass bei 25 % der „Auren" psychische Symptome auftreten und 15 % davon affektive Veränderungen sind [94–97]. So wurde die Depression in einer Studie [97] als zweithäufigste Form von iktalen Affekten (nach Angst) eingestuft. Gelegentlich sind Stimmungsveränderungen der einzige klinische Hinweis eines einfach-fokalen Anfalls und oft schwer als epileptisches Phänomen zu erkennen. Sie sind meist nur kurz, stereotyp, entwickeln sich nicht situativ und gehen mit anderen iktalen Phänomenen einher. Gefühle von Anhedonie (allgemeine Freudlosigkeit), Schuld und Suizidgedanken sind die Symptome mit der höchsten Prävalenz. Noch öfter folgt auf die iktalen Symptome der Depression jedoch eine Bewusstseinsstörung, wenn sich aus dem einfach-fokalen ein komplex-fokaler Anfall entwickelt.

*Postiktale Symptome der Depression* sind schon seit einiger Zeit bekannt, es gibt jedoch nur wenige systematische Untersuchungen dazu [20]. In einer Studie mit 100 nacheinander rekrutierten Patienten mit schlecht eingestelltem fokalem Anfallsleiden des russischen Epilepsiezentrums wurden die Prävalenz und die klinischen Merkmale der postiktalen Symptome Depression, Angst, Psychose, Hypomanie sowie neurovegetative und kognitive Symptome untersucht. Die Symptome wurden mit einem 42-Punkte-Fragebogen erhoben. Die postiktale Phase wurde auf die 72 Stunden nach der Erholung von der Bewusstlosigkeit nach einem Krampfanfall oder einem Anfallscluster festgelegt. Die Fragen zu den depressiven Symptomen sollten gezielt Symptome wie Anhedonie, Reizbarkeit, schlechte Frustrationstoleranz, Gefühle von Hoffnungslosigkeit und Hilflosigkeit, Suizidgedanken, Schuldgefühle und Selbstanschuldigungen sowie Heulkrämpfe erfassen. Es wurden fünf neurovegetative Symptome, einschließlich Veränderungen der Schlafgewohnheiten, des Appetits und der Libido sowie postiktaler Erschöpfung, untersucht, die jedoch nicht als Symptome der Depression eingestuft wurden, da es sich um häufige postiktale Symptome handelt und eine falsch-hohe Prävalenz der postiktalen Symptome der Depression verhindert werden sollte. In die Analyse wurden nur Symptome einbezogen, die von den Patienten *in der postiktalen Phase nach mehr als 50 % ihrer Krampfanfälle* angegeben wurden. Dadurch wurde sichergestellt, dass gezielt nur regelmäßig auftretende postiktale Symptome untersucht wurden. Für jedes Symptom wurde die typische Dauer geschätzt, die Symptome erfasst, die *auch* interiktal auftraten, und die interiktale Ausprägung der Symptome mit der postiktalen verglichen.

Bei 43 Patienten (47 %) traten durchschnittlich fünf postiktale Symptome einer Depression auf (Bereich: 2–9). Zwei Drittel der Symptome dauerten im Median mindestens 24 Stunden. Bei 35 Patienten traten wenigstens zwei postiktale Symptome für mindestens 24 Stunden auf, und bei 13 dieser Patienten traten für mindestens 24 Stunden Cluster aus sieben Symptomen oder mehr auf, welche die Symptome einer Major Depression imitierten.

Bei 13 Patienten wurden *postiktal Suizidgedanken* festgestellt. Bei acht fanden sich passive und aktive Suizidgedanken, während fünf nur passive Suizidgedanken angaben. Von diesen 13 Patienten hatten zehn (77 %) eine anamnestisch bekannte Major Depression oder eine bipolare Störung. Dieser Zusammenhang war hochsignifikant. Außerdem waren postiktale Suizidgedanken signifikant mit psychiatrischen Krankenhausaufenthalten in der Vorgeschichte assoziiert. Daher müssen postiktale Suizidgedanken den Arzt immer dazu veranlassen, nach einer aktuellen oder zurückliegenden schweren Depression zu fahnden.

Die postiktalen Symptome der Depression gingen in der genannten Studie [20] oft mit anderen psychischen Symptomen einher. Bei 23 Patienten wurde als postiktales Begleitsymptom Angst ermittelt (*n* = 23) und bei sieben Patienten eine Kombination von postiktalen depressiven Symptomen, Psychose und Angst. Ebenfalls erwähnt werden soll der signifikante Zusammenhang zwischen den postiktalen depressiven Symptomen und ausgeprägteren postiktalen kognitiven Defiziten. Postiktale depressive Symptome scheinen in einer Stichprobe von Patienten mit schlecht kontrollierter Epilepsie recht häufig aufzutreten. Ob sich dies auch auf Patienten mit geringer Anfallshäufigkeit übertragen lässt, ist unbekannt. Einige Studien sind zu dem Schluss gekommen, dass auch einschneidende Lebensereignisse zur postiktalen Depression beitragen können, wobei diese Vermutung bislang nicht bestätigt wurde [21, 22].

Auf jeden Fall treten bei Patienten mit rezidivierenden Krampfanfällen recht häufig postiktale depressive Symptome auf. Trotz dieser hohen Prävalenz werden die postiktalen depressiven Symptome jedoch weitestgehend ignoriert. Der Arzt fragt bei der postiktalen Evaluation typischerweise nach kognitiven Veränderungen, motorischen Defiziten und Kopfschmerzen, aber leider nur selten nach psychischen Symptomen. Dabei fällt auf, dass bei 100 Patienten nur 14 % postiktal ausschließlich ein kognitives Defizit aufwiesen [21].

## Unterschiedliche Formen der interiktalen Depression bei Epilepsie

Die am häufigsten diagnostizierte Manifestation der affektiven Störungen bei Patienten mit Epilepsie ist die interiktale Depression [1]. Wie bereits erwähnt, können die depressiven Symptome identisch mit denen von affektiven Störungen sein, die ausführlich im DSM-IV beschrieben sind (Major Depression, Dysthymie, bipolare Störung usw.). Meist wird der Patient an einen Psychiater überwiesen, wenn sich die depressive Erkrankung als schwere Major Depression manifestiert, allerdings erfüllen viele der interiktalen Depressionen nicht die Kriterien für die im DSM-IV beschriebenen affektiven Störungen [1, 18]. So stellten Mendez et al. fest, dass 50 % der in ihrer Studie ermittelten depressiven Episoden gemäß den DSM-III-Kriterien als atypische Depression eingestuft wurden [23].

Offensichtlich manifestiert sich die interiktale Depression bei Epileptikern meist als polymorpher Cluster aus depressiven Symptomen, Reizbarkeit, Angst und neurovegetativen Symptomen mit einem chronischen Verlauf, der von rezidivierenden symptomfreien Phasen von Stunden bis mehreren Tagen Dauer unterbrochen wird. Dieses Manifestationsmuster der depressiven Erkrankung ähnelt am ehesten demjenigen einer dysthymen Störung, sodass man von einer *„Dysthymie-ähnlichen Störung bei Epilepsie"* sprechen kann. In einer Studie an 97 nacheinander rekrutierten Patienten mit einer depressiven Erkrankung ausreichender Schwere, um eine Pharmakotherapie zu rechtfertigen, wurde bei 69 (70 %) eine „Dysthymie-ähnliche Störung bei Epilepsie" festgestellt [24]. Allerdings erfüllt diese dysthyme Störung nicht die DSM-IV-Kriterien, weil die Symptome mit Unterbrechungen verliefen. Insgesamt ist die Dysthymie-ähnliche Störung nicht so stark ausgeprägt wie eine Major Depression, verursacht jedoch deutliche Beeinträchtigungen der Patienten hinsichtlich ihrer Tagesaktivitäten, ihrer sozialen Kontakte und ihrer Lebensqualität.

Im Jahre 1923 veröffentlichte Kraepelin eine Beschreibung der interiktalen depressiven Störung bei Epilepsiepatienten und wies auf ihre polymorphe Semiologie hin [25]. Sechs Jahrzehnte später erweiterte Blumer die Beobachtungen von Kraepelin und prägte den Begriff der *interiktalen dysphorischen Störung* für diese Form der depressiven Erkrankungen. Blumer stellte fest, dass die interiktale dysphorische Störung aus den folgenden acht affektiv-somatoformen Symptomen besteht: Reizbarkeit, depressive Verstimmung, Antriebslosigkeit, Schlaflosigkeit, Schmerzen, generalisierte Angst, Phobie und euphorische Stimmung, die intermittierend auftritt. Seiner Meinung nach reichte das Vorliegen von drei dieser Symptome für eine deutliche Behinderung aus. Die interiktale dysphorische Störung entsteht in der Regel zwei Jahre nach dem Beginn der Epilepsie. Fast ein Drittel bis die Hälfte der Epilepsiepatienten, die einen Arzt aufsuchen, leiden unter einer interiktalen dysphorischen Störung ausreichender Stärke, um eine Pharmakotherapie zu rechtfertigen.

Die Depression bei Epilepsie wurde bislang von Ärzten und Patienten kaum beachtet, sodass Diagnostik und Behandlung in der Regel stark verzögert erfolgen. So wiesen in der oben zitierten Studie 60 der 97 Patienten seit mehr als einem Jahr eine depressive Erkrankung auf. Nur ein Drittel dieser 60 Patienten wurde innerhalb von sechs Monaten nach Beginn der Symptome behandelt. Die Gabe von Antidepressiva erfolgte bei Patienten mit chronischer Major Depression und Dysthymie-ähnlicher Störung bei Epilepsie in gleich hohen Anteilen mit einer Verzögerung von mehr als einem Jahr. Das heißt, dass die Schwere der depressiven Erkrankung nicht für die verzögerte Indikationsstellung für eine Behandlung verantwortlich zu machen ist [24].

Sofern der Arzt bei der Evaluation von Krampfleiden nicht gezielt nach depressiven Symptomen fragt, bleiben diese Formen der depressiven Erkrankungen weiterhin unentdeckt. Die beste Methode für eine frühzeitige und richtige Diagnosestellung ist weiterhin eine ausführliche Anamneseerhebung. Die Patienten müssen nicht das Vollbild einer Major Depression aufweisen, damit eine Therapie in Erwägung gezogen wird. Zudem darf die Abklärung einer Depression nicht auf das Ausfüllen einer Beurteilungsskala beschränkt bleiben. Es muss berücksichtigt werden, dass für die Depression bei Epilepsie keine spezifischen diagnostischen Instrumente existieren und die vorhandenen Beurteilungsskalen und anderen diagnostischen Standardinstrumente für depressive Erkrankungen für Patienten ohne Epilepsie entwickelt wurden. Einige der oft bei Depression verwendeten Skalen, wie die Hamilton Scale for Depression, fragen nicht nach Symptomen wie Reizbarkeit, die bei der Dysthymie-ähnlichen Störung bei Epilepsie sehr häufig ist. Das Beck-Depressionsinventar ist ein nützliches Screening-Werkzeug, das in der Praxis oft zur Identifikation symptomatischer Patienten verwendet wird; Patienten mit „hohen" Werten sollten jedoch eingehender evaluiert werden.

### Einfluss der Depression auf die Lebensqualität

Depressive Erkrankungen wirken sich deutlich negativ auf die Lebensqualität von Epilepsiepatienten aus. So ermittelten Lehrner et al. [26] bei 56 konsekutiv rekrutierten Patienten mit Temporallappenepilepsie eine Beziehung zwischen einer sogenannten „gesundheitsabhängigen Lebensqualität" (Health-related Quality of Life – HRQOL) und einer Depression. Dabei erwies sich die Depression als der zuverlässigste Prädiktor für jede der Domänen der HRQOL. Auch unter Berücksichtigung von Anfallshäufigkeit und -schwere sowie psychosozialer Variablen war eine signifikante Assoziation von Depression und HRQOL nachweisbar. Perrine et al. [27] führten eine weitere Untersuchung an 257 Epilepsiepatienten zur Beziehung zwischen neuropsychologischer Funktion und HRQOL durch. Als unabhängige neuropsychologische Variablen wurden unter anderem Stimmung, Wortgedächtnis, psychomotorische und visuell-räumliche Funktionen, Sprache und kognitive Hemmung eingeschlossen. Am stärksten korrelierte der Stimmungsfaktor mit den Skalen des Quality of Life in Epilepsy Inventory-89 (QOLIE-89). Auch in Regressionsanalysen erwies sich der Stimmungsfaktor mit 46 % der Varianz als der zuverlässigste Prädiktor für die Lebensqualität.

Auch Gilliam et al. zeigten bei einer Studie an 125 Patienten mehr als ein Jahr nach einer Temporallappenoperation, dass der affektive Status der wichtigste Prädiktor für die Selbsteinschätzung des eigenen Gesundheitszustandes ist [28].

Somit belegen auch diese Befunde die Bedeutung affektiver Störungen für das subjektive Wohlbefinden und die Lebensqualität von Epilepsiepatienten. In einer weiteren Untersuchung betrachteten Gilliam et al. die für die schlechte Lebensqualität verantwortlichen Variablen, die bei 194 erwachsenen Patienten mit refraktärer fokaler Epilepsie mittels QOLIE-89 ermittelt wurden [29], und kamen zu dem Ergebnis, dass als unabhängige Variablen nur eine ausgeprägte Depression und neurotoxische Wirkungen von Antiepileptika signifikant mit einer schlechten Einstufung der Lebensqualität durch den QOLIE-89-Gesamtwert assoziiert waren. Bei den Patienten traten im Median 9,7 Krampfanfälle monatlich auf (Bereich: 0,3–51), wobei die Autoren keinen Zusammenhang mit der Art oder der Häufigkeit herstellten. Somit ist die Depression eine der wichtigsten Variablen mit Einfluss auf die Lebensqualität von Patienten mit rezidivierender Epilepsie, wobei der Einfluss stärker ist als derjenige von Anfallshäufigkeit und -schwere.

## Wechselseitige Beziehung zwischen Depression und Epilepsie

### Epilepsie als Risikofaktor der Depression

Wie bereits im Abschnitt über die epidemiologischen Aspekte der Depression bei Epilepsie erwähnt, ist die Depression bei Epilepsiepatienten 4- bis 5-mal häufiger als in der Allgemeinbevölkerung und die Suizidrate 5-mal höher.

Einige Untersucher haben angegeben, dass 20 % der Patienten mit Temporallappenepilepsie depressiv werden, während bis zu 62 % der Patienten mit therapierefraktären komplex-fokalen Anfällen in der Vorgeschichte eine Depression aufweisen, die gelegentlich auch rezidivierend auftritt [30, 13, 14]. In populationsbasierten Studien sind affektive Störungen seltener, wie es die schon zitierte Studie von Jacoby et al. belegt, der bei Patienten mit weniger als einem Krampfanfall pro Monat eine Prävalenz der Depression von 10 % ermittelte, bei Patienten mit mehr als einem Krampfanfall monatlich eine Prävalenz von 21 % und bei anfallsfreien Patienten eine vergleichbare Inzidenz wie in der Allgemeinbevölkerung [2].

Die in der Literatur angegebenen unterschiedlichen Prävalenzraten beruhen auf den verschiedenen angewandten Methoden zur Erfassung der psychischen Symptomatik und zur Auswahl der untersuchten Patientenpopulationen. So erhoben manche Untersucher die Daten anhand von Selbstbeurteilungsskalen oder Persönlichkeitsinventaren, während andere standardisierte psychiatrische Fragebögen einsetzten. Die meisten Studien wurden an spezialisierten Zentren durchgeführt, da hier eher Patienten mit schwereren epileptischen Erkrankungen behandelt werden und somit auch häufiger eine hohe Prävalenz psychischer Störungen vorliegt. Die aus diesen Studien abgeleiteten Ergebnisse treffen nicht für alle Epilepsiepatienten zu. Allerdings besteht weiterhin dahingehend Übereinstimmung, dass die Prävalenz der Depression bei Patienten mit schlecht kontrolliertem Krampfleiden hoch ist.

## Depression in der Vorgeschichte als Prädiktor eines Krampfleidens

Vor 26 Jahrhunderten beschrieb Hippokrates als erster einen wechselseitigen Zusammenhang zwischen Epilepsie und Depression. Er schrieb: *„Aus Melancholikern werden normalerweise Epileptiker und aus Epileptikern Melancholiker: Was geschieht, bestimmt die Richtung, welche das Leiden einschlägt. Sofern es sich auf den Körper beschränkt, entsteht eine Epilepsie, beschränkt es sich auf die Psyche, eine Melancholie."* [31, 17] 2600 Jahre später wurde diese Beobachtung von Hippokrates durch drei populationsbasierte, kontrollierte Studien bestätigt: Forsgren und Nystrom [32] führten in Schweden eine populationsbasierte Fallkontrollstudie an Patienten mit neu diagnostizierter Epilepsie durch und stellten fest, dass die Epilepsiepatienten 7-mal häufiger eine Depression in der Vorgeschichte aufwiesen als die Kontrollen. Wurden gezielt Patienten mit fokalem Anfallsleiden untersucht, waren Depressionen in der Vorgeschichte bei Epilepsiepatienten 17-mal häufiger als bei Kontrollen. Hesdorffer et al. [33] führten eine weitere populationsbasierte Fallkontrollstudie zur Prävalenz der neu aufgetretenen Epilepsie bei Erwachsenen im Alter von mindestens 55 Jahren durch und zeigten, dass die Patienten im Vergleich zu den Kontrollen 3,7-mal häufiger an einer Depression vor ihrem ersten Krampfanfall gelitten hatten als die Kontrollen. Dieselben Autoren führten ähnliche Studien in Island durch und stellten fest, dass eine Depression (die die DSM-IV-Kriterien erfüllt) bei Kindern mit Epilepsie 4-mal häufiger vorkommt als bei alters- und geschlechtsparallelisierten Kontrollen [34, 18, 19].

Erlauben diese Ergebnisse die Vermutung, dass die Depression ein Risikofaktor der Epilepsie ist und umgekehrt? Belegen irgendwelche Studien einen wechselseitigen Zusammenhang zwischen Epilepsie und Depression? Gibt es Daten, welche beiden Krankheitsbildern gemeine pathogenetische Mechanismen belegen? Sind beispielsweise bei Depression und Epilepsie dieselben Neurotransmitter betroffen, was wiederum die therapeutische Wirksamkeit von Antiepileptika bei Patienten mit affektiven Störungen erklären würde? Diese Fragen werden im folgenden Abschnitt besprochen.

## Neurotransmitterdysfunktion bei Epilepsie und Depression: Gibt es eine Gemeinsamkeit?

Als relevante Pathomechanismen der Depression wurden veränderte serotonerge, noradrenerge, dopaminerge und GABAerge Funktionen identifiziert, die die Grundlage für die antidepressive Pharmakotherapie liefern [35]. Interessant ist dabei, dass eine verminderte Aktivität derselben Neurotransmitter in einigen Tiermodellen nachweislich zur Auslösung von Krampfpotenzial beiträgt, die Anfallsschwere verstärkt und die Krampfneigung erhöht [36]. Daher erscheint es sehr wahrscheinlich, dass Veränderungen von Serotonin (5HT), Noradrenalin, Dopamin und Gammaaminobuttersäure an der Pathophysiologie sowohl der depressiven Erkrankungen als auch der Epilepsie beteiligt sind.

**Bedeutung der Neurotransmitter in Tiermodellen zur Epilepsie**
Die Bedeutung von Serotonin und Noradrenalin bei der Pathogenese der Epilepsie wurde in zahlreichen Tiermodellen zur Epilepsie untersucht. Überzeugend gezeigt werden konnte die pathogenetische Bedeutung von Serotonin und Noradrenalin mit zwei Stämmen genetisch für Epilepsie prädisponierter Ratten (GEPR, GEPR-3 und GEPR-9) [36]. Beide Rattenstämme wiesen angeborene noradrenerge und serotonerge prä- und postsynaptische Überleitungsstörungen auf, welche mit der Prädisposition für Krampfleiden in Verbindung gebracht wurden. Es soll nicht unerwähnt bleiben, dass GEPR-9-Ratten eine deutlichere Noradrenalin-Überleitungsstörung aufweisen und somit schwerere Krampfanfälle entwickeln als GEPR-3-Ratten [36]. Durch die Zunahme der Noradrenalin- und/oder der Serotoninübertragung lassen sich die Krampfanfälle unterdrücken, während eine Reduktion das Gegenteil erreicht. Die Gabe von selektiven Serotonin-Wiederaufnahmehemmern (SSRI) und Monoaminooxidase-Hemmern (MAO-Hemmern) ist bei genetisch für Epilepsie prädisponierten Mäusen und Pavianen antiepileptisch wirksam, ebenso bei (nicht genetisch prädisponierten) Katzen, Kaninchen und Rhesusaffen [37–39].

Die Bedeutung von Serotonin und Noradrenalin bei Epilepsie kann zudem aus Untersuchungen zur Wirkung von Antiepileptika auf diese beiden Neurotransmitter abgeleitet werden. So wurde für Carbamazepin, Lamotrigin, Zonisamid und Valproinsäure gezeigt, dass sie die synaptische Serotoninsekretion erhöhen [36], während Lamotrigin die synaptische Wideraufnahme von Noradrenalin bei Ratten hemmt [40, 36]. Bei GEPR-Ratten kann die antiepileptische Wirkung von Carbamazepin durch die Gabe von Serotonin-depletierenden Substanzen verhindert werden [41, 35]. Allerdings können Antiepileptika wie Phenytoin, die keine Serotoninausschüttung verursachen, dieses Ergebnis nicht replizieren.

Außerdem wurde ins Feld geführt, dass der antiepileptische Schutz der Vagusstimulation zum Teil durch die Aktivierung der monoaminergen Übertragung vermittelt sein könnte. Es wurde gezeigt, dass die Vagusstimulation den Locus coeruleus der Ratte aktiviert [42]. Die antiepileptische Wirkung der Vagusstimulation versus Elektrokrampftherapie bei durch Pentylenetetrazol induzierten Krampfanfällen kann bei der Ratte durch Ausschalten der noradrenergen oder serotonergen Neuronen aufgehalten oder signifikant reduziert werden [43, 46]. Außerdem könnte der antidepressive Effekt der Vagusstimulation auf ihrer Wirkung auf den Locus coeruleus beruhen.

**Beobachtungen zur Bedeutung von Serotonin und Noradrenalin bei Patienten mit Epilepsie**
Bei Epilepsiepatienten wurde die Zunahme von Prävalenz und Schwere von Krampfanfällen mit einem Verlust an Monoaminen durch Reserpin in Verbindung gebracht [44]. Außerdem senkte die Gabe von Reserpin bei Patienten mit Schizophrenie in Dosen von 2–10 mg/d die Krampfschwelle bei Elektrokrampftherapie und reduzierte die Schwere der entstehenden Krampfanfälle [45].

Die antiepileptische Wirkung von Antidepressiva ist beim Menschen weitaus weniger offensichtlich als in den Tiermodellen zur Epilepsie. In einer placebo-kontrollierten Doppelblindstudie wurde gezeigt, dass Imipramin – ein trizyklisches Antidepressivum, das die Wiederaufnahme von Noradrenalin und Serotonin hemmt – Absencen und myoklone Krampfanfälle unterdrückt [47]. In offenen Studien ermittelten Ojemann et al. bei Patienten unter der Einnahme von Doxepin, Trazodon und Desipramin eine verminderte Anfallshäufigkeit [50]. Und auch Favale et al. wiesen nach Beginn einer Behandlung mit Fluoxetin in einer offenen Studie eine Abnahme der Anfallsfrequenz nach [51].

## Strukturelle und funktionelle Veränderungen bei Major Depression: Gemeinsamer pathogener Mechanismus mit Epilepsie?

Affektive Störungen und bestimmte epileptische Syndrome gehen mit Veränderungen gemeinsamer neuroanatomischer Strukturen in der strukturellen und funktionellen neurologischen Bildgebung einher. Mit einer Prävalenz von 19 bis 65 % in unterschiedlichen Patientenserien wurde die Depression am häufigsten bei Patienten mit Krampfanfällen beobachtet, deren Krampfherde im temporalen und frontalen Lappen lagen, wie etwa bei Krampfanfällen, bei denen das limbische System beteiligt ist. Die erwähnten Raten sind deutlich höher als diejenigen von Patienten mit generalisiertem Anfallsleiden. So stellten Perini et al. fest, dass Patienten mit Temporallappenepilepsie eine höhere Prävalenz für affektive und Persönlichkeitsstörungen aufweisen als Patienten mit juveniler Myoklonusepilepsie (JME) und Diabetes [52]. Zudem weisen Patienten mit einer psychischen Aura (Beteiligung limbischer Strukturen) meist eine höhere Prävalenz für Depression auf als Patienten mit fokalen Anfällen, die entweder ohne Aura oder mit überwiegend motorischen und sensorischen Auren verlaufen [53]. Die Daten hierzu werden wir in diesem Kapitel erläutern.

### Hippocampusatrophie und Amygdalaveränderungen
Die Temporallappenepilepsie ist die bei Erwachsenen häufigste Epilepsieform sowie die häufigste gegen Antiepileptika refraktäre Epilepsieform [54]. Bei 75–80 % der Patienten mit Temporallappenepilepsie liegen die Krampfherde in mesialen Strukturen (Amygdala, Hippocampusbereich, entorhinaler Kortex, Gyrus parahippocampalis) [54]. In den meisten Fällen entsteht die Temporallappenepilepsie durch eine Hippocampusatrophie im Rahmen einer mesialen Temporalsklerose. Andererseits war die Prävalenz der Depression bei Patienten mit einer Epilepsie ausgehend von mesiotemporalen Strukturen signifikant höher. So konnten Gilliam et al. [55] eine Beziehung zwischen der Schwere der Depression und einer Temporallappendysfunktion nachweisen. Sie führten bei 33 Patienten mit refraktärer Temporallappenepilepsie (mittleres Alter 35 Jahre, mittleres Alter bei Beginn der Epilepsie 15 Jahre) eine Protonenmagnetresonanztomographie (1H-MRS) der Temporallappen durch. Die Schwere der Befunde in

der 1H-MRS korrelierte signifikant mit Depression. In einer Studie an 60 Patienten mit Temporallappenepilepsie ermittelten Quiske et al., dass Patienten mit mesiotemporaler Sklerose signifikant höhere Depressionswerte auf dem Beck-Depressionsinventar erzielten als andere Patienten [56]. Außerdem stellten Schmitz et al. in einer Studie an 40 Patienten mit Temporallappenepilepsie fest, dass höhere Werte im Beck-Depressionsinventar mit einer verminderten Perfusion von Temporal- und Frontallappen in der $^{99m}$Tc-HMPAO-SPECT einhergingen [57].

Im letzten Jahrzehnt wurden bei Patienten mit Major Depression funktionelle und strukturelle Veränderungen des Gehirns nachgewiesen. Sheline et al. [58] gehörten zu den ersten, die bei einer Untersuchung von zehn Patienten mit rezidivierender Major Depression in Remission eine bilaterale Hippocampusatrophie nachwiesen. Außerdem zeigten sie, dass die Gesamtzahl der Tage mit Depression mit der Anzahl großer Dichteminderungen (4,5 mm Durchmesser) im Hippocampus korrelierte. Die Ergebnisse belegten außerdem eine signifikante umgekehrte Korrelation zwischen der Dauer der Depression und dem Volumen des linken Hippocampus. Somit wurde eine Hippocampusatrophie vorwiegend bei Patienten mit einer eher chronischen und aktiven Erkrankung nachgewiesen.

MacQueen et al. [59] verglichen die hippocampalen Volumina und das vom Hippocampus abhängige Wortgedächtnis. Nur bei Patienten mit multiplen Episoden einer Depression wurde eine Hippocampusatrophie festgestellt, wobei allerdings Patienten, die sowohl einzelne als auch multiple depressive Episoden hatten, jedoch verbale Gedächtnisstörungen aufwiesen. Ähnlich wie in der Studie von Sheline bestand ein ausgesprochen starker Zusammenhang zwischen der Dauer der depressiven Erkrankung und der Schwere der Hippocampusatrophie. Bell-McGinty et al. [60] verglichen das Volumen der Hippocampusformation und des entorhinalen Kortex von 30 Patienten mit Major Depression und 47 entsprechenden Kontrollen und ermittelten einen umgekehrten Zusammenhang zwischen dem Volumen des Hippocampus sowie des entorhinalen Kortex und der Zeit seit dem erstmaligen Auftreten einer Depression.

Vor kurzem unterstrichen Posener et al. den Bedarf für eine Untersuchung von Form *und* Volumen des Hippocampus, da die Beurteilung der Form auch bei fehlender Volumenabnahme strukturelle Veränderungen aufzeigen kann [61]. In einer Vergleichsstudie bei 27 Patienten mit Major Depression und bei 42 gesunden Kontrollen fanden sie keine Unterschiede zwischen den Gruppen hinsichtlich der Hippocampusvolumina, aber sie konnten bei depressiven Patienten eine Deformation des Hippocampus nachweisen, die auf eine spezifische Beteiligung des Subiculums schließen lässt.

Zu den Volumenveränderungen der Amygdala bei Patienten mit Major Depression existieren weniger übereinstimmende Daten als zu Veränderungen der Hippocampusformation. Ein nahe liegender Grund dafür ist, dass die Amygdala und ihre Kerne technisch weitaus schwieriger zu beurteilen sind als die hippocampalen Strukturen.

Wir möchten betonen, dass das Ausmaß der Hippocampusatrophie bei der Temporallappenepilepsie, bedingt durch eine mesiotemporale Sklerose, signifikant höher ist als bei einer Major Depression [62]. Außerdem gibt es Hinweise dafür, dass die Hippocampusatrophie bei der Major Depression reversibel ist oder durch die Gabe von SSRI verhindert werden kann [63], während dies bei der Temporallappenepilepsie nicht der Fall ist. Diese Unterschiede weisen deutlich auf verschiedene pathogene Mechanismen hin, welche bei diesen beiden Krankheitsbildern zur Hippocampus- und Amygdalaatrophie führen.

Die neuropathologischen Befunde bei der mesiotemporalen Sklerose sind eine Astrozytose und ein Nervenzellverlust überwiegend in CA1 und CA3 sowie geringer ausgeprägt im Gyrus dentatus und dem Subiculum, dem entorhinalen Kortex der Amygdala und dem Gyrus hippocampis [62]. Leider gibt es nur wenige neuropathologische Untersuchungen der humanen Hippocampusformation bei Patienten mit Major Depression. Lucassen et al. [64] führten an den Hippocampi von 15 Patienten mit einer bekannten Major Depression neuropathologische Studien durch und verglichen die Ergebnisse mit denen bei 16 entsprechenden Kontrollen und bei neun mit Glukokortikoiden behandelten Patienten (da hohe Glukokortikoiddosen zur Hippocampusatrophie führen). Bei elf der 15 depressiven Patienten wurde in entorhinalem Kortex, Subiculum, Gyrus dentatis, CA1 und CA4 eine seltene, aber deutliche Apoptose nachgewiesen. Außerdem fand sich bei drei mit Glukokortikoiden behandelten Patienten und bei einer Person aus der Kontrollgruppe eine Apoptose. Allerdings wurde keine Apoptose der Pyramidenzellen in CA3 nachgewiesen.

Sheline et al. [63] fanden einen signifikanten Zusammenhang zwischen der Abnahme des hippocampalen Volumens und der Dauer der unbehandelten Depression. Allerdings korrelierte die Abnahme des Hipocampusvolumens weder mit der Dauer der antidepressiven Behandlung der Depression noch mit der Lebenszeitexposition gegenüber Antidepressiva. Daher bedeuten diese Ergebnisse vermutlich einen neuroprotektiven Effekt der Antidepressiva während der Depression.

Bowley et al. [65] ermittelten bei Patienten mit Major Depression sowie bei Patienten mit bipolarer Störung, die weder Lithium noch Valproinsäure erhielten, eine messbare Abnahme der Gliazellen und der Ratio Gliazellen/Nervenzellen in der linken Amygdala sowie – weniger stark ausgeprägt – im linken entorhinalen Kortex.

### Strukturelle und funktionelle Veränderungen der Frontallappen

Auch die Frontallappenepilepsie wird – ähnlich wie die Temporallappenepilepsie – mit einer höheren Prävalenz der Depression assoziiert. Dies überrascht nicht weiter, da der inferiore frontale Kortex das Hauptziel der mesolimbischen dopaminergen Neuronen ist und den Input für die serotonergen Neuronen des dorsalen Raphekerns liefert. Somit scheint es möglich, dass die Funktionsstörung des Frontallappens auch mit einer Störung der serotonergen Überleitung einhergeht, was für eine Depression prädisponieren kann. So wurden funktionelle Störungen der Frontallappenstrukturen bei der Temporallappenepilepsie – insbesondere bei Patienten mit begleitender Depression – festgestellt, da sie zu einer bilateralen Abnahme des inferofrontalen Metabolismus führen [66]. Außerdem schnitten Patienten mit Temporallappenepilepsie und begleitender Depression in der neuropsychologischen Testung mittels Wisconsin Card Sorting Test, der hochsensibel für eine Störung der exekutiven Funktion ist, schlecht ab [71, 72].

Die Bedeutung des Frontallappens bei der primären Depression wurde mittels funktioneller neurologischer Bildgebung und neuropsychologischer Forschung aufgeklärt [75]. In zahlreichen Studien wurden die strukturellen Veränderungen in bestimmten Strukturen des Frontallappens, wie präfrontalem Kortex, Gyrus cinguli sowie deren weißer Substanz, untersucht. Bremner et al. analysierten bei 15 Patienten mit Major Depression in Remission im Vergleich zu 20 Kontrollen das Volumen des orbitofrontalen Kortex und anderer kortikofrontaler Strukturen und stellten ein deutlich geringeres Volumen des orbitofrontalen Kortex bei Patienten mit Depression fest [77]. Auch Coffey et al. ermittelten bei 48 stationären Patienten mit schwerer Depression kleinere Volumina der Frontallappen als bei 76 Kontrollen [78].

Auch die neuropathologische Forschung hat strukturelle kortikale Veränderungen in den Frontallappen depressiver Patienten festgestellt. Rajkowska et al. ermittelten eine Abnahme der Kortexdicke, der Neuronengröße und -dichte in den Schichten II, III und IV der rostralen orbitofrontalen Gehirnregion von depressiven Patienten [79]. Die Gliazelldichte der kortikalen Schichten V und VI im kaudalen orbitofrontalen Kortex nahm messbar ab, was zudem mit einer Verringerung der Neuronengröße korrelierte. Auch der dorsolaterale präfrontale Kortex zeigte in allen kortikalen Schichten eine verminderte Neuronen- und Gliazelldichte und -größe.

Die erwähnten strukturellen Veränderungen müssen hinsichtlich ihrer Bedeutung bei älteren Patienten mit Depression gesondert betrachtet werden. Lai et al. ermittelten bei 20 älteren Patienten mit Major Depression kleinere Volumina für den bilateralen orbitofrontalen Kortex als bei 20 entsprechenden Kontrollen [80]. Auch Taylor et al. berichteten bei 41 älteren Patienten mit Major Depression über kleinere Volumina für den orbitofrontalen Kortex als bei 40 Kontrollen [81]. Außerdem stellten diese Autoren fest, dass die verminderten Volumina mit einer kognitiven Einschränkung assoziiert waren [82]. In einer Studie von Kumar et al. war das Ausmaß der präfrontalen Volumenänderung mit der Schwere der Depression assoziiert, wobei ältere Patienten mit Major Depression größere Veränderungen aufwiesen als jene mit Minor Depression [83].

# Andere pathogene Mechanismen der Depression bei Epilepsie

## Genetische Prädisposition
Das am weitesten verbreitete Risiko für die Entwicklung einer depressiven Erkrankung bei Patienten ohne Epilepsie ist eine für die Depression positive Familienanamnese. Umgekehrt weisen mehr als 50 % der Epilepsiepatienten mit Depression in der Familienanamnese psychische Erkrankungen auf, wobei affektive Störungen am häufigsten sind [84]. Patienten mit Epilepsie und Depression scheinen eine unipolare Depressionsform zu haben, und ihre genetische Prädisposition ähnelt derjenigen bei primären affektiven Störungen [84].

## Lateralität des Krampfherdes?
Obwohl sie als möglicher pathogenetischer Parameter diskutiert wird, ist die Bedeutung der Lateralität des Krampfherdes weiterhin unklar. Einige Autoren vermuten, dass ein Herd in der linken Hemisphäre für eine Depression prädisponiert [85]. Untersuchungen mittels Positronen-Emissionstomographie (PET) und Singlephoton-Emissionstomographie (SPECT) haben in der linken, nicht jedoch in der rechten Hemisphäre von Patienten mit fokaler Epilepsie und anamnestisch bekannter interiktaler Depression eine Abnahme von Metabolismus und Durchblutung belegt [86].

## Iatrogene Depression
Alle Antiepileptika, einschließlich derjenigen mit positiven psychotropen Eigenschaften, können bei Epileptikern psychische Symptome auslösen, die substanzabhängig unterschiedlich stark ausfallen [87]. Phenobarbital kann zu einer Depression führen, die gelegentlich mit Suizidgedanken und parasuizidalem Verhalten einhergeht. Weitere Antiepileptika, von denen oft angegeben wird, dass sie Symptome einer Depression auslösen können, sind Primidon [75], Tiagabin, Vigabatrin, Felbamat [77], Topiramat, Levetiracetam und Zonisamid [88].

Durch das Eruieren aktueller oder zurückliegender depressiver Erkrankungen können sich Hinweise auf unerwünschte kognitive Auswirkungen bei der Gabe von Topiramat ergeben. So wurden in einer Studie zur Topiramat-Polytherapie bei 41 % von 592 Patienten kognitive Nebenwirkungen angegeben, wobei sich eine depressive Erkrankung in der Vorgeschichte als ein Prädiktor erwies.

## Depression nach operativer Behandlung der Epilepsie
In den letzten beiden Jahrzehnten wurde häufiger über depressive Erkrankungen nach anterotemporaler Lobektomie berichtet [95]. In den ersten sechs Wochen nach der Operation weisen die Patienten oft eine „affektive Labilität" auf, die aber normalerweise wieder verschwindet. Bei bis zu 30 % der Patienten zeigen sich innerhalb von sechs Monaten nach der Operation echte depressive

Symptome leichter bis sehr schwerer Ausprägung bis hin zu Suizidversuchen. Hier ist im Allgemeinen die Gabe von Antidepressiva erfolgreich [96]. Patienten mit Depressionen in der Vorgeschichte haben ein erhöhtes Risiko, das unabhängig von der postoperativen Anfallskontrolle ist. Somit sollten alle Patienten bereits vor einer operativen Behandlung ihrer Epilepsie auf dieses mögliche Risiko hingewiesen werden.

Eine paradoxe „iatrogene" Ursache für die psychopathologischen Veränderungen bei Epileptikern ist das Phänomen der „forcierten Normalisierung", bei dem nach Abklingen der epileptischen Anfälle psychische Erkrankungen auftreten [97]. Somit kann eine interiktale Depression mit zunehmender Anfallskontrolle exazerbieren oder neu auftreten, wobei die Häufigkeit dieses Phänomens noch geklärt werden muss.

## Psychosoziale Ursachen der Depression bei Epilepsie

Epileptiker müssen sich täglich mit zahlreichen psychosozialen Faktoren und Hindernissen auseinandersetzen. Dazu gehören:

1. die möglicherweise fehlende Bereitschaft des Patienten, seine Krankheit zu akzeptieren und sich anzupassen [98];
2. das mit der Diagnose der Epilepsie in den Augen des Patienten einhergehende Stigma und die Diskriminierung;
3. die fehlende Kontrolle über das eigene Leben wegen der Unvorhersehbarkeit der Anfälle;
4. die möglicherweise fehlende soziale Unterstützung des Patienten und die Notwendigkeit einschneidender Veränderungen in der Lebensführung, wie z.B. Abgabe des Führerscheins oder Wechsel des Arbeitsplatzes aufgrund der Anfallsgefahr.

Jeder einzelne dieser Faktoren oder deren Kombination kann zwar zu einer *initialen* Anpassungsreaktion mit depressiven und ängstlichen Merkmalen führen, aber eher nicht *per se* zu einer *chronischen* depressiven Erkrankung. Oft ist auch die Fähigkeit der Patienten, mit depressiven Begleitstörungen umzugehen, eingeschränkt, zumal auch bei normal intelligenten Epileptikern eine geringere geistige Flexibilität als bei Kontrollen festgestellt wurde.

> *Leider interpretieren Ärzte und Patienten eine „depressive Verstimmung" häufig als Folge und „normale Reaktion" auf die zahlreichen sozialen und persönlichen Schwierigkeiten durch die Epilepsie. Wie eingangs erwähnt wurde, ist jedoch eine initiale depressive Episode meistens zeitlich begrenzt. Somit kann ein über mehrere Monate andauernder depressiver Zustand vom klinischen Standpunkt aus nicht länger als „normaler" reaktiver Vorgang betrachtet werden und erfordert eine ausführliche psychiatrische Abklärung.*

Die Entwicklung einer depressiven Erkrankung auf dem Boden von chronischem Stress wurde ausführlich untersucht. Aus mehreren Tiermodellen zur

493

Depression wurde abgeleitet, dass das Auftreten depressiver Symptome nach dem Paradigma der „chronischen Belastung" erklären kann, wie gelegentliche oder immer wiederkehrende Herausforderungen (in einem ähnlichen Muster wie die Anfälle) bei Tieren und vermutlich auch bei Menschen schließlich zu einer depressiven Erkrankung führen [102]. Willner et al. veranschaulichten das „Chronic Mild Stress of Depression Model", das nach Versuchen mit Ratten entwickelt wurde, die mehrmals verschiedenartigem Stress ausgesetzt wurden. Das waren z.B. leichter, unkontrollierbarer Fußschock, erzwungenes Schwimmen in kaltem Wasser, Umgebungsveränderungen, Nahrungs- und Wasserentzug, Umkehr der Hell-Dunkel-Periodik und Exposition mit Lärm und grellem Licht [103]. Nach zwei- bis dreiwöchiger Belastung mit diesen Stressoren zeigten die Ratten erste Verhaltensauffälligkeiten wie:

1. verminderte Aktivität im Freien,
2. verminderte Empfänglichkeit für Belohnungen,
3. Schlafstörungen, wie z.B. verminderte Latenz bis zur ersten REM-Phase (biologischer Marker der Depression bei Menschen).

Diese Verhaltensänderungen hielten monatelang an, wurden als Äquivalent der depressiven Symptome betrachtet und besserten sich nach Behandlung mit Antidepressiva.

*Wir müssen uns also von der Vorstellung lösen, dass affektive Störungen ein „normales" Phänomen bei Epilepsie sind, das nicht behandelt werden muss, selbst wenn wir das Vorliegen der affektiven Störung weiterhin als reaktiven Prozess auf ungünstige Umstände betrachten. Sofern wir neben dem Einfluss von Stress auch die Konsequenzen der durch den epileptischen Prozess verursachten Neurotransmitterveränderungen auf das Verhalten berücksichtigen, könnten Anfallsleiden, die limbische Strukturen einbeziehen, eventuell zur Entwicklung affektiver Störungen beitragen.*

## Behandlung der Depression bei Epilepsie

Trotz ihrer relativ hohen Prävalenz ist die Behandlung der Depression bei Epilepsie weiterhin „unbekanntes Terrain." Grundlage der Behandlung dieser Patienten ist bisher die unbewiesene Annahme, „dass Patienten mit Depression und Epilepsie in gleicher Weise auf Antidepressiva ansprechen wie depressive Patienten ohne Epilepsie."

Folgende Fragen sollten geklärt werden, bevor beim Patienten mit der Gabe von Antidepressiva begonnen wird:

1. Trat die depressive Episode nach dem Absetzen eines Antiepileptikums mit affektstabilisierenden Eigenschaften auf, wie Carbamazepin, Valproinsäure und Lamotrigin [106]? In diesem Fall sollte die erneute Gabe des Antiepileptikums oder einer anderen affektstabilisierenden Substanz ausreichen, um einen euthymen Status zu erreichen.

2. Trat die depressive Episode nach dem Einsetzen oder einer Dosiserhöhung eines Antiepileptikums mit bekannten negativen psychotropen Eigenschaften auf? In diesen Fällen sollten eine Dosisreduktion oder das Ersetzen des Antiepileptikums die Symptomremission begünstigen. War jedoch das Antiepileptikum bisher gut wirksam zur Anfallskontrolle, dann kann die depressive Erkrankung auch symptomatisch behandelt werden. Durch Gabe von Antidepressiva lässt sich verhindern, dass eine depressive Episode durch ein Antiepileptikum mit negativen psychotropen Eigenschaften, wie Phenobarbital, Primidon, Topiramat und Levetiracetam, ausgelöst wird. Derartige Patienten sollten zur Behandlung der depressiven Episode einen SSRI, z.B. Sertralin oder Paroxetin, erhalten.

Zu den Faktoren, die bei nicht epileptischen Patienten zu einem erhöhten Krampfrisiko nach Gabe von Antidepressiva beitragen, gehören:
1. hohe Plasmakonzentrationen. Allerdings gibt es in der Literatur keine Berichte über TZA-induzierte Krampfanfälle bei therapeutischen Plasmakonzentrationen. Für Patienten, die nach Einnahme therapeutischer TZA-Dosen Krampfanfälle entwickelten, wurde nachgewiesen, dass es sich um die sogenannten „Slow Metabolizer" dieser Substanzen handelt;
2. schnelle Erhöhungen der Dosis;
3. die zusätzliche Einnahme weiterer Substanzen mit krampfförderndem Potenzial;
4. das Vorliegen von ZNS-Erkrankungen, pathologischen EEG-Befunden sowie einer Epilepsie in der Vorgeschichte oder der Familienanamnese.

Die Patienten sollten daher zunächst niedrige Dosen einnehmen und diese langsam steigern, bis eine objektivierbare klinische Reaktion erfolgt, um so das Risiko für die Auslösung und/oder Verschlechterung der Krampfanfälle möglichst gering zu halten.

> *In der Praxis ist die Gefahr einer Exazerbation der Krampfanfälle durch Antidepressiva jedoch gering und sollte den Therapiebeginn nicht verzögern oder verhindern.*

In einer Studie am Rush-Epilepsiezentrum war Sertralin lediglich bei einem von 100 Patienten definitiv die Ursache für das Auslösen von Krampfanfällen [24]. Bei weiteren fünf Patienten wurde eine vorübergehende Zunahme der Anfallshäufigkeit beobachtet, bei der das Antidepressivum als Ursache vermutet wurde, aber nicht definitiv bestätigt werden konnte. Vier dieser fünf Patienten nahmen das Sertralin weiterhin ein, und nach Dosisanpassung des Antiepileptikums war bei keinem von ihnen eine weitere Exazerbation der Anfälle zu beobachten.

> *Bei nicht epileptischen Patienten treten unter MAO-Hemmern bekanntermaßen keine Krampfanfälle auf. Die Antidepressiva mit dem höchsten krampffördernden Potenzial sind Bupropion, Maprotilin und Amoxapin. Diese sollten nicht bei Epileptikern eingesetzt werden [107].*

## Pharmakokinetische Interaktionen von Antidepressiva und Antiepileptika

Die meisten Antidepressiva werden in der Leber abgebaut. Daher wird ihr Abbau durch Antiepileptika mit Enzyminduktion wie Phenytoin, Carbamazepin, Phenobarbital, Primidon und Topiramat sowie Oxcarbazepin in hohen Dosen beschleunigt. Bei den neuen Antiepileptika wie Gabapentin und Lamotrigin tritt dieser pharmakokinetische Effekt nicht auf, obwohl auch Topiramat und Oxcarbazepin eine leichte Induktion der Leberenzyme verursachen. Die Dosis des Antidepressivums muss daher oft entsprechend angepasst werden. Umgekehrt können bestimmte Antidepressiva den Metabolismus der Antiepileptika beeinflussen. Insbesondere einige Antidepressiva der SSRI-Familie hemmen eines oder mehrere Isoenzyme des Cytochrom-P450-Systems. Dazu gehören Fluoxetin, Paroxetin und Fluvoxamin sowie in geringerem Ausmaß Sertralin [109–111]. Citalopram besitzt hingegen keine pharmakokinetischen Wechselwirkungen mit Antiepileptika.

### Wahl des Antidepressivums

Vor der Gabe von Antidepressiva muss geklärt sein, ob die depressive Episode Teil einer bipolaren Störung ist, da die Gabe dieser Substanzen dann eine manische oder hypomane Episode auslösen und insbesondere bei Patienten mit Rapid Cycling langfristig den Verlauf verschlechtern kann [112]. Bei bipolarer Störung sollte als Therapie der ersten Wahl ein Affektstabilisator gegeben werden. Aufgrund der möglichen Nebenwirkungen von Lithium bei Epileptikern sollten vorzugsweise Antiepileptika mit affektstabilisierenden Eigenschaften wie Lamotrigin, Carbamazepin oder Valproinsäure gegeben werden.

Unter Berücksichtigung des Nebenwirkungspotenzials der Antidepressiva sollte als Therapie der ersten Wahl bei Epileptikern die Gabe von SSRI erfolgen. Diese sind sicher hinsichtlich der Krampfförderung, führen bei Überdosierung seltener zum Tod und besitzen ein günstiges Nebenwirkungsprofil. Außerdem macht die positive Wirkung auf Dysthymie, Reizbarkeit und Frustrationstoleranz diese Antidepressivagruppe für Epileptiker besonders interessant. Wegen ihrer allenfalls geringfügigen pharmakokinetischen Interaktionen mit den Antiepileptika sollte die Wahl bei Beginn der SSRI-Therapie auf Citalopram oder Sertralin fallen [113]. Sertralin wird initial in Tagesdosen von 25–50 mg gegeben und die Dosis alle drei Wochen um 50 mg erhöht, bis die gewünschten therapeutischen Effekte erzielt werden, die Höchstdosis von 200 mg/d erreicht wird oder negative Wirkungen auftreten.

Vor kurzem wurde von Psychiatern vorgeschlagen, depressive Patienten ohne Epilepsie mit serotonerg und noradrenerg wirkenden Antidepressiva zu behandeln [113]. Bei Patienten mit fokaler Epilepsie und Dysthymie oder Major Depression wurden offene Studien mit Venlafaxin (Trevilor) – einem Noradrenalin- und Serotonin-Wiederaufnahmehemmer – durchgeführt. Die Symptome besserten sich im Dosisbereich von 75–225 mg/d auch bei den Patienten, die auf Therapieversuche mit SSRI nicht angesprochen hatten, während sich das Anfallsleiden bei keinem der 76 behandelten Patienten verschlechterte. Diese

Ergebnisse müssen jedoch noch von doppelblinden, placebokontrollierten Studien reproduziert werden.

*Derzeit wird Venlafaxin (Trevilor) als Antidepressivum der ersten Wahl eingesetzt, oder bei Patienten, die nicht auf SSRI ansprechen. Die TZA sind zwar klinisch sehr wirksam, aufgrund ihrer kardiotoxischen Wirkungen und der schweren Komplikationen bei Überdosierung sind sie jedoch Antidepressiva der zweiten Wahl.*

Eine Behandlung mit *Lithium* ist bei Epileptikern mit mehreren Schwierigkeiten verbunden [114]. Dazu gehören – auch bei Patienten ohne Epilepsie – *EEG-Veränderungen und krampffördernde Eigenschaften* in therapeutischen Serumkonzentrationen [115] sowie *neurotoxische Eigenschaften* und die dadurch bedingte Zunahme des Krampfrisikos bei gleichzeitiger Einnahme von Neuroleptika und beim Vorliegen von EEG-Veränderungen und bekannten ZNS-Erkrankungen. Außerdem wirkt Lithium in Kombination mit Carbamazepin – selbst wenn die Serumkonzentrationen beider Substanzen im therapeutischen Bereich liegen – neurotoxisch. Diese pharmakodynamische Interaktion manifestiert sich mit Schwindel, Doppelbildern, verschwommenem Sehen und Müdigkeit und erfordert eine Dosisreduktion von Carbamazepin oder die Umstellung auf ein anderes Antiepileptikum.

*Elektrokrampftherapie* ist bei Epileptikern nicht kontraindiziert [116]! Die Elektrokrampftherapie sollte bei Epileptikern mit sehr schwerer Depression erwogen werden, die nicht auf Antidepressiva anspricht, sowie bei Patienten mit Rapid Cycling, das nicht auf Affektstabilisatoren angesprochen hat [115]. Blackwood et al. stellten fest, dass die Anfallsinzidenz nach Elektrokrampftherapie nicht höher war als in der Allgemeinbevölkerung [116]. Mehrere Studien konnten sogar zeigen, dass die Elektrokrampftherapie die Krampfschwelle um 50–100 % senkt [117–123].

Neben der Pharmakotherapie sollte der Wert einer *Psychotherapie* bei der Behandlung der Depression von Epileptikern nicht unterschätzt werden. Beratung und Psychotherapie können für den Patienten ausgesprochen hilfreich im täglichen Umgang mit den Belastungen und Einschränkungen durch die Epilepsie sein. Die Psychotherapie sollte auf die Bedürfnisse des Patienten zugeschnitten sein und eventuell Angehörige und andere für den Patienten relevante Personen einschließen [124].

# Schlussfolgerungen

*Die Depression ist eine recht häufige und schwere Begleiterkrankung der Epilepsie mit signifikanten negativen Auswirkungen auf die Lebensqualität der Patienten. Eine eventuelle wechselseitige Beziehung oder das Vorhandensein gemeinsamer pathogener Mechanismen bei beiden Krankheiten bildet vermutlich die*

*Grundlage für die Wirksamkeit von Antiepileptika bei der Behandlung von Patienten mit affektiven Störungen. Die hohe Prävalenz der Depression bei Patienten mit schlecht kontrollierten Krampfanfällen lässt vermuten, dass Depression ein „biologischer Marker" für ein refraktäres epileptisches Anfallsleiden sein kann. Die Depression wird bei Epilepsiepatienten zu selten erkannt und behandelt. Es existieren nur wenige bis gar keine kontrollierten Daten zur Wirksamkeit der pharmakologischen und nicht pharmakologischen Behandlung, und bei den Ärzten gibt es viele unbegründete Bedenken bezüglich des Einsatzes psychotroper Substanzen bei Epileptikern. Eine gut koordinierte und abgestimmte Erforschung der Depression bei Epilepsie ist lange überfällig!*

# Literatur

1. Kanner AM, Balabanov A. Depression in Epilepsy: How closely related are these two disorders? Neurology 2002; 58(Suppl 5):S27–S39.

2. Jacoby A, Baker GA, Steen N, et al. The clinical course of epilepsy and its psychosocial correlates: Findings from a U.K. Community study. Epilepsia 1996;37(2):148–161.

3. O'Donoghue MF, Goodridge DM, Redhead K, et al. Assessing the psychosocial consequences of epilepsy: A community-based study. Br J Gen Pract 1999;49(440):211–214.

4. Edeh J, Toone B. Relationship between interictal psychopathology and the type of epilepsy. Results of a survey in general practice. Br J Psychiatry 1987;151:95–101.

5. Blum D, Reed M, Metz A. Prevalence of major affective disorders and manic/hypomanic symptoms in persons with epilepsy: A community survey. Neurology 2002;(Suppl 3):A–175.

6. Indaco A, Carrieri P, Nappi C. Interictal depression in epilepsy. Epilepsy Res 1992;12:45–50.

7. Victoroff J, Benson F, Grafton S. Depression in complex partial seizures. Electroencephalography and cerebral metabolic correlates. Arch Neurol 1994;51:155–163.

8. Blumer D. Epilepsy and disorders of mood. In: Smith D, Treiman D, Trimble M (eds.), Neurobehavioral Problems in Epilepsy. New York: Raven Press, 1991, p. 185.

9. Robertson M. Depression in patients with epilepsy: An overview. Sem Neurol 1991;11:182–189.

10. Roy A. Some determinants of affective symptoms in epileptics. Can J Psychiatry 1979;24:554–556.

11. Altshuler L. Depression and epilepsy. In: Devinsky O, Theodore W (eds.), Epilepsy and Behavior. New York: Wiley-Liss, 1991, p. 47.

12. Dodrill C, Batzel L. Interictal behavioral features of patients with epilepsy. Epilepsia 1986;27:S64–S72.

13. Robertson M. Carbamazepine and depression. Int Clin Psychopharmacol 1987;2:23–35.

14. Gilliam F, Kanner AM. The treatment of depression in epilepsy. Epilepsy Behavior 2002;3:6.

15. Robertson MM. Suicide, parasuicide, and epilepsy. In: Engel J, Pedley TA (eds.), Epilepsy: A Comprehensive Textbook. Philadelphia, PA: Lippincott-Raven, 1997.

16. Rafnsson V, Olafsson E, Hauser WA, et al. Causespecific mortality in adults with unprovoked seizures. A population-based incidence cohort study. Neuroepidemiology 2001;20(4):232–236.

17. Nilsson L, Tomson T, Farahmand BY, et al. Causespecific mortality in epilepsy: A cohort study of more than 9,000 patients once hospitalized for epilepsy. Epilepsia 1997;38(10):1062–1068.

18. Diagnostic and Statistical Manual of Mental Disorders, 4th ed. Washington, DC: American Psychiatric Press.

19. Kanner AM, Barry JJ. Depression and psychotic disorders associated with epilepsy: Are they unique? Epilepsy Behav 2001;2:170–186.

20. Kanner AM, Soto A, Gross-Kanner H. Prevalence and clinical characteristics of postictal psychiatric symptoms in partial epilepsy. Neurology 2004;62:708–713.

21. Hancock J, Bevilacqua A. Temporal lobe dysrhythmia and impulsive or suicidal behavior. South Med J 1971; 64:1189–1193.

22. Anatassopoulos G, Kokkini D. Suicidal attempts in psychomotor epilepsy. Behav Neuropsychiatry 1969; 1:11–16.

23. Mendez MF, Cummings J, Benson D, et al. Depression in epilepsy. Significance and phenomenology. Arch Neurol 1986;43:766–770.

24. Kanner AM, Kozak AM, Frey M. The use of sertraline in patients with epilepsy: Is it safe? Epilepsy Behav 2000;1(2):100–105.

25. Kraepelin E. Psychiatrie. Leipzig: Johann Ambrosius Barth, Vol. 3, 1923.

26. Lehrner J, Kalchmayr R, Serles W, et al. Healthrelated quality of life (HRQOL), activity of daily living (ADL) and depressive mood disorder in temporal lobe epilepsy patients. Seizure 1999;8(2):88–92.

27. Perrine K, Hermann BP, Meador KJ, et al. The relationship of neuropsychological functioning to quality of life in epilepsy [see comments]. Arch Neurol 1995;52(10):997–1003.

28. Gilliam F, Kuzniecky R, Faught E, et al. Patientvalidated content of epilepsy-specific quality-of-life measurement. Epilepsia 1997;38(2):233–236.

29. Gilliam F. Optimizing health outcomes in active epilepsy. Neurology 2002;58(Suppl 5):S9–S19.

30. Currie S, Heathfield K, Henson R. Clinical course and prognosis of temporal lobe epilepsy. A survey of 666 patients. Brain 1971;92:173–190.

31. Lewis A. Melancholia: A historical review. J Mental Sci 1934;80:1–42.

32. Forsgren L, Nystrom L. An incident case referent study of epileptic seizures in adults. Epilepsy Res 1990;-6:66–81.

33. Hesdorffer DC, Hauser WA, Annegers JF, et al. Major depression is a risk factor for seizures in older adults. Ann Neurol 2000;47:246–249.

34. Hesdorffer DC, Ludvigsson P, Hauser WA, Olafsson E. Depression is a risk factor for epilepsy in children. Epilepsia 1998;39:222A.

35. Schildkraut JJ. The catecholamine hypothesis of effective disorders: A review of supporting evidence. Am J Psychiatry 1965;122:509–522.

36. Jobe PC, Dailey JW, Wernicke JF. A noradrenergic and serotonergic hypothesis of the linkage between epilepsy and affective disorders. Crit Rev Neurobiol 1999;13:317–356.

37. Polc P, Schneeberger J, Haefely, W. Effects of several centrally active drugs on the sleep wakefulness cycle of cats. Neuropharmacology 1979; 18:259.

38. Piette Y, Delaunois AL, De Shaepdryver AF, et al. Imipramine and electroshock threshold. Arch Int Pharmacodyn Ther 1963;144:293.

39. Yanagita T, Wakasa Y, Kiyohara H. Drugdependance potential of viloxazine hydrochloride tested in rhesus monkeys. Pharmacol Biochem Behav 1980;12:155.

40. Southam E, Kirkby D, Higgens GA, et al. Lamotrigine inhibits monoamine uptake in vitro and modulates 5-hydroxytriptamine uptake in rats. Eur J Pharmacol 1998;358:19.

41. Dailey JW, Reith MEA, Yan QS, et al. Anticonvulsant doses of carbamezapine increase hippocampal extracellular serotonin in genetically epilepsy-prone rats; dose response relationships. Neurosci Lett 1997; 227:13.

42. Naritokku DK, Terry WJ, Helfert RH. Regional induction of fos immunoreactivity in the brain by anticonvulsant stimulation of the vagus nerve. Epilepsy Res 1995;22:53.

43. Browning Ra, Clark KB, Naritoku DK, et al. Loss of anticonvulsant effect of vagus nerve stimulation in the pentylenetetrazol seizure model following treatment with 6-hydroxydopamine or 5,7-dihydroxy-tryptamine. Soc Neurosci 1997;23:2424.

44. Maynert EW, Marczynski Tj, Browining RA. The role of the neurotransmitters in the epilepsies. In: Friedlan-

der WJ (ed.), Advance in Neurology. New York: Raven Press, 1975, p. 79.

45. Noce RH, Williams DB, Rapaport W. Reserpine (serpasil) in management of the mentally ill. JAMA 1955; 158:11.

46. Tasher DC, Chermak MW. The use of reserpine in shock-reversible patients and shock-resistant patients. Ann N Y Acad Sci 1955;61:108.

47. Fromm GH, Rosen JA, Amores CY. Clinical and experimental investigation of the effect of imipramine on epilepsy. Epilepsia 1971;12:282.

48. Fromm GH, Wessel HB, Glass JD, et al. Imipramine in absence and myoclonic-astatic seizures. Neurology 1978;28:953.

49. Fromm GH, Amores CY, Thies W. Imipramine in epilepsy. Arch Neurol 1972;27:198.

50. Ojemann LM, Friel PN, Trejo WJ, et al. Effect of doxepin on seizure frequency in depressed epileptic patients. Neurology 1983;33:66.

51. Favale E, Rubino V, Mainardi P, et al. The anticonvulsant effect of fluoxetine in humans. Neurology 1995; 45:1926.

52. Perini GI, Tosiu C, Carraro C, et al. Interictal mood and personality disorder in temporal lobe epilepsy and juvenile myoclonic epilepsy. J Neurol Neurosurg Psychiatry 1996;61:601–605.

53. Mendez M, Engebrit D, Doss R. The relationship of epileptic auras and psychological attributes. J Neuropsychiatry Clin Neurosci 1996;8:287–292.

54. Semah F, Pierot MC, Adam C. Is the underlying cause of epilepsy a major prognostic factor for recurrrences? Neurology. 1998;51:1256–1262.

55. Gilliam F, Maton B, Martin RC, et al. Extent of 1H spectroscopy abnormalities independently predicts mood status and quality of life in temporal lobe epilepsy. Epilepsia 2000;41 (Suppl):54.

56. Quiske A, Helmstaedter C, Lux S, et al. Depression in patients with temporal lobe epilepsy is related to mesial temporal sclerosis. Epilepsy Res 2000;39(2):121–125.

57. Schmitz EB, Moriarty J, Costa JC, et al. Psychiatric profiles and patterns of cerebral blood flow in focal epilepsy: Interactions between depression, obsessionality, and perfusion related to the laterality of the epilepsy. J Neurol Neurosurg Psychiatry 1997;62 (5):458–463.

58. Sheline YI, Wang PW, Gado MH, et al. Hippocampal atrophy in recurrent major depression. Proc Natl Acad Sci USA 1996;93(9):3908–3913.

59. MacQueen GM, Campbell S, McEwen BS, et al. Course of illness, hippocampal function, and hippocampal volume in major depression. Proc Natl Acad Sci USA 2003;100(3):1387–1392.

60. Bell-McGinty S, Butters MA, Meltzer CC, et al. Brain morphometric abnormalities in geriatric depression: Long term neurobiological effects of illness duration. Am J Psychiatry 2002;159 (8):1424–1427.

61. Posener JA, Wang L, Price JL, et al. Highdimensional mapping of the hippocampus in depression. Am J Psychiatry 2003;160:83–89.

62. Mathern GW, Babb TL, Armstrong DL. Hippocampal sclerosis. In: Engel J Jr, Pedley TA (eds.), Epilepsy: A Comprehensive Textbook. Philadelphia, PA: Lippincott-Raven, 1997, pp. 133–155.

63. Sheline YI, Gado MH, Kramer HC. Untreated depression and hippocampal volume loss. Am J Psychiatry. 2003;160:1516–1518.

64. Lucassen PJ, Muller MB, Holsboer F, et al. Hippocampal apoptosis in major depression is a minor event and absent from subareas at risk for

glucocorticoid overexposure. Am J Pathol 2001;158:453–468.

65. Bowley MP, Drevets WC, Ongur D, et al. Low Glial numbers in the amygdala in major depressive disorder. Biol Psychiatry;2002;52(5):404–412.

66. Seidenberg M, Hermann BP, Noe A. Depression in temporal lobe epilepsy: A possible role for associated frontal lobe dysfunction? In: Sackellares JC, Berent S (eds.), Psychological Disturbances in Epilepsy. Newton, MA: Butterworth-Heinemann, 1996, pp. 143–157.

67. Hermann BP, Wyler AR, Richey ET. Epilepsy, frontal lobes and personality. Biol Psychiatry 1987;22:1055–1057.

68. Hermann BP, Wyler AR, Richey ET. Wisconsin card sorting test performance in patients with complex partial seizures of temporal-lobe origin. J Clin Exp Neuropsychol 1988;10:467–476.

69. Hermann B, Seidenberg M. Executive system dysfunction in temporal lobe epilepsy: Effects of nociferous cortex versus hippocampal pathology. J Clin Exp Neuropsychol 1995;17:809–819.

70. Hermann BP, Seidenberg M, Schoenfeld J, et al. Neuropsychological characteristics of the syndrome of mesial temporal lobe epilepsy. Arch Neurol 1997;54:369–376.

71. Corcoran R, Upton D. A role for the hippocampus in card sorting? Cortex 1993;29:293–304.

72. Horner MD, Flashman LA, Freides D, et al. Temporal lobe epilepsy and performance on the Wisconsin Card Sorting Test. J Clin Exp Neuropsychol 1996;18:310–113.

73. Hempel A, Risse GL, Mercer K, et al. Neuropsychological evidence of frontal lobe dysfunction in patients with temporal lobe epilepsy. Epilepsia 1996;37(Suppl 5):119.

74. Jokeit H, Seitz RJ, Markowitsch HJ, et al. Prefrontal asymmetric interictal glucosa hypometabolism and cognitive impairment in patients with temporal lobe epilepsy. Brain 1997; 12:2283–2294.

75. Baxter LR, Phelps ME, Mazziotta JC, et al. Local cerebral glucose metabolic rates in obsessive compulsive disorder: A comparison with rates in unipolar depression and in normal controls. Arch Gen Psychiatry 1987; 44:211–218.

76. Baxter LR, Schawrtz JM, Phelps ME, et al. Reduction of the prefrontal cortex glucose metabolism common to three types of depression. Arch Gen Psychiatry 1989;46:243–250.

77. Bremner JD, Vithilingham M, Vermetten E, et al. Reduced volume of orbitofrontal cortex in major depression. Biol Psychiatry 2002;51:273–279.

78. Coffey CE, Wilkinson WE, Weiner RD, et al. Quantitative cerebral anatomy in depression: A controlled magnetic resonance imaging study. Arch Gen Psychiatry 1993;50:7–16.

79. Rajkowska G, Miguel-Hidalgo JJ, Wei J, et al. Morphometric evidence for neuronal and glial prefrontal cell pathology in major depression. Biol Psychiatry 1999;45(9):1085–1098.

80. Lai T, Payne ME, Byrum CE, et al. Reduction of orbital frontal cortex volume in geriatric depression. Biol Psychiatry 2000;48(10):971–975.

81. Taylor WD, Steffens DC, McQuoid DR, et al. Smaller orbital frontal cortex volumes associated with functional disability in depressed elders. Biol Psychiatry 2003;53(2):144–149.

82. Taylor WD, MacFall Jr, Steffens DC, et al. Localization of age-associated white matter hyperintensities in late-life depression. Prog Neuropsychopharmocol Biol Psychiatry 2003;27 (3):539–544.

83. Kumar A, Zhisong J, Warren B, et al. Late-onset minor and major depression: Early evidence for common

neuroanatomical substrates detected by using MRI. Proc Natl Acad Sci USA 1998;95(13):7654–7658.

84. Robertson M. Carbamazepine and depression. Int Clin Psychopharmacol 1987;2:23–35.

85. Septien L, Giroud M, Didi-Roy R. Depression and partial epilepsy: Relevance of laterality of the epileptic focus. Neurol Res 1993;15:136–138.

86. Bromfield E, Altshuler L, Leiderman D. Cerebral metabolism and depression in patients with complex partial seizures. Epilepsia 1990;31:625.

87. Collaborative Group for Epidemiology of Epilepsy. Reactions to antiepileptic drugs: A multicenter survey of clinical practice. Epilepsia 1986;27:323–330.

88. Brent D, Crumrine P, Varma R. Phenobarbital treatment and major depressive disorder in children with epilepsy. Pediatrics 1987;80:909–917.

89. Ferrari N, Barabas G, Matthews W. Psychological and behavioral disturbance among epileptic children treated with barbiturate anticonvulsants. Am J Psychiatry 1983;140(1):112–113.

90. Smith D, Collins J. Behavioral effects of carbamazepine, phenobarbital, phenytoin and primidone. Epilepsia 1987;28:598.

91. Barabas G, Matthews W. Barbiturate anticonvulsants as a cause of severe depression. Pediatrics 1988;82:284–285.

92. Ring H, Reynolds E. Vigabatrin and behavior disturbance. Lancet 1990;335:970.

93. McConnell H, Duffy J, Cress K. Behavioral effects of felbamate. J Neuropsychiatry Clin Neurosci 1994;6:323.

94. Kanner AM, Faught E, French J, et al. Psychiatric adverse events caused by topiramate and lamotrigine: A postmarketing prevalence and risk factor study. Epilepsia 2000;41(Suppl 7):169.

95. Savard G, Andermann LF, Reutens D, et al. Epilepsy, surgical treatment and postoperative psychiatric complications: A re-evaluation of the evidence. In: Trimble MR, Schmitz B (eds.), Forced Normalization and Alternative Psychosis of Epilepsy. Petersfield: Writson Biomedical Publishing, 1998, pp. 179–192.

96. Blumer D, Wakhlu S, Davies K, et al. Psychiatric outcome for temporal lobectomy for epilepsy: Incidence and treatment of psychiatric complications. Epilepsia 1998;39:478–486.

97. Robertson M. Forced normalization and the aetiology of depression in epilepsy. In: Trimble MR, Schmitz B (eds.), Forced Normalization and Alternative Psychosis of Epilepsy. Petersfield: Writson Biomedical Publishing, 1998, pp. 143–168.

98. Chaplin J, Yepez R, Shorvon S. A quantitative approach to measuring the social effects of epilepsy. Neuroepidemiology 1990;9:151–158.

99. Dell J. Social dimension of epilepsy: Stigma and response. In: Whitman S, Hermann B (eds.), Psychopathology in Epilepsy: Social Dimensions. New York: Oxford University Press, 1986.

100. Jacoby A. Felt versus enacted stigma: A concept revisited. Soc Sci Med 1994;38:269–274.

101. Scambler G. Sociological aspects of epilepsy. In: Hopkins A (ed.), Epilepsy. New York: Demos, 1987.

102. Holsboer F. Animal models of mood disorders. In: Charney DS, Nesler EJ, Bunney BS (eds.), Neurobiology of Mental Illness. New York: Oxford University Press, 1999, pp. 317–332.

103. Willner P, Muscat R, Papp M. Chronic mild stressinduced anhedonia: A realistic animal model of depression. Neurosci Biobehav Rev 1992;16:525–534.

104. Preskorn S, Fast G. Tricyclic antidepressant induced seizures and plasma drug concentration. J Clin Psychiatry 1992;53:160–162.

105. Curran S, DePauw. Selecting an antidepressant for use in a patient with epilepsy. Safety considerations. Drug Safety 1998;18:125–133.

106. Ketter TA, Malow BA, Flamini R, et al. Anticonvulsant withdrawal-emergent psychopathology. Neurology 1994;44:55–61.

107. Spiller H, Ramoska E, Krenzelok E. Bupropion overdose: A 3-year multicenter retrospective analysis. Am J Emerg Med 1994;12:43–45.

108. Grimsley S, Jann M, Carter J. Increased carbamazepine plasma concentration after fluoxetine co-administration. Clin Pharmacol Ther 1991; 50:10–15.

109. Pearson H. Interaction of fluoxetine with carbamazepine. J Clin Psychiatry 1990;51:126.

110. Fritze J, Unsorg B, Lanczik M. Interaction between carbamazepine and fluvoxamine. Acta Psychiatr Scand 1991;84:583–584.

111. American Psychiatric Association. Guidelines for the treatment of bipolar disorders. Am J Psychiatry 2002; 195(Suppl 4):1–50.

112. Anticonvulsants for the treatment of manic depression. Cleve Clin J Med 1989;56:756–761.

113. Schaztzberg AF, Cole JO, DeBattista C. Mood stabilizers. In: Manual of Clinical Psychopharmacology. 5th ed. Washington, DC: American Psychiatric Publishing;2005:237–243.

114. Bell AJ, Cole A, Eccleston D, et al. Lithium neurotoxicity at normal therapeutic levels. Br J Psychiatry 1993; 162:688–692.

115. Post R, Putnam F, Uhde T. Electroconvulsive therapy as an anticonvulsant: Implications for its mechanisms of action in affective illness. In: Malitz S, Sackeim H (eds.), Electroconvulsive Therapy: Clinical and Basic Research Issues. New York: New York Academy of Sciences, 1986.

116. Blackwood DHR, Cull RE, Freeman CP, et al. A study of the incidence of epilepsy following ECT. J Neurol Neurosurg Psychiatry 1980;43:1098–1102.

117. Abrams R. Electroconvulsive therapy in the high risk patient. In: Abrams R (ed.), Electroconvulsive Therapy. New York: Oxford University Press, 1997, pp. 81–113.

118. Sackeim HA. The anticonvulsant hypothesis of the mechanisms of action of ECT: Current status. J ECT 1999;15:5–26.

119. Viparelli U, Viparelli G. ECT and grand mal epilepsy. Convulsive Ther 1992;8:39–42.

120. Coffey CE, Lucke J, Weiner RD, et al. Seizure threshold in electroconvulsive therapy (ECT) II. The anticonvulsant effect of ECT. Biol Psychiatry 1995;37:777–788.

121. Sackeim HA, Decina P, Prohovnik I, et al. Anticonvulsant and antidepressant properties of electroconvulsive therapy: A proposed mechanism of action. Biol Psychiatry 1983;18: 1301–1310.

122. Regenold WT, Weintraub D, Taller A. Electroconvulsive therapy for epilepsy and major depression. Am J Geriatr Psychiatry 1998;6:180–183.

123. Fink M, Kellner C, Sackheim HA. Intractable seizures, status epilepticus and ECT. JECT Lett1999;15:282–284.

124. Gilliam RA. Refractory epilepsy: An evaluation of psychological methods in outpatient management. Epilepsia 1990;31:427–432.

# Abschnitt V:

# Immunologische und infektiöse Erkrankungen

# 15 Depression bei Krebs: Mechanismen, Konsequenzen und Behandlung

CHARLES L. RAISON, JANINE GIESE-DAVIS, ANDREW H. MILLER UND DAVID SPIEGEL
FÜR DIE DEUTSCHE AUSGABE: ANKE ROHDE

## Einleitung

Die Diagnose einer Krebserkrankung ist eines der einschneidensten Ereignisse des Lebens, dem oft lange als selbstverständlich hingenommene Zeitpläne und Lebensziele zum Opfer fallen. An die Stelle der alten Gewissheiten tritt die sehr reale Aussicht auf eine lange dauernde psychische Belastung, körperliches Leid und verkürzte Zukunftsaussichten. Obwohl nur die Hälfte derer mit diagnostizierter Krebserkrankung letztlich auch daran verstirbt, durchlaufen alle Menschen eine Existenzkrise, wenn sie mit der Diagnose konfrontiert werden. Diese Faktoren in Kombination mit unseren eigenen Krebsängsten fördern die oft ungerechtfertigte Annahme unter Ärzten, dass die Depression eine normale Reaktion auf das Krankheitsbild ist. Dabei ist jedoch bemerkenswert, dass die meisten an Krebs Erkrankten trotz der höheren Prävalenzraten als bei somatisch gesunden Menschen [1] keine Depression entwickeln, die die Kriterien einer Major Depression (also einer depressiven Episode nach ICD-10) erfüllt. Somit steht zu vermuten, dass es sich bei der Krebserkrankung um einen Risikofaktor und nicht um eine zwangsweise Voraussetzung der Depression handelt [2]. Eine Depression sollte bei Krebspatienten nicht als natürliche Reaktion auf die Erkrankung abgetan werden, sondern klinische Aufmerksamkeit erregen und als Indikation für eine zeitnahe Intervention angesehen werden. So wird zunehmend deutlicher, dass selbst leichte depressive Zustände Lebensqualität, Therapie-Compliance und Morbidität von Krebspatienten negativ beeinflussen. Außerdem legen Daten nahe, dass die Depression darüber hinaus zu physiologischen Vorgängen beitragen – oder sie widerspiegeln – kann, welche die Mortalität trotz onkologischer Therapie beschleunigen [1, 3, 4]. Glücklicherweise gibt es zunehmend Hinweise auf eine Wirksamkeit der psychotherapeutischen und pharmakologischen Behandlungsverfahren der Depression bei Krebspatienten.

Dieses Kapitel fasst den aktuellen Wissensstand zu den wechselseitigen Beziehungen zwischen Depression und Krebs zusammen und konzentriert sich dabei auf die neuesten theoretischen Entwicklungen mit praktisch-therapeutischer Relevanz. In diesem Zusammenhang besonders erwähnenswert sind die zunehmenden Daten zur Bedeutung physiologischer Vorgänge (insbesondere des inflammatorischen Armes des Immunsystems und der hormonalen Stressreaktion) bei der Entwicklung emotionaler und körperlicher Symptome der Depression. An diese Diskussion schließt sich die Besprechung der pharmakologischen und psychosozialen Interventionen bei Depression und assoziierten Symptomen (wie etwa Fatigue) an. Bevor jedoch auf ätiologische Mechanismen und

Behandlungsstrategien eingegangen werden kann, wird zunächst besprochen werden müssen, wie die Depression im Rahmen einer Krebserkrankung am besten zu erkennen ist, wie – was noch deutlich werden wird – die Depression bei Krebspatienten definiert ist und wie sie meistens diagnostiziert und behandelt wird.

# Diagnostik der Depression bei Krebspatienten

### Inklusiver versus exklusiver Ansatz

Seit langem ist bekannt, dass die Diagnose der Depression bei Krebspatienten aufgrund der erheblichen Symptomüberschneidung von Depression und Krebsleiden ausgesprochen schwierig ist [2]. In diesem Zusammenhang sind insbesondere die neurovegetativen Symptome der Depression zu nennen, die oft direkt von pathophysiologischen Vorgängen im Rahmen der Grunderkrankung oder von Therapiemaßnahmen ausgelöst werden, wie Chemotherapie oder Bestrahlung. Zu diesen Symptomen gehören Müdigkeit, Appetitlosigkeit, Gewichtsabnahme, Libidoverlust, Änderungen der Schlafgewohnheiten und psychomotorische Verlangsamung. Somit stellt sich dem Arzt die Frage, in welchen Fällen er die neurovegetativen Symptome als Hinweis auf eine Depression bei Krebspatienten werten soll und in welchen Fällen sie einfach nur ein Zeichen dafür sind, dass der Patient krank ist. Die Antwort auf diese Frage hat direkte Auswirkungen auf die Prävalenz der Depression bei Krebspatienten und darauf, wann ein Arzt eine Behandlung als indiziert betrachtet.

Im Laufe der Jahre wurden die unterschiedlichsten Strategien zur Lösung dieses Problems vorgeschlagen (Tab. 15.1). Ganz grob unterscheidet man zwei Formen: einen inklusiven Ansatz, der alle depressiven Symptome, die im Diagnostic and Statistical Manual of Mental Disorders, Fourth Edition (DSM-IV) [5] aufgelistet sind, unabhängig von der vermuteten Ätiologie im Sinne einer Depression wertet, und einen exklusiven Ansatz, der alle neurovegetativen Symptome ausschließt, sofern sie auch Folge der Grunderkrankung sein könnten [6]. Weiterentwicklungen dieser einfachen Ansätze sind (1) Ersatz der ausgeschlossenen neurovegetativen Symptome durch alternative emotionale Symptome (sodass die Gesamtzahl der geforderten diagnostischen Symptome konstant bleibt) und (2) Festlegung anhand des zeitlichen Verlaufs, ob die neurovegetativen Symptome mit der Depression oder mit der Grunderkrankung zusammenhängen. Unter den Symptomersatzstrategien ersetzt der oft zitierte, von Endicott vorgeschlagene Ansatz Änderungen von Gewicht und Appetit durch Weinerlichkeit/depressiven Ausdruck, Schlafstörungen durch sozialen Rückzug/ reduziertes Mitteilungsbedürfnis, Müdigkeit/Energieverlust durch Grübeln/ Selbstmitleid/Pessimismus und Einschränkung von Denkvermögen/Konzentrationsfähigkeit und Entschlussunfähigkeit durch verminderte Reagibilität auf äußere Ereignisse [7]. Ein alternativer Ansatz, der auf der Annahme basiert, dass die zeitliche Symptomabfolge Aussagen zur Ätiologie ermöglicht, wertet nur die neurovegativen Symptome im Sinne einer Depression, die gleichzeitig mit oder unmittelbar nach der Entwicklung einer signifikanten depressiven Verstimmung, Anhedonie oder Hoffnungslosigkeit auftreten [8]. Studien stützen die Validität beider Ansätze. Allerdings gibt es auch Daten, welche für die Strategie der Substitution von Symptomen in den Kriterien eine seltene Aufdeckung der Depression bei somatisch Kranken im Vergleich zu inklusiven Ansätzen belegen [9].

Inklusive Ansätze haben den Vorteil, dass sie die Wahrscheinlichkeit für die Identifikation aller Patienten mit einer Depression erhöhen, und den Nachteil, dass bei Patienten mit affektiven Störungen oder Anhedonie fälschlicherweise eine voll ausgeprägte Major Depression festgestellt wird, obwohl sie nur leicht depressiv und körperlich schwer krank sind. Exklusive Ansätze erhöhen die diagnostische Spezifität (wenn ein Patient die Kriterien erfüllt, gehen seine emotionalen Symptome über die neurovegetativen Symptome im Rahmen einer somatischen Erkrankung hinaus), schließen aber viele Patienten von vornherein aus, die von psychiatrischen Interventionen profitieren würden, insbesondere wenn man die zunehmende Evidenz für eine Wirksamkeit dieser Interventionen bei den neurovegetativen Symptomen betrachtet, auch wenn diese nicht im Rahmen einer diagnostizierbaren affektiven Störung auftreten. Exklusive Ansätze, die neurovegetative Symptome bei Krebspatienten anhand deren möglicher Ätiologie werten oder ausschließen, sind besonders problematisch und gehen mit der Gefahr einer übermäßigen Subjektivität einher. Woher soll der Arzt wissen, ob ein Krebspatient aufgrund seiner Krankheit erschöpft ist oder weil er wegen des Verlusts der Beschäftigung und der daraus resultierenden „Depression" einen Schlafmangel hat? Derartige Entscheidungen fallen natürlich ad hoc, da alle Krebspatienten, insbesondere im Laufe einer Chemotherapie oder bei Zunahme der Krankheitsaktivität, einen psychischen Zustand aufweisen, der anhand der DSM-IV-Kriterien als „sekundäre affektive Störung bei allgemeiner somatischer Erkrankung" diagnostiziert werden kann. Daher und weil viele somatisch kranke Patienten neurovegetative Symptome ohne begleitende affektive oder Angststörungen aufweisen, sind Symptomsubstitutionsschemata vermutlich am besten dazu geeignet, die diagnostische Spezifität bei Krebspatienten zu gewährleisten. Glücklicherweise zeigen neue Daten (ausführliche Besprechung s.u.) neue Wege zur Synthese der inklusiven und exklusiven Ansätze bei der Diagnostik der Depression im Rahmen somatischer Krankheiten auf, sodass die Ärzte bei der Behandlung der Krebspatienten von den Stärken beider Ansätze profitieren.

Die zweite diagnostische Komplikation im Zusammenhang von Krebserkrankungen entsteht durch die Frage, wie ausgeprägt eine Depression sein muss, damit sie diagnostiziert und eine Behandlung erforderlich wird. Diese Frage ist im größeren psychiatrischen Zusammenhang zu betrachten, wonach affektive Störungen entweder am besten als kategorische Entitäten mit festen Grenzen (entweder man hat die Erkrankung oder nicht) oder als Spektrum-Phänomene zu betrachten sind, die sich nur graduell vom „Normalen" unterscheiden. Die Definition von Normalität ist schwierig, wenn man gerade mit der Diagnose

**Tabelle 15.1** Inklusiver versus exklusiver diagnostischer Ansatz: Vor- und Nachteile

| Inklusiver Ansatz | Exklusiver Ansatz Symptomausschluss | Symptomsubstitution | Anhand von Zeit/Verlauf oder Ätiologie |
|---|---|---|---|
| Verfahren:<br>Wertung aller vorhandenen DSM-IV-Symptome im Sinne einer Major Depression unabhängig vom zeitlichen Verlauf und der möglichen Ätiologie der Symptome | Verfahren:<br>Ausschluss neurovegetativer Symptome, die der Grunderkrankung und der Depression gemein sind (wie Müdigkeit, Appetitlosigkeit), von der Wertung im Sinne einer Major Depression | Verfahren:<br>Ersetzen der neurovegetativen Symptome, die der Grunderkrankung und der Depression gemein sind, durch eher für eine Depression spezifische affektive und kognitive Symptome<br>Ersatz von:<br>1. Änderungen von Gewicht und Appetit durch Weinerlichkeit/depressiver Ausdruck<br>2. Schlafstörungen durch sozialen Rückzug/reduziertes Mitteilungsbedürfnis<br>3. Müdigkeit/Energieverlust durch Grübeln/Selbstmitleid/Pessimismus<br>4. Einschränkung von Denkvermögen/Konzentrationsfähigkeit bzw. Entschlussunfähigkeit durch verminderte Reagibilität auf äußere Ereignisse. | Verfahren:<br>Die qualifizierenden affektiven Symptome depressiver Verstimmung, Anhedonie und Hoffnungslosigkeit werden nur im Sinne einer Major Depression gewertet, wenn sie sich nicht einfacher durch die somatische Erkrankung, die Behandlung oder Umweltstressoren erklären lassen. Assoziierte depressive Symptome (wie Appetitverlust, Müdigkeit, Schlafstörungen usw.) werden nur gewertet, wenn sie gleichzeitig mit oder nach den qualifizierenden affektiven Symptomen auftreten |

(Fortsetzung)

**Tabelle 15.1** Inklusiver versus exklusiver diagnostischer Ansatz: Vor- und Nachteile (Fortsetzung)

Vorteile:

Vorteile:

1. Hochsensitiv und -reliabel. Erfasst alle Patienten, bei denen vermutlich eine depressive Erkrankung vorliegt.

1. Exklusive Ansätze besitzen eine hohe Spezifität. Die diagnostizierten Patienten weisen mit hoher Wahrscheinlichkeit signifikante depressive Symptome auf, die über die im Rahmen der somatischen Erkrankung auftretenden Beschwerden hinausgehen.

2. Deckt einen großen Teil der Patienten auf, die vermutlich von einer psychosozialen und/oder pharmakologischen Therapie profitieren

Nachteile:

Nachteile:

1. Unspezifisch. Zu häufige Diagnosestellung der Major Depression bei somatisch kranken Patienten möglich

1. Exklusive Ansätze können viele Patienten mit depressiven Syndromen und/oder Symptomen übersehen, die von einer psychosozialen und/oder pharmakologischen Therapie profitieren würden.

2. Exklusive Ansätze können affektive und kognitive Symptome zulasten von Schmerzen und neurovegetativen Symptomen überbewerten, welche ebenfalls auf eine Behandlung ansprechen.

einer Krebserkrankung oder eines Tumorrezidivs konfrontiert wurde, da Trauer, Angst und andere Symptome, welche die Depression definieren oder in die Diagnose einfließen, unter diesen Umständen ausgesprochen häufig sind. Zwar wurden zahlreiche Lösungsansätze vorgeschlagen, um zu ermitteln, wann normale Traurigkeit klinische Relevanz erreicht, aber das Problem besteht weiterhin mit deutlichen diagnostischen und therapeutischen Auswirkungen. Viele der in Studien an Krebspatienten beobachteten affektiven Störungen fallen unter die Rubrik der „Anpassungsstörung" [10], einer Bezeichnung, die für einen geringen therapeutischen Bedarf jenseits von Aufmunterung, Unterstützung und klinischer Geduld spricht. Andererseits weisen immer mehr Studien darauf hin, dass selbst geringfügig ausgeprägte depressive Symptome (unabhängig von der möglichen Ätiologie) Lebensqualität und körperliche Leistungsfähigkeit beeinträchtigen und die Mortalität im Rahmen der somatischen Krankheit erhöhen können. Natürlich sind sowohl im Sinne der Über- als auch der Unterbehandlung therapeutische Irrtümer möglich, die meisten Daten zeigen jedoch, dass depressive Symptome bei Patienten mit Krebserkrankung unzureichend behandelt werden [11, 12]. In Kombination mit neueren Belegen dafür, dass selbst leichte krebsbedingte depressive Syndrome auf eine Behandlung ansprechen, und mit Daten, welche die Wirksamkeit von Antidepressiva bei der Behandlung vieler krankheitsassoziierter Symptome belegen (s.u.), spricht die Mehrzahl der vorliegenden Befunde dafür, selbst leichte depressive Syndrome zu behandeln, insbesondere bei Patienten, die einer Therapie gegenüber positiv eingestellt sind oder sie verlangen, sowie bei Patienten mit persistierenden Symptomen.

## Beurteilungsskalen

Die weit verbreitete Tendenz, die Depression als natürliche Reaktion auf die Krebserkrankung abzutun, sowie die Überschneidung zwischen onkologischer Erkrankung und depressiven Symptomen weisen auf die Bedeutung einer akkuraten Erfassung der Depression im Rahmen neoplastischer Erkrankungen hin. Standardisierte Instrumente sind hier besonders hilfreich, unabhängig davon, ob es sich um valide und reliable Selbstbeurteilungsbögen handelt, wie die Zung Self-rating Depression Scale (SDS) [13], um das Beck-Depressions-Inventar (BDI) [14], oder um Beurteilungen mittels Interview, wie die Montgomery-Asberg Depression Rating Scale (MADRS) [15] oder die Hamilton Depression Rating Scale (HAM-D) [16]. Selbstbeurteilungsbögen haben den Vorteil, dass kein ausgebildeter Psychiater anwesend sein muss und dass sie deshalb von den Patienten während der Wartezeit auf den Arzt ausgefüllt werden können. Das Ausfüllen derartiger Skalen durch die Patienten, bevor sie den Arzt sehen, hat oft den Vorteil, dass dieser zusätzliche wichtige Informationen erhält, die ihm andernfalls aus Zeitgründen entgangen wären. Andererseits profitieren Beurteilungen mittels Interviewer vom Wissen eines ausgebildeten Klinikers, sodass ein Selbstbeurteilungsbias besser ausgeschlossen werden kann. Während sich Befragungen eher für einander überschneidende Populationen eignen, sind spezifische

Instrumente nützlicher, wenn es um die exklusive oder inklusive Erfassung der Depression bei Krebspatienten handelt. So betont das BDI affektive und kognitive Symptome, welche für eine Depression spezifischer sind als neurovegetative Symptome, die sowohl bei Major Depression als auch bei somatischen Krankheiten vorkommen. Auch der MADRS wurde so entworfen, dass er den Einfluss der neurovegetativen Symptome auf die Aufdeckung der Depression im Rahmen somatischer Krankheiten reduziert. Am anderen Ende des Inklusiv-exklusiv-Spektrums ist die Neurotoxicity Rating Scale (NRS) (ein Selbstbeurteilungsinstrument mit 39 Punkten) zur Erfassung des vollen Ausmaßes der bei Krebspatienten häufigen neurobehavioralen Symptome hilfreich [17]. Trotzdem ist eine weitere Validierung des NRS bei somatisch kranken Patienten erforderlich. Selbst unter Umständen, in denen weder Selbstbeurteilungsfragebögen noch vom Arzt auszufüllende Fragebögen eingesetzt werden können, weisen neuere Daten darauf hin, dass die Frage „Fühlen Sie sich überwiegend niedergeschlagen?" unter den Krebspatienten effektiv die meisten mit einer klinisch relevanten affektiven Störung herausfiltert [10]. Zumindest ließen sich mit diesem vereinfachten Ansatz Patienten identifizieren, bei denen eine sorgfältigere Abklärung erforderlich ist [18].

## Prävalenz der Depression bei Krebs

Krebspatienten sehen sich mit ausgesprochen unterschiedlichen physiologischen und psychologischen Veränderungen konfrontiert, nicht nur im Vergleich untereinander, sondern selbst im Laufe der Krankheit beim selben Patienten. Manche Patienten, bei denen Krebs diagnostiziert wurde, sind ansonsten gesund und können von einer ungeminderten Lebenserwartung ausgehen. Andere sind schwerkrank, leiden unter immensem psychischen Stress oder müssen mit ihrem baldigen Versterben rechnen. Tumoren unterscheiden sich hinsichtlich Lokalisation, Gewebetyp, biochemischen Auswirkungen und der Neigung, somatische Auswirkungen zu verursachen und die Alltagsfunktionen zu beeinträchtigen. Ergänzt man dazu noch die multiplen diagnostischen Schemata, die zur Aufdeckung einer Depression bei somatisch Kranken angewandt werden, überrascht es nicht weiter, dass die Prävalenz der Depression bei Krebspatienten stark schwankt: zwischen 1 und 50 % [1, 2, 10]. Trotz dieser breiten Spanne zeigen jedoch die meisten Studien, dass die Major Depression als auch depressive Symptome bei Krebspatienten häufiger sind als bei gesunden Kontrollen. Literaturanalysen ergeben als Median für die Prävalenz Raten zwischen 15 und 29 % [10, 19] und liegen damit signifikant höher als die Angaben für die Prävalenz der Major Depression in der US-amerikanischen Allgemeinbevölkerung [20]. Auch neuere Studien berichten über breit gestreute Prävalenzraten der Major Depression bei Krebspatienten, wobei die Ergebnisse dieser Studien allgemein mit denjenigen früherer Arbeiten hinsichtlich Risikofaktoren (später besprochen) und Prävalenz der Depression (Raten zwischen 3 und 37 %) übereinstimmen. Zudem war die Prävalenz selbst in Studien mit niedrigen Depressionsraten bei den Krebspatienten typischerweise im Vergleich zur Allgemeinbevölkerung der jeweiligen Länder erhöht.

## Variabilität der geschätzten Prävalenz

Unserer Ansicht nach können aus den Faktoren, die zur immensen Variationsbreite der in der Literatur angegebenen Prävalenzraten beitragen, sehr viele nützliche Informationen für das Management der Depression bei Krebspatienten abgeleitet werden, weswegen sie nicht als Hindernis angesehen werden sollten (Tab. 15.2). Einen dieser Gründe haben wir bereits angeschnitten: die fehlende Gleichförmigkeit in der Definition der Depression bei somatischen Erkrankungen, wobei die Depression bei Krebspatienten häufiger diagnostiziert wird, wenn dazu inklusive Verfahren angewandt werden. So zeigen mehrere Studien, dass sich die Häufigkeit der Depression in derselben Patientengruppe nahezu verdoppelt, je nachdem ob ein inklusiver oder exklusiver diagnostischer Ansatz gewählt wird [10, 21]. Diese Ergebnisse legen die Vermutung nahe, dass viele Krebspatienten deutlich unter depressions-assoziierten neurovegetativen Symptomen wie Müdigkeit und Schlaf-/Appetitstörungen leiden, selbst wenn weder Traurigkeit noch allgemeiner Interessenverlust vorliegen. Diese Beobachtung ist aus wenigstens zwei Gründen klinisch relevant. Zunächst sind neurovegetative und andere somatisch bedingte Symptome ein Risikofaktor bei Patienten unter Krebstherapie für die Entwicklung einer voll ausgeprägten Depression. So konnte wiederholt gezeigt werden, dass Schlafstörungen sowohl eine spätere neue Depression als auch ein depressives Rezidiv voraussagen können. Zweitens gibt es zunehmend Belege dafür, dass sich zahlreiche krankheitsbedingte und neurovegetative Symptome, wie Schlafstörungen, Appetitstörungen, Schmerzen und Müdigkeit, erfolgreich durch Antidepressiva und verwandte Therapieansätze behandeln lassen (Besprechung später).

Eine zweite Diskussion hinsichtlich der Depressionsprävalenz bei Krebspatienten dreht sich darum, wie ausgeprägt die Depression sein muss, damit sie als klinisch relevantes Krankheitsbild eingestuft werden kann. Studien lassen vermuten, dass die meisten Krebspatienten mit affektiven Störungen die Kriterien für andere Krankheitsbilder als eine Major Depression erfüllen. In diesem Sinne ermittelte eine vor kurzem durchgeführte Studie, dass zwar 23 % der ambulanten Krebspatienten unter signifikanten depressiven Symptomen litten, jedoch nur ein Drittel dieser Patienten die Kriterien einer Major Depression erfüllte [11]. Am häufigsten wird bei Krebspatienten als affektive DSM-Diagnose eine Anpassungsstörung festgestellt. Von einer Anpassungsstörung mit depressiver Stimmung spricht man grundsätzlich, (1) wenn die affektiven Symptome nicht die Kriterien einer Major Depression erfüllen, (2) wenn die affektiven Symptome als Reaktion auf einen nachweisbaren psychosozialen Auslöser auftreten und (3) wenn die affektiven Symptome die Leistungsfähigkeit beeinträchtigen [5]. Diese Symptome können für unbestimmte Zeit persistieren, sofern ein chronischer

**Tabelle 15.2** Faktoren, die mit der Entwicklung einer Depression im Rahmen einer Krebserkrankung assoziiert sind

| |
|---|
| • Vorgeschichte einer Depression oder Angststörung |
| • Aktuelle subsyndromale depressive und/oder Angstsymptome |
| • Fehlende soziale Unterstützung |
| • Kürzliche Erstdiagnose oder Rezidiv der Krankheit |
| • Krebsform:<br>Pankreas > Oropharynx > Mamma > Kolon > gynäkologisch > Lymphom > Magen > Leukämie |
| • Krankheitsschwere |
| • Unzureichend behandelte Schmerzen |
| • Chemotherapie-Regime, die depressive Symptome auslösen können:<br>Interferon-alpha, Interleukin (IL) 2, Amphotericin B, Cycloserin, Glukokortikoide, L-Asparaginase, Leuprolid, Procarbazin, Tamoxifen, Vinblastin, Vincristin |
| • Operationsart: Mastektomie > brusterhaltende Verfahren |
| • Zur Diagnosestellung angewandte Depressionskriterien:<br>Inklusive > exklusive<br>Symptomatisch > kategorial |

Stressor vorliegt. Unter Berücksichtigung der überwältigenden Daten, wonach alle Stressoren das Risiko für eine Depression erheblich erhöhen [22], und der Tatsache, dass viele Krebspatienten definitionsgemäß mit einem schweren und chronischen Stressor konfrontiert sind, scheint es unmöglich, die Diagnose einer Anpassungsstörung zuverlässig von einer leichten Depression oder Dysthymie abzugrenzen. Zunehmende Daten weisen übereinstimmend darauf hin, dass selbst eine leichte Depression Leistungsfähigkeit und Lebensqualität erheblich einschränkt und sich negativ auf die Gesundheit auswirkt [23]. Diese Überlegungen werfen die Frage auf, warum ein depressives Syndrom, das von der Krebserkrankung als dem bekannten Stressor ausgelöst wird (eine Anpassungsstörung), anders behandelt werden sollte als die symptomatisch ähnlichen Syndrome, die aus anderen Gründen entstehen, insbesondere unter Berücksichtigung der reichlichen Daten, wonach depressive Syndrome behandelbar sind, auch wenn sie nicht die Kriterien einer Major Depression erfüllen. Andererseits weist auch die Tatsache, dass die meisten Patienten mit affektiven Störungen die Kriterien einer Anpassungsstörung erfüllen, darauf hin, dass zumindest einige dieser Patienten ein Syndrom aufweisen, das in absehbarer Zeit auch ohne spezifische Arzneimitteltherapie wieder abklingen wird. Daher erfordert die korrekte Einstufung jedes Patienten ein erhebliches klinisches Augenmaß, wobei auch hier der Umstand von Bedeutung ist und klinisch relevante Auswirkungen auf die Therapie hat, dass die Prävalenz der Depression stark davon beeinflusst wird, wie die diagnostische Schwelle festgelegt wird.

## Anfälligkeit für eine Depression

Neben den diagnostischen Aspekten werden die Prävalenzraten der Depression noch von anderen Faktoren beeinflusst, wie den prämorbiden Eigenschaften des Patienten, den Tumoreigenschaften, der Erkrankungsschwere und dem angewandten Therapieverfahren. Mehrere Studien stimmen darin überein, dass bei Patienten mit einer psychischen Erkrankung in der Vorgeschichte (einschließlich einer Depression in der Vorgeschichte) im Rahmen einer Krebserkrankung ein erhöhtes Risiko für eine Depression besteht. Auch eine für affektive Störungen positive Familienanamnese ist ein Risikofaktor für eine krebsbedingte Depression. Frauen scheinen im Rahmen von Krebserkrankungen schneller affektive Störungen zu entwickeln, was mit den Daten aus der Literatur übereinstimmt, wonach Frauen allgemein eher zu Depressionen neigen als Männer [249]. Es wird zunehmend anerkannt, dass die aktuelle Stimmung eines Patienten und/oder das Vorhandensein von Angstsymptomen seine emotionalen Reaktionen auf die krebsbedingt sowohl psychisch als auch körperlich schwierige Situation stark beeinflussen. So sind beispielsweise zum Zeitpunkt der Diagnosestellung der onkologischen Erkrankung berichtete Depressivität und Angstsymptome (vermutlich ausgelöst oder verstärkt durch die psychische Belastung der Diagnose) mit einer ausgeprägteren psychischen Störung sechs Monate später assoziiert [25]. Zudem zeigen zahlreiche Studien, dass vermehrte depressive und/oder Angstsymptome unmittelbar vor der Behandlung ein Prädiktor für eine Depression im Laufe der Therapie mit Interferon alpha 2b (IFN-alpha) sind – einem Regime, von dem bekannt ist, dass es entzündliche Prozesse aktiviert und sehr häufig zur Depression führt [26]. Die klinischen Auswirkungen dieser Daten sind offensichtlich: Bei Patienten mit Erstdiagnose Krebs sowie jenen, bei denen eine depressionsfördernde Behandlung geplant ist, sollte nach zurückliegenden oder aktuellen affektiven und Angstsymptomen gefragt werden sowie nach Depressionen in der Familie. Patienten mit einer in diesem Sinne positiven Anamnese profitieren mit hoher Wahrscheinlichkeit von einer engmaschigeren Überwachung. Außerdem ist in manchen Fällen (insbesondere im Rahmen einer depressionsfördernden Behandlung) eventuell eine prophylaktische antidepressive Behandlung oder Therapie bereits der ersten Anzeichen für eine affektive Störung gerechtfertigt.

## Krebsart und Depression

Die Prävalenz der Depression scheint abhängig von Tumorart und -lage zu variieren (Tab. 15.3). Allgemein werden die höchsten Depressionsraten für Pankreas-, oropharyngeale und Mammakarzinome angegeben, mittlere Raten für sonstige gynäkologische Tumoren sowie die niedrigsten für Lymphom, Leukämie und Magenkarzinome [2, 27]. Auch Gehirntumoren gehen mit hohen Depressionsraten einher, insbesondere wenn die Tumoren im Frontallappen liegen – und hier insbesondere linksseitig –, Gehirnbereichen, die allgemein an

**Tabelle 15.3** Prävalenz der Major Depression bei unterschiedlichen Krebstypen

| Tumor | Prävalenz der Major Depression (%) |
| --- | --- |
| Pankreas | 50 |
| Oropharynx | 22–40 |
| Kolon | 13–25 |
| Mamma | 10–32 |
| Gynäkologisch | 23 |
| Lymphom | 17 |
| Magen | 11 |
| Akute Leukämie | 1,5 |

Genese und Behandlung der Depression beteiligt sind. Delir und Krampfanfälle sind bei diesen Patienten ausgesprochen häufig. Beides geht sehr oft mit affektiven Symptomen einher, weshalb dies genauer evaluiert und ausgeschlossen werden muss, bevor die affektiven oder Angstsymptome einer affektiven Störung zugeordnet werden. Wie bei somatischen Krankheiten allgemein [23] wird auch die Depression mit fortschreitender Erkrankungsschwere bei Krebspatienten häufiger [1, 28, 29].

## Krebsbehandlung und Depression

Auch die Art der onkologischen Behandlung beeinflusst die Wahrscheinlichkeit einer Depression. Wie bereits besprochen, ist für Zytokine wie IFN-alpha und Interleukin (IL) 2, die zur Behandlung zahlreicher Malignome eingesetzt werden, gut bekannt, dass sie depressive Symptome auslösen [30]. So erreicht die Häufigkeit der Major Depression bei Patienten unter hoch dosierter IFN-alpha-Langzeittherapie nahezu 50 % [31]. Weitere zur Krebstherapie eingesetzte Arzneimittel, die oft zur Depression führen, sind Amphotericin B, Cycloserin, Glukokortikoide, L-Asparaginase, Leuprolid, Procarbazin, Tamoxifen, Vinblastin und Vincristin [32]. Neuere Daten lassen vermuten, dass Chemotherapien auch Langzeitauswirkungen auf die Stimmung haben können. In einer großen Studie an Erwachsenen, die in der Kindheit eine Leukämie, ein Hodgkin- oder ein Non-Hodgkin-Lymphom überstanden hatten, waren depressive Symptome bei denjenigen mit Zustand nach Krebs signifikant häufiger als bei ihren nicht betroffenen Geschwistern [33]. Bei diesen Patienten ist das Ausmaß der kindlichen Exposition mit Chemotherapeutika ein Prädiktor für die Prävalenz depressiver Symptome im Erwachsenenalter [33]. Schließlich erhöht vermutlich auch die operative Behandlung das Risiko für eine Depression. Eine prospektive Studie kam zu dem Schluss, dass die Depression bei Frauen nach Mastektomie häufiger ist als nach brusterhaltenden Verfahren [34]. Obwohl diese Beobachtung traditionell der höheren psychischen Belastung durch das nach Mastektomie veränderte Erscheinungsbild zugeschrieben wurde, scheinen invasive Operationsverfahren außerdem zu höheren Spiegeln von IL-6 und C-reaktivem Protein zu führen [35, 36]. Somit ist es möglich, dass die Depression bei Krebspatienten nach einer Operation zumindest teilweise dadurch begünstigt wird, dass durch den Eingriff das proinflammatorische Zytokinsystem angeschoben wird (ausführliche Besprechung weiter unten) [37]. Damit übereinstimmend wurde bei Patienten mit Bauchoperation eine Korrelation zwischen erhöhter Serumkonzentration von IL-6 und erhöhten Werten für depressive Symptome beschrieben [38]. Dabei muss jedoch erwähnt werden, dass mehrere Studien keinen Zusammenhang zwischen Mastektomie und häufigeren Depressionen herstellen konnten [39, 40]. In diesen Studien war es die Einbeziehung der Patientin in die Entscheidungsfindung hinsichtlich der Art des operativen Verfahrens, welche die zuverlässigste Voraussage des emotionalen Langzeitergebnisses ermöglichte. Außerdem scheinen die Auswirkungen der Operation auf die Immunfunktionen komplex zu sein, und nicht alle Studien beschreiben eine postoperative Aktivitätszunahme der proinflammatorischen Zytokine [41, 42].

# Depression als Prädiktor von Krebsprogression und -mortalität

## Depression und Compliance

Ein möglicher Weg, über den die Depression vermutlich die Krebsprogression beschleunigt, ist eine negative Beeinflussung der Compliance. Die Depression kann die Motivation und die Fähigkeit zur Befolgung von ärztlichen Verordnungen beeinträchtigen. Zudem fehlt es depressiven Krebspatienten oft an der notwendigen Konzentrationsfähigkeit, um sich an komplexe Therapieanweisungen zu erinnern, oder es fehlt die Kraft, die zum Durchhalten der Anordnungen erforderlich ist. Durch depressive Symptome wie Hoffnungslosigkeit wird es schwer, den vorgeschlagenen Therapieoptionen wirklich zu vertrauen. Zudem kann eine Depression Beziehungen zu Bezugspersonen beeinträchtigen, die den Patienten normalerweise darin unterstützen würden, mit der Therapie fortzufahren sowie die Nebenwirkungen und Unsicherheit zu ertragen, die oft mit Chemotherapie und Bestrahlung einhergehen.

In einer Metaanalyse von Studien, welche den Zusammenhang von Angst und Depression mit der Noncompliance mit Arzneimittelregimen untersuchten, wurde eine starke Beziehung zwischen Depression (nicht jedoch Angst) und Noncompliance belegt (Odds Ratio 3,03 mit mehr als 142 neuen Studien, die keinen Zusammenhang ermittelten, wie er zum Anzweifeln des Ergebnisses erforderlich gewesen wäre) [43]. Die in der Metaanalyse berücksichtigten Studien untersuchten zahlreiche medizinische Krankheitsbilder, allerdings wiesen alle aufgenommenen Krebsstudien (3 von 12) nach, dass die Compliance durch eine Depression beeinträchtigt wird [44–46]. „Bei Noncompliance nehmen die Patienten die verordneten Medikamente nicht korrekt ein, halten sich nicht an

Ernährungsvorschriften, nehmen nicht am verordneten Sport teil, sagen ihre Termine ab oder lassen sie verstreichen und halten an gesundheitsschädlichen Lebensgewohnheiten fest. Noncompliance kann zur Exazerbation der Krankheit und Fehldiagnosen sowie zur Frustration von Arzt und Patient führen." [43] Noncompliance reduziert aber nicht nur die Wirksamkeit der Therapie, sie erschwert es den Patienten auch, dem Arzt gegenüber ihre Bedürfnisse zu äußern.

Die Depression kann die Krebsbehandlung, aber auch die Compliance hinsichtlich Vorsorgeuntersuchungen in vielerlei Hinsicht beeinträchtigen. So kann die Depression Vorsorgeuntersuchungen hinauszögern, sodass die Diagnose bei den Patienten erst in späteren Stadien gestellt wird. In einer Studie zur Verbindung epidemiologischer Daten zur psychiatrischen Anamnese im Laufe des Lebens und den Unterlagen eines Krebsregisters erlaubte eine Major Depression die Vorhersage des Mammakarzinoms in fortgeschritteneren Stadien, während die Phobie eine Vorhersage in früheren Stadien ermöglichte. Die Autoren werteten die Ergebnisse dieser Studie als Hinweis darauf, dass Stress die Krebsfrüherkennung hinauszögert und somit eine höheres Mortalitätsrisiko darstellt [47]. In einer Studie an jugendlichen Krebspatienten war die Noncompliance mit der Therapie mit einer häufigeren begleitenden Depression und einer höheren Mortalität sechs Jahre später assoziiert [48]. Außerdem kann ein Nichtansprechen auf eine Behandlung die Depression verstärken, wodurch Patienten sich auch häufiger weigern, künftige Behandlungsanweisungen zu befolgen [49].

Zudem können Depression und Angst dazu führen, dass Patienten mit einer für Krebserkrankungen positiven Familienanamnese Früherkennungsuntersuchungen vermeiden. In einer Querschnittstudie war die Angst vor dem Mammakarzinom bei den Verwandten ersten Grades von Frauen mit Mammakarzinom mit einer schlechteren Compliance für Mammographien assoziiert [50]. In einer weiteren Studie ermittelten Lerman et al., dass eine höhere allgemeine Stressbelastung vorhersagte, dass Verwandte ersten Grades von Frauen mit Mammakarzinom nicht nach den DNA-Ergebnissen des BRCA1-Screenings fragen (einem genetischen Marker für ein erhöhtes Mammakarzinomrisiko) [51]. Eine Studie an Frauen mit familiär erhöhtem Risiko für Mammakarzinome ermittelte, dass die Angst vor bestimmten Verfahren mit einer Noncompliance hinsichtlich der Selbstuntersuchung der Brust einherging, nicht jedoch bezüglich Pap-Abstrichen oder Mammographien [52]. Allerdings liegt nur wenig Literatur zu diesem Thema vor, und mehrere Studien konnten keinen Zusammenhang zwischen Depression und schlechtem Screening-Verhalten nachweisen. So erhöhten Depression und Angst in einigen Studien die Therapie- und Screening-Compliance. In einer Studie an Patienten, die überwiegend Minderheiten angehörten oder einen niedrigen sozioökonomischen Status aufwiesen, korrelierte die Compliance mit der Chemotherapie bei Frauen mit Mammakarzinom mit einer stärkeren Depression und Angst sowie mit einem stärkeren Kampfgeist und innerer Kraft. Noncompliance ging mit Schuldgefühlen und Feindseligkeit einher [53]. Zudem erlaubten die Werte der Depression in einer Studie an Patienten, die wegen eines familiär-genetischen Risikos für Ovarialkarzinome einen Arzt aufsuchten, keine Rückschlüsse auf das Vorsorge-Verhalten. Stattdessen waren diejenigen, welche für sich von einem hohen familiären Risiko ausgingen, im Laufe von 12–18 Monaten am inkonsequentesten hinsichtlich der Einhaltung von Screening-Empfehlungen [54]. In einer prospektiven Studie an Krebspatienten, denen eine postoperative Behandlung empfohlen worden war, erlaubte die Depression keine Rückschlüsse auf die Compliance [55]. In einer prospektiven Studie zur Compliance bei der Behandlung von Karzinomen im Kopf- und Halsbereich waren weder Depression noch Angst mit der späteren Compliance assoziiert [56].

Einige Studien [57] haben festgestellt, dass Patienten mit einer Depression häufiger komplementäre oder alternative Therapieoptionen wahrnehmen; allerdings kamen andere Studien [58, 59] nicht zu diesem Ergebnis. Außerdem waren Patienten nach einer Knochenmarktransplantation eher bereit, sich freiwillig experimentellen adjuvanten Therapien zu unterziehen, sofern sie sehr ängstlich waren und mehr einschneidende Lebensereignisse im vorausgegangenen Jahr erlebt hatten, wobei diese Patienten nicht signifikant depressiver waren [60].

Schließlich gingen mehrere Studien zu psychosozialen Interventionen, welche die Depression vermindern, mit einer größeren posttherapeutischen Compliance einher. Eine nicht randomisierte Studie zu supportiv-expressiven Interventionen bei Frauen mit wenigstens einem Verwandten ersten Grades mit Mammakarzinom kam zu dem Ergebnis, dass die Intervention signifikant mit Verminderung von Kummer, Depression, Angst und Traumasymptomen und einer besseren Risikoeinsicht einherging als bei Studienbeginn [61]. In einer weiteren Interventionsstudie zur Besserung der Compliance bei der Behandlung hämato-onkologischer Erkrankungen besserte sich die Compliance bei den Patienten aller drei Behandlungsarme der Studie. Wichtig ist dabei vor allem, dass die Depression in dieser Studie mit einer verminderten Compliance bezüglich der Tabletteneinnahme einherging [62].

Insgesamt kann eine Depression die Krebstherapie verkomplizieren und behindern. Obwohl Angst und Depression in einigen Populationen zu einer höheren Therapietreue führen mögen, ist offensichtlich, dass eine depressionsbedingte Noncompliance mit der Therapie das Fortschreiten der Krebserkrankung signifikant beeinflussen kann. Psychosoziale Verfahren zur Verminderung von Depression und Angst können die Therapiecompliance von Krebspatienten sowie deren Lebensqualität verbessern.

## Depression, HPA-Achse und Krankheitsprogression

### Depression und HPA-Funktion
Die physiologischen Auswirkungen der Depression können den Verlauf der Krebserkrankung beeinflussen. So haben 15 von 24 Studien festgestellt, dass eine Depression mit einer schnelleren Krebsprogression einherging [1]. Diese Ergebnisse werfen die nahe liegende Frage auf, wie die Pathophysiologie der Depres-

sion mit derjenigen von Krebs interagiert. Biomarker der Depression können bei Krebspatienten besonders nützlich sein, da die depressiven Symptome leicht mit denjenigen der Krebserkrankung sowie mit den Nebenwirkungen der Krebsbehandlung verwechselt werden [2]. Das Cortisolprofil ist einer der am besten untersuchten Funktionsindikatoren der HPA-Achse (= Hypothalamic-pituitary-adrenal axis = Hypothalamus-Hypophysen-Nebennieren-Achse) bei depressiven Patienten. Cortisol ist ein Glukokortikoid, das von der Nebennierenrinde hergestellt wird und dessen Serumspiegel einem zirkadianen Rhythmus unterliegt, der von Hypothalamus und Hypophyse gesteuert wird [63]. Cortisol ist ein klassisches Stresshormon und fördert die Ausschüttung von Glukose ins Blut für die Fluchtreaktion. Außerdem ist Cortisol eines der am stärksten immunmodulatorisch wirkenden Hormone des Körpers. In Querschnittvergleichen depressiver und nicht depressiver Patienten wurden bei depressiven Patienten erhöhte mittlere 24-Stunden-Cortisolspiegel sowie ein abgeflachter zirkadianer Rhythmus ermittelt [64–66].

Bei Patientinnen mit Mamma- oder Ovarialkarzinom wurden Veränderungen der zirkadianen Cortisolausschüttung festgestellt [67]. Bei den Patientinnen mit Mammakarzinom umfassen diese Veränderungen hohe Basalspiegel während einer Phase von 24 Stunden [67, 68], abweichende Spitzen- und Talspiegel sowie abgeflachte zirkadiane Profile [67]. Außerdem gibt es Hinweise darauf, dass ein Verlust der normalen zirkadianen Cortisolvariation, ähnlich der bei Depression beobachteten, die Vorhersage eines früheren Versterbens bei Patientinnen mit Mammkarzinom ernmöglicht [69]. Zu den Funktionsveränderungen des HPA-Systems gehören Spitzenspiegel spät am Tage statt des typischen frühmorgendlichen Peaks sowie abgeflachte Cortisoltagesprofile. Zu einer derartigen Dysregulation des diurnalen Cortisols kommt es stressbedingt auch mit dem Wegfall der partnerschaftlichen Unterstützung beispielsweise bei Trennung oder Scheidung. Weitere vor kurzem durchgeführte Studien haben gezeigt, dass das Mammakarzinom bei Frauen, die nachts arbeiten, häufiger ist [70, 71]. Während diese Autoren den Effekt auf die supprimierten Melatoninspiegel zurückführen [72], ist auch eine Störung des zirkadianen Cortisolrhythmus eine mögliche Erklärung [73]. Dabei gelang es Mormont et al. nicht, einen signifikanten Effekt des beeinträchtigten diurnalen Cortisolrhythmus bei Patienten mit gastrointestinalen Tumoren nachzuweisen [74]. Allerdings bestand ein Trend, wonach ihre Daten auf eine frühere Mortalität bei Patienten mit gestörtem Rhythmus hinweisen. Zudem verwandten sie eher einen kategorischen als einen kontinuierlichen Signifikanztest mit vermutlich nur eingeschränkter statistischer Power. Vor kurzem demonstrierten Filipski et al. die Folgen eines dysregulierten diurnalen Cortisolprofils in einem Tiermodell [75]. Sie zerstörten den Nucleus suprachiasmaticus von Mäusen, wiesen nach, dass der zirkadiane Cortisolrhythmus gestört wird, und beobachteten, dass implantierte Osteosarkome und Pankreasadenome deutlich schneller wuchsen als bei Tieren der Kontrollgruppe. Somit wurden die bei Menschen gemachten klinischen Beobachtungen im Tierversuch bestätigt.

## Mögliche endokrine Beeinflussung der Krankheitsprogression

Es wurden zahlreiche Mechanismen vorgeschlagen, über welche die neuroendokrinen Korrelate von Stress und Depression das Wachstum von Neoplasmen begünstigen. So scheinen Glukokortikoide bei gesunden Zellen anders auf die Glukoneogenese zu wirken als bei Tumorzellen. Die Daten lassen vermuten, dass Tumorzellen gegen den Glukokortikoidsignalweg und die katabolische Glukokortikoidwirkung resistent werden, welche die Wiederaufnahme von Glukose in zahlreichen Zelltypen verhindert. In diesen Fällen wird die Energie durch Cortisol von den gesunden Zellen abgezogen und zu den Tumorzellen geleitet [76]. Außerdem scheint der Androgenrezeptor in bestimmten Zelllinien des Prostatakarzinoms cortisolsensitiv zu werden, sodass physiologische Cortisolspiegel ein androgenvermitteltes Tumorwachstum stimulieren [77]. Zudem haben mehrere Studien im Tiermodell einen Zusammenhang zwischen der stressbedingten Erhöhung der Glukokortikoide und einem raschen Tumorwachstum nachgewiesen [78–80]. Hormone des HPA-Systems scheinen durch Aktivierung von Proopiomelanocortin(POMC)-Genen über das Corticotropin Releasinghormon (CRH) die Expression von Mammakarzinom-Onkogenen zu fördern. Der POMC-Promoter besitzt eine Homologie mit POMC-Transkriptionsfaktoren, die an humane MAT-1-Mammakarzinomonkogene binden [81]. Somit gibt es zahlreiche Möglichkeiten, wie depressionsbedingte Funktionsveränderungen des HPA-Systems die Geschwindigkeit der Krebsprogression beeinflussen. Eine weitere wichtige Hypothese stellt einen Zusammenhang zwischen dem HPA-System und der Funktionsstörung des Immunsystems her, da Glukokortikoide potente Immunmodulatoren sind und wichtige Wirtsreaktionen auf den Tumor unterdrücken können.

## Depression und Immunität bei Krebs

Ein Zusammenhang zwischen Depression und Krebsprogression besteht in den Auswirkungen der Depression auf die Immunantwort. Die Depression geht mit einer Reduktion der viralen und antigenspezifischen Maßnahmen der zellvermittelten Immunität einher. Die Depression scheint mit einer schlechteren zellvermittelten Kontrolle der Gleichgewichtsexpression der latenten Epstein-Barr-Virus(EBV)-Infektion einherzugehen, einer Maßnahme der Immunüberwachung. Während depressive Patienten im Vergleich zu nicht depressiven Patienten keine höheren EBV-Antikörpertiter aufzuweisen scheinen, wurde die Schwere der depressiven Symptome mit höheren Antikörpertitern gegen das EBV-Capsid-Antigen (VCA) in Verbindung gebracht [82–85]. Zudem beeinträchtigt die Depression die antigenspezifische zellvermittelte Immunität. Depressive Patienten zeigen Hinweise auf eine schlechtere verzögerte Hautreaktion bei Überempfindlichkeitstestung [86], was auf eine schlechtere Fähigkeit der T-Zellen hinweist, antigenspezifische Reaktionen auszulösen, wie sie zur Bekämpfung von Viren, Bakterien sowie vermutlich auch Tumoren erforderlich sind [87–89]. Zudem wurde die Depression wiederholt mit einer Funktionsverschlechterung der natürlichen Killerzellen in Verbindung gebracht [90, 91].

Die Schwere der Depression (und die damit einhergehende beeinträchtigte Reaktion darauf) hat verheerende Auswirkungen auf die Immunkompetenz der Krebspatienten [92]. Die vom Arzt ermittelten Symptome der Depression erlauben in dieser Population die signifikante Vorhersage einer niedrigeren Zahl sowohl der Leukozyten als auch der natürlichen Killerzellen [93]. Bei Patientinnen mit Mammakarzinom waren die Symptome der Depression und die fehlende soziale Unterstützung während einer dreimonatigen Beobachtungsphase Prädiktoren einer reduzierten Zytotoxizität natürlicher Killerzellen [94]. Natürliche Killerzellen greifen transformierte und sterbende Zellen an, ohne dass ein spezifisches Antigen vorhanden sein muss, sodass eine Beteiligung an der Krebsüberwachung vermutet wird. Es ist bekannt, dass eine Verminderung der Zytotoxizität natürlicher Killerzellen die Progression des metastasierten Mammakarzinoms beschleunigt [88, 94, 95]. Allerdings gibt es Daten, wonach akuter Stress bei Frauen mit Mammakarzinom die Antwort der natürlichen Killerzellen und der T-Zellen verstärkt [96, 97]. Andersen et al. untersuchten 116 Patientinnen mit Mammakarzinom unmittelbar nach der operativen Behandlung [97] und stellten auch bei Gabe von Gammainterferon einen Zusammenhang zwischen dem Stressniveau und einer geringeren Zytotoxizität der natürlichen Killerzellen fest. Zudem führte Stress auch zu einer geringeren Lymphozytenproliferation.

An den Mechanismen, durch welche Stress das Immunsystem sowie vermutlich die Krebsprogression beeinflusst, sind möglicherweise Veränderungen des HPA-Systems und des sympathischen Nervensystems beteiligt. Die Veränderungen des HPA-Systems können eine depressionsbedingte Immunsuppression auslösen. Vermutlich supprimieren Stresshormone die Immunreaktion auf Tumoren [98, 99]. Präklinische Studien haben supprimierende Effekte einer chronischen Aktivierung des HPA-Systems auf T-Zell-vermittelte Immunreaktionen belegt [63]. Da außerdem bekannt ist, dass die stress- und depressionsbedingte Aktivitätszunahme des HPA-Systems und des sympathischen Nervensystems allgemein immunsupprimierend wirkt [100], werden dadurch eventuell für die Wachstumseindämmung des Mammakarzinoms wichtige Immunfunktionen supprimiert [93, 101–103].

Somit scheinen depressive Symptome mit einer schlechteren Funktion der zellulären Immunität assoziiert zu sein. Außerdem wird der Zusammenhang zwischen depressiven Symptomen und der Funktion des Immunsystems von Faktoren wie Alter und Geschlecht beeinflusst [104, 105]. Auch die Konditionierung spielt vermutlich eine Rolle beim immunsuppressiven Effekt der Depression. Es ist bekannt, dass die Chemotherapie ausgesprochen immunsuppressiv wirkt, da diese zytotoxischen Substanzen aufgrund ihrer Fähigkeit zum Abtöten schnell proliferierender Zellen ausgewählt werden. So kommt es bei Krebspatienten *vor* dem nächsten Chemotherapiezyklus zur konditionierten Immunsuppression [106], ähnlich der bei Tieren beobachteten konditionierten Immunsuppression [107–109]. Konditionierung ist die Verknüpfung von psychischen und somatischen Vorgängen. Möglicherweise löst der depressive Zustand selbst eine konditionierte Immunsuppression ähnlich der konditionierten Reaktion auf eine Chemotherapie aus, bis hin dazu, dass eine persistierende Depression spezifische Typen der Immunfunktion vermindert. Umgekehrt scheint es auch möglich, dass die Depression die im Rahmen der Chemotherapie auftretende konditionierte Immunsuppression lediglich verstärkt, indem depressive Patienten die Chemotherapie stärker mit einer Immunsuppression assoziieren, da die Erfahrung durch die depressiven Symptome verstärkt wird.

Die Depression kann als chronische und unangemessene Stressreaktion betrachtet werden, die unerwünschte Auswirkungen auf die endokrine und die Immunfunktion haben kann [110]. Studien zur Depression liefern erste Hinweise darauf, dass die Depression die Funktion sowohl des HPA-Systems als auch des Immunsystems beeinträchtigt und dass diese Effekte interaktiv sind. Allerdings ist die Beziehung zwischen diesen Faktoren der Immunität und der klinisch relevanten Immunfunktion sowie der Krebsüberwachung weiterhin unbekannt. Hier sind weitere Forschungen zu den Auswirkungen spezifischer endokriner und immunologischer Korrelate der Depression auf den Gesundheitsstatus von Krebspatienten erforderlich.

# Mechanismen der Depression bei Krebspatienten

## Psychische Faktoren

Eine Depression kann ebenso wie bei anderen schweren Erkrankungen als akute Reaktion auf die Diagnose und Behandlung der Krebserkrankung [111–116] sowie im Verlauf einer chronischen Krankheit auftreten [117]. Daneben kann die Depression selbst ein früher Hinweis auf beginnende Erkrankungen sein, wie das Pankreaskarzinom [2]. Selbst bei Patienten, die keine psychischen Achse-I-Krankheiten entwickeln, kann eine schwere somatische Krankheit als Abfolge von Stressoren verstanden werden, die psychische und physiologische Stressreaktionen auslösen [118].

Längerfristig können Krebs und Depression interagieren, sodass sie eine verheerende Wirkung auf die Lebensqualität haben. Je schneller der Krebs voranschreitet und je stärker die Symptome werden, umso schwerer ist auch die Depression [119–121]. Im Verlauf chronischer Krankheiten ist eine begleitende Depression mit einer abnehmenden Leistungsfähigkeit und einer schlechteren Lebensqualität assoziiert [122, 123] und dämpft zudem den Optimismus hinsichtlich der Wirksamkeit der medizinischen Behandlung [124].

## Biologische Faktoren

Obwohl die Überschneidung der Symptome der Grunderkrankung und der Depression die Diagnostik und Behandlung von Krebspatienten erschwert, liefert sie auch Hinweise darauf, wie die Krankheitsphysiologie zur Pathophysiologie der Depression beiträgt. Außerdem hat hier wie so oft das fortschreitende Wissen dichotome Positionen gestärkt, die vormals als exklusiv betrachtet wurden, indem in diesem Fall sowohl inklusive als auch exklusive Erklärungsansätze der Depression bei somatischen Erkrankungen gewürdigt werden. So gibt es zunehmend Daten für ein neues Paradigma, wonach die Aktivierung des Immunsystems körperliche und Verhaltenssymptome erzeugt, welche sowohl bei der somatischen Erkrankung als auch bei der Depression auftreten, sowie zu Änderungen von zentralnervösen und Stressreaktionsvorgängen führen, die wiederum die Anfälligkeit für nachhaltige affektive und hedonistische Veränderungen im Rahmen der Erkrankung erhöhen.

## Zytokine, Krankheitsverhalten und Symptomkomplexe

Während zweifelsohne psychosoziale Faktoren dazu beitragen, dass Krebspatienten eine Depression entwickeln (insbesondere in Phasen mit großer Belastung, wie Erstdiagnose und/oder Krankheitsrezidiv), haben neuere Fortschritte in unserem Verständnis der biologischen Veränderungen im Rahmen der Erkrankung das Konzept der Depression bei Krebserkrankungen geändert [125]. Zunehmend rückt das Immunsystem als möglicher auslösender Faktor der oft nicht nur bei Krebspatienten, sondern allgemein im Rahmen schwerer Erkrankungen beobachteten depressiven Symptome in das Zentrum der Aufmerksamkeit.

Die meisten krankheitsimmanenten Vorgänge, einschließlich derjenigen bei Neoplasmen, Infektionen, Autoimmunerkrankungen und Gewebetraumata, aktivieren ein Netzwerk funktionell verwandter Proteine, die als proinflammatorische Zytokine bezeichnet werden und von denen (bezogen auf das Nervensystem) Tumor-Nekrose-Faktor alpha (TNF-alpha), IL-1 und IL-6 am besten beschrieben sind. Neben den lokalen Effekten am Ort des Tumor-, Infektionsoder Traumageschehens haben diese Zytokine über Effekte auf das Zentralnervensystem (ZNS) auch erheblichen Einfluss sowohl auf die allgemeinen physiologischen Funktionen als auch auf das Verhalten. Obwohl sie zu groß sind, als dass sie die Blut-Hirn-Schranke passieren können, gelangen die proinflammatorischen Zytokine auf mehreren Wegen in das ZNS, wie Leckagen in der Blut-Hirn-Schranke und aktiven Transport. Außerdem gelangen Zytokinsignale aus der Peripherie über afferente Nervenfasern (z.B. N. vagus) zum ZNS [126–128]. Im Gehirn wurde ein Zytokin-Netzwerk aus Zelltypen beschrieben, die sowohl Zytokine herstellen können (Glia/Neurone) als auch deren Signale über entsprechende Rezeptoren verarbeiten [129]. Über diese Rezeptoren verursachen die Zytokine bei Menschen und Tieren Verhaltensänderungen, die als „Krankheitsverhalten" bezeichnet werden [130–133]. Die Symptome des Krankheitsverhaltens überschneiden sich erheblich mit den oft bei Major Depression beobachteten Symptomen, wie Anhedonie, kognitive Funktionsstörungen, Angst/Reizbarkeit, psychomotorische Verlangsamung, Anergie/Müdigkeit, Anorexie, Libidoverlust, Schlafstörungen und vermehrtes Schmerzempfinden [130]. Für jedes der proinflammatorischen Zytokine wurde gezeigt, dass es ein Krankheitsverhalten auslöst, wenn es einzeln verabreicht wird oder gemeinsam mit immunologischen Reizen, wie dem bakteriellen Zellwandprodukt Lipopolysaccharid [37]. Tierstudien zeigen, dass dieses Syndrom durch Gabe bestimmter Zytokinantagonisten (z.B. IL-1-Rezeptorantagonist) oder antiinflammatorischer Zytokine (wie IL-10) direkt ins Gehirn gelindert oder umgekehrt werden kann [134, 135]. Übereinstimmend mit den Tierstudien legen Daten beim Menschen nahe, dass TNF-Antagonisten (wie Etanercept und Infliximab) im Vergleich zu Placebo Stimmung, Energie und andere krankheitstypische Symptome bessern [136].

Die klinische Relevanz dieser Beobachtungen wird von Studien, welche einen Zusammenhang zwischen der erhöhten Zytokinaktivität und Verhaltensstörungen im Rahmen somatischer Krankheiten herstellen, unterstrichen. So wurden bei Krebspatienten mit Depression signifikant höhere IL-6-Plasmakonzentrationen nachgewiesen als bei Krebspatienten ohne Depression [137]. Damit übereinstimmend wurde festgestellt, dass die Depressions-Scores bei Patienten mit metastasiertem kolorektalem Karzinom mit erhöhten Konzentrationen des löslichen Zytokinrezeptors für IL-2- korrelieren [138]. Bei Krebspatienten unter Zytokintherapie (IL-2 oder IL-2 plus IFN-alpha) korrelierten Zunahmen der proinflammatorischen Aktivität gemessen an der gleichzeitigen Produktion des antiinflammatorischen Zytokins IL-10 mit der Entwicklung depressiver Symptome im frühen Behandlungsverlauf [139]. Schließlich wurden bei Krebspatienten unter Chemotherapie oder Bestrahlung auch Korrelationen zwischen der erhöhten Produktion proinflammatorischer Zytokine, wie IL-1 und IL-6, und der Müdigkeit (einem häufigen Symptom von Major Depression und somatischen Krankheiten) ermittelt [140, 141].

Es wurden wenigstens fünf Stoffwechselwege identifiziert, über welche proinflammatorische Zytokine zu einer Depression oder einem Krankheitsverhalten führen können. Für Zytokine wurde eine ausgeprägte Stimulation des Hypothalamus-Hypophyse-Nebennieren-Systems nachgewiesen, überwiegend als Aktivierung mittels CRH [142, 143]. CRH hat bei Tieren behaviorale Wirkungen ähnlich denen bei Patienten mit Depression/Krankheitsverhalten, wie Änderungen von Aktivität, Appetit und Schlaf [144]. Zudem weisen Patienten mit Depression eine höhere CRH-Aktivität auf, die sich durch erhöhte CRH-Konzentrationen im Liquor, einer Zunahme der mRNA im Nucleus paraventricularis hypothalami und einer abgeflachten Antwort des adrenocorticotropen Hormons (ACTH) auf die CRH-Provokation zeigt (vermutlich im Sinne einer Herabregulation der hypophysären CRH-Rezeptoren) [145, 146]. Bei Suizidopfern wurde eine Abnahme der CRH-Rezeptoren im frontalen Kortex nachgewiesen (vermutlich sekundär aufgrund der CRH-Hypersekretion) [146].

Proinflammatorische Zytokine (insbesondere IL-1, IL-6 und TNF-alpha) verändern den Metabolismus der Monoamine, einschließlich Noradrenalin, Serotonin und Dopamin, die an der Pathophysiologie affektiver Störungen beteiligt sind [131]. Besonderes Interesse galt der Fähigkeit proinflammatorischer Zytokine, die Serumkonzentration von L-Tryptophan über eine Induktion des Enzyms Indolamin-2,3-Dioxygenase (IDO) zu reduzieren, welches Tryptophan zu Kynurenin abbaut [147–149]. Tryptophan ist der Hauptvorläufer von Serotonin, und ein Tryptophanmangel wurde mit der Förderung von affektiven Störungen bei anfälligen Patienten in Verbindung gebracht [150].

In-vivo- und In-vitro-Studien lassen vermuten, dass proinflammatorische Zytokine wie IL-1 durch eine direkte Hemmung der Expression und/oder Funktion des Glukokortikoidrezeptors zur Resistenz der nervalen, endokrinen und Immunsystemgewebe gegen zirkulierende Glukokortikoidhormone führen [151]. Bei depressiven Patienten wurde wiederholt eine Glukokortikoidresistenz nachgewiesen (im Sinne einer Nonsuppression im Dexamethason-Suppressionstest) [151], welche vermutlich zur beeinträchtigten CRH-Feedback-Regulation und weiterer Ausschüttung proinflammatorischer Zytokine beiträgt.

Schließlich wurden proinflammatorische Zytokine mit dem Euthyroid-sick-Syndrom (ESS) in Verbindung gebracht, das im Frühstadium mit normalen TSH- und $T_4$-Spiegeln sowie einem reduzierten $T_3$-Spiegel einhergeht, später dann mit normalen TSH-Werten und einem verminderten $T_3$- und $T_4$-Spiegel [152]. Für Veränderungen der Schilddrüsenwerte sind Einflüsse auf die Stimmungsregulierung bekannt. Zu den Mechanismen, mittels deren das ESS entsteht, gehören vermutlich sowohl direkte Wirkungen der Zytokine auf die Schilddrüsenfunktion als auch die Hemmung der Stoffwechselenzyme (5'-Dejodierung), die das periphere $T_4$ zu $T_3$ abbauen (der biologisch aktiveren Form des Schilddrüsenhormons), insbesondere in der Leber [152].

Zur besseren Unterscheidung immunologischer und psychosozialer Faktoren, die zur Depression bei somatischen Krankheiten beitragen, haben Forscher die Behandlung mit IFN-alpha als Modellsystem für zytokinvermittelte Verhaltensstörungen eingeführt. Das Zytokin IFN-alpha wird früh im Verlauf viraler Infektionen freigesetzt und wirkt sowohl antiviral als auch antiproliferativ [153]. Neben seinen direkten Auswirkungen auf das Immunsystem, stimuliert IFN-alpha außerdem ausgeprägt die Produktion proinflammatorischer Zytokine wie IL-6 sowie in geringerem Ausmaß auch TNF-alpha, IL-1-alpha und IL-1-beta [154, 155]. Aufgrund seiner antiproliferativen/antiviralen Aktivität wird IFN-alpha derzeit zur Behandlung zahlreicher Malignome und Virusinfektionen eingesetzt [156]. Obwohl es bei jedem dieser Krankheitsbilder oft gut wirkt, verursachte IFN-alpha wiederholt zahlreiche neuropsychiatrische Nebenwirkungen, die stark an das Krankheitsverhalten von Tieren erinnern und bei vielen Patienten die Symptomkriterien der Major Depression erfüllen. So beobachtete unsere Gruppe bei fast 50 % der Patienten unter einer Behandlung mit hoch dosiertem IFN-alpha bei malignem Melanom im Laufe der dreimonatigen Therapie eine Major Depression. (Wobei erwähnt werden muss, dass eine durch IFN-alpha induzierte Depression bei strikter Anwendung der DSM-IV-Kriterien einer substanzinduzierten affektiven Störung entspricht) [30]. Diese Ergebnisse sind vor allem deswegen beachtlich, weil die depressiven Symptom-Scores dieser Population vor der Behandlung minimal waren.

Zur Erfassung der Wirksamkeit von Antidepressiva bei Patienten, die einem eindeutigen Immunstimulus ausgesetzt waren, wurde untersucht, ob eine antidepressive Vorbehandlung die neurobehaviorale Toxizität bei Patienten vermindert, welche hoch dosiert wegen eines malignen Melanoms mit IFN-alpha behandelt werden (Abb. 15.1) [31]. In dieser Studie wurden 40 Patienten mit nicht-metastasierter Erkrankung so randomisiert, dass sie doppelblind entweder den selektiven Serotonin-Wiederaufnahmehemmer (SSRI) Paroxetin oder Placebo erhielten. Die antidepressive (oder Placebo-) Behandlung begann zwei Wochen vor der Einleitung der IFN-alpha-Behandlung und erfolgte zehn Wochen über die Dauer der IFN-alpha-Therapie hinaus. Am Ende dieser Phase wiesen nur 11 % der Patienten, die Paroxetin erhalten hatten, ausreichende Symptome auf, um die diagnostischen Kriterien der Major Depression zu erfüllen, im Vergleich zu 45 % der Patienten unter Placebo. Auch die Abbruchrate der IFN-alpha-Behandlung war bei den mit Paroxetin behandelten Patienten deutlich niedriger (5 %) als bei denjenigen, die Placebo erhalten hatten (35 %).

Eine vor kurzem an Nagern durchgeführte Studie kam zu dem Ergebnis, dass der SSRI Fluoxetin die zytokinvermittelte Abnahme der gustatorischen hedonischen Domäne verhindert, während er keinen Einfluss auf die zytokinvermittelte Anorexie hat [157]. Da das Syndrom der Major Depression sowohl aus affektiven/hedonischen als auch aus neurovegetativen Symptomen besteht (wie Appetitzügler) [5], untersuchten Capuron und Kollegen, ob Paroxetin alle depressiven Symptome bei Patienten unter INF-alpha-Behandlung genauso wirkungsvoll lindert, oder ob die Prävention der Major Depression Folge eines eingeschränkteren Spektrums der therapeutischen Wirkung ist. Eine dimensionale Analyse zeigte, dass sowohl die Symptome, die häufiger bei Depression als bei somatischer Krankheit auftreten, wie depressive Verstimmung, Interessenverlust, Suizidgedanken, Schuld und Angst, als auch subjektive kognitive Beschwerden durch die Vorbehandlung mit SSRI verhindert wurden. Im Gegensatz dazu sprachen die neurovegetativen Symptome wie Müdigkeit, Appetitminderung und psychomotorische Verlangsamung nur geringfügig auf das Antidepressivum an [158]. Außerdem entwickelten sich die neurovegetativen und somatischen Symptome bei den meisten Patienten früh im Behandlungsverlauf (innerhalb der ersten zwei Wochen), während die für die Depression typischen und kognitiven Symptome erst später sowie vorzugsweise bei Patienten auftraten, welche die DSM-IV-Kriterien der Major Depression erfüllten.

Ähnliche Muster wurden für das Erscheinungsbild und das Therapieansprechen der Verhaltensstörungen im Rahmen von Krebserkrankungen belegt. Bezüglich des Erscheinungsbildes ermittelte eine Faktorenanalyse an einer große Patientengruppe, dass affektive, kognitive und Angstsymptome Cluster bildeten, während Müdigkeit, Anorexie und körperliche Symptome gesonderte Faktoren darstellten [159]. In Übereinstimmung mit dem Ansprechen auf die SSRI während einer IFN-alpha-Behandlung linderte Paroxetin in einer großen, doppelblinden, placebokontrollierten Studie bei Krebspatienten unter Chemotherapie zwar die Depression, nicht jedoch die Müdigkeit [160]. Zusammengenommen unterstreichen diese Ergebnisse, dass eine Depression bei Immunaktivierung einer Verschmelzung von mindestens zwei Subsyndromen entspricht: einem neurovegetativen/somatischen Syndrom, das bei den meisten Kranken entsteht, früh im Entzündungsverlauf auftritt und kaum auf eine SSRI-Behandlung anspricht, und ein affektives/ängstliches/kognitives Syndrom, das bei

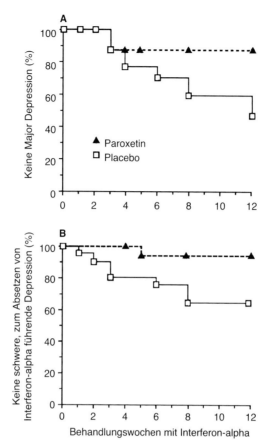

**Abbildung 15.1** Kaplan-Meier-Analyse des Anteils der Patienten unter Paroxetin und Placebo, bei denen während der Interferon(IFN)-alpha-Behandlung eines malignen Melanoms keine Major Depression auftrat (Bild A) und keine schwere Depression, die zum Therapieabbruch gezwungen hätte (Bild B). In Bild A zeigt der Vergleich der Kurven der 20 Patienten der Placebo-Gruppe und der 18 in der Paroxetin-Gruppe verbliebenen Patienten einen signifikanten Unterschied zwischen den Gruppen hinsichtlich der Entwicklung einer Major Depression (relatives Risiko in der Paroxetin-gruppe 0,24; 95 % Konfidenzintervall 0,08–0,93; $P = 0,04$ im Log-rank-Test). In Bild B ergibt der Vergleich der 20 Patienten der Placebo-Gruppe und der ursprünglichen 20 Patienten der Paroxetin-Gruppe einen signifikanten Unterschied zwischen den Gruppen hinsichtlich der Entwicklung einer schweren Depression, aufgrund derer die IFN-alpha-Therapie vor dem Ende der geplanten zwölf Wochen abgebrochen werden musste (relatives Risiko in der Paroxetingruppe 0,14; 95 % Konfidenz-intervall 0,05–0,85; $P = 0,03$ im Log-rank-Test).

einem Teil der Patienten auftritt (die außerdem mit hoher Wahrscheinlichkeit alle Kriterien einer Major Depression erfüllen). Dieses Syndrom entsteht nach längerer inflammatorischer Exposition und spricht auf eine SSRI-Behandlung an.

Die Feststellung, dass sowohl die durch IFN-alpha als auch die durch die Krebstherapie induzierte Depression anhand der Erscheinungsbildes und des

Therapieansprechens sinnvoll in ein mehr depressionsspezifisches Syndrom aus affektiven, kognitiven und Angstsymptomen und ein allgemeineres Krankheitssyndrom aus neurovegetativen und somatischen Symptomen unterteilt werden können, lässt annehmen, dass diesen Syndromen unterschiedliche pathophysiologische Mechanismen zugrunde liegen, sodass die unterschiedlichen Symptome depressiver, somatisch kranker Patienten logischerweise auch auf unterschiedliche Therapieansätze ansprechen [158]. Neuere Arbeiten zu den Vor-gängen, mittels deren die Immunaktivierung zu Verhaltensauffälligkeiten führt, unterstützn diese Ansicht.

### Vorgänge, die mit Affektivität/Angst und kognitiven Symptomen assoziiert sind

Wie bereits erwähnt führen die Entzündungsreize (einschließlich der IFN-alpha-Exposition) über eine immunvermittelte Induktion des Enzyms IDO zum Tryptophanverlust. Dieses Enzym baut Tryptophan zu Kynurenin ab und reduziert somit die zur Serotoninsynthese verfügbare Tryptophanmenge [148, 161]. Es wurde eingeworfen, dass die IDO-Induktion an zahlreichen Anpassungsvorgängen beteiligt ist, einschließlich einer Reduktion der Verfügbarkeit von Tryptophan für bakterielle Pathogene (für die Tryptophan zudem eine essenzielle Aminosäure ist) und einer Förderung der mütterlichen T-Zell-Toleranz gegenüber dem Fetus während der Schwangerschaft [162]. Trotz dieser evolutionären Vorteile erhöht die IDO-Induktion vermutlich auch das Risiko für depressive Symptome im Rahmen einer Immunaktivierung, da eine Tryptophanreduktion bei nicht depressiven, aber anfälligen Menschen rasch depressive Symptome verursacht [163, 164]. Daten von Patienten unter IFN-alpha-Therapie lassen vermuten, dass dies zutrifft: Mehrere Studien berichten über eine Abnahme des Serumtryptophan und eine Zunahme von Kynurenin unter der Behandlung [148, 161, 165] im Sinne einer IDO-Aktivierung [166]. Außerdem korrelierte das Ausmaß der Tryptophanreduktion während der Behandlung mit der Schwere der depressiven Symptome [148, 165]. Zudem wurde beobachtet, dass bei nicht mit Antidepressiva behandelten Patienten, welche während einer IFN-alpha-Behandlung eines malignen Melanoms die Kriterien der Major Depression erfüllten, Kynurenin und das Verhältnis von Kynurenin zu Tryptophan signifikant stärker anstieg und Tryptophan länger vermindert war als bei Patienten ohne Major Depression [161].

Eine dimensionale Analyse zeigte, dass das Verhältnis zwischen Major Depression und Tryptophanverarmung Folge einer signifikanten Korrelation zwischen einer Abnahme der Serum-Tryptophan-Konzentrationen und der Entwicklung von Symptomen hinsichtlich Stimmung, Angst und Kognition waren. Zwischen Tryptophanmetabolismus und neurovegetativen Symptomen sowie Schmerzen fand sich keine Assoziation. Die Korrelation der Veränderungen im Tryptophanmetabolismus mit denselben Symptomen, die auch auf eine Paroxetin-Behandlung ansprechen (und nicht mit Symptomen, die nicht auf den SSRI ansprachen) [158], lässt vermuten, dass bei diesen Patienten serotonerge Mechanismen signifikant zur Expression von Stimmung, Angst und kognitiven Beschwerden beitragen. Diese Möglichkeit wird weiter durch die Tatsache gestützt, dass bei mit Paroxetin vorbehandelten Patienten keine derartige Korrelation beobachtet wurde. Dies war zu erwarten, da die Wirkung dieser Substanz auf die Serotonin-Wiederaufnahmepumpe die durch IDO induzierte Verminderung der serotonergen Funktion kompensiert. Aus demselben Grund scheinen serotonerge Mechanismen keine zentrale Rolle bei der Vermittlung der neurovegetativen Symptome zu spielen.

Da die CRH-Hyperaktivität eine häufig bei Major Depression angegebene Veränderung ist [151] und da IFN-alpha das HPA-System robust bei Menschen und Tieren über eine Stimulation von CRH stimuliert, untersuchten Capuron und Kollegen, ob Patienten, die auf eine IFN-alpha-Behandlung mit einer Hyperaktivität des HPA-Systems reagierten, im Laufe der Therapie ein erhöhtes Risiko für eine Depression aufwiesen. Unter den nicht mit Antidepressiva behandelten Patienten zeigten diejenigen, die während der IFN-alpha-Behandlung eine Depression entwickelten, nach der ersten IFN-alpha-Gabe eine erhöhte CRH-Aktivität (gemessen an der Zunahme der Serumkonzentrationen von ACTH und Cortisol nach der Injektion). Wichtig ist dabei, dass keiner der Patienten zum Zeitpunkt der ersten Injektion die Kriterien einer Depression erfüllte [155]. Obwohl die erste IFN-alpha-Dosis außerdem die Serumkonzentrationen von IL-6 deutlich erhöhte, wurden zwischen den Patienten mit und ohne Entwicklung einer Major Depression keine Unterschiede bezüglich dieses Zytokins beobachtet, was den Schluss nahe legt, dass die Anfälligkeit gegenüber einer Depression durch eine bereits vorhandene Sensibilität der CRH-Stoffwechselwege gegenüber einem Immunreiz entstand und nicht durch eine Veränderung im proinflammatorischen Zytokinnetzwerk selbst.

Interessanterweise schwächten sich sowohl der CRH-Stoffwechselweg als auch die Zytokinreaktion auf IFN-alpha bei wiederholter Behandlung rasch ab, sodass innerhalb einer Woche nach Therapiebeginn nach der Injektion keine Unterscheide mehr hinsichtlich der ACTH- und Cortisolreaktion zwischen den Patienten mit und ohne Entwicklung einer Major Depression bestanden [155]. Dieses Ergebnis unterscheidet sich von dem zeitlichen Zusammenhang zwischen IDO-induzierter Tryptophanverarmung und Depression, wo die Veränderungen des Tryptophanspiegels und die Entwicklung der depressiven Symptome gleichzeitig erfolgen [161]. Allerdings fällt auf, dass Patienten mit CRH-Hyperaktivität nach Gabe der ersten IFN-alpha-Dosis später mit höherer Wahrscheinlichkeit eine stärkere Tryptophanverarmung aufweisen, was auf einen möglichen Zusammenhang zwischen CRH und serotonergen Systemen bei der Entwicklung depressiver Symptome im Rahmen der Immunaktivierung hinweist. Zudem erlaubte die CRH-Hyperaktivität ebenso wie die IDO-induzierte Tryptophanverarmung durch eine Beeinflussung von affektiven, kognitiven und Angstsymptomen die Vorhersage einer nachfolgenden Major Depression [155]. Zwischen der CRH-Hyperaktivität und der späteren Entwicklung neurovegetativer oder somatischer Symptome wurde keine Korrelation festgestellt. Zusammengenommen weisen diese Ergebnisse darauf hin, dass Patienten mit bereits bestehender Überempfindlichkeit der CRH-vermittelten Stressreaktionen ein Risiko für affektive, kognitive und Angstsymptome aufweisen. Diese entstehen dabei nicht durch Veränderungen der Stressreaktionen des Organismus auf die Immunstimulation, sondern eher durch bislang nicht bekannte funktionelle Verbindungen von CRH und dem serotonergen Metabolismus. Andererseits hängen die im Rahmen von Krankheiten auftretenden neurovegetativen und körperlichen Symptome auch bei fehlenden mehr depressionsspezifischen Symptomen vermutlich nicht so direkt mit Veränderungen des CRH- und/oder serotonergen Systems zusammen.

### Mögliche Vorgänge bei der Entwicklung zytokinvermittelter neurovegetativer Symptome

Einen ersten Hinweis auf die neuralen Mechanismen, über welche die Aktivierung des Zytokinnetzwerks die Entwicklung neurovegetativer Symptome wie Müdigkeit und psychomotorische Verlangsamung bei Krebspatienten fördert, liefern Daten, welche einen Zusammenhang zwischen Veränderungen des zerebralen Dopamins und der Müdigkeit und psychomotorischen Verlangsamung bei somatischen Krankheiten hergestellt haben. So sind die Infektion mit dem humanen Immundefizienzvirus (HIV) und die Parkinson-Krankheit, bei denen Müdigkeit und psychomotorische Verlangsamung als herausragende Symptome bestehen, durch Veränderungen des Dopaminmetabolismus in den Basalganglien und eine extreme Empfindlichkeit auf Medikamente, wie Neuroleptika, charakterisiert, welche die dopaminerge Signalübermittlung über eine Blockade der postsynaptischen Rezeptoren weiter vermindern [167, 168]. Damit übereinstimmend gehen die affektive Abflachung und psychomotorische Retardierung auch bei somatisch gesunden depressiven Patienten mit Belegen für eine veränderte Dopaminfunktion im linken Nucleus caudatus einher [169]. Schließlich wurde für Substanzen mit dopaminerger Aktivität wiederholt nachgewiesen, dass sie gegen die Müdigkeit im Rahmen zahlreicher somatischer Krankheiten wirken [170–172]. In diesem Zusammenhang ist interessant, dass immer mehr Daten bei somatisch gesunden Patienten für eine antidepressive Wirksamkeit von Dopaminrezeptoragonisten sprechen [173, 174], was die Bedeutung dopaminerger Veränderungen bei der Major Depression weiter betont.

Eine chronische Immunaktivierung scheint die Dopaminsignalwege in den frontostriatalen Schaltkreisen des ZNS zu beeinträchtigen. Chronisch mit IFN-alpha behandelte Nager wiesen eine Hemmung der dopaminergen neuralen Aktivität und des Dopaminmetabolismus im ZNS mit begleitender Verarmung der motorischen Aktivität auf [175]. Bei Menschen führt die hoch dosierte Behandlung mit IFN-alpha zuverlässig zur Verlangsamung der Reaktionszeit in standardisierten neuropsychologischen Tests sowie in extremen Fällen zur Auslösung eines Parkinsonismus, der auf Levodopa anspricht [30, 176].

Diese Befunde sprechen dafür, dass die psychomotorische Retardierung und Müdigkeit im Rahmen der Immunaktivierung möglicherweise zum Teil auf einer zytokinvermittelten Reduktion der Dopaminaktivität beruhen. In den

Schlüsselbereichen von Basalganglien/thalamokortikalem Schaltkreis ein-schließlich Striatum und zerebralem Kortex werden reichlich Zytokinrezeptoren exprimiert und somit derart verteilt, dass sie in diesen Gehirnregionen die neu-ronale Dopaminaktivität beeinflussen können [177]. Außerdem führt die chro-nische Infusion von Lipopolysaccharid (LPS) in das Gehirn von Ratten durch eine Aktivierung der Mikroglia zur verzögerten und selektiven Degeneration dopaminerger Neurone in der Substantia nigra [178]. Schließlich legt die Betei-ligung dieser Stoffwechselwege bei Infektionskrankheiten (einschließlich HIV), die mit neuropsychiatrischen Veränderungen einhergehen, die Vermutung nahe, dass die Aktivierung des Zytokinnetzwerkes zu gezielten Veränderungen der Basalganglien und Dopaminsignalwege führt [168].

Zusammengenommen lassen diese Daten vermuten, dass Veränderungen der Basalganglien, insbesondere der dopaminergen Neurotransmission, wahr-scheinlich zur Entwicklung der typischen neurovegetativen Symptome bei IFN-alpha-induzierter Depression beitragen, einschließlich der psychomotorischen Verlangsamung. Damit übereinstimmend belegen erste Daten unserer und anderer Studiengruppen in den Basalganglien von Patienten unter IFN-alpha-Therapie einen veränderten Glukosemetabolismus [179, 180].

## Bedeutung für die Diagnostik

Das Konzept des Krankheitsverhaltens fördert das Bewusstsein, dass viele Sym-ptome von körperlichem und emotionalem Stress bei Krebspatienten eine signi-fikante biologische Komponente aufweisen, die durch das Bemühen des Körpers entsteht, die Krankheit zu bekämpfen und gleichzeitig ein metabolisches Gleichgewicht zu bewahren. Diese Ansicht spricht gegen die einfache Unter-scheidung von emotionalem und körperlichem Leid bei einer Krebserkrankung und weist auf die klinische Notwendigkeit hin, die therapeutischen Überlegun-gen über die Depression hinaus auf das größer angelegte Krankheitssyndrom auszuweiten, dessen einer Bestandteil die Depression der somatisch Kranken ist. Diese Herangehensweise spricht für einen inklusiven Ansatz bei der Aufdeckung von Patienten mit klinisch relevanten Verhaltensauffälligkeiten, selbst wenn diese nicht die Kriterien der derzeit gemäß DSM-IV anerkannten affektiven Stö-rungen erfüllen. Die Erkenntnis, dass die Entzündung ein physiologisches Sub-strat der affektiven Störungen liefert, legt zudem den Schluss nahe, dass Entzün-dungsmarker ein weiteres diagnostisches Instrument zur Aufdeckung von Patienten mit einem Risiko für depressive Erkrankungen sein können. Derartige inflammatorische Risiko-Marker wurden kürzlich für den Diabetes und die koro-nare Herzkrankheit identifiziert – Krankheitsbilder, die wie Krebs häufig mit einer Depression einhergehen. In diesem Zusammenhang sind Daten von Bedeutung, welche bei Krebspatienten, die eine Depression entwickeln, signifi-kant höhere IL-6-Werte belegen als bei Krebspatienten ohne Depression [181]. Weitere als prädiktive Marker depressiver Erkrankungen viel versprechende Ver-änderungen sind die IDO-vermittelte Abnahme des Plasmatryptophans sowie Veränderungen in der Produktion von Hormonen des HPA-Systems, wie ACTH und Cortisol, wie oben besprochen. Zudem werden bildgebende Untersuchungen von Patienten unter Zytokinexposition künftig neurale Schaltkreise aufdecken, die sowohl das Risiko als auch die Expression von Verhaltensauffälligkeiten vermitteln.

Während jedoch die Aufklärung des Krankheitsverhaltens einen inklusiven Ansatz bei der Abklärung der Verhaltenssauffälligkeiten von Krebspatienten fördert, sprechen die Ergebnisse hinsichtlich der depressiven Subsyndrome und die Stoffwechselwege, die diesen unterschiedlichen Symptomdimensionen zugrunde liegen, für die den exklusiven Ansätzen innewohnende Weisheit, welche die mehr depressionsspezifischen Symptome in den Vordergrund stellen und die Bedeutung neurovegetativer Symptome abwerten. Insbesondere Studien an Patienten unter Immunaktivierung weisen darauf hin, dass Krankheitssymptome wie Müdigkeit und andere neurovegetative Symptome weit verbreitet sind und als physiologische Grundlage dienen, von der aus eine kleine Anzahl anfälliger Patienten Symptome entwickeln wird, die klassischerweise mit affektiven Störungen assoziiert sind, wie Trauer, Freudlosigkeit, Angst, Hoffnungslosigkeit, Hilflosigkeit und Suizidgedanken. Ein wichtiges Argument für die stärkere Bewertung dieser Symptome stammt aus Studien der letzten Jahre, welche vermuten lassen, dass diese Symptome primär für den Zusammenhang zwischen Depression und schlechtem Gesamtverlauf verantwortlich sind [8].

# Behandlung der Depression bei Krebspatienten

## Psychosoziale Behandlung der Depression bei Krebs

Unter den vielen zur Behandlung der Depression bei somatisch kranken Patienten verfügbaren Ansätzen lassen sich die psychosozialen Probleme von depressiven Krebspatienten am besten mittels einer Psychotherapie, welche das Hauptgewicht auf die soziale Unterstützung legt, kognitiver Restrukturierung und Stärkung der Coping-Strategien behandeln [182]. So war bei vielen Patienten im Endstadium eine supportive dynamische Intervention wirksam, welche das zurückliegende Leben analysiert, Depression und Angst ebenso anspricht wie Einsamkeit, Verlust und Ängste vor einem langgezogenen und schmerzhaften Sterben, Fortschritte der medizinischen Versorgung bespricht und auf den Tod vorbereitet [183–186]. Studien zeigen, dass das Ansprechen von Themen wie Sterben und Tod eine Depression reduziert und nicht wie man annehmen würde verstärkt. Dieser Ansatz ermuntert die Patienten, sich ihrer größten Angst zu stellen und einen Aspekt zu finden, gegen den sie etwas unternehmen können, beispielsweise den Sterbevorgang zu kontrollieren, wenn sie schon gegen den Tod nichts ausrichten können. Dadurch fühlen sich die Patienten auch im Angesicht des Todes aktiver und weniger hilflos. Auch andere betonen für einen derartigen kognitiv-existenziellen Ansatz bei Krebspatienten [187], dass er die Stresssymptome effektiv reduzieren kann.

Auch kognitiv-behaviorale Therapien, die oft zur Behandlung der Depression eingesetzt werden, wurden bei Krebspatienten angewandt [188]. In einer Studie an Patientinnen mit Mammakarzinom kam es nur kurzfristig zur Besserung der Stimmung [189]. Eine andere Studie an Patientinnen mit Mammakarzinom ermittelte, dass eine derartige Herangehensweise an das Stressmanagement zu einer besseren Stimmung und niedrigeren Cortisolspiegeln führt [190]. Auch van der Pompe und Kollegen boten Patientinnen mit einem Mammakarzinom im Frühstadium eine 13-wöchige existenzielle Erfahrungs-Gruppentherapie an [191]. Am Ende der Therapie wiesen die Patientinnen der Behandlungsgruppe niedrigere Plasmaspiegel für Cortisol und Prolaktin auf. Eine Pilotstudie für eine auf die Behandlung von Krebspatienten angepasste Intervention mit interpersoneller Psychotherapie (IPT), die bei der Behandlung der Depression weit verbreitet ist [192, 193], weist einen Nutzen für die Patienten und ihre Lebensgefährten nach [194]. Ambulante Patientinnen mit aggressiver Behandlung bei metastasiertem Mammakarzinom ($n = 14$) und ihre Partner ($n = 11$) nahmen an telefonischen IPT-Einzelsitzungen während der Chemotherapie sowie vier Wochen danach teil. Die Therapie konzentrierte sich auf herausragende psychosoziale Aspekte, wie Stress, familiäre Aspekte, Umgang mit der Krankheit, Anforderungen der Behandlung und Beziehung zum medizinischen Personal. Insgesamt stuften die Patientinnen die Intervention als gut bis ausgezeichnet ein. Die Partner berichteten, dass der telefonische Kontakt die für sie einzige Möglichkeit war, mit der Rollenveränderung, dem gefürchteten Verlust, Depression und Sorge sowie mit Gefühlen wie Angst, Zorn und Frustration fertig zu werden [194]. Somit wurde für mehrere psychotherapeutische Standardinterventionen eine Wirkung bei der Depression und damit assoziierten Symptomen bei Krebspatienten belegt.

## Bedeutung für die Krebsprogression und -mortalität

Ein kleiner Teil der Literatur lässt die Möglichkeit vermuten, dass psychotherapeutische Interventionen sowohl die Überlebenszeit als auch die Lebensqualität beeinflussen [195–199]. Einen derartigen Effekt belegen fünf der elf veröffentlichten randomisierten Studien [200]. Spiegel und Kollegen berichteten über eine signifikante Verlängerung der Überlebenszeit bei metastasiertem Mammakarzinom um 18 Monate durch eine (mindestens) einjährige supportiv-expressive Gruppenpsychotherapie [195]. Eine sechswöchige kognitiv-behaviorale Gruppenintervention aus Schulung, Stressmanagement, Training von Coping-Strategien und psychologischer Unterstützung führte bei Patienten mit malignem Melanom während der zehnjährigen Nachbeobachtungszeit zu einer signifikant niedrigeren Todesrate in der Behandlungsgruppe [201]. Interessanterweise schienen die Patienten mit den höheren Stresswerten bei Studienbeginn seltener Krankheitsrezidive zu erleben und seltener zu sterben [197]. Auch eine edukative Intervention mit dem Ziel einer besseren Compliance mit der Krebsbehandlung hatte positive Auswirkungen auf das Überleben der Patienten mit neu diagnostizierten hämatologischen Malignomen [196]. Eine Studie zur individuellen psychotherapeutischen Unterstützung am Krankenbett früh im Krankheitsverlauf bei einer Gruppe von Patienten mit gastrointestinalen Karzinomen erbrachte ebenfalls günstige Ergebnisse zur Überlebenszeit [198]. Schließlich ermittelten McCorkle und Kollegen in einer vierwöchigen Intervention aus Patientenedukation, psychologischer Unterstützung und Einbindung eines gemeindeinternen Netzwerkes aus Hilfsdiensten eine bessere Überlebensrate bei Krebspatienten im Endstadium, während sie bei Patienten in frühen Krankheitsstadien keine Unterschiede der Überlebenszeiten feststellten [199].

Sechs weitere Studien ermittelten keine verlängerte Überlebenszeit nach psychosozialen Interventionen [184, 197–201]. Eine ausgezeichnete Multicenter-Studie setzte bei Patientinnen mit metastasiertem Mammakarzinom eine supportiv-expressive Gruppenpsychotherapie ein, die danach weniger Stress und Schmerzen angaben, aber keinen Überlebensvorteil erzielten [202]. Allerdings sollte die Kontroverse darüber, ob die Psychotherapie die Überlebenszeit verlängern kann, nicht die Tatsache verschleiern, dass fast jede gut angelegte Studie zur Psychotherapie bei Krebspatienten eine Besserung der Lebensqualität oder eine Stressreduktion ermittelt hat. Trotzdem bleibt der mögliche Nutzen einer psychotherapeutischen Unterstützung auf die Krebsprogression ein wichtiger, aber ungelöster Forschungsschwerpunkt.

## Antidepressiva

Ein weiterer wichtiger Ansatz zur Behandlung der Depression bei Krebspatienten ist die Gabe von Antidepressiva (siehe Behandlungsalgorithmus in Abb. 15.2). Es wird zunehmend deutlich, dass die Depression im Rahmen von Krebserkrankungen ebenso wie die Major Depression allgemein auf eine Behandlung mit Antidepressiva anspricht [32]. Erste Hinweise auf eine Wirksamkeit von Antidepressiva bei depressiven Krebspatienten stammen aus einer offenen Studie zum Einsatz des trizyklischen Antidepressivums Imipramin von Evans und Kollegen am Ende der 1980er-Jahre [203]. Seitdem wurden fünf kontrollierte, randomisierte Studien veröffentlicht. Drei dieser Studien waren placebokontrolliert [204–206], und zwei verwandten ein Verum zum Vergleich und kein Placebo [207, 208]. Unter Verwendung unterschiedlicher Messwerte für die Depression und ihr Ergebnis zeigten diese Studien, dass Paroxetin (1 Studie) [208], Mianserin (2 Studien) [204, 206], Fluoxetin (1 Studie) [205], Amitriptylin (1 Studie) [208] und Desipramin (1 Studie) [207] bei der Behandlung der Depression von Krebspatienten wirken. In einer vor kurzem durchgeführten Open-label-, Cross-over-Studie reduzierte Mirtazapin die depressiven Symptome, erhöhte die Leistungsfähigkeit und verminderte die Kachexie [209].

Neuere Studien liefern faszinierende Belege für ein wichtiges Argument dieses Kapitels: dass sowohl inklusive als auch exklusive Ansätze bei der Diagnose der Depression von Krebspatienten klinisch relevant sind und dass beide Ansätze, obwohl dies zunächst abwegig klingt, bei der optimalen Versorgung von Patienten mit Neoplasien berücksichtigt werden müssen. Wie bereits besprochen, wurde mit der Entwicklung des Konzepts des Krankheitsverhaltens eine entsprechende Grundlage für die Anwendung eines eher inklusiven Bereiches emotionaler, neurovegetativer und körperlicher Symptome geschaffen, als es bei strikter Anwendung der derzeitigen DSM-IV-Definition für affektive Störungen der Fall wäre. Eine Auswirkung davon besteht darin, dass leichte depressive Syndrome und sogar subsyndromale depressive Symptome erfolgreich mittels Antidepressiva behandelt werden können. Zwei große vor kurzem durchgeführte Studien stützen diese Ansicht. Fisch und Kollegen stellten fest, dass die Behandlung mit Fluoxetin depressive Symptome und einige Messwerte der Lebensqualität bei Krebspatienten mit unterschiedlichen Tumorformen und einer prognostizierten Überlebenszeit von 3–24 Monaten signifikant im Vergleich zu Placebo besserte [210]. Wichtig ist, dass diese Patienten anhand von Antworten rekrutiert wurden, wonach sie unter depressiven Symptomen litten, die „geringfügig" oder stärker waren, und nicht weil sie die Kriterien einer voll ausgeprägten Major Depression erfüllten. Eine weitere große Studie zum Vergleich von Paroxetin und Placebo bei Krebspatienten mit Müdigkeit stellte fest, dass das Antidepressivum die Punktwerte der depressiven Symptome signifikant senkte, obwohl die mittleren Werte beider Gruppen bei Studienbeginn unterhalb des Standard-Cutoffs für eine klinisch relevante Depression lagen [160].

Eine weitere Auswirkung eines inklusiven Ansatzes auf der Grundlage des Konzepts des Krankheitsverhaltens besteht darin, dass der Patient von einer symptomatischen Behandlung profitiert, auch wenn diese Symptome nicht im Rahmen einer affektiven Störung auftreten. Obwohl sie kontrovers sind, stützen die Daten diese Feststellung zunehmend. In doppelblinden Studien reduzierten Fluoxetin, Paroxetin und Venlafaxin bei Krebspatienten Hitzewallungen und Pruritus [211–213]. Venlafaxin, Bupropion und die trizyklischen Antidepressiva linderten den neuropathischen Schmerz, der oft im Rahmen von Krebserkrankungen und ihrer Behandlung auftritt [214–216]. Vor kurzem ermittelte eine offene Studie, dass Mirtazapin bei Krebspatienten die Schmerzen lindert, bei der Gewichtszunahme hilft und den Schlaf fördert [209].

Während das Krankheitsverhalten allgemein für eine Ausdehnung des für therapeutische Interventionen geeigneten Bereichs spricht, liefern neue Erkenntnisse darüber, dass die zytokininduzierte Depression kein eigenständiges Phänomen ist, sondern eine Verschmelzung von mindestens zwei Subsyndromen, Gründe für eine stärkere Fokussierung depressionsspezifischer Symptome, die zu den zentralen Merkmalen beim exklusiven diagnostischen Ansatz der Depression somatisch kranker Patienten gehören. In Übereinstimmung mit diesen Ergebnissen bei Patienten unter IFN-alpha-Therapie wurde vor kurzem in einer großen Studie beobachtet, dass die depressionstypischen Symptome stärker auf eine Behandlung mit Paroxetin ansprechen als die Müdigkeit [160]. Insbesondere in einer großen Population von Krebspatienten, bei denen mehrere Zyklen einer Chemotherapie erfolgten, senkte Paroxetin die Depressionswerte signifikant im Vergleich zu Placebo, hatte jedoch keinen Effekt auf die Müdigkeit. Interessanterweise wurden die Patienten für diese Studie aufgrund der Angabe von Müdigkeit rekrutiert und nicht von einer Depression. In Kombination mit der

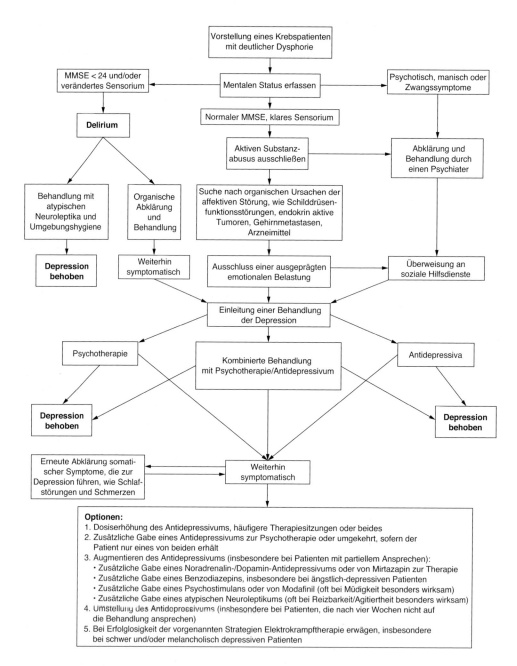

**Abbildung 15.2**  Vorgeschlagener Algorithmus zur Evaluation und Arzneimittelbehandlung der Depression bei Krebspatienten

Literatur zu IFN-alpha weist diese Studie darauf hin, dass serotonerge Antidepressiva bei der Behandlung der von den exklusiven diagnostischen Ansätzen bevorzugten Symptome erstaunlich wirksam sind (Symptomen, die bei Depression häufiger sind als bei somatischen Krankheiten), während sie die bei somatischen Krankheiten und affektiven Störungen gleichermaßen auftretenden neurovegetativen und somatischen Symptome schlechter lindern. Diese Daten unterstreichen die Bedeutung einer sorgfältigen Evaluation von Traurigkeit, Hoffnungslosigkeit, Angst, Freudlosigkeit und verwandten Symptomen, da diese einer antidepressiven Behandlung besonders zugänglich zu sein scheinen. Auch die Dringlichkeit beim Aufdecken und Abklären dieser Symptome wird zunehmend deutlich, da die depressionsspezifischen Symptome unverhältnismäßig stark zum Verhältnis zwischen der Depression und der Morbidität/Mortalität der somatischen Krankheit beitragen können [8, 217].

Außerdem liefern diese Ergebnisse eine mögliche Erklärung für die oft wiederholte Beobachtung, dass Substanzen mit katecholaminerger Aktivität generell wirksamer bei der Behandlung der neurovegetativen und somatischen Symptome wie Schmerzen und Müdigkeit sind als SSRI, insbesondere wenn diese Symptome nicht im Rahmen einer diagnostizierbaren affektiven Störung auftreten [170–172, 214, 218–220]. Damit übereinstimmend legen Tierstudien den Schluss nahe, dass Noradrenalin-Wiederaufnahmehemmer die inflammatorische Aktivierung und die Verhaltensstörungen nach Immunstimulation effektiver blockieren als serotonerge Substanzen [221]. Da außerdem Belege existieren, wonach proinflammatorische Zytokine auch bei sonst Gesunden zur Entwicklung einer Depression beitragen [133], erklären diese Ergebnisse zum Teil auch die wachsenden Daten, welche eine Überlegenheit von kombinierten Serotonin-Noradrenalin-/Dopamin-Behandlungsansätzen (wie die zusätzliche Gabe von Desipramin oder Bupropion zu einem SSRI oder die Gabe eines Serotonin-Noradrenalin-Wiederaufnahmehemmers, wie Venlafaxin, Duloxetin oder Milnacipran) gegenüber serotonergen Strategien bei der Therapie der Major Depression auch bei sonst Gesunden belegen [222]. Diese bessere Wirksamkeit beruht vermutlich zumindest teilweise darauf, dass Serotonin- und Noradrenalin-Wiederaufnahmehemmer unterschiedliche Symptomdimensionen angreifen (durch Kombination beider Mechanismen wenden sich Kombinationsstrategien sowohl gegen die depressionsspezifischen als auch gegen die neurovegetativen Symptome). Einige Ergebnisse weisen sogar darauf hin, dass kombinierte Serotonin-Noradrenalin-Substanzen bei beiden Symptomarten und auch bei sonst gesunden Patienten effektiver sind [220, 223].

Aus diesen Daten lassen sich zwei Schlussfolgerungen ableiten. Erstens sind Substanzen mit einem in beiden Bereichen breiten Aktivitätsspektrum (mit Effekten auf Serotonin und Noradrenalin/Dopamin) vermutlich als Therapie der ersten Wahl bei somatisch kranken Patienten mit Depression besonders wirksam, insbesondere wenn Symptome wie Traurigkeit und Interessenverlust in Kombination mit deutlicher Müdigkeit und/oder psychomotorischer Verlangsamung vorliegen. Zweitens können somatisch kranke Patienten mit neurovegetativen Symptomen, aber ohne deutliche Stimmungs- oder Angstsymptome vermutlich etwas sparsamer mit noradrenergen/dopaminergen Substanzen, wie einem Psychostimulanz oder Modafinil, behandelt werden. Diese Substanzen wirken gegen Symptome wie Müdigkeit und psychomotorische Verlangsamung ohne die Belastung durch Nebenwirkungen weiter zu erhöhen (insbesondere die sexuelle Dysfunktion), welche durch Serotonin-Wiederaufnahmehemmer entstehen. Gemessen an ihrem raschen Wirkbeginn und den benignen Nebenwirkungen sind auch Psychostimulanzien Substanzen der Wahl bei Krebspatienten mit voraussichtlich kurzer Überlebenszeit. Obwohl hierzu weniger Daten vorliegen, scheinen auch Dopaminagonisten bei der Behandlung der zytokininduzierten Müdigkeit vielversprechend und nützlich zur Behandlung der Depression zu sein.

## Ausblick

Obwohl derzeit nicht zum therapeutischen Standardarsenal bei Depressionen gehörend, findet sich ein nahe liegender erster Angriffsort bei zytokininduzierten Verhaltensstörungen auf dem Niveau der Zytokin-Signalübertragung. Zunehmend mehr Daten weisen darauf hin, dass antizytokin wirkende Substanzen einen breiten Bereich depressiver und krankheitsbedingter Symptome bei Menschen und Tieren signifikant lindern. So reduzierte Etanercept (ein löslicher Rezeptor für TNF-alpha) bei Ratten das zirkulierende TNF-alpha bei experimentell induzierter Herzinsuffizienz und stellte in einem Paradigma zur Gehirnstimulation den hedonistischen Antrieb wieder her [224]. Bei Patienten mit rheumatoider Arthritis besserte Etanercept signifikant die Müdigkeit und reduzierte die depressiven sowie die Angstsymptome. Ähnliche Ergebnisse wurden vor kurzem bei Patienten mit Crohn-Krankheit beobachtet, die den Anti-TNF-alpha-Antikörper Infliximab erhielten. Im Vergleich zu Placebo besserte die Behandlung mit Infliximab die Arbeitsfähigkeit und die Teilnahme an Freizeitaktivitäten signifikant und reduzierte Müdigkeit, Depression und Zorn [225]. Tierstudien lassen vermuten, dass der lösliche IL-1-Rezeptorantagonist (IL-1ra) ebenfalls ein Potenzial bei der Behandlung zytokininduzierter Symptome besitzt [134, 226, 227], allerdings gibt es nur wenige Veröffentlichungen zur Wirkung dieser Substanz auf Krankheits-/depressive Symptome bei Menschen. Trotz des möglichen Nutzens muss der Wert der Antizytokintherapien bei der Behandlung der zytokininduzierten depressiven Syndrome jedoch gegen die möglicherweise schweren Nebenwirkungen dieser Substanzen abgewogen werden, wie ein erhöhtes Risiko für Infektionen und Autoimmunerkrankungen [228 230].

Die physiologischen Effekte der proinflammatorischen Zytokine werden durch die Aktivierung intrazellulärer Second-messenger-Systeme vermittelt, wie dem Mitogen-activated-Proteinkinase- und dem Nuclear Factor-kappa-beta-Signalweg [133]. Studien zur Evaluation des therapeutischen Potenzials einer verminderten Aktivität dieser Signalwege stecken noch in den Kinderschuhen. Trotzdem sind Substanzen, welche die Signalübertragung intrazellulärer Signalwege erhöhen, die ihrerseits inflammatorischen Signalwege hemmen, bei der

Behandlung der immunbedingten Depression vermutlich von Nutzen. Derartige Substanzen sind Phosphodiesterase-Typ-4-Hemmer, wie Rolipram und Ariflo, welche die proinflammatorische Zytokin-Signalübertragung reduzieren, indem sie die Signalwege des zyklischen Adenosinmonophosphats (c-AMP) fördern sowie vermutlich die antiinflammatorischen Glukokortikoid-Stoffwechselwege verstärken [133, 231].

Obwohl alle Antidepressiva die Fähigkeit besitzen, CRH-abhängige Stoffwechselwege zu normalisieren, bergen neuartige Substanzen, welche direkt an den CRH-Typ-I-Rezeptoren angreifen, vermutlich weitere Vorteile bei der Behandlung der Depression im Rahmen von Krebserkrankungen. Außerdem gibt es Belege dafür, dass eine Dysregulation der diurnalen Cortisolspiegel, die von CRH reguliert werden, bei Patientinnen mit metastasiertem Mammakarzinom die Vorhersage einer rascheren Krankheitsprogression erlaubt [232]. Somit besitzt die CRH-Modulation das Potenzial, sowohl die depressiven Symptome als auch die Krankheitsprogression selbst zu beeinflussen [233].

# Schlussfolgerungen

Die Depression ist ein häufiges und schweres Problem, welches das Leben von Krebspatienten belastet. Es gibt Belege dafür, dass die Depression als Reaktion auf die Krebserkrankung auftritt, dass eine bereits vorhandene Depression durch die Krebserkrankung exazerbiert oder dass die Krebserkrankung und ihre Behandlung eine Depression auslösen oder verstärken. Zu den beteiligten neuronalen Signalwegen gehören serotonerge, noradrenerege, CRH-ACTH-Cortisol- und zytokinvermittelte Effekte. Die Evidenz belegt eindeutig, dass psychopharmakologische Therapien die depressiven Symptome hocheffektiv über diese und mutmaßlich auch andere Wege reduzieren. Auch Psychotherapien, die beim Umgang mit den unausweichlichen existenziellen Fragen helfen sollen, mit denen Krebspatienten konfrontiert werden, und die gleichzeitig das aktive Verarbeiten unterstützen, die depressive Wahrnehmung verändern, zum Äußern von Emotionen ermutigen und die soziale Unterstützung verstärken, können eine Depression erfolgreich vermindern. Die Depression ist eine häufige, aber nicht unvermeidbare Komplikation eines Lebens mit Krebs. Die Krebspatienten verdienen daher intensive Behandlungsbemühungen.

# Literatur

1. Spiegel D, Giese-Davis J. Depression and cancer: Mechanisms and disease progression. Biol Psychiatry 2003; 54:269–282.
2. McDaniel JS, Musselman DL, Porter MR, et al. Depression in patients with cancer; diagnosis, biology and treatment. Arch Gen Psychiatry 1995; 52:89–99.
3. Colon EA, Callies AL, Popkin MK, et al. Depressed mood and other variables related to bone marrow tranplant survival in acute leukemia. Psychosomatics 1991;32:420–425.
4. Giese-Davis J, Spiegel D. Emotional expression and cancer progression. In: Davidson RJ, Scherer K, Hill Goldsmith H (eds.), Handbook of Affective Sciences. Oxford: Oxford University Press, 2003, pp. 1053–1082.
5. American Psychiatric Association. Diagnostic and Statistical Manual of Mental Disorders. Washington, DC: American Psychiatric Press, 1994.
6. Cohen-Cole SA, Brown FW, McDaniel JS. Diagnostic assessment of depresskon in the medically ill. In: Stoudemire A, Fogel B (eds.), Psychiatric Care of the Medical Patient. New York: Oxford University Press, 1993, pp. 53–70.
7. Endicott J. Measurement of depression in patients with cancer. Cancer 1984;53:2243–2249.
8. von Ammon Cavanaugh S, Furlanetto LM, Creech SD, et al. Medical illness, past depression, and present depression: A predictive triad for in-hospital mortality. Am J Psychiatry 2001;158:43–48.
9. Koenig HG, George LK, Peterson BL, et al. Depression in medically ill hospitalized older adults: Prevalence, characteristics, and course of symptoms according to six diagnostic schemes. Am J Psychiatry 154:1376–1383.
10. Chochinov HM. Depression in cancer patients. Lancet Oncol 2001; 2:499–505.
11. Sharpe M, Strong V, Allen K, et al. Major depression in outpatient's attending a regional cancer centre: Screening and unmet treatment needs. Br J cancer. 2004;90:314–320.
12. Norton TR, Manne SL, Rubin S, et al. Prevalence and predictors of psychological distress among women with ovarian cancer. J Clin Oncol 2004; 22:919–926.
13. Zung WW. A self-rating depression scale. Arch Gen Psychiatry 1965; 12:63–70.
14. Beck AT. Psychometric properties of the Beck Depression Inventory: Twenty-five years later. Clin Psychol Rev 1988;8:77–100.
15. Davidson J, Turnbull CD, Strickland R, et al. The Montgomery-Asberg depression scale: Reliability and validity. Acta Psychiatr Scand 1986; 73:544–548.
16. Hamilton MA. A rating scale for depression. J Neurol Neurosurg Psychiatry 1960;23:56–62.
17. Valentine AD, Meyers CA, Kling MA, et al. Mood and cognitive side effects of interferon-alpha therapy. Semin Oncol 1998;25:39–47.
18. Roth AJ, Kornblith AB, Batel-Copel L, et al. Rapid screening for psychologic distress in men with prostate carcinoma: A pilot study. Cancer 1998; 82:1904–1908.
19. Hotopf M, Chidgey J, Addington-Hall J, et al. Depression in advanced dise-ase: A systematic review Part 1. Prevalence and case finding. Palliat Med 2002;16:81–97.
20. Kessler RC, McGonagle KA, Zhao S, et al. Lifetime and 12-month prevalence of DSM-III-R psychiatric disorders in the United States. Results from the National Comorbidity Sur-

vey. Arch Gen Psychiatry 1994;51:8–19.

21. Silverstone PH. Concise assessment for depression (CAD): A brief screening approach to depression in the medically ill. J Psychosom Res 1996; 41: 161–170.

22. Handwerker WP. Cultural diversity, stress, and depression: Working women in the Americas. J Womens Health 1999;8:1303–1311.

23. Evans DL, Staab JP, Petitto JM, et al. Depression in the medical setting: Biopsychological interactions and treatment considerations. J Clin Psychiatry 1999;60:40–55; discussion 6.

24. Weissman MM, Bland RC, Canino GJ, et al. Crossnational epidemiology of major depression and bipolar disorder. JAMA 1996;276:293–299.

25. Akechi T, Okamura H, Nishiwaki Y, et al. Psychiatric disorders and associated and predictive factors in patients with unresectable nonsmall cell lung carcinoma: A longitudinal study. Cancer 2001;92:2609–2622.

26. Raison CL, Demetrashvili M, Capuron L, et al. Neuropsychiatric side effects of interferon-alpha: Recognition and management. CNS Drugs, in press.

27. Evans DL, McCartney CF, Nemeroff CB, et al. Depression in women treated for gynecological cancer: Clinical and neuroendocrine assessment. Am J Psychiatry 1986;143:447–452.

28. Moffic HS, Paykel ES. Depression in medical in-patients. Br J Psychiatry 1975;126:346–353.

29. Ciaramella A, Poli P. Assessment of depression among cancer patients: The role of pain, cancer type and treatment. Psychooncology 2001; 10:156–165.

30. Capuron L, Ravaud A, Dantzer R. Timing and specificity of the cognitive changes induced by interleukin-2 and interferon-alpha treatments in

cancer patients. Psychosom Med 2001;63:376–386.

31. Musselman DL, Lawson DH, Gumnick JF, et al. Paroxetine for the prevention of depression induced by high-dose interferon alfa. N Engl J Med 2001;344:961–966.

32. Raison CL, Nemeroff C. Cancer and depression: Prevalence, diagnosis and treatment. Home Health Care Consultant 2000;7:34–41.

33. Zebrack BJ, Zeltzer LK, Whitton J, et al. Psychological outcomes in long-term survivors of childhood leukemia, Hodgkin's disease, and non-Hodgkin's lymphoma: A report from the Childhood Cancer Survivor Study. Pediatrics 2002;110:42–52.

34. Omne-Ponten M, Holmberg L, Burns T, et al. Determinants of the psychosocial outcome after operation for breast cancer. Results of a prospective comparative interview study following mastectomy and breast conservation. Eur J Cancer 1992;28A:1062–1067.

35. Jakeways MS, Mitchell V, Hashim IA, et al. Metabolic and inflammatory responses after open or laparoscopic cholecystectomy. Br J Surg 1994;81: 127–131.

36. Kristiansson M, Saraste L, Soop M, et al. Diminished interleukin-6 and C-reactive protein responses to laparoscopic versus open cholecystectomy. Acta Anaesth Scand 1999;43:146–152.

37. Yirmiya R, Weidenfeld J, Pollak Y, et al. Cytokines, „depression due to a general medical condition," and anti-depressant drugs. Adv Exp Med Biol 1999;461:283–316.

38. Kudoh A, Katagai H, Takazawa T. Plasma inflammatory cytokine response to surgical trauma in chronic depressed patients. Cytokine 2001;-13:104–108.

39. Fallowfield LJ, Hall A, Maguire GP, et al. Psychological outcomes of diffe-

rent treatment policies in women with early breast cancer outside a clinical trial. [see comments.]. Br Med J 1990;301:575–580.

40. Levy SM, Haynes LT, Herberman RB, et al. Mastectomy versus breast conservation surgery: Mental health effects at long-term follow-up [see comments]. Health Psychol 1992; 11:349–354.

41. Kruimel JW, Pesman GJ, Sweep CG, et al. Depression of plasma levels of cytokines and ex-vivo cytokine production in relation to the activity of the pituitary-adrenal axis, in patients undergoing major vascular surgery. Cytokine 11:382–8, 1999.

42. Di Padova F, Pozzi C, Tondre MJ, et al. Selective and early increase of IL-1 inhibitors, IL-6 and cortisol after elective surgery. Clin Exp Immunol 1991;85:137–142.

43. DiMatteo MR, Lepper HS, Croghan TW. Depression is a risk factor for noncompliance with medical treatment: Meta-analysis of the effects of anxiety and depression on patient adherence. Arch Intern Med 2000; 160: 2101–2107.

44. Blotcky AD, Cohen DG, Conatser C, et al. Psychosocial characteristics of adolescents who refuse cancer treatment. J Consult Clin Psychol 1985; 53:729–731.

45. Gilbar O, De-Nour AK. Adjustment to illness and dropout of chemotherapy. J Psychosom Res 1989;33:1–5.

46. Lebovits AH, Strain JJ, Schleifer SJ, et al. Patience noncompliance with self-administered chemotherapy. Cancer 1990;65:17–22.

47. Desai MM, Bruce ML, Kasl SV. The effects of major depression and phobia on stage at diagnosis of breast cancer. Int J Psychiatry Med 1999;29: 29–45.

48. Kennard BD, Stewart SM, Olvera R, et al. Nonadherence in adolescent oncology patients: Preliminary data on

49. Miranda CR, de Resende CN, Melo CF, et al. Depression before and after uterine cervix and breast cancer neoadjuvant chemotherapy. Int J Gynecol Cancer 2002;12:773–776.

50. Lerman C, Daly M, Sands C, et al. Mammography adherence and psychological distress among women at risk for breast cancer. J Natl Cancer Inst 1993;85:1074–1080.

51. Lerman C, Narod S, Schulman K, et al. BRCA1 testing in families with hereditary breast-ovarian cancer. A prospective study of patient decision making and outcomes. JAMA 1996; 275:1885–1892.

52. Lindberg NM, Wellisch D. Anxiety and compliance among women at high risk for breast cancer. Ann Behav Med 2001;23:298–303.

53. Ayres A, Hoon PW, Franzoni JB, et al. Influence of mood and adjustment to cancer on compliance with chemotherapy among breast cancer patients. J Psychosom Res 1994;38: 393–402.

54. Ritvo P, Irvine J, Robinson G, et al. Psychological adjustment to familial-genetic risk assessment for ovarian cancer: Predictors of nonadherence to surveillance recommendations. Gynecol Oncol 2002;84:72–80.

55. Simmons K, Lindsay S. Psychological influences on acceptance of postsurgical treatment in cancer patients. J Psychosom Res 2001;51:355–360.

56. Girardi P, dePisa E, Cianfriglia F, et al. Compliance with treatment for head and neck cancer: The influence of psychologic and psychopathologic variables: A longitudinal study. Eur J Psychiatry 1992;6:45–50.

57. Burstein HJ, Gelber S, Guadagnoli E, et al. Use of alternative medicine by women with earlystage breast cancer. N Engl J Med 1999;340:1733–1739.

58. Sollner W, Maislinger S, DeVries AC, et al. Use of complementary and alternative medicine by cancer patients is not associated with perceived distress or poor compliance with standard treatment but with active coping behavior: A survey. Cancer 2000; 89:873–880.

59. Verhoef MJ, Hagen N, Pelletier G, et al. Alternative therapy use in neurologic diseases: Use in brain tumor patients. Neurology 1999;52:617–622.

60. Mehta P, Rodrigue J, Nejame C, et al. Acquiescence to adjunctive experimental therapies may relate to psychological distress: Pilot data from a bone marrow transplant center. Bone Marrow Transplant 2000;25:673–676.

61. Esplen MJ, Toner B, Hunter J, et al. A supportiveexpressive group intervention for women with a family history of breast cancer: Results of a phase 11 study. Psychooncology 2000;9:243–252.

62. Richardson JL, Marks G, Johnson CA, et al. Path model of multidimensional compliance with cancer therapy. Health Psychol 1987;6:183–207.

63. McEwen B. Influences of hormones and neuroactive substances on immune function. In: Cotman CW, Briton RE, Galaburda A, McEwen B, Schneider DM (eds.), The Neuro-Immune-Endocrine Connection. New York: Raven Press, 1987.

64. Deuschle M, Schweiger U, Weber B, et al. Diurnal activity and pulsatility of the hypothalamuspituitary-adrenal system in male depressed patients and healthy controls. J Clin Endocrinol Metab 1997;82:234–238.

65. Thompson LM, Rubin RT, McCracken JT. Neuroendocrine aspects of primary endogenous depression: XII. Receiver operating characteristic and kappa analyses of serum and urine cortisol measures in patients and matched controls. Psychoneuroendocrinology 1992;17:507–515.

66. Yehuda R, Teicher MH, Trestman RL, et al. Cortisol regulation in posttraumatic stress disorder and major depression: A chronobiological analysis. Biol Psychiatry 1996;40:79–88.

67. Touitou Y, Levi F, Bogdan A, et al. Rhythm alteration in patients with metastatic breast cancer and poor prognostic factors. J Cancer Res Clin Oncol 1995;121:181–188.

68. vd Pompe G, Antoni M, Visser A, et al. Adjustment to breast cancer: The psychobiological effects of psychosocial interventions. Patient Educ Couns 1996;28:209–219.

69. Sephton SE, Sapolsky RM, Kraemer HC, et al. Early mortality in metastatic breast cancer patients with absent or abnormal diurnal cortisol rhythms. J Nat Cancer Inst 2000; 92:994–1000.

70. Davis S, Mirick D, Stevens R. Night shift work, light at night, and risk of breast cancer. J Nat Cancer Inst 2001;93:1557–1562.

71. Schernhammer E, Laden F, Speizer F, et al. Rotating night shifts and risk of breast cancer in women participating in the nurses' health study. J Nat Cancer Inst 2001;93:1563–1568.

72. Shafii M, Shafii SL. Melatonin in psychiatric and neoplastic disorders. Washington, DC: American Psychiatric Press, 1998, Vol. xxiii, p. 314.

73. Spiegel D, Sephton S. Night shift work, light at night, and risk of breast cancer. J Natl Cancer Inst 2002; 94:530; author reply 2–3.

74. Mormont MC, Bogdan A, Cormont S, et al. Cortisol diuranal variation in blood and saliva of patients with metastatic corectal cancer: Relevance for clinical outcome. Anti Cancer Res 2002;22:1243–1250.

75. Filipski E, King VM, Li X, et al. Host circadian clock as a control point in

tumor progression. J Nat Cancer Inst 2002;94:690–7.

76. Romero L, Raley-Susman K, Redish D, et al. A possible mechanism by which stress accelerates growth of virally-derived tumors. Proc Natl Acad Sci USA 1992;89:11084.

77. Zhao X-Y, Malloy PJ, Krishnan AV, et al. Glucocorticoids can promote androgen-independent growth of prostate cancer cells through a mutated androgen receptor. Nat Med 2000; 6:703–706.

78. Sapolsky RM, Donnelly TM. Vulnerability to stress-induced tumor growth increases with age in rats: Role of glucocorticoids. Endocrinology 1985; 117:662–666.

79. Ben-Eliyahu S, Yirmiya R, Liebeskind JC, et al. Stress increases metastatic spread of a mammary tumor in rats: Evidence for mediation by the immune system. Brain Behav Immun 1991;5:193–205.

80. Rowse GJ, Weinberg J, Bellward GD, et al. Endocrine mediation of psychosocial stressor effects on mouse mammary tumor growth. Cancer Lett 1992;65:85–93.

81. Licinio J, Gold PW, Wong ML. A molecular mechanism for stress-induced alterations in susceptibility to dise-ase. Lancet 1995;346:104–106.

82. Maes M, Bosmans E, Meltzer HY. Immunoendocrine aspects of major depression. Relationships between plasma interleukin-6 and soluble interleukin-2 receptor, prolactin and cortisol. Eur Arch Psychiatry Clin Neurosci 1995;245:172–178.

83. Maes M, Meltzer HY, Stevens W, et al. Natural killer cell activity in major depression: Relation to circulating natural killer cells, cellular indices of the immune response, and depressive phenomenology. Prog Neuropsychopharmolacol Biol Psychiatry 1994;18:717–730.

84. Allen AD, Tilkian SM. Depression correlated with cellular immunity in systemic immunodeficient Epstein-Barr virus syndrome (SIDES). J Clin Psychiatry 1986;47:133–135.

85. DeLisi LE, Nurnberger JS, Goldin LR, et al. Epstein-Barr virus and depression [letter]. Arch Gen Psychiatry 1986; 43:815–816.

86. Hickie I, Hickie C, Lloyd A, et al. Impaired in vivo immune responses in patients with melancholia. Br J Psychiatry 1993;162:651–657.

87. Kniker WT. Multi-Test skin testing in allergy: A review of published findings. Ann Allergy 1993;71:485–491.

88. Levy SM, Herberman RB, Maluish AM, et al. Prognostic risk assessment in primary breast cancer by behavioral and immunological parameters. Health Psychol 1985;4:99–113.

89. Levy SM, Wise BD. Psychosocial Risk Factors and Cancer Progression. Chichester: John Wiley & Sons, 1988.

90. Evans DL, Folds JD, Petitto JM, et al. Circulating natural killer cell phenotypes in men and women with major depression. Relation to cytotoxic activity and severity of depression. Arch Gen Psychiatry 1992;49:388–395.

91. Herbert TB, Cohen S. Depression and immunity: A meta-analytic review. Psychol Bull 1993;113:472–486.

92. Baltrusch HJ, Stangel W, Titze I. Stress, cancer and immunity. New developments in biopsychosocial and psychoneuroimmunologic research. Ac-ta Neurol 1991;13:315–327.

93. Andersen BL, Kiecolt-Glaser JK, Glaser R. A biobehavioral model of cancer stress and disease course. Am Psychol 1994;49:389–404.

94. Levy S, Herberman R, Lippman M, et al. Correlation of stress factors with sustained depression of natural killer cell activity and predicted prognosis in patients with breast cancer. J Clin Oncol 1987;5:348–353.

95. Levy SM, Herberman RB, Lippman M, et al. Immunological and psychosocial predictors of disease recurrence in patients with early-stage breast cancer. Behav Med 1991;17:67–75.

96. Levy SM, Herberman RB, Whiteside T, et al. Perceived social support and tumor estrogen/progesterone receptor status as predictors of natural killer cell activity in breast cancer patients. Psychosom Med 1990; 52: 73–85.

97. Andersen BL, Farrar WB, Golden-Kreutz D, et al. Stress and immune responses after surgical treatment for regional breast cancer. J Nat Cancer Inst 1998;90:30–36.

98. Landmann RM, Muller FB, Perini C, et al. Changes of immunoregulatory cells induced by psychological and physical stress: Relationship to plasma catecholamines. Clin Exp Immunol 1984;58:127–135.

99. Callewaert DM, Moudgil VK, Radcliff G, et al. Hormone specific regulation of natural killer cells by cortisol. FEBS J 1991;285:108–110.

100. Felten SY, Olschowka J. Noradrenergic sympathetic innervation of the spleen: II. Tyrosine hydroxylase (TH)-positive nerve terminals form synapticlike contacts on lymphocytes in the splenic white pulp. J Neurosci Res 1987;18:37–48.

101. Bovbjerg D. Psychoneruoimmunology and cancer. Handbook Psychooncol 1989:727–754.

102. Bergsma J. Illness, the mind, and the body: Cancer and immunology: An introduction. Theor Med 1994;15: 337–347.

103. Souberbielle B, Dalgleish A. Antitumor immune mechanisms. In: Lewis CE, O'Sullivan C, Barraclough J (eds.), The Psychoimmunology of Cancer: Mind and Body in the Fight for Survival. Oxford: Oxford University Press, 1994, pp. 267–290.

104. Schleifer SJ, Keller SE, Bond RN, et al. Major depressive disorder and immunity. Role of age, sex, severity, and hospitalization. Arch Gen Psychiatry 1989;46:81–87.

105. Stein M, Miller AH, Trestman RL. Depression, the immune system, and health and illness. Findings in search of meaning. Arch Gen Psychiatry 1991;48:171–177.

106. Bovbjerg DH, Redd WH, Maier LA, et al. Anticipatory immune suppression and nausea in women receiving cyclic chemotherapy for ovarian cancer. J Consult Clin Psychol 1990;58:153–157.

107. Ader R, Felten D, Cohen N. Interactions between the brain and the immune system. Annu Rev Pharmacol Toxicol 1990;30:561–602.

108. Ader R, Cohen N. Psychoneuroimmunology: Conditioning and stress. Annu Rev Psychol 1993;44:53–85.

109. Ader R, Cohen N, Felten D. Psychoneuroimmunology: Interactions between the nervous system and the immune system. Lancet 1995;345: 99–103.

110. Gold PW, Goodwin FK, Chrousos GP. Clinical and biochemical manifestations of depression. Relation to the neurobiology of stress. N Engl J Med 1988;319:348–353.

111. Alter CL, Pelcovitz D, Axelrod A, et al. Identification of PTSD in cancer survivors. Psychometrics 1996;37:137–143.

112. Andrykowski MA, Cordova MJ. Factors associated with PTSD symptoms following treatment for breast cancer: A test of the Andersen model. J Traum Stress 1998;11:189–203.

113. Andrykowski MA, Cordova MJ, Studts JL, et al. Posttraumatic stress disorder after treatment for breast cancer: Prevalence of diagnosis and use of the PTSD Checklist-Civilian Version (PCL-C) as a screening instru-

ment. J Consult Clin Psychol 1998;66:586–590.

114. Green BL, Rowland JH, Krupnick JL, et al. Prevalence of posttraumatic stress disorder (PTSD) in women with breast cancer. Psychometrics 1998; 32:102–111.

115. Smith MY, Redd W, DuHamel K, et al. Validation of the PTSD checklist-civilian version in survivors of bone marrow transplant. J Traum Stress 1999;12:485–499.

116. Spiegel D, Kato P. Psychosocial influences on concer incidence and progression. Harv Rev Psychiatry 1996;4:10–26.

117. Kaplan RM, Ries AL, Prewitt LM, et al. Self-efficacy expectations predict survival for patients with chronic obstructive pulmonary disease. Health Psychol 1994;13:366–368.

118. Koopman C, Hermanson K, Diamond S, et al. Social support, life stress, pain and emotional adjustment to advanced breast cancer. Psychooncology 1998;7:101–111.

119. Spiegel D, Bloom JR. Pain in metastatic breast cancer. Cancer 1983; 52:341–345.

120. Bukberg J, Penman D, Holland JC. Depression in hospitalized cancer patients. Psychosom Med 1984;46: 199–212.

121. Spiegel D, Sands S, Koopman C. Pain and depression in patients with cancer. Cancer 1994;74:2570–2578.

122. Katon W, Sullivan M. Depression and chronic medical illness. J Behav Med 1990;11:3–11.

123. Weitzner MA, Meyers CA, Stuebing KK, et al. Relationship between quality of life and mood in long-term survivors of breast cancer treated with mastectomy. Support Care Cancer 1997;5:241–248.

124. Cohen L, de Moor C, Amato RJ. The association between treatment-specific optimism and depressive symptomatology in patients enrolled in a Phase I cancer clinical trial. Cancer 2001;91:1949–1955.

125. Maier SF, Watkins LR. Cytokines for psychologists: Implications of bidirectional immune-to-brain communication for understanding behavior, mood, and cognition. Psychol Rev 1998;105:83–107.

126. Rivest S, Lacroix S, Vallieres L, et al. How the blood talks to the brain parenchyma and the paraventricular nucleus of the hypothalamus during systemic inflammatory and infectious stimuli. Proc Soc Exp Biol Med 2000;223:22–38.

127. Plotkin SR, Banks WA, Kastin AJ. Comparison of saturable transport and extracellular pathways in the passage of interleukin-1 alpha across the blood-brain barrier. J Neuroimmunol 1996;67:41–47.

128. Watkins LR, Maier SF, Goehler LE. Cytokine-tobrain communication: A review & analysis of alternative mechanisms. Life Sci 1995;57:1011–1026.

129. Benveniste EN. Cytokine actions in the central nervous system. Cytokine Growth Factor Rev 1998;9:259–275.

130. Kent S, Bluthe RM, Kelley KW, et al. Sickness behavior as a new target for drug development. Trends Pharmacol Sci 1992;13:24–28.

131. Dunn AJ, Wang J, Ando T. Effects of cytokines on cerebral neurotransmission. Comparison with the effects of stress. Adv Exp Med Biol 1999; 461: 117–127.

132. Dantzer R. Cytokine-induced sickness behavior: Where do we stand? Brain Behav Immun 2001;15:7–24.

133. Raison CL, Miller AH. When not enough is too much: The role of insufficient glucocorticoid signaling in the pathophysiology of stress-related disorders. Am J Psychiatry 2003; 160:1554–1565.

134. Maier SF, Watkins LR. Intracerebroventricular interleukin-1 receptor

antagonist blocks the enhancement of fear conditioning and interference with escape produced by inescapable shock. Brain Res 1995;695:279–282.

135. Pugh CR, Nguyen KT, Gonyea JL, et al. Role of interleukin-1 beta in impairment of contextual fear conditioning caused by social isolation. Behav Brain Res 1999;106:109–118.

136. Mathias SD, Colwell HH, Miller DP, et al. Healthrelated quality of life and functional status of patients with rheumatoid arthritis randomly assigned to receive etanercept or placebo. Clin Ther 2000;22:128–139.

137. Musselman DL, Miller AH, Porter MR, et al. Higher than normal plasma interleukin-6 concentrations in cancer patients with depression: Preliminary findings. Am J Psychiatry 2001;158:1252–1257.

138. Allen-Mersh TG, Glover C, Fordy C, et al. Relation between depression and circulating immune products in patients with advanced colorectal cancer. J Royal Soc Med 1998;91:408–413.

139. Capuron L, Ravaud A, Gualde N, et al. Association between immune activation and early depressive symptoms in cancer patients treated with interleukin-2-based therapy. Psychoneuroendocrinology 2001;26:797–808.

140. Greenberg DB, Gray JL, Mannix CM, et al. Treatment-related fatigue and serum interleukin-1 levels in patients during external beam irradiation for prostate cancer. J Pain Symp Manage 1993;8:196–200.

141. Bower JE, Ganz PA, Aziz N, et al. Fatigue and proinflammatory cytokine activity in breast cancer survivors. Psychosom Med 2002;64:604–611.

142. Besedovsky H, del Rey A, Sorkin E, et al. Immunoregulatory feedback between interleukin-1 and glucocorti-

coid hormones. Science 1986;233:652–654.

143. Rivier C. Influence of immune signals on the hypothalamic-pituitary axis of the rodent. Front Neuroendocrinol 1995;16:151–182.

144. Owens MJ, Nemeroff CB. Physiology and pharmacology of corticotropin-releasing factor. Pharmacol Rev 1991;43:425–473.

145. Holsboer F, Barden N. Antidepressants and hypothalamic-pituitary-adrenocortical regulation. Endocrine Rev 1996;17:187–205.

146. Owens MJ, Nemeroff CB. The role of corticotropinreleasing factor in the pathophysiology of affective and anxiety disorders: Laboratory and clinical studies. Ciba Found Symp 1993;172:296–308; discussion 16.

147. Lestage J, Verrier D, Palin K, et al. The enzyme indoleamine 2,3-dioxygenase is induced in the mouse brain in response to peripheral administration of lipopolysaccharide and superantigen. Brain Behav Immun 2002;16:596–601.

148. Capuron L, Ravaud A, Neveu PJ, et al. Association between decreased serum tryptophan concentrations and depressive symptoms in cancer patients undergoing cytokine therapy. Mol Psychiatry 2002;7:468–473.

149. Liebau C, Baltzer AW, Schmidt S, et al. Interleukin-12 and interleukin-18 induce indoleamine 2,3-dioxygenase (IDO) activity in human osteosarcoma cell lines independently from interferon-gamma. Anticancer Res 2002;22:931–936.

150. Moore P, Landolt HP, Seifritz E, et al. Clinical and physiological consequences of rapid tryptophan depletion. Neuropsychopharmolacol 2000;23:601–622.

151. Pariante CM, Miller AH. Glucocorticoid receptors in major depression: Relevance to pathophysiology and

treatment. Biol Psychiatry 2001;49: 391–404.

152. Papanicolaou DA. Euthyroid sick syndrome and the role of cytokines. Rev Endocr Metab Disord 2000;1:43–48.

153. Abbas AK, Lichtman AH. Cellular and Molecular Immunology. Philadelphia, PA: W.B. Saunders, 2003.

154. Taylor JL, Grossberg SE. The effects of interferonalpha on the production and action of other cytokines. Semin Oncol 1998;25:23–29.

155. Capuron L, Raison CL, Musselman DL, et al. Association of exaggerated HPA axis response to the initial injection of interferon-alpha with development of depression during interferon-alpha therapy. Am J Psychiatry 2003;160:1342–1345.

156. Schaefer M, Engelbrecht MA, Gut O, et al. Interferon alpha (IFNa) and psychiatric syndromes: A review. Prog Neuropsychopharmolacol 2002;26: 731–746.

157. Merali Z, Brennan K, Brau P, et al. Dissociating anorexia and anhedonia elicited by interleukin-1beta: Antidepressant and gender effects on responding for „free chow" and „earned" sucrose intake. Psychopharmacology 2003;165:413–418.

158. Capuron L, Gumnick JF, Musselman DL, et al. Neurobehavioral effects of interferon-alpha in cancer patients: Phenomenology and paroxetine responsiveness of symptom dimensions. Neuropsychopharmol 2002;26: 643–652.

159. Cleeland CS, Mendoza TR, Wang XS, et al. Assessing symptom distress in cancer patients: The M.D. Anderson Symptom Inventory. Cancer 2000; 89:1634–1646.

160. Morrow GR, Hickok JT, Roscoe JA, et al. Differential effects of paroxetine on fatigue and depression: A randomized, double-blind trial from the university of Rochester Cancer Center community clinical oncology program. J Clin Oncol 2003;21:4635–4641.

161. Capuron L, Neurauter G, Musselman DL, et al. Interferon-alpha-induced changes in tryptophan metabolism: Relationship to depression and paroxetine treatment. Biol Psychiatry 2003;54:906–914.

162. Mellor AL, Munn DH. Tryptophan catabolism and T-cell tolerance: Immunosuppression by starvation? Immunol Today 1999;20:469–473.

163. Moreno FA, Gelenberg AJ, Heninger GR, et al. Tryptophan depletion and depressive vulnerability. Biol Psychiatry 1999;46:498–505.

164. Moreno FA, Heninger GR, McGahuey CA, et al. Tryptophan depletion and risk of depression relapse: A prospective study of tryptophan depletion as a potential predictor of depressive episodes. Biol Psychiatry 2000;48: 327–329.

165. Bonaccorso S, Marino V, Puzella A, et al. Increased depressive ratings in patients with hepatitis C receiving interferon-alpha-based immunotherapy are related to interferon-alphainduced changes in the serotonergic system. J Clin Psychopharmacol 2002;22:86–90.

166. Widner B, Ledochowski M, Fuchs D. Interferongamma-induced tryptophan degradation: Neuropsychiatric and immunological consequences. Cur Drug Metab 2000;1:193–204.

167. Cummings JL. Depression and Parkinson's disease: A review. Am J Psychiatry 1992;149:443–454.

168. Berger JR, Arendt G. HIV dementia: The role of the basal ganglia and dopaminergic systems. J Psychopharmacol 2000;14:214–221.

169. Martinot M, Bragulat V, Artiges E, et al. Decreased presynaptic dopamine function in the left caudate of depressed patients with affective flatte-

ning and psychomotor retardation. Am J Psychiatry 2001;158:314–316.

170. Sarhill N, Walsh D, Nelson KA, et al. Methylphenidate for fatigue in advanced cancer: A prospective open-label pilot study. Am J Hospice Palliat Care 2001;18:187–192.

171. Sugawara Y, Akechi T, Shima Y, et al. Efficacy of methylphenidate for fatigue in advanced cancer patients: A preliminary study. Palliat Med 2002;16:261–263.

172. Zifko UA, Rupp M, Schwarz S, et al. Modafinil in treatment of fatigue in multiple sclerosis. Results of an open-label study. J Neurol 2002;249:983–987.

173. Goldberg JF, Burdick KE, Endick CJ. Preliminary randomized, double-blind, placebo-controlled trial of pramipexole added to mood stabilizers for treatment-resistant bipolar depression. Am J Psychiatry 2004; 161: 564–566.

174. Corrigan MH, Denahan AQ, Wright CE, et al. Comparison of pramipexole, fluoxetine, and placebo in patients with major depression. Depress Anxiety 2000;11:58–65.

175. Shuto H, Kataoka Y, Horikawa T, et al. Repeated interferon-alpha administration inhibits dopaminergic neural activity in the mouse brain. Brain Res 1997;747:348–351.

176. Sunami M, Nishikawa T, Yorogi A, et al. Intravenous administration of levodopa ameliorated a refractory akathisia case induced by interferonalpha. Clin Neuropharmacol 2000;23: 59–61.

177. Haas HS, Schauenstein K. Neuroimmunomodulation via limbic structures: The neuroanatomy of psychoimmunology. Progr Neurobiol 1997;51:195–222.

178. Gao HM, Jiang J, Wilson B, et al. Microglial activation-mediated delayed and progressive degeneration of rat nigral dopaminergic neurons:

Relevance to Parkinson's disease. J Neurochem 2002;81:1285–1297.

179. Juengling FD, Ebert D, Gut O, et al. Prefrontal cortical hypometabolism during low-dose interferon alpha treatment. Psychopharmacol 2000; 152:383–389.

180. Capuron L, Pagnoni G, Lawson D, et al. Altered fronto-pallidal activity during high-dose interferonalpha treatment as determined by positron emission tomography. Soc Neurosci Abstract 2002;498:5.

181. Musselman DL. Higher than normal plasma interleukin-6 concentrations in cancer patients with depression: Preliminary findings. Am J Psychiatry 2001;158:1252–1257.

182. Sutor B, Rummans TA, Jowsey SG, et al. Major depression in medically ill patients. Mayo Clin Proc 1998;73: 329–337.

183. Spiegel D. Effects of psychotherapy on cancer survival. Nat Rev Cancer 2002;2:383–389.

184. Classen C, Butler LD, Koopman C, et al. Supportive-expressive group therapy reduces distress in metastatic breast cancer patients: A randomized clinical intervention trial. Arch Gen Psychiatry 2001;58:494–501.

185. Spiegel D, Classen C. Group Therapy for Cancer Patients: A Research-Based Handbook of Psychosocial Care. New York: Basic Books, 2000.

186. Spiegel D, Bloom JR, Yalom I. Group support for patients with metastatic cancer. A randomized outcome study. Arch Gen Psychiatry 1981;38:527–533.

187. Kissane DW, Bloch S, Miach P, et al. Cognitiveexistential group therapy for patients with primary breast cancer: Techniques and themes. Psychooncology 1997;6:25–33.

188. Loscalzo M. Psychological approaches to the management of pain in patients with advanced cancer.

Hematol Oncol Clin North Am 1996;10:139–155.

189. Edelman S, Lemon J, Bell DR, et al. Effects of group CBT on the survival time of patients with metastatic breast cancer. Psychooncology 1999;8: 474–481.

190. Cruess DG, Antoni MH, McGregor BA, et al. Cognitive-behavioral stress management reduces serum cortisol by enhancing benefit finding among women being treated for early stage breast cancer. Psychosom Med 2000; 62:304–308.

191. van der Pompe G, Duivenvoorden HJ, Antoni MH, et al. Effectiveness of a short-term group psychotherapy program on endocrine and immune function in breast cancer patients: An exploratory study. J Psychosom Res 1997;42:453–466.

192. Rounsaville B, Chevron E, Weissman M. Specification of techniques in interpersonal psychotherapy. New York: Guilford Press, 1984.

193. Elkin I, Shea MT, Watkins JT, et al. National Institute of Mental Health Treatment of Depression Collaborative Research Program. General effectiveness of treatments [see comments]. Arch Gen Psychiatry 1989; 46:971–982; discussion 83.

194. Donnelly JM, Kornblith AB, Fleishman S, et al. A pilot study of interpersonal psychotherapy by telephone with cancer patients and their partners. Psychooncology 2000;9:44–56.

195. Spiegel D, Bloom JR, Kraemer HC, et al. Effect of psychosocial treatment on survival of patients with metastatic breast cancer. Lancet 1989; 2:888–891.

196. Richardson JL, Shelton DR, Krailo M, et al. The effect of compliance with treatment on survival among patients with hematologic malignancies. J Clin Oncol 8:356–364.

197. Fawzy F, Fawzy N, Hyun C, et al. Malignant Melanoma: Effects of an early structural psychiatric intervention, coping and affective state on recurrence and survival 6 years later. Arch Gen Psychiatry 1993;50:681–689.

198. Kuchler T, Henne-Bruns D, Rappat S, et al. Impact of Psychotherapeutic support on gastrointestinal cancer patients undergoing surgery: Survival results of a trial. Hepatogastroenterology 1999;46:322–335.

199. McCorkle R, Strumpf NE, Nuamah IF, et al. A specialized home care intervention improves survival among older post-surgical cancer patients. [see comments.]. J Am Geriatr Soc 2000;48:1707–1713.

200. Giese-Davis J, Koopman C, Butler L, et al. Change in emotion-regulation strategy for women with metastatic breast cancer following supportive-expressive group therapy. J Consult Clin Psychol 2002;70:916–925.

201. Fawzy FI, Canada AL, Fawzy NW. Malignant melanoma: Effects of a brief, structured psychiatric intervention on survival and recurrence at 10-year follow-up. Arch Gen Psychiatry 2003;60:100–103.

202. Goodwin PJ, Leszez M, Ennis M, et al. The effect of group psychosocial support on survival in metastatic breast cancer. N Engl J Med 345:1719–26, 2001.

203. Evans DL, McCartney CF, Haggerty JJ Jr., et al. Treatment of depression in cancer patients is associated with better life adaptations: A pilot study. Psychosom Med 1988;50:73–76.

204. Costa D, Mogos I, Toma T. Efficacy and safety of mianserin in the treatment of depression of women with cancer. Acta Psychiatr Scand Suppl 1985;320.

205. Razavi D, Allilaire JF, Smith M, et al. The effect of fluoxetine on anxiety and depression symptoms in cancer patients. Acta Psychiatr Scand 1996; 94:205–210.

206. van Heeringen K, Zivkov M. Pharmacological treatment of depression in cancer patients: A placebo-controlled study of miasnerin. Br J Psychiatry 1996;169:440–443.

207. Holland JC, Romano SJ, Heiligenstein JH, et al. A controlled trial of fluoxetine and desipramine in depressed women with advanced cancer. Psychooncology 1998;7:291–300.

208. Pezzella G, Moslinger-Gehmayr R, Contu A. Treatment of depression in patients with breast cancer: A comparison between paroxetine and amitriptyline. Breast Cancer Res Treat 2001;70:1–10.

209. Theobald DE, Kirsh KL, Holtsclaw E, et al. An open-label, crossover trial of mirtazapine (15 and 30 mg) in cancer patients with pain and other distressing symptoms. J Pain Symp Manage 2002;23:442–447.

210. Fisch MJ, Loehrer PJ, Kristeller J, et al. Fluoxetine versus placebo in advanced cancer outpatients: A double-blinded trial of the Hoosier Oncology Group. J Clin Oncol 2003; 21:1937–1943.

211. Loprinzi CL, Sloan JA, Perez EA, et al. Phase III evaluation of fluoxetine for treatment of hot flashes. J Clin Oncol 2002;20:1578–1583.

212. Stearns V, Isaacs C, Rowland J, et al. A pilot trial assessing the efficacy of paroxetine hydrochloride (Paxil) in controlling hot flashes in breast cancer survivors. [see comments.]. Ann Oncol 2000;11:17–22.

213. Loprinzi CL, Kugler JW, Sloan JA, et al. Venlafaxine in management of hot flashes in survivors of breast cancer: A randomised controlled trial. [see comments.]. Lancet 2000;356: 2059–2063.

214. Max MB, Lynch SA, Muir J, et al. Effects of desipramine, amitriptyline, and fluoxetine on pain in diabetic neuropathy. [see comments.]. N Engl J Med 1992;326:1250–1256.

215. Sumpton JE, Moulin DE. Treatment of neuropathic pain with venlafaxine. Ann Pharmacother 2001;35: 557–559.

216. Semenchuk MR, Sherman S, Davis B. Doubleblind, randomized trial of bupropion SR for the treatment of neuropathic pain. Neurology 2001; 57:1583–1588.

217. Evans DL, Mason K, Bauer R, et al. Neuropsychiatric manifestations of HIV-1 infection and AIDS. In: Charney D, Coyle J, Davis K, Nemeroff C (eds.), Psychopharmacology: The Fifth Generation of Progress. New York: Raven Press, 2002, pp. 1281–1300.

218. Goodnick PJ. Treatment of chronic fatigue syndrome with venlafaxine. Am J Psychiatry 1996;153:294.

219. Goodnick PJ. Bupropion in chronic fatigue syndrome. Am J Psychiatry 1990;147:1091.

220. Goldstein DJ, Lu Y, Detke MJ, et al. Duloxetine in the treatment of depression: A double-blind placebo-controlled comparison with paroxetine. J Clin Psychopharmacol 2004; 24:389–399.

221. Shen Y, Connor TJ, Nolan Y, et al. Differential effect of chronic antidepressant treatments on lipopolysaccharide-induced depressive-like behavioural symptoms in the rat. Life Sci 1999;65:1773–1786.

222. Tran PV, Bymaster FP, McNamara RK, et al. Dual monoamine modulation for improved treatment of major depressive disorder. J Clin Psychopharmacol 2003;23:78–86.

223. Entsuah AR, Huang H, Thase ME. Response and remission rates in different subpopulations with major depressive disorder administered venlafaxine, selective serotonin reuptake inhibitors, or placebo. J Clin Psychiatry 2001;62:869–877.

224. Grippo AJ, Francis J, Weiss RM, et al. Cytokine mediation of experimental heart failure-induced anhedonia. Am J Physiol Regul Integr Comp Physiol 2003;284:R666–R673.

225. Lichtenstein GR, Bala M, Han C, et al. Infliximab improves quality of life in patients with Crohn's disease. Inflamm Bowel Dis 2002;8:237–243.

226. Opp MR, Krueger JM. Interleukin 1-receptor antagonist blocks interleukin 1-induced sleep and fever. Am J Physiol 1991;260:R453–R457.

227. Luheshi G, Miller AJ, Brouwer S, et al. Interleukin-1 receptor antagonist inhibits endotoxin fever and systemic interleukin-6 induction in the rat. Am J Physiol 1996;270:E91–E95.

228. Gomez-Reino JJ, Carmona L, Valverde VR, et al. Treatment of rheumatoid arthritis with tumor necrosis factor inhibitors may predispose to significant increase in tuberculosis risk: A multicenter active-surveillance report. Arthritis Rheum 2003; 48:2122–2127.

229. Kroesen S, Widmer AF, Tyndall A, et al. Serious bacterial infections in patients with rheumatoid arthritis under anti-TNF-alpha therapy. Rheumatology 2003;42:617–621.

230. Kwon HJ, Cote TR, Cuffe MS, et al. Case reports of heart failure after therapy with a tumor necrosis factor antagonist. [summary for patients in Ann Intern Med 2003;138(10): I48;PMID:12755581]. Ann Intern Med 2003;138:807–811.

231. Miller AH, Vogt G, Pearce BD. The phosphodiesterase type 4 inhibitor, rolipram, enhances glucocorticoid receptor function. Neuropsychopharmology 2002;27:939–948.

232. Sephton SE, Dhabhar FS, Classen C, et al. The diurnal cortisol slope as a predictor of immune reactivity to interpersonal stress. Brain Behav Immun 2000;14:128.

233. Sephton S, Spiegel D. Circadian disruption in cancer: A neuroendocrine-immune pathway from stress to disease? Brain Behav Immun 2003; 17:321–328.

# 16 HIV/AIDS und affektive Störungen

JANE LESERMAN, DEAN G. CRUESS UND JOHN M. PETITTO
FÜR DIE DEUTSCHE AUSGABE: JOHANNA SASSE UND MICHAEL BAUER

## Einleitung

Bei Patienten, die mit dem Human Immunodeficiency Virus (HIV) infiziert sind, treten häufig affektive Störungen, z.B. Majore Depressionen, subklinische depressive Syndrome und Erschöpfungszustände auf. In einer epidemiologischen Studie mit einer national repräsentativen Stichprobe aus 2864 HIV-Patienten wurden mehr als ein Drittel positiv für eine Majore Depression und mehr als ein Viertel positiv für eine Dysthymie im vorausgegangenen Jahr identifiziert [1]. Daher besteht ein Bedarf sowohl für eine standardisierte Erfassung dieser Formen affektiver Störungen als auch die Bereitstellung geeigneter pharmakologischer und psychologischer Therapien für depressive Patienten mit HIV-Infektion.

Es gibt nur wenige kontrollierte klinische Studien zur antidepressiven Behandlung von HIV-Patienten und bislang keine groß angelegten, kontrollierten Studien zur Gabe von Stimmungsstabilisatoren. Es lässt sich postulieren, dass die selektiven Serotonin-Wiederaufnahmehemmer (SSRI) die depressiven Symptome reduzieren und für die Patienten vermutlich besser verträglich sind als ältere Antidepressiva [2]. Allerdings ist eine sorgfältige Überwachung erforderlich, um das Auftreten von Arzneimittelwechselwirkungen einzuschränken.

Zudem gibt es eine tragfähige Evidenz dafür, dass sich nicht nur affektive Störungen wie die Majore Depression, sondern auch subklinische depressive Symptome und Erschöpfungszustände negativ auf die Lebensqualität und den allgemeinen Gesundheitsstatus von HIV-Patienten auswirken [3]. Psychologische Interventionen, einschließlich kognitiv-behavioraler Ansätze, können die negativen Auswirkungen von Stress lindern, die neuroendokrine Aktivität, das sympathische Nervensystem und die Immunfunktion beeinflussen und somit auf den Verlauf der HIV-Infektion günstig einwirken.

Die vorliegende Arbeit fasst die wichtigsten Studien sowohl zur Untersuchung der Prävalenz von affektiven Störungen als auch zum Einsatz pharmakologischer und psychologischer Interventionen zur Behandlung von Depression und Manie im Rahmen der HIV-Krankheit zusammen. Wir werden darlegen, inwieweit affektive Störungen bei HIV-Infizierten häufiger sind als in der Allgemeinbevölkerung und gehen auf die diagnostischen Schwierigkeiten bei affektiven Störungen von HIV-Patienten ein. Außerdem besprechen wir wichtige Aspekte der Arzneimitteltherapie in dieser Population, wie z.B. Wirksamkeit, Nebenwirkungen sowie Arzneimittelwechselwirkungen, und evaluieren die Evidenz dafür, dass pharmakologische und psychologische Interventionen die Stimmung verbessern, die Erschöpfungssymptomatik lindern und die Indikatoren der HIV-Krankheit beeinflussen können. Zudem erläutern wir, dass sowohl Depressionen als auch einschneidende Lebensereignisse die Krankheitsprogression der HIV-Infektion beschleunigen können, und besprechen einige der zugrunde liegenden pathophysiologischen Mechanismen, über welche Depression und Erschöpfungssymptomatik eine Auswirkung auf HIV-Patienten haben können.

## Diagnostische Überlegungen

Psychiatrische Erkrankungen, einschließlich der affektiven Störungen, werden bei HIV-Patienten oft übersehen und bleiben unbehandelt [4, 5]. Die Diagnosestellung der Majoren Depression wird dadurch beeinträchtigt, dass zahlreiche depressive Symptome (wie Müdigkeit, Schlafstörungen, Gewichtsverlust, Konzentrationsstörungen) auch häufig Symptome der HIV-Krankheit sind [6–8]. Außerdem spiegeln die depressiven Symptome eventuell auch Symptome wider, die im Rahmen einer Medikamenten-induzierten unerwünschten Nebenwirkung auftreten [9]. Treisman et al. [10] haben festgestellt, dass HIV-Patienten mit einer primären affektiven Störung ähnliche Prävalenzraten aufweisen wie sogenannte Risikogruppen, z.B. homosexuelle Männer und intravenös Drogenabhängige. Andererseits weisen Patienten mit einer sekundär im Rahmen der HIV-Infektion auftretenden affektiven Störung nicht unbedingt eine für affektive Störungen positive Eigen- oder Familienanamnese auf, sodass die affektive Störung möglicherweise Folge der Virusinfektion mit ZNS-Beteiligung sein kann. Es ist bekannt, dass Menschen mit einem erhöhten HIV-Risiko (intravenös Drogenabhängige, Homosexuelle, in Armut lebende Menschen) auch ein erhöhtes Risiko für eine Depression besitzen. Im Rahmen einer Metaanalyse zum Vergleich HIV-positiver und -negativer Probanden zeigten diejenigen mit HIV-Infektion ein doppelt so hohes Risiko für eine begleitende Majore Depression. Morrison et al. [11] untersuchten 93 HIV-infizierte und 62 nicht infizierte Frauen, die aktuell keine Drogen einnahmen. Sie stellten fest, dass die Prävalenz der Majoren Depression bei den mit HIV infizierten Frauen deutlich höher war (19,4 %) als bei den nicht infizierten Kontrollen (4,8 %). Ähnlich wie Studien an jüngeren Populationen zeigte die Veterans Aging Cohort Study, dass ältere HIV-Infizierte eine höhere Prävalenz für depressive Symptome aufweisen als altersentsprechende nicht infizierte Probanden [13]. Eine weitere Studie stellte zudem fest, dass im Gegensatz zu nicht infizierten Erwachsenen über 50 Jahre, deren depressive Symptome mit höherem Lebensalter abnahmen, bei älteren HIV-infizierten Patienten jedoch keine entsprechende Abnahme der depressiven Symptome zu beobachten war [14].

Zur Frage, ob die Prävalenz der Depression im Verlauf der HIV-Erkrankung zunimmt, stellte eine Metaanalyse fest, dass Patienten mit symptomatischer Erkrankung ähnlich häufig eine Depression aufwiesen als asymptomatisch HIV-infizierte Patienten [11]. Lyketsos et al. [15] berichteten über eine Zunahme der depressiven Symptome etwa 1,5 Jahre vor Beginn von AIDS-definierenden Erkrankungen. In einer Analyse von Daten über eine Dauer von bis zu neun Jahren zeigte Leserman, dass weder klinische AIDS-Symptome noch die Zahl der CD4+-Zellen eine Voraussage für das Auftreten einer Majoren Depression erlauben [3]. Rabkin et al. [18] stellten zudem fest, dass die Häufigkeit einer depressiven Erkrankung im Verlauf von vier Jahren trotz einer Verschlechterung der HIV-Infektion nicht zunahm.

# Prävalenz der affektiven Störungen bei HIV-Infektion

Aus der vorausgegangenen Diskussion wird deutlich, dass bei der Abschätzung der Prävalenz affektiver Störungen berücksichtigt werden muss, ob es sich um eine primäre affektive Erkrankung handelt oder ob diese sekundär im Rahmen der HIV-Infektion auftritt, sodass die Symptome der HIV-Infektion und der Depression möglicherweise überlappend auftreten können. Nachfolgend befassen wir uns mit der Prävalenzrate von Depressionen und Manien im Rahmen von HIV- Infektionen.

## Depression

Im Rahmen einer Metaanalyse von zehn Studien [11] wurde die Gesamtprävalenz einer aktuellen Majoren Depression bei HIV-Infizierten auf etwa 9 % geschätzt, wobei die Raten in den meisten Studien zwischen 5 und 20 % schwankten [20–24]. Diese Schwankungsbreite beruht vermutlich auf Unterschieden der Messzeiträume, der angewandten Screening-Instrumente und der Merkmale der Patientenstichproben (z.B. Geschlecht, sozioökonomischer Status, Risikogruppe, Krankheitsstadium, Behandlungsstatus und andere psychische Begleiterkrankungen). So dokumentierte eine Studie signifikant weniger depressive Symptome bei Patienten unter hochaktiver antiretroviraler Therapie (HAART) als bei Patienten ohne HAART [26]. Trotz Unterschieden in den Prävalenzschätzungen hinsichtlich einer Depression muss man bedenken, dass selbst die niedrigste für die Depression angegebene Prävalenz (5 %) doppelt so hoch ist wie diejenige in der alters- und geschlechtsentsprechenden Allgemeinbevölkerung [26].

Rabkin und Kollegen [24] untersuchten 183 homosexuelle, mit HIV infizierte Männer und stellten fest, dass 17 % aktuell eine depressive Achse-I-Erkrankung aufwiesen. Obwohl ein schwererer Krankheitsverlauf nicht mit ausgeprägteren depressiven Symptomen assoziiert war, war die Dysthymiehäufigkeit bei Männern mit < 500 CD4+-Zellen erhöht. Es gibt Hinweise darauf, dass depressive Erkrankungen in der Allgemeinbevölkerung bei Frauen häufiger auftreten als bei Männern [27], die meisten Prävalenzstudien zur Depression bei HIV-Infektion wurden jedoch an Männern durchgeführt. In einer Studie an HIV-infizierten intravenös Drogenabhängigen [19, 21] wurden depressive Symptome bei Studienbeginn sowie im dreijährigen Beobachtungszeitraum bei Frauen häufiger angegeben als bei Männern. Das häufige Auftreten depressiver Erkrankungen (33 % bei HIV-infizierten Männern und 26 % bei HIV-infizierten Frauen) in dieser Studie ähneln dem häufigen Vorkommen depressiver Erkrankungen bei intravenös Drogenabhängigen (16 % der HIV-negativen Männer und 30 % der HIV-negativen Frauen) [21].

Eine groß angelegte Prävalenzstudie an 765 HIV-infizierten Frauen ermittelte bei 42 % chronische depressive Symptome und bei 35 % intermittierende depressive Symptome [28]. Obwohl depressive Symptome bei HIV- infizierten Patienten so häufig auftreten, zeigt die Datenlage, dass nur 28 % der Männer und Frauen, bei denen eine depressive Achse-I-Störung diagnostiziert wurde, wegen emotionaler Auffälligkeiten behandelt werden [19]. Daher sollten HIV-Patienten hinsichtlich einer depressiven Symptomatik untersucht und medikamentös behandelt werden.

## Manie

Eine Manie kann zwar auch im Laufe einer HIV-Krankheit auftreten, fällt jedoch oft in eine der folgenden zwei Kategorien: (1) eine bereits bekannte bipolare affektive Störung, die sich oft früh im Krankheitsverlauf entwickelt, und (2) die Manie bei AIDS- Patienten im Spätstadium, die seltener mit einer bereits bekannten Erkrankung oder einer positiven Familienanamnese assoziiert und höchstwahrscheinlich Folge der HIV-Demenz sowie der damit einhergehenden kognitiven Defizite ist [10, 29]. Die AIDS-assoziierte Manie scheint ein anderes klinisches Profil aufzuweisen als die Manie im Rahmen einer bekannten bipolaren affektiven Störung. Zum AIDS- assoziierten manischen Syndrom gehört ein dementielles Syndrom, eine im Vordergrund stehende Reizbarkeit des Patienten. Die Unterschiede zwischen einer im Krankheitsverlauf früh und spät einsetzenden Manie spiegeln vermutlich unterschiedliche Ätiologien im Rahmen der HIV-Erkrankung wider und müssen noch näher untersucht werden.

Die meisten Studien berichten über einen Zusammenhang zwischen dem Beginn der manischen Symptome und der Entwicklung einer kognitiven Einschränkung bei ZNS-Beteiligung der HIV- Erkrankung. Eine Analyse der Krankenakten von HIV-Patienten ermittelte, dass bei etwa 8 % der Patienten im Laufe der 17-monatigen Studienphase manische Syndrome auftraten [30]. Die Patienten mit manischen Episoden im späteren Krankheitsverlauf (bei CD4+-Zellzahlen < 200) hatten seltener eine für affektive Störungen positive Familienanamnese und wiesen häufiger gleichzeitig eine Demenz oder andere kognitive Einschränkungen auf als Patienten mit früher im Krankheitsverlauf auftretenden manischen Episoden (bei CD4+-Zellzahlen > 200). In einer Fallkontrollstudie an 19 Patienten mit HIV-assoziierter Manie und 57 HIV-Kontrollen war die AIDS-Demenz bei Patienten mit HIV-assoziierter Manie signifikant häufiger [31]. Ellen et al. [32] untersuchte alle an einen psychiatrischen HIV-Konsil-Liaison-Service überwiesenen Patienten über 29 Monate auf manische Symptome. Die Prävalenz der sekundären Manie lag für HIV-infizierte Patienten im Studienverlauf bei 1,2 % und für AIDS-Patienten bei 4,3 %. Eine vor kurzem an 881 HIV-infizierten Veteranen durchgeführte Studie zur Untersuchung somatischer und psychischer Begleiterkrankungen ermittelte bei 4 % eine Manie [33]. Insgesamt scheinen diese Studien darauf hinzuweisen, dass die Prävalenz der Manie bei HIV-Infizierten erhöht ist und dies insbesondere in fortgeschritteneren Stadien der HIV-Krankheit, da hier häufig eine stärkere ZNS-Beteiligung besteht.

Bipolare affektive Störungen bei HIV-Patienten sind in der Literatur beschrieben. Perretta et al. [34] verglich 46 HIV-infizierte Patienten mit einer depressiven Indexepisode mitr nicht infizierten depressiv- ersterkrankten Patienten hinsichtlich der Rate bipolarer Subtypen. Die Autoren stellten fest, dass HIV-infizierte und nicht infizierte stationäre Patienten eine vergleichbare Familienanamnese für affektive Störungen aufwiesen. Außerdem berichten die Autoren, dass ein signifikant höherer Anteil der HIV-infizierten Patienten im Laufe des Lebens eine Bipolar-II-Störung (78 %) entwickelten und eine zyklothyme (52 %) oder hyperthyme (35 %) Persönlichkeitsstörung diagnostiziert wurde. Eine Studie an Gefängnisinsassen ermittelte für die bipolare Störung bei den HIV-infizierten männlichen und weiblichen Insassen eine höhere Prävalenz als bei den nicht infizierten Probanden [35]. Zusammenfassend lässt sich postulieren, dass HIV-Patienten ein höheres Risiko für eine Depression, Manie und bipolare affektive Störung aufweisen können.

# Arzneimitteltherapie der affektiven Störungen bei HIV-Infektion

Die Depression kann mit einer reduzierten Compliance bezüglich des HIV-Therapieregimes einhergehen [36], welche jedoch extrem wichtig ist, um die Entwicklung einer Arzneimittelresistenz zu vermeiden. Außerdem gibt es Hinweise dafür, dass Depression und Stress die Progression der HIV-Infektion beeinflussen können [3].

Die psychopharmakologische Behandlung wird durch die hohe Inzidenz schwerer Nebenwirkungen und Interaktionen der psychotropen Medikamente mit der antiretroviralen Therapie erschwert.

Es folgt eine Zusammenfassung der für die Arzneimitteltherapie der affektiven Störungen bei HIV-Patienten zu berücksichtigende Aspekte.

## Trizyklische Antidepressiva

In einer doppelblinden, randomisierten, placebokontrollierten Studie mit 97 HIV-Patienten wiesen Rabkin et al. [37] nach, dass Imipramin die depressiven Symptome effektiv reduziert. Nach sechswöchiger Behandlung ermittelten sie Ansprechraten von 74 % für die Imipramingruppe und 26 % für die Placebogruppe. Bei den mit Imipramin behandelten Patienten fanden sich keine Veränderungen der CD4+-Zellzahlen. Eliott et al. [38] randomisierten 75 HIV-Patienten in drei Gruppen, die jeweils entweder Imipramin, Paroxetin oder Placebo erhielten. 75% der in die Studie aufgenommenen Patienten beendeten eine sechswöchige Therapie, im Gegensatz hierzu nur 45 % die gesamte zwölfwöchige Behandlungsdauer. Beide Antidepressiva waren nach sechs, acht und zwölf Wochen gleich wirksam und jeweils signifikant wirksamer als Placebo. In der Imipramingruppe lag die Abbruchrate bei 48 % im Vergleich zu 20 % in der Paroxetingruppe und 24 % in der Placebogruppe. Die deutlich erhöhte Anfälligkeit der HIV-Patienten für unerwünschte Nebenwirkungen wie z.B. Mundtrockenheit [39] spielt eine erhebliche Rolle bei der Compliance der Patienten.

## Selektive Serotonin-Wiederaufnahmehemmer

Übereinstimmend mit den psychopharmakologischen Studien bei anderen Krankheitsbildern sind selektive Serotonin-Wiederaufnahmehemmer (SSRI) genauso wirksam wie trizyklische Antidepressiva, weisen aber bei HIV-Patienten ein weitaus weniger problematisches Nebenwirkungsprofil auf. Rabkin und Kollegen [40] führten an depressiven HIV-Patienten, die nicht auf Imipramin ansprachen eine zwölfwöchige offene Studie mit Fluoxetin durch. Obwohl die Ausgangswerte der Depressionsschwere in der Fluoxetinstudie niedriger waren (durchschnittlicher HAM-D-Wert = 12,5) als in der ursprünglichen Imipraminstudie (durchschnittlicher HAM-D-Wert = 15,8), sprachen 83 % der mit Fluoxetin (15–60 mg/d) behandelten Patienten auf die Behandlung im Sinne einer signifikanten Reduktion der depressiven Symptome an. Die Fluoxetinbehandlung änderte die CD4+-Zahl nicht. Die Autoren merkten an, dass Fluoxetin besser verträglich war als Imipramin. In einer weiteren Studie führten Rabkin et al. [41] eine randomisierte, placebokontrollierte Untersuchung zum Vergleich des Therapieansprechens auf Fluoxetin und Placebo bei HIV-Patienten mit Majorer Depression durch. Sie stellten fest, dass 74 % der Studienteilnehmer auf Fluoxetin ansprachen. Interessanterweise ermittelten sie auch eine hohe Ansprechrate auf Placebo (47 %). Auch hier beeinflusste Fluoxetin die CD4+-Zellzahl nicht. Ferrando et al. [42] führten eine sechswöchige offene Studie zum Vergleich der antidepressiven Wirksamkeit und Verträglichkeit von Paroxetin, Fluoxetin und Sertralin an 33 HIV-infizierten depressiven Patienten durch. Insgesamt sprachen 83 % der Patienten auf die antidepressive Therapie an. Als Gründe, die zu einem Abbruch der Studie führten, wurden Agitiertheit, Angst und Schlafstörungen genannt. Wirkungsunterschiede zwischen den drei SSRI konnten nicht ermittelt werden. Weiterhin gibt es Hinweise darauf, dass Fluoxetin in Verbindung mit einer Gruppenpsychotherapie bei HIV-Patienten mit einer Majoren Depression wirksamer als eine alleinige Psychotherapie zu sein scheint [43].

Da HIV-Patienten oft mit Protease-Inhibitoren und Non-Nukleosid-reverse-Transkriptase-Inhibitoren behandelt werden, sind die Wechselwirkungen dieser Substanzen mit psychotropen Medikamenten von entscheidender Bedeutung.

Eine entscheidende Rolle spielt hierbei das Cytochrom-P450-System der Leber, über welches viele Antidepressiva, Neuroleptika und Antiepileptika verstoffwechselt werden [44]. DeSilva et al. [45] beschrieben vier Fälle eines serotonergen Syndroms bei Patienten unter Fluoxetinbehandlung in Kombination mit antiretroviralen Substanzen wie Ritonavir, Efavirenz und Saquinavir. Zur Vermeidung von Komplikationen werden eine Reduktion der initialen SSRI-Dosis und eine engmaschige Überwachung auf toxische Reaktionen empfohlen.

## Antidepressiva der neuen Generation

Für Mirtazapin wurde eine antidepressive Wirkung beschrieben. Berichtet wurde, dass die Patienten unter der Medikation an Gewicht zunehmen, selten unter Übelkeit leiden [46], jedoch häufiger unter den sedierenden Eigenschaften dieser Substanz. Venlafaxin hat geringere Auswirkungen auf die Cytochrom-P450-Aktivität und damit ein geringeres Potenzial für Interaktionen mit der antiretroviralen Medikation [47]. In-vitro-Studien haben gezeigt, dass HIV-Medikamente wie Indinavir, Saquinavir und Efavirenz den Metabolismus von Bupropion erheblich stören können, indem sie das Isoenzym CYP2B6 hemmen [48]. Hier sind weitere kontrollierte Studien erforderlich, um die Auswirkungen von Antidepressiva der neuen Generation bei HIV-Patienten zu untersuchen.

## Psychostimulanzien und andere neue Therapien

In einer randomisierten, doppelblinden Studie verglichen Fernandez et al. [49] das TZA Desipramin mit dem Psychostimulanz Methylphenidat bei depressiven HIV-Patienten. Beide Substanzen wiesen eine Ansprechrate von etwa 50 % auf. Allerdings traten bei den mit Desipramin behandelten Patienten mehr Nebenwirkungen auf, wie z. B. Mundtrockenheit, Angst und Insomnia. In einer offenen Studie zur Gabe von Dextroamphetamin an 24 AIDS-Patienten mit einer diagnostizierten Depression ermittelten Wagner et al. [50], dass 75 % der Patienten auf eine Therapie ansprachen. So trat die Besserung von Stimmung und Antrieb bereits in der zweiten Behandlungswoche parallel zu einer signifikanten Abnahme der Depressionswerte auf. Die Anwendung von Stimulanzien bei der Behandlung der Depression im Rahmen einer HIV-Infektion muss vor einer generellen Empfehlung zum Einsatz der Substanzen noch weiter untersucht werden.

Auch Testosteron wurde hinsichtlich seiner antidepressiven Wirkung untersucht, da eine Abnahme des Testosteronspiegels bei HIV-infizierten Männern mit Änderungen von Stimmung, Appetit, Energie und sexueller Dysfunktion korrelierte. In einer doppelblinden, placebokontrollierten Studie stellten Rabkin et al. [51] fest, dass Testosteroninjektionen nicht nur die Stimmung von 70 HIV-infizierten Männern mit hypogonadalen Symptomen, wirkungsvoll besserte sondern auch Libido, Antrieb und Körpermuskelmasse. Die Ergebnisse der doppelblinden, placebokontrollierten Studie zur Testosteronersatztherapie zeigten, dass 79 % der Patienten mit Depression eine Stimmungsbesserung angaben.

## Stimmungsstabilisatoren

Parenti et al. [52] behandelten eine Gruppe von zehn HIV-infizierten Männern mit Lithium unter Verwendung einer Serumkonzentration von 0,5 bis 1,5 meq/ l. Sieben der zehn Patienten mussten die Behandlung aufgrund signifikanter Nebenwirkungen abbrechen. Es wurden keine signifikanten Änderungen der CD4+-Zellzahl und der Viruslast beschrieben. Eine In-vitro-Studie zeigte, dass Lithium keine Auswirkungen auf die HIV-Replikation und auf die virusassoziierte Aktivität der reversen Transkriptase hat [53]. Halman und Kollegen [54] führten eine retrospektive Studie bei elf HIV-Patienten durch, die mit einer akuten manischen Episode in einer psychiatrischen HIV-Ambulanz vorstellig wurden. Die Autoren postulierten, dass auffällige Magnetresonanztomographiebefunde des Gehirns die Vorhersage einer schlechten Toleranz von Lithium und Neuroleptika erlauben. Allerdings stellten sie auch fest, dass Antiepileptika eine wirksame Alternative sind. Bei der Verschreibung von Neuroleptika an HIV-Patienten müssen mehrere Aspekte berücksichtigt werden. Obwohl Valproinsäure bekanntermaßen die HIV-Replikation in mehreren In-vitro-Studien erhöhte [55], gibt es klinische Hinweise dafür, dass eine Behandlung mit Valproat die Viruslast in vivo bei HIV-Patienten unter entsprechender antiretroviraler Therapie nicht verändert [56]. Die Blutspiegel von Valproat müssen engmaschig überwacht werden, außerdem muss auf Veränderungen wie eine Hypalbuminämie und die gleichzeitige Gabe von Antibiotika geachtet werden (wie Trimethoprim, Sulfamethoxazol), da diese die Konzentration von Valproat im Blut erhöhen können. Es gibt Hinweise für Interaktionen zwischen Carbamazepin und antiretroviralen Substanzen auf der Ebene des Cytochrom-P450-Enzymsystems. Einerseits ist Carbamazepin ein potenter Induktor des CYP3A-Enzymsystems und beschleunigt den Metabolismus von Protease-Inhibitoren wie Indinavir [57] und Non-Nukleosid-reverse-Transkriptase-Inhibitoren wie Delavirdin [58]. Andererseits ist ein anderer Protease-Inhibitor, Ritonavir, ein potenter Hemmer desselben Enzymsystems, welches das Risiko für toxische Carbamazepinwirkungen erhöht [59].

## Neuroleptika

Bei HIV-Patienten können auch affektive Störungen mit psychotischen Symptomen und primär psychotische Erkrankungen auftreten. Da mehrere Berichte darüber vorliegen, dass HIV-Patienten bei Einnahme von Dopaminrezeptorantagonisten vermutlich schneller extrapyramidale Nebenwirkungen entwickeln, müssen Vorsichtsmaßnahmen ergriffen werden, wenn HIV-Patienten Neuroleptika einnehmen sollen [60, 61]. In einer Fallserie an 21 Patienten mit psychotischen Symptomen (von denen 12 eine Manie mit psychotischen Symptomen aufwiesen) erwies sich Risperidon als wirksam und ging mit weniger Nebenwirkungen einher als konventionelle Neuroleptika [62]. Eine offene Studie zur Gabe von Clozapin berichtet über eine Besserung der psychotischen Symptome bei HIV-infizierten Patienten ohne extrapyramidale Symptome [63]. Im Vergleich zu Studien mit Antidepressiva gibt es jedoch insgesamt nur wenige Daten aus kontrollierten Studien zur Wirkung von Neuroleptika bei HIV-Patienten.

## Psychopharmakologie bei HIV-Infektion: klinische Überlegungen

Faktoren, die zu Arzneimittelwechselwirkungen führen, hängen mit dem Metabolismus der psychotropen Substanzen zusammen, der Proteinbindung, der Halbwertszeit und müssen insbesondere bei Patienten in den fortgeschritteneren HIV-Stadien berücksichtigt werden. Wichtig ist die sorgfältige Überwachung auf signifikante Wechselwirkungen zwischen psychotropen und antiretroviralen Substanzen bei kombiniertem Einsatz. Jede dieser Substanzklassen besitzt die Eigenschaft der Enzyminduktion bzw. -inhibition, und Substanzen wie der Protease-Inhibitor Ritonavir können gleichzeitig mehrere der Isoenzyme modifizieren [44]. Antiretrovirale Substanzen dienen oft als Substrate, Inhibitoren und Induktoren zahlreicher Cytochrom-P450-Enzyme in der Leber, die am Arzneimittelmetabolismus beteiligt sind, insbesondere 2C19, 2D6 und 3A4. Außerdem treten bei HIV-Patienten oft gleichzeitig eine Depression und Drogenabusus auf, wobei der intravenöse Drogenmissbrauch das Risiko für eine Hepatitis C weiter erhöht. Bei der Komedikation von Johanniskraut konnte gezeigt werden, dass der Spiegel des Protease-Inhibitors Indinavir deutlich reduziert wurde, sodass die Entwicklung einer Arzneimittelresistenz mit nachfolgendem Therapieversagen möglich war [64].

Bei HIV-Patienten sind Schmerzen ein häufig nur unzureichend behandeltes Symptom [65]. Obwohl sich viele chronische Schmerzsyndrome effektiv mit Antidepressiva behandeln lassen, muss darauf hingewiesen werden, dass AIDS-Patienten auch unter neuropathischen Schmerzen leiden können, die schlechter auf eine antidepressive Behandlung ansprechen. Zwar konnten placebokontrollierte klinische Studien keine Wirkung von Stimulanzien bei primärer Depression belegen [66], vermutlich sind sie aber bei HIV-Krankheit nützliche Adjuvanzien.

Zudem sind weitere Studien erforderlich, um die zwischen den Medikamenten zur Behandlung der affektiven Störungen und denjenigen gegen die HIV-Infektion auftretenden Wechselwirkungen abzuklären. Neben einer Arzneimitteltherapie gegen Depression gibt es zudem Evidenz dafür, dass psychologische Interventionen (wie kognitiv-verhaltenstherapeutisches Stress-Management, soziale Unterstützung) Depression und Lebensqualität von HIV-Patienten positiv beeinflussen. Bevor wir auf die Bedeutung dieser psychologischen Interventionen eingehen, werden wir jedoch die umfassende Literatur zur Beeinflussung der Progression der HIV-Infektion durch Depression und Stress analysieren.

# Depression und HIV-Krankheitsprogression

Trotz der Behandlungsfortschritte verläuft die HIV-Krankheit ausgesprochen unterschiedlich. Die Forschung konzentrierte sich unter anderem aufgrund einer möglichen Korrelation von zellulärer Immunität durch psychosoziale Variablen auf Depression und Stress als mögliche Faktoren zur Erklärung der Variationsbreite des HIV-Krankheitsverlaufs [67–71].

In der San Francisco Men's Health Study, einer neunjährigen Longitudinalstudie an etwa 400 asymptomatisch mit HIV infizierten homosexuellen Männern, wurde festgestellt, dass Männer, die bei Studienbeginn depressiv waren, durchschnittlich 1,4 Jahre früher das AIDS-Vollbild entwickelten als nicht depressive [72]. Diese Ergebnisse änderten sich auch nach Kontrolle hinsichtlich der demographischen Ausgangsvariablen, der CD4+-Zellzahl und der HIV-bedingten körperlichen Symptome nicht. Erste Ergebnisse derselben Studie nach fünf Jahren zeigten keinen Zusammenhang zwischen dem Depressions-Score bei Studienbeginn und der Progression zu AIDS, obwohl die Depression mit einer Abnahme der CD4+-Zellen assoziiert war [73]. Die Daten von 1809 homosexuellen Männern in der Multicenter AIDS Cohort Study (MACS) zeigten keinen Zusammenhang zwischen einer Depression bei Studienbeginn und einer Progression der HIV-Infektion während der achtjährigen Beobachtungsphase [74]. In einer späteren Analyse dieser Daten nach 13 Jahren waren die Depressionswerte bei Studienbeginn, insbesondere die somatischen Symptome der Depression, mit einer früher eintretenden Demenz und einem kürzeren Überleben assoziiert [75].

Die Interpretation der meisten Longitudinalstudien wird dadurch eingeschränkt, dass die Depressions-Scores bei Studienbeginn und nicht im Studienverlauf erfolgten. Es ist unwahrscheinlich, dass ein einmalig erfasster Messwert Aussagen zur Krankheitsprogression mehrere Jahre später erlaubt. Leserman und Kollegen berichteten im Rahmen des Coping in Health and Illness Project (CHIP), einer Studie an 96 initial asymptomatisch HIV-infizierten homosexuellen Männern, die neun Jahre lang alle sechs Monate untersucht wurden [17, 18]. In der Auswertung nach 5,5 Studienjahren [17] bestand ein Zusammenhang zwischen einem erhöhten AIDS-Risiko und höheren kumulativen depressiven Symptomen, gemessen mit Werten auf einer modifizierten Hamilton Depression Rating Scale (HDRS) [76]. Für jede kumulative durchschnittliche Zunahme eines schweren depressiven Symptoms (Zunahme auf der HDRS um 3 Punkte) verdoppelte sich das AIDS-Risiko. Die CHIP-Daten nach neun Jahren zeigten für Männer mit mehr kumulativen depressiven Symptomen ein erhöhtes Risiko, das AIDS-Vollbild zu entwickeln [18]. Für jede Zunahme der durchschnittlichen depressiven Symptome (entsprechend einem schweren Symptom) um drei Punkte nahm das Risiko für die Entwicklung des AIDS-Vollbildes um mehr als das Doppelte zu (s. Abb. 16.1). Der Übergang in das AIDS-Vollbild erfolgte bei den Patienten, deren depressive Symptome über dem Median lagen, etwa doppelt so schnell wie bei denjenigen, deren Werte unter dem Median lagen. In der ersten Studie zur Untersuchung der gesundheitlichen Auswirkungen der chroni-

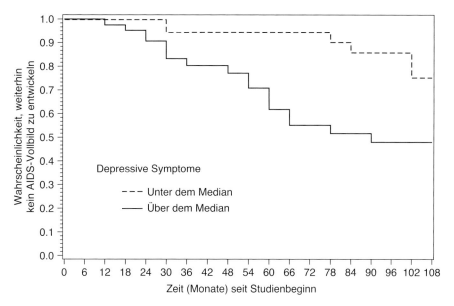

**Abbildung 16.1** Kaplan-Meier-Schätzung der Verteilung von Zeit (in Monaten) bis zur Entwicklung des klinischen AIDS-Vollbildes nach dem Auftreten von depressiven Symptomen

schen Depression bei HIV-infizierten Frauen (*N* = 765) stellten Ickovics und Kollegen fest, dass Frauen mit chronischen depressiven Symptomen mit etwa doppelt so hoher Wahrscheinlichkeit nach sieben Jahren versterben als HIV-infizierte Frauen ohne Depression [28]. Unter den Frauen mit intermittierender Depression war die Mortalität 1,6-mal höher als bei denjenigen ohne Depression. Am stärksten wirkte sich die Depression bei den Frauen auf die Mortalität aus, die bei Studienbeginn eine geringere CD4+-Zellzahl aufwiesen und deren Sterblichkeitsrisiko somit höher war. Ickovics und Kollegen beobachteten außerdem, dass eine chronische Depression im Laufe der Zeit mit einer stärkeren Abnahme der CD4+-Zellzahl einherging. In einer Querschnittanalyse von HIV-infizierten Frauen kamen Evans et al. zu dem Ergebnis, dass Depression und Angstsymptome mit einer niedrigeren NK-Aktivität, einer höheren HIV-RNA-Viruslast und einer höheren Zahl aktivierter CD8+-T-Lymphozyten einhergingen [78]. Für aktivierte CD8+-Zellen (CD8+/CD38+/DR++) wurde eine Korrelation mit zytotoxischer Aktivität und HIV-Krankheitsprogression festgestellt [79–81].

Es besteht weiterhin die Frage, ob die Depression für die HIV-infizierten Patienten ein höheres Risiko für ein Fortschreiten der Krankheit bedeutet oder ob die Veränderungen des Krankheitsbildes das Risiko für eine Depression erhöhen.

## Zusammenhang zwischen Depression und Krankheitsänderung

Durch die Auswertung der Longitudinaldaten der neunjährigen CHIP-Studie zeigte Leserman, dass sich eine Major Depression nicht anhand klinischer AIDS-Symptome und der CD4[+]-Zellzahl vorhersagen ließ [3]. Allerdings stellen depressive Symptome einen Prädiktor für ein erhöhtes Risiko einer Abnahme der CD4[+]-Zellen dar [17].

# Stress und HIV-Krankheitsprogression

Ein weiterer Ansatz zur Erfassung des Einflusses psychischer Faktoren auf die HIV-Krankheitsprogression war die Untersuchung der Auswirkung einschneidender Lebensereignisse wie Trauerfälle und andere Traumata auf Änderungen des Krankheitsstatus.

## Trauerfall

Viele Studien haben die Belastung durch Trauerfälle bei HIV-Patienten untersucht, da in dieser Population ein erhöhtes Risiko dafür besteht, dass enge Freunde oder der Partner versterben. Kemeny und Dean zeigten, dass ein Trauerfall vor Studienaufnahme bei 85 HIV-infizierten homosexuellen Männern mit einem rascheren Absinken der CD4[+]-Zellzahl im Laufe von drei bis vier Jahren einherging [82]. Diese Ergebnisse ließen sich nicht durch Unterschiede im Gesundheitsverhalten, der antiretroviralen Medikation oder dem Alter erklären, allerdings erlaubt ein Trauerfall keine Aussage zum Übergang in das AIDS-Vollbild oder zur Mortalität. Eine spätere Studie bei Männern mit Trauerfällen belegte, dass die CD4[+]-Zellzahl bei den Männern, die den Todesfall akzeptieren konnten, langsamer absank und dass die AIDS-Mortalität während der zwei- bis dreijährigen Beobachtungszeit niedriger war [83]. In einer sechsmonatigen Studie zeigten Goodkin et al. [84], dass HIV-infizierte Männer mit Trauerfall im Vergleich zu denen ohne Trauerfall nach Phytohemagglutinin(PHA)-Provokation eine reduzierte Lymphozytenproliferation und verminderte NK-Zell-Zytotoxizität aufwiesen. Somit scheinen sich Trauerfälle bei HIV-Infektion negativ auf die Immunreaktion auszuwirken, was von klinischer Relevanz sein kann.

## Andere Traumen und einschneidende Lebensereignisse

Neben den Trauerfällen haben sich die Forscher auf die negativen Auswirkungen anderer Traumen und einschneidender Lebensereignisse konzentriert. Ironson et al. [85] stellten fest, dass Männer mit stärkerem Stress zum Zeitpunkt der HIV-Serokonversion in einer zweijährigen Beobachtungsphase eher HIV-assoziierte klinische Symptome entwickelten. In einer Studie an 618 HIV-infizierten Kindern und Jugendlichen (Alter 1–20 Jahre) waren mindestens zwei einschneidende Ereignisse im Laufe des Lebens (wie Tod eines Angehörigen, schwere Krankheit oder Verlust) mit einem fast dreimal höheren Risiko der Immunsuppression (Abnahme des CD4+-Anteils) während des einjährigen Follow-up assoziiert [86]. Andere Studien mit kürzeren Beobachtungszeiträumen und/oder Einsatz von Fragebögen zur Erfassung von belastenden Lebensereignissen zeigten allgemein keinen Zusammenhang zwischen Stress und einer Abnahme der Zahl der CD4+-T-Lymphozyten [87–89].

Zusätzlich widmeten sich die CHIP-Daten auch der Bedeutung belastender Lebensereignisse auf den klinischen Verlauf der HIV-Infektion. Starker Stress ging bei den bis zu 3,5 Jahren beobachteten Männern mit einem höheren Risiko für eine Verschlechterung des HIV-Krankheitsstatus einher (Abnahme der CD4+-Zellzahl oder Auftreten klinischer HIV-Symptome) [90]. Nach 5,5 [17], 7,5 [77] und neun Jahren [21] Beobachtung berichteten Leserman et al., dass eine höhere durchschnittliche kumulative Menge an belastenden Ereignissen einen schnelleren Übergang in das AIDS-Vollbild voraussagte (Abnahme der CD4+-Zellen < 200 und/oder AIDS-definierende Krankheit). Zu den Einschränkungen der CHIP-Studie gehört, dass es sich um eine relativ kleine, nicht repräsentative Stichprobe homosexueller Männer aus North Carolina handelte, von denen die meisten Probanden vor der weiten Verbreitung der HAART eine Krankheitsprogression erlebten, und dass keine Kontrolle hinsichtlich der HIV-Infektionsdauer erfolgte. Außerdem beschränkte sich die Erfassung des kumulativen durchschnittlichen Stresses auf die Zeit bis sechs Monate vor der HIV-Krankheitsprogression, sodass Veränderungen durch die Belastung aufgrund der HIV-Krankheit ausgeschlossen wurden.

### Experimenteller Stress

Capitanio und Kollegen [91] untersuchten die Auswirkungen von tierexperimentell manipuliertem sozialem Stress (instabile soziale Gruppe) auf das Überleben männlicher Rhesus-Makaken, die mit dem Simian Immunodeficiency Virus (SIV) infiziert waren. Die Tiere der instabilen Gruppe (hohes Stressniveau) überlebten signifikant kürzer (169 Tage) im Vergleich zu denjenigen in der stabilen Gruppe (niedriges Stressniveau). Unabhängig vom sozialen Umfeld wiesen von anderen Affen bedrohte Tiere eine höhere SIV-Viruslast auf als nicht bedrohte Tiere, die an der Gruppenpflege teilnahmen (niedrigeres Stressniveau).

## Psychologische Interventionen

Sofern belastende Ereignisse, Traumata und depressive Symptome mit einer Progression der HIV-Krankheit assoziiert sind, welche Evidenz gibt es dann dafür, dass psychologische Interventionen (wie kognitiv-verhaltenstherapeutisches

Stress-Management, Selbsthilfegruppen) die Immunmarker und schlussendlich somit auch den Gesundheitsstatus von HIV-Infizierten bessern? In einer Studie an Männern, die auf ihren Serostatus warteten, stellten Antoni und Kollegen [92] fest, dass das kognitiv-verhaltenstherapeutische Stress-Management das Ausmaß der Depression nach Mitteilung des Status abzumildern schien und die Zahl der CD4+-Zellen, der NK-Zellen (CD56+) und der Proliferationsreaktion nach PHA-Provokation erhöhte. In einer anderen Studie an HIV-infizierten Männern stellten Antoni et al. [93] fest, dass Männer, die randomisiert einer kognitiv-verhaltenstherapeutischen Stress-Management-Intervention zugeteilt wurden, weniger Angst, Zorn, affektive Störungen und Stressempfinden sowie eine geringere Noradrenalinausschüttung (autonomer Stress) und höhere Zahlen der zytotoxischen/Suppressor-T-Zellen (CD3+/CD8+) aufwiesen als die Kontrollpatienten. Höhere Spiegel der zytotoxischen/T-Suppressorzellen waren mit einer stärkeren Abnahme der Noradrenalinausschüttung und der häufigeren Durchführung von Entspannungstechniken assoziiert. Aufgrund der gestörten Funktion der CD4+-Zellen „entkommt" das HIV-Virus bereits frühzeitig der Immunreaktion, sodass ein erhöhter Spiegel der zytotoxischen/T-Suppressorzellen im peripheren Blut als eine wichtige kompensatorische Form der Immunreaktion betrachtet wird [94–96]. Außerdem wurde das kognitiv-verhaltenstherapeutische Stress-Management mit einem größeren Wohlbefinden, besserem Coping und einer besseren Lebensqualität in Verbindung gebracht [93, 99, 100], wobei diese Effekte im Laufe der Zeit nicht immer konstant nachweisbar waren [102].

Eine Studie untersuchte Stress-Management und Relaxationsverfahren bei HIV- Erkrankung und ermittelte keine Auswirkungen auf den Immunstatus (CD4+-Zellen, NK-Zellen-Zytotoxizität, mitogenes Ansprechen) im Vergleich zu einer Wartelistenkontrollgruppe [103].

Goodkin et al. [105, 106] berichteten, dass eine zehnwöchige Intervention zur Trauerbegleitung bei einer Gruppe von HIV-Patienten mit einer höheren CD4+-Zellzahl, einer stärkeren Abnahme der HIV-Viruslast, einer höheren Gesamtzahl der T-Lymphozyten, einer Abnahme des Plasmacortisols und weniger Arztkontakten im Vergleich zu einer Kontrollgruppe mit Standardversorgung assoziiert war. Die Zunahme der CD4+-Zellzahl war bei diesen HIV-infizierten homosexuellen Männern mit einer höheren Compliance und mit einer Cortisolabnahme assoziiert. Eine weitere Studie stellte fest, dass sich die Depressions-Scores bei HIV-infizierten Personen, die randomisiert einer interpersonellen Psychotherapie oder einer unterstützenden Psychotherapie mit Imipramin zugeteilt wurden, stärker besserten als bei jenen, die nur eine unterstützende Gesprächstherapie oder eine kognitiv-verhaltenstherapeutische Therapie erhielten [107].

Zusammenfassend gibt es Hinweise dafür, dass psychologische Interventionen, einschließlich des kognitiv-verhaltenstherapeutischen Stress-Managements und der supportiven Gesprächstherapie die negativen Auswirkungen von Stress abmildern und somit positive Auswirkungen auf den Verlauf der HIV-Krankheit haben können.

# Mögliche beteiligte Mechanismen

Wir haben anhand der vorliegenden Literatur erläutert, dass Depression und Stress die Progression der HIV-Krankheit beschleunigen können und dass negative Auswirkungen durch eine psychologische Behandlung abgeschwächt werden können. Die Mechanismen, die diesen psychoneuroimmunologischen Beziehungen zugrunde liegen, bleiben vielfach unklar. Möglicherweise ist daran ein defizitäres Gesundheitsverhalten (wie Rauchen, Drogenabusus, sexuelles Risikoverhalten), das mit Stress und Depression vergesellschaftet ist, beteiligt. Allerdings ist die Korrelation von Stress und Depression mit Veränderungen der HIV-Krankheitsprogression auch noch vorhanden, wenn für diese Risikofaktoren kontrolliert wird [28, 72, 82, 84]. Bezüglich der biologischen Mediatoren konzentrierte sich bislang der überwiegende Teil der HIV-Literatur auf das Hypothalamus-Hypophysen-Nebennieren-System und das sympathische Nervensystem als mögliche Mediatoren.

## Neuroendokrine Systeme

Da die Funktionsstörungen des Hypothalamus-Hypophysen-Nebennieren-Systems (Anstieg von Adrenocorticotropin-Releasinghormon [ACTH] und Cortisol) beim Menschen mit Stress und Depression in Verbindung gebracht wurden und sich eine derartige Dysregulation negativ auf die Immunantwort auswirken kann, werden wir die Evidenz weiter untersuchen, wonach Glukokortikoide einer der Mechanismen sind, welche die Auswirkungen von Depression und Stress auf die HIV-Infektion erklären. In einigen HIV-Studien wurden höhere Cortisolspiegel mit stärkerem Stress und Depression in Verbindung gebracht. Gorman et al. [108] ermittelten bei depressiven, ängstlichen HIV-Patienten ein erhöhtes Urincortisol. Goodkin et al. [84] fanden bei Patienten nach Trauerfällen höhere Cortisolspiegel als bei Patienten ohne Trauerfälle. Außerdem war bei den Patienten unter kognitiv-verhaltenstherapeutischer Therapie eine Abnahme im Stress- und Angstempfinden mit einer Abnahme des Cortisolspiegels und der Cortisol/DHEA-Ratio assoziiert [97–99]. Bei der Auswertung der CHIP-Daten nach neun Jahren zum natürlichen Verlauf fand sich kein Zusammenhang zwischen dem Serumcortisol und Stress oder Depression [18]. Auch eine zweijährige Studie kam zu dem Schluss, dass das Urincortisol nur in einer Auswertungsphase mit depressiver und ängstlicher Verstimmung assoziiert war [109]. Die abweichenden Ergebnisse beruhen vermutlich auf dem Zeitpunkt der Cortisolmessung, der Verwendung von Serum oder einer integrierten Messung im 24-Stunden-Sammelurin, dem klinischen Stadium des untersuchten HIV-Patienten und der Betrachtung von chronischem oder akutem Stress.

Es gibt mehrere Möglichkeiten, wie Cortisol zu Änderungen der Immunfunktion und der HIV-Krankheitsprogression führen kann. Möglicherweise stimuliert Cortisol die Replikation des HIV-Virus [110], verändert den programmierten Zelltod und das Muster der Zytokinsekretion [110–112]. Clerici und Kollegen

[111] postulierten, dass erhöhte Glukokortikoidkonzentrationen und verminderte DHEA-Werte bei HIV-Infektion das Muster der Zytokine verändern, indem sie die Th1-Zytokine (wie Interleukin [IL]-2, Interferon-gamma) zugunsten der Th2-Zytokine (wie IL-4, IL-6, IL-10) supprimieren. Die Abnahme der Th1-Zytokine wurde mit einer HIV-Progression in Verbindung gebracht [111], wobei die Art der Beziehungen mit HIV kontrovers beurteilt wird [114, 115].

Eine frühe Studie zeigte eine erheblich höhere HIV-Replikation nach Gabe von Hydrocortison in die Zellkulturen von AIDS-Patienten [116]. In einer weiteren In-vitro-Studie stellten Nair et al. [117] eine Hemmung der NK-Zellaktivität fest, wenn sie zu den Zellkulturen von AIDS-Patienten Cortisol oder ACTH gaben.

Indem sie die Ergebnisse von fünf retrospektiven und prospektiven klinischen Studien zusammenfassten, zeigten Goodkin et al. [105], dass eine erhöhte Zahl der CD4+-Zellen nach einer Trauerbegleitungsmaßnahme in einer Selbsthilfegruppe mit einer Abnahme des Cortisols assoziiert war. Unter Stressbedingungen wurde Cortisol mit einer verminderten mitogenen Reaktion und einer schlechteren Lymphozytenfunktion bei HIV-Infektion in Verbindung gebracht [84]. Für jede Zunahme des kumulativen durchschnittlichen Serumcortisols während der neunjährigen Beobachtungszeit um 3 g/dl stieg in der CHIP-Studie das Risiko für das AIDS-Vollbild um 40 %, erhöhte sich das Risiko für ein klinisches AIDS-Symptom oder den Tod an der HIV-Infektion um den Faktor 2,5 [18]. Andere klinische Studien zeigten jedoch keinen Zusammenhang zwischen CD4+-T-Lymphozyten und Cortisol [108, 109]. Die kausale Richtung dieser Beziehung wird weiterhin kontrovers beurteilt, sodass weitere Studien erforderlich sind, um zu klären, ob Glukokortikoide eine vermittelnde Rolle bei den Auswirkungen von Stress und Depression auf die Progression der HIV-Krankheit spielen.

## Sympathisches Nervensystem

Eine chronische Aktivitätszunahme des sympathischen Nervensystems (d.h. Noradrenalin) bei HIV-Patienten kann die Funktion des Immunsystems negativ beeinflussen, z.B. durch verminderte Lymphozytenproliferation und Änderung der Zytokinproduktion. Es wurde beobachtet, dass Noradrenalin die Th1-Zytokine supprimiert und die Th2-Zytokine stimuliert – Veränderungen, die mit einem erhöhten Risiko der HIV-Replikation und mit einer erhöhten Anfälligkeit für opportunistische Infektionen einhergehen [111]. Cole et al. [118] zeigten, dass bei HIV-infizierten homosexuellen Männern, deren autonomes Nervensystem bei Studienbeginn eine höhere Aktivität aufwies (z.B. systolischer Blutdruckwert, Hautleitfähigkeit, RR-Intervall im EKG), die HIV-Viruslast im Plasma nach HAART weniger supprimiert war und sich die CD4+-Zellen schlechter erholten als bei jenen mit geringerer Aktivität des autonomen Nervensystems. In-vitro-Studien derselben Studiengruppe zeigten, dass Noradrenalin die HIV-Replikation und die virale Genexpression verstärkt [118]. Außerdem wiesen

HIV-infizierte Männer mit der stärkeren Noradrenalinabnahme nach kognitiv-verhaltenstherapeutischer Intervention mehr zytotoxische/T-Suppressorzellen auf als jene mit höheren Noradrenalinwerten [93].

Postuliert werden Änderungen der sympathischen Signalwege zur Innervation von Organen des Immunsystems wie der Milz [119]. Obwohl weniger Forschungsarbeiten zu den immunologischen Auswirkungen des sympathischen Nervensystems auf die HIV-Infektion vorliegen, dürfte eine Dysregulation des sympathischen Nervensystems ein weiterer wichtiger Mechanismus sein, über den sich Stress und Depression auf die HIV-Infektion auswirken.

### Substanz P

Neben dem Hypothalamus-Hypophysen-Nebennieren-System und dem sympathischen Nervensystem als Mediatoren, über die sich psychische Faktoren auf die HIV-Krankheitsprogression auswirken, wurde auch eine Verbindung mit dem Neuropeptid Substanz P hergestellt. Bei der Behandlung der Depression war ein Substanz-P-Antagonist wirksam [120] und möglicherweise ist Substanz P an der Modulation der HIV-Infektion beteiligt [121]. Die Plasmaspiegel der Substanz P sind bei HIV-infizierten Menschen höher und assoziiert mit erniedrigten NK-Zell-Populationen [121]. Außerdem wurde gezeigt, dass Substanz P die HIV-Replikation in Makrophagen beschleunigt [122].

# Zusammenfassung

Wir haben dargelegt, dass bei HIV-infizierten Männern und Frauen ein erhöhtes Risiko für eine Depression und andere affektive Störungen besteht. Dieses erhöhte Risiko scheint sowohl auf die HIV-Infektion zurückzuführen zu sein als auch auf die Zugehörigkeit zu Hochrisikogruppen wie intravenös Drogenabhängige und Homosexuelle. Trotz der hohen Prävalenz der Depression werden affektive Störungen bei HIV-Patienten oft nicht behandelt. Die veröffentlichten kontrollierten Studien zur antidepressiven Medikation haben deren Wirksamkeit bei HIV-Patienten belegt. Die verfügbare Evidenz lässt vermuten, dass die selektiven Serotonin-Wiederaufnahmehemmer die depressiven Symptome vermindern und von den Patienten besser vertragen werden als die „traditionellen" Antidepressiva. Ärzte, die HIV-Patienten behandeln, sollten Patienten nach depressiven Symptomen fragen und bei dem Vorliegen einer depressiven Symptomatik für eine adäquate Therapie sorgen, die sowohl die Gabe von Arzneimitteln als auch die Durchführung psychotherapeutischer Maßnahmen umfasst.

Die vorhandene Datenlage liefert eine hinreichende Evidenz dafür, dass eine chronische Depression und einschneidende Lebensereignisse die Progression der HIV-Infektion beeinflussen. Erwähnenswert ist, dass die meisten der zitierten Studien zu den psychischen Einflussfaktoren der HIV-Infektion an Männern und überwiegend vor Einführung der Protease-Inhibitoren durchgeführt wurden. Somit lässt sich diese Analyse vermutlich nicht einfach auf Frauen und auf Patienten unter HAART übertragen. Obwohl Studien Hinweise dafür liefern, dass Depression und Stress die Progression der HIV-Infektion beeinflussen können, wissen wir nur wenig über die dazu beitragenden Mechanismen. Einige Forschungsergebnisse sprechen für die Theorie, wonach Funktionsänderungen des Hypothalamus-Hypophysen-Nebennieren-Systems und des sympathischen Nervensystems eine vermittelnde Rolle spielen. Allerdings ist weitere Evidenz erforderlich, um diese komplexen biologischen Zusammenhänge im Rahmen der HIV-Infektion aufzuklären.

## Danksagung

Finanzielle Unterstützung durch NIH-Fördergelder MH-44618, AT002035, MH67687, HD37260, MH-55454, NS42216 und NS38179.

# Literatur

1. Bing EG, Burnam MA, Longshore D, et al. Psychiatric disorders and drug use among human immunodeficiency virus-infected adults in the United States. Arch Gen Psychiatry 2001;58:721–728.

2. Repetto MJ, Evans DL, Cruess DG, et al. Neuropsychopharmacologic treatment of depression and other neuropsychiatric disorders in HIVinfected individuals. CNS Spectr 2003;8:59–63.

3. Leserman J. HIV disease progression: Depression, stress, and possible mechanisms. Biol Psychiatry 2003; 54:295.

4. Evans DL, Staab J, Ward H, et al. Depression in the medically ill: Management considerations. Depress Anxiety 1996–1997;4:199–208.

5. Treisman GJ, Angelino AF, Hutton HE. Psychiatric issues in the management of patients with HIV infection. JAMA 2001;286:2857–2864.

6. Norman SE, Chediak AD, Freeman C, et al. Sleep disturbances in men with asymptomatic human immunodeficiency (HIV) infection. Sleep 1992; 15:150–155.

7. Perkins DO, Leserman J, Stern RA, et al. Somatic symptoms and HIV infection: Relationship to depressive symptoms and indicators of HIV disease. Am J Psychiatry 1995;152:1776–1781.

8. Vazquez-Justo E, Rodriguez Alvarez M, Ferraces Otero MJ. Influence of depressed mood on neuropsychologic performance in HIV-seropositive drug users. Psychiatry Clin Neurosci 2003;57:251–258.

9. Regier DA, Farmer ME. Comorbidity of mental disorders with alcohol and other drug abuse. JAMA 1990;264:2511–2518.

10. Treisman G, Fishman M, Schwartz J, et al. Mood disorders in HIV infection. Depress Anxiety 1998;7:178–187.

11. Ciesla JA, Roberts JE. Meta-analysis of the relationship between HIV infection and risk for depressive disorders. Am J Psychiatry 2001;158:725–730.

12. Morrison MF, Petitto JM, Ten Have T, et al. Depressive and anxiety disorders in women with HIV infection. Am J Psychiatry 2002;159:789–796.

13. Justice AC, McGinnis KA, Atkinson JH, et al. Psychiatric and neurocognitive disorders among HIV-positive and negative veterans in care: Veterans Aging Cohort Five-Site Study. AIDS 2004;18(Suppl 1):S49–S59.

14. Rabkin JG, McElhiney MC, Ferrando SJ. Mood and substance use disorders in older adults with HIV/AIDS: Methodological issues and preliminary evidence. AIDS 2004;18(Suppl 1):S43–S48.

15. Lyketsos CG, Hoover DR, Guccione M, et al. Changes in depressive symptoms as AIDS develops. The Multicenter AIDS Cohort Study. Am J Psychiatry 1996;153:1430–1437.

16. Leserman J, Jackson ED, Petitto JM, et al. Progression to AIDS: The effects of stress, depressive symptoms, and social support. Psychosom Med 1999;61:397.

17. Leserman J, Petitto JM, Gu H, et al. Progression to AIDS, a clinical AIDS condition, and mortality: Psychosocial and physiological predictors. Psychol Med 2002;32:1059–73.

18. Rabkin JG, Goetz RR, Remien RH, et al. Stability of mood despite HIV illness progression in a group of homosexual men. Am J Psychiatry 1997; 154:231–238.

19. Rabkin JG, Johnson J, Lin SH, et al. Psychopathology in male and female HIV-positive and negative injecting drug users: Longitudinal course over 3 years. AIDS 1997;11:507–515.

20. Atkinson JJ, Grant I, Kennedy CJ, et al. Prevalence of psychiatric disorders among men infected with human immunodeficiency virus: A controlled study. Arch Gen Psychiatry 1988;45:859–964.

21. Lipsitz JD, Williams JB, Rabkin JG, et al. Psychopathology in male and female intravenous drug users with and without HIV infection. Am J Psychiatry 1994;151:1662–1668.

22. Perkins DO, Stern RA, Golden RN, et al. Mood disorders in HIV infection: Prevalence and risk factors in a non-epicenter of the AIDS epidemic. Am J Psychiatry 1994;151:233–236.

23. Williams JB, Rabkin JG, Remien RH, et al. Multidisciplinary baseline assessment of homosexual men with and without human immunodeficiency virus infection: Standardized clinical assessment of current and lifetime psychopathology. Arch Gen Psychiatry 1991;48:124–130.

24. Rabkin JG, Ferrando SJ, Jacobsberg LB, et al. Prevalence of axis I disorders in an AIDS cohort: A cross-sectional, controlled study. Compr Psychiatry 1997;38:146–154.

25. Starace F, Bartoli L, Aloisi MS, et al. Cognitive and affective disorders associated to HIV infection in the HAART era: Findings from the NeuroICONA study. Cognitive impairment and depression in HIV/AIDS. The NeuroICONA study. Acta Psychiatr Scand 2002;106:20–26.

26. Robins LN, Regier DA. Psychiatric Disorders in America. New York: Free Press, 1991.

27. Blazer DG, Kessler RC, McGonagle KA, et al. The prevalence and distribution of major depression in a national community sample: The National Comorbidity Survey. Am J Psychiatry 1994;151:979–986.

28. Ickovics JR, Hamburger ME, Vlahov D, et al. Mortality, CD4 cell count decline, and depressive symptoms among HIV-seropositive women. JAMA 2001;285:1466–1474.

29. Lyketsos CG, Schwartz J, Fishman M, et al. AIDS mania. J Neuropsychiatry Clin Neurosci 1997;9:277–279.

30. Lyketsos CG, Hanson AL, Fishman M. Manic episode early and late in the course of HIV. Am J Psychiatry 1993;150:326–327.

31. Mijch AM, Judd FK, Lyketsos CG, et al. Secondary mania in patients with HIV infection: Are antiretrovirals protective? J Neuropsychiatry Clin Neurosci 1999;11:475–480.

32. Ellen SR, Judd FK, Mijch AM, et al. Secondary mania in patients with HIV infection. Aust N Z J Psychiatry 1999;33:353–360.

33. Kilbourne AM, Justice AC, Rabeneck L, et al. General medical and psychiatric comorbidity among HIV-infected veterans in the post-HAART era. J Clin Epidemiol 2001;54 (Suppl 1): S22–S28.

34. Perretta P, Akiskal HS, Nisita C, et al. The high prevalence of bipolar II and associated cyclothymic and hyperthymic temperaments in HIV-patients. J Affect Disord 1998;50:215–224.

35. Baillargeon J, Ducate S, Pulvino J, et al. The association of psychiatric disorders and HIV infection in the correctional setting. Ann Epidemiol 2003;13:606–612.

36. Starace F, Ammassari A, Trotta MP, et al. Depression is a risk factor for suboptimal adherence to highly active antiretroviral therapy. J Acquir Immune Defic Syndr 2002;31(Suppl 3):S136–S139.

37. Rabkin JG, Rabkin R, Harrison W, et al. Effect of imipramine on mood and enumerative measures of immune status in depressed patients with HIV illness. Am J Psychiatry 1994; 151: 516–523.

38. Elliot AJ, Karina KK, Bergam K, et al. Randomized, placebo-controlled trial

of paroxetine versus imipramine in depressed HIV-positive outpatients. Am J Psychiatry 1998;155:367–372.

39. Younai FS, Marcus M, Freed JR, et al. Selfreported oral dryness and HIV disease in a national sample of patients receiving medical care. Oral Surg Oral Med Oral Pathol Oral Radiol Endod 2001;92:629–636.

40. Rabkin JG, Rabkin R, Wagner G. Effects of fluoxetine on mood and immune status in depressed patients with HIV illness. J Clin Psychiatry 1994;55:92–97.

41. Rabkin JG, Wagner G, Rabkin R. Fluoxetine treatment for depression in patients with HIV and AIDS: A randomized, placebo-controlled trial. Am J Psychiatry 1999;156:101–107.

42. Ferrando SJ, Goldman JD, Charness WE. Selective serotonin reuptake inhibitor treatment of depression in symptomatic HIV infection and AIDS: Improvement in affective and somatic symptoms. Gen Hosp Psychiatry 1997;19:89–97.

43. Zisook S, Peterkin J, Goggin KJ, et al. Treatment of major depression in HIV-seropositive men. HIV Neurobehavioral Research Center Group. J Clin Psychiatry 1998;59:217–224.

44. Tseng AL, Foisy MM. Significant interactions with new antiretrovirals and psychotropics. Ann Pharmacother 1999;33:461–473.

45. DeSilva KE, Le Flore DB, Marston BJ, et al. Serotonin syndrome in HIV-infected individuals receiving antiretroviral therapy and fluoxetine. AIDS 2001;15:1281–1285.

46. Elliott AJ, Roy-Byrne PP. Mirtazapine for depression in patients with human immunodeficiency virus. J Clin Psychopharmacol 2000;20:265–267.

47. Ereshefsky L, Dugan D. Review of the pharmacokinetics, pharmacogenetics, and drug interaction potential of antidepressants: Focus on venlafaxine. Depress Anxiety 2000;12 (Suppl):30–44.

48. Hesse LM, von Moltke LL, Shader RI, et al. Ritonavir, efavirenz, and nelfinavir inhibit CYP2B6 activity in vitro: Potential drug interactions with bupropion. Drug Metab Dispos 2001;29:100–102.

49. Fernandez F, Levy JK, Samley HR, et al. Effects of methylphenidate in HIV-related depression: A comparative trial with desipramine. Int J Psychiatry Med 1995;25:53–67.

50. Wagner GJ, Rabkin JG, Rabkin R. Dextroamphetamine as a treatment for depression and low energy in AIDS patients: A pilot study. J Psychosom Res 1997;42:407–411.

51. Rabkin JG, Wagner GJ, Rabkin R. A double-blind, placebo-controlled trial of testosterone therapy for HIV-positive men with hypogonadal symptoms. Arch Gen Psychiatry 2000; 57:141–147.

52. Parenti DM, Simon GL, Scheib RG, et al. Effect of lithium carbonate in HIV-infected patients with immune dysfunction. J Acquir Immune Defic Syndr 1988;1:119–224.

53. Evans DL, Smith MS, Golden RN. Antidepressants and HIV infection: Effect of lithium choride and desipramine on HIV replication. Depression 1993; 1:205–209.

54. Halman MH, Worth JL, Sanders KM, et al. Anticonvulsant use in the treatment of manic syndromes in patients with HIV-1 infection. J Neuropsychiatry Clin Neurosci 1993;5:430–434.

55. Moog C, Kuntz-Simon G, Caussin-Schwemling C, et al. Sodium valproate, an anticonvulsant drug, stimulates human immunodeficiency virus type 1 replication independently of glutathione levels. J Gen Virol 1996;77:1993–1999.

56. Maggi JD, Halman MH. The effect of divalproex sodium on viral load: A retrospective review of HIV-positive

patients with manic syndromes. Can J Psychiatry 2001;46:359–362.

57. Hugen PW, Burger DM, Brinkman K, et al. Carbamazepine-indinavir interaction causes antiretroviral therapy failure. Ann Pharmacother 2000;34:465–470.

58. Tran JQ, Gerber JG, Kerr BM. Delavirdine: Clinical pharmacokinetics and drug interactions. Clin Pharmacokinet 2001;40:207–226.

59. Berbel Garcia A, Latorre Ibarra A, Porta Etessam J, et al. Protease inhibitor-induced carbamazepine toxicity. Clin Neuropharmacol 2000;23:216–218.

60. Hriso E, Kuhn T, Masdeu JC, et al. Extrapyramidal symptoms due to dopamine blocking agents in patients with AIDS encephalopathy. Am J Psychiatry 1991;148:1558–1561.

61. Sewell DD, Jeste DV, Atkinson JH, et al. HIV-associated psychosis: A study of 20 cases. San Diego HIV Neurobehavioral Research Center Group. Am J Psychiatry 1994;151:237–242.

62. Singh AN, Golledge H, Catalan J. Treatment of HIV-related psychotic disorders with risperidone: A series of 21 cases. J Psychosom Res 1997;42:489–493.

63. Zirulnik L. Pilot study with clozapine in patients with HIV-associated psychosis and drug-induced parkinsonism. Mov Disord 1999;14:128–131.

64. Piscitelli SC, Burstein AH, Chaitt D, et al. Indinavir concentrations and St. John's wort. Lancet 2000;355:547–548.

65. Breitbart W, Rosenfeld BD, Passick SD, et al. The undertreatment of pain in ambulatory AIDS patients. Pain 1996;65:243–249.

66. Satel SL, Nelson JC. Stimulants in the treatment of depression: A critical overview. J Clin Psychiatry 1989;50:241–249.

67. Evans DL, Leserman J, Golden RN, et al. Immune correlates of stress and depression. Psychopharmacol Bull 1989;25:319.

68. Herbert TB, Cohen S. Stress and immunity in humans: A meta-analytic review. Psychosom Med 1993;55:364.

69. Herbert TB, Cohen S. Depression and immunity: A meta-analytic review. Psychol Bull 1993;113(3):472.

70. Stein M, Miller AH, et al. Depression, the immune system and health and illness. Arch Gen Psychiatry 1991;48:171.

71. Weisse CS. Depression and immunocompetence: A review of the literature. Psychol Bull 1992;111:475.

72. Page-Shafer K, Delorenze GN, Satariano, et al. Comorbidity and survival in HIV-infected men in the San Francisco Men's Health Survey. Ann Epidemiol 1996;6:420.

73. Burack JH, Barrett DC, Stall RD, et al. Depressive symptoms and CD4 lymphocyte decline among HIV-infected men. JAMA 1993;270:2568.

74. Lyketsos CG, Hoover DR, Guccione M, et al. Depressive symptoms as predictors of medical outcomes in HIV infection. JAMA 1993;270(21):2563.

75. Farinpour R, Miller EN, Satz P, et al. Psychological risk factors of HIV morbidity and mortality: Findings from the Multicenter AIDS Cohort Study (MACS). J Clin Exp Neuropsychol 2003;25:654.

76. Hamilton M. A rating scale for depression. J Neurol Neurosurg Psychiatry 1960;23:56.

77. Leserman J, Petitto JM, Golden RN, et al. The impact of stressful life events, depression, social support, coping and cortisol on progression to AIDS. Am J Psychiatry 2000;157:1221.

78. Evans DL, Ten Have TR, Douglas SD, et al. Association of depression with viral load, CD8 T lymphocytes, and natural killer cells in women with

HIV infection. Am J Psychiatry 2002;10:1.

79. Ho HN, Hultin LE, Mitsuyasu RT, et al. Circulating HIV-specific CD8+ cytotoxic T cells express CD38 and HLA-DR antigens. J Immunol 1993; 150(7):3070.

80. Liu Z, Cumberland WG, Hultin LE, et al. CD8+ T-lymphocyte activation in HIV-1 disease reflects an aspect of pathogenesis distinct from viral burden and immunodeficiency. J Acquir Immun Defic Syndr 1998;18:332.

81. Giorgi JV, Hultin LE, McKeating JA, et al. Shorter survival in advanced human immunodeficiency virus type 1 infection is more closely associated with T lymphocyte activation than with plasma virus burden or virus chemokine coreceptor usage. J Infect Dis 1999;179:859.

82. Kemeny ME, Dean L. Effects of AIDS-related bereavement on HIV progression among New York City gay men. AIDS Educ Prevent 1995;7:36.

83. Bower JE, Kemeny ME, Taylor SE, et al. Cognitive processing, discovery of meaning, CD4 decline, and AIDS-related mortality among bereaved HIV-seropositive men. J Consult Clin Psychol 1998;66:979.

84. Goodkin K, Feaster DJ, Tuttle R, et al. Bereavement is associated with time-dependent decrements in cellular immune function in asymptomatic human immunodeficiency virus type 1-seropositive homosexual men. Clin Diagn Lab Immunol 1996;3:109.

85. Ironson G, Friedman A, Klimas N, et al. Distress, denial, and low adherence to behavioral interventions predict faster disease progression in gay men infected with human immunodeficiency virus. Int J Behav Med 1994;1:90.

86. Howland LC, Gortmaker SL, Mofenson LM, et al. Effects of negative life events on immune suppression in children and youth infected with

human immunodeficiency virus type 1. Pediatrics 2000;106:540.

87. Perry S, Fishman B, Jacobsberg L, et al. Relationships over one-year between lymphocyte subsets and psychosocial variables among adults with infection by human immunodeficiency virus. Arch Gen Psychiatry 1992;49:396.

88. Rabkin JG, Williams JBW, Remien RH, et al. Depression, distress, lymphocyte subsets, and human immunodeficiency virus symptoms on two occasions in HIV-positive homosexual men. Arch Gen Psychiatry 1991;48(2):111.

89. Kessler RC, Foster C, Joseph J, et al. Stressful life events and symptom onset in HIV infection. Am J Psychiatry 1991;148:733.

90. Evans DL, Leserman J, Perkins DO, et al. Severe life stress as a predictor of early disease progression in HIV infection. Am J Psychiatry 1997; 154:630.

91. Capitanio JP, Mendoza SP, Lerche NW, et al. Social stress results in altered glucocorticoid regulation and shorter survival in simian acquired immune deficiency syndrome. Proc Natl Acad Sci USA 1998;95:4714.

92. Antoni MH, Baggett L, Ironson G, et al. Cognitive-behavioral stress management intervention buffers distress responses and immunologic changes following notification of HIV-1 seropositivity. J Consult Clin Psychol 1991;59:906.

93. Antoni MH, Cruess DG, Cruess S, et al. Cognitive-behavioral stress management intervention effects on anxiety, 24-hr urinary norepinephrine output, and T-cytotoxic/suppressor cells over time among symptomatic HIV-infected gay men. J Consult Clin Psychol 2000;68:31.

94. Walker BD, Plata F. Cytotoxic T lymphocytes against HIV. AIDS 1990; 4:177.

95. Fauci AS. Mulfifactorial nature of human immunodeficiency virus disease: Implications for therapy. Science 1993;262:1011.

96. Paul WE. Reexamining AIDS research priorities [see comments]. Science 1995;267:633.

97. Cruess DG, Antoni MH, Kumar M, et al. Reductions in salivary cortisol are associated with mood improvement during relaxation training among HIV-seropositive men. J Behav Med 2000;23:107.

98. Cruess DG, Antoni MH, Kumar M, et al. Cognitive-behavioral stress management buffers decreases in dehydroepiandrosterone sulfate (DHEA-S) and increases in the cortisol/DHEA-S ratio and reduces mood disturbance and perceived stress among HIV-seropositive men. Psychoneuroendocrinology 1999;24:537.

99. Cruess S, Antoni M, Cruess D, et al. Reductions in herpes simplex virus type 2 antibody titers after cognitive behavioral stress management and relationships with neuroendocrine function, relaxation skills, and social support in HIV-positive men. Psychosom Med 2000;62:828.

100. Lutgendorf S, Antoni MH, Schneiderman N, et al. Psychosocial counseling to improve quality of life in HIV infection. Patient Educ Counsel 1994;24:217.

101. Lutgendorf SK, Antoni MH, Ironson G, et al. Changes in cognitive coping skills and social support during cognitive behavioral stress management intervention and distress outcomes in symptomatic human immunodeficiency virus (HIV)-seropositive gay men. Psychosom Med 1998;60:204.

102. McCain NL, Munjas BA, Munro CL, et al. Effects of stress management on PNI-based outcomes in persons with HIV disease. Res Nurs Health 2003; 26:102.

103. Coates TJ, McKusick L, Kuno R, et al. Stress reduction training changed number of sexual partners but not immune function in men with HIV. Am J Public Health 1989;79:885.

104. Eller LS. Effects of cognitive-behavioral interventions on quality of life in persons with HIV. Int J Nurs Studies 1999;36:223.

105. Goodkin K, Feaster DJ, Asthana D, et al. A bereavement support group intervention is longitudinally associated with salutary effects on the CD4 cell count and number of physician visits. Clin Diagn Lab Immunol 1998;5:382.

106. Goodkin K, Baldewicz TT, Asthana D, et al. A bereavement support group intervention affects plasma burden of human immunodeficiency virus type 1. Report of a randomized controlled trial. J Hum Virol 2001;4:44.

107. Markowitz JC, Kocsis JH, Fishman B, et al. Treatment of depressive symptoms in human immunodeficiency virus-positive patients. Arch Gen Psychiatry 1998;55:452.

108. Gorman JM, Kertzner R, Cooper T, et al. Glucocorticoid level and neuropsychiatric symptoms in homosexual men with HIV infection. Am J Psychiatry 1991;148:41.

109. Kertzner RM, Goetz R, Todak G, et al. Cortisol levels, immune status, and mood in homosexual men with and without HIV infection. Am J Psychiatry 1993;150:1674.

110. Corley PA. Acquired immune deficiency syndrome: The glucocorticoid solution. Med Hypotheses 1996; 47: 49.

111. Clerici M, Trabattoni D, Piconi S, et al. A possible role for the cortisol/anticortisols imbalance in the progression of human immunodeficiency virus. [Review] [22 refs]. Psychoneuroendocrinology 1997;22(Suppl 1):S27.

112. Daynes RA, Meikle AW, Araneo BA. Locally active steroid hormones may facilitate compartmentalization of immunity by regulating the types of lymphokines produced by helper T cells. Res Immunol 1991;142:40.

113. Daynes RA, Araneo BA, Hennebold J, et al. Steroids as regulators of the mammalian immune response. J Investig Dermatol 1995;105:14S.

114. Maggi E, Mazzetti M, Ravina A, et al. Ability of HIV to promote a TH1 to TH0 shift and to replicate preferentially in TH2 and TH0 cells [see comments]. Science 1994;265:244.

115. Graziosi C, Pantaleo G, Gantt KR, et al. Lack of evidence for the dichotomy of TH1 and TH2 predominance in HIV-infected individuals. Science 1994;265:248.

116. Markham PD, Salahuddin SZ, Veren K, et al. Hydrocortisone and some other hormones enhance the expression of HTLV-III. Int J Cancer 1986;37:67.

117. Nair MP, Saravolatz LD, Schwartz SA. Selective inhibitory effects of stress hormones on natural killer (NK) cell activity of lymphocytes from AIDS patients. Immunol Investig 1995; 24:689.

118. Cole SW, Naliboff BD, Kemeny ME, et al. Impaired response to HAART in HIV-infected individuals with high autonomic nervous system activity. Proc Natl Acad Sci U S A 2001; 98:12695.

119. Anand A, Charney DS. Norepinephrine dysfunction in depression. J Clin Psychiatry 2000;61(Suppl 10): 16.

120. Hokfelt T, Pernow B, Wahren J. Substance P: A pioneer amongst neuropeptides. J Intern Med 2001;249:27.

121. Douglas SD, Ho WZ, Gettes DR, et al. Elevated substance P levels in HIV-infected men. AIDS 2001;15:2043.

122. Ho WZ, Cnaan A, Li YH, et al. Substance P modulates human immunodeficiency virus replication in human peripheral blood monocyte-derived macrophages. AIDS Res Hum Retroviruses 1996;12:195.

# Abschnitt VI:

# Spezielle Themen

# 17 Chronische Schmerzsyndrome und begleitende affektive Störungen

Samantha Meltzer-Brody und Robert N. Golden
Für die deutsche Ausgabe: Sia Seidler und Kai G. Kahl

## Einleitung

Chronische Schmerzen sind häufig therapierefraktär und stellen für den Betroffenen einen ausgeprägten Belastungsfaktor dar, der mit der Entwicklung von psychiatrischen Erkrankungen, wie Depressionen, Angststörungen und Substanzabhängigkeit, assoziiert ist [1].

Andererseits zeigen Patienten mit einer Major Depression eine verminderte Fähigkeit, im Rahmen somatischer Erkrankungen auftretende Schmerzen zu bewältigen. So beschreiben sie im Vergleich zu Menschen ohne Symptome einer Depression ihre Schmerzen häufiger als stark ausgeprägt, selbst wenn es keine eindeutige somatische Ursache für die unterschiedliche Schmerzintensität gibt. Dies könnte erklären, warum die Major Depression mit einer Zunahme der Behandlungskosten chronischer Erkrankungen um 50 % einhergeht, was auch nach Bereinigung um den Schweregrad der Erkrankung konstant blieb [2].

Das vorliegende Kapitel soll einen Einblick in die zunehmende Zahl an Veröffentlichungen zum Thema „Komorbidität von chronischen Schmerzen und depressiven Erkrankungen" geben und die aktuell diskutierten psychologischen und biologischen Modelle zur Interaktion von Depression und Schmerzen vorstellen. Dabei soll auf fünf häufige chronische Schmerzsyndrome eingegangen werden, welche die Beziehung zwischen chronischen Schmerzen und begleitender Depression sowie anderen psychiatrischen Krankheitsbildern verdeutlichen: chronische Rückenschmerzen, chronische Kopfschmerzen, Reizdarmsyndrom, Fibromyalgie und chronische Beckenschmerzen. Außerdem wird auf die Bedeutung einer Missbrauchs- oder Traumaanamnese bei der Entwicklung von Schmerzen und einer posttraumatischen Belastungsstörung eingegangen.

### Komorbidität von Schmerz und Depression

Eine kürzlich durchgeführte systematische evidenzbasierte Analyse zur Komorbidität von Depression und Schmerzen untersuchte fast 60 Artikel zu diesem Thema und fand eine durchschnittliche Prävalenz von Schmerzsymptomen bei Patienten mit Major Depression von 65 %. Umgekehrt betrug die durchschnittliche Prävalenz einer begleitenden Major Depression bei Patienten mit chronischen Schmerzsyndromen in Schmerzkliniken oder speziellen Schmerztherapieprogrammen 52 % und bei Patienten in allgemeinärztlicher Versorgung 27 % [3]. Bei mindestens der Hälfte der allgemeinärztlich behandelten Patienten wurde die Depression nicht korrekt diagnostiziert und daher nicht adäquat behandelt, was vermutlich darauf zurückzuführen war, dass die Vorstellung überwiegend aufgrund von somatischen (von denen mindestens 60 % schmerzbezogen waren) und nicht von psychischen Beschwerden erfolgte [4]. Weiterhin wurde festgestellt, dass stärkere Schmerzen bei Behandlungsbeginn mit einer schwereren Depression, stärkeren schmerzbedingten funktionellen Einschränkungen und häufigeren Arztbesuchen korrelieren. Patienten mit Depression hingegen leiden vermehrt unter stärkeren und länger anhaltenden Schmerzen als Patienten ohne Depression [4].

## Psychologische und neurobiologische Modelle für die Beeinflussung chronischer Schmerzen durch eine Depression

Es gibt zahlreiche Erklärungsansätze für die Interaktionen zwischen Depression und Schmerzen. Gatchel et al. haben ein Dreistufenmodell für den Übergang von akuten (Dauer: 2–4 Monate) zu chronischen Schmerzen bei begleitender psychiatrischer Störung erarbeitet [5]. Dieses Modell geht davon aus, dass der Patient mit zunehmender Schmerzchronifizierung signifikante psychische Veränderungen erfährt, die schließlich die eigentliche Schmerzsymptomatik überlagern [6]. Außerdem finden sich Belege dafür, wie begleitende depressive Erkrankungen oder andere psychiatrische Störungen die Schmerzwahrnehmung verändern und schmerzverstärkend wirken können, während gleichzeitig die Schmerztoleranz herabgesetzt wird. Fishbain et al. haben die fünf wichtigsten Hypothesen zur Interaktion von chronischen Schmerzen und Depression zusammengefasst: (1) die „antecedent hypothesis", bei der die Depression der Entwicklung chronischer Schmerzen vorausgeht, (2) die „consequence hypothesis", bei der die Depression als Folge der chronischen Schmerzen entsteht, (3) die „scar hypothesis", bei der eine bereits vor Beginn der chronischen Schmerzen aufgetretene Depression für eine erneute depressive Episode prädisponiert, (4) die „cognitive mediation hypothesis", bei der vermutlich psychische Faktoren, wie ungünstige Bewältigungsstrategien, die Interaktionen zwischen chronischen Schmerzen und Depression vermitteln und (5) die „independent hypothesis", bei der chronische Schmerzen und Depression einige gemeinsame ätiologische Mechanismen aufweisen, aber weiterhin eigenständige Krankheitsbilder ohne kausale Interaktion bleiben. Die Autoren gelangten nach Analyse von 191 Studien zu der Erkenntnis, dass die Depression eher Folge des Schmerzsyndroms ist als umgekehrt. Dabei wiesen bestimmte Schmerzsyndrome, wie der neuropathische Schmerz, eine besonders hohe Komorbidität mit einer Depression auf [6]. Jedoch besteht weiterhin keine eindeutige Klarheit darüber, inwiefern zuerst der Schmerz oder die Depression auftreten. Im Folgenden sollen verschiedene das Schmerzverhalten beeinflussende Variablen diskutiert werden.

Wichtige Informationen lieferten Melzack und Wall mit der sog. Gate-Control-Theorie, welche eine Abhängigkeit der Schmerzreaktion von zentralnervösen Prozessen postuliert. Sie zeigten, dass die Weiterleitung von Schmerzimpulsen im Rückenmark sowohl von peripheren als auch von absteigenden Bahnen aus dem Gehirn gehemmt werden kann und somit das zentrale Nervensystem einen wesentlichen Einfluss auf die Schmerzwahrnehmung hat. Dabei stellen die Hinterhornneurone das so genannte Tor („gate") für die Schmerzweiterleitung dar. Inwiefern eine Schmerzweiterleitung erfolgt, entscheiden auf das Hinterhorn einwirkende kontrollierende Einflüsse („control") [7]. Erklärt werden könnte über diese Theorie der Zusammenhang zwischen Schmerztoleranz und Bewusstseinslage. So ist im Schlaf und während Entspannungs- und Meditationsübungen die Schmerzempfindlichkeit deutlich herabgesetzt [8]. Die Arbeitsgruppe um Goffaux belegte, dass bei Erwartung einer Hyperalgesie der analgetische Effekt der absteigenden Bahnen gehemmt wird, was bei Erwartung einer Analgesie interessanterweise nicht erfolgte [9]. Dies veranschaulicht die komplexen Zusammenhänge zwischen Schmerzbeurteilung und zentralnervösen Prozessen.

Eine zentrale Rolle bei der Schmerzmodulation spielen deszendierende schmerzinhibitorische Bahnen, welche ihren Ausgangspunkt in subkortikalen zerebralen Kerngebieten nehmen. Zu wichtigen, an der Schmerzmodulation beteiligten Kerngebieten gehört beispielsweise das periaquäduktale Grau [10]. Dabei handelt es sich um eine anatomische Verbindung der limbischen Vorderhirn- und Mittelhirnstrukturen mit dem Hirnstamm [4]. Dieses Relais-System hat über Projektionen auf serotonerge Neurone der Raphekerne und noradrenerge Neurone des Locus coeruleus hemmende Auswirkungen auf die Hinterhornneurone im Rückenmark. Gleichzeitig spielen beide Neurotransmitter eine wichtige Rolle bei der Steuerung des Affektes sowie verschiedener neurovegetativer und kognitiver Funktionen, die häufig bei depressiven Patienten verändert sind.

Neuere Studien gehen auch von einer Beteiligung limbischer Strukturen wie dem Gyrus cinguli an der Nozizeption aus. Davis et al. fanden Hinweise dafür, dass der Gyrus cinguli und frontale kortikale Areale bei der Wahrnehmung extremer, gewebeschädigender Temperaturen eine wesentliche Rolle spielen. Sie vermuteten, dass diese Areale bei gesunden Personen die subjektive Intensität von Hitze oder Kälte reduzieren können [11]. Interessanterweise werden auch bei depressiven Patienten Veränderungen des Gyrus cinguli berichtet [12].

Schließlich ist auch davon auszugehen, dass hormonelle Veränderungen bei chronischen Schmerzen eine Rolle spielen. So zeigten sich Hinweise auf Veränderungen der Hypothalamus-Hypophysen-Nebennierenrinden-Achse bei Patienten mit chronischen Schmerzen [13]. Wahrscheinlich führt der durch chronische Schmerzen bedingte Dauerstress zum Verlust des negativen Glukokortikoid-Feedbacks dieser Hormon-Achse, was zu einer depressiven Verstimmung führen kann [10]. Durch den hemmenden Einfluss von Glukokortikoiden auf serotonerge und noradrenerge Neurone haben sie auch eine inhibitorische Wirkung auf die Hinterhornneurone.

Aus psychologischer Sicht scheinen für das Fortbestehen von Schmerzreaktionen mit späterer Chronifizierung insbesondere Lernprozesse eine Rolle zu spielen. Es wird angenommen, dass bei chronischen Schmerzen das Verhalten maßgeblich durch seine Konsequenzen gesteuert wird (operantes/instrumentelles Lernen), wobei positive Konsequenzen die Wahrscheinlichkeit für das Auftreten von Schmerzreaktionen erhöhen. Mit zunehmendem Lernvorgang bleibt auch nach Verschwinden des nozizeptiven Auslösers das Schmerzverhalten weiter bestehen. Im Verlauf kommen durch das Erleben des Kontrollverlustes über Bedingungen, die den Schmerz betreffen, noch Hoffnungs- und Hilflosigkeit hinzu, was zu einer erhöhten Schmerzempfindlichkeit führt, die wiederum das Verlusterleben und die Hilflosigkeit verstärkt. Ein ähnlicher Teufelskreis ergibt sich auch durch die anhaltende Stressreaktion im Rahmen persistierender Schmerzen mit der Folge einer Verschlechterung des Wohlbefindens, eingeschränkter autonomer Handlungsmöglichkeiten und subjektiver Belastung, wodurch die Befindensstörung weiter zunimmt und es schließlich zur Chronifizierung kommt [8].

## Therapie chronischer Schmerzen

Therapeutisch sollten unter der Annahme, dass Schmerz eine Reaktion des menschlichen Körpers darstellt, die auf verschiedenen Ebenen abläuft, und dass die Entstehung und der Verlauf des Schmerzgeschehens durch die Wahrnehmung, Bewertung und Bewältigungsmöglichkeiten sowie durch Lernprozesse mitbestimmt werden, somatische und psychische Faktoren in die Behandlung mit einbezogen werden.

Medikamentös werden Antidepressiva mit unterschiedlichem Erfolg zur Behandlung chronischer Schmerzen eingesetzt. Für einige Antidepressiva wurde neben der antidepressiven Wirkung eine direkte Wirkung auf die peripheren Nozizeptoren gezeigt. Beide Mechanismen scheinen voneinander unabhängig zu sein [14]. Zentral wirken Antidepressiva in erster Linie über die Beeinflussung der Serotonin- und/oder Noradrenalinspiegel, die – wie bereits oben erwähnt – deszendierende inhibitorische Schmerzbahnen beeinflussen. Möglicherweise lässt sich die Wirkungsweise von Antidepressiva auch noch über andere komplexe Mechanismen erklären. So wird für trizyklische Antidepressiva neben der genannten Wirkung bei Patienten mit neuropathischen Schmerzen über eine Blockade der N-Methyl-D-Aspartat-Rezeptoren und von verschiedenen Ionenkanälen diskutiert [15].

Traditionell wurden bisher meistens trizyklische Antidepressiva wie Amitriptylin eingesetzt [16]. Für die selektiven Serotonin-Wiederaufnahmehemmer (SSRI) wurde gezeigt, dass sie bei der Behandlung chronischer Schmerzen nur mäßig wirksam sind. Außerdem wurde vor kurzem belegt, dass selektive Serotonin- und Noradrenalin-Wiederaufnahmehemmer (SNRI) aufgrund ihrer Wirkung auf beide Neurotransmitterspiegel bei der Behandlung chronischer Schmerzsyndrome hochwirksam sind [17]. Hier ist der positive Effekt von Duloxetin und Venlafaxin auf die Intensität neuropathischer Schmerzen hervorzuheben [15, 18]. Für einige antidepressiv wirksame Substanzen wird zusätzlich eine analgetische Wirkung über einen direkten antinozizeptiven Effekt diskutiert [14]. Ein solcher Effekt könnte zum Beispiel erklären, warum trizyklische Antidepressiva im Gegensatz zu SSRI zu einer deutlicheren Schmerzreduktion bei Patienten mit neuropathischen Schmerzen führen [19].

Weiterhin ergibt sich therapeutisch die Indikation verschiedener psychologischer Therapieansätze, wie kognitiv-behavioraler und verhaltensmedizinischer Methoden, sowie von Schmerzbewältigungsprogrammen [8].

# Chronische Rückenschmerzen

## Epidemiologie depressiver Erkrankungen bei chronischen Rückenschmerzen

Rückenschmerzen gehören mit einer jährlichen Prävalenz von 15–20 % bei Erwachsenen zu den häufigsten Beschwerden von medizinisch behandelten Patienten [20]. Erste Studien zur Psychopathologie von Schmerzen der Lendenwirbelsäule zeigten bei 34–57 % der Patienten mit chronischen lumbalen Rückenschmerzen eine Major Depression [21]. Auch wenn diese Studien bereits die signifikante Häufung psychiatrischer Krankheitsbilder bei Patienten mit chronischen Schmerzen belegen konnten, unterlagen sie gewissen methodischen Einschränkungen wie dem Fehlen einer strukturierten psychiatrischen Diagnostik [1]. Polatin et al. fanden bei Patienten mit lumbalen Rückenschmerzen eine Lebenszeitprävalenz für eine Major Depression von 64 %. Dabei ging die psychiatrische Erkrankung der Schmerzsymptomatik bei Patienten mit Major Depression in 54 %, bei Patienten mit Substanzmissbrauch in 94 % und bei Patienten mit Angststörungen in 95 % den Schmerzen voraus. Bei den verbleibenden Patienten folgte die psychiatrische Erkrankung der Schmerzsymptomatik, insofern eine Reihenfolge erkennbar war [22].

Weiterhin scheint auch der Übergang von akuten zu chronischen Rückenschmerzen in starkem Maße von psychischen Faktoren wie Distress, depressiver Verstimmung und Somatisierung abzuhängen [23].

## Behandlung chronischer Rückenschmerzen und begleitender Depression

### Psychopharmakologie
Schätzungsweise 2–23 % der Patienten mit Rückenschmerzen werden mit Antidepressiva behandelt [23, 24]. Grundlage hierfür ist der Nachweis einer Wirksamkeit von Antidepressiva bei Rückenschmerzen in mehreren Studien. Staiger et al. schlussfolgerten, dass nur die Antidepressiva wirksam sind, welche die Noradrenalin-Wiederaufnahme hemmen (sekundäre trizyklische und tetrazyklische

Amine), und dass dieser Effekt unabhängig von einer begleitenden Depression ist. Im Gegensatz dazu scheinen SSRI bei Patienten mit chronischen Rückenschmerzen nicht von Nutzen zu sein [25].

### Chirurgische Behandlung

Bei Patienten mit bestehender Depression muss die Indikation einer operativen Behandlung chronischer Rückenschmerzen sorgfältig abgewogen werden. Diese ergibt sich selbst bei Nachweis einer strukturellen Läsion in der Regel erst nach Behandlung der Depression, weshalb empfohlen wird, eine Depression und andere psychiatrische Erkrankungen präoperativ auszuschließen bzw. konsequent zu behandeln. Außerdem sollten präoperativ äußere Stressfaktoren reduziert werden.

# Somatisierungsstörung

Durch Somatisierungsstörungen bedingte Symptome haben keine erkennbare zugrunde liegende organische Ursache, sind aber häufig aufgrund erheblicher Beeinträchtigung behandlungsbedürftig. Man kann davon ausgehen, dass sich mindestens 33 % aller somatischen Beschwerden strukturell nicht erklären lassen. Bei 20–25 % der Patienten verlaufen sie chronisch oder rezidivierend und sind stark mit begleitenden depressiven Symptomen oder mit Angststörungen assoziiert [26]. Außerdem weisen viele somatische Syndrome Überlappungen mit anderen Symptomen auf oder sind mit einer physischen und/oder sexuellen Traumatisierung assoziiert [13].

## Anamnese eines sexuellen oder körperlichen Missbrauchs, somatische Symptome und posttraumatische Belastungsstörung

Die psychischen Langzeitfolgen bei Opfern von sexueller oder körperlicher Misshandlung sind gut dokumentiert und umfassen vor allem Depressionen [27], Angststörungen, einschließlich der posttraumatischen Belastungsstörung [28], und Substanzabusus [28]. Oft treten bei diesen Personen eine Major Depression, eine Substanzabhängigkeit und eine posttraumatische Belastungsstörung gleichzeitig auf [28]. Weiterhin führt eine sexuelle und körperliche Misshandlung häufig zu weiteren chronischen gesundheitlichen Problemen, wie zum Beispiel gastrointestinalen Beschwerden, Kopfschmerzen, Fibromyalgie und gynäkologischen Beschwerden inkl. chronischer Beckenschmerzen [13].

Sexuelle und körperliche Misshandlung sind die häufigsten Ursachen einer posttraumatischen Belastungsstörung [29]. Obwohl die überwiegende Mehrzahl während der Phase der posttraumatischen Belastungsstörung bei einem Arzt vorstellig wird, erfolgt selten eine ausführliche psychiatrische Beurteilung oder Behandlung. So suchten Frauen, die Opfer einer Vergewaltigung oder sexueller

Übergriffe waren, doppelt so häufig wie andere Frauen einen Arzt auf [30]. Dabei wandten sie sich im ersten Jahr nach dem Trauma wesentlich häufiger an einen Arzt als an einen Psychologen (72,6 % im Vergleich zu 19 %) [31]. Dies zeigt, dass die Erhebung einer Misshandlungs- und Traumaanamnese durch Ärzte aller Fachrichtungen bei Patienten mit chronischen Schmerzsyndromen ebenso essenziell ist wie die Abklärung einer posttraumatischen Belastungsstörung. Um das Screening auf eine posttraumatische Belastungsstörung zu erleichtern, wurden mehrere vom Patienten oder vom Beobachter zu erhebende Burteilungsskalen entwickelt und validiert. Insbesondere für niedergelassene Ärzte, wie z.B. Gynäkologen, kann eine solche Beurteilungsskala für die Feststellung eines eventuellen Traumas in der Vorgeschichte und von Symptomen einer posttraumatischen Belastungsstörung hilfreich sein [32].

Im Folgenden werden vier Syndrome dargestellt, die mit einer Vorgeschichte von Traumatisierung in Verbindung gebracht werden: chronische Kopfschmerzen, Reizdarmsyndrom, Fibromyalgie und chronische Beckenschmerzen. Jedes dieser Syndrome veranschaulicht den Zusammenhang zwischen chronischen Schmerzen, begleitender psychiatrischer Erkrankung und der potenziellen Bedeutung einer psychischen oder körperlichen Traumatisierung in der Vorgeschichte bei der Entwicklung der chronischen somatischen Beschwerden.

## Kopfschmerzen

Kopfschmerzen stellen einen sehr häufigen Einweisungsgrund in die Klinik dar. Für die Allgemeinbevölkerung liegt die Lebenszeitprävalenz von Kopfschmerzen für Männer bei 93 % und für Frauen bei 99 % [33]. Epidemiologische Studien in der Allgemeinbevölkerung bestätigten eine hohe Komorbidität von psychiatrischen Erkrankungen und Kopfschmerzen.

Die International Classification of Headache Disorders 2nd Edition (ICHD) teilt Kopfschmerzerkrankungen in drei Hauptgruppen ein: (1) primäre Kopfschmerzen, (2) sekundäre Kopfschmerzen und (3) kraniale Neuralgien, zentrale und primäre Gesichtsschmerzen und andere Kopfschmerzen. Zu den primären Kopfschmerzen gehören Migräne, Kopfschmerz vom Spannungstyp, Clusterkopfschmerz und andere Trigemino-autonome Kopfschmerzerkrankungen sowie andere primäre Kopfschmerzen. Sie betreffen etwa 90 % der Kopfschmerzpatienten, die in Kliniken zur Behandlung vorstellig werden [34]. Die Einjahresprävalenz beträgt in Europa bei Erwachsenen für Kopfschmerzen allgemein 51 % und für die Migräne 14 % [35]. Obwohl der Spannungskopfschmerz die häufigste Kopfschmerzform ist, verursacht die Migräne aufgrund der hohen Behandlungskosten und der anfallenden Krankheitstage jährlich die höchsten Kosten [36].

Sekundäre Kopfschmerzen machen etwa 10 % der Kopfschmerzen aus, die in der klinischen Praxis beobachtet werden. Zu ihren Ursachen gehören: kraniale oder zervikale Traumata und Gefäßerkrankungen, nicht vaskuläre intrakranielle Erkrankungen, Substanzabusus oder -entzug, Störungen der Homöostase, Infektionen und strukturelle Veränderungen von Schädel, Hals, Augen, Ohren, Nase, Nebenhöhlen, Zähnen, Mund oder anderer Strukturen von Gesicht oder Schädel. Außerdem können sekundäre Kopfschmerzen als somatisches Korrelat einer psychischen Erkrankung auftreten.

Weiterhin zu erwähnen sind  verschiedene im klinischen Alltag auftretende Kopfschmerzerkrankungen, wie z.B. kraniale Neuralgien, Gesichtsschmerzen sowie andere Kopfschmerzformen. Letzten Endes können die Patienten jedoch auch gleichzeitig mehrere Kopfschmerzformen aufweisen [33].

### Kopfschmerzen als chronische Schmerzen

Chronische Kopfschmerzen treten entsprechend den Kriterien der IHS über mindestens drei Monate an mehr als 15 Tagen pro Monat auf. Wichtige Risikofaktoren für die Chronifizierung von Kopfschmerzen sind (1) Analgetikaabusus, (2) belastende Lebensereignisse, (3) Kopf- oder Halsverletzungen, (4) häufiges Schnarchen und (5) übermäßiger Koffeinkonsum (erhöhtes Risiko bei Patienten unter 40 Jahren). Ein Analgetikaabusus kann Folge belastender Lebensereignisse oder von Kopf-/Halsverletzungen sein, was die wechselseitige Abhängigkeit der Risikofaktoren voneinander zeigt [37].

Patienten mit einer chronischen Migräne weisen in der Regel eine Anamnese mit zunächst episodischem Auftreten der migränetypischen Kopfschmerzen auf, berichten häufig über eine positive Familienanamnese, eine Zunahme der Migräne während des Menstruationszyklus, bekannte Triggerfaktoren und einseitige Kopfschmerzen. Im Rahmen der Chronifizierung kommt es schließlich zu einer Zunahme der Attackenhäufigkeit mit in der Regel einseitigen, pochenden Kopfschmerzen, welche bei leichter körperlicher Aktivität zunehmen und häufig mit Übelkeit, Erbrechen, Licht- und Geräuschempfindlichkeit assoziiert sind.

Bei dem chronischen Spannungskopfschmerz handelt es sich meistens um einen diffusen, bilateral lokalisierten Schmerz, der oft Hinterkopf und Nacken involviert und einige migränetypische Merkmale aufweisen kann. Der typische Patient ist die Frau mittleren Alters mit einem anfangs episodisch aufgetretenen Spannungskopfschmerz, der in einen täglich oder fast täglich wiederkehrenden Kopfschmerz übergegangen ist. Patienten mit chronischem Spannungskopfschmerz sprechen häufig auf die üblichen Behandlungsverfahren nicht an.

### Chronische Kopfschmerzen und Komorbidität psychiatrischer Erkrankungen

Kopfschmerzen und psychiatrische Krankheiten treten oft gemeinsam auf, wobei Kopfschmerzen zu psychopathologischen Veränderungen führen können und/oder die somatische Manifestation einer psychopathologischen Veränderung darstellen können. Besonders häufig sind Kopfschmerzen mit einer Major Depression assoziiert [38]. So weisen bei Kindern Kopfschmerzen ohne zugrunde liegende organische Ätiologie häufig auf eine depressive Erkrankung hin [39].

Außerdem verschlechtert das gleichzeitige Bestehen einer Angststörung oder Depression die Prognose einer Kopfschmerzerkrankung und verstärkt die Kopf-schmerz- und Leidensintensität. Daneben werden im Vergleich zu Patienten ohne Kopfschmerzen bei Kopfschmerzpatienten auch andere psychiatrische Erkrankungen beobachtet. Hierzu gehören beispielsweise Panikstörungen, an-dere somatoforme Störungen, Anpassungsstörungen, Schlafstörungen und Achse-II-Störungen wie Borderline-Persönlichkeitsstörungen [38].

## Epidemiologie und Risikofaktoren chronischer Kopfschmerzen

### Chronische Kopfschmerzen
Die Einjahresprävalenz für chronische Kopfschmerzen beträgt in Europa bei Erwachsenen 4 % [35]. Insbesondere die chronische Migräne und der chroni-sche Spannungskopfschmerz gehen häufig mit einer begleitenden Depression oder Angststörung einher. In einer großen populationsbasierten Studie in West-europa (*n* < 18.900) wiesen 28,5 % der Frauen und 5,5 % der Männer mit chro-nischen Kopfschmerzen sowohl eine Angststörung als auch depressive Symp-tome auf und 21,3 % der Frauen sowie 5,5 % der Männer mit chronischen Kopfschmerzen ausschließlich depressive Symptome [40].

### Chronische Migräne
Bei Patienten mit Migräne ist im Vergleich zu Patienten ohne Migräne die Wahr-scheinlichkeit 4- bis 5-mal höher, unter einer affektiven Störung wie Dysthymie (4,4-fach erhöht), Major Depression (3,7-fach erhöht), manischen Episoden (5,4-fach erhöht) und bipolaren Störungen (5,1-fach erhöht) zu leiden [38]. In der Literatur wird ein bidirektionaler Zusammenhang zwischen Migräne und Major Depression angegeben. So erhöht eine Major Depression das Migräneri-siko, und die Migräne erhöht das Risiko für eine Major Depression [38]. Dies könnte auf einen beiden Erkrankungen gemeinsam zugrunde liegenden biologi-schen Mechanismus zurückzuführen sein, worauf auch die Wirksamkeit ver-schiedener stimmungsstabilisierender Medikamente, einschließlich einiger An-tiepileptika, auf die Migräne hinweist [41].

### Chronischer Spannungskopfschmerz
Zum Thema der Komorbidität psychiatrischer Erkrankungen und chronischer Spannungskopfschmerzen wurde vor kurzem in West Virginia und Ohio eine epidemiologische Studie durchgeführt. Diese zeigte, dass bei Patienten mit chro-nischem Spannungskopfschmerz 3- bis 15-mal häufiger als bei gesunden Kon-trollpersonen eine affektive Störung oder eine Angststörung vorliegt. Bei fast der Hälfte der Patienten mit chronischem Spannungskopfschmerz lagen klinisch signifikante Symptome von Angst und/oder Depression vor [42], welche unbe-dingt mitbehandelt werden müssen, um die Kopfschmerzen in den Griff zu

bekommen [37]. Auf die möglichen Therapieformen chronischer Spannungs-kopfschmerzen, welche die häufige Assoziation mit depressiven Erkrankungen berücksichtigen, wird im folgenden Abschnitt genauer eingegangen.

### Behandlung chronischer Spannungskopfschmerzen und einer begleitenden Depression

Die Behandlung mit Antidepressiva kann zu einer Reduktion der Symptome und der Häufigkeit von chronischen Spannungskopfschmerzen führen. Dies wurde in zahlreichen Studien belegt. Insbesondere eine von 1995 bis 1998 durchge-führte randomisierte, placebokontrollierte Studie zeigte, dass die Behandlung mit trizyklischen Antidepressiva und die Durchführung einer Stressbewälti-gungstherapie bei Patienten mit chronischem Spannungskopfschmerz im Ver-gleich zu Placebo zu einer ausgeprägten Reduktion der Kopfschmerzintensität, selteneren Einnahme von Analgetika und Rückgang der kopfschmerzbedingten Beeinträchtigung führen. Dabei erwies sich die Kombination aus medikamentö-ser Therapie und Stressbewältigungstherapie als besonders effektiv [43].

## Fibromyalgie

Es wird geschätzt, dass zwischen 2 und 5 % der Allgemeinbevölkerung unter einer Fibromyalgie leiden [44], wovon 90 % Frauen mittleren Alters ausmachen [45]. Dabei handelt es sich um eine chronische Schmerzerkrankung des musku-loskeletalen Systems, die mit ausgedehnten Schmerzen, bestimmten druck-schmerzhaften Punkten (sog. „tender points") und weiteren Symptomen, wie Müdigkeit, Schlafstörungen, Reizdarmsyndrom, Blasenstörungen, chronischen Kopfschmerzen, Parästhesien sowie Hör- und Gleichgewichtsstörungen einher-geht. Bezüglich der Schmerzen ist sie durch zwei verschiedene Schmerzformen charakterisiert: diffuse, generalisierte Schmerzen und Druckschmerzhaftigkeit an 11 von 18 „tender points", welche über mindestens drei Monate bestehen müssen. Jedoch ist umstritten, ob für die Diagnose einer Fibromyalgie die Druck-schmerzhaftigkeit der „tender points" erforderlich ist.

Die Fibromyalgie überschneidet sich außerdem mit anderen Erkrankungen, insbesondere mit dem chronischen Fatigue-Syndrom sowie mit entzündlich-rheumatischen Erkrankungen, wie dem systemischen Lupus erythematodes, was die Diagnosestellung häufig erschwert.

### Ätiologie der Fibromyalgie

Seit mehreren Jahren wird darüber diskutiert, ob die Fibromyalgie lediglich eine Manifestation einer somatisierten Depression darstellt oder ein eigenständiges Krankheitsbild ist. Die jüngsten Forschungsergebnisse sprechen dafür, dass die Major Depression funktionelle somatische Syndrome wie die Fibromyalgie nicht vollständig erklären kann. Auch wenn psychische Begleiterkrankungen und biographische Belastungssituationen eine erhebliche Rolle bei der klinischen Manifestation der Fibromyalgie zu spielen scheinen, weisen andere, häufig mit einer Fibromyalgie assoziierte gesundheitliche Störungen, wie herabgesetzte Schmerzschwelle, Reizdarmsyndrom, Spannungskopfschmerz und Myoarthropathie der Kiefergelenke, auf eine ätiologisch bedeutsame Veränderung der zentralnervösen Verarbeitung des nozizeptiven Inputs bei Fibromyalgie hin [13]. Weiterhin scheint an der Entwicklung der Schmerzen bei Fibromyalgie eine Fehlfunktion der serotonin- und noradrenalinvermittelten deszendierenden schmerzinhibitorischen Bahnen in Gehirn und Rückenmark beteiligt zu sein [46]. Weitere neue Studien haben sich auf eine vermutlich veränderte Reaktivität der Hypothalamus-Hypophysen-Nebennierenrinden-Achse konzentriert [38].

## Fibromyalgie und affektive Begleiterkrankungen

In vielen Studien wurde belegt, dass die Fibromyalgie oft gleichzeitig mit einer Major Depression und anderen psychischen Erkrankungen, wie einer posttraumatischen Belastungsstörung, auftritt. So ermittelte eine vor kurzem an Fibromyalgie-Patienten durchgeführte Arbeit eine Lebenszeitprävalenz von 42 % für eine Major Depression und von 20 % für eine posttraumatische Belastungsstörung [47]. Eine weitere Studie wies nach, dass die Fibromyalgie vor allem bei Patienten mit positiver Familienanamnese für gehäuftes Auftreten von Schmerzen und schweren affektiven Erkrankungen vorkommt, was die Frage aufwirft, welchen Anteil genetische Faktoren und Umweltfaktoren an der Entwicklung der Fibromyalgie und der affektiven Störungen haben [48].

## Behandlung der Fibromyalgie und affektiver Begleiterkrankungen

Die Studienlage gibt Hinweise auf die Wirksamkeit von trizyklischen Antidepressiva, SSRI sowie kombinierten SNRI bei Fibromyalgiepatienten. Die meisten Daten sind dabei für die trizyklischen Antidepressiva verfügbar [49].

In jüngerer Zeit sind SSRI und SNRI als Medikamente der ersten Wahl bei gleichzeitigem Vorliegen einer Fibromyalgie und einer Depression in den Fokus des Interesses gerückt. Eine randomisierte, placebokontrollierte, doppelblinde Studie zeigte, dass Fluoxetin bei Fibromyalgiepatienten das Allgemeinbefinden, die Schmerzsymptomatik, die Müdigkeit und die Depression verbessert [50].

Andere Daten lassen vermuten, dass die gleichzeitige Steigerung der serotonergen und der noradrenergen Transmission in der Behandlung der Fibromyalgie effektiver ist als die Steigerung der Transmission von nur einem der beiden Neurotransmitter. So zeigten SNRI, einschließlich Venlafaxin und Duloxetin, bei Patienten mit Fibromyalgie vielversprechende Ergebnisse [51]. Eine der größten klinischen Studien zur Behandlung der Fibromyalgie, in deren Rahmen auch der Einfluss einer begleitenden Major Depression auf den Therapieerfolg ermittelt wurde, stellte für Duloxetin eine im Vergleich zu Placebo signifikante Wirksamkeit bei Fibromyalgiepatienten fest, was insbesondere bei Frauen beobachtet werden konnte. Obwohl etwa 38 % der Patienten in dieser Studie eine begleitende Major Depression aufwiesen, führte Duloxetin zu einer Reduktion der Fibromyalgiesymptome auch unabhängig vom Vorliegen einer Depression [46].

Neben der antidepressiven Arzneimitteltherapie ist auch eine kognitive Verhaltenstherapie bei der Fibromyalgie wirksam [26].

# Reizdarmsyndrom

## Epidemiologie und Ätiologie

Das Reizdarmsyndrom ist eine funktionelle gastrointestinale Erkrankung, die 10–20 % der Bevölkerung betrifft und zu chronischen oder rezidivierenden gastrointestinalen Symptomen führt. Dabei sind Frauen häufiger als Männer betroffen [52]. Der Begriff „funktionelle gastrointestinale Erkrankung" spiegelt die Tatsache wider, dass die Pathophysiologie der Erkrankung nicht bekannt ist. Patienten mit Reizdarmsyndrom klagen über chronische Bauchschmerzen, Blähungen und veränderte Stuhlgewohnheiten (Obstipation oder Diarrhö). Die Diagnose des Reizdarmsyndroms wird anhand der Rome-Kriterien und nach Ausschluss einer organischen Erkrankung gestellt [53]. Als Ätiologie des Reizdarmsyndroms wird eine Fehlregulation der bidirektionalen Kommunikationssysteme zwischen Magen-Darm-Trakt und Gehirn angenommen. Auch neuroendokrine, immunologische und psychosoziale Faktoren werden diskutiert [52, 53]. So scheint das Corticotropin-Releasing Hormon (CRH) ein wichtiger Vermittler der zerebral gesteuerten Stressreaktion des Verdauungssystems zu sein, was zu neuen Therapieansätzen beim Reizdarmsyndrom geführt hat, zu denen auch die Gabe von CRH-Antagonisten gehört [54].

## Reizdarmsyndrom, sexueller oder körperlicher Missbrauch in der Vorgeschichte und Komorbidität psychiatrischer Erkrankungen

Die Forschungsergebnisse konnten einen Zusammenhang zwischen belastenden Lebenssituationen, zu denen sexueller und körperlicher Missbrauch gehören, und Reizdarmsyndrom belegen. Eine Studie an Frauen, die in einer gastroenterologischen Praxis vorstellig wurden, zeigte, dass die Frauen mit sexuellem oder körperlichem Missbrauch in der Vorgeschichte über stärkere Schmerzen und nicht-gastrointestinale somatische Symptome, häufigere Bettlägerigkeit, stärkeren psychischen Stress und ausgeprägtere funktionelle Einschränkungen klagten sowie eine höhere Anzahl an operativen Eingriffen aufwiesen, als jene ohne eine entsprechende Anamnese [55]. Weitere häufige Ursachen für ein Reizdarmsyndrom sind familiäre Zerrüttung in der Kindheit, anhaltende soziale Probleme (wie Trauerfälle, Scheidung) oder andere psychische Belastungssituationen.

Es wurde gezeigt, dass mehr als 50 % der Patienten mit Reizdarmsyndrom, die sich behandeln lassen, unter einer psychiatrischen Erkrankung, wie Depression, Panikstörung, generalisierte Angststörung, soziale Phobie oder posttraumatische Belastungsstörung, leiden [56]. Mögliche Ursachen für die intensiver ausgepräg-

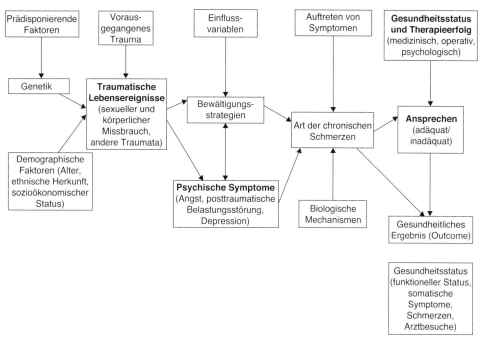

**Abbildung 17.1** Schematische Darstellung des bio-psycho-sozialen Modells chronischer Schmerzsyndrome

ten Schmerzen bei diesen Patienten könnten die Neigung zur Katastrophisierung und ungünstigere Bewältigungsstrategien sein.

Abbildung 17.1 zeigt die verschiedenen Faktoren, die bei der Entstehung eines funktionellen Schmerzsyndroms relevant sind. Hierzu gehören biologische, psychologische und soziale Faktoren. Dieses Modell lässt sich sowohl auf das Reizdarmsyndrom als auch auf die anderen hier besprochenen funktionellen Schmerzsyndrome anwenden. Es beginnt mit der Betrachtung prädisponierender, z.B. genetischer und demographischer Faktoren, und zeigt anschließend die Bedeutung einer Traumatisierung sowie die Fähigkeit des Betroffenen, mit einem ausgeprägten Stressfaktor umzugehen. Einflussvariablen beinhalten die Art der Bewältigungsstrategie und das Vorhandensein psychiatrischer Symptome. Alle diese Faktoren wirken sich letztendlich auf das Auftreten somatischer Symptome, den Therapieerfolg und den allgemeinen Gesundheitsstatus aus.

**Bio-psycho-sozialer Behandlungsansatz beim Reizdarmsyndrom**
Die Literatur unterstützt bei Patienten mit persistierendem Reizdarmsyndrom vor allem das bio-psycho-soziale Behandlungsmodell [57, 58]. Siebzig Prozent der Patienten mit Reizdarmsyndrom beklagen ein episodisches Auftreten der Beschwerden und werden meistens vom Hausarzt erfolgreich behandelt [57]. Bei

Patienten mit mäßig bis stark ausgeprägtem Reizdarmsyndrom und gleichzeitigem Bestehen psychischer Symptome ist jedoch eine psychiatrische Behandlung
indiziert. Meistens haben sie bereits einen Gastroenterologen aufgesucht, der
eine Schlüsselfunktion bei der Einleitung einer multidisziplinären Behandlungsstrategie einnehmen kann. Für das Fachgebiet der Gastroenterologie gibt es
daher inzwischen spezifische Empfehlungen. Dazu gehören: (1) Erarbeiten einer
therapeutischen Beziehung, in welcher der Gastroenterologe dem Patienten
aktiv zuhört und empathisch sowie vorurteilsfrei berät, (2) Aufklärung des Patienten über Diagnose, Prognose und Behandlungsmöglichkeiten sowie (3) das
Ansprechen psychosozialer Stressoren und Hinzuziehen eines Psychiaters zur
Abklärung und Beurteilung affektiver Symptome, Ängste bzw. einer möglichen
Traumatisierung in der Vorgeschichte und zur Einleitung einer eventuell erforderlichen medikamentösen und psychotherapeutischen Behandlung [58].

## Psychologische Behandlungsstrategien

Eine Analyse der psychologischen Behandlungsinterventionen beim Reizdarmsyndrom, einschließlich psychodynamischer Psychotherapie, Hypnosetherapie
und kognitiver Verhaltenstherapie, ergab Hinweise auf die Wirksamkeit aller
drei Behandlungsmethoden [59–61]. Die ausführlichste Literatur ist dabei zur
kognitiven Verhaltenstherapie verfügbar. In einer dreiarmigen Studie zum Vergleich von kognitiver Verhaltenstherapie, psychoedukativer Gruppentherapie
und medizinischer Standardversorgung gingen die depressiven (gemessen am
Beck-Depressionsinventar, BDI) und die gastrointestinalen Symptome in der
mittels kognitiver Verhaltenstherapie behandelten Gruppe gegenüber der
Gruppe, welche eine medizinische Standardversorgung erhielt, weitaus stärker
zurück. Ähnliche Ergebnisse fanden sich für die Gruppe mit psychoedukativer
Gruppentherapie [61].

Beim Vergleich der Effekte von kognitiver Therapie und von Selbsthilfegruppen zeigte sich eine signifikante Besserung der Symptome des Reizdarmsyndroms, der Depression und der Angst unter kognitiver Therapie. Diese war auch
nach drei Monaten noch nachweisbar [62].

## Psychopharmakologische Behandlung

Ein relativ kleiner Teil der Literatur spricht für die Anwendung von psychotropen Substanzen bei der Behandlung des Reizdarmsyndroms. Obwohl für SSRI
gezeigt wurde, dass sie bei chronischen Schmerzen wirksam sind, gibt es nur
wenige Studien zur Wirksamkeit der SSRI bei Reizdarmsyndrom. In einer kontrollierten Studie erhielten die Patienten eine ballaststoffreiche Kost sowie entweder Paroxetin oder Placebo. Zu den Ergebnisvariablen gehörten gastrointestinale Symptome, das Allgemeinbefinden sowie eine Erfassung des Affektes
(gemessen am BDI). Die Ergebnisse zeigten, dass Patienten unter Paroxetin

gemessen am Wohlbefinden und an den Depressionswerten signifikant stärker ansprachen als jene unter Placebo [63]. Interessanterweise wird Paroxetin derzeit als selektiver Serotonin-Wiederaufnahmehemmer klassifiziert. Es gibt aber neuere Hinweise, dass es sowohl die Serotonin- als auch die Noradrenalin-Wiederaufnahme hemmen kann, was einen Teil der breiten therapeutischen Wirksamkeit erklären könnte [59, 64]. Weitere Studien sind erforderlich, um diesen vorläufigen Befund zu bestätigen und andere SSRI bei der Behandlung des Reizdarmsyndroms zu evaluieren. Neben den SSRI sollten sich künftige Studien auch auf die SNRI bei der Behandlung des Reizdarmsyndroms konzentrieren, die wie bereits besprochen bei anderen funktionellen Schmerzerkrankungen, wie der Fibromyalgie, zu vielversprechenden Ergebnissen geführt haben.

## Chronische Beckenschmerzen

### Epidemiologie und klinisches Bild

Von chronischen Beckenschmerzen spricht man bei einer Beschwerdepersistenz von mindestens 6 Monaten. Mit einer Prävalenz von 15 % unter Frauen im gebärfähigen Alter handelt es sich dabei um eine relativ häufige Erkrankung [65], die zu 10 % der gynäkologischen Arztbesuche und zu 40 % der diagnostischen Laparoskopien beiträgt [66, 67]. Entsprechend der aktuellen Definition umfassen chronische Beckenschmerzen Symptome wie Dysmenorrhoe, Dysparenurie und andere unspezifische Beschwerden wie Unterbauch-, Beckenboden- und Vulvaschmerzen [65, 68]. Dabei scheint es sich um eine heterogene Erkrankung mit multipler, oft unbekannter Ätiologie zu handeln. So schlussfolgerte eine Metaanalyse von mehr als 100 Artikeln über chronische Beckenschmerzen, dass es keine übereinstimmende Definition der chronischen Beckenschmerzen gibt, was die Untersuchung möglicher Ursachen und eine Verbesserung der Behandlung erschwert [69].

Ursprünglich wurden in der Literatur drei unterschiedliche Definitionskriterien der chronischen Beckenschmerzen verwendet: (1) entsprechend der Dauer: jede Form von Beckenschmerzen, die seit mindestens sechs Monaten besteht, (2) entsprechend der Anatomie: chronische Beckenschmerzen, die keine sichtbare körperliche Ursache haben (was meistens bedeutet, dass laparoskopisch allenfalls minimale Veränderungen vorhanden waren), und (3) affektiv-behavioral: Schmerzen, die mit einer signifikant veränderten körperlichen Aktivität bezüglich Arbeit, Freizeit und Libido sowie mit affektiven Störungen einhergehen [70].

Die derzeitigen Theorien gehen davon aus, dass es sich bei chronischen Beckenschmerzen um eine bio-psycho-soziale Erkrankung handelt, bei der traumatisierende Ereignisse, wie z.B. sexueller Missbrauch, mit strukturellen und physiologischen Faktoren interagieren. Diese Interaktionen bestimmen die Art, Symptome zu bewältigen, und das Ansprechen auf eine entsprechende Therapie. Trotz dieser Erkenntnisse besteht ein wesentliches Problem der Evaluation und Behandlung von Patienten mit chronischen Beckenschmerzen in der oft falschen Annahme, dass der Schmerz mit einer strukturellen Veränderung zusammenhängt. Dennoch ist hervorzuheben, dass zum Ausschluss struktureller Veränderungen unbedingt eine Untersuchung erfolgen muss, welche über eine gynäkologische Diagnostik hinausgehen und auch das periphere und zentrale Nervensystem mit einbeziehen sollte.

## Chronische Beckenschmerzen und sexueller oder körperlicher Missbrauch in der Vorgeschichte

Der Zusammenhang zwischen chronischen Beckenschmerzen mit sexuellem Missbrauch in der Kindheit und/oder Jugend ist in der Literatur gut belegt. So zeigten Lampe et al. und Walker et al. einen signifikanten Zusammenhang zwischen sexuellem Missbrauch vor dem 15. Lebensjahr und der späteren Entwicklung chronischer Beckenschmerzen [71, 72]. Weiterhin fanden Lechner et al., dass bei erwachsenen Frauen mit sexuellem Missbrauch im Kindesalter signifikant häufiger eine chirurgische Abklärung von Beckenschmerzen erfolgte (21,6 %) als bei Frauen ohne eine solche Anamnese (12,6 %) [73].

## Behandlung chronischer Beckenschmerzen

### Psychologische Behandlung

Psychologische Interventionsstudien zur Behandlung chronischer Beckenschmerzen liegen nur begrenzt vor. Eine systematische Cochrane Datenbankabfrage von 2000 ermittelte nur eine Studie ausreichender Qualität, die eine psychologische Intervention zur Behandlung chronischer Beckenschmerzen untersuchte. In dieser Studie wirkten sich psychologische Beratung und Ultraschalluntersuchungen leicht bis mäßig auf den Verlauf der chronischen Beckenschmerzen aus [74].

### Psychopharmakologie

Da viele Patienten mit chronischen Beckenschmerzen gleichzeitig unter depressiven Symptomen und Ängsten leiden, wurde ein Therapieansatz mit Antidepressiva versucht, wobei Antidepressiva nur begrenzt wirksam waren. Eine kleine doppelblinde Studie zum SSRI Sertralin wies keine klinische Signifikanz nach [75]. In der klinischen Praxis werden mit mäßigem Erfolg trizyklische Antidepressiva, andere Antidepressiva, wie die SSRI, und Antiepileptika zur Behandlung dieser oft therapierefraktären Patientengruppe eingesetzt.

Der Zusammenhang zwischen traumatisierendem Ereignis, wie sexuellem oder körperlichem Missbrauch, chronischen Schmerzen und psychischer Erkrankung ist komplex und umfasst unter anderem folgende unbeantwortete Fragen: Wie hängen eine solche Traumatisierung und die Entstehung der chronischen Schmerzen zusammen? Gibt es einen direkten kausalen Zusammenhang? Spielt die Assoziation mit einer psychischen oder anderen Erkrankung eine Rolle? Ein integrativer, multidisziplinärer Ansatz dürfte die besten Erfolgschancen bei chronischen Beckenschmerzen haben. Daher wird oft eine psychologische Behandlung bei gleichzeitiger somatischer Therapie vorgeschlagen.

## Schlussfolgerungen

Depressive Erkrankungen mit begleitenden chronischen Schmerzsyndromen stellen ein herausforderndes, aber auch schwer zu behandelndes Problem dar. So gehen chronische Schmerzen ausgesprochen häufig mit psychiatrischen Krankheitsbildern einher, wobei die depressiven Begleiterkrankungen sowohl die Schmerzwahrnehmung als auch die Schmerztoleranz verändern. Insbesondere zeigt sich bei chronischen Schmerzen eine Fehlfunktion der durch Serotonin und Noradrenalin vermittelten deszendierenden schmerzinhibitorischen Bahnen im Gehirn und Rückenmark. Beide Neurotransmitter spielen auch eine wichtige Rolle bei der Entstehung affektiver Erkrankungen. Da die funktionellen Schmerzsyndrome ein komplexes System aus biologischen, psychologischen und sozialen Faktoren darstellen, ist für die effektive Behandlung solcher Patienten die Erhebung der psychiatrischen Anamnese eine wichtige Voraussetzung. Dabei müssen vor allem die Bedeutung eines stattgehabten körperlichen oder sexuellen Missbrauchs und eine eventuell gleichzeitig vorliegende posttraumatische Belastungsstörung bedacht werden. Für Antidepressiva konnte bei zahlreichen chronischen Schmerzsyndromen eine Wirksamkeit belegt werden, weswegen sie einen wichtigen Teil der Therapie einnehmen sollten, auch wenn weitere Studien erforderlich sind, um die Wirksamkeit der einzelnen Substanzen zu belegen. Aufgrund der verschiedenen genannten Faktoren, die zur individuellen Schmerzwahrnehmung beitragen, ist für die Behandlung chronischer Schmerzsyndrome jedoch in der Regel nur ein interdisziplinärer Therapieansatz Erfolg versprechend.

# Literatur

1. Dersh J, Polatin PB, Gatchel RJ. Chronic pain and psychopathology: Research findings and theoretical considerations. Psychosom Med 2002;64(5):773–786.
2. Wilson KG, Mikail SF, D'Eon JL, et al. Alternative diagnostic criteria for major depressive disorder in patients with chronic pain. Pain 2001;91 (3): 227–234.
3. Bair MJ, Robinson RL, Katon W, et al. Depression and pain comorbidity: A literature review. Arch Intern Med 2003;163(20):2433–2445.
4. Bair MJ, Robinson RL, Eckert GJ, et al, Impact of pain on depression treatment response in primary care. Psychosom Med 2004;66(1):17–22.
5. Gatchel RJ. Psychological disorders and chronic pain: Cause and effect relationships. In: Gatchel RJ, Turk DC (eds.). Psychological Approaches To Pain Management: A Practitioner's Handbook. New York: Guilford Press, 1996:33–54.
6. Fishbain DA, Cutler R, Rosomoff HL, et al. Chronic pain-associated depression: Antecedent or consequence of chronic pain. A review. Clin J Pain 1997;13(2):116–137.
7. Melzack R, Wall PD. Pain mechanisms: a new theory. Science 1965; 150(699):971–979.
8. Schmidl F. Psychological concepts and treatments for chronic pain and somatoform syndromes. Wien Med Wochenschr 2000;150(13–14):295–9.
9. Goffaux P, Redmond WJ, Rainville P, et al. Descending analgesia – When the spine echoes what the brain expects. Pain 2007; Jan 8: in press.
10. Okada K, Murase K, Kawakita K. Effects of electrical stimulation of thalamic nucleus submedius and periaqueductal gray on the visceral nociceptive responses of spinal dorsal horn neurons in the rat. Brain Res 1999;834(1–2):112–121.
11. Davis KD, Hutchison WD, Lozano AM, et al. Altered pain and temperature perception following cingulotomy and capsulotomy in a patient with schizoaffective disorder. Pain 1994;59(2):189–199.
12. Ebert D, Ebmeier KP. The role of the cingulate gyrus in depression: from functional anatomy to neurochemistry. Biol Psychiatry 1996;39 (12): 1044–1050.
13. Henningsen P, Derra C, Turp JC, et al. Functional somatic pain syndromes: Summary of hypotheses of their overlap and etiology. Schmerz 2004; 18(2):136–140.
14. Mico JA, Ardid D, Berrocoso E, et al. Antidepressants and pain. Trends Pharmacol Sci 2006;27(7):348–54.
15. Sindrup SH, Otto M, Finnerup NB, Jensen TS. Antidepressants in the treatment of neuropathic pain. Basic Clin Pharmacol Toxicol 2005;96 (6): 399–409.
16. Onghena P, van Houdenhove B. Antidepressant-induced analgesia in chronic non-malignant pain: A meta-analysis of 30 placebo-controlled studies. Pain 1992;49(2):205–219.
17. Briley M. Clinical experience with dual action antidepressants in different chronic pain syndromes. Hum Psychopharmacol 2004;19(Suppl 1): S21–S25.
18. Yucel A, Ozyalcin S, Koknel Talu G, et al. The effect of venlafaxine on ongoing and experimentally induced pain in neuropathic pain patients: a double blind, placebo controlled study. Eur J Pain 2005;9(4):407–16.
19. Sindrup J, Jensen TS. Pharmacologic treatment of pain in polyneuropathy. Neurology 2000;55(7):915–920.
20. Loeser JD, Volinn E. Epidemiology of low back pain. Neurosurg Clin North Am 1991;2(4):713–718.

21. Kessler RC, Berglund P, Demler O, et al. The epidemiology of major depressive disorder: Results from the National Comorbidity Survey Replication (NCS-R). JAMA 2003;289 (23): 3095–3105.

22. Polatin PB, Kinney RK, Gatchel RJ, et al. Psychiatric illness and chronic low-back pain: The mind the spine – which does first? Spine 1993;18 (1): 66–71.

23. Linton SJ. A review of psychological risk factors in neck and back pain. Spine 2000;25(9):1148–1156.

24. Di Iorio D, Henley E, Doughty A. A survey of primary care physicians practice patterns and adherence to acute low back pain problem guidelines. Arch Fam Med 2000;9(10):1015–1021.

25. Staiger TO, Gaster B, Sullivan MD, et al. Systematic review of antidepressants in the treatment of chronic low back pain. Spine 2003;28(22):2540–2545.

26. Kroenke K. Patients presenting with somatic complaints: Epidemiology, psychiatric comorbidity and management. Int J Methods Psychiatr Res 2003;12(1):34–43.

27. Molnar BE, Buka SL, Kessler RC. Child sexual abuse and subsequent psychopathology: Results from the National Comorbidity Survey. Am J Public Health 2001;91(5):753–760.

28. Nixon RD, Resick PA, Nishith P. An exploration of comorbid depression among female victims of intimate partner violence with posttraumatic stress disorder. J Affect Disord 2004; 82(2):315–320.

29. Breslau N, Davis GC, Andreski P, et al. Sex differences in posttraumatic stress disorder. Arch Gen Psychiatry 1997;54(11):1044–1048.

30. Golding JM. Sexual assault history and physical health in randomly selected Los Angeles women. Health Psychol 1994;13(2):130–138.

31. Kimerling R, Calhoun K. Somatic symptoms, social support, and treatment seeking among sexual assault victims. J Consult Clin Psychol 1994; 62(2):333–340.

32. Meltzer-Brody S, Hartmann K, Miller WC, et al. A brief screening instrument to detect posttraumatic stress disorder in outpatient gynecology. Obstet Gynecol 2004;104(4):770–776.

33. Smith TR. Epidemiology and impact of headache: An overview. Prim Care 2004;31(2):237–241.

34. Schappert S. National ambulatory medical care survey: 1989 survey. National Center for Health Statistics. Vital Health Stat 1992;13(110):1–80.

35. Stovner LJ, Zwart JA, Hagen K, et al. Epidemiology of headache in Europe. Eur J Neurol 2006;13:333–345.

36. Hu XH, Markson LE, Lipton RE, et al. Burden of migraine in the United States: disability and economic costs. Arch Intern Med 1999; 159 (8):813–818.

37. Hutchinson S, Chronic daily headache. Prim Care 2004;31(2):353–367.

38. Sheftell FD, Atlas SJ. Migraine and psychiatric comorbidity: From theory and hypotheses to clinical application. Headache 2002;42(9):934–944.

39. Lagges A, Dunn D. Depression in children and adolescents. Neurol Clin 2003;21(4):953–960.

40. Bigel ME, Tepper SJ, Sheffell FD, et al. Chronic daily headache: correlation between the 2004 and 1988 International Headache Society Diagnostic Criteria. Headache 2004;44(7):684–691.

41. Chronicle E, Mullens W. Cochr Database Syst Rev, 2004. (3):CD003226.

42. Holroyd K, Stensland M, Lipchik GL, et al. Psychosocial correlates and impact of chronic tension-type headaches. Headache 2000;40(1):3–16.

43. Holroyd KA, O'Donnel FJ, Stensland M, et al. Management of chronic tension-type headache with tricyclic antidepressant medication, stress management therapy, and their combination: A randomized controlled trial. JAMA 2001;285(17):2208–2215.

44. Neumann L, Buskila D. Epidemiology of fibromyalgia. Curr Pain Headache Rep 2003;7(5):362–368.

45. Yunus, MB. Gender differences in fibromyalgia and other related syndromes. J Gend Specif Med 2002;5(2):42–47.

46. Arnold LM, Lu YL, Crofford LJ, et al. For the Duloxetine Fibromyalgia Trial Group: A double-blind, multicenter trial comparing duloxetine with placebo in the treatment of fibromyalgia patients with or without major depressive disorder. Arthritis Rheum 2004;50(9):2974–2984.

47. Roy-Byrne P, Smith WR, Goldberg J, et al. Posttraumatic stress disorder among patients with chronic pain and chronic fatigue. Psychol Med 2004;34(2):363–368.

48. Raphael KG, Janal MN, Nayak S, et al. Familial aggregation of depression in fibromyalgia: A community based test of alternate hypotheses. Pain 2004;110(1–2):449–460.

49. Arnold LM, Keck PE Jr, Welge JA. Antidepressant treatment of fibromyalgia: A meta-analysis and review. Psychosomatics 2000;41(2):104–113.

50. Arnold LM, Hess EV, Hudson JI, et al. A randomized, placebo-controlled, double-blind, flexible-dose study of fluoxetine in the treatment of women with fibromyalgia. Am J Med 2002;15;112(3):191–197.

51. Ninan PT. Use of venlafaxine in other psychiatric disorders. Depress Anxiety 2000;12(Suppl):90–104.

52. Ringel Y, Sperber AD, Drossman DA. Irritable bowel syndrome. Annu Rev Med 2001;52:319–338.

53. Drossmann DA. Irritable bowel syndrome. Gastroenterologist 1994;2(4):315–326.

54. Sagami Y, Shimada Y, Tayama J, et al. Effect of a corticotropin releasing hormone receptor antagonist on colonic sensory and motor function in patients with irritable bowel syndrome. Gut 2004;53(7):958–964.

55. Leserman J, Li Z, Drossman DA, et al. Selected symptoms associated with sexual and physical abuse history among female patients with gastrointestinal disorders: The impact on subsequent health care visits. Psychol Med 1998;28(2):417–425.

56. Lydiard RB. Irritable bowel syndrome, anxiety and depression: What are the links? J Clin Psychiatry 2001;62(Suppl 8):38–45.

57. Lackner JM, Quigley BM, Blanchard EB. Depression and abdominal pain in IBS patients: The mediating role of catastrophizing. Psychosom Med 2004;66(3):435–441.

58. Drossman DA. Psychosocial sound bites: Exercises in the patient-doctor relationship. Am J Gastroenterol 1997;92(9):1418–1423.

59. Guthrie E, Creed F, Dawson D, et al. A controlled trial of psychological treatment for the irritable bowel syndrome. Gastroenterology 1991;100(2):450–457.

60. Whorwell PJ, Prior A, Colgan SM. Hypnotherapy in severe irritable bowel syndrome on quality of life. Digest Dis Sci 1984;41:2248–2253.

61. Toner BB, Segal ZV, Emmott S, et al. Cognitive-behavioral group therapy for patients with irritable bowel syndrome. Int J Group Psychother 1998;48(2):215–243.

62. Payne A, Blanchard EB. A controlled comparison of cognitive therapy and self-help support groups in the treatment of irritable bowel syndrome. J Consult Clin Psychol 1995;63(5):779–786.

63. Tabas G, Beaves M, Wang J, et al. Paroxetine to treat irritable bowel syndrome not responding to high-fiber diet: A double-blind placebo-controlled trial. Am J Gastroenterol 2004;99(5):914–920.

64. Gilmore ML, Owens MJ, Nemeroff CB. Inhibition of norepinephrine uptake in patients with major depression treated with paroxetine. Am J Psychiatry 2002;159(10):1702–1710.

65. Mathias SD, Kuppermann M, Liberman RF, et al. Chronic pelvic pain: Prevalence, health-related quality of life, and economic correlates. Obstet Gynecol 1996;87(3):321–327.

66. Reiter RC. A profile of women with chronic pelvic pain. Clin Obstet Gynecol 1990;33(1):130–136.

67. Howard FM. The role of laparoscopy in chronic pelvic pain: Promise and pitfalls. Obstet Gynecol Surv 1993; 48(6):357–387.

68. Jamieson DJ, Steege JF. The association of sexual abuse with pelvic pain complaints in a primary care population. Am J Obstet Gynecol 1997; 177(6):1408–1412.

69. Williams RE, Hartmann KE, Steege JF. Documenting the current definitions of chronic pelvic pain: Implications for research. Obstet Gynecol 2004; 103(4):686–691.

70. Steege JF, Stout AL, Somkuti SG. Chronic pelvic pain in women: Toward an integrative model. Review. Obstet Gynecol Surv 1993;48(2):95–110.

71. Lampe A, Solder E, Ennemoser A, et al. Chronic pelvic pain and previous sexual abuse. Obstet Gynecol 2000; 96(6):929–933.

72. Walker EA, Katon W, Harrop-Griffiths J, et al. Relationship of chronic pelvic pain to psychiatric diagnoses and childhood sexual abuse. Am J Psychiatry 1988;145(1):75–80.

73. Lechner ME, Vogel ME, Garcia-Shelton LM, et al. Self-reported medical problems of adult female survivors of childhood sexual abuse. J Fam Pract 1993;36(6):633–638.

74. Stones RW, Mountfield J. Interventions for treating chronic pelvic pain in women. Cochr Database Syst Rev 2000;(4):CD000307.

75. Engel CC, Walker EA, Engel Al, et al. A randomized, double-blind crossover trial of sertraline in women with chronic pelvic pain. J Psychosom Res 1998;44(2):203–207.

# 18 Komplementäre und alternative Heilverfahren bei affektiven Störungen

SUZAN KHOROMI, BARBARA E. MOQUIN, JENNIFER M. MEEGAN
UND MARC R. BLACKMAN
FÜR DIE DEUTSCHE AUSGABE: ELIZA KOZUCH UND MICHAEL BAUER

## Einleitung

Zahlreiche Erhebungen zeigen eine positive Einstellung und ein wachsendes Interesse an klassischen Naturheilverfahren und anderen komplementärmedizinischen Therapien in der Bevölkerung. Dementsprechend ist eine deutliche Zunahme der Anwendung diverser Verfahren der komplementären und alternativen Medizin (KAM) in Europa und in den USA im letzten Jahrzehnt beobachtet worden.

Affektive Störungen, insbesondere die major-depressive Erkrankung, gehören zu den häufigsten Krankheitsbildern, deretwegen komplementäre und alternative Heilverfahren (KAH) eingesetzt werden. Die drei häufigsten bei der Depression angewandten KAH sind Entspannung, Sport und Pflanzenheilkunde. Weitere KAH wie Akupunktur, Massage, Yoga, Kunsttherapie und transkranielle Magnetstimulation (TMS) kommen seltener zum Einsatz. KAH sind für die Patienten zum Teil deswegen attraktiv, weil sie als effektiver, nebenwirkungsfreier und als eher freiwilliger empfunden werden. Allerdings gibt es derzeit für die meisten KAH kaum zuverlässige Untersuchungen, welche ihre Wirksamkeit und Sicherheit bei der Behandlung von Patienten mit major-depressiver Erkrankung und anderen affektiven Störungen stützen. Zu den wichtigsten Einschränkungen vieler der veröffentlichten Studien gehören eine kleine Probandenzahl, Widersprüche bei der Dokumentation der Diagnose, keine Placebogabe, keine korrekte Verblindung, keine Kontrolle anderer Einflussfaktoren, unzureichende Therapiedauer oder Einfließen persönlicher Anschauungen der Untersucher. Die wenigen gut kontrollierten, groß angelegten klinischen Studien weisen darauf hin, dass KAH, sofern sie wirksam sind, überwiegend bei leichter bis mäßiger und nicht bei schwerer Erkrankung nützlich sind. Aufgrund der erheblichen Bedeutung der major-depressiven Erkrankung für das öffentliche Gesundheitswesen sowie der hohen Morbidität und Mortalität infolge dieser chronischen Krankheit, aber auch durch die Verbesserung der pharmakologischen Standardtherapien lässt sich vermuten, dass KAH bei Behandlung der Patienten mit affektiven Erkrankungen eine eher adjuvante als eine primäre Rolle spielen werden. Gemessen daran, dass nur wenige klinische Studien die möglichen Wirkmechanismen der unterschiedlichen KAH untersuchen, besteht ein deutlicher Bedarf an klinischen und Laboruntersuchungen, um sicherzustellen, dass der Einsatz der unterschiedlichen KAH bei dieser Patientenpopulation in der evidenzbasierten Medizin begründet ist.

## Definition von komplementärer und alternativer Medizin

Nach der derzeitigen Definition durch das National Center for Complementary and Alternative Medicine (NCCAM) und die National Institutes of Health (NIH) bezieht sich der Begriff der komplementären und alternativen Medizin auf „Verfahren, die unbewiesen sind und derzeit nicht als Teil der konventionellen Medizin gelten." Diese Definition trägt der zunehmenden Verbreitung der KAH Rechnung, indem davon ausgegangen wird, dass KAH Teil der medizinischen Standardversorgung werden können, sobald ihre Sicherheit und Wirksamkeit bewiesen werden.

Die unterschiedlichen KAH werden konzeptuell in die folgenden vier Bereiche eingeteilt:
- Geist-Körper-Medizin wie Hypnose, Meditation, spirituelle Therapie und der Placeboeffekt;
- biologische Verfahren wie Pflanzenheilkunde, Naturheilkunde, Nahrungsergänzungsmittel und ausgewählte Diätverfahren;
- energetische Medizin, die auf externen elektromagnetischen Feldern oder endogenen Biofeldern basiert, welche dazu dienen, heilende Kräfte vom Therapeuten auf den Patienten zu übertragen;
- körperbasierte Verfahren wie Chiropraktik, Osteopathie und therapeutische Massage.

# Epidemiologie und Häufigkeit der KAH bei Depression

Neuere Berichte zeigen, dass derzeit 30–60 % der US-amerikanischen Bevölkerung eins oder mehrere KAH anwenden, wobei die Verbreitung mit jeder nachfolgenden großen Studie weiter ansteigt. Laut einer Bevölkerungsstudie von Härtel et al. [1] hatten in Deutschland 70 % der Frauen und 54 % der Männer in den 12 Monaten vor der Befragung mindestens ein klassisches oder weiteres Naturheilverfahren angewandt. Frauen und Personen mit höherer Schulbildung hatten diese signifikant häufiger angewandt als Männer und Personen mit niedrigerem Schulabschluss. 58 % der Befragten waren der Meinung, dass Ärzte häufiger Naturheilverfahren verordnen sollten, und 48 % hätten gern mehr Informationen über den gesundheitlichen Nutzen dieser Heilmethoden [1]. Meistens wird die KAM zusätzlich zu den üblichen Interventionen und nicht als eine Alternative zur konventionellen Therapie eingesetzt. Etwa 60 % der KAH-Anwender in den Vereinigten Staaten besprechen die Anwendung dieser Verfahren nicht mit ihren behandelnden Ärzten. Dies ist bei Patienten mit Depression oder anderen psychischen Erkrankungen von besonderer Bedeutung, weil ein erhöhtes Risiko für unerwünschte Wechselwirkungen zwischen den unterschiedlichen biologischen Substanzen der KAH und bestimmten pharmakologischen Substanzen bestehen kann.

In einer 1991 durchgeführten Studie wurde festgestellt, dass 34 % der US-Bevölkerung wenigstens ein KAH für ein Jahr anwandten [2]. In einer nachfolgenden Erhebung im Jahre 1996 hatten 40 % der 1035 Angeschriebenen irgendein alternatives Heilverfahren angewandt, und zwar unabhängig von Geschlecht, ethnischer Zugehörigkeit, Einkommen und Alter. In den beiden Erhebungen war die Depression einer der häufigsten Gründe für ein KAH [3]. Eine Studie an 312 allgemeinärztlichen Patienten, welche die Kriterien einer Major Depression erfüllten, zeigte, dass 6,4 % der Patienten Antidepressiva einnahmen und 3,5 % KAH anwandten, was die Vermutung nahe legt, dass oft eine Selbstmedikation zum Management der Depressionsmorbidität erfolgte. In einer Erhebung an der Klinikambulanz der Medical University of South Carolina, hatten 56 % der 150 evaluierten Patienten im letzten Monat Kräutermedizin angewandt und 32 % dieser Patienten berichteten, dass sie Kräuter gegen die psychischen Symptome einnehmen [4]. In einer weiteren Studie zur Untersuchung des Zusammenhangs zwischen psychischen Erkrankungen und der KAH-Anwendung wurden zwischen 1997 und 1998 telefonisch 9585 Haushalte evaluiert, wobei 16,5 % der Befragten angaben, in den letzten zwölf Monaten ein KAH angewandt zu haben. Von diesen Befragten erfüllten 21 % die diagnostischen Kriterien für eine oder mehrere psychische Erkrankungen im Vergleich zu 12,8 % der Befragten, die angaben keine KAH angewandt zu haben. Menschen mit Major Depression hatten signifikant häufiger ein KAH durchgeführt als nicht depressive Probanden [5].

In der bislang neuesten und größten veröffentlichten Befragung, die als Teil der Centers for Disease Control and Prevention's 2002 National Health Interview Survey durchgeführt wurde, wurde die KAH-Anwendung bei etwa 31.000 repräsentativ ausgewählten Erwachsenen untersucht [6]. Fast 62 % der Befragten gaben die Anwendung von mindestens einem KAH in den letzten zwölf Monaten an, sofern KAH auch auf die Anwendung von Gebeten aus Gesundheitsgründen ausgedehnt wurde, während 36 % eine KAH-Anwendung angaben, wenn Gebete ausgeschlossen wurden. Depression und Angst gehörten zu den häufigsten Gründen für die Anwendung von KAH.

## Depression und KAH-Einsatz bei älteren Menschen

Bei älteren Menschen treten Depressionen gehäuft auf. Zur Evaluation der Prädiktoren und Muster des KAH-Einsatzes bei älteren Menschen, führte Blue Shield Medicare eine einjährige Briefbefragung bei einer Population durch, bei denen Medicare die Kosten für Akupunktur oder Chiropraktik übernommen hat. Von den 728 Befragten gaben 41 % die Anwendung von einem oder mehreren KAM-Verfahren an, einschließlich Kräuter (24 %), Chiropraktik (20 %), therapeutischer Massage (15 %) und Akupunktur (14 %). Die Ergebnisse dieser Befragung spiegeln jedoch vermutlich nicht das Verhalten der gesamten älteren Bevölkerung wider, da Trends der alternativen Medizin gezeigt haben, dass zwar viele Menschen diese Ausgaben aus eigener Tasche bestreiten, die Übernahme der KAH-Leistungen durch die Krankenkasse aber deren Anwendung erhöht. Ältere Menschen wenden häufiger KAH an als jüngere, sind ebenso wie ihre jungen Pendants meistens weiblich, weiß, besser ausgebildet, geben eine Depression, Angst oder Arthritis an und gehen noch mehr Aktivitäten zur Krankheitsprävention wie Sport oder häufigen Arztbesuchen nach. Bislang sind uns keine Berichte zum Vergleich der Häufigkeit und Anwendungsmuster der KAH bei älteren versus jüngeren depressiven Patienten bekannt.

## Depression und KAH-Einsatz in ethnischen Gruppen

Derzeit wird anhand qualitativer ethnographischer Studien in Kliniken und in der Bevölkerung die Bedeutung der kulturellen Zugehörigkeit für die Psychopathologie untersucht. Im Gegensatz zu den Vereinigten Staaten mit starker Expression interpersoneller Konflikte und Konfrontationen, unterdrücken viele Kulturen den inneren Stress oder das Unwohlsein. Somit weisen die weltweit häufigsten Symptome in allgemeinärztlichen Praxen, nämlich muskuloskeletale Schmerzen und Müdigkeit, oft auf eine zugrunde liegende Depression hin [7]. Daher muss sich der Arzt auch in kulturellen Belangen auskennen, weil viele somatische Symptome bei Patienten bestimmter ethnischer Gruppen möglicherweise auf psychosoziale Probleme hinweisen. Das Diagnostic and Statistical Manual of Mental Disorders (DSM-IV-TR) enthält einen wichtigen Anhang, der 25 kulturell bedingte Syndrome klassifiziert, die mit einer Depression assoziiert sein können.

Auch die Anwendung von KAH als Unterstützung beim Management der Depression unterscheidet sich zwischen den ethnischen Gruppen. Im Jahre 1999 antworteten 60 % von 184 überwiegend städtischen Latino-Frauen bei einer Befragung hinsichtlich des KAH-Einsatzes bei Depression, Angst und Stress. Mehr als die Hälfte der Frauen war Mitte dreißig und gab an, vorzugsweise Kräuter, Mineralstoffe und Vitamine, Massage und Aromatherapie zu wählen. Wichtig ist dabei, dass 60 % der Frauen angaben, dass ihre Ärzte nicht gezielt nach einem KAH gefragt hatten, und 40 % sagten, dass sie ihre KAH mit den Ärzten nicht besprochen hätten [8]. In einer Pilotstudie an 39 Latino- und schwarzen Frauen in New York City im Alter zwischen 18 und 50 Jahren spielten auch Gebete und spirituelle Heilung, Meditation und Entspannungsverfahren eine wichtige Rolle [9]. Curanderismo ist eine lateinamerikanische spirituelle Heiltradition, die von vielen Mexikanern in den USA angewandt wird [10]. Gemessen daran, dass die Hispanoamerikaner die zweitgrößte und am schnellsten wachsende Minderheit in den USA sind, darf diese jahrhundertealte Praxis nicht unerwähnt bleiben, die sich mit psychischen, sozialen und spirituellen Problemen befasst, um die sich Schulmediziner meistens nicht kümmern [10].

Schwarze gaben häufiger die Anwendung von Kräuter- und Hausmitteln an als andere ethnische Gruppen. Religion, Spiritualität und Rituale werden als häufigste Quelle für soziale Hilfe und Bewältigungsstrategien bei Schwarzen angegeben. Die Macht des Wortes in erzählerischer Form sowie Träume werden oft für die Beratung und Psychotherapie herangezogen [11].

In einer Veröffentlichung zur Klärung der Erfahrung von Depressionen bei älteren koreanischen Einwanderern in den USA [12] konnte das Gefühl der „blockierten Lebensenergie ki" zur Entwicklung von Han oder Hwabyung (Volkskrankheiten ähnlich einer Depression) beitragen. Einige Koreaner betrachten die Depression als einen normalen Lebensbestandteil, wie er in der buddhistischen Lehre beschrieben wird, "das Leben ist eine aufgebrachte See"[13]. Deshalb kann bei der Bewältigung der Krankheit nur das Akzeptieren des Schicksals oder eine übernatürliche Kraft helfen.

Bei den Japanern ist die Angststörung sozial besser akzeptiert als die Depression. Somit wurde die Depression bis vor kurzem trotz Hinweisen auf somatische Symptome nur selten diagnostiziert.

Obwohl die amerikanischen Ureinwohner weniger als 1 % der US-amerikanischen Gesamtbevölkerung ausmachen, umfassen sie 280 kulturelle Gruppen aus 478 Stämmen. Die Depression tritt oft gemeinsam mit Drogenabusus, generationsübergreifendem Trauma und Armut in den Familien und Gemeinden der amerikanischen Ureinwohner auf. In einer Befragung von 300 Patienten des Navajo Indian Health Service im Alter zwischen 18 und 90 Jahren ermittelten Kim und Kwok [14], dass 62 % einen Stammesheiler aufgesucht hatten und die Depression einer der häufigsten Gründe dafür war.

Somit lässt sich die Depression bei Mitgliedern einer ethnischen Gruppe bei ganzheitlicher Betrachtung im Zusammenhang mit Familie und Gemeinde besser beschreiben und behandeln.

## Allgemeine Überlegungen

Im folgenden Kapitel liefern wir eine Übersicht der KAH, die oft beim Management von Patienten mit major-depressiver Erkrankung verwendet werden. Wir geben zu, dass Wirksamkeit oder Sicherheit der meisten KAH trotz ihres weit verbreiteten Einsatzes seit hunderten oder tausenden von Jahren nicht rigoros wissenschaftlich kontrolliert und evaluiert wurden. Außerdem ist die Validität der Diagnose einer major-depressiven Erkrankung mittels standardisierter DSM-Kriterien in den Studien zur Anwendung der KAH bei Depression nicht immer gegeben. Es ist evident, dass eine major-depressive Erkrankung unbehandelt mit einer signifikanten Morbidität und Mortalität einhergeht und dass eine verzögerte Behandlung mit deutlichen Risiken assoziiert ist. In Anbetracht dessen scheint es notwendig, weitere Studien durchzuführen, welche die Anwendung der KAH-Verfahren stützen, bevor sie als komplementäre Therapieverfahren der Wahl bei Patienten mit major-depressiver Erkrankung empfohlen werden.

## *Der Placeboeffekt*

Als Placebo wird traditionell ein inaktiver oder harmloser Therapiebeitrag bezeichnet, der die Heilung auch ohne spezifische Therapeutika fördert. Daher

wird er herangezogen, um unspezifische Effekte zu „kontrollieren", die zum echten Nutzen einer neuartigen Intervention beitragen können. Von besonderem
Interesse ist, dass der Placeboeffekt bei jeder stimmungsändernden Therapie
eine vermutlich wichtige Rolle spielt. Eine vor kurzem durchgeführte Metaanalyse legt den Schluss nahe, dass bei bis zu 30 % der depressiven Patienten in klinischen Studien zu den wichtigsten allopathischen Antidepressiva ein Placeboeffekt auftritt und dass Inzidenz und Prävalenz dieses Phänomens in den letzten
zwei bis drei Jahrzehnten zugenommen haben [15]. Im Gegensatz dazu wurde
die Häufigkeit des Placeboeffektes bei einer Behandlung der Depression mit KAH
kaum bis gar nicht systematisch untersucht. Dies ist ein für künftige Studien
besonders wichtiger Bereich. Außerdem weisen ethische Überlegungen darauf
hin, dass placebokontrollierte klinische Studien den Nutzen bestimmter KAH,
die keine über den Placeboeffekt hinausgehende Wirkung haben, für den Patienten nicht immer einwandfrei wiedergeben. Befragungen von Patienten mit
bipolaren Störungen hinsichtlich der Anwendung nicht pharmakologischer
Behandlungen haben gezeigt, dass Gebet, Sport, Meiden von Koffein, Meditation, Entspannungsverfahren und geleitete Vorstellung zu den häufigsten zur
Symptomlinderung angewandten Verfahren gehören. Mehr als die Hälfte der
101 in einer Erhebung [16] befragten bipolaren Patienten glaubten, dass diese
Verfahren „ein wenig bis etwas" zur Symptomlinderung beitrugen, während 10–
30 % der Patienten glaubten, dass diese Verfahren ihre Symptome „erheblich"
bis „vollständig" behoben. Schließlich besteht weitestgehend Übereinkunft darüber, dass die Biologie des Placeboeffektes bei depressiven Patienten, die mit
allopathischen und KAH behandelt werden, weiter untersucht werden muss.

# Behandlung von Patienten mit major-depressiver Erkrankung

## Geist-Körper-Medizin

### Meditation
Meditative Praktiken sind ein wesentlicher Bestandteil vieler Religionen. Besonders im Hinduismus, Buddhismus und Taoismus besitzt die Meditation eine
ähnliche Bedeutung wie das Gebet im Christentum oder Islam. In westlichen
Ländern wird die Meditation meist als Methode zur Stressbewältigung und zur
Unterstützung des allgemeinen Wohlbefindens praktiziert. Mit Hilfe von Auf-
merksamkeits- oder Konzentrationsübungen soll der Geist beruhigt und gesammelt werden.  Die Aufmerksamkeit wird auf eine einzelne wiederholte Phrase,
ein Wort, ein Geräusch, ein Gebet, die Atmung oder einen Gegenstand gelenkt.
Bei Ablenkung des Geistes lenkt der Meditator die Aufmerksamkeit behutsam
wieder auf den Wiederholungsreiz. Vipassana oder Einsichtsmeditation, eine
buddhistische Form der Meditation mit psychologischem Hintergrund, wurde

entwickelt, damit der Geist den Abläufen der mentalen Verarbeitung zu folgen lernt und zeigt am eindrucksvollsten, welches Potenzial die Meditation als Ergänzung der Psychotherapie hat. Der Hauptvorteil einer Kombination von Psychotherapie und Meditation besteht in der Intensivierung des therapeutischen Prozesses [17].

Kutz et al. [17] untersuchten 20 Patienten im Alter zwischen 21 und 53 Jahren, die an einem zehnwöchigen Programm der Einsichtsmeditation teilnahmen. Patienten mit mehreren psychiatrischen Diagnosen, bei denen nicht spezifisch eine major-depressive Erkrankung und keine Psychose diagnostiziert wurden, gaben im SCL-90-R-Fragebogen die stärkste Abnahme von Depression und Angst an. Die sechsmonatige Nachbeobachtung zeigte, dass die durch das Meditationsprogramm erzielte Besserung anhielt.

Es sind kontrollierte Studien zur Meditation an gut definierten Patientenpopulationen mit major-depressiver Erkrankung erforderlich. Neurologische Bildgebung und neuroendokrine Untersuchungen können zum weiteren Verständnis der pathophysiologischen Mechanismen beitragen, welche zu erhöhtem Wohlbefinden durch Meditation führen.

**Geleitete Vorstellung**

Eine geleitete Vorstellung ist ein Verfahren, bei dem der Therapeut den Patienten gedanklich in eine typische, problemrelevante Situation führt und diese inhaltlich derart gestaltet, dass sie für den Patienten in sukzessiv steigender Schwierigkeit abläuft. Der Patient soll versuchen, seine Emotionen und Gedanken zu beobachten, während er sich in der Vorstellung in die geschilderte Situation begibt.

Die einzige veröffentlichte Information zur Anwendung der geleiteten Vorstellung zur Behandlung der Depression stammt aus einer Studie zum Vergleich der Wirkung von Muskelrelaxation und geleiteter Vorstellung bei Angststörungen und Depression auf die Lebensqualität von 56 Patienten mit fortgeschrittenen Malignomen [18]. Nach der Behandlung wurde keine signifikante Besserung der angstbezogenen Ergebnisse ermittelt, während sich Depressionswerte und Indizes der Lebensqualität besserten. Uns sind bislang keine kontrollierten Studien zur Anwendung dieses Verfahrens bei Patienten mit major-depressiver Erkrankung bekannt.

**Entspannungstherapie**

Zu „Entspannungstherapien" gehören Verfahren, welche die Herzfrequenz, den Blutdruck und die Atemfrequenz, die Milchsäurespiegel im Serum und den Sauerstoffbedarf reduzieren und oft eine Hypertonie und Schmerzen bessern können. Die Entspannungsreaktion ist nicht auf eine bestimmte religiöse oder säkulare Praxis beschränkt, obwohl oft Hypnose, autogenes Training, Meditation, Gebet und Yoga oder einfach die ruhige Konzentration auf das eigene Atemmuster angewandt werden. Die vermehrte Aktivierung des sympathischen Nervensystems im Sinne einer Stressreaktion ist zwar bei Angstzuständen häufiger, aufgrund der ausgeprägten Komorbidität von Angst und Depression wird jedoch oft auch hier eine Entspannungstherapie verschrieben.

Obwohl die meisten Studien zur Untersuchung der Effekte der Entspannungstherapie bei Depression über kurze Zeit an kleinen Populationen erfolgten, gaben die Patienten günstige physiologische und psychische Veränderungen an. In einer Studie an 30 ambulanten Patienten mit Depression, die Antidepressiva einnahmen, wiesen die Teilnehmer nach dreitägiger Entspannungstherapie signifikant bessere Symptomwerte auf [19]. In einer weiteren randomisierten kontrollierten Studie an 37 Patienten mit major-depressiver Erkrankung, bei denen eine Entspannungstherapie, kognitiv-behaviorale Therapie oder Arzneimitteltherapie mit trizyklischen Antidepressiva (TZA) erfolgte, führten die nichtmedikamentösen Verfahren zu deutlich besseren Werten im Beck-Depressions-Inventar (BDI) als die Arzneimitteltherapie, wobei zwischen der kognitiven und der Entspannungstherapie kein Unterschied bestand [20].

Bei 30 Patienten mit einer durch einen Psychiater diagnostizierten unipolaren Depression erfolgte entweder nur eine Arzneimitteltherapie (mit dem TZA Nortriptylin), eine Entspannungstherapie plus Medikation oder eine kognitive Therapie plus Medikation. Änderungen der depressiven Symptome wurden mittels BDI und der Hamilton Rating Scale for Depression (HAMD) erfasst. Die Patienten der Gruppen mit kognitiver Therapie plus Medikation sowie Entspannungstherapie plus Medikation wiesen bei Studienende deutlich weniger depressive Symptome auf als die nur mit Medikamenten behandelte Gruppe. Außerdem wurden die Patienten unter kognitiver Therapie plus Medikation bei Studienende als weniger depressiv eingestuft als diejenigen unter Entspannungstherapie plus Medikation oder nur unter Arzneimitteltherapie [21].

## Yoga

Yoga ist eine indische philosophische Lehre, die eine Reihe geistiger und körperlicher Übungen umfasst. Grundsätzlich hat Yoga einige positive Effekte sowohl auf die physische als auch auf die psychische Gesundheit. Yoga kann bei verschiedensten Krankheitsbildern hilfreich sein, etwa bei Durchblutungsstörungen, Schlafstörungen, nervösen Beschwerden, chronischen Kopfschmerzen oder Rückenschmerzen. Zahlreiche Einzelfallberichte belegen den Nutzen von Yoga im Sinne einer Reduktion von Angst und Depression. In einer randomisierten kontrollierten Studie [22] wurden 45 Patienten mit melancholischer Depression anhand der DSM-Kriterien vier Wochen lang mit einer bestimmten Yoga-Form (Sudarshan Kriya Yoga), Elektrokrampftherapie oder Imipramin behandelt. In allen drei Gruppen besserten sich die Werte von BDI und HAMD deutlich. Bei Studienende lag die anhand eines HAMD-Gesamtwertes definierte Remissionsrate ( 7) in der Gruppe mit Elektrokrampftherapie bei 93 %, unter Imipramin bei 73 % und in der Yoga-Gruppe bei 67 %. Die Wirkung der Yoga-Therapie war derjenigen der Pharmakotherapie ähnlich. Diese gut angelegte Studie ist vielver-

sprechend, sodass eine weitere Untersuchung von Yoga an größeren Patientengruppen mit major-depressiver Erkrankung wünschenswert ist.


### Aromatherapie

Die klinische Aromatherapie umfasst die therapeutische Anwendung aromati-
scher und essenzieller Öle aus Blumen und Kräutern. Man geht davon aus, dass
essenzielle Öle Affekt und Verhalten verändern können und gleichzeitig das körperliche und mentale Wohlbefinden fördern. Menschen können sofort mit
Beruhigung, Schmerzreduktion, Sedierung und Euphorie auf Düfte ansprechen.
Oft kombinieren Aromatherapeuten die Massagetechniken mit der Anwendung
essenzieller Öle, um via transdermaler Absorption pharmakologische Effekte
hervorzurufen [23].

Obwohl es wenig objektive Belege dafür gibt, dass die Aromatherapie den
Affekt bei Depression bessern kann, lassen Einzelfallberichte vermuten, dass sie
von Patienten als nützlich empfunden wird. Meistens werden die essenziellen
Öle von Bergamot, Kamille, Geranie, Rosmarin und Lavendel zur Linderung der
depressiven Symptome empfohlen. Lavendel wurde am besten untersucht und
zeigt einige positive Ergebnisse hinsichtlich der Reduktion von Stress und
Schlaflosigkeit [24].

Weitere Untersuchungen werden das Wissen über die Wirkmechanismen der
Neurotransmitterausschüttung bei Exposition mit unterschiedlichen Düften
erhöhen.


### Gebet

Das Gebet ist eine zentrale Ausdrucksform vieler Religionen. Das Wort „Gebet"
wurde abgeleitet von dem deutschen Substantiv „bitten". Im Gebet wendet sich
der Mensch an eine Gottheit. Spirituelle Heilung umfasst ein weites Spektrum
von Therapien mit bewusster Einflussnahme einer oder mehrerer Personen auf
ein anderes Lebenssystem, ohne sich bekannter körperlicher Interventionen zu
bedienen. In einer nationalen Erhebung wurde ermittelt, dass 7 % der hinsichtlich der Anwendung von KAH befragten US-Amerikaner ein spirituelles Heilverfahren angewandt hatten: Fernheilung, Gebet, Reiki und/oder therapeutische
Berührung. Von den Befragten gaben 35 % an, dass sie wegen gesundheitlicher
Probleme gebetet hätten [25].

Der Glaube daran, dass Gesundheit auch auf mentalen und spirituellen Faktoren beruht, war ein wichtiger Vorhersagefaktor für die Anwendung von KAH.
Eine weitere nationale Befragung berichtete, dass 82 % der US-Amerikaner an
die heilende Kraft von Gebeten glauben, und 64 % waren der Meinung, dass
Ärzte mit Patienten, die dies wünschen, beten sollten [26].

Bislang hat sich keine der veröffentlichten Studien mit dem Effekt von Gebeten bei Patienten mit einer major-depressiven Erkrankung befasst. Viele Menschen jedoch glauben an eine gesundheitsfördernde Wirkung des Betens sowohl
für andere Menschen als auch für den Betenden selbst. Der Glaube daran und

die damit verbundene Hoffnung auf Heilung können auf jeden Fall einen Placeboeffekt bewirken und auf diese Weise zur Gesundung beitragen.

## Kreative Kunsttherapien

Musik, Tanz, Kunst, Schauspiel und Schreiben waren schon immer menschliche
Ausdrucksformen. Kreative Kunsttherapeuten „sprechen eher emotionale als
kognitive Vorgänge an" [27]. Bei bestimmten Personengruppen mit Kommuni-
kationsproblemen, entweder wegen persönlicher Einschränkungen oder wegen
Schwierigkeiten mit der Sprache des Psychotherapeuten, können die kreativen
Kunsttherapien die emotionalen Vorgänge in Einzel- oder Gruppensitzungen
leichter erreichen. Durch künstlerische Tätigkeit sollen die psychisch Leidenden
lernen, ihren Gefühlen und Gedanken Ausdruck zu verleihen.

In diesem Kapitel wird die Anwendung von Musiktherapie, Tanztherapie,
Tagebuch schreiben und Farbtherapie bei Depression besprochen. Für einige
dieser Interventionen (Musik- und Tanztherapie) existieren klinische Studien an
Patienten mit einer depressiven Erkrankung, während die anderen Verfahren
(Tagebuch schreiben, Farbtherapie) nicht so gut erforscht sind. Insgesamt müs-
sen für jede dieser kreativen Therapien weitere sorgfältig angelegte Studien bei
Patienten mit major-depressiver Erkrankung und mit anderen affektiven Störun-
gen erfolgen.

### Musiktherapie
Musiktherapie ist ein gezielter Einsatz von Musik im Rahmen einer therapeutischen Behandlung zur Wiederherstellung, Erhaltung und Förderung seelischer,
körperlicher und geistiger Gesundheit. Musik erhöht die Lebensqualität, indem
sie sinnvolle und zielgerichtete Aktivitäten fördert, die zugängig sind und von
gesunden ebenso wie von kranken oder behinderten Menschen aktiv oder passiv
durchgeführt werden können. Bei gezieltem und sensiblem Einsatz aktiviert
Musik Geist und Körper, liefert die sichere Umgebung für bewusstes Erinnern,
Äußern schmerzhafter Gefühle und verleiht ein Gefühl von Erleichterung,
Geborgenheit und erhöhter Lebenskraft.

Obwohl man vermutet, dass die Funktionen des frontalen und limbischen
Systems von Musik beeinflusst werden, ist der Mechanismus unbekannt. Eine
kontrollierte Studie zum Vergleich der Ergebnisse von kognitiver Therapie und
Musiktherapie bei Pflegeheimbewohnern mit einer Major Depression ermittelte
eine Überlegenheit der kognitiven Therapie gemessen am BDI-Wert [28]. Eine
weitere Studie mit psychoedukativem Musikwerkzeug untersuchte 30 ältere
Erwachsene mit leichter und schwerer Depression anhand eines strukturierten
Fragebogens. Nach einer randomisierten Verteilung auf eine der drei achtwöchigen Therapiestrategien – (1) ein Heimprogramm, bei dem die Teilnehmer Musik-
Stressreduktionstechniken erlernten und wöchentlich einen Musiktherapeuten
sahen; (2) ein Programm zur Selbstanwendung, bei dem die Teilnehmer dieselbe

Technik anwandten, aber einmal wöchentlich vom Therapeuten angerufen wurden; und (3) einer Wartelistenkontrollgruppe – schnitten die Patienten in beiden Musiktherapiegruppen in standardisierten Tests zu Depression, Affekt, Stress und Selbstachtung besser als die Kontrollen ab. Die Ergebnisse waren klinisch signifikant und bestanden auch bei einer Nachuntersuchung nach neun Monaten [29].

Obwohl die Macht der Musik bei der Erlangung inneren Friedens und innerer Ausgeglichenheit sowie bei der Aktivierung und Aufmunterung bekannt ist, sollen weitere Studien zur Erforschung der Musiktherapie durchgeführt werden.

## Tanztherapie

Die Tanz-Bewegungstherapie wurde von der Association of Dance Therapy of America (1999) definiert als „psychotherapeutischer Einsatz von Bewegung zur Förderung der emotionalen, kognitiven und körperlichen Integration des einzelnen". Eine Theorie zur Erklärung der Tanz-Bewegungstherapie besagt, dass Tanzen eine externalisierte Form innerer Gefühle sein kann, die nicht immer verbal oder rational ausgedrückt werden können [30]. Dies ist mit dem Konzept vereinbar, dass Emotionen die Verbindung von Körper und Psyche sind. Chodorow [30] erklärt, dass „eine Emotion gleichzeitig somatisch und psychisch ist. Der somatische Aspekt besteht aus der Innervation und expressiven Aktivität des Körpers. Der psychische Aspekt besteht aus Bildern und Gedanken. Eine natürlich empfundene Emotion umfasst eine dialektische Beziehung – die Vereinigung von Körper und Psyche." In der Psychopathologie dagegen spalten sich die beiden Bereiche auf. Tanztherapie hat zum Ziel, diese beiden Bereiche von Körper und Psyche zu integrieren.

In einer Studie wurden die Patienten randomisiert so der Tanztherapie zugewiesen, dass sie an einigen Tagen stattfand, an anderen nicht. Für jeden der zwölf Patienten mit Major Depression wurde der Affekt hinsichtlich erfolgter oder nicht erfolgter Behandlung verglichen. Bei einigen Patienten besserte sich die Stimmung an den Behandlungstagen, wobei die Langzeitwirkungen auf die Depression nicht erfasst wurden [31]. Hier sind weitere Studien erforderlich, um zu klären, ob die Tanztherapie durch Stärkung des immunen und neuroendokrinen Systems über Muskeltätigkeit, physiologische Vorgänge und die Befreiung von emotionaler Belastung das Wohlbefinden fördern kann.

## Tagebuch schreiben

Die Fähigkeit, Emotionen zu regulieren, ist ein entscheidender Faktor für die psychosoziale Anpassung und psychische, aber auch physische Gesundheit. Das Führen eines Tagebuchs stellt eine Technik zur Förderung der Emotionsregulation dar [32]. Für die Besserung der körperlichen und emotionalen Gesundheit durch das Schreiben über persönliche Stressoren oder traumatische Ereignisse gibt es zahlreiche Belege [33]. Die Patienten können sich dadurch aktiv in die Therapie einbringen und ihr Erleben von Selbstwirksamkeit wird auf diese Weise gefördert. Das Schreiben stellt den Therapeuten schneller wichtige Patienteninformationen zur Verfügung und – was noch wichtiger ist – vermittelt den Patienten das Gefühl, mit ihren Therapeuten auch zwischen den Sitzungen verbunden zu sein. Patienten, die Schwierigkeiten haben, in Einzelsitzungen über ihre Gefühle zu sprechen, können sensible Bereiche oft besser via Tagebuch kommunizieren. Selbstbeherrschung und Selbstvertrauen können verstärkt werden und das Führen eines Tagebuchs als Hilfe für das Durchschiffen späterer persönlicher Krisen dienen. Ein Tagebuch kann der Weg zur Aufdeckung verborgener Konflikte sein, die an der Krankheitsentstehung beteiligt sind [34].

Die therapeutische Anwendung des Tagebuchschreibens begleitend zur Gesprächstherapie wird als Möglichkeit betrachtet, die Heilungswahrscheinlichkeit zu erhöhen [34]. Bei Patienten, die sich bei der Verarbeitung traumatischer Ereignisse sowohl auf kognitive Fakten als auch auf Emotionen konzentrieren und nicht nur auf die negativen Gefühle, war die gesundheitliche Besserung am meisten ausgeprägt [33]. Studien, welche die klinische Signifikanz von Behandlungseffekten bei Patienten mit einer depressiven Erkrankung berücksichtigen, wären außerordentlich wichtig, um definitive Aussagen über die klinische Anwendbarkeit des Paradigmas machen zu können.

**Farbtherapie**

Als Farbtherapie bezeichnet man die Anwendung von Farben zur körperlichen, emotionalen, mentalen und spirituellen Heilung. Sie ist seit Jahrhunderten in vielen Teilen der Welt weitverbreitet [35]. Zu den bekanntesten Behandlungen zählen die Bestrahlung mit farbigem Licht sowie die sogenannte Farbpunktur. Farbe ist „eine Frequenz im sichtbaren Lichtspektrum, die aus einem sehr kleinen Band des gesamten elektromagnetischen Spektrums besteht, von violett bei 400 nm (Photon mit höherer Energie) bis rot bei 780 nm (Photon mit niedrigerer Energie). Jede Farbe des Spektrums besteht aus einem Frequenzband und zur therapeutischen Anwendung von Farben auf den Körper wird eine einzelne monochromatische Wellenlänge in diesem Band verwendet" [35].

Farbiges Licht soll das autonome Nervensystem auf Höhe des Thalamus beeinflussen. Es wird eine Kettenreaktion der Neurotransmitter ausgelöst, deren Folge das Einwirken von Acetylcholin auf das parasympathische Nervensystem (mit Abnahme von Muskelspannung, Herzfrequenz und Blutdruck) und das Auslösen einer körperlichen Entspannungsreaktion ist. Farblichttherapie, sowohl über die Augen als auch am Körper, wird in den Bereichen Optometrie, Chiropraktik, Medizin, Akupunktur und Psychologie untersucht und angewandt [36].

Verschiedene Studien haben gezeigt, dass Konzentration, Aggression, Stressniveau, Wachheit und depressive Symptome von Farben beeinflusst werden können. Krankenhäuser, Strafvollzugsanstalten und Schulen setzen die Farben zur Verbesserung ihrer Umgebungsbedingungen ein [35]. Einige der bislang interessantesten Studien, die in Deutschland durchgeführt wurde, untersuchte eine Kombination aus Farbe und Akupunktur. Die Untersucher stellten fest, dass „Licht im Körper innerhalb der Akupunkturmeridiane weitergeleitet wurde", und kamen zu dem Schluss, dass bestimmte Körperregionen Licht unter die Oberfläche transportieren können. Diese Regionen entsprachen bestimmten Akupunkturpunkten, daraus wurde die Farbpunktur abgeleitet [37]. Bei der Farbpunktur wird gebündeltes Farblicht auf Akupunkturpunkte gerichtet, die so stimuliert werden sollen. Die Wirkung soll der einer Akupunktur ähnlich sein, wobei verschiedene Farben unterschiedliche Wirkungen haben sollen. In der Farbtherapie existieren viele Bereiche, wo die weitere multidisziplinäre Forschung ansetzen kann, sowohl als Einzelverfahren als auch in Kombination mit anderen konventionellen oder komplementären Verfahren.

## Biologische Verfahren

### Vitamine

In Ländern wie China, Japan und Australien bevorzugen die meisten Menschen eine Behandlung der Depression mit KAH (traditionellen Verfahren) statt mit allopathischen (zeitgenössischen) Verfahren. In einer nationalen Erhebung in Australien betrachteten 57 % der Befragten die Einnahme von Vitaminen, Mineralstoffen und Kräutern als vermutlich hilfreich bei Depression, während nur 29 % der Befragten davon ausgingen, dass Antidepressiva hilfreich sind [38]. Trotz ihrer allgemeinen Beliebtheit und Anwendung in vielen Ländern, einschließlich den USA, wo jährlich fast 30 Milliarden US-Dollar für Vitamine und frei verkäufliche Kräuter- und Mineralstoffpräparate ausgegeben werden, gibt es nur wenig Belege für einen Nutzen bei der Therapie der major-depressiven Erkrankung.

Für Mangelzustände von Vitamin $B_{12}$ und Folsäure ist bekannt, dass sie zu einer sekundären Depression führen können, und es gibt Belege dafür, dass Folsäure als zusätzliches Mittel bei der Therapie einer primären Depression geeignet ist. Bis zu 35 % der depressiven Patienten weisen einen Folsäuremangel auf, bei älteren Patienten mit Depression erreicht die Inzidenz sogar bis zu 90 % [39]. In einer in den USA durchgeführten Erhebung bei 2526 gesunden Probanden unterschiedlicher ethnischer Zugehörigkeit hatten diejenigen ($n = 301$), die die DSM-Kriterien einer Major Depression erfüllten, nicht jedoch jene ($n = 121$), bei denen eine Dysthymie diagnostiziert worden war, niedrigere Folsäurespiegel in den roten Blutkörperchen als Menschen ohne Major Depression [40]. In einer weiteren Studie [41] wurde der Zusammenhang zwischen Folsäure und Vitamin $B_{12}$ und dem Ansprechen auf Fluoxetin (20 mg/d für 8 Wochen) während der Behandlung von Patienten mit major-depressiver Erkrankung gemäß den DSM-IV-Kriterien erfasst. Gemessen an den HAMD-Werten wiesen Patienten mit niedrigen Folsäurespiegeln öfter eine melancholische Depression auf und sprachen signifikant schlechter auf Fluoxetin an. Alpert et al. berichteten über eine signifikante Besserung der Stimmung bei 22 Patienten mit einer Major Depression und partiellem oder keinem Ansprechen auf einen selektiven Serotonin-Wiederaufnahmehemmer (SSRI). Die Patienten erhielten im Rahmen einer offenen Studie zusätzlich zur täglichen SSRI-Dosis von 15–30 mg acht Wochen lang ein Folsäurepräparat [42]. Diese und andere kleine Studien lassen vermuten, dass eine Folsäuresupplementierung unabhängig von der Anhebung der Folsäure-spiegel die Erholung von einer Major Depression beschleunigen kann und bei depressiven Patienten, die auf eine Antidepressivagabe nicht ansprechen, hilf-reich sein kann. Außerdem spielt Folsäure eine wichtige Rolle bei den chemi-schen Stoffwechselprozessen, die zur Synthese von *S*-Adenosylmethionin (SAM) führen, dem wichtigsten Methylspender bei einer Vielzahl neurochemischer Reaktionen. Darüber hinaus dient es als Kofaktor bei der Hydroxylierung von Phenylalanin und Tryptophan, Vorläufern bei der Synthese von Neurotransmit-tern, wie Noradrenalin und Serotonin, die vermutlich an der Pathogenese der Depression beteiligt sind.

### Ernährungsverhalten

Das Ernährungsverhalten wirkt sich oft erheblich auf das emotionale Wohlbe-finden aus. Die zu geringe Zufuhr von komplexen Kohlenhydraten kann den Serotoninspiegel senken und zur Depression beitragen, während die vermehrte Aufnahme von Protein und essenziellen Fettsäuren die Wachheit erhöht und die Stimmung anhebt.

In einer kleinen, randomisierten kontrollierten Studie bei depressiven Patien-ten führte die Einschränkung der Zucker- und Koffeinaufnahme, nicht jedoch von rotem Fleisch und künstlichen Süßungsmitteln, zu einer signifikanten Bes-serung der depressiven Symptome [43]. Vier von zehn Patienten der Studien-gruppe waren zuckersensitiv. Im Gegensatz dazu war die Kohlenhydratauf-nahme in einer weiteren kleinen Studie mit einer kurzfristigen Besserung der Depression assoziiert [44].

Der Alkoholentzug war bei Alkoholikern in Alkoholrehabilitationsprogrammen mit einer raschen Linderung der Depression assoziiert [45]. Im Vergleich dazu kann eine mäßige Alkoholzufuhr bei manchen Menschen ohne Alkoholproble-matik mit einer geringeren Ausprägung einer Depression einhergehen. Es sind weitere Untersuchungen erforderlich, um die Bedeutung der Alkoholaufnahme oder -abstinenz bei Patienten mit major-depressiver Erkrankung zu klären.

## Kräuterheilkunde

Trotz des weit verbreiteten Einsatzes von Kräutern und Pflanzen wie Johannis-kraut, Ginseng, Hafergras, Zitronenmelisse und Basilikum zur Behandlung der Depression wurden nur wenige dieser Therapien genau untersucht.

### Johanniskraut

Johanniskraut gehört zum Genus Hypericum, zu dem mehr als 370 Spezies gehören. Johanniskraut hat eine unterschiedliche chemische Zusammenset-zung, abhängig von Faktoren wie Erntezeit, Pflanzenverarbeitung und Extraktionsverfahren. Auch die Johanniskrautblüten, -blätter und -stängel sind chemisch unterschiedlich zusammengesetzt. Bislang gelang es nicht, eine aktive chemische Einzelsubstanz zu identifizieren, die zweifelsfrei für die stimmungsaufhellende Wirkung von Johanniskraut verantwortlich ist. In Johanniskrautpräparaten wurden etwa sieben Gruppen pharmakologisch aktiver Substanzen nachgewiesen, einschließlich Phenylpropanen, Flavonolglykosiden, Biflavonen, Tanninen und Proanthocyanidinen, Xanthonen, Phloroglucinolen, essenziellen Ölen, Aminosäuren und Naphthodianthrone. Die für Johanniskraut vorgeschlagenen Wirkmechanismen umfassen die Hemmung von Monoaminooxidase(MAO)-Inhibitoren und die Modulation der GABAergen Übertragung [46], der Monoamin-Wiederaufnahme [47] sowie die Heraufregulation von 5HT1A- und 5HT2A-Rezeptoren [48]. Bislang ist es nicht gelungen, einen Inhaltsstoff zu finden, der für die affektiven Effekte von Johanniskraut verantwortlich ist. Derzeit wird davon ausgegangen, dass es sich bei der aktiven Komponente um den gesamten Hypericumextrakt handelt, obwohl einige Hinweise darauf vorliegen, das Hyperforin vermutlich eine Schlüsselrolle spielt. Daher ist es üblich, den Johanniskrauteffekt anhand von Hyperforin als Maß für seine Potenz zu standardisieren. Da die pharmakologisch aktive Substanz bislang noch nicht geklärt wurde, sind Dosierempfehlungen schwierig. In den meisten Studien wurden Dosen im Bereich von 350–1800 mg angewandt.

### Neuroendokrine Effekte
Die akute orale Gabe von Hypericum in einer Dosis von 2700 mg an gesunde Freiwillige ging mit einem Anstieg des Wachstumshormons und einer Abnahme der Prolaktinspiegel einher, was eine erhöhte dopaminerge Übertragung vermuten lässt [49]. Quantitative elektroenzephalographische Studien an gesunden Freiwilligen, die akute Hypericum-Dosen erhielten, haben eine Zunahme der Alpha-, Theta- und Deltawellen [50] im Sinne einer Verstärkung der serotonergen, noradrenergen bzw. cholinergen Aktivität gezeigt. In einer placebokontrollierten, einfach verblindeten Studie zur Erfassung der akuten Effekte nach oraler Gabe von Hypericum-perforatum-Extrakt (WS 5570) an zwölf gesunden Männern waren Dosen von 600–1200 mg mit einer Zunahme der ACTH-Sekretion, einer tendenziellen Zunahme der GH-Sekretion [51] und keinen Veränderungen der Cortisol- und Prolaktinsekretion assoziiert.

### Klinische Effekte von Johanniskraut bei Depression
In einer 14-tägigen placebokontrollierten Studie bei zwölf gesunden Männern zum Vergleich der Effekte von Johanniskraut, Amitriptylin und Placebo auf den EEG-Befund, auf die kognitive Funktion und auf mögliche kardiale Nebenwirkungen hatte Johanniskraut keinen Einfluss auf die Herzfrequenzvariabilität, während Amitriptylin zu einer deutlichen Abnahme führte. Weder Johanniskraut noch Amitriptylin hatten signifikante Auswirkungen auf die kognitiven

Funktionen, wie Entscheidungsfindung, psychomotorische Koordination, Kurz-zeitgedächtnis und Reaktion auf ablenkende Reize. Beide Substanzen verursach-ten deutliche EEG-Veränderungen: Johanniskraut erhöhte die Dichte der Theta-Wellen und Amitriptylin die Dichte der Theta- sowie der schnellen Alphawellen [52].

Es wurden zahlreiche randomisierte kontrollierte Studien durchgeführt, wel-che die relative Wirksamkeit von Johanniskraut im Vergleich zu Placebo, trizy-klischen Antidepressiva und SSRIs bei depressiven Patienten untersuchten.

Einige Studien an Patienten mit einer leichten bis mittelschweren Depression zeigten, dass Johanniskraut im Vergleich zu Placebo wirksamer ist. Bei Patienten mit Major Depression mäßig schweren Ausmaßes zeigte eine Multicenter-Studie [53] an 200 Patienten, dass Johanniskraut bei oraler Gabe von 900 mg/d über acht Wochen Placebo nicht überlegen war. In einer weiteren Studie an 149 älte-ren Patienten mit leichter bis mäßiger Depression war weder die sechswöchige Behandlung mit Johanniskraut in einer täglichen oralen Dosis von 800 mg noch die tägliche Gabe von Fluoxetin 20 mg wirksamer als Placebo.

Einige Untersuchungen verglichen Johanniskraut direkt mit einem Standard-antidepressivum. So wurde Johanniskraut mit Imipramin in einer Dosis von 100 mg/d [54] und 150 mg/d [55] sowie mit Amitriptylin 30 mg/d [56] und Maprotilin 75 mg/d [57] verglichen. Die in diesen Studien eingesetzten Dosie-rungen von Hypericum schwankten zwischen 900 mg und 1800 mg verteilt auf drei Tagesdosen. Die meisten dieser Studien legen den Schluss nahe, dass der Effekt von Johanniskraut bei deutlich besserem Nebenwirkungsprofil demjeni-gen der trizyklischen Antidepressiva entspricht.

Außerdem gibt es Studien, die die Wirksamkeit von Johanniskraut mit derje-nigen der SSRIs verglichen. Über eine siebenwöchige Studienperiode war Johan-niskraut (durchschnittliche Dosis 900 mg/d) bei 30 Patienten mit leichter bis mäßiger Depression genauso wirksam wie Sertralin (75 mg/d) und wurde gut vertragen [58].

Die Verträglichkeit und das Nebenwirkungsprofil von Johanniskraut scheinen in den meisten Studien akzeptabel zu sein. Zu den beschriebenen Nebenwirkun-gen gehören Kopfschmerzen, Schwindel, Lichtüberempfindlichkeit, Bauch-schmerzen, Mundtrockenheit und Müdigkeit. Es gibt vereinzelte Berichte über Manie oder Hypomanie bei einigen Patienten, weshalb vorgeschlagen wurde, Johanniskraut nicht gleichzeitig mit SSRIs, TZAs und MAOIs zu verschreiben. Außerdem wurden zahlreiche Arzneimittelwechselwirkungen beobachtet, unter anderem mit Ciclosporin, Proteasehemmern und nicht-nukleosiden Reverse-Transkriptase-Hemmern, wie Efavirenz und Nevirapine, die bei HIV-Infektion verabreicht werden. Am wichtigsten ist die Interaktion von Johanniskraut mit dem hepatischen P450-Enzymsystem, das am Metabolismus vieler Medika-mente beteiligt ist. Johanniskraut stimuliert das hepatische P450-Enzymsystem und kann somit den Metabolismus zahlreicher allopathischer Medikamente ver-ändern. Es sind signifikante Wechselwirkungen von Johanniskraut und oralen Kontrazeptiva, Antikoagulanzien, Immunsuppressiva und Chemotherapeutika bekannt [59].

Anhand der Daten aus zahlreichen klinischen Studien besteht somit weiterhin eine Kontroverse darüber, ob Johanniskraut die Befunde und Symptome der leichten bis mäßigen Depression wirksam reduzieren kann und mit weniger Nebenwirkungen einhergeht als konventionelle antidepressive Medikamente. Derzeit laufen weitere Studien zur Erfassung des möglichen Nutzens von Johanniskraut bei Patienten mit leichter bis mäßig starker Depression, mit sozialer Phobie und mit saisonaler affektiver Störung.

### S-Adenosyl-L-Methionin (SAM)

Diese natürlich vorkommende Substanz und der wichtigste Methyldonor des Zentralnervensystems hat sich in mehreren klinischen Studien als signifikant antidepressiv erwiesen. Seit seiner Herstellung im Jahre 1973 wurde S-Adenosyl-L-Methionin extensiv als Substanz vermarktet, welche die Stimmung aufhellt und das emotionale Wohlbefinden erhöht [60]. Der Grund für die Anwendung von SAM bei Depression liegt in seiner Bedeutung für den Metabolismus von Serotonin, Dopamin und Melatonin. Es wurde gezeigt, dass die orale und intravenöse SAM-Supplementierung die SAM-Liquorspiegel signifikant erhöht – ein Zeichen dafür, dass SAM die Blut-Hirn-Schranke überwinden kann. Ebenso wie andere Antidepressiva erhöht SAM die cAMP-abhängige Phosphorylierung des Mikrotubuli-assoziierten Protein-2 im somatodendritischen Kompartment [61].

In einer vierwöchigen, doppelblinden Multicenter-Studie verglichen Pancheri et al. [62] bei 287 Patienten mit major-depressiver Erkrankung unterschiedlicher Schwere die intramuskuläre Gabe von SAM (400–1200 mg/d) mit der oralen Gabe des trizyklischen Antidepressivums Imipramin (25–150 mg/d) und einer inaktiven Kontrolle. Vor Studienaufnahme wurde bei allen Patienten gemäß den DSM-IV-Kriterien (mittlere HAMD-Ausgangswerte von 24,3; mäßig schwere Symptomausprägung) eine unipolare Major Depression ohne psychotische Symptome diagnostiziert. Anhand der HAMD-Werte wurden keine signifikanten Unterschiede der Wirkung zwischen SAM und Imipramin ermittelt, wobei SAM mit weniger Nebenwirkungen einherging und besser vertragen wurde als Imipramin. Bei dieser Studie handelt es sich um die größte Untersuchung zur Evaluation der antidepressiven Effekte von SAM und Imipramin.

In einer weiteren Multicenter-Studie mit ähnlichem Design [63] wurden Wirksamkeit und Verträglichkeit von oral und intramuskulär verabreichtem SAM und oral in einer Dosis von 150 mg verabreichtem Imipramin verglichen. In dieser Studie erhielten 143 Patienten sechs Wochen lang randomisiert oral 1600 mg/d SAM und 138 Patienten Imipramin. Andere 147 Patienten, die SAM intramuskulär erhielten, wurden mit 148 Patienten verglichen, die vier Wochen lang Imipramin einnahmen. Vor Studienaufnahme wurde bei diesen Patienten anhand der DSM-IV-Kriterien eine major-depressive Erkrankung diagnostiziert. Insgesamt unterschieden sich SAM und Imipramin nicht signifikant hinsichtlich der Wirksamkeit. Wie in der vorausgegangenen Studie ging SAM mit weniger Nebenwirkungen einher und wurde besser vertragen als Imipramin. Es wurde festgestellt, dass die antidepressive Wirkung von oral oder intramuskulär gegebenem SAM mit der Wirkung von oral appliziertem Imipramin vergleichbar ist. In einer Metaanalyse untersuchten Mischoulon und Fava [60] die Effektivität von SAM in einer kleinen Anzahl klinischer Studien zur Evaluation von SAM-Gaben im Vergleich zu Placebo und Standard-Antidepressiva. Die Analyse konzentrierte sich auf die Beziehung zwischen der Dosierung und Art und Schwere der Depression. Die Autoren kamen zu dem Ergebnis, dass SAM in sechs von acht Studien mit 40–100 Patienten Placebo überlegen und in den anderen beiden Studien gleichwertig war. Außerdem wurde festgestellt, dass SAM in sechs von acht TZA-Vergleichsstudien genauso wirksam oder wirksamer war als Imipramin in der Studie von Pancheri et al. [62].

In den evaluierten Studien wurde SAM in Dosierungen zwischen 200 mg/d parenteral und 1600 mg/d oral verabreicht. SAM war ähnlich wirksam wie die TZA und effektiver als Placebo. SAM wurde gut vertragen und war relativ nebenwirkungsfrei. Mögliche Nebenwirkungen waren eine leichte Insomnie, Appetitverlust, Obstipation, Übelkeit, Mundtrockenheit, Schwitzen, Schwindel und Nervosität. Die empfohlenen Dosierungen lagen im Bereich von 400–1600 mg/d, wobei einige Patienten Dosierungen von mehr als 3000 mg/d bei Depression eingenommen haben [60]. Wünschenswert erscheinen weitere Studien zur antidepressiven Wirkung von SAM, insbesondere Vergleichsstudien mit anderen Antidepressiva.

### Ginkgo biloba

Ginkgo biloba ist eine botanische Substanz, von der behauptet wird, dass sie einige der Symptome der Depression lindern kann. Es wurde vermutet, dass die Anwendung von Extrakten der Ginkgo-biloba-Blätter (EGb 761) bei älteren Menschen mit leichter Depression, die von kognitivem Abbau oder Schlafstörungen begleitet ist, besonders wirkungsvoll sein dürfte. Neben einer vermehrten Gehirndurchblutung haben Tierstudien eine Zunahme der Serotoninrezeptoren nach Ginkgo-Gabe gezeigt. Der letztgenannte Effekt könnte sich, sofern er bei Menschen bestätigt werden kann, bei älteren Patienten als besonders nützlich erweisen. In einer kontrollierten Studie führte Ginkgo als komplementäre Substanz zu einem konventionellen Antidepressivum zur Besserung einer refraktären Major Depression [64].

Lingjaerde et al. führten eine zweijährige, placebokontrollierte Studie durch, um zu ermitteln, ob die Winterdepression durch Ginkgo biloba verhindert werden kann. Die Patienten, welche die Kriterien einer Major Depression erfüllten, erhielten zehn Wochen lang oder bis zum Auftreten der Symptome einer Winterdepression randomisiert entweder zweimal täglich oral Bio-Biloba oder Placebo. Bei der Entwicklung der Winterdepression wurden zwischen den beiden Behandlungsgruppen keine signifikanten Unterschiede beobachtet [65]. Dies war die erste kontrollierte Studie zur möglichen Wirkung eines Ginkgo-Extraktes bei Patienten mit saisonaler affektiver Störung.

Bei der Gabe von Ginkgo biloba traten relativ wenige Nebenwirkungen wie Kopfschmerzen, Übelkeit, Erbrechen und/oder andere gastrointestinale Symptome auf. Ganz offensichtlich sind weitere Studien erforderlich, um die Wirksamkeit und Sicherheit von Gingko biloba bei der Behandlung von Patienten mit major-depressiver Erkrankung und saisonaler affektiver Störung zu evaluieren.

### Tryptophan und 5-Hydroxytryptophan

L-Tryptophan ist eine proteinogene Aminosäure und gehört zu den essenziellen Aminosäuren. 5-Hydroxytryptophan oder 5-HTP ist an den physiologischen Vorgängen wie Essen, Schlafen, Sexualverhalten, Affekt, Vigilanz und Lernen beteiligt, die beim Menschen im Rahmen einer Depression jeweils durch unterschiedliche Faktoren beeinflusst werden. Sie kann vom menschlichen Körper nicht gebildet werden und muss deshalb mit der Nahrung zugeführt werden. Die Gabe von 5-HTP gilt nicht nur wegen seines Vorkommens im Körper als natürliche Behandlung, sondern auch, weil es aus einer afrikanischen Pflanze *(Griffonia simplicifolia)* extrahiert wird. Typischerweise wird es entweder als roher Pflanzenextrakt oder in Form von Pillen mit einem Gehalt von 25, 50 oder 100 mg angewandt.

In einer Studie wurde die Wirksamkeit von 5-HTP und Placebo bei Patienten mit einer major-depressiven Erkrankung verglichen. Es wurde festgestellt, dass 5-Hydroxytryptophan Placebo hinsichtlich der Linderung der affektiven Symptome bei Depression überlegen war [66].

Bei der Anwendung dieser Substanzen und ihrer Kontaminanten gibt es möglicherweise einige Sicherheitsbedenken. L-Tryptophan kann die Wirkung von MAO-Hemmern beeinträchtigen und mit hoch dosiertem Fluoxetin (50–100 mg/d) interagieren [67]. Zu den Nebenwirkungen gehören Hypomanie und Delir. Die Kombination von Lithium, Phenelzin und L-Tryptophan hat zu Todesfällen geführt. Im Gegensatz dazu scheint 5-HTP weitaus besser verträglich zu sein und wurde erfolgreich mit MAO-Hemmern [68] und SSRIs [69] kombiniert.

Im Jahre 1990 wurden in den USA mehr als 1500 Patienten mit Eosinophilem Myalgie-Syndrom und etwa 40 Todesfälle unter den Menschen beschrieben, die aus unterschiedlichen Gründen, wie Schlafstörungen und depressiven Symptomen, Tryptophan einnahmen [70]. Aufgrund dieser Ergebnisse sind weitere gut kontrollierte klinische Studien zur Gabe von 5-HTP bei Patienten mit klar definierter major-depressiver Erkrankung erforderlich.

### Kava Kava & Lavendel

Kava Kava *(Piper methysticum)* ist mit dem Schwarzen Pfeffer verwandt und ähnelt diesem sowohl biologisch als auch im pfefferartigen Geschmack. Kava hat leichte analgetische (schmerzstillende) und antioxidative Wirkung. Der Genuss von Kava verleiht ein Gefühl von Entspannung und führt zu leichter

Euphorie und Gesprächigkeit. Bislang weisen Einzelfallberichte aus einer kleinen Anzahl europäischer Studien auf eine Reduktion von Angstsymptomen durch Kava Kava hin, dessen Gabe jedoch mit einer erhöhten Gefahr für schwere Leberschäden einhergeht. Somit erscheint zum jetzigen Zeitpunkt keine weitere Evaluation der Anwendung von Kava Kava bei Patienten mit major-depressiver Erkrankung als sinnvoll.

Sowohl in Einzelfallberichten bei Patienten mit Depression [71] als auch in einer kleinen, aber gut durchgeführten randomisierten Studie wurde für Lavendel ein Nutzen als Stimmungsaufheller beschrieben. Eine zusätzliche Gabe von 60 Tropfen Lavendeltinktur (täglich) zu 100 mg/d Imipramin über vier Wochen lang verstärkte signifikant die Effektivität von Imipramin. Diese Ergebnisse müssen jedoch noch bestätigt werden, bevor größer angelegte Studien zur adjuvanten Gabe von Lavendeltinktur bei Behandlung mit einem Standard-Antidepressivum ins Leben gerufen werden.

## Nahrungsergänzungsmittel

### Omega-3-Fettsäuren
Omega-3-Fettsäuren sind eine spezielle Gruppe innerhalb der ungesättigten Fettsäuren. Sie gehören zu den essenziellen Fettsäuren, sind also lebensnotwendig und können vom Körper nicht selbst hergestellt werden.

Mehrere Studien haben einen Zusammenhang zwischen der Aufnahme von Meeresfrüchten und der Prävalenz wichtiger psychiatrischer Krankheitsbilder belegt. Mehrfach ungesättigte Omega-3-Fettsäuren, die vor allem in Fisch reichlich vorkommen, haben eine Wirkung auf Stimmung und Verhalten. Es wurde bereits nachgewiesen, dass Menschen mit affektiven Störungen eine besonders niedrige Konzentration von Omega-3-Fettsäuren im Blut haben [72].

Aufgrund der ermutigenden präklinischen und epidemiologischen Befunde sind weitere klinische Studien erforderlich, um zu klären, ob Patienten mit major-depressiver Erkrankung von Omega-3-Fettsäuren profitieren können.

### DHEA
DHEA (Dehydroepiandrosteron) ist eine körpereigene Substanz, die in der Nebennierenrinde produziert wird. Aus ihr baut der Körper männliche Hormone (Androgene) und weibliche Hormone (Östrogene) auf. Gelegentlich wird es auch Prohormon oder Vorläufersubstanz genannt.

In Studien an Erwachsenen und Jugendlichen mit major-depressiver Erkrankung wurde eine abgeschwächte zirkadiane Variation von Dehydroepiandrosteron mit niedrigem DHEA und hoher Cortisol/DHEA-Ratio um 8:00 Uhr morgens beobachtet. Einzelfallberichte weisen darauf hin, dass die Gabe von DHEA Stimmung, Energie, Zuversicht, Aktivitätsniveau und Interesse verstärken kann. Die antidepressive Wirkung und das Ansprechen auf die Therapie scheinen direkt mit der behandlungsbedingten Erhöhung des Plasmaspiegels von DHEA und

DHEA-S zu korrelieren [73]. Zwei kleine randomisierte kontrollierte Studien lassen vermuten, dass eine DHEA-Monotherapie in Dosen von 30–90 mg/d die Symptome einer Major Depression [74] und Dysthymie [75] gemessen an psychometrischen Werten signifikant lindern kann. Eine Einschränkung in der Studie an Patienten mit major-depressiver Erkrankung bestand darin, dass einige der Patienten keine Medikamente einnahmen, während andere auf Antidepressiva eingestellt waren. DHEA wurde in allen Studien gut vertragen, und es gab keine Studienabbrüche wegen Nebenwirkungen. Somit scheint eine weitere Evaluation von DHEA als mögliches Adjuvans bei der Behandlung von Patienten mit major-depressiver Erkrankung und Dysthymie wünschenswert zu sein.

## Andere aktive Metaboliten

Sowohl Phenylethylamin (PEA), ein endogenes Neuroamin, als auch Inositol, ein essenzieller Nährstoff, der für das Zellwachstum und -überleben verantwortlich ist, wurden in offenen Studien an kleinen Patientengruppen mit Major Depression untersucht [76, 77]. Bislang existieren jedoch keine ausreichenden Belege, welche für die Anwendung eines dieser Metaboliten bei Patienten mit major-depressiver Erkrankung sprechen.

## Energetische Therapien

### Transkranielle Magnetstimulation
Bei der transkraniellen Magnetstimulation werden über eine tragbare Spirale magnetische Impulse auf den Kopf übertragen, welche durch gezielte Erzeugung eines elektrischen Stromes in bestimmten Kortexbereichen eine neuronale Depolarisation erzeugen. Diese sichere und nicht invasive Technik wurde ausführlich bei Patienten mit Depression untersucht: Bislang wurden 15 placebokontrollierte klinische Studien an fast 200 Patienten mit major-depressiver Erkrankung anhand der DSM-Kriterien oder mit bipolarer Störung in der depressiven Phase und zwei Metaanalysen zur transkraniellen Magnetstimulation bei Depression durchgeführt [78, 79]. Nach einmaliger transkranieller Magnetstimulation des linken präfrontalen Kortex änderte sich bei depressiven Patienten [80] und gesunden Freiwilligen [81] die Aktivität in Gehirnregionen, die vom Stimulationsort entfernt waren. Die Studienergebnisse wurden unter anderem von folgenden Faktoren beeinflusst: Lokalisation, Häufigkeit und Dauer der repetitiven transkraniellen Magnetstimulation und Anzahl der täglichen Interventionen. In den meisten placebokontrollierten Studien mit repetitiver transkranieller Magnetstimulation erfolgte für zwei Wochen eine hochfrequente Stimulation des linksfrontalen Kortex. Als primäre Wirksamkeitsvariable wurden meistens die Werte der Hamilton Depression Scale herangezogen.

Auch Studien, die mittels einer großen, auf den Scheitel gesetzten Spirale eine transkranielle Single-pulse-Magnetstimulation durchführten, sodass weitere

Bereiche des bilateralen frontalen und parietalen Kortex stimuliert wurden, haben signifikante antidepressive Effekte bei Patienten mit major-depressiver Erkrankung beschrieben [82]. Die transkranielle Single-pulse-Magnetstimulation und die 1-Hz-Stimulation weisen ein weitaus besseres Sicherheitsprofil hinsichtlich einer Absenkung der Krampfschwelle auf als die hochfrequente transkranielle Magnetstimulation [83].

Es wurde versucht, die optimale Stelle für eine kortikale Stimulation zu ermitteln, um die Erholung von der Depression zu fördern [84]. Nur die aktive Stimulation des linken präfrontalen Kortex führte in einer Studie bei „medizinisch refraktären" psychotisch-depressiven Patienten nach einwöchiger täglicher Behandlung zur Besserung des Affektes. In einer anderen Studie ist eine Stimmungsaufhellung nach zweiwöchiger Stimulation mit niedrigfrequenter transkranieller Magnetstimulation bei depressiven Patienten beobachtet worden [85]. Weitere Studien haben zu unterschiedlichen Ergebnissen geführt. Loo et al. [86] konnten bei 18 arzneimittelresistenten depressiven Patienten keinen Unterschied zwischen einer zweiwöchigen Behandlung mit einem Placebo und einer aktiven niedrigfrequenten transkraniellen Magnetstimulation feststellen.

In einer Metaanalyse von 23 kontrollierten Studien berichteten Burt et al. über eine durchschnittliche prozentuale Besserung unter aktiver transkranieller Magnetstimulation von 29 % im Vergleich zu fast 7 % in der mit Placebo behandelten Gruppe [79]. Allerdings erfüllten in jeder dieser Studien nur wenige Patienten die Standardkriterien für ein klinisches Ansprechen oder eine Remission. Dieselbe Metaanalyse konnte keinen signifikanten Unterschied zwischen den Effektgrößen in den Studien mit niedrig- oder hochfrequenter transkranieller Magnetstimulation nachweisen. Einige Studien weisen auf eine inverse Beziehung zwischen Stimulationsfrequenz und Stimmungsaufhellung hin, also der 1-Hz-transkraniellen Magnetstimulation im Vergleich zu 20 Hz [87] oder mit 5 Hz im Vergleich zu 20 Hz. Bei der Behandlung der Manie ging die präfrontale Stimulation des rechten Korte mit repetitiver transkranieller Magnetstimulation bei niedriger Frequenz in einer kleinen Patientengruppe mit einer signifikanten Besserung im Vergleich zur präfrontalen Stimulation des linken Kortex einher [89].

## *Sicherheit der transkraniellen Magnetstimulation*
Krampfanfälle sind die schwerwiegendsten mit der transkraniellen Magnetstimulation assoziierten Nebenwirkungen. Allerdings helfen die existierenden Behandlungsrichtlinien bei der Auswahl von Parameterkombinationen, die das Risiko minimieren. Andere weniger schwere Nebenwirkungen sind Kopf- und Nackenschmerzen. Aufgrund der erwähnten Ergebnisse ist eine groß angelegte, randomisierte kontrollierte Studie zur transkraniellen Magnetstimulation bei Patienten mit gut definierter major-depressiver Erkrankung wünschenswert.

## Akupunktur

Sowohl für die Akupunktur als auch für die Elektroakupunktur wurde tierexperimentell gezeigt, dass sie die Synthese und Ausschüttung von Serotonin und Noradrenalin im ZNS von Versuchstieren erhöhen. Außerdem wurde die Insertion von Nadeln in Akupunkturpunkte (oder Meridiane) mit erhöhten Endorphinspiegeln assoziiert, die vermutlich außerdem eine Rolle bei depressiven Menschen spielen [90]. Es gibt einige Studien, die sich mit den Effekten der Akupunktur bei Patienten mit major-depressiver Erkrankung befassen, aber unter einem methodisch bedenklichen Studiendesign [91] und fehlenden signifikanten Unterschieden zwischen der Placebo-Akupunktur und der echten Akupunktur leiden [92]. Aufgrund der bislang beschriebenen Studien können Akupunktur und Elektroakupunktur derzeit nicht zur Behandlung der major-depressiven Erkrankung empfohlen werden.

## Reiki

Der Begriff Reiki stammt von den japanischen Worten „rei" (Kosmos/Universum) und „ki" (Lebensenergie). Reiki wird als Biofeldverfahren beschrieben, das die Energiefelder beeinflussen soll, die angeblich den menschlichen Körper umgeben und durchdringen. Durch das Auflegen der Hände soll der Praktizierende eine „Verbindung" zwischen einer angenommenen „universellen Energie" und dem Empfangenden herstellen und dazu beitragen, dass Reiki übertragen wird. Reiki kann Stress durch Entspannung und Wiederherstellung des Gleichgewichts des autonomen Nervensystems abbauen. Einige Reiki-Praktiker glauben, dass dadurch die Funktion des Immunsystems verbessert und die Endorphinproduktion verstärkt wird [93]. Allgemein geben die Patienten ein Gefühl von Wohligkeit, Frieden, Entspannung und Schmerzlinderung an. Biofeldtherapien wie Reiki werden generell als nicht invasiv und risikoarm erlebt, obwohl ihr Wirkmechanismus bislang noch unbekannt ist. Immer mehr Ärzte nehmen Reiki in ihr Versorgungsangebot auf. Zahlreiche Klinikprogramme bieten den Patienten, Angehörigen und dem Personal Reiki an. Einige der medizinischen Einsatzbereiche sind psychiatrische Kliniken, Notfallstationen, Hospize, Rehabilitationszentren, die Versorgung von HIV-/AIDS-Patienten und Pflegeheime.

Es gibt zwar klinische Studien, die die Wirksamkeit von Reiki zu belegen scheinen, allerdings mussten bei diesen methodische Schwächen eingeräumt werden. Die positiven Ergebnisse konnten zudem nicht wiederholt werden. Selbst unter Reiki-Befürwortern wird Reiki nicht als Ersatz, sondern als Zusatz zur wissenschaftsmedizinischen Behandlung gesundheitlicher Probleme angesehen. Obwohl es keine Studien gab, die sich spezifisch auf die Reiki-Behandlung der Depression konzentrierten, zeigte eine Studie zur Wirkung von 30 Minuten Reiki auf biologische Stressmarker, Speichel-IgA, Cortisol und Blutdruck bei 23 gesunden Probanden biochemische Veränderungen der Entspannung und Immunreaktivität, einen Abfall des systolischen Blutdrucks sowie eine Zunahme der Speichel-IgA-Werte. Das Speichelcortisol nahm nicht signifikant ab [94]. Es sind weitere Studien erforderlich, um zu klären, ob Patienten mit major-depressiver Erkrankung von Reiki profitieren können.

### Therapeutische Berührung

Die therapeutische Berührung ist ein gezielt gerichteter Vorgang der Energieübertragung, bei dem der Praktiker seine Hände als Fokus verwendet, um den Heilungsprozess zu fördern. Die therapeutische Berührung wurde in den 1970er-Jahren von Dr. Dolores Krieger nach fast zehnjähriger Forschung an der New York University entwickelt [95]. Die heilende Berührung ist ein weiteres Biofeldverfahren, das eine Gruppe nicht invasiver Techniken, einschließlich der therapeutischen Berührung, kombiniert.

Zahlreiche Versuche mit der Elektrographie haben unterschiedliche Emissionen elektromagnetischer Strahlung von den Händen verschiedener Menschen – Biotherapeuten und nicht geschulten Menschen – gezeigt [96]. Vermutlich liefert die weitere multidisziplinäre Forschung durch Physiker, Biomechanikingenieure und Biotherapeuten anhand der Ergebnisvariablen der klinischen Praxis eine Erklärung für den Wirkmechanismus.

Mehr als 30 Jahre Pflegeforschung weisen auf eine klinische Wirksamkeit der therapeutischen Berührung bei der Reduktion von Angst und Schmerz hin. Allerdings sind weiterhin die meisten Studien qualitativ eingeschränkt, und keine der Studien befasst sich spezifisch mit Patienten mit major-depressiver Erkrankung. Die Anwendung der therapeutischen Berührung bei psychiatrischen Patienten wurde erst vor kurzem untersucht, vermutlich aufgrund der anhaltenden Kontroverse hinsichtlich des Einsatzes von Berührungen im psychiatrischen Bereich. Bei 41 gesunden freiwilligen Frauen zwischen 30 und 64 Jahren wurden die Auswirkungen der therapeutischen Berührung auf Hormone, Neurotransmitter, Affekt und Angst untersucht. Bei den Probandinnen mit therapeutischer Berührung hat sich die Stimmung nach drei Sitzungen signifikant gegenüber der Kontrollgruppe verbessert. Signifikante Effekte auf Katecholamine oder Cortisol wurden nicht beobachtet, während in der dritten Sitzung eine Abnahme von Stickstoffoxid festgestellt wurde, was auf einen kumulativen Effekt der therapeutischen Berührung hinweist [97]. Die letztgenannte Studie weist darauf hin, dass die Wirkung der therapeutischen Berührung bei affektiven Störungen weiter abgeklärt werden muss.

### Manuelle und körperbasierte Praktiken

#### Therapeutische Massage

Bislang liegen nur wenige Studien vor, in denen die Wirkung einer therapeutischen Massage bei depressiven Patienten wissenschaftlich geprüft wurde. In einer Untersuchung von Field et al. erhielten 26 Erwachsene eine Massage (zweimal wöchentlich über fünf Wochen) im Vergleich zu einer Kontrollgruppe. Es zeigte sich eine positive Wirkung auf Depression und Angst [98]. Auch bei jungen depressiven Frauen wurden deutliche Effekte beobachtet [99]. Neulich wurde auch eine Studie mit einer Stichprobe klinisch-depressiver Patienten an der Charité Berlin durchgeführt [100]. An der Studie nahmen 32 Patienten teil, die wegen schwerer Depressionen stationär behandelt wurden. Sie erhielten drei „Slow Stroke"-Massagen. Bei diesem Verfahren, auch als Kalifornische Ganzkörpermassage bekannt, werden die Patienten in einem ruhigen Raum bei entspannender Hintergrundmusik eine Stunde lang durch langsames Streichen und Kneten der Haut massiert. Nach der Behandlung waren die Patienten weniger angespannt, ruhiger, ihre depressive Stimmung hatte sich aufgehellt, und auch die Nacken/Schulter-Verspannungen, die bei depressiven Patienten häufig sind, hatten sich gelöst. Die Effekte werden vor allem auf die körperliche Berührung zurückgeführt. „Haut und Tastsinn sind konstitutiv für die menschliche Identität und für die primäre Interaktion mit der Welt und diese Interaktion ist beim depressiven Menschen zutiefst gestört" [100]. In der Studie wurde nur eine kurzzeitige Wirkung der Massage bewiesen. Die Massage wird als eine zusätzliche Maßnahme zur medikamentösen Behandlung angewandt. Auch während der Studie bekamen die Patienten weiter ihre medikamentöse Therapie. In einem nächsten Schritt sollen die langfristigen Auswirkungen auf die Depression untersucht werden.

### Heilsysteme

Obwohl traditionelle chinesische Medizin, Ayurvedische Medizin, Naturheilkunde und andere medizinische Heilsysteme zur Behandlung von Symptomen der Depression weitverbreitet sind, gibt es kaum wissenschaftliche Literatur, welche den Nutzen dieser facettenreichen Therapieansätze bei der Behandlung von Patienten mit major-depressiver Erkrankung validiert. Somit konzentriert sich das vorliegende Kapitel auf die Besprechung der Komponenten dieser Heilsysteme, wie Meditation, Akupunktur und Yoga, für die systemische Studien durchgeführt wurden. Diese Heilsysteme basieren auf einem qualitativ umschriebenen Konzept von Biosystemen, wie „Yin" und „Yang" in der traditionellen chinesischen Medizin. Viele der in diesen Systemen vorgeschlagenen Verfahren beruhen auf einer angeblichen „Wiederherstellung des Gleichgewichts" von „Körperenergien" und „Entgiftung."

## Andere Therapien

### Lichttherapie bei saisonaler affektiver Störung

Die saisonale affektive Störung ist eine jahreszeitenabhängig auftretende affektive Störung, die durch das Auftreten von Symptomen einer Depression im Herbst und Winter typisch ist. Im Frühling und Sommer gehen die Symptome meistens spontan zurück. Selten tritt auch eine Manie auf, ebenso selten eine Sommerform der saisonalen affektiven Störung. Es überrascht nicht weiter, dass die meiste Literatur aus den skandinavischen Ländern stammt, wie Finnland,

wo die saisonale affektive Störung ein signifikantes öffentliches Gesundheitsproblem darstellt, insbesondere bei Frauen.

Zahlreiche Artikel haben sich mit dem Nutzen der Lichttherapie bei Patienten
mit saisonaler affektiver Störung befasst. Als Ätiologie der saisonalen affektiven
Störung wurden zunächst Veränderungen von Sekretion und Metabolismus von
Melatonin angenommen. Neuere Forschungsergebnisse weisen jedoch darauf
hin, dass die saisonale affektive Störung vermutlich eher auf einer gestörten
Serotoninfunktion beruht [101]. Die ursprünglich für die Therapie der saisonalen affektiven Störung empfohlene Lichtintensität betrug 2000–2500 lx für etwa
zwei Stunden täglich, da angenommen wurde, dass diese Intensität die nächtliche Melatoninsekretion wirkungsvoll supprimiert [102]. Allerdings führt ein
helleres Licht von 7.000–10.000 lx schneller zur Symptomremission, was eine
dosisabhängige Wirkung der Lichttherapie bei Patienten mit saisonaler affektiver Störung nahe legt. Mehrere randomisierte Studien und eine Metaanalyse
von 39 gut durchgeführten Studien zur Lichttherapie der saisonalen affektiven
Störung [103] kamen zu dem Ergebnis, dass unterschiedliche Lichtintensitäten
zu einer unterschiedlich starken Reduktion der Symptome bei saisonaler affektiver Störung führen, wobei stärkeres Licht bei den typischen Symptomen der
Depression effektiver ist, nicht jedoch bei den atypischen Symptomen, die bei
der saisonalen affektiven Störung öfter vorkommen.

Studien, die die Behandlung der saisonalen affektiven Störung mit Lichtblen-
den untersuchen, erbrachten keine Belege dafür, dass hellere Blenden (6.000 lx)
effektiver sind als dunklere (400 lx) [104]. Gedämpftes Licht aus einer Licht-
blende mit einer Dosis von nur 60 lx ist ausreichend, um das Gleichgewicht der
unbekannten photochemischen Reaktion zu sättigen, auf der die antidepressive
Wirkung der Lichttherapie beruht [103]. Vermutlich liefert das gedämpfte Licht
aus einer Blende ausreichend Photonen zur Absorption durch die Retina. Der
Zeitpunkt der Lichttherapie (frühmorgens vs. mittags) scheint die Symptome
einer Depression nicht zu beeinflussen. Normalerweise gehen die Symptome
nach viertägiger Lichttherapie allmählich zurück, oft mit vollständigem Verschwinden der vegetativen Symptome nach einwöchiger Lichttherapie. In einer
Studie kam es bei 67 % der Patienten mit leichter Depression nach einwöchiger
Behandlung zur Remission im Vergleich zu 40 % der Patienten mit schweren
depressiven Symptomen [101]. Oft kehren die Symptome bei Abbruch der Lichttherapie zurück. Zu den bekannten, geringfügigen Nebenwirkungen gehören
Überanstrengung der Augen und Kopfschmerzen. Ein Hauptproblem bei vielen
klinischen Studien zur Lichttherapie bei Patienten mit saisonaler affektiver Störung betrifft die schwierige Planung geeigneter Placebokontrollen.


### Aerobe körperliche Bewegung
Der aeroben körperlichen Bewegung kommt eine besondere Bedeutung in Therapie und Prävention psychischer Störungen, insbesondere bei Depression und
Angststörungen, zu. In ein multimodales Therapiekonzept integrierte bewe-
gungstherapeutische Angebote stellen ein kostengünstiges und risikoarmes

Potenzial dar, das als Teil psychiatrischer Behandlung noch zu wenig genutzt wird.

Mit mehr als eintausend Studien und mehreren Reviews ist Sport eines der bei Patienten mit Depression am besten untersuchten Behandlungsverfahren. Die meisten Studien weisen unabhängig vom angewandten Sportprogramm auf eine signifikante Besserung der depressiven Werte hin [105].

Eine Metaanalyse von 80 gut durchgeführten Studien [106] legt den Schluss nahe, dass Sport mit einer Verminderung der Depressionswerte um mehr als 50 % einhergeht. In einer Studie [107] wurde die Wirksamkeit eines 16-wöchigen aeroben Trainingsprogramms bei älteren Patienten mit major-depressiver Erkrankung im Vergleich zu einer Patientengruppe, die eine Standardmedikation erhalten hat, untersucht. Dazu wurden 156 Männer und Frauen mit major-depressiver Erkrankung im Alter von 50 bis 77 Jahren randomisiert einem aeroben Sportprogramm, einer konventionellen antidepressiven Medikation oder einer Kombination von Sport und antidepressiver Medikation zugewiesen. Die mittleren HAMD- und BDI-Werte nahmen in allen drei Behandlungsgruppen signifikant ab. Bei den Patienten mit mäßiger bis schwerer Depression, die nur mit Antidepressiva behandelt worden sind, nahmen die depressiven Symptome signifikant stärker ab als bei den stark depressiven Patienten der anderen beiden Behandlungsgruppen. Die Gruppe der leicht depressiven Patienten, die Sport plus eine antidepressive Medikation erhielten, erzielten bessere Werte als die Patienten der anderen beiden Behandlungsgruppen. Aufgrund dieser Reviews und der vorgestellten Metaanalyse scheint Sport eine effektive adjuvante Therapie bei Patienten mit leichter Depression zu sein.

## Weitere Forschung und Überlegungen

Trotz der zahlreichen Fortschritte beim Verständnis der Pathophysiologie der major-depressiven Erkrankung und anderer affektiver Störungen und der Einführung neuer Antidepressiva mit verbesserten Wirksamkeits- und Sicherheitsprofilen sind bis zu 30–40 % der Patienten mit major-depressiver Erkrankung entweder therapierefraktär hinsichtlich der Antidepressiva oder vertragen sie nicht. Auch die psychologische antidepressive Therapie hat ihre Grenzen. Es überrascht nicht, dass viele Patienten trotz des Mangels wissenschaftlicher Belege für die Wirksamkeit und/oder Sicherheit vieler dieser Verfahren eins oder mehrere KAH zur Behandlung ihrer Depression und anderer affektiver Störungen einsetzen. Die meisten depressiven Patienten besprechen die von ihnen angewandten KAH nicht mit ihrem behandelnden Arzt, sodass ein klarer Bedarf für eine bessere Verständigung und Aufklärung über den Nutzen dieser Mittel besteht. In Anbetracht der hohen Morbidität und Mortalität der major-depressiven Erkrankung sind KAH jedoch nur dann selbst bei nachgewiesener Effektivität und Sicherheit am wirkungsvollsten, wenn sie bei Patienten mit leichter bis mäßig schwerer major-depressiver Erkrankung oder adjuvant im Rahmen allopathischer Interventionen bei Patienten mit schwerer Erkrankung eingesetzt werden. Ob die KAH bei Patienten mit einer chronischen Dysthymie und anderen affektiven Störungen von therapeutischem Nutzen sind, muss noch geklärt werden.

Zusammenfassend lässt sich feststellen, dass die positive Einstellung der Bevölkerung zu klassischen Naturheilverfahren und alternativen Heilmethoden und ihre nicht seltene Anwendung offensichtlich sind und sowohl in der klinischen Praxis als auch in der medizinischen Forschung stärker berücksichtigt werden müssen.

# Literatur

1. Härtel U, Volger E. Inanspruchnahme und Akzeptanz klassischer Naturheilverfahren und alternativer Heilmethoden in Deutschland – Ergebnisse einer repräsentativen Bevölkerungsstudie. Forschende Komplementärmedizin und Klassische Naturheilkunde 2004;11:327–334.

2. Eisenberg DM, Kessler RC, Foster C, Norlock et al. Unconventional medicine in the United States. Prevalence, costs and patterns of use. N Engl J Med 1993;328(4):246–252.

3. Astin JA. Why patients use alternative medicine: Results of a national study. JAMA 1998;279(19):1548–1553.

4. Emmanuel NP, Cosby C, Crowford M, et al. Prevalence of Herbal Products Use by Subjects Evaluated for Pharmacological Clinicial Trials. Boca Raton, FL: 38th Annual Meeting of the New Clinical Drug Evaluation Unit Program, 1998.

5. Unutzer J, Klap R, Sturm R, et al. Mental disorders and the use of alternative medicine: Results from a national survey. Am J Psychiatry 2000;157 (11):1851–1857.

6. Barnes PM, Powell-Griner E, McFann K, et al. Complementary and alternative medicine use among adults: United States, 2002. Adv Data 2004 (343):1–19.

7. Simon GE VM, Piccinelli M, et al. An international study of the relation between somatic symptoms and depression. N Engl J Med 1999; 341:1329–1336.

8. Staff J. JAMWA and Latina Magazine Collaborate in Complementary and Alternative Medicine Survey. JAMWA 2000;55(2):104–105.

9. Cushman LF WC, Factor-Litvak P, Kronenberg F. Use of complementary and alternative medicine among African-American and Hispanic women in New York City: A pilot study. J Am Womens Assoc 1999; 54(4):193–195.

10. Trotter R. Curanderismo. A picture of Mexican-American folk healing. J Altern Complement Med 2001;7 (2):129–131.

11. Parks F. The role of African American folk beliefs in the modern therapeutic process. Clin Psychol Sci Pract 2003;10(4):456–467.

12. Pang KY. Symptoms of depression in elderly Korean immigrants: Narration and the healing process. Cult Med Psychiatry 1998;22(1):93–122.

13. Obeyesekere G. Depression, Buddhism, and the Work of Culture in Sri Lanka. In: Kleinman AaG B (ed.), Culture and Depression: Studies in the Anthropology and Cross-Cultural Psychiatry of Affect and Disorder. Berkeley, CA: University of California Press, 1985, pp. 134–152.

14. Kim CaK. Navajo use of native healers. Arch Intern Med 1998:2245–2249.

15. Walsh BT, Seidman SN, Sysko R, et al. Placebo response in studies of major depression: Variable, substantial, and growing. JAMA 2002;287(14):1840–1847.

16. Dennehy EB, Gonzalez R, Suppes T. Selfreported participation in non-pharmacologic treatments for bipolar disorder. J Clin Psychiatry 2004;65 (2):278.

17. Kutz I, Borysenko JZ, Benson H. Meditation and psychotherapy: A rationale for the integration of dynamic psychotherapy, the relaxation response, and mindfulness meditation. Am J Psychiatry 1985;142(1):1–8.

18. Sloman R. Relaxation and imagery for anxiety and depression control in community patients with advanced cancer. Cancer Nurs 2002;25(6):432–435.

19.  Broota A aDR. Efficacy of two relaxa-
     tion techniques in depression. J Pers
     Clin Stud 1990;6:83–90.
20.  Murphy GE, Carney RM, Knesevich
     MA, et al. Cognitive behaviour the-
     rapy, relaxation training, and tricyc-
     lic antidepressant medication in the
     treatment of depression. Psychol Rep
     1995;77:403–420.
21.  Bowers WA. Treatment of depressed
     in-patients. Cognitive therapy plus
     medication, relaxation plus medica-
     tion, and medication alone. Br J Psy-
     chiatry 1990;156:73–78.
22.  Janakiramaiah N, Gangadhar BN,
     Naga Venkatesha Murthy PJ, et al.
     Antidepressant efficacy of Sudarshan
     Kriya Yoga (SKY) in melancholia: A
     randomized comparison with elec-
     troconvulsive therapy (ECT) and imi-
     pramine. J Affect Disord 2000;57(1–
     3):255–259.
23.  Ernst ER, Stevinson J, Complemen-
     tary therapies for depression: An
     overview. Arch Gen Psychiatry 1998;
     55:1026–1032.
24.  Zand J. The natural pharmacy: Her-
     bal medicine for depression. In: Stro-
     hecker J, Strohecker SN (ed.), Natural
     Healing for Depression. New York:
     Perigee, 1999.
25.  Eisenberg DM, Ettner RB, Appel SL, et
     al. Trends in alternative medicine use
     in the United States, 1990–1997:
     Results of a follow-up national sur-
     vey. JAMA 1998;280:1569–1575.
26.  Wallis C. Faith and healing: Can
     prayer, faith and spirituality really
     improve your physical health? A gro-
     wing and surprising body of scientific
     evidence say that they can. Time
     1996;147.
27.  Schubert D. Creativity and the ability
     to cope. Creat Psychiatry 1975;5.
28.  Zerhusen J, Boyle K, Wilson W. Out
     of the darkness: Group congnitive
     therapy for depressed elderly. J Psy-
     chosoc Nurs Ment Health Serv. 1991;
     29:16–21.
29.  Hanser SB, Thompson LW. Effects of
     a music therapy strategy on depres-
     sed older adults. J Gerontol. 1994;49
     (6):P265–P269.
30.  Chodorow J. Dance Therapy and
     Depth Psychology. New York: Rout-
     ledge & Kegan Paul, 1991.
31.  Stewart N, Mc Mullin LM, Rubin LD.
     Movement therpay with depressed
     inpatients: A randomized multiple
     single case design. Arch Psychiatr
     Nurs 1994;8:22–29.
32.  Horn AB, Mehl MR. Expressives
     Schreiben als Copingtechnik: Ein
     Überblick über den Stand der For-
     schung. Verhaltenstherapie 2004;14:
     274-283.
33.  Ullrich PM, Lutgendorf SK. Journa-
     ling about stressful events: Effects of
     cognitive processing and emotional
     expression. Ann Behav Med 2002;
     24(3):244–250.
34.  Day A. The journal as a guide for the
     healing journey. Nurs Clin North Am
     2001;36:131–142.
35.  Demarco A, Clarke N. An interview
     with Alison Demarco and Nichol
     Clarke: Light and colour therapy exp-
     lained. Complement Ther Nurs
     Midwifery 2001;7:95–103.
36.  Barber C. The use of music and
     colour theory as a behaviour modi-
     fier. Br J Nurs 1999;8(7):443–448.
37.  Pankratov S. Meridians conduct
     light. Raum und Zeit (in German)
     1991;35 (88):16–18.
38.  Jorm AF, Korten AE, Jacomb PA, et al.
     Mental health literacy: A survey of
     the public's ability to recognise men-
     tal disorders and their beliefs about
     the effectiveness of treatment. Med J
     Aust 1997;166(4):182–186.
39.  Godfrey PS, Toone BK, Carney MW,
     et al. Enhancement of recovery from
     psychiatric illness by methylfolate.
     Lancet 1990;336(8712):392–395.
40.  Morris MS, Fava M, Jacques PF, et al.
     Depression and folate status in the

US Population. Psychother Psychosom 2003;72(2):80–87.

41. Fava M, Borus JS, Alpert JE, et al. Folate, vitamin B12, and homocysteine in major depressive disorder. Am J Psychiatry 1997;154(3):426–428.

42. Alpert JE, Mischoulon D, Rubenstein GE, et al. Folinic acid (Leucovorin) as an adjunctive treatment for SSRI-refractory depression. Ann Clin Psychiatry 2002;14(1):33–38.

43. Christensen L, Burrows R. Dietary treatment of depression. Behav Ther 1990;21:183–193.

44. Benton D, Donohoe RT. The effects of nutrients on mood. Public Health Nutr 1999;2(3A):403–409.

45. Brown SA, Inaba RK, Gillin JC, et al. Alcoholism and affective disorder: Clinical course of depressive symptoms. Am J Psychiatry 1995;152(1):45–52.

46. Cott JM. In vitro receptor binding and enzyme inhibition by Hypericum perforatum extract. Pharmacopsychiatry 1997;30(Suppl 2):108–112.

47. Neary JT, Bu Y. Hypericum LI 160 inhibits uptake of serotonin and norepinephrine in astrocytes. Brain Res 1999;816(2):358–363.

48. Teufel-Mayer R, Gleitz J. Effects of long-term administration of hypericum extracts on the affinity and density of the central serotonergic 5-HT1 A and 5-HT2 A receptors. Pharmacopsychiatry 1997;30(Suppl 2):113–116.

49. Franklin M, Chi J, McGavin C, et al. Neuroendocrine evidence for dopaminergic actions of hypericum extract (LI 160) in healthy volunteers. Biol Psychiatry 1999;46 (4):581–584.

50. Schellenberg R, Sauer S, Dimpfel W. Pharmacodynamic effects of two different hypericum extracts in healthy volunteers measured by quantitative EEG. Pharmacopsychiatry 1998;31 (Suppl 1):44–53.

51. Schule C, Baghai T, Sauer N, et al. Endocrinological effects of high-dose Hyperricum perforatum extract WS 5570 in healthy subjects. Neuropsychobiology 2004;49(2):58–63.

52. Siepmann M, Krause S, Joraschky P, et al. The effects of St John's wort extract on heart rate variability, cognitive function and quantitative EEG: A comparison with amitriptyline and placebo in healthy men. Br J Clin Pharmacol 2002;54(3):277–282.

53. Shelton RC, Keller MB, Gelenberg A, et al. Effectiveness of St John's wort in major depression: A randomized controlled trial. JAMA 2001;285(15): 1978–1986.

54. Akhondzadeh S, Kashani L, Fotouhi A, et al. Comparison of Lavandula angustifolia Mill. tincture and imipramine in the treatment of mild to moderate depression: A double-blind, randomized trial. Prog Neuropsychopharmacol Biol Psychiatry 2003;27(1):123–127.

55. Woelk H. Comparison of St John's wort and imipramine for treating depression: Randomised controlled trial. Br Med J 2000;321(7260):536–539.

56. Bergmann RL, Forster J, Schulz J, et al. Atopic family history. Validation of instruments in a multicenter cohort study. Pediatr Allergy Immunol 1993; 4(3):130–135.

57. Harrer G, Hubner WD, Podzuweit H. Effectiveness and tolerance of the hypericum extract LI 160 compared to maprotiline: A multicenter double-blind study. J Geriatr Psychiatry Neurol 1994;7(Suppl 1):S24–S28.

58. Brenner R, Azbel V, Madhusoodanan S, et al. Comparison of an extract of hypericum (LI 160) and sertraline in the treatment of depression: A double-blind, randomized pilot study. Clin Ther 2000;22(4):411–419.

59. Rodriguez-Landa JF, Contreras CM. A review of clinical and experimental observations about antidepressant actions and side effects produced by Hypericum perforatum extracts. Phytomedicine 2003;10(8):688–699.

60. Mischoulon D, Fava M. Role of S-adenosyl-L-methionine in the treatment of depression: A review of the evidence. Am J Clin Nutr 2002;76(5):1158S–1161S.

61. Zanotti S, Mori S, Radaelli R, et al. Modifications in brain cAMP- and calcium/calmodulindependent protein kinases induced by treatment with S-adenosylmethionine. Neuropharmacology 1998;37(8):1081–1089.

62. Pancheri P, Scapicchio P, Chiaie RD. A doubleblind, randomized parallel-group, efficacy and safety study of intramuscular S-adenosyl-L-methionine 1,4-butanedisulphonate (SAMe) versus imipramine in patients with major depressive disorder. Int J Neuropsychopharmacol 2002;5(4):287–294.

63. Delle Chiaie R, Pancheri P, Scapicchio P. Efficacy and tolerability of oral and intramuscular S-adenosyl-L-methionine 1,4-butanedisulfonate (SAMe) in the treatment of major depression: Comparison with imipramine in 2 multicenter studies. Am J Clin Nutr 2002;76(5):1172S–1176S.

64. Wong AH, Smith M, Boon HS. Herbal remedies in psychiatric practice. Arch Gen Psychiatry 1998;55(11):1033–1044.

65. Lingjaerde O FA, Magnusson A. Can winter depression be prevented by ginkgo biloba extract? A placebo-controlled trial. Acta Psychiatr Scand 1999;100:62–66.

66. Van Praag J, Korf J, Dols L, et al. A pilot study of the predictive value of the probenicid test in applicaton of 5-hydroxytryptophan as antidepressant. Psychopharmacology 1972;25:14–21.

67. Steiner W, Fontaine R. Toxic reaction following the combined administration of fluoxetine and L-tryptophan: Five case reports. Biol Psychiatry 1986;21(11):1067–1071.

68. Alino JJ, Gutierrez JL, Iglesias ML. 5-Hydroxytryptophan (5-HTP) and a MAOI (nialamide) in the treatment of depressions. A double-blind controlled study. Int Pharmacopsychiatry 1976;11(1):8–15.

69. Nardini M, De Stefano R, Iannuccelli M, et al. Treatment of depression with L-5-hydroxytryptophan combined with chlorimipramine, a double-blind study. Int J Clin Pharmacol Res 1983;3(4):239–250.

70. Hertzman PA, Blevins WL, Mayer J, et al. Association of the eosinophilia-myalgia syndrome with the ingestion of tryptophan. N Engl J Med 1990; 322(13):869–873.

71. Buchbauer G, Sunara A, Weiss-Greiler P, et al. Synthesis and olfactoric activity of side-chain modified beta-santalol analogues. Eur J Med Chem 2001;36(7–8):673–683.

72. Parker G, Gibson NA, Brotchie H, et al. Omega-3 fatty acids and mood disorders. Am J Psychiatry. 2006 Jun;163(6):969-78. Review.

73. Fabian TJ, Dew MA, Pollock BG, et al. Endogenous concentrations of DHEA and DHEA-S decrease with remission of depression in older adults. Biol Psychiatry 2001;50(10):767–774.

74. Wolkowitz OM, Reus VI, Keebler A, et al. Doubleblind treatment of major depression with dehydroepiandrosterone. Am J Psychiatry 1999;156(4):646–649.

75. Bloch M, Schmidt PJ, Danaceau MA, et al. Dehydroepiandrosterone treatment of midlife dysthymia. Biol Psychiatry 1999;45(12):1533–1541.

76. Sabelli H, Fink P, Fawcett J, et al. Sustained antidepressant effect of PEA

replacement. J Neuropsychiatry Clin Neurosci 1996;8(2):168–171.

77. Levine J, Barak Y, Gonzalves M, et al. Doubleblind, controlled trial of inositol treatment of depression. Am J Psychiatry 1995;152(5):792–794.

78. Martin JL, Barbanoj MJ, Schlaepfer TE, et al. Repetitive transcranial magnetic stimulation for the treatment of depression. Systematic review and meta-analysis. Br J Psychiatry 2003; 182:480–491.

79. Burt T, Lisanby SH, Sackeim HA. Neuropsychiatric applications of transcranial magnetic stimulation: A meta analysis. Int J Neuropsychopharmacol 2002;5(1):73–103.

80. Szuba MP, O'Reardon JP, Rai AS, et al. Acute mood and thyroid stimulating hormone effects of transcranial magnetic stimulation in major depression. Biol Psychiatry 2001;50(1):22–27.

81. George MS, Wassermann EM, Williams WA, et al. Changes in mood and hormone levels after rapid-rate transcranial magnetic stimulation (rTMS) of the prefrontal cortex. J Neuropsychiatry Clin Neurosci 1996; 8(2):172–180.

82. Kolbinger HH G, Hufnagel A, Moller H-J, et al. Transcranial magnetic stimulation (TMS) in the treatment of major depression: A pilot study. Hum Psychopharmacol 1995;10:305–310.

83. Wassermann EM, Grafman J, Berry C, et al. Use and safety of a new repetitive transcranial magnetic stimulator. Electroencephalogr Clin Neurophysiol 1996;101(5):412–417.

84. O'Connor M, Brenninkmeyer C, Morgan A, et al. Relative effects of repetitive transcranial magnetic stimulation and electroconvulsive therapy on mood and memory: A neurocognitive risk-benefit analysis. Cogn Behav Neurol 2003;16(2):118–127.

85. George MS, Wassermann EM, Kimbrell TA, et al. Mood improvement following daily left prefrontal repetitive transcranial magnetic stimulation in patients with depression: A placebo-controlled crossover trial. Am J Psychiatry 1997;154(12):1752–1756.

86. Loo CK, Mitchell PB, Croker VM, et al. Doubleblind controlled investigation of bilateral prefrontal transcranial magnetic stimulation for the treatment of resistant major depression. Psychol Med 2003;33(1):33–40.

87. Kimbrell TA, Little JT, Dunn RT, et al. Frequency dependence of antidepressant response to left prefrontal repetitive transcranial magnetic stimulation (rTMS) as a function of baseline cerebral glucose metabolism. Biol Psychiatry 1999;46(12):1603–1613.

88. George MS, Nahas Z, Molloy M, et al. A controlled trial of daily left prefrontal cortex TMS for treating depression. Biol Psychiatry 2000;48 (10):962–970.

89. Grisaru N, Chudakov B, Yaroslavsky Y, et al. Transcranial magnetic stimulation in mania: A controlled study. Am J Psychiatry 1998;155(11):1608–1610.

90. Han JS, Terenius L. Neurochemical basis of acupuncture analgesia. Annu Rev Pharmacol Toxicol 1982;22:193–220.

91. Luo H. Progress in the treatment of depression with new electroacupuncture. Zhongguo Zhong Xi Yi Jie He Za Zhi 2000;20(11):806–807.

92. Roschke J, Wolf C, Muller MJ, et al. The benefit from whole body acupuncture in major depression. J Affect Disord 2000;57(1–3):73–81.

93. Miles PaT, G. REIKI-review of a biofield therapy history, theory, practice and research. Altern Ther 2003;9 (2):62–72.

94. Wardell DaE, J. Biological correlates of Reiki touch healing. J Adv Nurs 2001;33(4):439–445.

95. Krieger D. The Therapeutic Touch: How to Use Your Hands to Help or to Heal. New York: Prentice-Hall, 1986.

96. Berden M, Jerman I, Skarja M. A possible physical basis for the healing touch (biotherapy) evaluated by high voltage electrophotography. Acupunct Electrother Res. 1997;22:127–146.

97. Hughes P, Grochowski RM, Harris CND. Therapeutic touch with adolescent psychiatric patients. J Holistic Nurs 1996;14(1):6–23.

98. Field T, Ironson G, Scafidi F, et al. Massage therapy reduces anxiety and enhances EEG patterns of alertness and math computations. International Journal of Neuroscience 1996;86:197–205.

99. Field T, Grizzle N, Scafidi F, et al. Massage and relaxation therapies' effects on depressed adolescent mothers. Adolescence 1996;31(124):903–911.

100. Müller-Oerlinghausen B, et al. Wirkungen einer „Slow Stroke" Massage als komplementäre Therapie bei stationären depressiven Patienten. Deutsche Medizinische Wochenschrift 2004;129 (24):1363–1368.

101. Partonen T, Lonnqvist J. Seasonal affective disorder. Lancet 1998;352 (9137):1369–1374.

102. Eastman CI, Lahmeyer HW, Watell LG, et al. A placebo-controlled trial of light treatment for winter depression. J Affect Disord 1992;26(4):211–221.

103. Lee TM, Chan CC. Dose-response relationship of phototherapy for seasonal affective disorder: A meta-analysis. Acta Psychiatr Scand 1999; 99(5):315–323.

104. Rosenthal NE. Winter Blues: Seasonal Affective Disorder. What it is and how to Overcome it. New York: Guilford Press, 1993.

105. Byrne A, Byrne DG. The effect of exercise on depression, anxiety and other mood states: A review. J Psychosom Res 1993;37(6):565–574.

106. North TC, McCullagh P, Tran ZV. Effect of exercise on depression. Exerc Sport Sci Rev 1990;18:379–415.

107. Blumenthal JA, Babyak MA, Moore KA, et al. Effects of exercise training on older patients with major depression. Arch Intern Med 1999;159 (19):2349–2356.

# 19 Komorbidität von affektiven Störungen und Drogenabusus

CHARLES P. O'BRIEN
FÜR DIE DEUTSCHE AUSGABE: ANDREAS MARNEROS

## Einleitung: Definition Komorbidität

Mit dem Begriff „duale Diagnose" wird für gewöhnlich eine Kombination aus psychischer Erkrankung und Drogenabusus bezeichnet. Da Drogenabusus und Suchterkrankungen ebenfalls psychische Krankheitsbilder sind, sollte man besser von einem „Drogenabusus in Kombination mit anderen psychischen Erkrankungen" sprechen. Außerdem muss erwähnt werden, dass bei psychischen Erkrankungen auch andere medizinische Krankheitsbilder auftreten können, was als weitere Form der Komorbidität betrachtet werden kann. Die Behandlung der häufig vorkommenden psychischen Erkrankungen wie Depression und Angststörungen erfolgt am besten gemeinsam mit der Behandlung von Diabetes, Hypertonus oder Asthma in einem allgemeinen Krankenhaus. Sollte es erforderlich sein, wird ein Psychiater hinzugezogen. Bei schweren psychischen Erkrankungen kann der Psychiater unkomplizierte medizinische Begleiterkrankungen seiner Patienten mitbehandeln.

Dieses Kapitel befasst sich mit der Behandlung affektiver Störungen in der Kombination mit Drogenabusus. Dabei sind ätiologische Faktoren zu berücksichtigen. Manchmal beginnen Drogenabusus oder Suchterkrankungen mit dem Versuch der Selbstmedikation bei Angststörungen oder Depression. Der Patient nimmt jede ihm verfügbare Droge ein, von Marihuana über Stimulanzien, Alkohol und Opiate bis hin zu Nikotin. Diese Selbstmedikation mit nicht verordneten Substanzen führt zunächst zu einer gewissen Symptomlinderung. Anschließend gerät die Substanz jedoch oft außer Kontrolle, und der Patient hat ein neues Problem zusätzlich zur ursprünglichen psychischen Erkrankung. In dieser Abfolge tritt zunächst das psychiatrische Beschwerdebild auf, das später durch eine Selbstmedikation kompliziert wird und zu Drogenabusus oder einer Suchterkrankung führt. In anderen Fällen tritt zunächst der Drogenabusus auf, und die psychische Erkrankung ist eine Komplikation der sozialen Belastung durch den Drogenkonsum und/oder der biologischen Wirkungen der chronischen Drogeneinnahme auf das Gehirn.

## Epidemiologie

In den USA wurde die Prävalenz für das gleichzeitige Auftreten von Drogenabhängigkeit und anderen psychischen Erkrankungen aus zwei Erhebungen der letzten zwei Jahrzehnte abgeleitet, der Epidemiologic Catchment Area (ECA) von 1980 bis 1984 [1] und der National Comorbidity Survey (NCS) von 1990 bis 1992 [2]. In der ECA gaben 47 % der Befragten mit Schizophrenie und 61 % derjenigen mit bipolarer Störung eine begleitende Drogenabhängigkeit an. Von den Patienten mit antisozialer Persönlichkeitsstörung wiesen 84 % eine begleitende Drogenabhängigkeit auf. Anders betrachtet zeigen Erhebungen in Drogenentzugskliniken bei Patienten, die wegen einer Drogenabhängigkeit behandelt werden, eine noch höhere Prävalenz schwerwiegender psychischer Erkrankungen. Auch der 2001 durchgeführte National Household Survey on Drug Abuse (NHSDA) ermittelte einen ausgeprägten Zusammenhang zwischen Drogenabhängigkeit und anderen Formen psychischer Erkrankungen [3].

Aus unterschiedlichen epidemiologischen Studien lässt sich ableiten, dass zwischen sieben und zehn Millionen Menschen gleichzeitig unter einem Drogenabusus und anderen psychischen Erkrankungen leiden und bis zu 66 % der Drogenabhängigen im Laufe ihres Lebens eine oder mehrere psychische Krankheiten entwickeln [4]. Einer von vier Patienten mit Major Depression ist drogenabhängig [5]. Menschen mit affektiven Störungen weisen bis zu achtmal häufiger einen Drogenabusus auf. Verglichen mit der Allgemeinbevölkerung sind Frauen mit bipolarer Störung siebenmal häufiger Alkoholikerinnen [6]. Der Zusammenhang zwischen Depression und Nikotinabusus ist komplex und nicht vollständig aufgeklärt [7, 8]. Raucher mit Depression in der Vorgeschichte erleben mehr Entzugssymptome [9] und hören seltener mit dem Rauchen auf [10]. Laut DSM-III-R bedeutet Nikotinabhängigkeit ein dreifach erhöhtes Risiko für eine Major Depression [11].

# Häufige Komorbiditäten

## Depression und Nikotinabhängigkeit

Symptome der Depression und Angststörung sind mit Nikotinabhängigkeit assoziiert. Die verfügbaren Daten weisen darauf hin, dass Tabakkonsum und Nikotinabhängigkeit bei Jugendlichen mit depressiven Symptomen häufiger sind [129], insbesondere bei denjenigen mit einer schwereren psychischen Erkrankung [13]. Jugendliche mit Aufmerksamkeitsdefizit-Hyperaktivitäts-Syndrom weisen ein höheres Risiko für Tabakkonsum auf [14]. Außerdem fangen weibliche Jugendliche oft wegen Gewichtsproblemen an zu rauchen und bleiben dann dabei [15].

Nikotin hat auch einige nützliche Eigenschaften. Es wirkt beruhigend bei gleichzeitig erhöhter Aufmerksamkeit und besserer Muskelrelaxation. Bei abhängigen Rauchern besteht ein Grund für weiteres Rauchen im Vermeiden von Nikotinentzugssymptomen (Tab. 19.1). Dieses Unterdrücken von Entzugssymptomen wird besonders deutlich, wenn morgens die erste Zigarette geraucht wird. Der durchschnittliche Raucher, der eine Packung Zigaretten am Tag raucht, zieht zehnmal pro Zigarette oder 200-mal pro Packung. Bei jedem Zug trägt eine geringe Nikotindosis zu einer leichten Spiegelerhöhung bei. Nikotin wird rasch von den Lungen absorbiert, erreicht über den Lungenkreislauf das linke Herz und gelangt anschließend sehr schnell über den Aortenbogen und die Karotiden in das Gehirn. Die Lungenroute ist der schnellste Weg zum Gehirn, noch schneller als eine intravenöse Injektion. Bis zu dem Zeitpunkt, an dem er versucht mit dem Rauchen aufzuhören, hat sich der Nikotinspiegel eines typischen Rauchers bereits mehrere Millionen Mal erhöht. Dadurch entsteht ein nachhaltiges Lernparadigma mit einem Nikotinverlangen, das mit Menschen, Orten und Situationen verknüpft ist, bei denen der Raucher das Gehirn in den vergangenen Jahren wiederholt durch Nikotin aktiviert hat. Ein Aufhören erzeugt Nikotinentzugssymptome, und die erlernten Auslösereize rufen selbst Jahre nach der letzten Nikotindosis ein konditioniertes Verlangen nach einer Zigarette hervor. Während des Nikotinentzugs können depressive Symptome auftreten oder sich bei bereits depressiven Patienten verstärken. Viele Patienten geben depressive Symptome als Begründung dafür an, dass sie nach einem Entzugsversuch wieder mit dem Rauchen angefangen haben.

**Tabelle 19.1** Nikotinentzugssyndrom

| |
|---|
| Reizbarkeit, Ungeduld, Feindseligkeit |
| Angst |
| Dysphorische oder depressive Verstimmung |
| Konzentrationsstörungen |
| Ruhelosigkeit |
| Herzfrequenzabnahme |
| Appetitsteigerung oder Gewichtszunahme |

## Behandlung von Nikotinabhängigkeit kombiniert mit Depression

Die Nikotinabhängigkeit war in den vergangenen Jahren Gegenstand zahlreicher klinischer Studien. Es stehen effektive Medikamente zur Verfügung; die Zulassung weiterer wird von der FDA geprüft. Zum allgemeinen Vorgehen bei der Behandlung einer Nikotinabhängigkeit gehören die Einleitung einer Medikation zur Langzeitrezidivprophylaxe, die Festsetzung eines Datums, an dem mit dem Rauchen aufgehört wird, nachdem die Medikation einen therapeutischen Spiegel erreicht hat, und anschließend eine Nikotinersatztherapie zur Behandlung der Nikotinentzugssymptome. Zur Nikotinersatztherapie werden Pflaster, Kaugummi oder Nasenspray verwendet. Das in diesen Mitteln enthaltene Nikotin verhindert die Entzugssymptome und kann über fünf bis zehn Tage ausgeschlichen werden. Einige starke Raucher halten eine mehrmonatige Nikotinersatztherapie für erforderlich, weil bei ihnen über längere Zeit Entzugssymptome auftreten. Vor dem Aufhören mit dem Rauchen sollte *Bupropion* in einer Dosis von zweimal täglich 150 mg gegeben werden, um das Nikotinverlangen abzuschwächen. Bupropion sollte für mindestens drei Monate verabreicht werden. Da es außerdem zur Behandlung der Depression eingesetzt wird, kann es die depressiven Symptome bei Rauchern reduzieren, bei denen eine Komorbidität von Depression und Nikotinabhängigkeit vorliegt. Allerdings unterscheidet sich Bupropion von anderen Antidepressiva, da es auch das Verlangen nach Nikotin reduziert und somit auch bei Rauchern ohne Depression angewandt werden sollte. Oft verschlechtert sich eine Depression deutlich, nachdem mit dem Rauchen aufgehört wurde, sodass der Patient neben der Medikation eine intensive Psychotherapie benötigt. Die *kognitiv-behaviorale Psychotherapie* hat sich bei der Depression als wirksam erwiesen und kann in Kombination mit der oben beschriebenen Medikation eingesetzt werden.

Die Nikotinabhängigkeit ist derart häufig, dass alle Ärzte mit der Behandlung entsprechend den vorgenannten Richtlinien vertraut sein sollten. Außerdem handelt es sich um eine der am schwierigsten zu behandelnden Suchterkrankungen, sodass ein Patient, der nicht auf die hier beschriebene Behandlung anspricht oder der häufige Rückfälle hat, einem Spezialprogramm zugeführt werden sollte. Selbst die beste Kombination aus Medikamenten und kognitiv-behavioraler Therapie geht nur mit einer Erfolgsrate (stabile Abstinenz für ein Jahr) von etwa 30 % einher. In randomisierten klinischen Studien wies die Kontrollgruppe (Placebo) nach einem Jahr eine Erfolgsrate von weniger als 10 % auf.

Nikotinabhängigkeit ist ein weltweites Problem, und in den vergangenen Jahren hat sich die pharmazeutische Industrie aktiv mit der Entwicklung neuer Medikamente befasst, die dabei helfen, mit dem Rauchen aufzuhören. Eines dieser neuen Medikamente ist *Rimonabant*, ein Cannabinoid(CB-1)-Rezeptorantagonist. In klinischen Studien reduzierte diese Substanz die Rückfallrate von Rauchern ebenso wie das Gewicht bei adipösen Patienten. Dieses Medikament wird derzeit von der FDA auf Zulassung geprüft und wird vermutlich neben der Nikotinersatztherapie und der Gabe von Bupropion als weitere Option zur Unterstützung der Therapie bei Nikotinabhängigkeit dienen.

## Depression und Opiatabhängigkeit

Bei Opiatabhängigen tritt eine Depression in unterschiedlichen Szenarien auf. Patienten mit chronischen Schmerzen werden oft depressiv und nutzen gelegentlich die stimmungsaufhellenden oder antidepressiven Effekte der ihnen verordneten Opiate, statt sie ausschließlich wegen der schmerzlindernden Wirkung einzunehmen. Während sich im Laufe einer Opiattherapie wegen chronischer Schmerzen nur äußerst selten eine Abhängigkeit entwickelt, ist eine gleichzeitige Depression ein Warnsignal, auf das der behandelnde Arzt achten muss. Hier ist eine entsprechende antidepressive Medikation indiziert.

Bei obdachlosen Heroinabhängigen zeigt sich ein vollkommen anderes Bild. Sie werden oft im partiellen Heroinentzug vorstellig und klagen über depressive Symptome. Gelegentlich erfüllen sie sogar die Kriterien einer Major Depression. Meistens wird die Heroinabhängigkeit mit einer Methadonersatztherapie behandelt. Seit kurzem gibt es ein neues Heroinersatzmedikament – Buprenorphin. Es ist breiter verfügbar, da Buprenorphin von autorisierten Ärzten normal verschrieben werden kann und keine Teilnahme an speziellen Behandlungspro-grammen erfordert, wie es bei Methadon der Fall ist. Nach zwei bis drei Wochen mit stabiler Methadon- oder Buprenorphindosis verschwinden die depressiven Symptome oft. Bei Patienten, die nicht auf eine Methadon- oder Buprenorphin-substitution ansprechen, können begleitend Antidepressiva verabreicht werden [16].

## Behandlung der Opiatabhängigkeit

Der Wirkmechanismus von Antidepressiva und Affektstabilisatoren wird nicht von den zur Behandlung der Opiatabhängigkeit eingesetzten Medikamenten beeinflusst. Auch Opiate wirken antidepressiv, sodass Patienten, bei denen eine Behandlung mit einem Opiatagonisten oder einem partiellen Opiatagonisten, wie Methadon oder Buprenorphin, gerade erst begonnen worden ist, erst dann Antidepressiva erhalten sollten, wenn sie sich unter der Opiatersatztherapie sta-bilisiert haben. Bei persistierenden depressiven Symptomen ist eine antidepres-sive Standardtherapie indiziert. Patienten mit bipolarer Störung können mit Affektstabilisatoren behandelt werden, wie Lithium, Valproinsäure, Carbamaze-pin und Lamotrigin. Allgemein verläuft die Behandlung erfolgreich, das heißt, die depressiven Symptome werden gelindert, und die Stimmung wird stabili-siert. Allerdings wirkt sich die Behandlung der affektiven Störung nicht in jedem Fall positiv auf die Suchterkrankung aus. Abhängigkeit ist eine chronische Erkrankung, bei der eine Langzeitbehandlung erforderlich ist. Dabei müssen zwar affektive Störungen beachtet werden, dies wirkt sich jedoch nicht kurativ auf die Abhängigkeit aus.

Ein weiterer Behandlungsansatz bei Opiatabhängigkeit ist die Gabe des Opiat-antagonisten *Naltrexon*. Diese Substanz blockiert die Opiatrezeptoren und macht einen Rückfall zur Opiatabhängigkeit unmöglich, solange Naltrexon vorhanden ist. Für diese Behandlung ist zunächst eine Entgiftung erforderlich. Oft weist der frisch abstinente Heroinabhängige zahlreiche depressive Symp-tome auf. Naltrexon wird zur Rezidivprophylaxe gegeben und kann auch mit Antidepressiva kombiniert werden. Es gibt keine unerwünschten Wechselwir-kungen zwischen Naltrexon und SSRIs oder trizyklischen Antidepressiva. Die Antidepressiva helfen darüber hinaus bei der Behandlung des gesamten Heroin-abhängigkeitssyndroms. Es gibt Berichte über erhöhte Spiegel von Antidepres-siva bei Patienten unter Naltrexon, wobei jedoch die Erhöhung meist so gering ist, dass keine Dosisanpassung erforderlich ist. In jedem Fall erfolgt die Behand-lung der Opiatabhängigkeit am besten mit einer Kombination aus Medikamen-ten mit agonistischer oder antagonistischer Wirkung und einer Psychotherapie. Zahlreiche Psychotherapieverfahren haben sich als wirksam erwiesen, die sich offenbar alle gut mit Medikamenten kombinieren lassen. Zu den angewandten Verfahren gehören die kognitiv-behaviorale und die supportiv-expressive Psy-chotherapie.

# Depression und Stimulanzienabhängigkeit

Stimulanzien wie Kokain und Methamphetamine wirken anregend, führen zu gehobener Stimmungslage sowie ganz allgemein zu Gefühlen, die denen bei Depression entgegengesetzt sind. Bei abruptem Absetzen dieser Substanzen entwickelt sich jedoch ein schweres Entzugssyndrom mit einer Depression, die gelegentlich sehr stark ist und mit Suizidgedanken einhergeht. Somit umfasst die Behandlung der Kokainabhängigkeit oft gleichzeitig die Therapie einer Depression. Ebenso wie bei anderen Suchterkrankungen ist auch die Suchtprävention wichtig. Der Patient weiß, dass die erneute Einnahme von Kokain oder Amphetaminen die schmerzvollen depressiven Symptome zumindest vorübergehend lindern wird. Dies führt jedoch zu einem Teufelskreis der Intoxikation mit nachfolgender Depression.

Die Einnahme von Stimulanzien – sowohl von Kokain als auch von Amphetaminen – führt im Laufe der Zeit zur Entwicklung depressiver Symptome. Viele der ursprünglich gewünschten Wirkungen entwickeln nach und nach eine Toleranz. Die anfangs gesteigerte sexuelle Erregbarkeit vermindert sich allmählich. Daher leiden Männer mit chronischem Konsum oft unter einer erektilen Dysfunktion.

## Behandlung der Stimulanzienabhängigkeit

Antidepressive Medikamente helfen bei der Behandlung der Kokainabhängigkeit gegen die depressiven Symptome. Es gibt Studien, die den Nutzen von trizyklischen Antidepressiva, wie Desipramin, und von SSRIs, wie Fluoxetin, belegt haben, wobei die Ergebnisse jedoch bei weitem nicht übereinstimmen. Zur Reduktion der Rückfallwahrscheinlichkeit ist ein psychotherapeutisches Rezidivprophylaxeprogramm wichtig. So wurde gezeigt, dass die Beratung durch einen erfahrenen Suchttherapeuten effektiv ist [17]. In Kombination mit einer medikamentösen Therapie ist auch die kognitiv-behaviorale Psychotherapie wirksam. Bislang wurde von der FDA kein Medikament zur Behandlung der Kokain- oder Amphetaminabhängigkeit zugelassen. Vor kurzem wurde für diese Substanzen in randomisierten klinischen Studien belegt, dass sie Rückfälle verhindern können. Derartige Medikamente werden schlussendlich vielleicht von der FDA zur Behandlung der Kokainabhängigkeit zugelassen, allerdings sind vorher weitere Untersuchungen erforderlich. Medikamente, für die in Kombination mit einer entsprechenden Psychotherapie eine effektive Rezidivprophylaxe beschrieben wurde, sind: Modafinil [18], Topiramat [19], Baclofen [20] und Propranolol [21].

Zur Amphetaminabhängigkeit wurden weniger Studien veröffentlicht. Bislang hat kein Medikament vielversprechende Ergebnisse hervorgebracht.

Die Depression kann bei Kokainabhängigen spontan auftreten, und anschließend werden im Sinne einer Selbstmedikation Kokain und andere Stimulanzien eingenommen, oder die Depression tritt als Folge der Langzeiteinnahme von Stimulanzien auf. Auch bipolare Störungen treten oft bei Kokainabusus oder

-abhängigkeit auf. Zur Rezidivprophylaxe sollten Affektstabilisatoren in Kombination mit einem der oben beschriebenen Medikamente angewendet werden.

## Depression und Alkoholismus

Während depressive Symptome bei Alkoholikern sehr häufig sind, gibt es umgekehrt keine Hinweise auf ein erhöhtes Risiko für einen Alkoholismus bei Vorliegen einer Depression. Zu dem Zeitpunkt, an dem Patienten mit Alkoholismus zur Therapie vorstellig werden, lässt sich nur schwer sagen, wann die depressiven Symptome angefangen haben. Gingen sie dem Alkoholismus voraus (primäre Depression) oder traten sie später im Laufe des chronischen Alkoholkonsums auf? Wie in der Einleitung dieses Kapitels erwähnt worden ist, ist oft unklar, ob der Alkoholkonsum der affektiven Störung vorausgeht oder im Rahmen eines Selbstmedikationsversuches einer affektiven Störung entsteht. Viele der Symptome des Alkoholismus überschneiden sich mit denen der Depression, was zur diagnostischen Verwirrung führt. Anhaltendes Trinken während einer alkoholbedingten Depression ist Folge einer Alkoholabhängigkeit und nicht zwingend einer primären Major Depression.

Raimo et al. [22] wiesen nach, dass zwar viele Alkoholiker zu Beginn der Behandlung depressiv wirken, dass diese Symptome jedoch nach der Entgiftung und einer gewissen abstinenten Phase bei den meisten zurückgehen. Somit empfehlen die Autoren für diese Patienten eine Alkoholentgiftung mit nachfolgendem mehrwöchigem Abwarten, ob die depressiven Symptome spontan zurückgehen, was jedoch im heutigen Gesundheitswesen aufgrund der aus Kostengründen angestrebten kurzen stationären Verweildauer kaum möglich ist. Bei frühem Beginn einer antidepressiven Behandlung wird man nie wissen, ob die Symptome bei Alkoholabstinenz im Laufe der Zeit nicht von allein zurückgegangen wären.

### Suizidgefahr

Es ist allgemein bekannt, dass das Suizidrisiko bei Patienten mit affektiven Störungen erhöht ist. Das Risiko erhöht sich noch weiter, wenn komplizierend ein Drogenabusus hinzukommt [23]. Suizidversuche sind meist impulsiv und ungeplant und treten in einer Intoxikationsphase auf. Der behandelnde Arzt muss sich des Risikos bewusst sein und die Möglichkeit der Selbstgefährdung mit dem Patienten sowie gegebenenfalls mit den Angehörigen besprechen. Außerdem sollten keine Rezepte über potenziell tödliche Arzneimittelmengen ausgestellt werden, da diese Patienten impulsiv die ganze Packung zu sich nehmen können.

### Behandlung des Alkoholismus

Bei der Behandlung gleichzeitig vorliegender affektiver Störungen und Alkoholismus müssen von Anfang an beide Krankheitsbilder berücksichtigt werden.

**Tabelle 19.2** Alkoholentzugssyndrom

| |
|---|
| Verlangen nach Alkohol |
| Tremor, Reizbarkeit |
| Nausea |
| Schlafstörungen |
| Tachykardie |
| Hypertonie |
| Schwitzen |
| Wahrnehmungsstörungen |
| Krampfanfälle (12–48 h nach dem letzten Konsum) |
| Delirium tremens (selten bei unkompliziertem Entzug) |
| Starke Agitiertheit |
| Verwirrtheit |
| Optische Halluzinationen |
| Fieber |
| Dilatierte Pupillen |

Patienten, die abwechselnd intoxikiert oder im Entzug sind, können nicht effektiv bei den Psychotherapiesitzungen mitarbeiten. Somit ist eine Alkoholabstinenz essenziell. Die Entgiftung Alkoholabhängiger kann mithilfe von Medikamenten erreicht werden, etwa Chlomethiazol (Tab. 19.2). Nach der Entgiftung sollte mit Maßnahmen zur Rezidivprophylaxe sowie mit der Behandlung der affektiven Störung begonnen werden. Derzeit stehen drei Wirkstoffe zur Rezidivprophylaxe des Alkoholkonsums zur Verfügung, die jeweils mit Antidepressiva kombiniert werden können.

Disulfiram blockiert den Alkoholabbau unter Produktion des giftigen Nebenproduktes Acetaldehyd, sobald der Patient Alkohol zu sich nimmt. Diese Behandlung ist zwar hocheffektiv, wird aber von den Patienten meist abgelehnt. Kontrollierte klinische Studien haben keinen signifikanten Vorteil dieser Medikation gezeigt. Sie kann in bestimmten Fällen hilfreich sein, wenn die Medikamenteneinnahme täglich durch einen Ehepartner oder jemand anderes überwacht werden kann.

Eine weitere Behandlungsoption ist die Gabe von Naltrexon, einem Wirkstoff, der die Opiatrezeptoren blockiert und so den Patienten eines Teils der Belohnung für das Trinken beraubt. Patienten mit einer Familienanamnese für Alkoholismus weisen meist ein sehr sensibles endogenes Opioidsystem auf, das durch Alkohol aktiviert wird. Dadurch entstehen ein Rausch und ein durch den Alkohol über endogene Opioide vermitteltes Hochgefühl. Dieses Hochgefühl wird durch Naltrexon verhindert, sodass das Verlangen nach Alkohol und das Rezidivrisiko abnehmen. Die meisten randomisierten klinischen Studien konnten nachweisen, dass Naltrexon in Kombination mit Beratung oder Psychotherapie Rückfälle wirksam verhindern kann.

Der dritte Wirkstoff ist Acamprosat. Es wirkt auf das NMDA/Glutamatsystem und reduziert dadurch das Verlangen nach Alkohol. Die Auswahl unter diesen drei Wirkstoffen sollte in Zusammenarbeit mit dem Patienten erfolgen, der außerdem an einem Programm zur Behandlung der depressiven Erkrankung teilnehmen sollte. Weitere Medikamente befinden sich in klinischen Versuchen, sind jedoch noch nicht zur Behandlung des Alkoholismus zugelassen. Topiramat, ein GABA-Verstärker, wurde von der FDA zur Behandlung von Krampfleiden zugelassen. In einer kontrollierten klinischen Studie wurde festgestellt, dass es die Rezidivrate von Alkoholikern reduziert [24].

## Bipolare Störung und Alkoholismus

Bei Patienten mit bipolarer Störung ist die Lebenszeitprävalenz für Alkoholismus höher als bei jeder anderen Achse-I-Diagnose. Mehr als 50 % der Patienten mit bipolarer Störung leiden unter Alkoholismus [25]. Sofern neben der bipolaren Störung ein Alkoholismus besteht, ist das Suizidrisiko erheblich erhöht [6]. Außerdem sind Patienten mit dieser Diagnosekombination ausgesprochen schwer zu behandeln.

Die Behandlung der bipolaren Störung sollte nach den im Kapitel zur Pharmakotherapie der affektiven Störung genannten Richtlinien erfolgen. Der wichtigste Unterschied besteht darin, dass ein etwaiger Alkoholismus zur gleichen Zeit behandelt werden muss, wenn mit Affektstabilisatoren begonnen wird. Die Rezidivprophylaxe des Alkoholismus sollte wie oben beschrieben mittels Medikation und Psychotherapie erfolgen.

## Andere oft mit Drogenabusus auftretende Diagnosen

### Angststörungen und Alkoholismus

Angststörungen sind häufige psychische Syndrome und treten oft gemeinsam mit Alkoholismus auf. Obwohl der Zusammenhang unterschiedlich beurteilt wird [26], sieht der allgemeine Arzt viele Patienten mit dieser Form der Komorbidität. Oft versuchen die Patienten, ihre Angstsymptome mit Alkohol als Medikament zu behandeln. Zudem scheint das Risiko für eine Angststörung nach langjährigem chronischem Alkoholabusus erhöht zu sein. Während generalisierte Angststörungen, soziale Phobie und Agoraphobie regelmäßig im Zusammenhang mit Alkoholismus auftreten, hat in den vergangenen Jahren das Interesse am posttraumatischen Stresssyndrom zugenommen. Für diese Form der Angststörung wurde ein erheblicher Zusammenhang mit Alkoholismus beschrieben. Etwa 60 % der Männer und 50 % der Frauen in den USA haben wenigstens ein schweres Trauma im Laufe ihres Lebens erlitten [27]. Das posttraumatische Stresssyndrom tritt als häufige Traumareaktion bei 10–13 % der US-amerikanischen Frauen und 5–6 % der Männer auf [28, 29]. Schätzungen zu Kindheitstraumen oder Traumen im Erwachsenenalter belaufen sich unter den

Drogenabhängigen auf 30–90 %, wobei der Anteil des posttraumatischen Stress-syndroms auf 30–50 % geschätzt wird [30]. Sowohl Prävalenz als auch Schwere des Alkoholismus hängen mit der Schwere des posttraumatischen Stresssyn-droms zusammen [31]. Trotz der gesicherten Beziehung zwischen posttraumati-schem Stresssyndrom und Alkoholismus wird das posttraumatische Stresssyn-drom zu selten bei behandlungswilligen Drogenabhängigen diagnostiziert [30].

Bei Patienten mit posttraumatischem Stresssyndrom, die Alkohol nach eige-nen Angaben zur Reduktion ihrer Angstsymptome einnehmen, besteht ein funktioneller Zusammenhang zwischen Alkoholkonsum und Angstsymptomen. Außerdem wird Alkohol eingesetzt, um das Einschlafen zu erleichtern und Alb-träume zu verhindern, die mit dem Trauma zusammenhängen. Im Laufe der Behandlung können die Symptome des posttraumatischen Stresssyndroms auf-grund der autonomen Erregung im Rahmen des Alkoholentzugssyndroms ver-stärkt werden (Tab. 19.2).

## Borderline-Persönlichkeitsstörung und Drogenabusus

Patienten mit einer Borderline-Persönlichkeitsstörung sind grundsätzlich schwer zu behandeln. Bei ihnen treten affektive Schwankungen auf, und sie sind oft impulsiv, suizidal sowie unberechenbar. Bei diesen Patienten ist Drogenabu-sus ausgesprochen häufig. Dulit et al. [33] stellten fest, dass bei 67 % einer Popu-lation von Patienten mit Borderline-Persönlichkeitsstörung gleichzeitig die Dia-gnose einer Drogenabhängigkeit vorlag.

Es wurden bisher keine klinischen Studien zur Behandlung des Drogenabusus bei Patienten mit Persönlichkeitsstörungen durchgeführt. Oft steht jedoch bei Patienten mit Borderline-Persönlichkeitsstörungen die Behandlung der Drogen-abhängigkeit im Mittelpunkt. Eine Psychotherapie ist natürlich so gut wie unmöglich, wenn die Patienten Drogen einnehmen. Häufige von Borderline-Patienten eingenommene Drogen sind Alkohol und Kokain. Die Behandlung dieser Kombination von Störungen sollte wie in den Abschnitten zur Behand-lung der Kokainabhängigkeit und der Alkoholabhängigkeit beschrieben erfol-gen. Zur Behandlung der Borderline-Persönlichkeitsstörung muss zunächst der Drogenabusus kontrolliert werden. Drogenabusus gilt bei Borderline-Patienten als schlechter prognostischer Indikator, und es wird empfohlen, dass sich die Therapie zunächst auf den Drogenabusus konzentriert und anschließend eine Psychotherapie der Borderline-Erkrankung erfolgt [34].

## Marihuana und Amotivationssyndrom

Das Amotivationssyndrom ist keine offizielle Diagnose, sondern wurde wieder-holt mit dem Konsum von Marihuana in Verbindung gebracht, insbesondere bei Jugendlichen. Diese Patienten weisen zahlreiche Symptome einer affektiven Störung auf und wurden oft mit einer Major Depression diagnostiziert. Marihu-ana ist seit langem eine weit verbreitete illegale Droge, deren Gebrauch in den

1970er-Jahren sogar noch weiter verbreitet war als heute. Allerdings gibt es eine signifikante Zahl von Patienten, die ihren Arzt aufsuchen, weil sie mit der Einnahme von Marihuana aufhören wollen und Hilfe benötigen. Diese Patienten erfüllen für gewöhnlich die Kriterien einer Marihuanaabhängigkeit und können ein Syndrom aufweisen, das durch fehlende Motivation, niedrige Produktivität und einen allgemeinen Mangel an Interesse gekennzeichnet ist. Vor kurzem wurden klinische Studien zur spezifischen Psychotherapie bei der Behandlung der Marihuanaabhängigkeit durchgeführt [35]. Der ätiologische Zusammenhang zwischen Marihuanaabhängigkeit und Motivationsmangel wird kontrovers beurteilt und ist nicht bewiesen. Es handelt sich um eine Assoziation ohne bekannte kausale Verknüpfung. Bisher gibt es kein Medikament, das sich bei der Behandlung der Marihuanaentzugssymptome oder zur Prävention einer erneuten Marihuanaabhängigkeit als wirksam erwiesen hat. Im Rahmen der Marihuanaabhängigkeit wurden auch andere psychische Syndrome beschrieben, insbesondere eine Depression [36].

## Zusammenfassung

*Drogenabusus und -abhängigkeit in Kombination mit anderen psychischen Erkrankungen sind sehr häufige klinische Beschwerdebilder. Allgemein werden sie am besten mit einem integrierten Therapieprogramm behandelt, welches die Behandlung der Abhängigkeit mit der Behandlung der begleitenden psychischen Erkrankung kombiniert. Die Behandlung beider Störungen ist dabei essenziell. Eine Abhängigkeitserkrankung lässt sich nur effektiv behandeln, wenn die begleitende psychische Störung ebenfalls mit bestimmten Medikamenten und einer effektiven Psychotherapie angegangen wird. Auch die Be-handlung der psychischen Krankheit wird unweigerlich erfolglos bleiben, wenn nicht gleichzeitig der Drogenabusus behoben wird. Für beide – Abhängigkeitserkrankung und andere psychische Störung – existieren effektive Psycho- und Pharmakotherapien. Bei einer affektiven Störung kann je nach Indikation eine Behandlung mit Antidepressiva oder Affektstabilisatoren erfolgen. Es gibt keine Kontraindikationen gegen eine Kombination dieser Therapieansätze. Natürlich trägt das Vorliegen einer Komorbidität zur Komplexität des klinischen Problems bei und ist ein negativer Prognosefaktor. Insbesondere Drogenabusus erhöht die Wahrscheinlichkeit von Suizidversuchen. Für den Arzt stellen diese Patienten ein schwieriges klinisches Problem dar. Die Kombination von Drogenabusus bzw. -abhängigkeit und affektiven Störungen kommt jedoch sehr häufig vor, sodass alle Ärzte darauf vorbereitet sein müssen, beide Seiten der Medaille zu behandeln: den Drogenabusus und die affektive Störung.*

# Literatur

1.  Regier DA, Farmer ME, Rae DS, et al. Comorbidity of mental disorders with alcohol and other drug abuse. JAMA 1990;264(19):2511–2518.
2.  Kessler RC, McGonagle KA, Zhao S, et al. Lifetime and 12-month prevalence of DSM-III-R psychiatric disorders in the United States. Results from the National Comorbidity Survey. Arch Gen Psychiatry 1994;51 (1):8–19.
3.  Substance Abuse and Mental Health Services Administration (SAMSHA). Report to Congress on the Prevention and Treatment of Co-Occurring Substance Abuse Disorders and Mental Disorders, 2002.
4.  Kessler RC, Nelson CB, McGonagle KA, et al. The epidemiology of co-occurring addictive and mental disorders: Implications for prevention and service utilization. Am J Orthopsychiatry 1996;66:17–31.
5.  Kessler RC. The epidemiology of dual diagnosis. Biol Psychiatry 2004;56 (10):730–737.
6.  Frye MA, Altshuler LL, McElroy SL et al. Gender differences in prevalence, risk, and clinical correlates of alcoholism comorbidity in bipolar disorder. Am J Psychiatry 2003;160(5):883–889.
7.  Farrell M, Howes S. Bebbington P, et al. Nicotine, alcohol and drug dependence and psychiatric comorbidity; Results of a national household survey. Br J Psychiatry 2001;179:432–437.
8.  Fergusson DM, Goodwin RD, Horwood LF. Major depression and cigarette smoking: Results of a 21-year longitudinal study. Psychol Med 2003;33(8):1357–1367.
9.  Convey LS, Glassman AH, Stetner F. Depression and depressive symptoms in smoking cessation. Comprehen Psychiatry 1990;31(4):350–354.
10. Glassman AH, Helzer JE, Covey LS, et al. Smoking, smoking cessation, and major depression. JAMA 1990;264 (12):1546–1549.
11. Breslau N, Johnson EO. Predicting smoking cessation and major depression in nicotine-dependent smokers. Am J Public Health 2000;90(7):1122–1127.
12. Escobedo LG, Kirch DG, Anda RF. Depression and smoking initiation among us latinos. Addiction 1996; 91(1):113–119.
13. Breslau N. Psychiatric comorbidity of smoking and nicotine dependence. Behav Genet 1995;25(2):95–101.
14. Milberger S, Biederman J, Faraone S, et al. ADHD is associated with early initiation of cigarette smoking in children and adolescents. J Am Acad Child Adolesc Psychiatry 1997;36 (10):37–44.
15. French SA, Perry CL, Leon GR, et al. Weight concerns, dieting behavior and smoking initiation among adolescents: A prospective study. Am J Public Health 1994;84(1):1818–1820.
16. Woody G, O'Brien CP, Rickels K. Depression and anxiety in heroin addicts. Am J Psychiatry 1975;132: 447–450.
17. Crits-Christoph P, Siqueland L, Blaine J, et al. Psychosocial treatments for cocaine dependence: National Institute on Drug Abuse collaborative cocaine treatment study. Arch Gen Psychiatry 1999;56(6):493–502.
18. Dackis CA, Kampman KM, Lynch KG, et al. A double-blind, placebo-controlled trial of modafinil for cocaine dependence. Neuropsychopharmacology 2005;30:205–211.
19. Kampman KM, Pettinati HM, Volpicelli JR, et al. Cocaine dependence severity predicts outcome in outpatient detoxification from cocaine and

alcohol. Am J Addict 2004;13(1):74–82.

20. Shoptaw S, Yang X, Rotheram-Fuller EJ, et al. Randomized placebo-controlled trial of balofen for cocaine dependence: preliminary effects for individuals with chronic patterns of cocaine use. J Clin Psychiatry 2003; 64(12):1440–1448.

21. Kampman KM, Volpicelli JR, Mulvaney FD, et al. Cocaine withdrawal severity and urine toxicology results from treatment entry predict outcome in medication trials for cocaine dependence. Addic Behav 2002;15(1):251–260.

22. Raimo EB, Schuckit MA. Alcohol dependence and mood disorders. Addict Behav 1998;23(6):933–946.

23. Goldberg JF, Singer TM, Garno JL. Suicidality and substance abuse in affective disorders. J Clin Psychiatry 2001;62(Suppl 25):35–43.

24. Johnson BA, O'Malley SS, Ciraulo DA, et al. Doseranging kinetics and behavioral pharmacology of naltrexone and acamprosate, both alone and combined, in alcohol-dependent subjects. J Clin Psychopharmacol 2003;23(3):281–293.

25. Salloum IM, Thase ME. Impact of substance abuse on the course and treatment of bipolar disorder. Bipolar Disord 2000;2:269–280.

26. Schuckit MA. Low level of response to alcohol. Am J Psychiatry 1994; 151(2):184–189.

27. Kessler RC, Sonnega A, Bromet E. Posttraumatic stress disorder in the National Comorbidity Survey. Arch Gen Psychiatry 1995;52(12):1048–1060.

28. Breslau N, Peterson EL, Schultz LR, et al. Major depression and stages of smoking. A longitudinal investigation. Arch Gen Psychiatry 1998;55(2):161–166.

29. Kessler RC, Nelson CB, McGonagle KA. The epidemiology of co-occurring addictive and mental disorders: Implications for prevention and service utilization. Am J Orthopsychiatry 1996;66(1):17–31.

30. Dansky BS, Brady KT, Saladin ME. Victimization and PTSD in individuals with substance use disorders: Gender and racial differences. Am J Drug Alcohol Abuse 1996;22(1):75–93.

31. Breslau N, Davis GC. Posttraumatic stress disorder in an urban population of young adults: Risk factors of chronicity. Am J Psychiatry 1992;149(5):671–675.

32. Osher FC, Drake RE, Noordsy DL, et al. Correlates and outcomes of alcohol use disorder among rural outpatients with schizophrenia. J Clin Psychiatry 1994;55(3):109–113.

33. Dulit RA, Fyer MR, Haas GL, et al. Substance use in borderline personality disorder. Am J Psychiatry 1990; 147(8):1002–1007.

34. Links PS, Heslegrave RJ, Mitton JE, et al. Borderline personality disorder and substance abuse: Consequences of comorbidity. Can J Psychiatry 1995;40(1):9–14.

35. Stephens RS, Babor TF, Kadden R, et al. (2002). The marijuana treatment project: Rationale, design and participant characteristics. Addiction 2002; 97(Suppl 1):109–124.

36. Arendt M, Munk-Jorgensen P. Heavy cannabis users seeking treatment-prevalence of psychiatric disorders. Soc Psychiatry Psychiatr Epidemiol 2004;39(2):97–105.

# 20 Ausrichtung der Therapie nach Heilungs-grundlagen

Susan R. Bergeson
Für die deutsche Ausgabe: Andreas Marneros

„Ich muss verrückt sein, dass ich in so einer Klapsmühle bin." (McMurphy in *Einer flog über's Kuckucksnest*, 1975) [1]

„Das Konzept der Genesung fußt auf der einfachen und dennoch entscheidenden Erkenntnis, dass es sich bei Patienten mit psychischen Krankheiten um Menschen handelt" (Pat Deegan, Ph.D., Psychiater, Patient und Autor, 1996) [2].

„Die Herausforderung besteht darin, ... die Behandlung von chronischen Krankheiten und Langzeitbeschwerden entscheidend zu verändern – und zwar so zu verändern, dass die Patienten die Möglichkeit erhalten, eine zentrale Rolle bei Entscheidungen über ihre Krankheit zu spielen." (*The Expert Patient – A New Approach to Chronic Disease Management*. Department of Health and Human Services, September 2001 [3])

„Genesung hat etwas damit zu tun, dass der Einzelne die Kontrolle über sein Leben wiedergewinnt und nicht anderen die Entscheidungen über seine Versorgung oder Behandlung überlässt. Im Verlauf der Genesung lernt der Patient, sich mit seiner Erkrankung abzufinden und damit zu leben. Genesung ist nicht gleichbedeutend mit Heilung, sondern ist ein lebenslanges Vorhaben." (A. Kathryn Power, M. Ed., Director, Center for Mental Health Services, Substance Abuse and Mental Health Services Administration, Department of Health and Human Services, 2004 [4])

Die Art der Reflexion von seelischer Gesundheit und des Umgangs mit Menschen mit psychischen Störungen durchläuft momentan eine richtungsweisende Veränderung. Vom *Kuckucksnest* bis zur President's New Freedom Commission on Mental Health, von der passiven Erduldung zu aktiven, patientenzentrierten Behandlungsplänen – derzeit ändern sich die Erwartungen der Ärzte drastisch.

Inzwischen wird empfohlen, dass der Arzt sein Vorgehen auf eine Genesung hin ausrichtet. Der bahnbrechende Surgeon General's Report on Mental Health aus dem Jahre 1999 konstatiert, dass das Ziel einer jeden Therapie die Genesung sein muss [5]. Der Abschlussbericht der President's New Freedom Commission on Mental Heath Care's im Jahre 2003 stellt fest, dass das Ziel der Behandlung die Genesung ist [6].

Seit Mitte der 1980er-Jahre wurde viel über die Wiederherstellung der seelischen Gesundheit aus Sicht der Patienten (Verbraucher), Angehörigen und Angestellten des Gesundheitswesens geschrieben. Erste Untersuchungen von Courtney Harding (1987) [9] und anderen zweifelten daran, dass eine Stabilisierung bei Menschen mit psychischen Krankheiten das bestmögliche erzielbare Ergebnis ist. Sie entdeckten, dass bei Menschen mit schweren psychischen

Erkrankungen unterschiedliche Therapieergebnisse möglich sind und dass bei vielen Betroffenen eine Besserung über eine Stabilisierung hinaus möglich ist. Psychiater formulierten anhand dieser Forschungsergebnisse theoretische und praktische Genesungsmodelle, die in der psychosozialen Rehabilitation umgesetzt werden konnten.

Mueser et al. fassten 121 Studien zur Genesung und zu den Voraussetzungen für eine Genesung zusammen, die von einem breiteren Wissen über psychische Störungen und ihre Behandlung über Bewältigungsstrategien bis hin zu Strategien zur Rezidivprophylaxe reichten [10].

Genesung bezeichnet sowohl einen Vorgang als auch ein Therapieergebnis. Allerdings sind die meisten Ärzte eine eher ergebnisorientierte Denkweise gewöhnt, sodass für sie das Behandlungsziel in der Reduktion oder Elimination der Symptome besteht. Genesung geht jedoch über dieses medizinische Ergebnis hinaus. Sie umfasst einen Vorgang und eine Neuorientierung dahingehend, „dass Menschen unabhängig von ihrem Gesundheitszustand Hoffnung haben können, sich in der Lage fühlen können, ihre eigenen Fähigkeiten auszuweiten und ihre eigenen Entscheidungen zu treffen." [11]

A. Kathryn Power, M.Ed., Direktorin des Center for Mental Health Services, Substance Abuse and Mental Health Services Administration, definiert Genesung als „den Vorgang, durch den die Menschen wieder in die Lage versetzt werden zu leben, zu arbeiten, zu lernen und voll am öffentlichen Leben teilzunehmen.

• Die Fähigkeit, trotz einer Krankheit ein erfülltes und produktives Leben zu führen.
• Eine Reduktion oder vollständige Remission der Symptome.
• Die Fähigkeit, wichtige Entscheidungen über das eigene Leben zu treffen." [12]

Die Ausrichtung der Therapie auf eine Genesung hin bedeutet, dass Menschen mit psychischen Krankheiten nicht nur Partner bei der ärztlichen Versorgung sind, sondern schlussendlich Kontrolle über ihr eigenes Leben haben. Dadurch befinden sich die Therapeuten nicht in der Rolle der Versorger, sondern sind Ratgeber, die Optionen aufzeigen und eigene Ansichten weitergeben, die in den Genesungsprozess des Betroffenen einfließen oder auch nicht. Letztlich wird die Genesung als lebenslanger Vorgang betrachtet.

Genesung ist keine Wiederherstellung des prämorbiden Zustandes. Es liegt in der Natur psychischer Krankheiten, dass sie lebenslang, chronisch oder rezidivierend verlaufen, sodass es keinen gesunden „Urzustand" gibt, zu dem der Patient zurückkehren kann. Die während des Genesungsprozesses gelernten Lektionen bringen den Patienten weiter in Richtung einer Bewusstheit und eines Status, der weitaus besser ist als alle vor dem Krankheitsbeginn erlebten. Daher besteht das Ziel der Genesung nicht in einer Rückkehr. Caras schreibt: „Ich bin nicht genesen. Es gibt kein Wiederholen, Zurückerobern, Wiederherstellen, Wiedererlangen, Wiedergewinnen. Es gab keine Heilung. Ich bin nicht vollständig. Aber ich ändere mich und wachse und integriere mich und lerne, ich selber zu sein. Da ist Bewegung, weniger Schmerz und ein höherer Anteil positiv erlebter Zeit." [13]

Jacobson and Greensley definieren Genesung als eine Kombination aus „inneren Bedingungen – den Einstellungen, Erwartungen und Änderungsvorgängen von Patienten – und äußeren Bedingungen – den Umständen, sogar den Taktiken und den Praktiken, die eine Genesung erleichtern." [14]

Die hier darzustellenden inneren und äußeren Bedingungen geben den Rahmen vor, innerhalb dessen Ärzte ihr Vorgehen zur Erzielung einer Genesung ausrichten können:

# Innere Bedingung 1: Hoffnung

Hoffnung ist für eine Besserung essenziell. Allerdings sind die Patienten nach Jahren, die sie mit einer psychischen Krankheit und/oder der damit einhergehenden kognitiven Dysfunktion verbracht haben, hoffnungslos. Hoffen ist nur möglich, wenn an die Möglichkeit zur Genesung geglaubt wird. Dieser Glauben basiert darauf, dass die Krankheit wahrgenommen und akzeptiert wird, dass Änderungen zugelassen werden, dass persönliche Stärken identifiziert und ausgebaut werden statt Änderungen durch Schwäche unmöglich zu machen, dass sich auf die Zukunft und nicht auf die Vergangenheit konzentriert wird, dass in kleinen Schritten nach Änderungen gesucht wird und diese gefeiert werden, dass Prioritäten gemäß den eigenen Wertvorstellungen neu oder wieder gesetzt werden und dass negative Selbstgespräche bei bewusstem Optimismus vermieden werden.

Durch die Konzentration auf die eigenen Stärken und Möglichkeiten und die aktive Arbeit an gesundheitlichen Zielen bewegen sich Menschen mit psychischen Krankheiten unabhängig davon, wie krank sie sind, langsam auf ein Wohlbefinden zu. Die Ärzte sind dabei wichtige Hoffnungsbringer. Patienten und Angehörige sind für die Überzeugungen des behandelnden Arztes – verbalisiert oder nicht – hinsichtlich einer möglichen Genesung sensibel. Wie es ein Angehöriger formulierte:

„Wir drängten uns alle in der Klinik um ihr Bett. Ihr Arzt nahm meinen Vater zur Seite und teilte ihm mit, dass sich Menschen mit Bipolar-II-Störung meistens irgendwann selber umbringen. Ich beobachtete meine Familie, während mein Vater einen nach dem anderen zur Seite nahm und ihm diese Neuigkeit mitteilte. Ich sah, wie die Hoffnung, an der sie so sehr festhielten, von ihren Gesichtern verschwand. Ich beobachtete auch meine Schwester, und obwohl niemand ein Wort darüber verlor, was der Arzt gesagt hatte, konnte ich förmlich sehen, wie sie in dieser kurzen halben Stunde alle Kraft verließ. Als gute und gehorsame Tochter, die sie immer war, brachte sie sich ein paar Wochen später um." (E-Mail an DBSA, 2004)

# Ärztliche Maßnahmen

1. Hoffnung vermitteln, dass eine Genesung unabhängig vom Zustand des Patienten möglich ist.
2. Dem Patienten und seiner Familie dabei helfen, die Stärken des Patienten aufzubauen, wie Freude an der Arbeit, Liebe für ein Kind, Interesse an Gartenarbeit usw., um für eine Änderung zu motivieren und dazu anzuleiten und sich nicht auf die negativen Aspekte der aktuellen Situation zu konzentrieren.
3. Kleine Schritte auf dem Weg zur Genesung mit dem Patienten gemeinsam feiern.

# Innere Bedingung 2: Heilung

Oft denken die Therapeuten nur ungern an eine Heilung, weil dies als unrealistisch oder naiv betrachtet wird. Dabei ist Genesung nicht gleichbedeutend mit Heilung, und es ist besser, von einer Genesung im Sinne einer Heilung auszugehen. Heilung weist in diesem Zusammenhang zwei wichtige Komponenten auf: sich selbst außerhalb der Krankheit zu definieren und Kontrolle wiederzuerlangen.

Estroff merkt an, dass Patienten mit psychischen Einschränkungen oft das Gefühl haben, dass sie ihr „Selbst" in der psychischen Krankheit verlieren [15]. Eine Heilung liegt vor, wenn der Betroffene die Krankheit nicht als einziges definierendes Kriterium für sich selbst betrachtet, sondern nur als Teil einer Realität. Indem die Patienten lernen, wer sie – abgesehen von ihrer Krankheit – sind, und ihre Stärken ausbauen, gewinnen sie Vertrauen und können ihre Ziele und Träume ausweiten.

Der zweite Vorgang bei dieser Definition der Heilung ist die Kontrolle. Jacobson und Greensley definieren Kontrolle als eine Reduktion der Krankheitssymptome, wobei die Gabe von Medikamenten hilfreich ist, aber auch ein guter Umgang mit sich selbst [14].

Ein weiterer Punkt, der für die Kontrolle essenziell ist, besteht darin, wer den Heilungsverlauf ausrichtet. Die Rolle des Arztes besteht darin, medizinisches Fachwissen, Anleitung und Rat zu liefern. Allerdings liegt es beim Patienten, diese Informationen aufzunehmen, anzupassen oder abzuwehren. Als Patientenorganisation steht die Depression and Bipolar Support Alliance (DBSA) oft Äußerungen der Ärzte über eine mangelnde „Compliance" der Patienten mit Arzneimittelregimes skeptisch gegenüber. Das Wort Compliance spiegelt ein Machtgefälle wider, wobei der Arzt Entscheidungen trifft, die der Patient befolgt. In der Realität hat der Arzt oft keine Optionen dargestellt, die Wünsche des Patienten nicht ausreichend beachtet und nicht mit dem Patienten gemeinsam eine Behandlungsoption ausgewählt, die eine Arzneimitteltherapie einschließt oder nicht. Somit ist es naiv anzunehmen, dass der Patient dabeibleibt oder gar „sich fügt." Psychopharmaka sind – ebenso wie die damit behandelten Krankheiten –

sehr oft mit einem Stigma belastet. Bei vielen Patienten sind Zeit und Aufklärung erforderlich, bis sie sich für eine Pharmakotherapie entscheiden, bei der sie dann auch bleiben werden.

## Ärztliche Maßnahmen

4. Im Patienten mehr als nur ein Krankheitsbild sehen und dies bei jeder Handlung und Therapieempfehlung deutlich machen.
5. Bei jeder Aktion deutlich machen, dass der Patient und nicht der Arzt schlussendlich die ausgewählten Therapiestrategien kontrolliert.

## Innere Bedingung 3: Befähigung zur Mitwirkung

Jacobson und Greensley nennen drei Komponenten der Befähigung zur Mitwirkung des Patienten. Die erste Komponente ist die Fähigkeit, *autonom zu handeln.* Sie entwickelt sich, wenn die Patienten ihr Wissen und ihr Selbstvertrauen erweitern und somit in der Lage sind, wichtige Optionen abzuwägen. Die nächste Komponente ist *Mut,* definiert als Wille zur Risikobereitschaft und zum authentischen Austausch über Krankheit und Erfahrungen. Die dritte Komponente ist *Verantwortung,* definiert von den Patienten als das Aufstellen von Zielen, das Erarbeiten von Plänen mit Therapeuten, Angehörigen und Freunden, um diese Ziele zu erreichen, die Übernahme von Entscheidungsfindungsaufgaben und das Engagement bei der eigenen Versorgung.

Der Arzt fördert die Mitwirkung des Patienten, indem er eine begründete Auswahl trifft und das Recht des Patienten respektiert, diese Entscheidungen zu treffen. Oder wie es Bill Anthony von der Boston University formuliert: „Nicht die Therapeuten besitzen den Schlüssel zur Genesung – sondern die Patienten. Die Aufgabe der Therapeuten besteht darin, die Genesung zu erleichtern; die Aufgabe der Patienten besteht in der Genesung." [16]

## Ärztliche Maßnahmen

6. Fördern der Autonomie.
7. Mutige Aktionen unterstützen.
8. Den Patienten dabei unterstützen, Ziele und Pläne für die Selbstversorgung aufzustellen und sich daran zu halten.

# Innere Bedingung 4: Einbindung

Einbindung deckt den Aspekt der Genesung ab, der mit der Wiederaufnahme sozialer Aktivitäten, Beziehungen und/oder des Arbeitsverhältnisses zusammenhängt. Larry Fricks, anerkannter Patientenanwalt, stellte fest, dass Jahr für Jahr bei der Beobachtung von Patienten in Georgia drei Dinge auffielen, die alle psychiatrischen Patienten haben wollten – ein Zuhause, einen Job und eine intime Beziehung. (The Nineteenth Annual Rosalynn Carter Symposium On Mental Health Policy, lecture „Recovery-Based Innovation" Nov. 6, 2003 [16].) Interessant ist dabei, dass diese drei Dinge mit „Einbindung" zusammenhängen. Die Patienten wollen einen Platz in der Gesellschaft einnehmen, eine bedeutsame Rolle in der Gemeinschaft spielen und die Möglichkeit einer intimen Beziehung haben. Ärzte, die ihr Vorgehen auf eine Genesung hin ausrichten, müssen über die Pharmakotherapie hinaus denken und die Patienten ermuntern, Ziele aufzustellen und auf sie hinzuarbeiten, damit sie wieder eingebunden sind. Der Arzt sollte bei allen nachfolgenden Treffen nach diesen Zielen fragen. Es ist nicht die Aufgabe der Ärzte, diese Ziele aufzustellen, aber es ist Bestandteil der auf Genesung ausgerichteten Behandlung, mit den Patienten über die Ziele, ihre Bedeutung und über den Fortschritt bei der Erreichung der Ziele zu sprechen.

## Ärztliche Maßnahmen

9. Ermuntern des Patienten, sich durch berufliche Tätigkeit, Aufbau von Freundschaften und Aufnahme sozialer Aktivitäten einzubringen.
10. Überwachen des Fortschrittes auf dem Weg zu diesen Zielen, ebenso wie Nebenwirkungen überwacht und die Arzneimittelcompliance überprüft werden.

Außerdem beschreiben Jacobson und Greensley drei äußere Bedingungen zur Orientierung des ärztlichen Vorgehens auf eine Genesung hin.

## Äußere Bedingung 1: Menschenrechte

Wie Deegan feststellt, sind psychiatrische Patienten an erster Stelle Menschen [2]. Daher haben sie Rechte und sollten mit Respekt behandelt werden. Dies stellt die Zwangseinweisung und Zwangsbehandlung, die Verwendung von Fixierungshilfen und andere Formen gewaltsamer Behandlung infrage. Die Ärzte sollten vorab entsprechende Vorgehensweisen mit den Patienten und ihren Angehörigen besprechen, damit die Patienten im Voraus festlegen können, was im Falle eines unerwünschten Ereignisses geschehen soll und was nicht.

## Ärztliche Maßnahmen

11. Patienten und Angehörige dazu ermuntern, Anweisungen zum Vorgehen festzulegen.
12. Dafür sorgen, dass die grundlegenden Menschenrechte des Patienten in jeder Situation gewahrt bleiben. Sich für Patienten einsetzen, deren Rechte verletzt werden.

## Äußere Bedingung 2: positive Heilkultur

In einer positiven Heilkultur gehen die Ärzte davon aus, dass jeder Patient – unabhängig vom aktuellen Status – Hoffnung, Heilung, Mitwirkungsmöglichkeiten und Einbindung erreichen kann. Aufgrund dieser Überzeugung konzentriert sich der Arzt auf die Person, nicht auf die Krankheit, sowie auf deren Stärken und Ziele. In einer positiven Heilkultur erarbeiten die Therapeuten gemeinsam mit den Patienten Entscheidungen über Maßnahmen, die zur Unterstützung des Genesungsprozesses eingesetzt werden sollen. Zusammenarbeit bedeutet, dass der Patient aktiver Teilnehmer ist, dass er mehrere Optionen zur Auswahl bekommt und die Gelegenheit erhält, unter diesen auszuwählen, und dass der Therapeut dem Patienten ermöglicht, mit der getroffenen Auswahl auch Risiken einzugehen. Dadurch haben die Patienten die Möglichkeit, eine andere Wahl als der Therapeut zu treffen.

## Ärztliche Maßnahmen

13. Den Patienten aktiv an den Therapieentscheidungen beteiligen.
14. Die Tatsache respektieren, dass der Patient mit der affektiven Störung leben muss und somit das Recht hat, Therapieentscheidungen zu treffen, mit denen der Arzt vielleicht nicht ganz einverstanden ist.

## Äußere Bedingung 3: genesungsorientierte Leistungen

Das Boston University Center for Psychiatric Rehabilitation definiert genesungsorientierte Leistungen als Leistungen, die der Symptomlinderung, der Krisenintervention, dem Fall-Management, der Rehabilitation, der Bereicherung, dem Schutz der Rechte, der grundlegenden Unterstützung und der Selbsthilfe dienen [17]. Die Genesungsorientierung dieser Leistungen spiegelt sich in den Handlungen und Einstellungen des gesamten Personals wider, das Kontakt mit den Patienten hat.

# Ärztliche Maßnahmen

15. Den Rest des Personals durch eigene genesungsorientierte Einstellungen und Handlungen anleiten.
16. Sicherstellen, dass das gesamte Personal genesungsorientiert denkt und handelt.

Die vorgenannten 16 Maßnahmen helfen dem Arzt dabei, sein therapeutisches Vorgehen auf eine Genesung auszurichten. Sie betreffen meistens die Einstellung, und nur wenige nehmen zusätzliche Zeit in Anspruch. Kann ein Arzt vorerst nur mit einer oder zwei Veränderungen beginnen, dann können ihm die nachfolgenden, direkt von Patienten stammenden Informationen helfen, seine Aktivitäten nach Prioritäten zu ordnen.

Eine Patientengruppe in Ohio entwickelte einige Kriterien, welche den Einfluss der Ärzte auf ihre Genesung einstufen. Patienten in psychiatrischen Einrichtungen bewerteten diese Kriterien wie folgt mit abnehmender Bedeutung:

1. Mein unabhängiges Denken fördern
2. Mich so zu behandeln, dass es meine Genesung fördert
3. Mich gleichberechtigt bei der Planung meiner Leistungen behandeln
4. Mir die Freiheit geben, meine eigenen Fehler zu machen
5. Mich wie einen Menschen behandeln, der seine Zukunft selbst bestimmen kann
6. Mir zuhören und glauben
7. Meine Fähigkeiten wahrnehmen und anerkennen
8. Mit mir gemeinsam die Hilfsmittel und Leistungen herausfinden, die ich benötige
9. Da sein, wenn ich jemanden zum Reden brauche
10. Mich über die Medikamente aufklären, die ich einnehme [18].

Das unabhängige Denken der Patienten zu fördern ist das Mindeste, was ein Arzt tun kann, um die Therapie auf eine Genesung hin auszurichten. Die Patienten wollen und verdienen jedoch das Maximum und nicht das Minimum dessen, was ein Arzt anzubieten hat. Die Patienten brauchen „die richtige Atmosphäre oder das richtige Organisationsklima in Ihrer psychiatrischen Einrichtung, mit Sensibilität gegenüber den Patienten und Wertschätzung ihrer Unabhängigkeit als Individuen. Sie erlaubt den Patienten, die Risiken zu übernehmen und dabei auch zu versagen. Sie sorgt dafür, dass jeder Patient das Recht hat, dasselbe Vergnügen, dieselbe Leidenschaft zu empfinden und dasselbe Glück anzustreben wie wir. Sie achtet auf Potenziale und nicht auf Defizite." [19]

Die Uhr wird nicht wieder zurückgedreht werden. Die Patienten werden nicht wieder ins Kuckucksnest zurückkehren. Genesung bedeutet das Vermeiden von Überprotektion, Unterbewertung und der unbeabsichtigten Fürsorglichkeit bei erlernter Hilflosigkeit. Genesung bedeutet Leben – mit all dem Schmerz und all der Zuwendung, die jeder andere auch spürt.

Die Ärzte wollen das Allerbeste für ihre Patienten, und die Versorgung von Patienten mit affektiven Störungen ist oft eine Herausforderung. Die Ausrichtung des Vorgehens auf Genesung beruht auf den Ergebnissen des Surgeon General, der President's New Freedom Commission und des Center For Mental Health Services' Evidence Based Practices. Die Ausrichtung auf eine Genesung kann schon darin bestehen, die Patienten zum unabhängigen Denken aufzufordern, oder so umfassend sein wie die 16 in diesem Kapitel zusammengestellten Maßnahmen. Schließlich fordern die Patienten ihre Ärzte auf, „mit uns" und nicht „für uns", nicht „zu unserem Vorteil" und nicht „stellvertretend für uns", sondern wirklich „mit uns" zu arbeiten, sodass die Patienten ein erfülltes und ereignisreiches Leben führen können.

# Literatur

1.  Kesey K. One Flew over the Cuckoos Nest. Viking Press, New York, NY: 1977.

2.  Deegan PE. Recovery as a journey of the heart. Psychosoc Rehabil J 1996; 19(3):91–97.

3.  Department of Health, The Expert Patient: A New Approach to Chronic Disease Management, 2001.

4.  Power AK. Achieving the promise transforming the public mental health system through technical assistance. U.S. Department of Health and Human Services, Substance Abuse and Mental Health Services Administration, Center for Mental Health Services, 2004.

5.  U.S. Department of Health and Human Services. Mental Health: A Report of the Surgeon General – Executive Summary. Rockville, MD: U.S. Department of Health and Human Services, Substance Abuse and Mental Health Services Administration, Center for Mental Health Services, National Institutes of Health, National Institute of Mental Health, 1999.

6.  President's New Freedom Commission on Mental Health Achieving the Promise: Transforming Mental Health Care in America. Accessed August 20, 2004. Online at: http://www.mentalhealthcommission.gov/reports/FinalReport/toc.html

7.  Evidence based practices shaping mental health services toward recovery. U.S. Department of Health and Human Services, Substance Abuse and Mental Health Services Administration, Center for Mental Health Services. Accessed August 20, 2004. Online at: http://www.mentalhealth-practices.org/index.html

8.  Institute of Medicine. Crossing the Quality Chasm A New Health System for the 21st Century Committee on Quality of Health Care in America National Academy Press, Washington, DC, 2003.

9.  Harding CM, Brooks GW, Asolaga T SJ, et al. Courtney Harding. The Vermont longitudinal study of persons with severe mental illness. Am J Psychiatry 1987;144:718–726.

10. Mueser, Kim T, et al. A review of the research. Psychiatr Serv 2002;53(10): 1272–1284.

11. Resnick S, Rosenheck R, Lehman A. An exploratory analysis of practices of recovery. Psychiatr Serv 2004; 55(5):540–546.

12. Power AK. Achieving the promise transforming the public mental health system through technical assistance. U.S. Department of Health and Human Services, Substance Abuse and Mental Health Services Administration, Center for Mental Health Services, 2004.

13. Ralph RO. Review of Recovery Literature: A Synthesis of a Sample of Recovery Literature. Alexandria, VA: National Technical Assistance Center. Retrieved August 20, 2004 from http://www.nasmhpd.org/general_files/publications/ntac_pubs/reports

14. Jacobson, Greensley MSW, Diane F. What is recovery? A conceptual model and explication. Psychiatr Serv 2001;52(4):482–485.

15. Estroff SE. Self, identity, and subjective experiences of schizophrenia: In search of the subject. Schizophr Bull 1989;15:189–196.

16. Anthony W. Psychiatr Rehabil J 2000;24(2):159–168.

17. Anthony WA. Recovery from mental illness: The guiding vision of the mental health service system in the 1990's. Psychosoc Rehabil J 1993; 16(4):11–23.

18. Ralph RO, Lambric TM, Steele RB. Recovery issues in a consumer developed evaluation of the mental

health system. In: Proceedings of the Fifth Annual National Conference on Mental Health Services Research and Evaluation. Alexandria, VA: National Association of State Mental Health Program Directors (NASMHPD) Research Institute. Retrieved August 20, 2004 from http://www.nasmhpd.org/ general_files/publications/ ntac_pubs/reports/ralphrecov-web.pdf

19.   Allott P, Loganathan A. Discovering hope for recovery from a British perspective. Retrieved August 20, 2004 from http://www.herefordshiremental-health. info/recovery/ recovery_lit.pdf

# Stichwortverzeichnis